临证本草

（修订本）

陶御风　编著

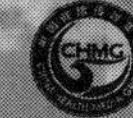
中国健康传媒集团
中国医药科技出版社

图书在版编目（CIP）数据

临证本草/陶御风编著．—修订本．—北京：中国医药科技出版社，2016.5
ISBN 978-7-5067-8101-5

Ⅰ．①临…　Ⅱ．①陶…　Ⅲ．①本草-汇编-中国　Ⅳ．①R281.3

中国版本图书馆 CIP 数据核字（2016）第 007604 号

美术编辑　陈君杞
版式设计　郭小平

出版　**中国健康传媒集团** | 中国医药科技出版社
地址　北京市海淀区文慧园北路甲 22 号
邮编　100082
电话　发行：010-62227427　邮购：010-62236938
网址　www.cmstp.com
规格　787×1092mm 1/16
印张　45 1/2
字数　893 千字
版次　2016 年 5 月第 1 版
印次　2023 年 7 月第 4 次印刷
印刷　三河市万龙印装有限公司
经销　全国各地新华书店
书号　ISBN 978-7-5067-8101-5
定价　118.00 元

内 容 提 要

作者从事中医科研与临床35年，经10年积累，编著成此书。

本书围绕120味常用中药，从历代本草、方书、临床医著、医案医话、笔记杂著和现代临床报道等文献中，全面系统地收集与这些药物有关的资料，重点则收录3味及3味以下药物组成的小方，以总结药物的确切效用、应用指征和配用规律，使古今医家的用药经验得到比较真实、完整的继承和发扬 。

书中对120味常用中药归纳出4688条效用，分“临证应用”“临证推广”“临证参考”三个层面，表述药物应用的主次常变和配伍衍化，对掌握中医辨证用药原则，拓宽治疗思路，丰富治疗方法，提高治疗效果有直接的指导作用。因书中所收大都是3味药以下的小方，故它又是中药研发人员的淘金宝库，能为他们提供灵感和有价值的资料。书末编有中药治疗“中医病证”和“现代医学病症”两个分类索引，对临床医师案头检索尤为方便。

本次修订，改正了错误，弥补了疏漏；对药物的性味、归经、功效、主治及用法用量，依据《中国药典》（2015年版）进行了核改、统一；对药物分类、排序，依《中药学》教材作了相应调整；对当今备受关注的灵芝、红景天、冬虫夏草等6种药味，作了增补并简要介绍。

总之，中医临床医师、中药学教师、从事中药复方研究和新药研发人员、中医药院校研究生和本科生，以及国内外对传统中药有浓厚兴趣的人士，案头备置《临证本草》一部，随时翻检，温故而知新，定将有益于学业或事业的成功。

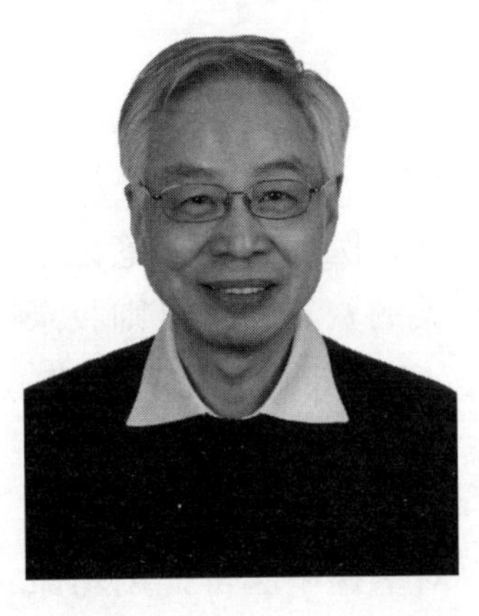

作者简介

陶御风，1948年生，江苏无锡人。原供职于上海中医药大学。编著有《临证本草》《笔记杂著医事别录》（主编）、《皕一选方治验实录》（主编）、《中医病证小方辞典》（副主编）、《中医病案学》（副主编）、《中国传统医学漫话》、《女科调经要旨》等。另承担完成“朱锡祺主任医师冠心病诊疗和教学系统的计算机模拟”课题，参与《辞海》第6版、《大辞海》医学科学卷的撰写。

裘　序

全面、准确地把握中药效用，并能灵活加以运用，这对于一名中医临床医生来说，是非常必要的，但却是件不易之事。宋代名医寇宗奭说过，医生治不好病，多由“六失”所致。“六失”中有一条即“失于不识药”。古人又常说“用药如用兵”，辨证论治最终落实到药，对药性不熟识，何以遣方用药？如果医生不能正确掌握药物效用，势必影响临床疗效，其结果将会削弱广大群众对中医的信任并严重损害中医学术的发展。目前中医界不少同道对中药作用和功效的认识，多局限几本很简易的药籍作为处方用药的枕中鸿宝，这是远远不够的。历代本草书籍浩瀚，所载内容极为丰富，对有关药性介绍常有不同记述，它反映了该时代医家对中药的认识和运用经验，我们都应当认真加以研究和掌握。

一般来说，药物按照一定治法合理配伍，斟酌用量，调制成方，才能确切体现其治疗疾病的作用。故“以方测药”是掌握药效的一种重要方法。古代名家多精研《伤寒》《金匮》《千金》《外台》等书中的古方，结合其他治验资料，对《本经》《别录》等书所载药性进行剖析辨别，加以去伪存真，或论病之所宜药，或论药之所宜病，及当用不当用之故。其优点是在考察古方的运用中推断药物功效，重视用归纳法研究药物的作用。日本医家吉益东洞所撰《药征》，亦同样以仲景之方，作为阐明药效的主要依据。

御风同志好学深思，勤于临床，多年来跟随我编写《中医大辞典·内科分册》《中国医籍大辞典》和《大辞海》等大型工具书，工作很认真，以其撰写的词条和负责统审《医籍大辞典》“本草类”和《大辞海》“养生学”的内容来看，质量较好，说明他有较高的中医学水平。好些年前，由他主要编写的《历代笔记医事别录》《中医病证小方辞典》等书，因其对临床实际应用价值较高，故一出版后即受到广大读者特别是中医界同道的欢迎。

近十年来，他为使古今医家的用药经验得到比较真实、完整的继承和发扬，一直致力于常用中药效用的发掘与整理。这本《临证本草》，就是他长期耕耘的成果。该书围绕120味常用中药，系统披览了历代本草、方书、临床医著、医案医话、笔记杂著并结合现代临床报道文献，全面收集与这些药物有关的资料，而重点则收录3味及3味以下药物组成的小方，通过这样的系统发掘和整理，来总结和阐述药物的功效和配用经验。纵观全书，构思有创意，整理成系统，阐述分层次，推广重依据，这样的发掘才有一定深度。现该书即将付梓，御风以序相属，我深感他对中医药事业有一颗热爱执着之心，其论述药物效用对开拓中医治疗思路，提高临床疗效有较高参考价值，故乐为之序。

裘沛然
时在甲申秋月

宋 序

本草学的药物功效和临床应用，历来就是临床医家最关注的内容之一。本草学研究的最终目的在临床应用，所以在中医药发展过程中逐渐有本草临床应用专书的产生，而且越来越受到重视。关于中药临床应用，孕育于汉之《神农本草经》，其专书之作，则开创于唐·甄权的《药性论》，发展于金·张元素的《珍珠囊》《医学启源》。特别是张元素总结药物功效，阐发药性理论，创脏腑药式、归经学说，论升降浮沉、虚实补泻，对临床用药起到了重大的指导作用，成为本草学发展史上的一个时代性标志。李时珍对之倍加赞赏，认为“大扬医学，《灵》《素》以下，一人而已。”历明至清，本草临床专书大批涌现，进入了又一个新的更高的境界，如王纶的《本草集要》、李中梓的《本草徵要》《本草通玄》、黄宫绣的《本草求真》等，无论从药物功用分类、理论探讨，还是功效分析、用药要旨等方面，都与临床实践紧密结合，不断正误创新，使中药运用更加规范有据，提高了临床疗效，受到了医药学家的好评。历史的见证，充分肯定了临床实用型本草在本草学术体系中有着无可替代的主导地位。

陶御风先生长期从事中医药研究与临床工作，近10年来，沉浸于中药临床效用研究之中，乐此不倦，体验尤深。今次在系统研究方药文献的基础上，本着求真务实的精神，以及“总结单味中药效用的真实性、完整性”的目的，发皇古义，融会新知，撰著《临证本草》，确实是一项值得嘉许和推崇的工作。

读陶君之作，获益非浅，感受良深，尤其在两个使我萦怀已久的工作要点也是难点上得到很大启发。

其一，是理论与实践的统一。古代医家十分重视实践与理论之间的相互关系，但与此同时，也出现一些与此相背的现象。正如黄宫绣在《本草求真》中所指出的，存在“理道不明，意义不疏”，或“借巧说以为虚喝”的倾向，从而提出必须“从实处追求”的指导思想。本书无论在药物功效还是理论阐述方面，均以实践为准则，不尚“巧说”，务实求真，实属难能可贵。

其二，对药效真实性与完整性的要求。这是作者对本书的质量指标，在此要求下，系统整理大量文献；审核总结药物效用及其临床运用；同时采取了“临证应用”“临证推广”“临证参考”三层分列的方法，表述药物应用的主次常变和配伍衍化。既不失其真实性，又保证了完整性，比之缪希雍的“主治参互”，尤为完整，更具新意。

本书收载常用中药120味，汇综药物效用4688条，总结古今临床医家的用药经验、心得体会和理论认识，内容翔实，实践性强，既示人以规矩，又予人以活法，拓宽用药思路，丰富治疗方法，具有重大的学术价值和实用价值。书后所附中药治疗“中医病证”和“现代医学病症”两个分类索引，对临床医师案头检索尤为方便。

余深切期盼陶君能有更多学术性强、切合实用的佳作问世，总结过去，开拓未来，求真务实，纠谬创新，让中医药学结出更丰硕的成果。

宋立人

2004年8月20日

施 序

中药作为我国传统医学的重要组成部分由来已久。我国地域辽阔，具备寒、温、亚热及热带等多种气候，因而药物资源十分丰富，这为中药学的研究与发展创造了优越的自然条件。中药学的发展始终与中医学的发展密切相连，可谓唇齿相依。然而究其历史，又可认为药先医而立。北宋刘恕《通鉴外记》曾曰：炎帝始味草木之滋，尝一日而遇七十毒，神而化之，遂作方书，以疗民疾，而医道立矣。中国医药学是中华民族在和疾病作斗争的长期实践中形成的。至秦汉时期《黄帝内经》《伤寒论》《金匮要略》《神农本草经》相继问世，被后人尊为四大经典，从而建立了以整体观和辨证论治为核心的理论体系。嗣后历代医家据此为指导，推动着中医学在两千多年的岁月里持续发展，在继承中创新，理论内涵日渐深化，临床经验日益宏富，迄今成为瞩目于世之伟大医学宝库。在秦汉之前，关于中药之研究已见诸文献，如《诗经》305 篇诗文中曾记述了众多动物和植物，其中被后世作为药物应用者达百余种。《山海经》中载药物亦有百余种。但直至《神农本草经》，对药物之研究才渐趋成熟，不仅载药多达 365 种，且对药物之性味、配伍、剂型、治则、分类等方面均有阐述，药与医兼而有论。在以后的众多药物学著作中均继承了这种药学与医学之理论探索密切结合的传统。明代李时珍《本草纲目》堪称登峰造极，载药 1892 种，附方 11000 多首，集 16 世纪前我国药物学应用与研究之大成，领先于世界。中医学长期实践的历史表明，在当今的医疗服务中，欲彰显中医学之特色和优势，必须在中医学理论指导下，充分发挥中药在防病治病乃至康复保健中的作用。然而要实现这一目标，又必须认真继承前人的经验。如前所述，这是一个伟大的宝库，是中华民族五千年的实践积累，亦是自秦汉以来历代医家在两千多年的执着追求和严谨治学中的宝贵总结。因而，对其努力发掘，系统整理，古为今用，继往开来，是一项崇高的历史使命。我校陶御风先生有鉴于这一工作的重要性，潜心于此，孜孜以求，历经 10 年之艰辛努力，终于编就《临证本草》一书。全书收载常用中药 120 味，从临证应用、临证推广、临证参考三个层面纵论每味药物之特点，阐述其药理功效达 4688 条之多，洋洋大观，博而不繁，详而有要，格物通典，直窥渊海。既可启迪临证设方遣药之法，亦为开发新药提供思路和依据，从而对中药学教材和《药典》起到某种补充和完善的作用。是谓志励丁年，书竣苍首，十仞作井，一篑成山，千秋勋猷也。

我与御风先生相知二十余载，每于交谈中有所获益。先生医药兼通，造诣殊深。临证善察变七情，攻害六淫，因而顿起膏肓顽疾。施诊执教之余，又好博文，尤嗜本草之研究。十余年前曾应香港中文大学之邀，作有关中药学研究之交流，历时一载。三年前我担任《大辞海》中医学分科主编，当时《大辞海》编委会副主编，我国中医泰斗、著名中医学家裘沛然先生有鉴于养生乃中医学之一大特色，亦中华民族文化之瑰宝，特嘱专辟“养生学”为一类，众生皆有为难而却步，后约请御风为主担纲，仅短短数月即按时完成该专类词目的选条和撰写，包容丰富，犹金谷之园，种色夺目；龙君之宫，宝藏悉陈。博考深思，冥心聚精，上按天道，下侔地理，发皇古义，融会新知，内涵深邃，岂仅以书覲哉，故深得裘老和同仁好评。《尚书》曰：“直而温，宽而栗，刚而无虐，简而无傲”，“各恭尔事，齐乃位，度乃口”，可谓先生为人品行之写照。值此《临证本草》付梓，不惮词费，谨以为叙。

施杞

2004 年初秋于蘅庐

自 序

我从事中医药研究兼以治病为业，已有35年的岁月，深感中国的古老医学能绵延至今而不衰，其原因，除了它固有丰富的文化内涵和较为完整的理论体系外，主要缘于它治病有确实疗效。中药和古方是祖先留给我们的一笔宝贵财富，其几千年来积累的运用经验，是世界上其他国家所不具备的，可以为我国今后的新药研发提供丰富素材。中医方药起源很早，其初大多经过口尝和人体试验，继则口耳相传、著之医籍，再经重复验证、优胜劣汰，然后才得以千载流传，而广泛用之于临床实践。因此，对于前人典籍留传下来的古方和关于药物功效的记载，自然不可等闲视之，更不能轻易抹煞，正确态度应该是努力发掘，系统整理，推陈出新，发扬光大。

从20世纪80年代中期开始，我的兴趣开始确定在中医方药的文献研究领域。为了更好地运用古方，掌握古人配伍用药经验，造福当今，我发起并与研究室同仁编了一本《中医病证小方辞典》，继而又与叶显纯教授编写了《中药配伍文献集要》一书，从“配伍”环节入手，探究药与方的内在联系。通过上述研究，发现并认识到：从中医古方特别是从小方中发掘概括药物的效用，是一条重要途径；单味中药的效用有无系统的文献研究为支撑，其得出结果的真实性和完整性是有差异的；目前中药学教材乃至《药典》所载的药物效用，与历代医家积累的实际经验相比，尚有一定的距离，有必要在对相关文献系统研究的基础上作进一步补充和完善。鉴于这样的认识，从20世纪90年代前期开始，我就围绕初步选定的常用中药，从历代本草、方书、临床各科医著、医案医话、笔记杂著和现代临床报道等文献中，全面系统地收集与选定药物应用有关的资料，而重点则收录3味及3味以下药物组成的小方，目的是想通过这样的系统发掘、分析整理，来发明古义，融会新知，深化对各药传统效用和现代临床新用途的全面认识，以掌握药物的确切效用、应用指征和配用规律，使古今医家的用药经验得到比较真实、完整的继承和发扬，而不致湮没。

全书分**临证应用**、**临证推广**、**临证参考**三个层面，对120味常用中药的4688条效用进行归纳和分述。**临证应用**层面简述各药在目前临床上一般认同的功效和主治，突出成熟的配伍经验，力求用法明确，用量合理、安全。**临证推广**层面倾注精力较多，主要介绍编著者通过系统发掘、分析整理，认为值得推广或重视的古今用药经验。**临证参考**层面介绍古今医家对药物的独到认识和应用经验，一般属于一家之言或个人心得，可供临证借鉴、参考。书后还根据120味常用中药4688条效用涉及到的中医病证和现代医学病症，编制了两个分类索引，这等于为读者特别是临床一线医师建立了两个用药经验储备库，给他们临证组方选药带来了很大便利。

《临证本草》一书，本人从萌生设想、收集资料，到理清思路、着手编写，再到反复修改、最后定稿，断断续续花了10年时间。在这期间，除了完成本职岗位上的课题研究和门诊工作外，我心无旁骛，不求闻达，几乎把剩余时间和精力都花在此书的编写上。鸡鸣即起，午夜一灯，寒来暑往，倏忽十年。等到书稿初定，对镜自照，白发丛生，老之已至矣。由于我学识肤浅，疏于文墨，所以备尝写书的艰辛。但著书苦乐有乘除，有时形成了一个构想，找到了一条佐证，理顺了一段文字，就会感到其乐融融。我为此书放弃了很多，但也得到回报，这就是工作本身带给我的享受，著书给我心灵上带来的欢愉和满足。人一生其实做不了多少事，我写此书花费了很多精力，确是把它当作一件事来做的。记得诗人卞之琳曾写过“葡萄苹果死于果子而活于酒”这样含义深刻的诗。我想自己尽力编著的书，如果能使中药临床疗效更灵验，为新药研发提供线索和灵感，并对中药学教材乃至《中国药典》的完善有所裨益的话，那它就是我生命的一种延续。这或许只是愿望，然心向往之。

书中收载的方药中，有些药性比较峻猛，有些含有毒性成分，还有些药物的剂量明显大于现代习惯用量，加上人体存在个体差异，所以要提醒读者：书中的方剂，不能擅自轻用，只有经过有经验的中医师的鉴别和辨证后，认为合适，方可使用，否则将难以确保其安全。

本书力求深化对常用中药效用的全面认识，但限于学识水平，再加上这样的编著方式是一种新的尝试，故书中一定会有不少自己意识不到的疏漏或缺失，祈望专家同仁、读者诸君多多指正，给我教益，以便日后能够予以不断完善。另一方面，书中哪些内容您看后有启发、有心得、有发挥，也希望能及时反馈，让我共享你们的经验和智慧。

本书完稿后，承《辞海》编委会副主编，上海中医药大学专家委员会主任、终身教授、博士生导师裘沛然先生；《中华本草》总编，南京中医药大学研究员、博士生导师宋立人先生；上海市中医药学会主任委员，上海中医药大学教授、博士生导师、前校长施杞先生分别赐序，对拙作予以评价和推荐，又承潘华信教授为修订本题写书名，感荷之余，敬表谢忱。此外，不少老师、同道和亲友，也在写书过程中帮助或鼓励过我，对编写提出很好的建议；我的研究生袁久林参与了书中现代报道摘要和病证（症）索引两部分初稿的编录工作；我的妻子、女儿则尽力免除我的后顾之忧，组织“家庭作坊”，抄录卡片、输入资料、核对引文……为此，一并表示由衷的谢意。最后，我还要特别感谢出版社给予的大力支持。如果没有上述师友、同道及家人的鼓励、支持，本书的出版是不可能的。因此，我会将这一份感激之情永远铭记在心。

陶御风
记于上海中医药大学
2004 年 9 月

联系地址： taoyf 2002@263. net

修订说明

拙作《临证本草》问世，已有10年。在此期间，好几位同道撰写书评，予以推荐，更有不少热心读者，通过写信、发邮件，对本书表示充分肯定和赞赏。同时，也指出书中个别差错和疏漏，提出了完善本书的宝贵建议。读者的爱护和支持，使笔者备受鼓舞。

最近，中国医药科技出版社鉴于本书售罄多年，决定将它重新付梓。乘这次机会，笔者重新审阅全书，对已发现的错误疏漏，逐一改正弥补；充实某些药物的效用依据，或据此调整该效用的归属（如蚕沙治疗头痛的效用，原归属［古法借鉴］栏，因证据的充分，现将其调整到［古用发微］栏予以阐述）；为确保用药安全，依据《中国药典》（2015版），对全书药物的性味、归经、功效、主治及用法用量作了核对并修正；为了更方便读者阅读，还依据《中药学》教材对药物分类及排列顺序进行了适当调整。

另外，鉴于有些药物，古代应用较少，而现代较受关注，故这次修订，增补了附药一类，计灵芝、云芝、红景天、银杏叶、冬虫夏草、金荞麦6种，给以概述性介绍，供读者参考。

陶御风

2015年12月

编写说明

一、本书共收临床常用中药120味（附药6味），为方便读者查阅和掌握，按各药一般认同的主要功效分24类介绍。每类药物之前有一段概述，简要介绍该类中药在性味、效用等方面的一些共性，以及在应用时需要注意的问题。

二、各药介绍的内容紧密围绕临床，并按**临证应用**、**临证推广**、**临证参考**三部分编排。

三、**临证应用**部分设［配用简说］和［一般用法］两栏。［配用简说］一栏用叙述的方法，简要介绍各药一般认同的功效和主治，突出比较成熟的配伍经验。［一般用法］一栏介绍常规的用量、服用方法及宜忌等内容，力求明确、合理和安全。

四、**临证推广**部分设［古用发微］和［现代报道］两栏。［古用发微］一栏先围绕初选的400味中药，从历代本草、方书（重点收集3味及3味以下药物组成的小方）、临床各科医著、医案医话及笔记杂著等文献中，全面系统收集摘录与选定药物应用有关的资料，经过初步整理，从中选出资料比较丰富的常用中药120味，作为重点研究对象，然后将各药收集到的资料与《中华人民共和国药典（一部）》（2015年版）、《中华本草》《中药大辞典》等权威著作所记载的功效主治相比较，对有不同或在一般认同效用基础上有进一步发挥的认识和经验进行归纳、整理和表述，并列出所引文献的出处。许多资料后还加了类似于按语的注释或引申论述，以助阅读，突出“发微”所在。［现代报道］一栏是在人工和计算机检索的基础上，全面系统地披览了3味及3味以下药物组成小复方的临床报道（少数以某药为主的4味、5味药组成的小方亦酌情选录），力求选择疗效可靠、样本较大、有对照、报道所刊登的杂志级别较高、所治病症较重要或中医治疗有优势者，均依据原文予以摘录，并注明出处，以期反映各药现代临床研究的现状和进展。

五、**临证参考**部分设［古法借鉴］和［论治备参］两栏。［古法借鉴］一栏的内容和上述［古用发微］栏目的内容相类似，其主要文献依据也是来源于古代3味及3味以下药物组成的小方。编著者根据资料的充分程度和现有认识，将可信性和推广价值较高，或与药物一般认同效用有密切关联的古代经验归入［古用发微］，而把那些尚属一家之法，其有效性和可靠性一时难以判别，但仍有保留参考价值的古代经验归入［古法借鉴］。［古法借鉴］栏与［古用发微］栏一样，每条资料下均注明出处；为有助阅读，部分资料后也加了编著者的注释或引申论述。［论治备参］一栏则在不违背原意的前提下，用叙述笔法，对古今医家，特别是著名医家有关药物效用、应用指征、配伍经验、用法用量心得等论述，进行摘录、同类归并，或适当精简，通俗改写，力求简洁、明了，突出独到的认识和经验，真正起到“备参”的作用。

六、书中以“**编著者经验**”为标记，选择了本人在临床实践中摸索出来的一些用药经验，供读者参考。这部分内容一般列在［论治备参］一栏中介绍，也有少数穿插于［古用发微］和［古法借鉴］两栏类似于按语的引申性论述中。

七、本书［古用发微］［现代报道］［古法借鉴］等栏目涉及的临床主治资料，一般按肿瘤、传染病、内、外、骨伤、皮肤、妇产、小儿、五官科及其他病证（症）的顺序编排。其中涉及病名、药名、检查项目及数值等内容，未作修改，以保持原貌。

八、为便于读者使用和进一步发挥本书作用，在书末编制了五个附录：**（一）药名索引；（二）中药治疗中医病证分类索引；（三）中药治疗现代医学病症分类索引；（四）有关古代中药剂量的一些知识；（五）主要引用及参考书目。**

目录

LINZHENGBENCAO

1 发散风寒药

发散风寒药，又称辛温解表药，都是温性的药物，带有辛味，适用于感冒风寒引起的怕冷、发热、头痛、鼻塞、无汗等症状。服了发散风寒药后，能引起出汗，使体表感受的风寒随汗而解。本类药除能发散风寒外，各药都还有其他的效用，这一点需要注意。

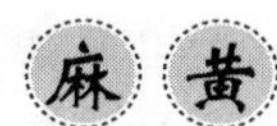

麻黄

麻黄，始载于《神农本草经》，是麻黄科多年生草本状小灌木植物草麻黄、中麻黄或木贼麻黄的干燥草质茎。本品味辛、微苦，性温，归肺、膀胱经。

临证应用

［**配用简说**］

1. 麻黄是发散风寒的要药，对于因感受风寒，引起怕冷、发热、无汗、头痛、全身肌肉骨节疼痛者，最为合适，常与桂枝同用，以加强发汗解表作用。素体阳虚，复感风寒之邪，可与附子配用。

2. 麻黄有宣肺平喘的作用，与杏仁合用，可增强平喘止咳效果。治肺热喘咳，加石膏、黄芩；治肺寒喘咳，加干姜、细辛、五味子。现代临床常以上述配伍为主，治疗支气管哮喘、急慢性支气管炎及肺炎等。

3. 麻黄有利水消肿的作用，主要用于头面四肢水肿、上半身水肿明显者，以及外受风邪，内有水湿的全身性水肿，能使水邪从汗与小便分解而达到消肿的目的，常配合石膏、白术、生姜等同用。风邪偏盛者，可加防风、羌活；水肿日久，阳气亏虚，可加附子。

4. 麻黄通过发汗和利尿，又能祛除风湿，可治疗风湿性关节痛，常与羌活、独活、秦艽、白术、薏苡仁、桂枝、当归等祛风湿和养血活血通络药同用。急性风湿热，血沉增快，用麻黄、石膏治之，有良好效果。

5. 麻黄宣肺走表，又能治疗荨麻疹等皮肤病，常配合防风、蝉衣、蚕沙、生地等同用。

6. 麻黄外可宣透皮毛腠理，内可消散积痰凝血，与熟地、肉桂、鹿角胶、白芥子等药配伍，可治疗阴证痈疽、痰核、流注结块等。

［**一般用法**］

入煎剂 2～10 克，治疗水肿及风湿性关节痛，用量可略大。用于发汗、利水宜生用，炙用兼能润肺，但发汗力减弱。体虚汗多、虚喘及高血压患者忌服。本品不能大量服用，以免引起头痛、心悸、大汗出、血压升高、心动过速等中毒反应。

临证推广

［**古用发微**］

1. 治疗黄疸 治伤寒热出，表发黄疸，用麻黄 3 两，以淳酒 5 升，煮取 1 升半。尽服之，温覆汗出即愈。冬月寒时用清酒，春月宜用水。方见《备急千金要方》卷 10 麻黄淳酒汤。《太平圣惠方》卷 59 麻黄汤，治黄疸，内伤积热，毒发出于皮肤，用麻黄（去根节，捣碎）1 两，以水 1 大盏，煎至 5 分。去滓温服，以汗出效。如人行 10 里汗未出，即再服。治身热不去，瘀热在里发黄，小便微利，麻黄、连轺各 1 两，赤小豆半两。上剉如麻豆大，每服 1 两，以水 3 盏，煎至 1 盏，去滓温服。方见《此事难知》麻黄连轺赤小豆汤。如因里水，一身面目黄肿，其脉沉，小便不利，可用《金匮要略》甘草麻黄汤：甘草 2 两，麻黄 4 两。以水 5 升，先煮麻黄，去上沫，纳甘草，煮取 3 升。温服 1 升，重覆汗出。不汗再服。

麻黄治疗黄疸，首见于《伤寒论》："伤寒瘀热在里，身必黄，麻黄连轺赤小豆汤主之。"但《伤寒论》的麻黄连轺赤小豆汤，要比《此事难知》同名方多杏仁、大枣、生梓白皮、生姜、甘草 5 味药。麻黄虽非利胆退黄之品，但可外开毛窍，内调水道，使湿浊之邪从汗与小便而出，还可宣畅肝脉之郁、气机之滞，故黄疸不论有无表证，皆可酌情配用。热重者，可与茵陈蒿汤同施；湿重者，可与五苓散合用。

2. 治疗嗜睡 疗人嗜眠喜睡方：麻黄、术各 5 分，甘草 3 分。捣末，服 1 方寸匕，日 3 次。方见《肘后备急方》卷 6。

现代临床报道，以麻黄配附子、苍术等治疗阳虚寒盛，湿浊不化所致的嗜睡（四川中医，1988，7：28）；配杏仁、薏仁、佩兰、青蒿、甘草治疗湿邪内盛，卫气受阻，清阳被遏的嗜睡（江西中医药，1996，5：157），颇有效。

3. 治疗停饮心下悸 《金匮要略·惊悸吐衄下血胸满瘀血病脉证并治》云："心下悸者，半夏麻黄丸主之。"药用半夏、麻黄各等份。上两味为末，炼蜜为丸，小豆大。饮服 3 丸，日服 3 次。

《金匮要略》此条是论水饮致悸的治法。"心下"指胃，胃有停饮，故心下悸。本方用半夏蠲饮降逆，麻黄宣发阳气以通阳化饮，水饮去则心下悸自止。

［**现代报道**］

1. 治疗肾绞痛 麻黄、细辛各 6 克，附子 15 克。武火急煎，煎药时间不宜长，去上沫，候温顿服。若不效，半小时后再煎服。共治 12 例，肾结石 9 例，输尿管上端结石3例；肾绞痛发生1小时半至2小时者5例，2小时以上者7例。结果均在进药半小时后痛减，1小时内疼痛消失。痛势越急、越重者，效果越快、越好；排石无效。（浙江中医杂志，1988，6：247）

2. 治疗顽癣 麻黄15克，加清水1小碗，武火煎沸5分钟，温服。每日2次，连服10剂。治疗42例，全部痊愈。（中医杂志，1992，4：5）

3. 治疗小儿喘证 用药物雾化吸入法治疗小儿喘证。治疗组100例的雾化液以麻黄为主，每毫升麻黄总碱的含量为2.125±0.08毫克，使用时加等量生理盐水；对照组100例的雾化液用地塞米松、α－糜蛋白酶、庆大霉素加生理盐水配制。根据年龄选择气雾量，气雾吸入时间10～20分钟。以雾化吸入24小时内，喘憋、气促等症状解除，肺部听诊哮鸣音消失为显效。结果：治疗组显效51例，有效33例，总有效率84%；对照组显效26例，有效46例，总有效率72%。治疗组疗效明显优于对照组（$P<0.05$）。（中医杂志，1994，1：62）

4. 治疗小儿腹泻 麻黄2～4克，前胡4～8克，水煎成30毫升左右，稍加白糖频服，每日1剂。共治138例，均每日泻下黄色、黄青色稀水样或蛋花样大便5～15次；大便常规检查正常者104例，有少量白细胞和脂肪球者34例；均无明显脱水和电解质紊乱。以临床症状消失为治愈。结果：治愈126例，占91.3%，其中124例服药1～2剂即愈。肺与大肠相表里，可能由宣肺利水而取效。（中西医结合杂志，1988，6：351）

5. 治疗小儿神经性尿频症 口服麻黄素，按每次每千克体重服0.5～1毫克的比例，每日3次。共治21例，在服麻黄素时停服其他药物。结果：16例服药4～7日症状消失，5例10～14日症状消失。治疗中部分病人出现口干、面红，改为每日服药2次后即无上述症状。（广州医药，1993，4：41）

6. 治疗小儿遗尿 用生麻黄3～10克（5～7岁儿3克，8～15岁5克，16岁以上10克），以冷水浸药1小时，煎取汁2次，合并药汁，临睡顿服。连用1个月。共治50例，以遗尿停作，停药半年不发为痊愈。结果：痊愈42例，有效5例，痊愈率84%。（浙江中医杂志，1995，1：34）

临证参考

［古法借鉴］

1. 中风 治中风不省人事，卒然倒地，采麻黄一秤，拣去根，1寸长，取东流水3石3斗，以无油腻铛盛5斗者，先煮5沸，掠去沫，逐渐添水，煮之三五斗以来，滤去麻黄，淘在盆中，澄定良久，滤去滓，取清者，铛内再熬至1斗，再澄再滤，取汁再熬至升半为度。只是搅动，勿令着底。……如膏稠，用水解熬，再匀服之，甚效。治产后中风痉，通身拘急，口噤，不知人事，麻黄（去根节）、白术、独活各1两。上为散，每服4钱，以水、酒各半盏，煎至6分。去滓温服，不拘时候。上述经验见载于《普济方》卷91引《宣明论》麻黄膏及《太平圣惠方》卷78麻黄散。

《本草纲目》卷15引《宣明论方》用法：每服一二匙，热汤化下，取汗。

2. 中恶昏厥 治中恶已死，麻黄3两，桂枝2钱，杏仁12粒。上作1服，水煎，灌下即醒。治因毒气闭塞肺窍，中恶卒死，净麻黄（去节）2钱，光杏仁（去皮）7个，炙甘草2钱。加葱白3寸，水1盏，煎至半盏，分数次服。上述经验见载于《证治要诀类方》卷4还魂丹及《幼幼集成》卷2返魂汤。

上述“已死”“卒死”，当视作一时性的昏厥。《名医别录》称麻黄能“泄邪恶气”。

3. 瘫痪风 治瘫痪风，山茵陈（拣择净）1两，麻黄（去节）4两。上为粗末，每服10钱匕，水3盏，煎至2盏，入好酒1盏半，更煎三五沸，去滓服尽。卧床上，避风三七日，须服61日，乃无后患。寝室须是不透风。从10月以后，2月以前，可用此法治之，过此时，势难用也。此经验见载于《圣济总录》卷7续命汤。

瘫痪风，痿证之属，主症为四肢痿废不用。本方适宜于素体虚弱，风寒湿侵袭经络所致者。邪尽当以调补善后。阴历2月后10月前，气温较高，难以做到寝室61天不透风，故称“势难用也”。

4. 肺气不足 治肺气虚竭不足，乏气，胸中干，口中碎碎干，麻黄（去节）、橘皮各2两，小麦1升。为粗末，以水5升，煮取1升半，分2次服。此经验见载于《千金翼方》卷15平肺汤。

碎，疑为“礔”（pi 辟）。碎碎，象声词，形容口中无唾液，干而发黏的状态。

5. 代指 治代指，用麻黄（去根）2两，剉细，以水2升，煎至1升半。去滓，温浸患指，日三五度。此经验见载于《圣济总录》卷137麻黄汤。

代指，类似于西医的指（趾）甲两旁及指（趾）甲内的急性化脓性感染。

6. 面皯皰 治面皯皰，麻黄、甘草、杏仁各3两。上为末，以酒调下1钱，每日3次。此经验见载于《普济方》卷50麻黄散。

面皯皰又称粉刺，即痤疮。麻黄“善达肌表，走经络”（《本草正》），能“通腠理”“消赤黑斑毒”（《名医别录》），适用于肺气郁滞，肌表血脉壅塞所致的面皯皰。

7. 乳汁不行 治妇人乳汁不行，用麻黄（蜜水炒）1两，天花粉、当归身各5钱，水煎服。此经验见载于《本草汇言》卷3引《方脉正宗》。

8. 产后腹痛 治产后腹痛及血下不尽，麻黄（去节）为末，酒服方寸匕，每日二三服。血下尽即止。此经验见载于《本草纲目》卷15引《子母秘录》。

9. 小儿惊风 治小儿急、慢惊风，白花蛇头（焙干）1枚，麻黄24茎（去节，焙）。上为细末。如急惊，入研细脑子少许，温汤调药一字，送下长生丸（由蜈蚣、全蝎、天南星、棘刚子组成）；慢惊，用温汤调药一字送下。不拘时候。治小儿慢惊风，因转泻虚极，多睡善欠，麻黄（以儿中指节比）7节，薄荷（全者）7叶，干蝎（全者）1枚。上药各炒黄色，合为细散。每服半钱匕，温薄荷水调下，服后略以衣被盖之，汗出佳。上述经验见载于《杨氏家藏方》卷17千金散及《圣济总录》卷170麻黄散。

脑子，即冰片。

10. 疮疱倒靥 治病疮疱倒靥黑者，麻黄（剪去节）半两，以蜜1匙匕同炒良久，以水半升煎，俟沸，去上沫，再煎，去三分之一，不用滓，乘热尽服之。避风，伺其疮复出。一法用无灰酒煎。但小儿不能饮酒者难服，然其效更速。此经验见载于《本草衍义》卷9。

痘疮隐陷，或痘浆虽充而结痂紫黑，谓之倒靥。

11. 眼痛、头风 治眼目偏痛及头风，麻黄（烧灰）半两，盆硝2钱半，麝香、脑子各少许。为细末，搐鼻内。此经验见载于《卫生宝鉴》卷9如圣散。

12. 内外障眼 治内外障眼，麻黄1两，当归身1钱。为粗末，炒黑色，入麝香、乳香少许，共为细末。含水，鼻内搐之。此经验见载于《兰室秘藏》卷上搐药麻黄散。

内外障眼，泛指障碍视力之眼疾。内障指睛里昏暗，外障指睛外遮暗。

13. 耳聋 治耳聋，用麻黄1斤，以水5升，熬1升，去滓熬膏。每服1钱7分，临卧热酒下。有汗佳。此经验见载于《扁鹊心书·神方》一醉膏。

14. 酒渣鼻 治酒渣鼻，麻黄、麻黄根各2两，头生酒5壶。将药入酒内，重汤煮3炷香久，露一宿，早晚各饮三五杯。此经验见载于《医宗金鉴》卷65麻黄宣肺酒。

本条宜与麻黄治面皯皰条参看。

［**论治备参**］

1. 麻黄善达肌表，走经络，大能表散风邪，祛除寒毒。一应温疫、疟疾、瘴气、山岚，凡足三阳表实之证，必宜用之。若寒邪深入少阴、厥阴筋骨之间，非用麻黄、官桂不能逐也。但用此之法，自有微妙，则在佐使之间：或兼气药以助力，可得卫中之汗；或兼血药以助液，可得营中之汗；或兼温药以助阳，可逐阴凝之寒毒；或兼寒药以助阴，可解炎热之温邪，此实伤寒阴疟家第一要药。

2. 伤寒发汗，以麻黄为主，杏仁为辅；治喘以杏仁为主，麻黄为辅，二物并用始捷。又杏仁者，为麻黄之臂助。麻黄开肌腠，杏仁通肺络；麻黄性刚，杏仁性柔；麻黄外扩，杏仁内抑，二者合用而邪乃尽除。

3. 越婢汤麻黄辅以石膏，因其脉浮有热（脉浮固系有风，实亦有热）；麻黄附子汤辅以附子，因其脉沉而寒，通变化裁，息息与病机相符，是真善用麻黄者。

4. 麻黄少同熟地多，但开腠理而不滞不汗。

5. 麻黄得肉桂，治风痹冷痛；佐半夏，治心下悸病。一说麻黄配天花粉，治乳痈，下乳汁，血脉令通；同半夏，定喘哮，止咳嗽，气闭堪散。

6. 痈疽方起者，行凉药中兼用麻黄，即散无疑。又疮家用生麻黄与甘草等份，或配犀角地黄汤（犀角已禁用，可用水牛角代），或配竹叶石膏汤，或配大生地，能令人不出汗，使脓水走多，其愈乃速。

7. 麻黄功用主要在于通腠理，调行水道，定喘利尿，而旧云发汗之力可疑。按麻黄汤原方，服后须覆取微似汗，其汗与不汗，全在温覆与否耳。治水肿，用麻黄自3克渐增至54克，并无汗，而尿则大利，历用皆然。盖此药伍以汗药则汗甚，伍以利尿药则尿甚，然若误用于衰弱人，则偾事矣。

8. 麻黄不仅可治疗风寒表证，也可用于里热实证，藉发汗而退热，颇效。体会之一：麻黄并非能统治一切里热，而主要适用于肺热。麻黄清里热之适应证，掌握邪系湿热或痰热，必有湿邪与痰浊之相杂，则麻黄利水发汗之用，可尽其所能；病位则在肺卫为宜，因肺合皮毛，经络相通，更利其里热之透达。若系温热之邪所致，其本身已有热灼伤阴之势，若再以麻黄透汗重耗其津，实非所宜；若病已入肝肾下焦，则宜引邪下行，也非发汗宣透所宜，故此两者之里热，皆非麻黄之适应证。体会之二：麻黄用量要大，一般为10克。里热需麻黄入里剔邪，药重始能托邪外出。实践证明，药后大多汗出津津，少数患者汗出较多，但其汗为热汗，里热随汗泄而降，随之症情退而感舒适，无津伤气耗之弊。在用药热降之后，尚须维持原量续用数天，待汗泄湿祛，腻苔见退之后，则热退之效始可稳固。体会之三：麻黄需他药相伍，助其清解里热的一臂之力。热邪偏重者，可辅以石膏；湿邪偏重者，肺之痰湿可配杏仁，若其湿蕴系脾虚所酿成，则佐白术健脾除湿。诚然，里热之证尚有其他之兼症，也当随症加味。

9. 麻黄用途甚广，远远不止发汗、平喘、利水三种。临床体会，对重症肌无力、颜面神经麻痹、多发性神经根炎后遗症、遗尿及子宫脱垂病（治子宫脱垂，麻黄一般要用24克左右），在辨证方中加入麻黄，即见奇效。

10. 麻黄温通发散，气味轻清，外可疏通肌肤经络，内可深入积痰凝血，实乃活血化瘀之佳品。①活血通络。麻黄得熟地则通络而不发表。用麻黄、熟地、葛根等药加入辨证方中，治疗中风后遗症属瘀血阻络者，效果颇佳。对病程在6个月以上，肢体功能恢复相对静止者，加用麻黄每可使肢体功能恢复产生一次飞跃。②活血止痛。麻黄温而能通，对于风寒湿邪痹阻所致的顽固性腰、肢、关节疼痛，或胸阳痹阻所致的心绞痛，在辨证用药基础上加入麻黄，可明显提高止痛效果。③活血祛风。麻黄集活血、祛风作用于一身，对于风邪痹阻肌肤经络所致的痒、痛之疾，用之有一举两得之妙。④活血通经。麻黄配合四物汤加减应用，可治疗产后血滞、恶露不尽、少女月经不潮、妇女宫寒经闭及痛经等。

11. 临床上每见由于情志不舒，气机郁结，不能宣泄而造成的气、血、痰、火、湿、食诸疾，治疗颇感棘手。用疏肝理气法为主治疗，效果并不全部令人满意。后受《内经》“诸气膹郁，皆属于肺”的启示，在疏肝方中每再加麻黄6克以开提肺气，效果果然提高。

12. 治疗梅核气，无论是病机偏重在气，属气机升降失调，还是偏重在痰，属痰气交阻，或偏重在湿，属湿邪困阻，均可在辨证方中加炙麻黄10克。肺主一身之气，麻黄苦温辛散，宣肺透邪调气，气顺则梅核可消。

13. 风寒表实、咳喘、水肿、风湿痹痛、阴疽诸证，不分季节均可在相应方药中加用麻黄。以上诸证只要掌握舌不干红、苔不光剥、身无汗出三要点，即可放心使用。

14. 用麻黄汤解表，麻黄与甘草用量以4：1为宜。若麻黄、甘草剂量相去无几，必不得汗。

15. 麻黄重用之则不表而能定喘。喘逆过甚，非此药不为功。

16. 麻黄、干姜乃小青龙汤主药，温中解表，宣肺平喘，止咳化饮，实靠两药以建功，但需重量运用（麻黄9～15克，干姜15克），方可收效。麻黄量小有解表发汗之力，量大则有宣肺平喘之功；量大宜先煎，量小宜后下为宜，是亦不可不知。

17. 麻黄可灵活用于一切喘证，如与附子合用治疗寒喘，与石膏合用治疗寒热错杂之喘，与黄芩、地龙合用治疗热喘，与黄芪合用治疗气虚哮喘，与大黄合用治疗痰热互结之实喘，与熟地、紫河车合用治疗肾虚哮喘，与二陈汤合用治疗痰浊哮喘等。只要配伍得当，无论虚实，均有良效。

18. 麻黄在治疗寒喘、热喘、虚实兼夹或寒热错杂的小儿哮喘时，只要适当配伍，均可用作主药。一般无汗表实者用生麻黄，表虚有汗者用水炙麻黄，但咳喘而无表证者用蜜炙麻黄。凡素体气虚，表卫不固的患儿，除采用水炙或蜜炙麻黄外，还应避免与桂枝同用，并在方中佐用龙骨、牡蛎敛汗固涩。对服麻黄后，容易引起心率增快者，可加用磁石及加大甘草用量的方法，以减轻这种副作用。

19. 麻黄与麻黄根合用可共奏宣肺平喘作用。又因麻黄发汗，麻黄根敛汗；麻黄升压，麻黄根降压，可起互相制约效应。对于用麻黄出现副作用而不能耐受者，可用麻黄根代替。

20. 临床上，很多病人在哮喘大发作时常伴大汗出，喘愈剧汗愈多，如果喘平下来则汗亦少出，故此时当以平喘为主，不平喘则汗不得止。故对哮喘汗出者，或夏天喘作者，均不必忌麻黄。

21. 麻黄配葶苈子，常用治寒热错杂的喘证。寒喘，麻黄 9～12 克，葶苈子 5 克；热喘，麻黄 3 克，葶苈子 10～15 克。又麻黄 3～6 克，配贞元饮（熟地、当归、炙甘草）治肺肾虚喘。虚喘用麻黄的剂量，约为治实喘时的一半，宜掌握在 3～6 克为宜。

22. 麻黄用治哮喘，若连续久服，常效力递减，若间歇使用，则效果显著，故以间歇应用为宜。

23. 麻黄除常用于呼吸系统疾病外，还可用于循环系统疾病。麻黄配合活血养血、通经化瘀药物，治疗血压偏低的大寒之证，疗效显著。麻黄不仅走表，祛内里之寒亦不乏其效；不仅有解除支气管痉挛作用，而且有解除胃痉挛功效而达到止痛效果。在治胃痛有效的启示下，用其治疗腹型荨麻疹。常用方：麻黄、苏子、瓜蒌仁、防风、地肤子、槟榔、生白术、生地、蝉衣等。治疗数十例，收到满意疗效，无论对缓解腹痛还是治疗其本，效验均较迅捷。又寒湿带下之证，其病机多为寒邪凝聚，阳气受抑，水湿不能运化使然，可用麻黄驱散寒邪，效果甚佳。有脾虚见证者，可用完带汤加麻黄、莲须，治疗观察多例，证明比单用完带汤效佳。

24. 麻黄是治疗心动过缓、病窦综合征不可缺少的药物，如能随证配伍应用，往往可以获效。用量须大，可以 6 克开始递增，并先煎去沫（先武火煎沸，后文火煎）。久煎后，麻黄发汗作用减弱或消失，避免了伤阳耗阴之弊，但却有调血脉、提高心率的作用。

25. 麻黄有通便之功。经验方：麻黄 25 克，白术 20 克，杏仁 15 克，甘草 5 克。每日 1 剂，水煎服。

26. 《伤寒论》麻黄连轺赤小豆汤是用麻黄治疗黄疸的范例。麻黄上可开腠发汗以透邪，下可肃肺利尿以排邪，中可通调血脉祛瘀滞，故用治黄疸甚为合适，无论有无表证都可应用。在辨证方中加用麻黄，可加速黄疸消退，缩短疗程。一说凡急性黄疸型肝炎属湿邪或寒湿偏重者，可用宣肺退黄汤：生麻黄、南杏仁、石菖蒲各10克，苡仁、溪黄草各20克，茵陈30克。随证加减。

27. 对慢性肾炎严重水肿的患者，可用越婢加术汤。方中重用麻黄、石膏。麻黄可用到30克，石膏根据情况，血压不高的患者用80～100克，血压偏高者用120～150克。机体有水肿用大量麻黄并不发汗，反而有辛散水肿的作用。麻黄配大量石膏可以抵消麻黄的辛温，共奏辛以散之的作用。另加生白术30克，以补脾利湿，经试用，效果满意。有的患者因浮肿消除而尿蛋白亦随之下降。

28. 麻黄能疏通气机、温通经脉而激发肾阳，故用治阳痿有效。从现代药理分析，本品作用与肾上腺素相似，具有收缩血管、升高血压和兴奋中枢的功效，且作用较温和持久。

29. 治疗重症肌无力，每于益气养血、温补脾肾方药中加入麻黄温通经络，疗效明显高于不用麻黄者。

30. 治遗尿频繁，面色黄白，形体欠丰，神疲盗汗，舌淡苔白，脉濡，用麻黄6～15克，配桑螵蛸、炙黄芪各30克，益智仁10克。治上肢硬皮病，皮肤僵硬，形寒肢冷，苔白质淡，边有齿痕，脉细微或细濡，用麻黄10～15克，配桂枝、姜黄各15克；下肢硬皮病加川牛膝15克，炒桑枝30克；弥漫型加红花10克，炮山甲12克。麻黄煎法体会：除治疗外感风寒病外，麻黄应先煎，武火煎沸，后文火煎约30分钟。久煎后麻黄挥发油随水气蒸发，长期服用或大剂量应用并无汗出、伤阳、耗阴等副作用。

31. 治疗小儿遗尿症，在相应治法中加入麻黄6克（先煎去沫），疗效明显提高。小儿遗尿的病理是膀胱不能固摄，而肺在调节膀胱的固摄功能中占有重要地位。麻黄入肺与膀胱，宣肺气、调膀胱而能治疗遗尿。

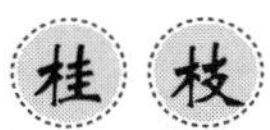

桂枝

桂枝，其名始见于张仲景《伤寒论》，是樟科常绿乔木植物肉桂的嫩枝。本品味辛、甘，性温，归心、肺、膀胱经。

临证应用

［**配用简说**］

1. 桂枝功能发汗解肌，适用于风寒感冒。治发热无汗，常配合麻黄同用，有帮助麻黄发汗解表的作用；若发热有汗，每配合白芍同用，有调和营卫，解肌止汗的作用。

2. 桂枝有温通经脉、祛寒止痛的作用，治风湿疼痛，常配羌活、独活、苍术；风湿夹热，常配芍药、知母；寒湿身痛，常配附子、白术；血虚寒凝痹痛，常配当归、细辛。桂枝有横通肢节的特点，故尤为肩背关节酸痛的要药，常与姜黄、桑枝、黄芪等配用。现代常用于风湿性关节炎、神经痛、肩周炎等，但要注意辨证，不宜用于有明显热证表现者。

3. 桂枝能助心阳，治心阳不振而致的胸痹疼痛，常配合瓜蒌、薤白、枳实同用；若伴见心动悸，脉结代，可加入人参、炙甘草、麦冬等药。现代据此常用治冠心病、心绞痛、心功能不全、心律失常等病。桂枝与白芍、甘草、饴糖配伍，又能治疗虚寒性的胃脘痛和腹痛。

4. 桂枝通阳，有化气行水的功效，可治疗水湿停留所致的痰饮、小便不利或水肿。通阳利水或化气行水实际上是促进血液循环的功能，通过宣发和利尿的作用，减轻局部体液的郁积。治阴寒阻遏，阳气不宣，痰饮内停，常配茯苓、白术、甘草同用；膀胱气化失司，小便不利或水肿，常配茯苓、猪苓、泽泻同用。

5. 桂枝辛散温通，能入营血，是妇科的常用药物，配合当归、白芍、地黄、川芎，可治疗虚寒性的月经不调；配合当归、桃仁、红花、丹皮等，可治疗瘀滞经闭痛经、产后腹痛及癥瘕结块。

［**一般用法**］

入煎剂 3～10 克，必要时可酌情加大用量。热病高热、阴虚火旺及出血证禁服；孕妇慎用。

临证推广

［**古用发微**］

1. 治疗冲逆　桂枝治冲逆，是仲景遗法。如《伤寒论·辨太阳病脉证并治》：“太阳病下之后，其气上冲者，可与桂枝汤。”药用：桂枝（去皮）、芍药、生姜（切）各 3 两，甘草（炙）2 两，大枣（擘）12 枚。上为粗末，以水 7 升，微火煮取 3 升。去滓，适寒温，服 1 升……若一服汗出病瘥，停后服，不必尽剂。若不汗，更服依前法。又不汗，后服小促其间，半日许令三服尽。若病重者，一日一夜服，周时观之。服一剂尽，病证犹在者，更作服。若不汗出，乃服至二三剂。禁生冷、黏滑、肉面、五辛、酒酪、臭恶等物。上书同篇又云：“奔豚，气从少腹上冲心者……与桂枝加桂汤，更加桂二两。”又《金匮要略》防已黄芪汤方后云：“气上冲者加桂枝三分。”可见桂枝是主治冲逆的要药。

《医学衷中参西录》中册“桂枝解”曰：“《本经》论牡桂（即桂枝），开端先言其主咳逆上气，似又以能降逆气为桂枝之特长。诸家本草鲜有言其能降逆气者，是用桂枝而弃其所长也。”陆渊雷《陆氏论医集》卷 4 也说：“仲景的药方，用桂枝的倒有十之七八……药方中用桂枝时，他（它）的病证多半有冲逆的。”上述两书还分别附有 1 例和 2 例治冲逆的验案，以资印证，可以参考。现代也有报道，桂枝加桂汤治疗胸椎板切除术及食管癌放疗后出现的逆气不降，胸闷气促，腹痛或呃逆不止，亦甚有效。（中医杂志，1994，11：646）

《中国药典》（2015 版）言桂枝有“平冲降气”功效，可用治“奔豚”。

2. 治疗阳脱证　治大吐大泻后，四肢逆冷，元气不接，不省人事，或伤寒新愈，误行房事，小腹紧痛，外肾搐缩，面黑气喘，冷汗自出，用桂枝 2 两。以好酒 2 升，煎至1升。候温，分作2服灌之。方见《世医得效方》卷8。

桂枝有“温经通脉”（《本草备要》）的功效。治上证，若加配人参、附子，则收效更捷。

［**现代报道**］

1. 治疗神经性皮炎 桂枝、金银花各30克，枳壳15克。加水1500毫升，煎沸5分钟（不宜久煎）后去渣，待温洗患处，每日1次，连用15～20日。共治18例，痊愈13例，显效2例，无效3例。（中医杂志，1995，1：7）

2. 治疗小儿遗尿 桂枝末若干，用食醋调成饼状，临睡前先用温水熨脐10分钟，再将药饼贴于脐部，纱布固定，晨起取下，每晚1次。共治32例，总有效率达90%以上。病程短者3～4次即愈，长者须连用半月方能取效。（中医杂志，1995，1：7）

3. 治疗小儿腹股沟斜疝 黑色大蜘蛛（去头足，焙干）10克，桂枝尖20克，共研粉末，过筛，瓶装密封备用。每次服用量按每千克体重0.25克折算，早晚各1次，开水冲服，亦可拌在奶粉或稀饭中服。连服3周为1疗程。共治55例，以少腹及阴囊部的可复性椭圆形柔软肿物全部消失，行立或咳嗽时不再出现为痊愈。结果：痊愈52例，好转1例，有效率96.4%。（湖南中医杂志，1986，2：22）

临证参考

［**古法借鉴**］

1. 中风失音 治中风失音，桂着舌下，咽汁。又方：桂末3钱，水2盏，煎1盏服，取汗。治伤寒邪气伤肺，失音不语，桂（去粗皮）2两，菖蒲1两。上为粗末，每服3钱匕，用水1盏，煎至7分。去滓温服，不拘时候。衣覆取汗，未效再服。上述经验见载于《本草纲目》卷34引《千金方》及《圣济总录》卷32桂心汤。

明以前所用桂枝，主要是以嫩枝的枝皮入药，故该时桂枝、肉桂、桂心常常混称。

2. 胁痛 治因惊伤肝，胁骨里疼痛不已，枳壳（小者去瓤，麸炒黄）1两，桂枝（去皮，不见火）半两。上为细末，每服2钱，姜、枣汤调下。此经验见载于《普济本事方》卷7桂枝散。

桂枝主“胁痛”（《名医别录》），“入肝家而行血分，走经络而达荣郁”（《长沙药解》），“疏木止痛……尤有专功”（《中国药学大辞典》引曹炳章语）。

3. 疟疾 治寒伤少阳，寒多热少之疟疾，用桂枝、柴胡。此经验见载于《症因脉治》卷4桂枝柴胡汤。

据方名当为水煎服。

4. 小儿遗尿 治小儿遗尿，桂末、雄鸡肝等份，捣丸小豆大，温水调下，日2服。治小儿夜尿症，鸡屎3钱，桂枝5分。上为末，每服1钱，酒调下，每日3次。上述经验见载于《本草纲目》卷34引《外台》及《中国儿科医鉴》缩泉散。

5. 耳聋 治耳聋，杏仁10分，桂2分。上为丸，如鼠屎大，绵裹塞耳中，每日3

次。此经验见载于《医心方》卷5引《效验方》杏仁丸。

［**论治备参**］

1. 桂枝其用之道有六：和营、通阳、利水、下气、行瘀、补中。

2. 桂枝散风寒、逐表邪、发邪汗、止咳嗽、去肢节间风痛之药也。气味虽不离乎辛热，但体属枝条，仅可发散皮毛肌腠之间，游行臂膝肢节之处。

3. 桂枝入肝家而行血分，走经络而达营郁，善解风邪，最调木气，升清阳之脱陷，降浊阴之冲逆，舒筋脉之急挛，利关节之壅阻，入肝胆而散遏抑，极止痛楚，通经络而开痹涩，甚去湿寒，能止奔豚，更安惊悸。大抵杂证百出，非缘肺胃之逆，则因肝脾之陷。桂枝既宜于逆，又宜于陷，左之右之，无不宜之。

4. 桂枝力善宣通，能升大气（即胸之宗气）、降逆气（如冲气、肝气上冲之类）、散邪气（如外感风寒之类）。仲景苓桂术甘汤用之治短气，是取其能升也；桂枝加桂汤用之治奔豚，是取其能降也；麻黄、桂枝、大小青龙诸汤用之治外感，是取其能散也。

5. 《伤寒论》《金匮要略》用桂枝，考其用意，皆属发散肝脾而行营血，通达经络而开皮毛。至于调经开闭，疏木止痛，通关逐痹，活络舒筋，尤有专功。

6. 桂枝乃治伤寒之要药，但其中有宜用、不宜用之分。夫桂枝乃太阳经之药，邪入太阳则头痛发热。凡遇头痛身热之症，桂枝即当速用以发汗，汗出则肌表和矣。凡身热而无头痛之症，即非太阳之证，不可妄用桂枝矣；即初起身热头疼，久则头不疼，而身尚热，此又已离太阳，不可妄用桂枝矣。且桂枝发汗之药也，有汗宜止，无汗宜发，此必然之理也。然而有汗之时，乃可发汗，无汗之时，不可发汗者，又不可不辨。伤寒用他药以发汗，以至汗出过多，而太阳头痛尚未解，故不可不仍用桂枝以和解，非恶桂枝能闭汗；伤寒无汗，正宜发汗，乃发汗而竟至无汗，此外邪尽解，不止太阳之邪亦解也，故不可轻用桂枝，以再疏其腠理，非防桂枝能出汗也。知其宜汗、不宜汗之故，辨其可汗、不可汗之殊，用桂枝祛邪自无舛错。

7. 小青龙汤原桂枝、麻黄并用，至喘者去麻黄加杏仁而不去桂枝，诚以《神农本草经》原谓桂枝主吐吸。吐吸即喘也，去桂枝则不能定喘矣，乃医者皆知麻黄泻肺定喘，而鲜知桂枝降气定喘，是不读《神农本草经》之过也。

8. 世于湿热证，每每畏用桂枝，以为辛热。不知桂枝乃木之枝干，其性入足厥阴肝经，故肝木之下郁者，必得此以疏通之。故有湿郁木火之证，非桂枝不为功，临证用时，常配丹皮、栀子、黄柏等同用。

9. 桂枝本营分药，得麻黄、生姜，则令营气外发而为汗，从辛也；得芍药，则收敛营气而止汗，从酸也；得甘草，则内补营气而养血，从甘也。

10. 桂枝得芍药则和营，得麻黄则发汗，佐附子而壮阳，佐人参而补虚。桃仁、大黄配之破血，阿胶、地黄配之通脉，胶饴、甘草藉之调中，白术、茯苓藉之逐湿。《名医别录》曰：桂枝宣导百药，良有以也。

11. 行痹有因风、因湿、因寒、因痰、因虚之异，须用桂枝以为向导。又本品为治肩臂诸药之导引，能领药至痛处，以除肢节间痰凝血滞。一说桂枝宜入治上焦药中用。

12. 桂枝君芍药，是于发散中寓敛汗之意；芍药臣桂枝，是于固表中有微汗之道。

13. 桂枝、甘草辛甘相合，乃升阳化气之良剂。

14. 润肝养血之药，一得桂枝，化阴滞而为阳和。

15. 冷汗多，恶风甚者，宜加用桂枝。

16. 桂枝与甘草同用，治阳虚心悸有良效。临床常以桂枝、甘草、黄芪、丹参为基本方，随证加减。其关键是桂枝的用量须打破常规：一般从 10 克开始，逐步递增，最多加至 30 克，服至口干舌燥，则将已用剂量略减 2～3 克，续服以资巩固。

17. 桂枝配麻黄、白术、苍术，治风湿痹痛；如风湿夹热，桂枝配芍药、知母，甚者再加黄柏；配炮附子、白术，或配细辛、干姜，或配川乌、草乌，治寒湿身痛；配芍药、人参、黄芪、甘草、羌活、防风，治正虚邪恋的表证，或正气虚而容易感冒，感冒后不易恢复，桂枝用量要大，甚至和肉桂同用。

18. 桂枝加入相应的治痹方药中，不论风寒湿热痹证，均可提高疗效。苔白而厚，症情重，桂枝用量宜大，每剂 30 克；舌苔薄，病缓，用小量即可。

19. 痰瘀交阻经络，导致肢体僵直，屈伸不利，可将桂枝配白芥子同用。上症兼肢体凉麻者，效果更佳。两药用量一般为 10～15 克。若是“因虚致瘀”而见上症者，可将两药配入益气化瘀方中，亦能获良效。

20. 对于长期低热，既无热象，亦无寒象者，从营卫不和论治，运用桂枝汤原方（桂枝、白芍等量）治疗，常能收到满意效果。皮肤瘙痒症用其他方药效果欠佳者，投予桂枝汤调和营卫，也常可药到病除。

21. 受“桂枝本为解肌”的启发，对面瘫属营卫不和，腠理疏松，玄府不固，病机属风寒性质者，用桂枝、黄芪各 30 克，防风 15 克。每日 1 剂，煎 2 次，药液合并，分 3 次服，收到十分可喜的效果。治疗数例，一般服 10 剂即可治愈。

22. 慢性盆腔炎一般用红藤、败酱草为主的清热解毒方药，但对有寒化倾向者（其证腹痛隐隐，喜暖拒按，叠经清热解毒未效，多为瘀阻冲任，寒结胞脉），可给予桂枝、红花、吴萸为主的温经化瘀药物，此法能有效改善慢性盆腔炎的腹痛、月经瘀块、肛门坠痛等症状。对输卵管阻塞、附件增厚或有条索状变化者，可以桂枝配皂角刺温经通络，促进增生组织的软化吸收。对有输卵管积水病变者，可用桂枝配生黄芪、茯苓、水蛭粉化气利水，温经散结。对经期少腹冷痛，带多清稀者，可用桂枝配鹿角霜，散寒蠲带。

23. 恶阻一证，其要莫过于阻。实阻者宜下、宣通、宜行；虚阻者，宜补中、宜和营。无论虚实之阻，桂枝均为适宜，可在辨证组方中加用。实则量宜重，虚则治宜缓；热宜轻取，寒宜重剂。

24. 儿科的呼吸系统疾病常用桂枝，如小儿支气管炎、喘息性支气管炎、支气管肺炎及其合并心衰等，只要双肺听诊有痰鸣音、哮鸣音、大小水泡音，中医辨证为寒证、虚寒证者皆用。用桂枝的方剂与不用桂枝的方剂相比，效果有明显差别。特别是治疗咳喘日久不愈的患者，麻黄平喘，不如用桂枝平喘疗效好。

25. 小儿厌食有因营卫不和所致者。脾胃主一身之营卫，但营卫不和，又会反过来影响脾胃的气机。小儿厌食，消既不宜，补又不合，适宜用桂枝汤调和营卫，以促醒胃气，使之能食，谓之“倒治法”。用本方（桂枝3克，炒白芍6克，生姜3片，红枣3～5枚，清炙甘草3克）治小儿厌食，仅数剂即能使患儿知饥思食，确有意想不到的效果。若在上方基础上酌加川石斛、谷芽各9克，神曲10克，佛手6克，效果更好。

26. 桂枝用量为5～30克，量小能温阳、通脉、和营，量大则有下气、行瘀、补中之效。临床遇到表证、寒证、痛证以及气滞、痰阻、血瘀、癥瘕、疟母等，而见四末不温，畏寒喜暖，舌暗淡或有瘀点、瘀斑，脉弦细涩者，皆可用之。若症兼热象，则宜与寒凉之品配用，以免桂枝助阳化热。

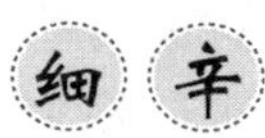

细辛

细辛，始载于《神农本草经》，是马兜铃科多年生草本植物北细辛、汉城细辛或华细辛的全草。本品味辛，性温，归心、肺、肾经。

临证应用

［**配用简说**］

1. 细辛能解表散寒，适宜于寒邪偏盛，头身疼痛明显的风寒感冒，常配合羌活、防风、川芎等同用。

2. 细辛温经发散，有显著的祛风止痛作用，适用于风寒湿邪所致的痛症。治风寒头痛及少阴头痛，常配合羌活、独活、白芷、川芎等同用，也可将细辛研末，加面粉用酒调成糊状，敷头额两侧。治风湿痹痛，可配伍独活、防风、白术、肉桂、秦艽等；阳虚寒盛，关节冷痛者，可再加附子或乌头。此外，细辛配桂枝、瓜蒌、薤白、丹参等可治胸痹心痛，配当归、干姜、乌药等可治脘腹冷痛，配白芷、川椒等可治风冷牙痛。细辛如与石膏或黄连相配，又可用治风火牙痛。

3. 细辛能宣通胸中滞气，温肺化饮，适用于咳吐白痰，量多稀薄之症，常配合干姜、五味子、半夏等同用。

4. 细辛辛香走窜，为通关开窍要药。突然中风跌倒，不省人事，属于寒闭者，可用细辛末吹入鼻中取嚏，有醒神开窍之效。鼻塞不闻香臭，或风寒鼻塞流涕，鼻窍不通畅者，可以细辛配合辛夷、白芷等同用。

5. 细辛治疗口舌生疮，可配黄连或黄柏为末掺患处，或用温水或米醋将细辛末调成糊状，敷于肚脐，外用油纸衬垫，再用纱布、橡皮膏固定。

［**一般用法**］

入煎剂1～3克，特殊病症可酌情加量，但不可轻率使用大剂量；研末吞服1～1.5克。外用适量，掺用、吹鼻或敷脐。阴虚火旺、潮热盗汗及吐血衄血者忌服。血虚头痛、阴虚干咳等也不宜服用。细辛用量，特别是散剂的用量不能过大，以免产生面色潮红、头晕、胸闷呕恶等副作用。传统认为不能与藜芦同用。

临证推广

[古用发微]

治疗鼻息肉　细辛治疗鼻息肉，可单用，也常配合瓜蒂、木通、白芷等药，为散吹鼻或绵裹纳鼻用。如《本草汇言》卷1云：治鼻生息肉，用细辛为末，时时吹之。治小儿鼻塞生肉，细辛（去苗叶）、木通（剉）各1两。上为细散，以绵缠裹大豆许，纳鼻中，每日2次。方见《圣济总录》卷180细辛散。清抄本《集验平易方》亦载有治鼻中息肉方：细辛、白芷等份为末，以生地、胆汁合成膏。每用少许点之，取消为度。治齆鼻有息肉，不闻香臭，《备急千金要方》卷6以瓜丁（即瓜蒂）、细辛各等份为末，绵裹如豆大许，塞鼻中，须臾即通。治上症也可用《三因极一病证方论》卷16通草散：木通、细辛、附子（炮，去皮脐）各等份。上为末，蜜和，绵裹少许，纳鼻中。

细辛长于通关利窍、行散郁结，故能治之。

[现代报道]

1. 治疗缓慢型心律失常　处方以细辛为主，最小用量每日6克，最大用量每日31克。用药规律从6克→10克→12克→15克→18克→20克→25克→27克，渐增至31克。入辨证方中与他药同煎，每日1剂，日服2次。服用6剂后如心率无明显提高，则再递增一个剂量级；如用15克已见效，再增大剂量心率也无明显改变。部分患者兼用20%细辛酊（每10毫升含细辛生药2克）10毫升，每日3～4次。共治60例，其中窦性心动过缓17例，房室传导阻滞6例（Ⅰ度2例，Ⅱ度1例，Ⅲ度3例）；Ⅱ度窦房传导阻滞7例；病态窦房结综合征30例。结果：多数患者症状有不同程度的改善，窦性心动过缓者，心率平均由54次/分提高到62次/分；Ⅰ度、Ⅱ度房室传导阻滞消失3例；窦性心动过缓转为正常心律7例；治疗前阿托品试验34例，阳性前后对照者11例，其中7例转为阴性，4例无改变。症状或/和心电图总有效率93%。（中医杂志，1993，8：454）

2. 治疗头痛　用10%细辛注射液穴位注射，偏头痛取患侧太阳、头维、率谷加痛点，肌挛缩性头痛取双侧头维、率谷、阳白、风池、百会穴加痛点；神经性头痛和外伤性头痛，取双侧太阳、率谷、风池、百会、印堂穴加痛点。每次选穴2～4个加痛点，每穴注射0.5～1毫升，每日1次，疗程3～7日，连用1周，无效者停用。临床观察86例，治愈51例，显效21例，好转13例，无效1例。半数病例用药后出现困倦感觉，无其他副作用。（湖北卫生，1972，1：68）

3. 治疗儿童原发性面神经麻痹　取生川乌、白附子、皂荚、细辛各等份，烘干后共研细末，平铺于6厘米见方的医用纱布上，药粉应均匀，以能基本敷盖纱布为准，然后沿纱布的一边卷起，制成直径为0.6厘米的药卷，再以细线每隔0.8～1.2厘米系紧药卷，以便分割小段，经紫外线消毒后备用。用时以温水清洗鼻腔后拭干，根据患儿鼻前庭的大小，选取适当大小药段放入。若嘴角向左歪斜，则放入右侧鼻孔，嘴角向右歪斜，则放入左侧鼻孔。每日换药1次，12日为1疗程，2个疗程间间隔1日。治疗期间应避风寒。共治80例，病程6小时~3个月，其中38例已经中药、西药、针灸等治疗，因效果不显而改用本法。以治后口眼歪斜消失，鼻唇沟恢复原状，表情自然，语言清晰为痊愈。结果：66例经1~2个疗程治疗后获愈，12例经4个疗程获愈，2例有效，无效病例为0。（中医杂志，2003，9：684）

4. 治疗小儿口舌生疮 细辛末2.5克，加适量面粉，温水调成黏稠饼状，直径3~4厘米，厚0.5厘米，直接敷脐，盖以塑料薄膜，纱布贴膏固定。早晚各换药1次，3日为1疗程。共治89例，以3日内溃疡愈合，疼痛、流涎、拒食消除者为痊愈。结果：痊愈75例，好转12例，未愈2例。（中医药学报，1991，3：39）

5. 治疗过敏性鼻炎 用苍耳子、细辛为主，提取精制，用聚-α-羟基丙烯酸乙酯高分子聚合体为载体，制成中药皮下植入剂。每用时将药剂放入12号腰椎穿刺针内，植入相应穴位的皮下或肌肉内，针孔外复盖消毒纱布，以胶布固定2小时。每次2~3穴，间隔15~30日治疗1次，连用3次为1疗程。共治130例，以症状、体征完全消失为显效。结果：显效95例，有效12例，好转18例，总有效率96%。（湖北医科大学学报，1998，2：191）

临证参考

［古法借鉴］

1. 风痫、热痫 治风痫、热痫，细辛（去土、苗）、大黄（炮）、防风（去芦）各10两，甘草（炙）1分。为粗末，每服1钱，水半盏，加犀角屑（犀角已禁用，可试以水牛角代）少许，煎服。此经验见载于《医方大成》卷10引汤氏方。

风痫，指本虚蓄热，风邪乘袭，或肝经有热引起的癫痫；热痫指癫痫内有积热者。

2. 虚寒呕哕 治（脾胃）虚寒呕哕，饮食不下，细辛（去叶）半两，丁香二钱半。为末，每服1钱，柿蒂汤下。此经验见载于《本草纲目》卷13。

3. 老人春困 治老人春时多昏倦，细辛（去土）、川芎各二两，苦草（炙）半两。上为末，每服1大钱，以水1盏，煎至6分，热呷。男女通用。此经验见载于《养老奉亲书》细辛散。

正名苦草的品种为水鳖科植物苦草的全草，有行气活血等功效。

4. 白癜风 治白驳方：取树孔中水，温热洗之，然后捣细辛、牡蛎等份为末，以面脂调敷白驳上，日3夜1。此经验见载于《太平圣惠方》卷24。

白驳风即今所称的白癜风。细辛这一功效现代仍有应用。如《古今名方》治白癜风有白斑散方，药用：细辛6克，白芷、雄黄各3克，为细末，用醋调匀，外搽。

5. 毒蛇咬伤 治毒蛇咬方：细辛、白芷各5钱，雄黄5分。为末，每服2钱，好酒调服。此经验见载于《奇方类编》卷下。

6. 跌打损伤、水火烫伤 治跌打损伤，以及水火遍身烫烂烧焦等，细辛1两，黄柏9两，为细末。破皮者，干敷；烫伤青肿者，以麻油调敷；如烫伤太重，内服生豆腐、麻油，外敷此药，以免毒气攻心；烫伤至皮起泡者，用针挑破，待毒水流尽，然后再敷。灵效异常。此经验见载于《经验各种秘方辑要》一九散。

7. 小儿解颅 治小儿解颅，细辛（去苗叶）、桂（去粗皮）、干姜（炮）各1分。上为末，以乳汁和，涂囟门上。此经验见载于《圣济总录》卷167细辛散。

解颅是指小儿到一定年龄，囟门应合不合，头缝开解以致囟门较正常儿为大。多由父母精血不足，以致小儿先天肾气虚弱，不能充养脑髓而成。西医的脑积水、佝偻病等可见到解颅症。上方《赤水玄珠》卷25名三辛散，谓用北细辛、桂心各5钱，干姜7钱。为末，乳汁调敷囟上，干则再涂，俟儿面赤则愈。

8. 小儿客忤 治小儿客忤，口不能言，细辛、桂心末等份，以少许纳口中。此经验见载于《本草纲目》卷13引《外台秘要》。

小儿客忤，是指小儿神气未定，因骤见生人、突闻异声、突见异物而引起惊吓啼哭，面色骤变，甚则抽搐的病症。

9. 目暴肿痛 治目暴肿痛，细辛（去苗叶）、蕤仁、戎盐各1两，决明子2两。上药剉如麻豆大，以地骨皮汁、蜜各1升半，合煎取1升半，滤去滓，洗之。此经验见载于《圣济总录》卷106。

10. 雀目 治雀目，不计大人小儿，久患不差，细辛、地肤子、决明子、松脂各2两。上药为细末，每于食后，以竹叶汤调下1钱。此经验见载于《太平圣惠方》卷33。

《神农本草经》称细辛有"明目""利九窍"的作用。

11. 聤耳 治聤耳，耳中痛，脓血出，细辛（去苗，剉）、附子（炮裂，去皮脐）各1分。上为散，以葱汁和1钱匕，绵裹塞耳中。此经验见载于《圣济总录》卷115细辛散。

耳道流出黄脓水者，称聤耳，类似于西医的急性中耳炎。

12. 耳聋、耳闭 治诸般耳聋，真细辛为末，熔黄蜡为丸，如鼠粪大，绵裹1丸塞耳内。治卒耳聋，细辛、蒲黄各1分，杏仁（汤浸去皮尖、双仁）、曲末（微炒）各3分。为细末，研杏仁如膏，合和，捻如枣核大，绵裹塞耳中，每日一易，以差为度。治耳闭，细辛、石菖蒲、木通各1分，麝香1厘。上为末，绵裹塞耳中。上述经验见载于《奇方类编》卷上、《太平圣惠方》卷36及《仙拈集》卷2细辛丸。

13. 口臭 治口臭，细辛、甘草（炙微赤，剉）、桂心各1两。上为细散，每服1钱，以热水调下，不拘时候。此经验见载于《太平圣惠方》卷36细辛散。

《本草经集注》：细辛，"患口臭者含之多效"。

［**论治备参**］

1. 细辛，以气为治。凡药香者，皆能疏散风邪。细辛气盛而味烈，其疏散上下之风邪，能无微不入，无处不到。一说本品善开结气，宣泄郁滞，能上达巅顶，通利耳目，旁达百骸，无微不至。内之宣络脉而疏通百节，外之行孔窍而直透肌肤。

2.《千金方》治目鼻口耳病用细辛者甚多，但临证选用，尚须别择。观于目病，由劳者、息肉生者、有障翳者、有赤白膜肤者、生珠管者，皆不用；眼暗者、泪出者、眥赤者，多用之，则目病用细辛有去取矣。鼻病生息肉者、衄血者皆不用；鼻塞者、鼻齆者多用之，则鼻病用细辛有去取矣。又口病惟口臭、齿痛多用之，耳病惟外治多用之，则口病、耳病用细辛也可有所遵循。

3. 仲景方中细辛主治胸胁、心下宿饮停水所致的咳逆、胸满、胁痛、心下坚大等症。

4. 细辛，只可少用而不可多用，亦只可共用而不能独用。其气清而不浊，故善降浊气而升清气，所以治头痛如神也。但其味辛而性散，必须佐之以补血之药，使气得血而不散。

5. 凡用细辛，看监制，看包罗（指配伍），有了监制和包罗，纵然多用不生波。

6. 细辛佐姜、桂，能驱脏腑之寒；佐附子，能散诸疾之冷；佐独活，能除少阴头痛；佐荆、防，能散诸经之风；佐芩、连、菊、薄，又能治风火齿痛，散解诸郁热，甚验。又本品同石膏，治阳明火热上攻齿痛；同黄连等份为末掺之，治口舌疮甚效。一说细辛佐升麻而齿痛捐，共辛夷而鼻渊住。

7. 一味温性药，有的医家视之为凉药，殊觉不可思议。如细辛，华佗的弟子李当之则说它“小寒”。李时珍常用细辛治疗“口疮喉痹䘌齿诸病”，而这些病证热性倾向居多，细辛可作凉用，说它“小寒”，也就不为无见了。李当之说细辛“小寒”，也许是针对其能清浮热、散郁火而言。若实热用细辛，则殊失李氏之本意。

8. 某些癌症患者配用大量细辛，在止痛消癥方面有较好疗效；在补肝益肾药中配伍细辛，还可以增强补益功效。

9. 细辛治咳，每与五味子、干姜为伍。

10. 感冒后久咳不止，咽有痒痛者，可在辨证方中加入细辛、玄参，取细辛温散风寒，玄参利咽润燥。

11. 细辛用治偏头痛效佳。偏头痛反复发作，数年不愈，头部怕冷喜暖，脉沉细者，多不仅是风寒为患，而是肝肾经气虚寒之象，用细辛配熟地、白芍、山萸肉温补肝肾，方能收效。若偏头痛伴头晕，痛侧面部麻木者，是兼内风上扰，用细辛当佐天麻、钩藤、白芍等以平肝息风。又顽固性头痛证属阴虚者，用沙参 45 克，天冬、川芎各 10 克，细辛 15 克，水煎服，疗效甚佳。

12. 细辛、酒大黄，为寒温同用之配伍。细辛辛开散郁，大黄清热泻火，两药相伍，辛散苦降，一温一寒，相反相成，而无燥烈伤阴之弊。临证用治肝旺火郁，风火上扰之头痛，有良效。

13. 细辛温通阳气，用之最宜。治心率缓慢病人，可以细辛为主，结合辨证（气虚者合保元汤，血瘀者合四物汤及丹参饮，气阴虚者合生脉饮等）治疗。细辛开始用 10 克，一般用 12 ~ 15 克，煎服。患者服药后多于 1 小时半左右起效，心率有所增加，3 小时后心率又渐减缓；有的病人感阵阵燥热，旋即消失。但细辛对有“房颤”及心率时快时慢者不宜，往往引发“房颤”或自觉心中慌乱不适。若病人有此反应者，则不用细辛，改用人参 9 克，心率亦可稍有增快，且结代脉亦可改善，惟久服人参，代价昂贵。

14. 用细辛治心动过缓，是取其之动能，使之鼓动心阳，加快心搏。然而，细辛并非温补心阳之药，故若心阳已衰败者，则其无回天之力，用之反耗心气，使心阳益衰。用细辛提高心率必须在心体、心血基本完好，心气力弱，但尚能振奋之际，始为合拍。同时，也并非单靠其一味药之力而当有辅佐之品。辅佐之剂有两类，一类是助心阳、通心脉之品。助心阳药如附子、黄芪、党参等；通心脉之剂如麻黄、川芎、瓜蒌、威灵仙等。另一类是祛痰浊、化瘀血药物。痰浊扰心而见脉迟者，可取二陈汤、菖蒲郁金汤为伍；若为瘀血痹阻而使心阳失展者，可选失笑散、桃仁四物汤相参。

15. 用细辛为主药，治疗病态窦房结综合征、窦房传导阻滞、窦性停搏和Ⅲ度房室传导阻滞这四类心率过缓病人，有较好效果。共治 12 例，9 例有效。细辛先用 3 克，以后逐渐增量，每 2 ~3 日后加 1 克，加至 6 克后可常服一段时间。部分病人用至 9 克也未见有中毒现象。

16. 对阳虚型心绞痛，用细辛 6 ~8 克合益气活血之品，能减少或防止心绞痛发作；对病窦综合征属虚寒者，重用细辛 10 ~15 克，配合益气活血药，心率可逐渐提高到正常范围。

17. 病重而见呕逆不止，常为胃气衰败之象，治疗颇为棘手。临证遇此，可用细辛 6 克，丁香 3 克，共研细末，每服 3 克，以柿蒂 15 克煎汤送服，多有效。

18. 细辛有“辛以润之”的作用，大便秘结者不加细辛或用量过少则肠道不润。细辛（与附子合用）能使久处呆滞状态的肠管活动起来，大黄才能起到泻下的作用，其用量少则 6 克，多则 9 克。又治疗风秘、冷秘，常以本品 5 克加入辨证方药中，收效亦著。

19. 癫痫持续发作，常在辨证方中加用细辛 5 克，水煎服，可逐渐达到稳定状态，而解除连续发作之苦。

20. 细辛不仅能温阳散寒止痛，而且还有暖肝息风的作用。用本品 6 ~8 克，与养血柔肝之品同用，治疗帕金森病，屡见功效。

21. 治三叉神经痛，细辛是常用药，每用 3 克，配合白芷、川芎、制川乌煎服，在发作时有止痛作用。痛缓解后，可以细辛小剂量，与活血化瘀药同用。一方用细辛 5 克，配生白芍 50 克，炙甘草 10 克，生石膏 30 克，水煎服，有效。

22. 治中风不语，宗“肺为声音之门，肾为声音之根”之说，于地黄饮子（治中风不语之良方）中加细辛 3 克，冀其入下焦以激发肾气，达上焦而宣发肺窍，肺肾一气贯通，故言语自出。

23. 治乳腺小叶增生，胀痛有块，活动度好，于月经前为甚者，可用细辛 20 克，山柰 10 克。共研细末，以凡士林拌和成软膏，摊于布上，覆于乳腺痛肿结块处，罩以乳罩，隔 2 日换药 1 次。

24. 治疗跌打损伤，35 例在服活血化瘀药中加入细辛 6 ~9 克，20 例单服活血化瘀药。结果发现，前组患者疼痛减轻快，瘀肿消退亦快。

25. 治经行音哑，在辨证调经药中，加细辛少许，以通少阴之阳，大有巧思，且有良效，可学可法。

26. 细辛能散风而达于目，治疗眼涩痒痛、羞明难开、迎风流泪等顽固性眼病经久不愈者，用本品4～6克，伍以川芎、菊花、石菖蒲、密蒙花等治疗，不仅能改善症状，且可提高视力。

27. 临床上对舌苔厚白腻者，加用细辛5克煎服，可使苔净、纳增。细辛辛温香窜，不宜久煎，以后入再煎5分钟较佳。

28. 患口臭者，用细辛适量含之多效。

29. 仲景方用细辛，多与他药等量，如小青龙汤中的干姜、细辛、五味子，当归四逆汤中的当归、芍药、细辛，均为相同剂量。这样疗效方著，若减量，疗效亦减。

30. 凡咳喘、泄泻、痹证等属脾肾阳虚寒湿重者，细辛可用15克左右，但阴虚火旺者忌用。本品走窜开滞，功能通阳气、散寒结。临床除用于上述诸病外，对于某些顽固性疾病，如红斑狼疮、荨麻疹、湿疹等，也都可在辨证基础上加用，常有卓效。有些患者服用大剂量细辛后，有全身烘热、口干等反应，一般不需作特殊处理，就可自行消失；也可酌加生地、白芍等品，以制其温燥之性。

31. 临床上对一般轻症及年老体弱者、儿童、产妇都不应过量使用细辛，尤其是作丸散剂直接吞服，更应牢记“细辛用量不过钱”的警语，以确保用药安全。对阳虚外感、寒痰喘咳、寒厥肢冷、寒痹腰痛、胸痹心痛脉缓等危重急证，可以突破常规剂量使用，即药有病挡，“有故无殒，亦无殒也”。但在没有充分根据和实际应用经验时，仍须避免盲目过量使用。细辛有效成分是甲基丁香酚，有毒成分是黄樟醚，后者挥发性强，长时期煎煮，则有毒成分大大下降，而不影响有效成分的煎出，故大剂量细辛入汤剂，宜先煎30～60分钟为好。

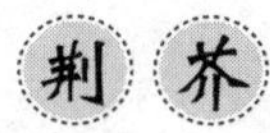

荆芥

荆芥，始载于《神农本草经》，原名“假苏”，是唇形科一年生草本植物荆芥的地上部分。本品味辛，性微温，归肺、肝经。

临证应用

［配用简说］

1. 荆芥有发汗、退热、祛风的功效，为治疗外感的良药。其性微温，尤适宜于风寒感冒，常配防风、羌活等同用。本品配金银花、连翘等，又可治风热感冒；配牛蒡子、桔梗、甘草可治咽喉肿痛；配木贼、赤芍、菊花可治风火目赤，羞明多泪。

2. 荆芥是常用的透疹止痒药，配蝉衣、薄荷等，可治表邪外束，麻疹不易透出；配防风、赤芍、蝉衣、白鲜皮、黄柏、苦参等，可治风疹瘙痒、湿疹、疥癣等。

3. 荆芥祛风解表，兼有消疮之功，治疮疡初起，伴有表证者，可配合金银花、连翘、牛蒡子、防风等同用。

4. 荆芥炒炭用，能清血分伏热，有止血效用。治呕血、吐血、衄血，可配生地黄、炒栀子、藕节、白茅根；治便血、痔疮下血，可配地榆、槐花、侧柏叶；治血淋、尿血，可配小蓟、蒲黄、滑石；治崩漏下血，可配棕榈炭、血余炭、炒当归等。

5. 荆芥能祛血中之风，是治疗产后血晕的要药，可单用荆芥炒炭1两，水煎服，也可配合蒲黄、泽兰等同用。产后感受风邪引起的神志失常，亦可随证配用。

[一般用法]

入煎剂5~10克。本品气芳香，含有挥发油，故不宜久煎。外用适量，水煎熏洗，捣烂外敷或研末调敷。祛风解表生用，止血炒炭用。表虚多汗及阴虚火旺头痛者不宜用。

临证推广

[古用发微]

1. 治疗尿血 治男子、妇人、老幼小便溺血，荆芥（剉碎）、大麦（生）、黑豆（生）各1合，生甘草2钱。上件拌匀，用水1盏半，煎至1盏。去滓，食后、临卧作两次温服。方见《杨氏家藏方》卷20归血散。治尿血，也可用荆芥、缩砂各等份，为末，每服3钱，糯米饮送下，每日3次。方见《本草纲目》卷14引《集简》。

荆芥是治疗便血、痔血的常用药物，也用于吐血、衄血及妇女崩漏。此外，还可用于尿血。治血证古方有单用取效者，如《仁斋直指方论》卷26用荆芥一味，酒煎通口服，治九窍出血。本品用于血证一般炒用，可减其辛散之力，且能“引血归经”，而加强止血作用。

2. 治疗痉病 治风痉，风客经脉，忽然牙关紧急，手足瘛疭，目直视，独活（剉）半两，荆芥穗1两。上以水3盏，煎荆芥汁至1大盏，再入独活，煎一半，去滓温服。方见《全生指迷方》卷2独活汤。治风痉昏迷，吐沫抽掣，背脊强直，或产后中风痉，也可用《普济方》卷59引《指南方》归荆汤：当归（或以川芎代）、荆芥穗各等份。上为末，每服2钱，水1盏，酒少许，煎7分，灌下；如牙关紧，用铜匙斡开，以鸡羽蘸药入口，或用童尿调下。《苏沈良方》卷2乌荆丸治病风挛抽，颐颔宽亸不收，药用川乌（炮，去皮）1两，荆芥穗2两。上以醋糊为丸，如梧桐子大。每服20丸，酒或熟水送下。《本草纲目》卷14引华佗愈风散，治妇人产后中风，口噤，手足瘛疭如角弓，或产后血运，不省人事，四肢强直，或筑心眼倒，吐泻欲死，用荆芥穗子微焙为末，每服3钱，豆淋酒或童子小便调服。口噤者斡开灌之或灌入鼻中。产后中风，或口噤，或角弓，或狂言如见鬼，或搐搦如痫，也可用荆芥穗、熟地黄各2两。上为细末，每服6钱，温服，不拘时候。方见《普济方》卷350荆芥穗散。清·陈士铎谓妇人新产之后，忽然手足牵搐，口眼㖞斜，头摇项强，甚则角弓反张，是亡血过多而成痉，宜用人参5钱，当归1两，川芎3钱，荆芥炒黑1钱。水煎服。方见《杂病广要·痉》引《辨证录》救产止痉汤。

痉病以项背强、口噤、四肢抽搐、角弓反张等为主症，有虚实两证。实证多因风、寒、湿、痰、火邪壅滞经络而成；虚证多因过汗、失血、气血虚弱、津液不足使得筋失濡养，虚风内动所致。荆芥善祛血中之风，是治疗痉病，特别是产后中风（实为产后痉病，与真中风不同）的常用药物，临证常配合养血活血药同用。

3. 治疗痔疾 荆芥治痔疾，既可内服，又常外用。内服方如《儒门事亲》卷15槐荆丸，用治痔漏，药取荆芥、槐花各等份，研末为丸服或水煎服。清·王士禛《分甘余话》卷4载录新安罗医治痔方：用稀熬烧酒7斤，南荆芥穗4两，槐豆5钱。捣烂，煎沸5次，空心任意服。治痔疾下血，可用荆芥穗（陈者）、狗脊（去毛，剉）各1两。为细末，每服2钱匕，浓煎木贼汤调下；若泻血甚者，加酸石榴皮等份为散，淡醋汤调下，不拘时服。方见《圣济总录》卷142荆芥散。治脉痔下血，也可用荆芥穗、槐花（炒焦）各1两，石菖蒲1两半。为末。每服2钱，食前米饮调下，每日2次。方见《三因极一病证方论》卷15荆芥散。外用方治痔漏肿痛，可用荆芥煮汤，日日洗之。方见《本草纲目》卷14引《简易方》。《医方类聚》卷183引《修月鲁般经》荆芥汤，则以荆芥配好茶水煎，洗痔。或用荆芥水洗，另用明矾为末，以米醋调，时复自手指调涂，然不可太多。后用橘叶炒干水气，煎汤熏洗，便好。方见《类编朱氏集验医方》卷6。《疮疡经验全书》卷7洗痔国老汤，则用荆芥、甘草各1两，藿香5钱，煎汤温洗。但外痔不用。若五痔疼痛，连阴湿痒，可用荆芥穗、臭橘、厚朴（去粗皮）各半斤。上为粗末，每用2两，水5升，煎取3升。避风处淋渫。方见《圣济总录》卷143荆芥汤。

荆芥治痔漏的效用，后被李时珍总结于《本草纲目》中。《诸病源候论》卷34记载，肛边生裂，痒而复痛出血者，称为脉痔。据此则脉痔相当于肛裂。一说脉痔泛指出血性痔。

4. 治疗眼疾 治风毒眼患，何首乌、荆芥、甘草各等份。上为细末，用沙糖为丸，如弹子大。每服1丸，食后薄荷茶调下。方见《普济方》卷75何首乌丸。治目痛，坐卧不宁，大黄5钱，荆芥1两，甘草2钱，水煎温服。方见《丹台玉案》卷3泻肝饮。

荆芥主要适用于风邪、风毒所致的目痒、目肿痛等。但现代临床有时也配用本品治疗其他目疾。如眼科名医韦文贵治眼底反复出血，常配用炒荆芥，取其散血中之风而收止血之功。（《韦文贵眼科临床经验选》）

5. 治疗鼻疾 治疗鼻塞不通较甚，不知香臭，可用《杂病源流犀烛》卷23荜澄茄丸：薄荷叶2钱，荆芥穗1钱，荜澄茄2分。为末蜜丸，樱桃大，含化。

《滇南本草》称荆芥“通肺气”，可治“鼻窍塞闭”。除鼻塞外，本品和辛夷、苍耳子、细辛、黄芩等药选配，还可治疗鼻渊等多种鼻疾。《中华祖传秘方大全》经验方荆草汤，以荆芥、刺蒺藜、石胡荽水煎服治鼻鼽（过敏性鼻炎），称能“迅速消除鼻痒、喷嚏、流清涕等症”。有报道称，辛芩冲剂以荆芥与细辛、黄芩、苍耳子等药配伍，治过敏性鼻炎367例，总有效率达80.1%。（上海中医药杂志，1984，7：20）

［现代报道］

1. 治疗痔疮 荆芥、刘寄奴各12克，蝉蜕3克。加水3000毫升，浸泡2小时，煎沸后半小时去渣取药液，盛入盆中，先熏洗3～5分钟，再坐浴30分钟。每日2次，第2次用时再加热。一般3日1剂，夏季1～2日1剂。治疗106例，治愈92例，治愈率86.8%。一般用药2～5剂，2剂后外痔肿痛消失，3～5剂嵌顿痔核还纳，症状消

失。（中国肛肠病杂志，1990，4：38）

2. 治疗产后大出血 取荆芥穗炒至焦黑，研细过筛。每次用6克，加童便30克，调匀乘热频服至血崩止。口噤者，撬开牙齿灌入，或用鼻饲法。共治25例，为产后大出血，24小时出血量超过400毫升者，或产后出血不止，经西药救治在24小时内效果不佳，出现血晕虚脱、肢厥、面色苍白、冷汗淋漓、呼吸微弱、脉微沉细者。结果：痊愈18例，好转5例，无效2例。（四川中医，1987，6：35）

临证参考

［古法借鉴］

1. 痢疾 治白痢、血痢或妇人血崩，荆芥、楮树皮各等份，为散。治血崩，每服2钱，水1盏，煎至7分，去滓温服；治血痢，为末，冷醋调，徐徐呷服；白痢，热醋调下。治产后下痢，大荆芥四五穗，于盏内烧存性，不得犯油火，入麝香少许，以沸汤调下。此药虽微，能愈大病，不可忽之。上述经验见载于《世医得效方》卷6荆芥汤及《本草纲目》卷14引《深师方》。

楮树皮，又名楮树白皮，是桑科植物构树除去外皮的内皮，有利水、止血等功效，常用治水肿、便血、崩漏等。

2. 癃闭 治癃闭不通，无问久新，小腹急痛，肛门肿疼，大黄（小便不通减半）、荆芥穗（大便不通减半）各等份。上药为末，每服一二钱，温水调下。此经验见载于《黄帝素问宣明论方》卷15倒换散。

《医方考》卷4："内热而小便不通者，郁其少火，而气不化也。《内经》曰：膀胱者，州都之官，津液藏焉，气化则能出矣。然化气之道，莫妙于升降。天地以升降而化万物，奈何而昧于人乎？故用荆芥之轻清者以升其阳，用大黄之重浊者以降其阴。清阳既出上窍，则浊阴自归下窍，而小便随泄矣。方名倒换者，小便不通，倍用荆芥；大便不通，倍用大黄，颠倒而用，故曰倒换。"

3. 中风 治中风，五脏壅热，言语謇涩，精神昏昧，大便涩滞，麻子（研烂）半斤，生薄荷（切细）、生荆芥（切细）各1握，白粱米（淘净）3合。上以水3升，煮麻子等3味，至1升半，滤去滓，下米煮粥，空心食。此经验见载于《圣济总录》卷190麻子粥。

4. 中风口眼㖞斜 治一切偏风，口眼㖞斜，青荆芥、青薄荷各1斤，同入砂盆内研烂，生绢绞汁，于瓷器中煎成膏，漉其滓三分之一，将剩余三分之二日干，为末，以膏和丸梧子大。每服30丸，白汤下，早暮各1服。忌动风物。此经验见载于《本草纲目》卷14引经验后方。

5. 癫痫、惊痫 治痫症方：荆芥穗、生白矾各1斤，朱砂2两。各为细末，姜汁打丸或淡姜汤兑竹沥半茶匙送下。虚者勿服。治小儿惊痫，荆芥穗2两，白矾（半生半枯）1两。上为末，面糊为丸，如黍米大，朱砂为衣。每服20丸，生姜汤送下。上述经验见载于《鹤年堂丸散》卷1及《丹溪心法》卷4三痫丸。

荆芥有祛风止痉的功效，可参见上述［古用发微］栏中荆芥治痉病条。

6. 阴肾肿大 治阴肾肿大，荆芥穗不以多少，新瓦上炒干，为细末。每服2钱，热酒调下。治肾肿，荆芥穗1两，朴硝2两。上为粗末，用萝卜、葱同煎汤，洗患处。上述经验见载于《是斋百一选方》卷15及《赤水玄珠》卷15荆芥散。

肾肿、阴肾肿大皆指阴囊肿大。

7. 脱肛 治大人、小儿肛门脱出，香附子、荆芥穗各等份。上为末。每用3匙，水1大碗，煎十数沸，淋洗患处。此经验见载于《三因极一病证方论》卷12香荆散。

《仁斋直指方论》卷14香荆散，用上两味各半两，另加缩砂2钱半，共为末，改作食前内服，每服3钱，治同。又《普济方》载方治脱肛，用荆芥、枳壳为末服。

8. 湿毒、湿癣 治湿毒方：荆芥适量煅灰，菜油调敷。治多年湿癣，荆芥穗不拘多少，用瓦罐子盛，盐泥固济，只留一窍，用炭火烧，候出清烟，便拨去火，用湿泥塞了窍子，放冷取出，研为细散。每用末5钱匕，入麝香1钱匕，腻粉5钱匕，同研匀细，先以口含盐浆水抓洗令破，帛子揾了，生油调药涂患处。上述经验见载于《汇编验方类要》卷4及《圣济总录》卷137荆芥散。

湿毒是指湿气郁结成毒引起的皮肤溃破、有渗出物的一类病症。荆芥用治有脂水渗出的瘙痒性皮肤病，常配伍苦参等清热燥湿之品内服、外用。

9. 脚丫湿烂 治脚椏（丫）湿烂，可用荆芥叶捣敷之。此经验见载于《本草纲目》卷14引《简便方》。

10. 产后子宫不收 治产后子宫不收，荆芥穗、藿香叶、臭椿皮各等份。上为粗末，煎汤熏洗，子宫即入。此经验见载于《济阴纲目》卷14复元汤。

11. 小儿大便不通 治小儿大便不通，人参5分，荆芥1钱。上为末，和匀，水1盏，煎至7分，放冷，量儿大小时时与服。此经验见载于《小儿卫生总微论方》卷16人参荆芥汤。

荆芥有疏通肠中风邪、宣通肠道的功效。

12. 牙痛 治风牙疼不可忍，荆芥穗、香附子（去毛）各等份。上为粗末，每服5钱，水1碗，煎至半碗，去滓，频频漱之。也可用荆芥10穗，川椒7粒，盐（先炒）1分。以水3大盏，煎10余沸，热含冷吐。治牙痛，也可取乳香少许，荆芥穗3穗。将上药咬在病牙上。若牙宣出血不止，疼痛，用荆芥穗、槐花各等份，为细末，干贴患牙处。治诸般牙痛，也可用贯众、鹤虱、荆芥穗各等份。上为粗末，每用2钱，加川椒50粒，用水1碗，煎至7分，热漱冷吐。上述经验见载于《魏氏家藏方》卷9香芥散、《医方类聚》卷73引《御医撮要》荆芥汤、《鸡峰普济方》卷21香乳散、《太医院经验奇效良方》卷61荆槐散及《重订瑞竹堂经验方》追风散。

齿痛遇风卒发，伴肿，即所谓风牙痛者，用本品最宜。

13. 重舌 治重舌、喉痹，皂角（去皮核，炙令干）四五锭，荆芥穗2钱。上为细末，以米醋调涂肿处。此经验见载于《古今医统大全》卷64皂角散。

重舌，指舌下血脉胀起，形如小舌，或红或紫，或连贯而生，状似莲花，多由心脾积热，复与风热相搏，循经上行于舌而致。

［**论治备参**］

1. 荆芥，入足厥阴经气分，其功长于祛风邪、散瘀血、破结气、消疮毒。盖厥阴乃风木也，主血而相火寄之，故风病、血病、疮病为要药。

2. 荆芥，轻扬之剂，散风清血之药也，主伤风肺气不清、喉风肿胀难开、头风脑痛眩运、血风产后昏迷、痰风卒时仆厥、惊风手足搐搦、目风肿涩流泪、湿风黄疸闷满、热风斑疹痘瘖、疮疥疙瘩并寒热鼠瘘、瘰疬生疮之类。凡一切风毒之证，已出未出，欲散不散之际，以荆芥之生用可以清之。又凡风在皮里膜外，而见肌肤灼热、头目昏眩、咽喉不利、身背疼痛者，用此治无不效。

3. 荆芥与羌活同用，能除血湿；与蝉衣同用，能散风邪；与红花同用，能行恶血；同苏子同用，能下诸气。又本品同石膏，治风热头痛；同槐花，治大便下血。

4. 治顽固性头痛、偏头痛，可在辨证方药中加用荆芥（病轻者用荆芥，重者用荆芥穗），往往取得良效。盖本品兼入血分（头痛久者多与血分有关），又可引方内其他药力上达头部，从而发挥效果。

5. 在辨证方中配入荆芥 15 克、制大黄 6 克，治疗前列腺疾患引起的尿痛、尿滴沥、尿闭等，有良效。此经验源于《普济方》倒换散。

6. 荆芥治荨麻疹有显著疗效，用荆芥穗（根茎不用）30 克，研极细末，扑于疹块处，再用手掌反复外擦，使皮肤略感灼热即可，每日数次。擦后皮肤凉爽，有舒适感，无任何副作用。也可配合桑叶、蝉衣、白鲜皮煎服，止痒功效颇佳。

7. 皮肤科常见到各种湿疹，皆可应用荆芥。湿疹初起，瘙痒无度，用之尤为有效。可配合防风、金银花、连翘、生地作为基本方剂。湿疹在头面，加羌活；湿疹在躯体，加土茯苓、白鲜皮；肛门湿疹，加黄柏、地肤子；外阴湿疹，加蛇床子、黄连。神经性皮炎，荆芥亦是常用药。

8. 荆芥穗辛温升散，芳香馥郁，顺肝木之性，故于祛风解表之中，又兼舒肝解郁之功。尤其芥穗炒黑，则表散之性减，而舒肝之性尤存，是舒肝解郁之佳品。傅青主调经之定经汤、顺经汤、定志汤、安老汤，止带之完带汤等，皆佐以黑荆芥穗舒肝解郁，调经止带，其意皆在顺遂肝木之性。

9. 荆芥有镇痉除痹之功，用于急性痉挛病、知觉麻痹等，收效颇著。对产后痉挛，本品乃为要药。

10. 荆芥穗发散而不伤气，入血而不伤阴，煎汤冲化红糖，治疗产后发热颇宜。

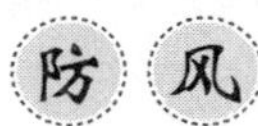

防风

防风，始载于《神农本草经》，是伞形科多年生草本植物，药用根部。本品味辛、甘，性微温，归膀胱、肝、脾经。

临证应用

［**配用简说**］

1. 防风功能祛风解表，胜湿止痛，不论风寒、风热、风湿表证，均可配伍应用。但其性偏温，故于风寒表证尤宜。治外感风寒，头痛怕冷，常配荆芥、紫苏；外感风湿，头身重痛，常配羌活、川芎；外感风热，头痛咽痛，常配连翘、牛蒡子。防风配合黄芪、白术同用，有预防感冒的作用。

2. 防风可用治慢性头痛，体质虚寒而常见头痛者，常配白芷、川芎同用；肝阳上亢头痛，常配菊花、白蒺藜同用。

3. 防风有较好的祛湿止痛功效，对风湿引起的关节酸痛、肌肉疼痛及神经痛有效。游走性痹痛，常配合羌活、独活、秦艽；肢体重着，疼痛剧烈，常配合制附子或制川乌、制草乌；痹痛伴见关节红肿，常配合地龙、忍冬藤、薏苡仁；痹痛日久，须加配活血化瘀及补益肝肾药，如当归、川芎、桑寄生、牛膝等。

4. 防风有祛风止痉作用，适用于肝风内动、风痰上扰及破伤风等引起的痉挛抽搐，常配合全蝎、天南星、白附子、白僵蚕等同用。治小儿高热引起的惊厥抽筋，可配合钩藤、牛黄等同用。

5. 防风炒用可以止泻，主要适用于“痛泻症”，主症为腹痛即泻，泻后痛减。中医认为“痛泻”是由于肝郁侮脾及肠内有“风邪”“湿滞”所致，故主用防风祛风，配白芍平肝止痛，佐白术、陈皮化湿行滞，以达到止痛止泻的目的。

6. 反复发作、日久不愈的大便下血，古人认为与风邪稽留肠中有关，可在辨证用药基础上，加用防风，每有良效。治妇女崩漏，亦可在复方中加入本品。

7. 防风有祛风止痒散结的作用，配合荆芥、蝉衣能止风疹瘙痒；配合金银花、白芷、皂角刺等，能消散初起的疮肿。

［**一般用法**］

入煎剂 5 ~ 10 克。一般生用，止泻炒用，止血炒炭用。阴虚火旺头痛不宜用。

临证推广

［**古用发微**］

1. 治疗自汗、盗汗 治自汗，防风、黄芪各 1 两，白术 2 两。每服 3 钱，水 1 盅半，姜 3 片，煎服。方见《丹溪心法》卷 3 玉屏风散。《外台秘要》卷 15 引《深师》疗风，多汗恶风，用防风 5 分，泽泻、牡蛎（熬）、桂心各 3 分。为末，先食酒服方寸匕，日再。同卷引赵志高疗风，汗出少气方：防风 10 分，白术 9 分，牡蛎（熬）3 分。为末，以酒服方寸匕，日 3 次，增至二三匕。恶风倍防风，少气倍术，汗出面肿倍牡蛎。防风亦可治盗汗，取其研为细末，浮小麦煎汤服之。方见《洪氏集验方》卷 4。

方后有治验录：婺州汪伯敏将仕云，尝见周仲恭尚书言，旧有盗汗之疾，每至大屋，则肢体凛然，须以帷幕遮护，后得此方，遂愈。治盗汗亦可用防风 2 分，川芎 1 分，人参半分。为末，每服 1 钱，临卧米饮调下。若盗汗有热，用龙胆草、防风等份。为末，每服 1 钱，温米饮调下，临卧服。方见《仁斋直指方论》卷 9 防风散、龙胆散。治产后虚汗方：防风不拘多少，麸炒赤色，为末，煎猪皮汤下。方见《类编朱氏集验医方》卷 10。

防风功能祛风解表，常用于头痛无汗的外感表证。但经过恰当配伍，又可用于汗证，而收祛风散邪、固表止汗之效。对此，历代本草多有记载。如《日华子本草》：防风治“羸损盗汗”；《长沙药解》：防风“敛自汗、盗汗”；《本草正》：防风“若随实表补气诸药，亦能收汗。”综而论之，本品常配补气固表药用于表虚自汗、体虚盗汗，而于汗出恶风者尤宜。

2. 治疗崩漏下血 治肝经有风，以致血得风而流散不归经，妊娠卒然下血者，防风为末，每服 1 钱，白汤调下。方见《校注妇人良方》卷 12 防风散。也可与当归等份为末，制丸服。如《医钞类编》卷 17 防风当归丸。《景岳全书》卷 61 引《良方》防风黄芪丸，治肝风热所致血崩等症，用黄芩（炒黑）、防风各等份。为末，酒糊丸，桐子大。每服三五十丸，食远或食前，米饮或温酒送下。若风入胞门，崩漏下血，色清淡者，防风为末，醋糊为丸，如梧桐子大。每服 2 钱 5 分，空腹葱白汤送下。方见《张氏医通》卷 15 防风丸。治妇女血崩，亦可用《本草汇言》卷 1 引经验方：防风、蒲黄（炒）各等份。为末，每服 3 钱，白汤调下。累试有验。

防风适用于风邪侵入胞门或肝木过旺，内风下乘引起的崩中漏下，与其治疗肠风下血的功效相类似。古代用于止血，大都生用，与现代强调炒炭用相悖，值得进一步探讨。编著者管见：防风用于肠风下血或崩漏下血，主要取其御风邪之能（有类似抗过敏的作用），故以生用为宜。

3. 治疗药物中毒 解乌头、附子毒，可以防风煎汁饮服。或用远志、防风各半两，为细末，以饴糖半斤，同熬成膏，滤去滓，食后、临卧服弹子大 1 丸，含化。方见《本草纲目》卷 13 引《千金方》及《鸡峰普济方》卷 25 远志膏。

防风除解乌头、附子毒外，亦可用于砒石、芫花中毒。清·纪昀《阅微草堂笔记》上卷记载：“歙人蒋紫垣，流寓献县程家庄，以医为业。有解砒毒方，用之十全。然必邀取重资，不满所欲，则坐视其死。其方以防风一两研为末，水调服而已，无他秘药。”又《范文甫专辑》记述，一人误服芫花半两，急下日八十余次，初便后皆血，腹中绞痛。范氏根据《池上春堂笔记》防风可解芫花之毒之说，用防风一两，研细末，开水吞下。患者甫咽下，觉咽喉中如麦黏住，作痒，而泻下、绞痛即止。传统经验认为，凡诸热药中毒，均可用防风一味，擂冷水灌之来抢救（《本草纲目》卷 13 引《万氏积善堂》）。现代亦有报道，以防风 12 克，绿豆、红糖各 9 克，甘草 3 克，每日 1 剂，水煎分 2 次服，14 日为 1 疗程，共服药 2 个疗程。治疗慢性砷中毒 278 例，结果：自觉症状改善，尿砷降至正常者，达 55.76%。（新医药学杂志，1973，7：6）

［现代报道］

1. 治疗周围性面神经麻痹 防风30克，全蜈蚣2条（研为细末）。以防风煎汤送服蜈蚣末，每日1剂，晚饭后服，药后避风寒。儿童用量酌减。10日为1疗程。病程长者加当归、川芎以养血活血。共治26例，以症状全部消失，面肌活动正常为痊愈。结果：痊愈16例，总有效率96.16%。（山东中医杂志，1986，3：26）

2. 治疗手术后肠胀气 防风50克，木香15克。加水煎成60毫升，1次或多次服完。共治42例，均获治愈，无1例出现并发症。服药后1小时内排气、排便5例，2～4小时13例，4～6小时21例，6小时以上3例。（吉林中医药，1988，4：22）

临证参考

［古法借鉴］

1. 中风不能言 治中风不能言，脉沉而弱者，防风、黄芪等份，水煎服。治卒中口眼㖞斜，言语謇涩，四肢如故，别无所苦，防风、羌活各3钱，甘草1分。水煎，入麝香1厘，调服。上述经验见载于《古今名医方论》卷2引柯韵伯方及《医学入门》卷7古防风汤。

柯韵伯方实源于隋唐间名医许胤宗经验。《旧唐书·许胤宗传》记载，许胤宗初仕陈，为新蔡王外兵参军，时陈国柳太后病风不能言，脉沉，口噤不能下药。许氏即以黄芪、防风煮汤数十斛置床下，熏蒸肌体，使药气如蒸雾入腠理而奏效。此即后世药物熏蒸疗法之嚆矢。

2. 风肿 治头面遍身风肿，防风2两，白芷1两，白术3两。为细末，每服方寸匕，酒送下，每日3次。此经验见载于《备急千金要方》卷13防风散。

3. 老人便秘 消风顺气，治老人大肠秘涩，防风、枳壳（麸炒）各1两，甘草半两。为末，每食前白汤服2钱。此经验见载于《本草纲目》卷13引《简便方》。

4. 疝气 治疝气肿硬，防风（去芦）、牡丹皮（去心）各等份。为细末，食前酒服方寸匕，日3服。此经验见载于《是斋百一选方》卷15引钱参政方。

本方《叶氏录验方》用治“小肠气，外肾偏肿”。

5. 狂犬病 治疯狗咬破，防风（去芦）、天南星（生用）各等份。为细末，先口含浆水洗净，用绵子搵干，再以药干敷。此经验见载于《卫生宝鉴》卷20引申显卿传定风散。

本方《理伤续断方》名曰“至真散”，主治破伤风病。

6. 紫癜风 治紫癜风，防风（去叉）、蝎梢（炒）各1两，白花蛇头2枚（酒浸，炙）。为散，每服1钱匕，温酒调下。此经验见载于《圣济总录》卷18除风散。

7. 妇女阴中肿痛 治妇女阴中肿痛不可近，防风3两，大戟2两，艾5两。上3味切，以水1斗，煮取5升，温洗阴中，日3次。此经验见载于《外台秘要》卷34引《经心录方》。

8. 催乳 用于下奶，防风1两，葱白20茎。用无灰酒1升，同煎至8分，时时服，1 日尽之。此经验见载于《鸡峰普济方》卷 16 涌泉散。

9. 小儿囟门不合 治小儿囟开不合方：防风 1 两半，柏子仁、白及各 1 两。为末，以乳和敷囟上。此经验见载于《备急千金要方》卷 5。

《婴童百问》卷 4 用防风、柏子仁各等份，无白及，用法、主治同。

10. 小儿身热 治小儿身热不除，龙胆草、防风各 1 两。为粗末，水煎服，或为细末，炼蜜为丸，咽化下。此经验见载于《普济方》卷 384 龙胆草散。

11. 眼病 治肝风，目睛不正，视物偏斜，防风（去叉）2 两，菊花 4 两，蒺藜子（炒，去角）、恶实（炒）各 1 两。为散，每服 3 钱匕，食后以熟水调下。治头目不清，神志不爽，防风（去芦头）、川芎、香白芷、甘草各等份。为细末，每服 2 钱，荆芥汤调下，食后。常服去风明目。治眼暴赤暴肿，防风、羌活、黄芩、黄连各 1 两。为粗末，水煎，食后温服。上述经验见载于《圣济总录》卷 107 防风散、《杨氏家藏方》防风散及《活法机要》散热饮子。

《内经》说："伤于风者，上先受之。"故风邪与眼病的关系尤为密切。防风善"去上部风邪"（《兰室秘藏》），且其质润，甘缓不峻，故无论是外风还是内风引起的目疾，均可辨证配用，恃为要药。

12. 牙痛 治牙疼，防风、鹤虱各等份。剉散浓煎，噙漱。此经验见载于《世医得效方》卷 17 防风散。

［**论治备参**］

1. 防风，疗风通用，泻肺实，散头目中滞气，除上焦风邪之仙药。

2. 防风，治一身之痛，疗半身之风，散上下之湿，祛阴阳之火，皆能取效。但散而不收，攻而不补，可暂时少用以成功，而不可经年频用以助虐。又温热之风邪外受，凡柴、葛、羌、防，皆当审慎，而肝阳之动风、血虚之风痉，又必柔润息风，方为正治，散风诸剂，非徒无益，而又害之。

3. 防风为卒伍之职，随引而效，如无引经之药，亦不能独奏其功。故与芎、芷上行，治头目之风；与羌、独下行，治腰膝之风；与当归治血风；与白术治脾风；与苏、麻治寒风，与芩、连治热风；与荆、柏治肠风；与乳、桂治痛风。又本品同条芩同用，能解大肠之风热；与杏仁同用，能散肺经之风邪；佐甘菊，善清头目之风热；臣羌活，善解巨阳之风寒。

4. 防风虽膀胱、脾胃经药，然随诸经之药，各经皆至。

5. 防风辛能散肝，香能疏脾，风能胜湿，为理脾引经要药。

6. 防风之善驱风，得黄芪以固表，则外有所卫；得白术以固里，则内有所据。

7. 防风除了祛风解表作用外，还有御风邪（类似抗过敏）的功效，与黄芪、党参、白术、柴胡、甘草等药同用，对体虚易感者有预防效用。

8. 防风入肝经，使土不壅，而疏泄机能旺盛，故有疏肝理气、和中健胃之能。治胃脘痛，于辨证方药中加入本品，收效颇著。

9. 防风以祛风为长，又能胜湿，且能发散脾家之郁火及搜除脾家之湿邪，故用于脾家湿郁化火之口臭、口疮有良效。

10. 防风用于各种风湿痛、神经痛、末梢性痉挛麻痹等症，有卓效。

11. 防风有较好的祛湿止痛功效，为治疗风湿引起关节酸痛的常用药，尤其疾病初起，用之最为有效。病程短的游走性关节痛，血液检查无任何改变时，用防风加秦艽、羌活、独活等辛温止痛药治疗，收效甚速。类风湿关节炎，腕、踝、手指、膝关节等处酸痛，并有红肿、发热、小便赤涩等，可用防风配合秦艽、牛膝、苡仁、防己，以清热利湿止痛。关节红肿，每见血沉增快，防风配合麻黄3克，生石膏30克，牡丹皮9克，能降低血沉，解热止痛。关节炎慢性阶段易反复发作，酸痛明显时，用防风6～9克，与当归、川芎、秦艽、威灵仙配合。关节酸痛持续，防风需与活血散瘀药同用，既祛湿又活血，止痛功效更佳。

12. 防风祛湿，善治皮肤疾病。防风对皮肤癣菌有抑制作用，凡皮肤湿疹瘙痒，不分部位及病程，均可用防风加白鲜皮、浮萍、土茯苓、生地黄作为基础方剂。古代名方防风通圣散，以防风为主药，配合其他利湿解毒药，历来为临床治疗各种皮肤病之常用方。湿疹发作时，能迅速止痒，缓解时又有预防功效。又荨麻疹多属过敏所致，宜用祛风、利湿、凉血之药。可以防风为主，加荆芥、蝉衣、蚕沙、生地。防风可用于抗过敏，在发作期过后，也可用作预防性治疗之用，通常是配合牡丹皮、紫草、生地、当归，每周服1剂，可以防止发作。接触性皮炎，亦是一种过敏性疾病，用防风配以上各药有效。

13. 防风是中药抗过敏的要药。编著者经验：治疗过敏性疾病，特别是过敏性鼻炎，以防风、银柴胡、苍耳子各12克，辛夷、白芷、黄芩、清炙草各10克，蝉衣、乌梅各9克，细辛3克，每日1剂，水煎服，有较好效果。

14. 耳鸣之作，多责之于肝肾，但因脾虚而浊阴上逆，蒙蔽清窍而致者亦属多见。防风之功在于祛风胜湿，升清降浊，搜肝达木而健脾。此时在辨证基础上加用防风30～40克，收效甚捷。

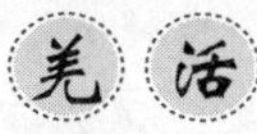

羌活

羌活，始载于《神农本草经》，是伞形科多年生草本植物羌活或宽叶羌活的根茎及根。本品味辛、苦，性温，归膀胱、肾经。

临证应用

［配用简说］

1. 羌活以祛风除湿为特长，是治疗风湿疼痛的要药，对上半身的骨节酸痛、颈肩疼痛、脊背强痛等，功效尤为显著，常配合桂枝、姜黄、赤芍、独活、薏苡仁、威灵仙等同用。现多用其治疗风湿性及类风湿关节炎、肩周炎、坐骨神经痛、颈椎病等。

2. 羌活解表散寒，治疗感冒，发热无汗，畏寒头痛，常配合荆芥、防风等同用。如畏寒重，可加入麻黄、桂枝，以增强发汗效力。羌活不仅散风寒，而且有祛湿作用，所以对风寒夹湿的感冒（恶寒发热，头身沉重，困倦嗜卧，骨节肌肉酸痛明显），尤具特效。因羌活退热作用好，所以也常配合板蓝根、蒲公英等清热解毒药，用于有咽喉肿痛等风热表现的外感发热，有较好的消炎退热功效。羌活气味浓烈，用量超过 9 克，容易引起恶心呕吐，故必须掌握剂量，也可适当配用陈皮、生姜和胃，以预防之。

3. 羌活为治头痛要药，常选配川芎、白芷、蔓荆子、藁本等同用。前人说，头痛多用风药者，以巅顶之上，惟风可到，所以用风药治之。但用时须辨经络部位及兼夹诸邪，用之才能确切有效。羌活为足太阳经引经药，故凡风湿头痛，脑后为甚者多用之。

4. 羌活能疏风透表，与槟榔、商陆、泽泻等配用，可治疗阳水，遍身水肿，二便不利，能使水邪表里分消。

5. 羌活亦可用于疮疡肿毒初起而有表证者，常配合荆芥、防风等同用，使邪随汗解，疮肿随之消散。

［**一般用法**］

入煎剂 3 ~ 10 克。体虚汗多、脾胃虚弱、血虚痹痛及阴虚头痛等，均不宜用。

临证推广

［**古用发微**］

治疗中风，半身不遂　治一切偏风，半身不随（遂），手不上头，羌活、升麻、桂心（切）各 3 两。以水 4 升，煮取 1 升半，顿服令尽。方见《敦煌古医籍考释》引《不知名医方第十三种》。治中风偏废，附子 1 个，羌活、乌药各 1 两。为粗末，每服 4 钱，水 1 盏，煎 7 分，去滓温服。方见《医方大成》卷 1 引《简易》羌活散。若产后中风语涩，四肢拘急，可单用羌活 3 两为末，每服 5 钱，酒、水各 1 盏煎，减半服。方见《小品方辑校》卷 2。

羌活在晋唐治疗中风的方剂中广为使用，故《药性论》谓其“治贼风失音不语……手足不遂，口面㖞斜”。金元以来，羌活用治中风偏瘫的使用率虽日趋减少，但临床上对确有风寒外袭诱发的中风不遂，仍有配用。羌活散寒祛邪、宣通血脉、遍达肢体的作用，有助于中风的治疗和肢体功能的恢复。

［**现代报道**］

1. 治疗支气管哮喘　羌活、辛夷花各 60 克，水煎去渣，浓缩。另用沙苑子 180 克，王不留行 18 克，研细末，拌入上述浓缩液中，晾干后再研细末，装入胶囊。每次 2 粒（每粒含羌活、辛夷各 0.5 克，沙苑子 0.8 克，王不留行 0.08 克），每日 3 次，以米饮送服。30 日为 1 疗程。共治 58 例，以服药后 5 年未发者为痊愈。结果：痊愈 16 例，有效 35 例，总有效率 87.9%。（云南中医杂志，1992，6：11）

2. 治疗早搏　口服脉齐液（羌活提取物制剂，每毫升相当于生药 1 克），每日 60 ~105 毫升，分 3 ~4 次服，疗程 7 ~ 14 日。服药之前停服影响心律和心率的药物 5 ~ 14 日。早搏数以 24 小时动态心电图检查为准，服药前及疗程结束后各检查 1 次。共治 74

例，以早搏基本消失≥90%为显效。结果：室早69例，39例显效及好转，有效率56.5%；房早1例，好转；交界性早搏4例，3例显效及好转，总有效率58.1%（43/74）。对冠心病及不明原因引起的室性早搏疗效较好，服药后心率平均增快10次，并见心功能好转。不良反应发生率为6.8%，主要为胃肠反应、头痛头晕、血糖轻度升高等，均较轻微，减量或停药后消失。（中华内科杂志，1988，7：452）

临证参考

［古法借鉴］

1. 大头肿 治大头肿，脉沉，里表见者，羌活（酒炒）、黄芩（酒炒）、大黄（酒蒸）。此经验见载于《外科百效全书》卷2羌活汤。

原书缺剂量、服用法。据方名，当为煎服。

2. 风毒瘰疬 治风热毒气结瘰疬，羌活（去芦头）1两半，白僵蚕（炙）1两。上为散，每服4钱匕，空心以蜜酒调下，夜再服。此经验见载于《圣济总录》卷126内消羌活散。

羌活治风毒瘰疬，可与其治疮疡肿毒初起参看。

3. 产后腹痛 治产后腹痛，羌活2两，煎酒服。亦治产肠脱出。此经验见载于《本草纲目》卷13引《必效方》、《子母秘录》。

4. 产后恶露不尽 治产后恶血不尽及胎衣不下，羌活、川芎各等份。上为细末，每服2大钱，酒少许，水7分，煎7沸，调服。此经验见载于《产乳备要》二圣散。

5. 耳内出脓水 治耳内出脓水，白附子（炮）、羌活（去芦头）各1两。上为细末，用猪、羊肾各1只，切开，每只入药末半钱，不得着盐，湿纸裹煨熟，五更初以温酒嚼下，续吃粥压。此经验见载于《圣济总录》卷114二圣散。

方中猪、羊肾为引经药。

6. 喉闭口噤 治咽喉闭塞，口噤，羌活3两（细剉），牛蒡子1两（杵罗为末）。上药先以水3大盏煎羌活，取1大盏半，去滓，入白矾灰1分，搅令匀。每服1小盏，调下牛蒡末2钱。每服先以木尺格牙，拨开口灌之，得吐为效。此经验见载于《太平圣惠方》卷35。

［论治备参］

1. 羌活其用有五：手足太阳经引经药，治风湿相兼，去肢节疼痛，除痈疽败血，治风湿头痛。

2. 羌活，苦辛之剂，功能条达、通畅血脉，攻彻邪气，发散风寒、风湿，故疡证以之能排脓托毒，发溃生肌；目证以之治羞明隐涩，肿痛难开；风证以之治痿、痉、癫痫、麻痹、厥逆。盖其体轻而不重，气清而不浊，味辛而能散，性行而不止，故上行于头，下行于足，遍达肢体，以清气分之邪。

3. 羌活辛温，不宜于湿热。然此惟内科证治为然，象外疡之属于湿热者，如肿势延蔓，引及骨节筋肉，伸缩不利，非以羌、独之善走宣通为治，则效力必缓，故虽热病亦不避用。但仅以为向导而任佐使之职，则分量甚轻。

4. 羌活止可充当使药，而并不可为臣佐之药。盖其味辛而气升，而性过于散，可用之为引经，通达上下，则风去而湿消。若恃之为君臣，欲取调和气血，燮理阴阳，必至变出非常，祸生反掌。故羌活止可加之于当归、川芎、白术、茯苓之内，以通邪返正，则有神功。

5. 羌活专主上部之风寒湿邪，显与独活之专主身半以下者截然分用。若在腰脊背膂之部，或肢节牵挛，手足上下交痛，则竟合而用之，宣通络脉，更能神应。

6. 治劳力感寒，于补中益气汤中用羌活，深得补中寓泻之意。又羌、防辈为散，佐于参、芪，即为补中升也。

7. 羌活并苍术，理湿风甚捷；佐麻黄，开腠理堪夸。

8. 羌活得当归，能利劳伤骨节酸痛。又本品佐辛夷而鼻渊堪治，同甘菊而目疾堪医。

9. 多湿之人，感受风寒，必兼畏寒重，无汗，发热虽较轻但不易退尽，肢体沉重酸痛，小便不畅。此时可重用羌活9克为主药，加防风6克，秦艽9克，生薏苡15克，不宜过用发汗之品。汗出之后，病情可减轻，但周身酸困及发热仍会持续不退，再用羌活配合秦艽、佩兰、藿香，持续服3～5日，可以防止发热回升。

10. 治脊背及肩背游走性酸痛，羌活是常用有效药。有关节肿痛时，配合牡丹皮、丹参、麻黄、苍术；无关节肿胀而酸痛持续不止，配合五加皮、威灵仙、防风。痛位重在脊背腰部，配合桑寄生、秦艽、海桐皮。又周身关节游走性疼痛，无明显肿胀，每逢阴寒天气容易复发，平时可用羌活配合当归、川芎、何首乌、黄芪等浸酒或制丸剂口服，常服可以防止或减少复发。

11. 羌活配菊花治胸痹心痛。羌活辛温，善散头项脊背风寒，升太阳经和督脉之阳气而治心痛彻背；菊花甘寒，有利血脉、治胸膈壅塞的作用，两药伍用，有疏经活血止痛之功。

12. 羌活善治癫痫。癫痫病位在脑，羌活归膀胱经，十二经脉中唯足太阳膀胱经“入颅络脑”，羌活透颅可引诸药直达病所。羌活辛温，并能条达肢体，通利血脉，因而对癫痫之发作性肢体强直、抽搐诸症亦有针对性治疗作用。羌活治癫痫，一般用3～5克，且常与川芎配伍；若兼感风邪，羌活可用6～9克。症属癫痫大发作，常配石菖蒲、茯苓、半夏、天麻、生铁落等；失神小发作，常配葛根、党参、白芍、半夏、石菖蒲等；精神运动性癫痫，常配青礞石、石菖蒲、磁石、半夏、沉香等；头痛性癫痫，常配菊花、苦丁茶、半夏、天麻、黄芩等。若阴虚风动则少用羌活。

13. 羌活在救治中风过程中功不可没。治疗中风偏瘫，羌活不可用晚。昔刘完素对于羌活情有独钟，曾说治疗中风应掌握“一旬之微汗，一旬之微利”的原则，以羌活配小承气汤名曰三化汤，来治疗中风闭证。受此启迪，治疗中风偏瘫早期，不论患者大便是否通畅，只要不是脱证，恒以羌活与大黄相伍。大便干结难排，大黄生用且后下；大便通畅或大便不燥，大黄熟用。如此，上疏下通，清升浊降，气血通畅，枢机得利，病自向愈。

14. 治疗皮肤有蚁走感，在辨证方药中加入羌活，收效显著。

15. 羌活入肝肾，有“通阳助孕”之功，用治阳痿、早泄、男子不育、女子不孕等症，可随证配用，用量一般掌握在6克以下。

16. 羌活治眼常用，经过恰当配伍，可广泛用于多种眼病。眼病之畏风羞明、作痒、流泪，可以其祛风而治之；睑眦糜烂、湿痒肿胀，可以其胜湿而除之；眼病红肿、瘀滞、结块者，可以其温通而散之；眼痛不止者，可以其止痛之力而缓之；目昏糊因气血难以上注者，可以其升阳而助其充养；发为翳障者，亦可藉其辛散温通之性而促其消退。

17. 眼科内服名方中，羌活、防风为经常配用的药物。两药与滋补肝肾剂同用，能升运肝肾中阴精，起到上行养目的作用。

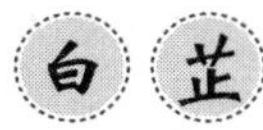

白芷

白芷，始载于《神农本草经》，是伞型科多年生草本植物白芷或杭白芷的根。其根色白，气味芳香，所以习称香白芷。本品味辛，性温，归胃、大肠、肺经。

临证应用

［**配用简说**］

1. 白芷解表散寒，祛风除湿，能治疗风寒感冒，对头痛症状明显或风寒夹湿感冒，更为适宜。轻者可配葱白、生姜，重者可加羌治、防风。李东垣说：“白芷疗风通用，其气芳香，能通九窍，表汗不可缺也。”

2. 白芷善治头痛，尤其是对前额部和眉棱骨处疼痛，有显著效果。可单用，也常配合川芎、半夏、生姜等同用。鼻渊头痛，涕泪自出，常配吴茱萸、川芎、苍耳子、辛夷；风热头痛，常配黄芩，甚者再加升麻、石膏；顽固性的偏正头痛，可以白芷为主，配伍川芎、甘草、制川乌为末，用细茶、薄荷汤调服。本品亦常用治牙痛，属风寒者常配细辛，风热者常配石膏。

3. 鼻流浊涕不止，不闻香臭，中医称之为鼻渊。白芷既能宣通鼻窍，又能排脓化浊，故可治之。常选配苍耳子、辛夷、薄荷等同用。偏寒者再加细辛，偏热者可加黄芩。

4. 白芷芳香有燥湿止带的功效，配肉豆蔻、升麻、诃子、茯苓，可用于脾虚湿盛所致的久泻；配乌贼骨、苍术、白术、山药，可用于寒湿下注的白带；若与黄柏、车前子等配伍，亦可用于湿热带下。

5. 白芷有消肿排脓，去腐生新的作用，治疮疡初起，红肿热痛，可配合金银花、黄芩、蒲公英、赤芍等煎汤内服，同时配大黄、野菊花等捣烂外敷。脓成不易穿溃者，可配合连翘、天花粉、穿山甲、皂角刺等同用。另白芷用治乳痈，常与贝母、蒲公英、瓜蒌配伍；治肠痈，常与红藤、败酱草、大黄配伍。

6. 白芷能解蛇毒，可单味内服外敷，也可在各种蛇药中配用。

7. 端午节民间习以白芷、苍术、艾叶焚烧，以烟熏居室，有辟秽消毒除虫之效。

［一般用法］

入煎剂 3～10 克。外用适量，研末撒、调敷或焚烧烟熏。阴虚血热者忌服，痈疽已溃者也宜少用。

临证推广

［古用发微］

1. 治疗淋浊 治气淋结涩，小便不通，白芷（醋浸，焙干）2 两，为细散，每服 2 钱匕，煎木通酒调下，连服 3 服。方见《圣济总录》卷 98 白芷散。治小便凝停白浊，老人多有此证，令人头昏、卒死。药用大白芷 1 两（为末），真糯米 5 钱（炒赤色）。为末，糯米（饮）为丸，煎木馒头汤吞下。无木馒头用根亦可。后用《太平惠民和剂局方》补肾汤调补。后生禀赋怯弱，房室太过，小便多，水道蹇涩，小便如膏脂，加石菖蒲、牡蛎。方见《普济方》卷 33 引《经验良方》。《普济方》卷 214 香白芷散治五淋，药用白芷、郁金、滑石各 1 两。为末，每服 1 钱。砂石血淋，用竹叶灰温酒调下。

白芷有通窍、排脓功效，人习以之通鼻窍、化带浊，殊不知其亦能利尿窍、治白浊，说明古人经验十分丰富，亟待我们努力整理和发掘。五淋泛指多种淋证，包括气淋、血淋、热淋、石淋、膏淋、劳淋等。木馒头为桑科植物薜荔的果实，有补肾固精、清热利湿等功效，也常用治小便淋浊。

2. 治疗乳病 白芷能消肿排脓，是治疗乳病的专药。治吹乳，白芷、贝母各等份。为末，每服 2 钱，好酒调服。若无乳行，加漏芦酒煎，调服。方见《寿世保元》卷 7 立效散。此方在《种福堂公选良方》卷 4 名“内消乳疬方”，用于乳疬、乳痈。方后云：如有郁症，加白蒺藜；若有孕，忌用白芷。《杂病源流犀烛》称本方可治“一切乳症”。《外科真诠》卷上有白芷散，用治乳痟，乳头腐烂，延及周围。药用白芷 3 钱，牡蛎粉 5 钱，冰片 2 分，为细末，搽患处。

吹乳即乳痈（急性乳腺炎）之早期；乳疬指乳晕部出现疼痛性结块，为乳中结核之一种；乳痟指乳部所生疮肿经年不愈，或乳头溃烂，延及周围，或腐肉不去，新肉不生，破似莲蓬，疼痛难忍，包括乳腺结核、乳岩（乳房癌）等乳病在内。

3. 治疗皮肤病 白芷有祛风湿止痒的作用，可用于瘾疹瘙痒、紫白癜风、顽癣等皮肤病，内服外用均可。治瘾疹，白芷针刺烧存性，每服 2 钱，温酒调下。方见《是斋百一选方》卷 10。方后云：“吴内翰淑人病此三十年，服三服去根本矣。”《备急千金要方》卷 22 治风瘙痒瘾疹，以白芷根叶煮汁洗之。治面上风癣，初如痞瘤，或渐成细疮，时作痛痒，发于春月，又名吹花癣，即俗所谓桃花癣，妇女多有之，可用绿豆面 3 两，白菊花、白附子、白芷各 1 两，熬白食盐 5 钱。共研细末，加冰片 5 分，再研匀收贮。每日洗面，以代肥皂。同时内服疏风清热饮（苦参、全蝎、皂角刺、猪牙皂角、防风、荆芥穗、金银花、蝉蜕)。方见《医宗金鉴》卷74消风玉容散。治紫癜白癜风方:白芷、硫黄各5钱,同研为末,醋调涂之。方见《汇编验方类要》卷1。《亟斋急应奇方》卷1有治多年顽癣方:白芷1钱,斑蝥(去足翅)3分,共为细末。每用少许,以醋调搽。

瘾疹,俗名"风疹块",又称"痦瘤",相当于西医的荨麻疹。紫白癜风,俗称"汗斑",是指皮肤出现紫、白花斑的癣病,与现代说的白癜风(白驳风)有异,相当于西医的花斑癣。对于白芷的上述效用,现代医家亦有治疗心得。如《蒲辅周医案》以之配伍蝉衣、防风等治疗周身发风疹块,瘙痒剧烈;配伍刺蒺藜、地肤子、赤芍等治疗红色痒疹(玫瑰糠疹)。《朱仁康临床经验集》以之配伍硫黄、胆矾、五倍子等制成软膏,治疗牛皮癣(神经性皮炎)等。上述治顽癣方中用斑蝥宜谨慎。斑蝥毒性大,即使外用,亦须在医师指导下方可应用。外敷时间不可过久,涂的面积亦不宜过大,以防皮肤吸收中毒。

4. 润泽颜面 白芷2钱,丁香、麝香各1钱。为末,烧酒调入容器内,熬成膏。每日用少许洗面,令人颜色如玉。方见《同寿录》卷4洗面如玉膏。

《神农本草经》记载白芷"润泽,可作面脂"。《名医别录》亦谓其"可作膏药、面脂,润颜色"。《日华子本草》则称其还能"去面皯疵瘢"。考历代宫廷所用搽面美容方,如《御药院方》的七白膏、《清太医院配方》的洗面玉容丸,以及清御医李德昌、王永隆为慈禧所拟的加减玉容散(见《慈禧光绪医方选议》)等,也多主配白芷组方,取其润肤泽面、去皱纹、褪面斑的功效。现代常将本品加入面部倒模药中使用。

[现代报道]

1. 治疗消化性溃疡 枳实、白芷等份,共研细末,每次9克,每日2次,饭前半小时温开水冲服。忌食辛辣,戒烟、酒。1个月为1疗程。共治86例,以临床症状和体征消失,X线钡餐透视正常为治愈。结果:治愈38例,总有效率93.06%。(河北中西医结合杂志,1998,6:886)

2. 治疗腰麻后头痛 取白芷30克,水煎,分2次服,每日1剂。共治73例,均为腰麻后3日内出现头痛、头晕等症状者。结果:治愈69例,好转3例,无效1例。本法对硬膜外麻醉所致的头晕、头痛也有良效。(新医学,1976,3:128)

3. 治疗面神经瘫痪 白芷、马钱子各10份,冰片1份,上药共研为细末。每取0.3~0.6克,撒于直径约2厘米的胶布或伤湿止痛膏上,贴于患侧下关穴,每4~6日1换,连用3~4次。共治123例,以症状消失,外观正常为痊愈。结果:痊愈112例,好转9例,无效2例。(江苏中医,1990,7:26)

4. 治疗痤疮 白芷6份,白附子4份。上药取极干燥药材研碎,过100目筛。每取适量,以新鲜绿茶汁调糊涂患处。7日为1疗程,连用1~2个疗程。治疗100例,以皮损全部消退为痊愈。结果:痊愈71例,治愈率71%。(中医外治杂志,1995,6:32)

5. 治疗银屑病 用川白芷制成冲剂(每克相当于原生药5.6克),体重50公斤以下者服20克,50~60公斤服25克,60~80公斤服30克,服药后2小时照黑光(长波紫外线),照光前配合外用白芷酊。共治50例,近期完全治愈24例,基本治愈15例,显效 7 例，有效 2 例，无效 2 例。治愈及基本治愈率 78%，显效以上率 92%。（辽宁中医杂志，1982，8：43）

6. 治疗浅表性真菌病 治疗组 300 例，取斑蝥（去头足）20 克，半夏（最好用生半夏）、白芷各 30 克，加入 75% 酒精 2000 毫升，浸泡 1 周，滤出药液，盛瓶中备用。用时取棉棒蘸药液外涂患处，至涂擦到皮损处起水泡为止。水泡可穿破，但须注意防止感染。无效或疗效欠佳者可重复 1 次，但最多涂擦 2 次，第 2 次要等水泡干燥后再用药。对照组 60 例，用克霉唑癣药水、灰黄霉素药水等外搽。以皮损消失，原皮损处同正常皮肤，不发生新的皮损，无脱屑等为治愈。结果：治疗组治愈 230 例，总有效率 98.7%；对照组无治愈者，总有效率 38.3%。（中医杂志，1997，2：101）

7. 治疗白癜风 取杭白芷制成 0.5%、1% 酊剂或软膏剂备用。每天中午外用酊剂或软膏剂后，立即或隔 10~20 分钟后加日光照射，初次照射时间为 5 分钟，如无反应，逐次延长至 20~30 分钟为止。如发现局部有丘疹、红肿、水泡者暂停应用，反应缓解或消退后继续治疗。3 个月治疗无效者停用，有效则继续治疗。共治 321 例，治愈率 3.42%，显效率 20.87%，好转率 36.76%，总有效率 61.05%。据观察，软膏剂的疗效较酊剂高；病灶小、分布在暴露部位及病程短者疗效较好，反之则较差。（皮肤病防治研究通讯，1980，1：8）

8. 治疗非化脓性肋软骨炎 治疗组 81 例，口服元胡止痛片（由延胡索、白芷组成），每次 6~10 片，每日 3 次，10 日为 1 疗程。局部肿痛较剧，同时用元胡止痛片 10~15 片，研末醋调成稠糊状，均匀置于活血止痛膏上贴敷患处，每日换药 1 次，连用 1~3 周。治疗组中 32 例口服和外敷并用。对照组 25 例，口服吲哚美辛片，每次 25 毫克（或布洛芬片，每次 0.2 克），每日 3 次；地塞米松片，每次 0.75 毫克，每日 3 次，均饭后服。疗程同治疗组。两组均排除肋软骨骨髓炎、胸臂结核及心、肺、血液系统疾病。以临床症状消失，局部肋软骨肿胀基本消退，停药后半年随访不复发为痊愈。结果：两组痊愈率分别为 33.3%（27/81）和 24%（6/25），显效率分别为 61.7%（50/81）和 72%（18/25），总有效率分别为 95.1% 和 96%，无明显差异（$P>0.05$）。（中医杂志，1996，9：556）

9. 治疗风湿性关节炎、关节软组织损伤 将白芷、独活按 3∶1 共研细粉，用煤油调成糊状敷患处，约等 10~20 分钟，敷药处有烧灼感时将药取下；过 2~4 小时后，敷药处有细小水泡出现时，用消毒纱布敷盖，绷带扎好。一般 1 次为 1 疗程。15~20 日疼痛无好转者，可重敷 1 次，重者最多敷 3 次。治疗风湿性关节炎 34 例，总有效率 88.2%，肩、腕、膝、踝关节疗效显著，髋关节效果不显；治疗关节软组织损伤 46 例，总有效率 84.8%。（中成药，1990，4：44）

10. 治疗关节囊积水 白芷研细末，每次 6 克，每日 2 次，黄酒送服，同时用白芷细末适量，用白酒调成糊，摊纱布上敷于患部，2 日换药 1 次。共治 4 例，膝关节囊积水 3 例，踝关节囊积水 1 例，均获痊愈。（中医杂志，2000，3：137）

11. 治疗牙痛 取细辛、白芷各 15 克，冰片 1 克，共研细末，过筛，装入空西瓜霜塑料瓶内喷患侧鼻腔。共治 106 例，龋齿疼痛 77 例，拔牙术后疼痛 29 例。以用药后

1～2 分钟痛止为显效。结果：显效 94 例，总有效率 100%。（中国民间疗法，1989，3：102）

临证参考

［古法借鉴］

1. 时气发狂 治时气病，烦热如火，狂言妄语，欲走，甘遂半两，白芷 1 两。为末，每服方寸匕，水送下。须臾令病人饮冷水，腹满即吐之，小便当赤。此经验见载于《备急千金要方》卷 9 水导散。

原方后注：一名濯肠汤，此治大急者。“欲走”，即欲跑、欲奔之意。《释名·释姿容》：“徐行曰步，疾行曰趋，疾趋曰走。”

2. 痰饮 专治痰饮，白芷 1 两，附子 1 个（生，去皮脐尖），天南星（汤泡洗）半两。为末，每服 1 钱，姜汁、茶汤调下，不拘时候。此经验见载于《方氏类编家藏集要方》太一散。

3. 盗汗、自汗 白芷治汗证，每与朱砂配伍。如治小儿盗汗，用香白芷 1 两（剉，为细末），朱砂 1 钱（研细）。上为一处同和，每服 1 钱，浓煎小麦汤调下。此经验见载于《魏氏家藏方》卷 10 香朱散。

《伤寒全生集》卷 2 辰砂白芷散治伤寒盗汗，阴虚火动；《类编朱氏集验医方》治盗汗屡验方；《医学入门》卷 7 芷砂散治惊恐自汗，倦怠困弱，均用上述两药配伍，但白芷用 1 两，朱砂 5 钱，两药比例与《魏氏家藏方》有异。

4. 风秘 治风秘，大便秘涩，香白芷不拘多少（焙干）。为细末，每服 2 钱，加蜜少许，食前温米饮调下，连进 2 服。此经验见载于《杨氏家藏方》卷 4 通秘散。

风秘之病，由风搏肺脏，传于大肠，津液干燥所致。其症大便燥结，排便艰难，多见于老年体弱及素患风病者。风秘类似于张力减退性结肠性便秘。

5. 肠风便血 治肠风下血，香白芷为细末，米饮调下。也可用百草霜、白芷各等份。为细末，取乌梅肉水浸，蒸烂，捣如膏，搜和为丸，如梧桐子大。每服三四十丸，空心米饮送下。上述经验见载于《是斋百一选方》卷 14 及《医方类聚》卷 85 引《澹寮方》双圣丸。

6. 尿血 治溺血，白芷、当归各 5 钱。为末，每服 2 钱，米饮送下。此经验见载于《仙拈集》卷 2 芷归散。

7. 口眼㖞斜 治口眼㖞斜，白芷、独活各 2 两，薄荷 1 两。为细末，蜜为丸，如弹子大。每服 1 丸，细嚼，茶清送下。此经验见载于《寿世保元》卷 2 正颜丹。

8. 鹤膝风 治鹤膝风，取新鲜白芷，用酒煎至成膏，收贮瓷瓶。每服 2 钱，陈酒送下，再取二三钱涂患处，至消乃止。此经验见载于《外科全生集》卷 1。

鹤膝风因病后膝关节肿大，股胫变细，形如鹤膝，故名。类似于西医的膝关节结核及类风湿关节炎。

9. 脚气肿痛 治脚气肿痛，白芷、芥子各等份为末，姜汁和，涂之。此经验见载于《本草纲目》卷14引《医方摘要》。

10. 口臭 治口气，香白芷7钱，甘草5寸。为细末，食后井水调下1钱。治口气热臭，用香白芷、芎䓖（即川芎）各等份。为细末，炼蜜为丸，如鸡头子（芡实）大。食后、临卧噙化。如口臭秽，也可用丁香3钱，白芷1钱半，芎䓖2钱，炙甘草1钱。为细末，炼蜜丸如弹子大。绵裹1丸，噙咽津。上述经验见载于《是斋百一选方》卷8及《济生方》卷5芎䓖膏、丁香丸。

白芷入脾、胃经，功能除湿，芳香上达，故善治口臭。

11. 破伤风 治金铁所伤及破伤风，黄连、槟榔、木香、白芷各等份。为细末，掺所伤处。此经验见载于《鸡峰普济方》卷22白芷散。

12. 痔疮 治痔疮肿痛，先以皂角烟熏之，后以鹅胆汁调白芷末涂之。治痔漏出血，香白芷为末，每服2钱，米饮下，并煎汤熏洗。上述经验见载于《本草纲目》卷14引《医方摘要》、《直指方》。

13. 瘰疬 治瘰疬，土贝母、白芷各5钱，为末，每服3钱，糖霜调陈酒送下。此经验见载于《种福堂公选良方》卷2内消瘰疬应验方。

14. 妇人翻胃吐食 治妇人翻胃吐食，白芷1两（切作片，于瓦上炒令黄），为细末，用猪血20文切片，以沸汤泡7次，将血蘸药，吃7片。如剩药末，留后次用。此经验见载于《妇人大全良方》卷7白芷散。

《本草纲目》谓白芷主“妇人血风眩运，翻胃吐食”。

15. 崩漏 治崩漏不止，香白芷1两半，龙骨1两，荆芥叶半两。为细末，每服2钱，食前温酒或米饮调下。此经验见载于《杨氏家藏方》卷16芳香散。

16. 阴痒 治妇人妊娠后，不节房事，阳精留蓄，因而作痒，川椒1两，白芷1两5钱。水煎，服头煎，以二煎洗患处。此经验见载于《叶氏女科证治》卷2椒芷汤。

17. 难产 治妇人难产，白芷5钱，水煎服之。也可用白芷、百草霜各5钱为末，每服3钱，热童便酒送下。一方加滑石，用川芎、当归煎汤送下。或香白芷、肉桂各3钱，麝香3分，为末，童便酒调下，治坐产涩滞，心腹大痛，或用于死胎不能下者。上述经验见载于《本草纲目》卷14引唐瑶经验、《亟斋急应奇方》卷1、《丹溪心法》卷5催生方及《古今医鉴》卷12香桂散。

18. 产后血晕 治难产血昏，呕逆不醒人事，恶血不行，小便秘涩，铛墨1两，吴白芷2两。为细末，每服2钱，童便、温酒各半盏调下。此经验见载于《医方类聚》卷229引《施圆端效方》二圣散。

19. 小儿身热 治小儿身热，白芷煮汤浴之，取汗避风。此经验见载于《本草纲目》卷14引《子母秘录》。

《小儿卫生总微论方》卷3用白芷根苗、苦参各等份，清浆水煎，入盐少许，洗之，浴毕用粉粉之，治小儿于立夏之后，有病身热者，名除热汤。

20. 小儿跌扑伤损 治小儿扑坠，内有伤损，当归（去芦，洗净）3分，白芷、漏芦（去芦）各半两。为末，每服1钱，食前温酒调下。此经验见载于《小儿卫生总微论方》卷17灵龟散。

21. 盘肠气 治小儿盘肠气，钓痛，越桃半两（去壳，入草乌少许同炒，去草乌），白芷1钱。为细末，每服半钱或1钱，炒茴香、葱白酒送下。此经验见载于《普济方》卷361越桃散。

小儿盘肠气又名盘肠痛，多由小儿脾气不足，感受寒邪风冷，搏于肠间所致。以腹痛曲腰，啼叫哭泣为主要表现。“越桃”即栀子之别名。

22. 疹痘难出 治疹痘欲出不出，浮萍、香白芷各等份，为末，每服半钱或1钱，麝香酒下。此经验见载于《幼幼新书》卷15引《凤髓经》二圣散。

23. 眼疾 白芷治眼疾主要用于目睛痛、眼癣风等。治眼睛痛，白芷4钱，生乌头1钱。为末，先含水，次用上药末适量搐入鼻中。亦可配合内服方：白芷、赤芍、防风、细辛各等份。每服3钱，水1盏，砂糖2钱，同煎7分，去滓温服，不拘时候。治眼癣风，生僵蚕、白芷各等份为末，姜汁调涂。亦有用本品通治眼疾。其法将白芷切碎，炒黄色，为末，炼蜜为丸，如龙眼大，朱砂为衣。每服1丸，食后清茶或荆芥茶送下。上述经验见载于《普济方》卷44白芷散、《续本事方》卷4、《青囊秘传》姜芷散及《普济方》卷86引《海上方》还光丸。

24. 鼻出血 治鼻衄不止，白芷为末，以所出血调，涂山根。此经验见载于《本草纲目》卷14引《简便方》。

山根指鼻根部，位于两眼之间的部位。

25. 缠喉风 治缠喉风，石胆1钱半（焙，研），白芷1钱（为末）。再研匀细，每服半钱匕，温浆水调下。取出涎后转一二行愈。此经验见载于《圣济总录》卷123石胆散。

缠喉风为喉科急重症，指咽喉红肿疼痛，或疼痛连及胸前，项强如蛇缠绕。若漫肿深延至会厌及喉部，则伴见呼吸困难，痰鸣气促。危急者，须切开气管抢救。类似于西医的咽旁脓肿及脓性颌下炎等。石胆即胆矾之别名，功能豁痰开闭。两药配用，能解散咽喉结毒，引涎外出。

26. 诸骨梗喉 治诸鲠，白芷、白蔹各1份。为散，每服1钱匕，水调下。亦可用半夏（汤洗7遍）、白芷各半两。为散，每服1钱匕，水调下，即呕出。上述经验见载于《圣济总录》卷124二白散及半夏白芷散。

27. 口舌疮 治口舌疮，不能食，白芷、铜绿各等份。为细末，掺舌上，以温醋漱之。此经验见载于《古今医统大全》卷63白绿散。

28. 解砒石毒 治砒石中毒，白芷为末，每服2钱，井水送下。此经验见载于《本草纲目》卷14引《事林广记》。

29. 去头垢，除汗气 白芷3钱，王不留行1钱。为末，每用适量擦头发内，微揉后以篦子刮去药末，自无气息。此经验见载于《济阳纲目》卷108白芷散。

30. 病中不耐饮食药气 治小儿、大人病中闻饮食药气，即恶心干呕，不能疗者，川白芷不拘多少，剉细，晒或焙，研为细末。抄一字及半钱于舌上，令其自化，或用掌心盛之，以舌舐咽；儿小者，温净汤浓调，少与含化，不拘时候，至六七次即效。此经验见载于《活幼心书》卷下必胜散。

［**论治备参**］

1. 白芷，上行头目，下抵肠胃，中达肢体，遍通肌肤以至毛窍，而利泄邪气。如头风头痛，目眩目昏；如四肢麻痛，脚弱痿痹；如疮溃糜烂，排脓上肉；如两目作障，痛痒赤涩；如女人血闭，阴肿漏带；如小儿痘疮，行浆作痒，白芷皆能治之。但其性味辛散，如头痛、麻痹、眼目、漏带、痈疡诸症，不因于风寒湿邪，而因于阴虚气弱及阴虚火炽者，俱禁用之。

2. 白芷辛温芳香，能疏风散寒，上行头目清窍，亦能燥湿升阳，内提清气，外达肌肤。《神农本草经》治女子漏下赤白、血闭阴肿，皆其清阳下陷，寒湿伤于中下之症，温升燥湿始为合宜。头风目泪，风痛头眩，亦惟阳气素虚，或阳和之气，不司布护，风寒风热乘之者，始为合辙。

3. 白芷所主之病，不离手阳明大肠、足阳明胃、手太阴肺三经。如头、目、眉、齿诸病，三经之风热也；漏、带、痈疽诸病，三经之湿热也。为阳明主药，故又能治血病、胎病，而排脓生肌止痛。

4. 白芷同升麻、柴胡、葛根、羌活，治湿泻；同辛夷、细辛，治鼻病；与蒲公英同用，则能排脓。

5. 白芷实为镇痛药，故伤科、疡科多用之。近世以白芷为芳香燥湿药，凡药具芳香性者，多能健胃，谓其燥湿，亦合事实。

6. 白芷的止痛功效很好，可用于人体各部位的疼痛。成人剂量可用至 15 克，配生甘草 6 克，煎服。如能视具体病情，结合辨证用药，则效果更好。

7. 白芷用于湿浊中阻或寒凝气滞的胃脘痛，颇合病机。对胃阴不足之症，用小剂量白芷，与沙参、麦冬、乌梅、白芍等酸甘化阴药为伍，既能动静结合，理气机以助阴津生化，又可避免滋润滞中之弊。一般用蜜水炙用，以制其升发之性。小量用 5 克，可行气健胃，增进食欲；重剂用 10 克左右，能温中散寒，理气镇痛。

8. 白芷辛香走窜，有温通之功，故用于肠粘连证属虚寒、实寒者，常获良效。

9. 在辨证用药基础上，重用白芷 30 克，治疗胁痛有良效。

10. 用白芷、川芎炖猪脑或鲩鱼脑服，对虚弱性头昏头痛有效。猪脑、鱼脑含有丰富的营养素，能健脑安神。

11. 白芷治疗阳痿有效验。民间验方中有“香芷起痿散”一方，由白芷 120 克，当归 90 克，蜈蚣 30 条组成。共为细末，分 30 包。每次 1 包，每日 2 次，早晚温开水送服。

12. 白芷治疗睾丸鞘膜积液有良效。用法：白芷 10 克，蝉衣 30 克，水煎熏洗，每日 1 ~ 2 次，每次约半小时左右，并取少量饮服。

13. 治疗乳癖，柴胡、白芷是必用之药，可使药力到达病所。

14. 治脱发症采用通窍活血汤时，用白芷代麝香，也能获满意疗效。

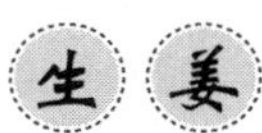

生姜

生姜，始载于《名医别录》，是姜科多年生草本植物，药用新鲜根茎。本品味辛，性微温，归肺、脾、胃经。

临证应用

［配用简说］

1. 生姜辛温，能解表散寒，凡感冒风寒或雨淋水浸之后引起怕冷、发热、头痛、腹部冷痛等，可及时用生姜4～5片，加红糖适量，煎汤热服。也可配麻黄、桂枝、防风、柴胡等发散药同用。

2. 生姜能温中止呕，是止呕要药，可用于各种呕吐。对胃寒呕吐尤为适宜，每与半夏同用，相得益彰。胃热呕吐，则可配合黄连、竹茹同用。有些病人服中药汤剂，容易引起呕吐，可在服汤药前，先服生姜汁少许，或滴生姜汁数滴于舌上，再服汤药，能防止呕吐发生。

3. 生姜有温肺化痰止咳作用，治风寒客肺，咳嗽痰稀，常配合紫苏、杏仁、陈皮等同用。本品经过适当配伍，也能用于咽喉痰堵不适引起的咳嗽，及咽痒干咳等。

4. 食用鱼蟹中毒，出现吐泻腹痛等症，可单用生姜或配合紫苏煎服。临床应用半夏、天南星不当，引起喉舌肿痛麻木等轻度中毒症状时，可用生姜9～15克，煎汤内服救治。

［一般用法］

入煎剂3～10克，或捣汁冲服。实热证忌用。

临证推广

［古用发微］

1. 治疗卒暴之病 治大吐泻后，阳气暴脱，四肢冷，元气不接，不省人事，或伤寒新瘥，误行房事，小肚紧痛，外肾搐缩，面黑气喘，身出冷汗，可用生姜切细，水酒煎服。方见《滇南本草》卷2。治中风身痛腹痛，烦闷昏厥，附子6分，生姜3两（切）。以水2升，煮取1升，分2次温服。方见《肘后备急方》卷3。

《神农本草经》记载生姜“通神明”，这与生姜豁痰、辟秽、辛温通阳等功效密切相关。若属卒暴脱症（阳气暴脱），生姜宜配人参、附子等药同用。

2. 治疗噎膈 噎是吞咽时有梗阻感觉，膈是胸膈阻塞，饮食不下。噎常是膈的前期症状，故噎膈往往合称。据《敦煌古医籍考释》引《不知名医方第九种》记载，生姜橘皮汤或生姜汁与蜜、酥合煎，能治久噎。也可用干糖糟头6两，生姜4两。共捣成饼，或焙或晒干，每两入炙甘草2钱，研末。每服2钱，沸汤入盐少许，不拘时候服。方见《良朋汇集》卷1神授目露丹。《赤水玄珠》卷4姜附散，治膈气不通，胸膈间结块，大如拳，坚如石，呕吐恶心，饮食不下。药用香附子1斤，生姜3斤。生姜捣汁，浸香附一宿，晒干再浸，再晒，以姜汁尽为度。为末，每服2钱，米饮调下。噎膈根据症情不同，又有痰膈、食膈、气膈等区分。治痰膈、食膈，用黑沙糖1斤，连皮生姜1斤。共捣如泥成膏，入瓷瓶固封，埋干燥地下一七日。每日用开水调服。方见《奇方类编》卷上二神膏。《外台秘要》卷8引《集验方》通气噎汤治疗气噎，用生姜8两，半夏、桂心、羚羊角各3两。以水8升，煮取3升。每服半升，每日服2次。忌羊肉、生葱、饧。

噎膈多因痰气交阻所致。生姜功擅下气化痰，降逆止呕，故能治之。《本草从新》明确记载生姜能“治噎膈反胃”。干糖糟头亦称干饧糟，为制饴糖后所余之渣滓，经晒干而成。能治反胃吐食，有暖脾胃、化饮食、益气缓中的功效。

3. 治疗痢疾 据《敦煌古医籍考释》引《单药方》记载，人患痢，取姜1匙，面1匙，酢、饭1合，合捣，烧作灰，免（病愈之意）。《本草纲目》卷26引《食疗本草》治冷痢不止，生姜煨研为末，共干姜末等份，以醋和面作馄饨，先以水煮，又以清饮煮过，停冷，吞二七枚，以粥送下，每日1次。方义与上方相近。《世医得效方》卷6姜茶方：治痢下腹痛，肚皮热，手不可近，用生姜切碎如粟米大，加草茶等份，水煎服。《续易简方论》卷4姜茶散治赤白痢，用生姜连皮10片，陈腊茶末2钱。上用水2盏，煎至1盏。去滓，食前热服。另用生姜、沙糖各4两，乌梅15个（去核），共捣汁，以开水调匀，频服，又可治噤口痢。方见《仙拈集》卷1三仙饮。生姜亦常用于妇女胎前产后痢疾。如治产后血痢方：生姜不拘多少，切成小片，以面拌和，捏成饼子，慢火炒令焦黄，研为细末。每服3钱，米汤调下，空心服。方见《重订瑞竹堂经验方·妇人门》。治妇人胎前产后赤白痢，也可用生姜自然汁（年少者10两，年老者20两），鸭蛋1个（打碎）。两药搅匀，煎至8分，入蒲黄3钱，煎五七沸，空心温服。方见《世医得效方》卷6蒲黄散。

生姜治痢常与茶叶配伍。《仁斋直指方论》卷2“姜茶治痢法”说：“姜能助阳，茶能助阴，二者皆能消散，又且调平阴阳，况于暑毒、酒食毒皆能解之也，不问赤白冷热（痢）通用之。”现代临床有用本品治疗菌痢的报道。

4. 治疗痛经 治室女经脉虚冷，月水来腹痛，生姜（切）4两，生地黄（切）8两。为散，每服1钱，温酒调下，不拘时候。生地滋阴养血，生姜温经散寒，两药相配，有相辅相成之妙。方见《圣济总录》卷151姜黄散。

蒲辅周亦常用生姜治痛经，药用茺蔚子（益母草代亦可）、煨老生姜各1两，红糖2两。煎取3碗，分3次热服。每月行经时服之，多年痛经往往亦愈。方见《蒲辅周医疗经验》茺蔚老姜汤。

［**现代报道**］

1. 治疗外科急性炎症 取仙人掌20克，生姜10克，洗净，去刺去皮，共捣烂呈稀泥状，均匀摊在塑料薄膜或凡士林布块上，外加敷料，贴敷在炎症部位，用宽胶布沿周边固定，以保持湿润。每日换药 1 次。一般不用抗生素及其他药物，全身症状明显时对症治疗。共治 82 例，其中急性淋巴结炎 29 例，急性乳腺炎 21 例，急性腮腺炎 14 例，疖肿 12 例，外伤性肿块 6 例；炎症平均范围在 4 厘米 ×8 厘米之间，均未形成脓肿；白细胞总数最低 $10.35 \times 10^9/L$，最高 $15.5 \times 10^9/L$。结果：全部治愈。5 日内治愈 76 例；另急性淋巴结炎、疖肿各 3 例，体温均达 39℃，白细胞总数达 $14.5 \times 10^9/L$ 左右，除局部贴敷外，配合肌内注射青、链霉素，于 7 日内痊愈。（中西医结合杂志，1990，8：478）

2. 治疗褥疮 茶油姜片：取生姜适量，洗净晾干，切成 1 毫米厚的薄片，浸泡在茶油中，以油浸过生姜为度；浸泡 8 ~ 12 小时后用。茶油姜糊：取生姜捣烂，与茶油混合调成糊状，搁置 8 小时后用。Ⅱ°褥疮有水泡时，在无菌操作下用注射器抽出水泡内的渗液，取茶油姜片敷于患处，消毒纱布覆盖，胶布固定；创面大的Ⅲ°褥疮应尽量清除坏死组织，用生理盐水彻底清洗创面，再用茶油姜片敷于患处，消毒纱布覆盖，胶布固定；经常因出汗或尿液刺激等因素致皮肤片状糜烂时，先用生理盐水清洗皮肤，然后用茶油姜糊涂患处，每日 1 次，局部涂药后予以暴露，但要避免磨擦。共治 18 例，Ⅲ°褥疮 15 例（其中 2 例合并皮肤片状糜烂），感染性水泡Ⅱ°褥疮 3 例；疮面直径 3 厘米 ~8.5 厘米。结果：取得显著疗效，多数患者在用药 12 ~ 24 小时后渗出明显减少，皮肤片状糜烂及Ⅱ°褥疮能在 1 周内治愈。（中医杂志，1991，7：13）

3. 治疗蛔虫性肠梗阻 单纯西医治疗组 198 例，采用支持及对症治疗，中西医结合治疗组 541 例，在此基础上加服姜汁、蜂蜜等。用鲜生姜 30 克捣碎绞汁，加蜂蜜 60 毫升搅拌为 1 剂。每次内服量：1 ~ 2 岁 1/4 剂，2 ~ 4 岁 1/3 剂，4 ~ 7 岁 1/2 剂，7 ~ 14 岁 2/3 剂，15 岁以上 1 剂。每日 3 次。并配服植物油，14 岁以下 50 毫升，14 岁以上 100 毫升。插入胃管者可由胃管滴入。以上方法每 4 ~ 6 小时重复 1 次，可反复进行，4 ~ 6 次后无效应改用手术治疗。结果：中西医结合治疗组 12 ~ 24 小时梗阻缓解 410 例，缓解率 75.8%；单纯西医治疗组缓解 128 例，缓解率 64.6%。两组缓解率有非常显著性差异（$P < 0.01$）。（中西医结合杂志，1986，2：114）

4. 治疗急性附睾炎 取肥大老姜，用清水洗净，横切成约 0.2 厘米厚的均匀薄片，每次用 6 ~ 10 片外敷患侧阴囊，盖上纱布，兜起阴囊，每日更换 1 ~ 2 次。疼痛难忍者适当使用镇痛剂。共治 28 例，以自觉症状消失，触痛消失，附睾肿消为痊愈。结果：均痊愈，平均治愈天数为 3.7 日。（江西中医药，1990，2：6）

5. 治疗伤口创面长期不愈合 生姜适量，取自然汁，调入干姜粉，敷于创面，以无菌敷料覆盖。每日换药 2 ~ 3 次，平均用药 7 ~ 10 日。治疗 37 例，以创面愈合为痊愈。结果：痊愈 29 例，好转 5 例，痊愈率 78.4%。（中医杂志，1989，2：41）

6. 治疗水烫伤 将生姜洗净捣烂揉汁，用药棉蘸姜汁敷于患处，能立即止痛。已起泡红肿者，能消炎退肿，消去水泡；水泡已破者，敷之亦无刺激。由于生姜能灭菌，破口者亦不致溃烂或感染。灼热轻者敷药 1 次即可；严重者可时时注入姜汁，保持湿润 36 小时停药。共治四五百例，无一失误。（新中医，1984，2：22）

7. 治疗急性腰扭伤 生姜绞汁，加入适量大黄粉，调成软膏状，平摊在扭伤处，厚约0.5厘米，上覆盖油纸或塑料布，以保持湿润，再盖以纱布，用胶布固定。12～24小时未愈者可再敷。共治110例，病程最短数小时，最长25日。结果：全部治愈。敷药1次者86例，2次22例，3次2例。（中医杂志，1984，7：46）

8. 治疗妊娠恶阻 用生姜（带皮切片）60克，伏龙肝60克（煎取澄清液备用），童鸡1只。将童鸡处死，去毛洗净，剖去内脏，纳生姜于腹中，置瓷钵内，然后加入伏龙肝澄清液适量，食盐少许，盖密炖烂，取汤徐徐饮之，鸡肉也可与食。每日或隔日服1剂。共治205例。服药1～2剂见效87例，3～4剂112例，有效率97%。（福建中医药，1988，5：24）

9. 治疗胎位不正 将新鲜生姜捣泥，敷于双侧至阴穴，外用塑料薄膜包裹，以保持湿润。共治106例，妊娠时间28～40周，均经B超确诊。结果：胎位转正82例，无效24例。转正中有36例仅敷1日，余者多敷3～4日，最长不超过7日。一般以妊娠33周前敷治疗效较好。（中西医结合杂志，1989，6：357）

临证参考

［**古法借鉴**］

1. 暴逆气 治暴逆气，嚼生姜三二皂子大，下咽定，屡服屡定。此经验见载于《本草衍义》卷9。

暴逆气与一般的咳逆上气有别，故录以备参。

2. 脾虚不食 治脾胃气虚弱，不能饮食，生姜半斤（研取汁），白蜜10两，人参末4两。入锅内搅匀，慢火熬成稀饧。每服1茶匙，以热粥饮调下，不拘时候。一方用生姜汁1合，蜜2合，生地黄汁1升，主治、制服法略同。若寒湿困脾，不欲饮食，也可用生姜4两，茴香2两。同捣令匀，文武火炒令黄焦，为末，酒为丸，如梧桐子大。每服10～15丸，茶酒送下。有助脾胃、进饮食的功效。上述经验见载于《太平圣惠方》卷5生姜煎、卷97生姜煎及《经史证类备急本草》卷9。

治脾虚不食，本品常与补益脾胃药配用。编著者治小儿厌食症，每以异功散加生姜、苍术、少量黄连等组方，有良效。

3. 大便不通 治大便不通，生姜削如小指，长2寸，涂盐纳入肛门中。也可用连根葱一二根，带土生姜1块，淡豆豉21粒，盐1匙。同捣烂，作饼子，焙热，敷脐中，外以绢帛扎定。良久，气透自通。上述经验见载于《本草纲目》卷26引《外台秘要》及《太医院经验奇效良方》卷29。

4. 腰痛 治腰痛，生姜1斤（捣汁），水胶1两。同煎成膏，厚纸摊贴腰眼，甚效。此经验见载于《串雅内编》卷1贴腰膏。

上方适宜于风湿腰痛。水胶即黄明胶。

5. 消渴 治消渴饮水，干生姜末1两，以鲫鱼胆汁和，丸如梧子大。每服7丸，米饮送下。此经验见载于《本草纲目》卷26引《太平圣惠方》。

《古今医案按·消渴》载：一人病渴，刘完素以生姜自然汁一盆置于室内，具勺于旁，然后将病人锁于室中。病人渴甚，不得已而饮姜汁。饮之将尽，其渴反减。可与上述经验互参。《内经》有“辛以润之”之论，此案可为例证。

6. 阳痿 治肾受邪，阳气衰弱，意情不快，多倦，茴香 2 两，生姜 4 两（不去皮）。上两味擦拌，入瓷器内，腌一伏时，不透气，取出用慢火炒，不得过，次入青盐 1 两，同为细末，煮好面糊为丸，如梧桐子大。每服三五十丸，空心酒或盐汤下。此经验见载于《鸡峰普济方》卷 12 生姜丹。

肾受寒邪，损伤阳气，可致阳痿。原书云：“此药止是用茴香、盐引生姜入肾经，发散邪气也。”有助于理解本方方义。

7. 风毒肿痛 治风毒攻手足疼痛，或攻皮肤浮肿，附子半两（生，去皮脐），生姜 5 两。细剉，以水 2 斗，煮三二十沸。去渣，稍热避风淋蘸，余滓更煎用之。此经验见载于《太平圣惠方》卷 25 附子汤。

淋蘸，指用药汁淋洗。

8. 瘴疟、痰疟 治瘴如疟，憎寒恶热，老生姜 1 大块（打破，湿纸包煨）。水 1 盅，煎半盅。热服，取微汗。治痰疟，用生姜 4 两，和皮捣汁，夜露至晓，空心冷服。上述经验见载于《古今医统大全》卷 76 生姜煎及《东医宝鉴·杂病篇》露姜饮。

9. 流痰 治流痰痉痛，不红不肿，皮肉冰冷，生姜汁 1 斤，葱汁 4 两，煎成膏，入牛胶少许，麝香 1 分，摊布上贴。此经验见载于《梅氏验方新编》卷 7 姜葱膏。

流痰是指骨关节慢性破坏性疾病兼有脓肿者，为无头疽的一种，相当于骨关节结核。因脓肿形成后可以流窜，溃后脓液稀薄如痰，故习称流痰。上方系本病初起的一种外治方法，尚需配服温肝肾、散寒凝、化痰滞的内服药，如阳和汤（熟地、鹿角胶、肉桂、麻黄、姜炭、白芥子、生甘草）等。

10. 脱发 治脱发，生姜皮（焙干）、人参各 1 两。为细末，每用生姜 1 块切断，蘸药末于发落处擦之，隔日用 1 次。此经验见载于《御药院方》卷 8 长发滋荣散。

现临床常用此作为斑秃的辅助治法。

11. 千日疮 治瘊子方：姜汁和好醋时时搽之。此经验见载于《验方新编》卷 11。

瘊子又称千日疮、疣疮，相当于西医的寻常疣。

12. 小儿身痒 治小儿身痒方：生姜捣烂，布包擦之。此经验见载于《验方新编》卷 10。

本方脱胎于一则治身痒的验案，见《名医类案·身痒》卷 7。

13. 暴赤眼 治暴赤眼无疮者，以古铜钱刮净姜上，取汁，于钱唇点目，热泪出，今日点，来日愈。或用生姜切片，贴眼胞皮四周。或取生姜汁、白矾末各适量，先将青布一块水浸洗，干后以布蘸药，搽眼胞上。上述经验见载于《本草衍义》卷 9、《奇方类编》卷上及《汇编验方类要》卷 1。

上述姜汁滴眼的经验，寇宗奭（《本草衍义》作者）在自己身上验证过，故说此法“不须疑，已试良验”。在该书卷 6“古文钱”条下亦有记述：“少时常自患暴赤目肿痛，客有教以生姜一块，洗净去皮，以古青铜钱刮取姜汁，就钱棱上点。初甚苦热，泪蔑面，然终无损。后有患者，教如此点，往往疑惑。信士点之，无不获验。一点遂愈，更不可再作。有疮者不可用。”

14. 解药食中毒 治中一切禽兽、虫鱼、草木诸毒，用生姜汁半盏，和粪清半盏，微温服。亦可单用生姜捣汁，外敷内服。此经验见载于《本草汇言》卷16。

［**论治备参**］

1. 生姜辛而不荤，去邪辟恶，生啖熟食，醋、酱、糟、盐、蜜煎调和，无不宜之。可蔬可茹，可果可药，其利博矣。凡早行山行，宜含一块，不犯雾露清湿之气，及山岚不正之邪。

2. 生姜常作益脾胃药之佐。各种补益药物及食物补品，加入生姜数片，可以发挥健胃和中作用。

3. 凡中风、中暑、中气、中毒、中恶、干霍乱及一切卒暴之病，用姜汁与童尿服，立可解散。盖姜能开痰下气，童尿降火。

4. 初得寒热痰嗽，烧生姜一块，含咬之终日间，嗽自愈。

5. 生姜、干姜，统治百病，不拘寒热虚实，并外感内伤，及不内外因诸证。寒则为桂枝使，热则为芩、连使，虚则为参、芪、归、芍使，实则为枳、朴、槟、陈使。从芒硝、大黄，则攻下而行；从熟地、石斛，则凝敛而止；从燥药则燥，从润药则润。应外用者，或捣汁涂，或捣渣熨，治病万种，应变无方。

6. 生姜所禀与干姜性气无殊，但消痰、止呕、出汗、散风、祛寒、疏肝、导滞，则功优于干者。又姜生用发散，干则温中。生姜性散，能驱肌表之风寒；干姜性守，能攻肠胃之寒湿。生姜止呕，而治泄泻自利；干姜止痛，而治脐腹攻痛。生姜佐大枣而厚肠胃；干姜君黄连而泻阴火。生姜配二陈，而治痰尤捷；干姜配当归、吴茱萸，而治疝最良。

7. 生姜，煨熟则降而不升，止腹痛泄利，扶脾气，散郁结，故逍遥散用之。生姜捣汁，则大走经络，与竹沥则去热痰，同半夏则治寒痰。又煨姜和中止呕，用生姜惧其散，用干姜惧其燥，惟此略不燥散，凡和中止呕，及与大枣并用，取其和脾胃之津液，而和营卫，最为平安。

8. 生姜辛散，解散风邪，伤风小恙，何必用桂枝？用生姜3钱捣碎，加薄荷2钱，滚水冲服，邪即时解散。

9. 呕吐为气不散，生姜能行阳而散气，故为呕家圣药。

10. 生姜去湿，只是温中益脾胃，脾胃之气温和健运，则湿气自去。

11. 生姜生用发散，熟用和中。

12. 生姜与大枣同用，辛温益脾胃元气，温中去湿，为调和营卫之主剂。又里虚表陷，姜枣并用。一说姜枣味辛甘，固能发散，而又不特专于发散之用。以脾主为胃行其津液，姜枣之用，专行脾之津液而和荣卫。

13. 生姜同蜂蜜熬熟，治风热咳逆痰结，取蜜之润，以和辛散之性。

14. 生姜佐桂枝，散外固表并施，是行阳气而实卫。

15. 生姜为治寒之药，而治火尤佳，若芩、连之剂以姜汁拌炒，使苦寒之剂，因其从而治其热也。

16. 姜能助阳，茶能助阴，两物皆消散恶气，调和阴阳，且解湿热及酒食暑气之毒，不问痢之赤白，通宜用之。一说热痢留姜皮，冷痢去皮。

17. 姜通神明，古志之矣。然徒用一二片，欲遽通神明，必不可得。或用人参，或用白术，或用石菖蒲，或用丹砂，彼此相制，而后神明可通，邪气可辟。

18. 治风痰口噤不语、风痰阻滞经络所致的半身不遂证，可以姜汁配竹沥同用。其用法是：竹沥汁 31 克，兑入生姜汁 6 ~ 7 滴，分 2 次服。

19. 生姜的主要成分是姜辣素，通过对口腔黏膜及胃黏膜的刺激作用，促进消化液分泌，抑制胃酸，健胃而使食欲增加。凡消化功能迟钝者，食之能产生兴奋作用；对胃寒者，可以增加胃蠕动，提高消化吸收能力，抑制肠内异常发酵，促进气体排出。

20. 姜汁外敷，有消炎止痛之效，可治腰肌劳损、肢体关节痛、肋间神经痛等。方法是用生姜、芋头各等量，芋头削皮切碎，捣烂如泥，生姜捣烂绞汁，一同搅拌，再加入适量面粉，搅如糊状，依照疼痛部位大小，摊于布上贴患处（如在冬季，宜加温后贴），每日更换 2 次。此药须临时配制，当天使用，效果显著。

21. 生姜四时皆可服，但不宜多服，多服散气，少服则正气无害。

22. 生姜多食久食耗气生热，与酒同食尤不宜。

23. 生姜用量须留意。考张仲景用生姜，如生姜半夏汤，多至半升，生姜泻心汤，亦至 4 两，其增损之际，亦具规律，较之时医漫不经心恒用一二片者，诚不可同日而语。

2 发散风热药

发散风热药，又称辛凉解表药，药性偏凉而带有辛味，具有温和发汗、清凉解表的作用，适用于外感风热引起的发热、稍有怕冷、口渴、无汗或有汗及咽痛等症。本类药除能发散风热外，各药都还有其他的效用，这一点需要注意。

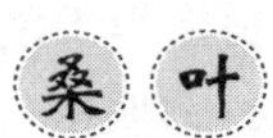

桑叶

桑叶，始载于《神农本草经》，是桑科落叶灌木或乔木桑树的叶。因在初霜后采收，故又名霜桑叶或冬桑叶。本品味甘、苦，性寒，归肺、肝经。

临证应用

［**配用简说**］

1. 桑叶有疏散风热的作用，适用于外感风热引起的轻微发热、头痛、汗出怕风、咳嗽、咽痛、口干等症，常配合菊花、连翘、薄荷、桔梗等同用。

2. 桑叶有清肺润燥之功，治风热或燥邪犯肺，咳嗽痰少，痰黏难以咳出，或痰中带血丝，咽燥口干，常配合荆芥、沙参、麦冬、贝母、杏仁等同用。

3. 桑叶既能疏散风热，又能清肝明目，是治疗眼病的常用药物。治风热所致的风火赤眼、羞明流泪，可单用煎水洗眼，并配合菊花、木贼、白蒺藜等药煎服；治肝火上炎所致的目赤肿痛、头痛眩晕，常配合平肝明目的决明子、夏枯草等同用；若属肝虚不足之眼目昏花，则每配黑芝麻制蜜丸服。

［**一般用法**］

入煎剂 5 ~ 10 克，或入丸、散。外用适量，煎水洗眼。

临证推广

［**古用发微**］

1. 治疗汗证　桑叶用治“出汗”，最早见载于《神农本草经》。宋代洪迈的《夷坚志·再补》则记述了治验经过：“严州山寺有旦过僧，形体羸瘦，饮食甚少，夜卧遍身出汗，迨旦衾衣皆湿透。如此二十年，无复可疗，惟待毙耳。监寺僧曰：‘吾有药绝验，为汝治之。’三日，宿疾顿愈，遂并以方授之，乃桑叶一味，乘露采摘，烘焙干为末，二钱，空腹温米饮调。或值桑落，用干者，但力不及新耳。按《本草》亦载桑叶止汗，其说可证。”之后，上述经验为张杲《医说》及《丹溪心法》转录，使桑叶止汗效用得到了传播。

桑叶止汗，不论自汗，盗汗，均有良效。惟用量须大，注重配伍。如能采摘带露桑叶，效尤佳。清代医家陈士铎在其所著的《石室秘录》中，遇到大汗之病，不论伤寒、中暑，抑或内伤杂病，均喜用桑叶，恒与人参、黄芪、当归、地黄、麦冬、五味子等配伍而益见其效，且用量较重，一剂之中，有用十斤、十余斤，最多用至三十余斤（见热症门收汗丹），可谓善用桑叶者。对此，编著者在临证应用中亦屡用获验，证实疗效可靠，值得推广。

2. 治疗吐血　《圣济总录》有两首主用桑叶治疗吐血的方子。卷68独圣散用单味晚桑叶，微焙，为细散。每服3钱匕，冷腊茶调如膏，入麝香少许，夜卧含化咽津，只一服止，后用补肺药善后。卷49补肺散治肺痿劳伤吐血，药用黄明胶（炙燥）、花桑叶（阴干）各2两，为细散。每服3钱匕，用生地黄汁或糯米饮调下。

桑叶“滋燥、凉血、止血”（《本草从新》），尤宜于燥热所致的吐血、咳血。现代临床一般较少单用，而常与生地、茜草、仙鹤草等伍用。本品还可配用于“肝热妄行之崩漏”（《重庆堂随笔》）。如傅青主在治年老血崩的当归补血汤中就配用了桑叶14片，并在分析方义时云：“加入桑叶者，所以滋肾之阴，又有收敛之妙耳。”

［**现代报道**］

1. 治疗乳糜尿　给予桑叶浸膏胶囊（每粒含桑叶浸膏粉0.3克），每日5.4克，分3次服，连服1个月为1疗程。治疗期间控制高蛋白、高脂肪饮食；乳糜尿消失后，再巩固治疗3个疗程。共治53例，治疗前尿检乳糜尿试验均为阳性。以自觉症状消失，尿检蛋白、脂肪均转阴性为乳糜尿消失。结果：经1～6疗程治疗后，乳糜尿消失52例，好转1例，有效率100%。尿液蛋白均值由疗前0.17克%降至0.001克%，疗前尿检脂肪均为阳性，疗后全部转阴。1年后随访并尿检52例，未发现复发。（中国寄生虫病防治杂志，1995，1：49）

2. 治疗下肢象皮肿　治疗组66例97条腿，给予生桑叶片剂（每片含生药0.4克），每日12克，分3次服。对照组55例82条腿，给予海群生，每日30毫克，分3次服。均连服1个月为1疗程，共服7个疗程。以患肢周径恢复或接近正常，皮肤和皮下组织松软，皮肤附属器官功能恢复正常，自觉症状消失，劳动力完全恢复为基本治愈。结果：治疗组完成7个疗程的75条腿中，基本治愈37条腿，显效16条腿，有效22条腿，有效率100%。治疗组患腿周径缩小情况及患肢皮肤、皮下组织和自觉症状的改善均优于对照组。（中医杂志，1992，10：36）

3. 治疗脂溢性脱发　将等份的桑叶与麻叶粉碎后按30%的比例加入75%酒精中浸泡，1周后过滤药液，装瓶备用。每日2次涂患处，并按揉3分钟。共治40例，连续观察3个月，以有新生硬发长出为显效。结果：显效21例，有效7例，总有效率70%，未发现副作用。生发最快4周，平均2个月。抗脱发一般1～2周见效，止痒、

减少头屑及油脂一般1周见效。(中华皮肤科杂志，1992，2：113)

4. 治疗结膜炎、角膜炎 桑叶60克，野菊花30克，金银花40克。上药拣净，用蒸馏水煎及乙醇浸提，灭菌后制成滴眼液。每次1滴，每日3次；重症2小时滴眼1次。共治126例158只眼。以症状消失，结膜充血吸收，视力恢复为显效。结果：显效85例103只眼，有效35例48只眼，总有效率95.23%。见效时间长者3日，短者1日。(陕西中医，1989，9：399)

临证参考

[**古法借鉴**]

1. 膈气呕逆 治膈气呕逆，不能下食，桑叶末2两，半夏1两（汤洗7遍，去滑）。为细末，每服1钱，以醋浆水1中盏，煎至6分，入生姜汁少许，不计时候，稍热并滓服。此经验见载于《太平圣惠方》卷50。

《日华子本草》记载桑叶有“下气”功能。

2. 霍乱 治霍乱转筋，入腹烦闷，桑叶1握，煎饮，一二服立定。治小儿霍乱吐泻，干桑叶、藿香叶（去土）各等份。为细末，每服1钱，温米饮调下，不拘时候。上述经验见载于《本草纲目》卷36引《圣惠方》及《杨氏家藏方》卷18双叶汤。

《本草拾遗》：“桑叶汁，主霍乱腹痛吐下，冬月用干者浓煎服之。”

3. 手足麻木 治手足麻木，不知痛痒，霜降后桑叶煎汤，频洗。此经验见载于《本草纲目》卷36引《救急方》。

《医级》卷8记载，桑麻丸（嫩桑叶1斤，黑芝麻4两）内服亦能治肢体“麻痹不仁”。又《本草图经》云：“（桑叶）煮汤淋渫手足，去风痹。”

4. 小儿渴疾 治小儿渴疾，桑叶不拘多少，逐片染生蜜，阴干细切，煎汁日饮代茶。此经验见载于《本草纲目》卷36引《胜金方》。

桑叶有滋燥退热止渴的效用。

5. 肺毒疮 治肺毒疮，如大风疾，好桑叶净洗，熟蒸一宿后，晒干。上为末，每服2钱匕，水调下。此经验见载于《经史证类备急本草》卷13引《经验后方》。

此取桑叶清肺凉血之功。

6. 疮痈不收口 治疮痈不敛，经霜黄桑叶为末，敷之。或用桑叶醋煮一滚，捞起，贴疮上。上述经验见载于《本草纲目》卷36引《直指方》及《良朋汇集》卷5生肌散。

7. 乳硬作痛 治乳硬作痛，嫩桑叶为细末，米饮调，摊纸花，贴病处。此经验见载于《三因极一病证方论》卷18青桑膏。

8. 脱肛 治大肠脱肛，黄皮桑树叶3升，水煎，带温罨纳之。或用桑叶、桃叶煎汤，入明矾末洗之则愈。上述经验见载于《仁斋直指方论》卷14及《灵验良方汇编》。

9. 汤火伤 治火烧及汤泡疮，用经霜桑叶焙干，烧存性，为细末，香油调敷或干敷，二三日结痂平复。此经验见载于《医学正传》卷6。

10. 头发不长 治头发不长，桑叶、麻叶煮泔水沐之。此经验见载于《本草纲目》卷36引《千金方》。

此法可试用于顽固性斑秃的防治。

11. 眉落 治眉落复生方：桑叶7片，每日洗之，一月重生。须落亦然。此经验见载于《串雅内编》卷1。

12. 牙痛 治牙痛漱口方：黑山栀、桑叶适量，泡水漱口乃止。此经验见载于《经验秘方》卷1。

［**论治备参**］

1. 桑叶入肺而清肃气化，除烦退热，为肺虚夹热专药。

2. 桑叶虽治盗汗，而风温暑热服之，肺气清肃，即能汗解。又息内风而除头痛，止风行肠胃之泄泻，愈肝热妄行之崩漏；胎前诸病，由于肝热者尤为要药。

3. 桑叶同黑芝麻炼蜜为丸，除湿祛风明目，治血痹，久服须发不白，不老延年。

4. 桑叶得生地、麦冬，治劳热；配生地、阿胶，治嗽血。又本品同黄芪、当归身，治血虚身热无汗；同附子、黄芪，治里气虚寒，表邪未尽。

5. 桑叶泻肝经之气热，与丹皮同用，大能泄木；同石膏、生地，能疗肺燥；同地骨皮，又治盗汗。

6. 血压时高时低不稳定者，可用桑叶、钩藤各15克，煎水代茶饮，连服五六剂，可见效。对冠状动脉硬化、高血压及脑出血中风，血压长期不降者，用桑叶亦有一定功效。另本品有一定的降低血糖作用，血糖过高者，可连服数月。

7. 治血虚有火，胎动不安，王孟英称以桑叶、竹茹、丝瓜络为君，随证而辅以他药，极有效。今妇科名家裘笑梅经验方“加味三青汤”（冬桑叶、青竹茹、丝瓜络、熟地、山药、杜仲、菟丝子、当归身、白芍），即受此启发而拟订，治疗习惯性流产有良好效果。

8. 桑叶、竹茹、丝瓜络三药是王孟英治疗胎动不安的圣药，药味清轻灵动，有不可思议之妙。借以治疗妊娠恶阻，亦极效验；对于妊娠恶阻兼夹外感者，尤为宜之。桑叶用量多在12~30克。

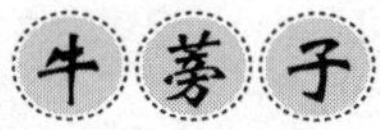

牛蒡子

牛蒡子，始载于《名医别录》，原名“恶实”，是菊科二年生大型草本植物牛蒡的成熟果实。本品味辛、苦，性寒，归肺、胃经。

临证应用

［**配用简说**］

1. 牛蒡子能疏散风热，解毒利咽，治风热表证，咳嗽咽痛，常配金银花、连翘、薄荷、桔梗等同用。咳嗽咳痰不畅，酌加贝母、紫菀；咽喉红肿热痛较甚，酌加山豆根、射干、酒大黄等。

2. 牛蒡子善于宣肺透疹，治麻疹透发不畅，常配蝉衣、葛根；治风疹瘙痒，常配浮萍、薄荷。

3. 牛蒡子能散壅结之热毒，治痈疡初起，可配连翘、天花粉、皂角刺等，解毒散结消肿；治疗以头面部红肿为特征的疫毒之证，常配黄连、黄芩、升麻、板蓝根等同用。

［**一般用法**］

入煎剂6～12克。外用适量，煎汤含漱。脾虚便溏者忌用。

临证推广

［**古用发微**］

1. 治疗头痛 治风热头痛连睛，牛蒡子、石膏等份为末，茶清调服。治痰厥头痛，牛蒡子（微炒）、旋覆花等份为末。每服1钱，腊茶清送下。上述经验见载于《本草纲目》卷15引《医方摘要》及《太平圣惠方》卷51。

牛蒡子适用于风热、风痰上扰的头痛。

2. 治疗水蛊 单用牛蒡子治疗水蛊遍身洪肿的经验，在《敦煌古医籍考释》引《不知名医方第九种》中就有记载。《食疗本草》称本品有“通利小便”的作用。《本草纲目》卷15引《张文仲方》：治水蛊腹大，牛蒡子微炒1两。为末，面糊丸如梧子大。每服10丸，米饮送下。

水蛊又称水鼓，是臌胀的一种。多因肝郁伤脾，脾失运化，或饮酒过量，损伤脾胃，水毒结聚而致。症见腹胀大，动摇有声，皮薄而紧，色苍，小便难，两胁痛，肢体浮肿，或伴有黄疸等。本病可见于肝硬化腹水及肾性水肿、营养不良性水肿等出现腹水者。现代药理研究证实，牛蒡子有利尿、抗病毒、抗肾病、抗诱变、抗肿瘤等作用，这些作用可能与它治疗本病的机制有关。

3. 治疗风热浮肿及风水身肿 治风热闭塞咽喉，遍身浮肿，用牛蒡子1合，半生半炒，为末。每服1钱匕，热酒调下。方见《经史证类备急本草》卷9引《经验方》。《太平圣惠方》卷50治风水身肿，用牛蒡子2两微炒，为细末。每服2钱，温水调下，日三四服。

牛蒡子有疏风散热和利尿的作用，故能治疗上症。

4. 治疗风热痹痛 治风热所致的历节风，肢体顽麻，腰脚疼痛，用鼠粘子（即牛蒡子）以酒研烂，再浸酒服。每服1小盏，早晚空腹各1次。方见《太平圣惠方》卷95鼠粘子酒。《本草汇言》卷3引《本事方》治历节风痛，攻注手足，甚则肩背臂膝攻凿疼痛，用牛蒡子5两，为末，每服3钱，开水调下。

现存《普济本事方》卷3牛蒡子散，除本品外，还有新豆豉、羌活、生地、炙黄芪。谓治风热成历节，攻手指作赤肿麻木，甚则攻肩背两膝，遇暑热及大便秘即作。可互参。

［现代报道］

1. 治疗习惯性便秘 治疗组40例，以生牛蒡子（捣碎）15克，开水500毫升冲泡20分钟后代茶饮服，每日3次。对照组40例，冲服便必通1袋，每日3次。均以10日为1疗程，3个疗程后评定疗效。结果：治疗组治愈22例，显效10例，好转4例，总有效率90%，大便由治疗前平均4.6日降为1.9日；对照组治愈19例，显效9例，好转7例，总有效率87.5%，大便由治疗前平均4.5日降为1.92日。两组疗效无显著差异（$P>0.05$）。治疗后3个月随访，治疗组复发4例，对照组8例，两组复发率有显著差异（$P<0.01$）。（中医杂志，1997，12：709）

2. 治疗小儿慢性鼻窦炎 将牛蒡子粉碎，过80目药筛，分装成小袋，每袋3克。3～6岁每次服1/2～2/3袋，7～13岁每次2/3～1袋，每日2～3次，温开水加糖冲服或用糖拌服。5日为1疗程，1疗程不愈可连用2～3个疗程。共治48例，以鼻塞完全消失，嗅觉恢复正常，完全无浓涕为痊愈。结果：1疗程痊愈10例（20.83%），显效13例（27.08%），总有效率100%。1疗程未愈病例经2～3个疗程治疗，多获痊愈或显效，只有2例仍感觉有少许黏稠鼻涕未排尽。在治疗中有5例患儿出现轻度腹痛，大便变稀，适当减量后，症状消失。（交通医学，2003，3：310）

3. 治疗鼾症 牛蒡子10克，苎麻根15克，生甘草6克。水煎2次，药汁合并过滤，浓缩至50毫升，加60%酒精沉淀，滤取上清液，回收酒精，浓缩为30毫升。每用10～15毫升，每晚睡前半小时含漱，头部后仰，让药液达咽部，3～5分钟后咽下。14日为1疗程。治疗254例，以鼾声基本消失为痊愈。结果：痊愈207例，好转36例，无效11例。治愈率81.49%，总有效率95.66%。（黑龙江中医药，1991，5：13）。

4. 治疗周围性面神经麻痹 牛蒡子30～40克，白芷6～10克。上药用量由小逐渐加大。先煎牛蒡子，煮沸后1小时加入白芷，同煎3次，每次煎30分钟左右。每剂煎药液至少600毫升，每次200毫升，每日3次温服，不用其他中西疗法。共治20例，全部治愈，平均每例服药25剂。（中医杂志，1983，6：44）

5. 治疗扁平疣 将牛蒡子略炒后研末，每服3克，服时可酌加少量白糖，每日2次。共治20余例，都收到了满意疗效。（中医杂志，1997，11：647）

临证参考

［古法借鉴］

1. 风毒瘰疬 治风毒瘰疬，皂荚针1斗，牛蒡子半斤。取皂荚针于盆中烧，候火盛时，撒牛蒡子于火中，候烟欲尽，以盆合之。冷定为末。每服3钱，空心以井水调下。小儿每服1钱，日3次。服后三五日内，宜吃软粥。此经验见载于《太平圣惠方》卷66。

皂荚针长于攻坚涤痰消肿，牛蒡子长于疏风清热散结，两药配伍，善治风毒痰热蕴结之瘰疬。

2. 阴囊肿大 治小儿阴囊肿大，牛蒡子、黄芩、川椒各等份。为细末，取葱白自然汁，调涂肿处。此经验见载于《叶氏录验方》。

小儿睾丸鞘膜积液等可见到阴囊肿大。

3. 预防眼病 恶实子（即牛蒡子）为末，蜜调贴囟门上，可预防眼病。此经验见载于《丹溪心法附余》卷23恶实膏。

牛蒡子有疏散风热、解毒消肿的功效，可用于风火眼病的防治。

4. 口疮 治口疮久不愈，牛蒡子1两（微炒），甘草1分（炙）。为散，每服3钱，水煎去滓，稍热细细含咽。此经验见载于《太平圣惠方》卷36牛蒡子散。

［**论治备参**］

1. 牛蒡子不仅用于外感咳嗽，也可用于虚劳咳嗽。牛蒡子与山药并用，最善止嗽。盖山药能补肺补肾兼补脾胃，牛蒡子体滑气香，能润肺又能利肺，且能降肺气之逆。两药同用，补散相济，则肺脏自安，劳嗽可愈。

2. 牛蒡子苦能解毒退热，而利咽喉之痛，并甘草、桔梗同用，尤佳。

3. 牛蒡子可治头痛及脑后牵痛。用牛蒡捣烂如泥，油调成膏，用手蘸以按摩痛处，直至局部微热，收效较佳。牛蒡子内服，配合白芷、川芎、羌活，治头痛亦有良效。

4. 单用生牛蒡子15～30克捣碎，或将其加入辨证复方中煎服，用于实热内结或阴虚燥结所致的便秘，通便作用颇佳，且具有两大优点：其一，泻下作用平和，便质多稀软，水泻样便少见，久服不因过凉而伤胃。其二，本品味不很苦，单味煎服还具有辛凉味，易被患者接受。

5. 近代药理研究表明，牛蒡子提取物有显著和持久的降低大鼠血糖作用。据此在治疗Ⅱ型糖尿病的辨证方中，加服牛蒡子粉，每次1.5克，每日3次（少数病人药后出现腹泻，则改用牛蒡子15克，入辨证方中一同煎煮），发现降糖及稳定血糖作用明显增强。

6. 经39例病人自身对照分析表明，牛蒡子是目前治疗糖尿病肾病不可多得的佳品，具有降血糖和消除蛋白尿的双重作用。治疗方法，可用辨证汤剂方送服牛蒡子粉3克，每日2次。

7. 采用牵正散加味，重用牛蒡子治疗周围性面神经麻痹，有较好效果。方用牛蒡子25克，钩藤20克，全蝎、僵蚕、防风各10克，白附子6克。共治42例，38例痊愈，4例明显好转。服药最少18剂，最多35剂。其机制可能与牛蒡子能“去皮肤风”（《珍珠囊》）和有抗病毒作用（西医认为：本病的激发因素系受病毒感染）有关。

8. 重用牛蒡子30克，加入辨证复方（常用药有生石膏、细辛、白芷等），治疗三叉神经痛30例，收效较为满意。牛蒡子用9克，能疏风透表；用至15克，可解表退烧；用至30克或30克以上，则有镇静止痛之功。

9. 凡患热病而致小便不畅者，用牛蒡子6克，苏叶2.4克，甘草3克，煎水饮服，可使小便通畅。

10. 颈椎病多兼有痰湿致病之因，对此，用牛蒡子、僵蚕两药配伍，通行经脉，开破痰结，导其结滞，宣达气血，滑利椎脉，颇为适宜。

11. 牛蒡子有通内达外之功。外而疏壅滞，去皮肤中风湿，细者斑疹，大者痈毒，服久能消；内而上利咽膈清风热，下利腰膝凝滞之气。本品配川牛膝等药，可治腰膝气滞，窜走疼痛之症。

12. 单用或主用牛蒡子治疗 32 例鼻炎、鼻窦炎患者，获满意疗效。临床体会，无论在辨证处方中加用或单味应用，无论口服或水煎滴鼻，牛蒡子对鼻腔黏膜充血肿胀都有良好的治疗作用，实为通鼻窍、治鼻病之要药。

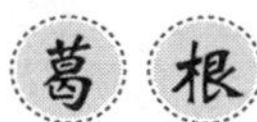

葛根

葛根，始载于《神农本草经》，是豆科多年生落叶藤本植物野葛或甘葛藤的块状根。本品味甘、辛，性凉，归脾、胃、肺经。

临证应用

［**配用简说**］

1. 葛根有解肌退热的功效，适用于热性病发热无汗、怕风、头痛、项背牵强等症，常配合麻黄、桂枝、白芍、甘草等同用。若发热重，恶寒轻，并有口渴咽干等见症，可配合柴胡、黄芩、石膏、白芍、甘草等同用。本品尚能透疹泄毒，常配升麻治疗麻疹初起，透发不畅。

2. 葛根既能解热，又能生津止渴，无论是外感还是内伤口渴，均可应用。单用即有效，也可与他药配伍。如治温病热盛口渴，宜与石膏、知母、寒水石配用；发热之后，津液损耗引起的口渴，宜与麦冬、石斛、芦根配用；内热消渴，多饮多食，宜与生地、黄连、天花粉配用。

3. 葛根有升发脾胃清阳之气而止泻痢的功效。治湿热泻痢伴见发热者，常配合黄连、黄芩、甘草同用；治血痢、酒痢（葛根并有解酒毒作用），常配合生地、黄芩、枳壳等同用；如属脾虚泄泻，在补益脾胃的方药中加入一味煨葛根，能增强止泻作用。

［**一般用法**］

入煎剂 10～15 克。一般生用，止泻炒用或煨用。

临证推广

［**古用发微**］

1. 治疗酒醉及酒病　治酒醉不醒，以生葛根汁饮 2 升，便愈。方见《本草纲目》卷 18 引《千金方》。《本草衍义》卷 9 则以葛根取粉治酒醉者，并曰：“病酒及渴者，得之甚良。”治饮酒过多，大醉难醒，可用《寿世保元》卷 2 石葛汤：石膏 5 两，葛根（剉）、生姜（剉）各 5 钱。上药剉，每服 5 钱，水煎温服。对于饮酒过多，遍身发热，口干烦渴，小便赤少，可用白滑石（水飞）1 片，白粉葛、大粉草各 3 两。上为末，每服 3 钱，不拘时候以冷水调下，日进二三次。方见《古今医鉴》卷 4 解酒化毒丹。治积聚，酒疸身黄，饮食减少，葛根不拘多少，为细末，用猪腰子1个劈破，用药3钱，烧熟服。治一切酒病，通身黄肿，不思饮食者，也可用黑牵牛、葛根（剉）各1两，缩砂（去皮）30个。上为细末，每服1大钱，用热酒调，空心送下。上两方见《医方类聚》卷113引《仙霞圣效》酒病丸、换神丹。《卫生易简方》卷5治酒疸，用葛根4两，朱砂、木香各2钱。为末，每服3钱，温酒调，辰、午、申时各1服。若气虚人伤酒，内热恶寒，脉微，可用《证治汇补》卷3黄芪葛根汤：黄芪1两，葛根5钱，水煎服，大汗而愈。治中风因饮酒过度，不能言语，手足不随，精神恍惚，得病一二日，用生葛根长1尺径2寸，生姜汁1合，竹沥2升。上3味，先取生葛根，洗刮去皮土，捣研压取汁，葛滓再捣，以竹沥沃，复压取，汁尽为度；将生姜汁和匀，同用厚棉滤过，银石铫内煎三五沸，瓷器盛。不拘时候，食前温服。如觉腹内气转作声似痛，即食后温服。方见《圣济总录》卷5葛根汤。

葛根功能“解酒毒”（《药性论》）、疗“酒黄”（《本草拾遗》），是治疗酒醉及酒病不可或缺的要药。据古人体验，在未饮酒之前适当服用本品，又有防止酒醉的效果。如《济阳纲目》卷11有不醉方：绿豆、小豆、葛根各等份。为末，于未饮酒之前，用冷水调1匙或2匙服之，可令人不醉。一方用鸡内金、干葛各等份。为末，面糊为丸，如梧桐子大。每服50丸，酒送下。方见《袖珍方》卷3消酒药。

2. 治疗风热、壮热呕吐 治小儿壮热，呕吐不下食，葛粉2两，以水3合相和，调粉于铜器中令遍，沸汤中煮熟食之。一方治小儿风热呕吐，壮热头痛，惊悸夜啼，用干葛1两，以水1升半，煎取汁，去滓，下米1合，煮粥食之。上两方见《医方类聚》卷266引《食医心鉴》葛粉汤、干葛粥。治卒干呕不息方：捣葛根绞取汁，服1升许。方见《肘后备急方》卷4。胃受邪热，心烦喜冷，呕吐不止，可用《卫生易简方》卷2方：葛根2钱，半夏（汤洗7次）钱半，甘草（炙）1钱。水1盏，入竹茹1块，姜5片，煎7分。去滓冷服，不拘时。《杨氏家藏方》卷18三神散，用治小儿痰乳停积，烦渴喜饮，呕吐不定。药物组成同上方，但各药用量不同：干葛1两半，甘草（微炙）3钱，半夏（汤洗7次，去滑）1两。上为粗末，每服1钱，水6分盏，生姜2片，青竹茹少许，同煎至2分。乳食前去滓，放温服。治阳明壮热，目痛鼻干，呕吐；太阳阳明合病，下利呕吐，及得汤反剧，属上焦呕吐者，药用干葛、半夏、生姜。加陈皮、茯苓水煎，入姜汁温服。方见《伤寒全生集》卷2干葛半夏生姜汤。

葛根主“呕吐”，最早见载于《神农本草经》。但本品性偏凉，胃寒呕吐忌用。

[现代报道]

1. 治疗原发性高血压病 葛根30克，槐米15克，茺蔚子15克。随症加味。每日1剂，煎汤500毫升，早晚各服250毫升，或泡开水当茶饮。连服1个月为1疗程。共治50例，Ⅰ期20例，Ⅱ期27例，Ⅲ期3例。结果：血压下降到正常范围，临床症状改善，维持1年以上者9例，维持半年以上者6例，维持3个月以上者8例；服药期间血压下降，症状有不同程度缓解者19例；无效者8例。总有效率84%。以Ⅰ、Ⅱ期患者的疗效明显，取效较快，降压作用持续时间长。（湖北中医杂志，1985，1：27）

2. 治疗冠心病心绞痛 每日给予葛根素（葛根的有效成分之一）500毫克加入5%

葡萄糖液500毫升内静脉滴注，1周为1疗程。治疗前2周及用药过程中禁用影响血小板功能的药物、降压药及一切扩张冠状动脉的中、西药物；若有心绞痛发作给予硝酸甘油舌下含服。共治30例。结果：治疗后患者的血压、心率、收缩压与心率乘积均值明显下降；每周心绞痛发作次数从治疗前325次降至160次，心绞痛改善总有效率86.6%。治疗前心电图改变者22例，其中陈旧性心梗合并慢性冠脉供血不足的8例，好转2例，无变化6例；ST－T改变者10例，好转6例，无变化4例；心律失常者4例，均无变化。治疗后血浆6－K－$PGF_{1\alpha}$及高密度脂蛋白明显提高，同时TXB_2与6－K－$PGF_{1\alpha}$的比值明显降低。（中西医结合杂志，1990，2：82）

3. 治疗椎基底动脉供血不足　每次口服葛根素片（每片含50毫克）2片，每日3次，3周为1疗程。治疗23例，其中年龄最大77岁，最小48岁，平均62.5岁；病程最长1年，最短10日。结果：显效9例，有效13例，总有效率95.6%。起效时间最快4日，最长10日，平均7日。该药水溶性较差，起效虽较慢，但对肝、肾等器官没有损害，长期服用无不良反应。（武汉医药情报通讯，1988，4：6）

4. 治疗偏头痛　每次口服葛根素片（每片含葛根素100毫克）5片，每日3次，连续服药2～22个月。治疗53例。结果：缓解13例，显效12例，好转19例，总有效率83%。起效时间一般在用药2周后。（中华内科杂志，1977，6：326）

5. 治疗糖尿病足　将60例患者按随机单盲法分为2组，治疗组40例，对照组20例。2组均给予糖尿病饮食、口服降糖药或胰岛素治疗及对症治疗措施。治疗组另给予葛根素注射液500毫克，加入生理盐水250毫升中静脉滴注；对照组另给予复方丹参注射液40毫升，加入生理盐水250毫升中静脉滴注。均每日1次，2个月为1疗程。以足部溃疡完全愈合，肢体动脉血流动力学恢复正常，肌电图NCV较治疗前增加大于5米/秒为治愈。结果：治疗组治愈21例（52.5%），有效14例（35.0%），总有效率为87.5%；对照组则为6例（30.0%）、5例（25.0%）和55.0%。两组疗效比较，差异有显著性（$P<0.01$）。（中国中西医结合杂志，2002，9：707）

6. 治疗腹部手术后腹胀　取葛根、皂角各250克，加水2000毫升，煎汤去渣盛于器皿中，用毛巾两条，轮换蘸取药水置脐部为中心热敷。治疗109例（外科79例，妇产科30例），除3例无效外，其余病例均于2～6小时内肠鸣音恢复正常，腹胀逐渐消失，有效率达99.2%；腹胀缓解最短者3小时，最长者3日。（湖北卫生，1977，7：11）

7. 治疗足癣　葛根、白矾、千里光各等量，烘干，研为细末，分袋包装，每袋40克，密封。每次1袋，倒入盆中，加温水约3000毫升，混匀，每晚浸脚20分钟。7日为1疗程，不用其他药物。治疗足癣及合并症238例，以症状、体征消失，皮肤恢复正常为痊愈。结果：痊愈194例，显效26例，好转15例，总有效率98.74%。（湖北中医杂志，1988，2：25）

8. 治疗痔疮　取葛根250克，烘干研末，用热香油150克调成膏状，放入磨口瓶中备用。用时将药膏适量做成饼状，敷贴在痔核表面（肛裂者先用药膏涂布肛裂创面），盖以纱布，胶布固定。每日换药1次，换药前用温水坐浴。涂药后12小时内暂不大便。共治106例，其中血栓性外痔23例，炎性水肿性外痔25例，混合痔22例，急性嵌顿性痔20例，肛裂16例。结果：用药10日后，治愈94例，显效7例，好转5例。（中国肛肠病杂志，1992，3：31）

9. 治疗视网膜静脉阻塞 治疗组30例，病程15～90日，其中总干阻塞16例16只眼，分支阻塞14例14只眼，用葛根素注射液200～400毫克加入5%葡萄糖液500毫升中静脉滴注，每日1次，10次为1疗程，疗程间休息3日。对照组30例，其发病年龄、性别、病程及阻塞部位与治疗组基本相似，服桃红四物汤加减，每日煎服2次，配服维生素C、芦丁、地巴唑，其中13例同时静脉滴注丹参注射液或川芎嗪注射液。以视力恢复到发病前水平，眼底出血基本吸收为临床痊愈。结果：葛根素组痊愈1例，显效6例，有效16例，总有效率76.6%；对照组无痊愈，显效3例，有效13例，总有效率53.3%。治疗组见效快，对分支静脉阻塞治疗效果好，有效率为93.5%。（中国中医眼科杂志，1992，4：208）

10. 治疗视网膜动脉阻塞 每次用葛根素注射液50毫克肌内注射，每日2次，或用200～400毫克加入5%或10%葡萄糖液500毫升中静脉滴注，每日1次。20日为1疗程，用1～2个疗程。共治26例26只眼，平均发病26.4日后接受治疗。治疗前对数视力为2.84±1.86，视力中位数（小数视力）为数指。结果：经平均35.4日治疗，对数视力达到3.74±1.41，视力中位数为0.1，差异有显著性。其中10只眼治疗前后眼底荧光血管造影检查结果表明，视网膜循环时间由治疗前的6.9±0.6秒缩短至治疗后的4.5±0.6秒（$P<0.001$）；在检眼镜下所看到的动脉变细甚至“中断”的动脉血管中，造影时均有荧光素通过。（中国中医眼科杂志，1993，1：19）

11. 治疗青光眼 观察病例分4组：第1组为原发性开角型青光眼未手术者，共33例64只眼；第2组为原发性闭角型青光眼未手术者，共13例25只眼；第3组为继发与残余性青光眼，共9例14只眼；第4组为传统用药及手术后眼压控制不理想的各类青光眼，共25例40只眼。用药方法共3种：一是仅用1%葛根素，每晨8时点眼1次；二是仅用1%葛根素，每日2次点眼，连续用药3日；三是在原有药物的基础上，加用1%葛根素点眼，每日2次，连用3日及连续用药1个月。结果：24小时眼压均数与治疗前作自身对照，第1组从33.8mmHg降至27mmHg，降低20.1%（$P<0.001$）；第2组从31.5mmHg降至23.3mmHg，降低25.3%（$P<0.001$）；第3组从33mmHg降至27mmHg，降低17.9%（$P<0.001$）；第4组从33.8mmHg降至23.3mmHg，降低27.4%（$P<0.001$）。降压开始时间多在滴药后30分钟内，用药后2～6小时眼压降至最低值，绝大多数降眼压时间维持在10小时以上。（中华眼科杂志，1993，6：336）

12. 治疗突发性耳聋 用葛根素注射液100毫克加入0.9%氯化钠10毫升中静脉注射，每日1次，一般连用1～2周。共治30例，以治疗后听力图在500、1000、2000、3000赫兹听力水平恢复到25分贝以内，耳鸣减轻至消失为痊愈。结果：痊愈6例，显效11例，进步4例，总有效率70%。治疗后患者甲皱微循环得到改善。（中国中西医结合杂志，1994，2：98）

13. 治疗慢性鼻窦炎 葛根30克，桂枝6克，白芍6克，生姜3片，大枣6枚。鼻塞重者加辛夷，涕黄黏者加鱼腥草。每日1剂，分2次煎服。一般需服10～15剂。

对病情复发者继用本方，仍有效果。共治 170 例，有效率 88%。（中医杂志，1999，5，262）

14. 防止醉酒 葛根 50 克，煎取 100 毫升，饮酒前服。治疗饮服啤酒、黄酒、烧酒者 100 例，作为治疗组，并与预先服用肌苷（饮酒前服 400 毫克）预防的 100 例作对照。以头晕、多语、面红、呕吐、步态不稳、沉睡 6 项症状出现≤4 项为有效。结果：治疗组有效 89 例，对照组有效 75 例。两组总有效率分别为 89% 和 75%，差异有显著性（$P<0.01$）。（中医杂志，1999，6：327）

临证参考

［**古法借鉴**］

1. 时毒头面肿 治时毒头面肿赤，葛根、牛蒡子、管仲（贯众）、甘草、豆豉各 5 钱。上药共为细末，每服 3 钱，用水调服。此经验见载于《杏苑生春》葛根牛蒡子散。

葛根为阳明经药，长于透发，上行头面，能“散郁火”（《本草纲目》），故临床尤多用治与足阳明经相关的头面疾患。

2. 预防热病、瘴气 预防热病、急黄、贼风，干葛、干地黄各 3 斤，新香豉心 1 升。上药晒干为散，每服 1 方寸匕，每日 2 次，稍稍加至 3 匕，食后牛乳、蜜汤、竹沥、粥饮、梅浆任意下之。辟瘴不染，生葛捣汁 1 小盏服，能去热毒气。上述经验见载于《外台秘要》卷 14 引《许仁则方》干葛散及《本草纲目》卷 18 引《圣惠方》。

《本草经解》记载：葛根“同香薷、生地煎服，可以预防热病”。

3. 肺热身肿喘咳 治阳明多火，肺受熏蒸，肺热身肿，喘咳烦满，不得仰卧，喘息倚肩，身首皆肿，小便赤涩，关脉实大，用干葛、石膏、知母。此经验见载于《症因脉治》卷 3 干葛石膏汤。

本方用量、用法原缺，据方名当为煎服。

4. 便秘 治大便不通六七日，腹中有燥屎，寒热烦迫，短气汗出，胀满，生葛根、猪膏各 2 升，大黄 1 两。上 3 味为粗末，以水 7 升，煮取 5 升，去滓，纳膏煎取 3 升，澄清。强人顿服，羸人再服。亦治大小便不通。此经验见载于《备急千金要方》卷 15 上濡脏汤。

5. 吐衄下血 治鼻衄不止，生葛根、小蓟根各半斤。上洗净，捣取汁。每服 1 盏，烫温服，不拘时候。鼻血因饮酒过度所致者，用茅花、干葛各 3 钱，水煎服。治心胃热极，吐血或衄血不止，用葛根煮汤，频频饮。热毒下血因食热物发者，生葛根 2 斤，捣汁 1 升，入藕汁 1 升，和服。一方用葛根 2 两，甘草 5 钱，绿豆 1 两，煮汤饮。上述经验见载于《普济方》卷 189 引《济生方》、《嵩崖尊生全书》卷 8 茅葛汤、《本草汇言》卷 6 引《广利方》、《梅师方》及《本草纲目》卷 18 引《梅师方》。

《本草蒙筌》记载“生（葛）根汁，止热毒吐衄”。

6. 淋证 治男女淋病疼痛，用砂糖、葛粉为丸，如梧桐子大。每服一二丸，井花水化开送下。此经验见载于《医学纲目》卷 14 葛粉丸。

7. 腰痛 治臂腰疼痛，生葛根嚼之咽汁，取效乃止。此经验见载于《本草纲目》卷18引《肘后方》。

臂（guì）腰，闪挫腰痛的古称。见《诸病源候论·腰背病诸候》。

8. 中风 治中风，心脾热，言语謇涩，精神昏愦，手足不随，葛粉4两，荆芥1握。上以水4升，煮荆芥六七沸，去滓澄清，软和葛粉作索饼，于荆芥汁中食之。一方治中风四肢不收，心神恍惚，不知人事，竹沥、生葛汁各2升，生姜汁2合，和匀，分温3服。上述经验见载于《医方类聚》卷24引《食医心鉴》葛粉索饼及《医门法律》卷3。

《药品化义》："若中风……以致口噤者，捣生葛汁同竹沥灌下即醒。"

9. 脚汗 治足汗，白矾、干葛各4两，水煎洗足，5日愈。此经验见载于《嵩崖尊生全书》卷8矾葛散。

10. 金创中风 治金创中风，痉强欲死，生葛根4大两，以水3升，煮取1升，去滓，分温4服。口噤者灌之。若干者，捣末调3指撮，仍以此及竹沥多服，取效。此经验见载于《本草纲目》卷18引《贞元广利方》。

11. 伤筋出血 治伤筋出血，葛根捣汁饮；干者煎服，仍熬屑敷之。此经验见载于《本草纲目》卷18引《外台秘要》。

12. 虫咬伤 治蜘蛛等诸般虫咬，用葛粉、生姜汁调敷。此经验见载于《医学纲目》卷20。

《日华子本草》谓葛根"傅（敷）蛇虫啮"。又《本草纲目》卷18引苏恭曰："猘狗伤，（葛根）捣汁饮，并末傅之。"可互参。

13. 小儿惊风 治热极不已，欲发惊痫，生葛汁、竹沥各1合，牛黄（别研）如杏仁许。上相和，每服半合，量大小与之，不拘时。此经验见载于《小儿卫生总微论方》卷5生葛饮子。

唐宋医书所载的惊痫，多指小儿惊风。

14. 诸菜中毒 治诸菜中毒，发狂烦闷，吐下欲死，葛根煮汁服。此经验见载于《本草纲目》卷18引《肘后方》。

《神农本草经》称葛根"解诸毒"，《本草经集注》记载葛根"杀野葛（钩吻）、巴豆、百药毒"。

15. 中鸩毒 解中鸩毒，气欲绝者，葛粉3合，水3盏调服。口噤者灌之。此经验见载于《本草纲目》卷18引《圣惠方》。

鸩，传说中一种毒鸟，亦指毒酒。《神农本草经》称葛根能"解诸毒"。

16. 服药过剂烦闷 治服药过剂，苦烦，生葛汁饮之；干者煎汁服。此经验见载于《本草纲目》卷18引《肘后方》。

17. 劳复 治热病劳复，身体痛；天行，壮热烦闷，葛根1两，葱白1握，豉半升，米1合。先切葛根，以水9升，煮取7升；纳葱白，更煮取4升；去葛及葱滓，分4服。当有汗出即愈，明旦更作服。此经验见载于《外台秘要》卷3引《延年秘录》。

［**论治备参**］

1. 葛根善达诸阳经，而阳明为最，以其气轻，故善解表发汗。解散之药多辛热，葛根凉而甘，故解温热时行疫疾，凡热而兼渴者，此为最良，当以为君，而佐以柴、防、甘、桔极妙。

2. 葛根，其气轻浮，鼓舞胃气上行，为治脾胃虚弱泄泻之圣药。

3. 葛根佐健脾药有醒脾之力。又阳气郁遏于脾胃之中，状非表证，饮食如常，但肌表及四肢发热如火，以此同升麻、柴胡、防风、羌活升阳散火，清肌退热，是薛立斋常用之神剂。

4. 葛根入柴胡疗肌表，同升麻通毛窍。

5.《神农本草经》说葛根能治“呕吐”，甄权说它能“治天行上气呕逆”，说明前人确实将它作平降胃气的药来用的，而应用的范围包括热病和杂病的呕吐，这是葛根性升用降的一面。物性之升降，不可拘泥，用之得当，性升者亦降，性降者亦升。

6. 葛根是“升津”而非“生津”。所谓“升津”是通过鼓舞胃气，升发清阳，阳升阴起，阴津得以上承，而达到主消渴、濡润经脉的功效。所以温热伤津或阴虚火旺之证，不可再盲目选用葛根，以免辛甘升散之葛根，再耗伤阴津。

7. 凡泄泻口渴者，常在健脾渗湿方中加葛根，既能升津止渴，亦有止泻作用。用于止泻，葛根煨用；若系急性肠炎，用葛根芩连汤效佳。又齿痛、头痛、乳房病等凡属阳明经所属部位的病患，常用葛根作为引经药，使治疗药物直达病所。

8. 重用葛根为主治疗多例β受体功能亢进症，收到满意疗效。基本方：葛根30~60克，生龙骨30克，党参、麦冬、酸枣仁各20克，五味子15克。随症加减。水煎服，每日1剂，4周为1疗程。一般坚持服药1疗程后，症状、心电图等即有明显改善。本法对应用β受体阻滞剂有禁忌者，同样有效，且远期效果好。

9. 葛根常用治眩晕和耳鸣。配黄芪、天麻、丹参、荷叶，治气虚眩晕；配天麻、首乌、枸杞、丹参，治脑动脉硬化引起的眩晕；配蔓荆子、荷叶、黄芪、枸杞、黄精、丹参，治气虚血瘀或肝肾不足引起的耳鸣失聪；配蝉衣、川芎、黄芩、赤芍、荷叶，治风热壅阻耳窍所致的耳鸣耳聋。

10. 用葛根为主的汤药，每剂用20克，加菖蒲等药或用愈风宁心片（从葛根中提取葛根黄酮制成的片剂）治疗神经性耳聋、耳鸣68例，总有效率88.2%。用葛根为主的汤剂或愈风宁心片治疗耳源性眩晕82例，总有效率89%。上法对高血压性眩晕及脑动脉硬化性眩晕亦有良好效果，说明葛根有改善脑动脉供血等作用。此外葛根及葛根制剂能有效改善高血压病人颈项板滞感，对保持血压稳定效佳。一法用葛根50~100克，加猪前脚或猪脊骨250克及适量调料煲汤，每日1剂，早晚2次饮汤，食葛根及猪脚、猪脊肉，2周为1疗程，用于各种原因引起的神经性耳鸣、耳聋效著。

11. 根据古人“升清可以降浊”“欲降必先升之”之说，在治疗输尿管结石的清热、利尿、通淋处方中，加入大剂量葛根，能明显缩短疗程，提高结石排出率。

12. 重用葛根50克，合四妙丸加味，治痛风性关节炎疗效显著。另以生葛根50~100克水煎代茶饮，对痛风复发有预防效果。

13. 前阴者，宗筋之所聚。葛根能鼓舞阳明津气以荣宗筋，故常用治阳痿。阳痿成因多端，无论哪种因素，在针对病因治疗的同时加用葛根、石斛，能提高治疗效果。

14. 汗出偏沮，即身体一侧出汗，中医多以气血不足、寒湿痹阻、营卫不和论治。治疗气血不足3例、寒湿痹阻2例、营卫不和6例，均在相应方剂中重用葛根60克，5日为1疗程，一般服1～3个疗程后病愈。

15. 葛根是治疗抽动—秽语综合征（TS）的要药。TS的症状以头面颈部抽动为多见。开始葛根作为颈部肌肉抽动时的加味药物，日后发现即使无头项症状的TS患儿，应用葛根亦能增强疗效。

16. 葛根善治颈强，能扩张脑血管及心血管，并有较强的缓解肌肉痉挛的作用。故对颈椎增生者，除辨证用药外，必加本品，其用量可用至30～45克，无任何副作用。

17. 常取葛根10～20克，配羌活、熟地、川芎、赤芍、当归、补骨脂、乌梅、鸡血藤，治疗颈椎病。葛根善疏太阳经脉，并能增加颈动脉血流量。

18. 葛根通乳络，能引诸药行于乳，故善治缺乳和乳痈。

19. 慢性鼻窦炎为太阳、阳明经气血壅遏，邪热郁滞之病，葛根轻扬升发，入阳明经，配合调和太阳经气血之桂枝汤，有治疗功效。

20. 葛根能解药毒，用20克，配合桂枝汤煎服，治疗胃复安引起的锥体外系反应（颈项强直，转侧不利）有效。

21. 葛根治外感风热头痛、项背强痛、肌肉酸痛、湿热泻痢或脾虚泄泻，及热病口渴等症，均宜大量（30～120克）用之，则取效快捷。对于脾虚泄泻，本品宜用米汁浸润后炒至老黄色，凉性即减，而升发清阳之力却增。

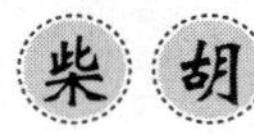

柴胡

柴胡，始载于《神农本草经》，原作“茈胡”，是伞形科多年生草本植物柴胡或狭叶柴胡的根。本品味辛、苦，性微寒，归肝、胆、肺经。

临证应用

［**配用简说**］

1. 柴胡有疏散退热作用，外感发热、内伤发热均可配用，特别适用于弛张热（热度高低不一，早晚波动幅度较大）、间歇热及往来寒热（畏寒时不发热，发热时不畏寒，两者交替出现）。治外感发热，常配荆芥、防风、黄芩、葛根；气虚发热常配党参、黄芪；阴虚潮热常配鳖甲、知母。

2. 柴胡功能疏肝解郁，适用于肝气郁滞所致的胸闷胁痛、月经痛、乳房作胀或结块及情志病等，常配合白芍、当归、香附、枳壳、川芎等同用；躁狂性情志病，还需选配陈胆星、青礞石、郁金、生牡蛎、大黄、龙胆草等，以豁痰、散瘀、泻火，安神。现代临床在治疗慢性肝炎、胆囊炎、妇女月经失调、痛经、乳腺增生病、癔症、忧郁症等疾患时，常配用本品。

3. 柴胡有升举阳气作用，配伍党参、黄芪等补气药，可治疗气虚脱肛、胃下垂及子宫脱垂等。

4. 柴胡治疟疾有效，能治早晚定时发热，或间日疟发热，常配合黄芩、半夏、常山、草果等同用。

［**一般用法**］

入煎剂3～10克。解热生用，用量可稍大；升提生用，用量宜小；疏肝醋炒用较佳。肝火上逆者忌服。

临证推广

［**古用发微**］

治疗眼、耳、口齿舌疾患　《类编朱氏集验医方》卷9柴胡散，治眼暴赤肿痛，药用柴胡、苍术、甘草各等份。上为末，白水煎；如头疼、壮热，则用生姜、葱煎服。治眼赤痛微肿，眦赤烂多时，亦可用外治法：柴胡（去苗）、蕤仁（去皮，研）、黄连（去须）、升麻各1两。为粗末，以水3升，煎取1升半，滤去滓，微热淋洗；如冷再暖，洗三四遍。方见《圣济总录》卷105柴胡洗眼汤。治眼目昏暗，可用柴胡6铢，决明子18铢。上药治下筛，人乳汁和，敷目。方见《备急千金要方》卷6。治耳聋，不闻雷声，《医林改错》卷上有通气散：柴胡、香附各1两，川芎5钱。上为末，每服3钱，开水调下，早、晚各1次。治口糜生疮，柴胡（去苗）、地骨皮各1两。上为粗末，每服3钱匕，水1盏，煎至6分，去滓，细含咽之。方见《圣济总录》卷117柴胡汤。同书卷120有柴胡汤方，治肾虚，牙齿龈肿，膈上热，药用：柴胡（去苗）1两，枳壳（去瓤，麸炒）、厚朴（去粗皮，生姜汁炙，烟尽）各3分，黄连（去须）半两。为粗末，每用5钱匕，水2盏，煎至1盏。去滓，食后分2服。若舌本强，两边痛，可用《圣济总录》卷119柴胡散：柴胡（去苗）、升麻各1两，栀子仁半两。上为散，每服1钱匕，熟水调下，每日3次。

柴胡治疗上述病症，概取其升清气、散郁火之功。

［**现代报道**］

1. 治疗病毒性肝炎　用柴胡注射液（每毫升含生药2克）10～20毫升，加入50%葡萄糖液中静脉注射或加入5%葡萄糖液250～500毫升中静脉滴注，每日1次，10次为1疗程。共治120例，其中急性患者97例，有效率98.4%；慢性患者23例，有效率100%。对改善症状、回缩肝脾、恢复肝功能及促进乙肝抗原阴转均有较好作用。（中西医结合资料选编（甘肃），1978，1：32）

2. 治疗痄腮（流行性腮腺炎）　每次用柴胡注射液（每毫升相当于原生药1克）2毫升肌内注射，10岁以上首剂3毫升，每日2次。共治28例，治愈27例，其中24小时内治愈7例，48小时内15例，72小时内5例。合并颌下淋巴结炎1例，疗效不显。未见不良反应。（新中医，1986，6：14）

3. 治疗发热　①每次发热时肌内注射柴胡注射液2毫升（含生药2克），记录注药前及注药后30、60、120分钟时的体温。共治24例，均为肿瘤病人，其中属感染性发热11例，肿瘤热13例；体温37.7℃～39.9℃，平均38.7℃。结果：肿瘤热患者用药后30、60、120分钟时的体温（℃）平均下降0.40±0.35、0.88±0.63、1.32±0.75；感染热患者平均下降0.42±0.48、1.06±0.62、1.70±0.73。提示用药前后两类患者体温的差异皆有非常高度显著性（P<0.001），而两类患者之间差异无显著性（P>0.05）；注药后30、60分钟时两类患者体温下降皆无显效（P>0.05）；注药120分钟后肿瘤热患者体温下降有显著性（P<0.05），感染热患者有高度显著性（P<0.01）。（江苏中医，1993，3：42）②使患者平卧，取头后伸位，用注射器抽取柴胡注射液滴鼻，两侧鼻孔各滴1～3滴后，轻轻按摩鼻翼，再继续滴完全量：小儿0.3～0.5毫升，成人0.5～0.8毫升。共治60例，其中感染性疾病所致45例，普通感冒10例，其他发热（如输液反应等）5例。结果：显效48例，有效4例，无效8例；普通感冒均系显效。（泸洲医学院学报，1983，3：57）③将151例小儿感冒发热患者分为2组。灌肠组69例，仅用灌肠剂，不加任何抗生素及退热药。灌肠剂由柴胡、羌活、大黄3药组成，包装如开塞露，每支5毫升，含生药4.5克。用时将灌肠剂塑料头剪去，插入患者肛门，挤压灌入，每次1支，每日3次。西药组82例，用洁霉素加复方阿司匹林治疗。两组有咳嗽者均配服镇咳药。以服药24～48小时，体温恢复正常，证候消失为痊愈。结果：灌肠组痊愈35例，显效10例，有效18例，总有效率91.3%；西药组分别为22例、13例、24例和72.0%。灌肠组疗效明显优于西药组（P<0.01），退热亦快于西药组。（中医杂志，1993，5：29）

4. 治疗高脂血症 用干柴胡和适量罗汉果调味，混合水煎至2小时以上2次，煎液过滤澄清浓缩，按3克‰比例加苯甲酸防腐。每次20毫升（相当于干柴胡3克），每日3次，3周为1疗程，共治86例。结果：治疗组治疗前甘油三酯均值为2.66±1.09mmol/L（242.18±98.87mg%），胆固醇均值为5.67±1.04mmol/L（217.96±4.06mg%），治疗后分别为1.61±0.566mmol/L（145.96±51.42mg%）和5.90±mmol/L（226.88±33.46mg%）。其中甘油三酯下降率为39.7%，自身比较差异显著。（中医杂志，1988，2：62）

5. 治疗扁平疣 选择母疣，常规消毒皮肤，用柴胡注射液对疣体直接注射治疗。依疣体大小每次注射0.2～0.5毫升，致疣体发白即可。拔针后对针孔稍加压1～2分钟，无药液反流即可。1周后根据疣体变化决定是否继续注射。共治39例，以疣体全部消失为痊愈。结果：痊愈35例，显效4例。（中国中西医结合杂志，1992，4：212）

6. 治疗多形红斑 每次用柴胡注射液2毫升（含原生药4克），作肌内注射，每日2次。共治13例，全部治愈。其中5日治愈5例，7日6例，10日2例。（皮肤病防治研究通讯，1979，2：110）

7. 治疗单疱病毒性角膜炎 采用柴胡注射液（每毫升相当于原生药1克）滴眼、球结膜下注射及肌内注射三种方法综合治疗。滴眼，用柴胡注射液加生埋盐水配制成10%滴眼液，每次1～2滴，每小时1次。球结膜下注射，每次用0.3～0.5毫升，隔日1次。肌内注射，每次2毫升，每日1～2次。病变程度及症状重者，合并使用10%阿托品溶液散瞳，每日1～2次。共治21例，除3例外，其余18例均获得满意效果。（中

草药通讯，1978，12：29）

8. 治疗渗出性中耳炎性耳聋 柴胡500克，香附、川芎各250克。共研细末，制成水丸。早晚各服5克，10日为1疗程。共治84例，以听力完全恢复，耳鸣消失，鼓膜色泽正常，标志清晰为痊愈。结果：痊愈36例，好转28例，无效20例。（新中医，1983，12：32）

临证参考

［**古法借鉴**］

1. 咳血 治心肺客热，咳嗽吐血，柴胡（去苗）1两，胡黄连、宣连各半两。为细末，入朱砂少许，研匀。每服2钱，水1盏，煎至半盏。通口服，食后。此经验见载于《杨氏家藏方》卷8止红散。

《药鉴》记载："（柴胡）同黄连同用，能凉心而解热。"热去则咳血自止。

2. 痢疾 治积热下痢，柴胡、黄芩等份，半酒半水煎7分，浸冷，空心服之。此经验见载于《本草纲目》卷13引《济急方》。

3. 黄疸 治黄疸，柴胡（去苗）半两，甘草（炙）1分。上剉细，以水1碗，白茅根1握，同煎至7分，去滓温服。此经验见载于《圣济总录》卷60柴胡汤。

本方在《小儿卫生总微论方》卷15和《本草纲目》卷13引《孙尚药秘宝方》中，柴胡用量皆为"1两"，分别用治小儿黄疸病和湿热黄疸。

4. 疟疾 治疟疾，寒多热少，腹胀，柴胡、半夏、厚朴、陈皮各2钱。水2碗，煎8分，不拘时候服。此经验见载于《本草汇言》卷1。

《本草纲目》卷13引李东垣曰："凡诸疟以柴胡为君，随所发时所在经分，佐以引经之药。"张锡纯则说："柴胡为疟疾之主药……若遇阴虚者，或热入于血分者，不妨多用滋阴凉血之药佐之；若遇燥热者，或热盛于气分者，不妨多用润燥清火之药佐之。是以愚治疟疾有重用生地、熟地治愈者，有重用生石膏、知母治愈者，其气分虚者，又有重用参、芪治愈者，然方中无不用柴胡也。"（《医学衷中参西录》中册）

5. 跌仆胁下痛 治从高坠下，血积胁下，左边疼，柴胡5钱，红花、大桃仁（不去尖，研末）各3钱。将柴胡、红花用酒煎好，调桃仁末热服。此经验见载于《伤科汇纂》卷7柴胡饮。

柴胡有疏肝气郁结而止痛的效用。

6. 室女经闭 治室女经闭成痨，用石膏、柴胡。此经验见载于《郑氏家传女科万金方》卷2石膏柴胡汤。

上方用于肝郁气滞而化热者为宜。用量、用法原缺，据方名当为水煎服。

7. 小儿骨蒸潮热 治小儿15岁以下骨蒸热劳，遍身如火，日渐黄瘦，夜卧多汗，咳嗽烦渴，丹砂（飞研）2两，柴胡（去苗，为末）4两。上为末，用豮猪胆汁拌和，饭甑上蒸1次，候冷为丸，如绿豆大。每服10丸，用桃仁、乌梅煎汤送下，每日3次。治小儿骨蒸潮热，面黄瘦弱，柴胡、地骨皮、甘草各5钱。上剉散，每服2钱，加水1

小盏煎服。治盗汗，潮热往来，也可用柴胡（去苗）、胡黄连各等份。上为末，炼蜜和膏为丸，如鸡头子（芡实）大。每服一二丸，银器中用酒少许化开，入水 5 分，重汤煮二三十沸，温服，不拘时候。治小儿骨蒸及一切疳症，黄脚雌鸡 1 只（净），柴胡、黄连各 4 两。上药为粗末，生绢袋盛，缝鸡腹中，煮极烂，漉出骨和药，焙干捣末，酒面糊为丸，如绿豆大。每服 20 丸，以汤送下，不拘时候，量病情加减。上述经验见载于《圣济总录》卷 177 丹砂丸、《补要袖珍小儿方》卷 4 柴胡散、《小儿卫生总微论方》卷 15 柴胡黄连膏及《幼幼新书》卷 20 引《庄氏家传》煮鸡丸。

［**论治备参**］

1.《神农本草经》谓柴胡主寒热，寒热者少阳外感之邪也。又谓其主心腹肠胃中结气，饮食积聚，诚以五行之理，木能疏土，为柴胡善达少阳之木气，则少阳之气自能疏通胃土之郁，而其结气饮食积聚自消化也。

2. 柴胡实未印定少阳药，凡风邪初感之轻证，及邪气淹留，表邪不解之久病，用之并臻神效。

3. 约而言之，柴胡主治止有二层：一为邪实，则外邪之半表半里者，引而出之，使还于表，而外邪自散；一为正虚，则清气之陷于阴分者，举而升之，使返其宅，而中气自振。此外，则有肝络不疏一症，在上为胁肋痛，在下为脐腹胀，实皆阳气不宣，木失条达所致，于应用药中，少入柴胡，以为佐使而作向导，奏效甚捷。柴胡能宣通阳气，祛散外邪，是去病之药，非补虚之药。在脾虚之病用之者，乃藉其升发之气，振动清阳，提其下陷，以助脾土之转输，所以必与补脾之参、芪、术并用，非即以柴胡补脾也。

4. 柴胡之症虽多，其要在寒热往来，邪居半表半里。一说胸胁苦满而寒热往来者，用之有捷效，若无胸胁苦满证者，用之无效。

5. 柴胡，少阳、厥阴行经药；妇人产前产后必用之药；善除本经头痛，非他药所能止。一说本品能散十二经痈疽血凝气聚。

6. 凡病来迅速者，俱属肝经主病，宜少加柴胡以疏肝。

7. 人但知柴胡能发表，而不知柴胡最能和里，故劳药、血药往往用之。补中益气汤、逍遥散皆用柴胡，取其和中，皆非解表也。

8. 章次公根据《备急千金要方》用柴胡方 65 首，《千金翼方》35 首，《外台秘要》54 首，《普济本事方》11 首，用考证方法研究柴胡的功用，再加上他个人的经验，得出柴胡其用有三：一祛瘀，二解热，三泄下。

9. 柴胡重用之则不发汗而消面唇肿。

10. 柴胡得益气药，升阳气；得清气药，散邪热。

11. 柴胡行手足少阳，以黄芩为佐；行手足厥阴，以黄连为佐。

12. 柴胡与白芍同用，能抑肝而散火；与黄连同用，能凉心而解热。

13. 柴胡欲作疏肝之用，必配白芍，且量宜轻；欲退热散邪，必配黄芩，用量必须加大（9～24 克）。

14. 柴胡所治证候虽有外感内伤之别，但其舌上必有白苔，且多较垢腻，方可任柴胡之疏达。此为辨证之眼目，不可忽之。

15. 张景岳喜用柴胡解表，其新方散阵共17方，用柴胡的有13方，其中以柴胡为方名的有12方。柴胡性凉，气味俱轻，善泄善散。凉散配黄芩、生地、山栀等；温散配生姜、麻黄、官桂等；气虚劳倦而感冒者配人参、白术、炙甘草等；产后或血虚而感冒者配当归、熟地等；阳明温热，表邪不解者配石膏、黄芩、麦冬等。

16.《伤寒论》中用柴胡半斤以退热。汉制半斤相当于今之125克。经临床反复实践，发现在辨证方中加用柴胡120克，每日分4次煎服，至少对病毒性感冒和大叶性肺炎所出现的高热，有明显的退热作用。病毒感冒属风寒者，用荆防败毒散加减；风热者，用普济消毒饮加减；对大叶性肺炎出现高热起伏，伴胸闷泛恶等症的病人，用小柴胡汤加减，对消退高热，消散肺部炎症有效。治疗上述病症，柴胡如此重用，并无汗出淋漓或升火烦躁等所谓升阳劫肝阴的副作用。

17. 柴胡用30～40克，配黄芩10克，青蒿30克，生石膏30～60克，治一切外感热病而邪在卫分、气分，体温在39℃以上者必效。上述4药相伍，辛以散热，凉以退热，苦以泄热，且无伤津之弊。

18. 凡感冒等外感病，在表证未能及时解表，而用其他方法治疗，以致发热久久不解，热虽不甚高，但数周甚至数月不解者，以柴胡为主组方，常获良效。

19. 柴胡善治以气虚发热为主的低热，用量6克，配黄芩、半夏、甘草各3克，生姜3片，大枣3枚，党参20克，水煎服。柴胡用于退热须配参或芪，单用不行。

20. 湿温症，外有表邪，苔腻，胸满，宜柴胡、葛根并用。柴胡能疏导少阳，使上焦得通，津液得下，其人濈然汗出；若表寒未罢，而里热已结，则柴胡更属妙品。盖因柴胡具有解热及泄下作用，用其通便泄浊，稳当无比。

21. 肺系疾病非特异性炎症用抗生素无效者，或支气管感染对抗生素耐药者，用柴胡有较好的疗效。

22. 柴胡具有疏通胃肠之功，气机郁滞而致的脘腹胀满而不大便者，大剂量应用柴胡常收佳效。

23. 甘柴合剂（柴胡与甘草各半）在抗肝细胞变性、坏死方面较突出，在临床上也证实其降酶幅度大，速度快。

24. 柴胡有平脑镇静作用，对神经兴奋引起的头晕、目眩、耳鸣、烦热等症状有效。又能调整胃肠，适用于各种神经官能性胃肠疾患。

25. 柴胡有显著的解郁功用。癔症哭笑无常，胡言乱语，不眠，可用北柴胡加白芍、枳实；心因性精神忧郁，柴胡配合南星、礞石、郁金。又急性躁狂状态，高声狂叫，不眠，行为冲动，柴胡需重用15～24克，并配合祛痰安神之礞石、大黄、龙胆草、生牡蛎。柴胡得礞石，祛痰作用显著，配生牡蛎则能镇静安神。神志恍惚不清，行为怪异，重用柴胡配合活血散瘀药。

26. 柴胡10克，配龙骨、牡蛎各30克，可用治各种精神性疾病。

27. 变态反应性皮肤病一般称为过敏性皮肤病，其皮损具有时隐时现、发无定时、易呈慢性反复发作等特点，其病机与邪在少阳证之寒热往来，反复发作类同。柴胡具疏达宣透之性，为少阳证主药，用治变应性皮肤病甚合病机且有效，日本汉方医以小柴胡汤、柴朴汤、柴胡桂枝汤治疗此类病可资佐证。

28. 柴胡是治疗伤科内伤的一味良药，只要善于配伍，不论病在上中下哪一部位，都很适宜。用量以轻灵为佳，常为 1～6 克。

29. 柴胡有升提之力，气虚下陷之崩漏，可加用之。

30. 《傅青主女科》在调经止带诸方中，每佐用柴胡，药量轻巧。完带汤中用柴胡 2 克，解风木之闭塞，促地气之升腾，使全方“寓补于散之中，寄消于升之内”。平肝开郁止血汤重用白芍平肝，少佐柴胡开郁，治疗郁结血崩之证。若柴胡用量过大，“则肝气大开，肝火更炽，而血亦不能止”。温经摄血汤以大剂熟地补血，少加柴胡解郁，使“补中有散，而散不耗气；补中有泄，而泄不损阴”。宣郁通经汤治肝郁痛经，方中以少量柴胡与归、芍、丹、栀相配，“补肝之血而解肝之郁，利肝之气而降肝之火”，气血调和则疼痛自除。治疗产后郁结，乳汁不通之通肝生乳汤，不用穿山甲、王不留行之辈，而用柴胡配白芍，“大舒肝木之气，则阳明气血自通，而乳汁亦通矣”。查《傅青主女科》一书，柴胡用量多在 1～3 克之间，其目的在于借柴胡舒肝解郁之性，以宣畅气血。然柴胡终属升发疏散之品，若用量过大，难免有升阳助火之虞。傅氏用药之精当，足见一斑。

31. 以柴胡为主，草龙胆为使，治眼疾中必用之药。

32. 《本草衍义》云：柴胡，《神农本草经》并无一字治劳，而今人治劳方中用之，鲜有不误者，言北柴胡也。然又有真脏虚损，原因肝郁血闭成劳，虚因郁致，热由郁成，软柴胡（即狭叶柴胡）可相机而用。《伤寒论》有大、小柴胡汤，仲景用的是北柴胡；脾虚劳倦用补中益气汤，妇人肝郁劳弱用逍遥散、青蒿煎丸少佐柴胡，用的都是软柴胡，业医者当明辨而分治之。又银柴胡、北柴胡、软柴胡，气味虽皆苦寒，而俱入少阳、厥阴，然又有别也。银柴胡清热，治阴虚内热也；北柴胡清热，治伤寒邪热也；软柴胡清热，治肝热骨蒸也。其出处生成不同，其形色长短黑白不同，其功用内外两伤主治不同，业医者当明辨而分治之。

33. 柴胡性升发而发散，病人虚而气升者忌之。呕吐及阴虚火炽炎上者，法所同忌。

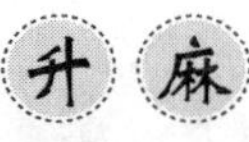

升麻，始载于《神农本草经》，是毛茛科多年生草本植物升麻、大三叶升麻或兴安升麻的根茎。本品味辛、微甘，性微寒，归肺、脾、胃、大肠经。

临证应用

［**配用简说**］

1. 升麻功能发散风热、解表透疹，治风热感冒，头痛发热，可配葛根、柴胡、防风、薄荷等同用；如患者体质虚弱，低热不退，可再配清补药扶正托邪。治麻疹透发不畅，常配葛根、牛蒡子、紫草等同用。

2. 升麻有清热解毒的作用，主要适用于时令疫毒和阳明胃火热毒。治时病高热，时令疫毒，痄腮丹毒，可配合黄芩、黄连、玄参、牛蒡子同用；治胃火上攻，头痛齿痛，口舌生疮，可配合黄连、白芷、石膏同用。

3. 升麻配合黄芪、党参、白术、甘草、柴胡等药，能升提中气，可用于久泻脱肛、气虚崩漏、胃下垂及子宫脱垂等症。

［**一般用法**］

入煎剂3～10克；用于清热解毒，可用9～15克。外用适量，研末调敷，或煎汤含漱及淋洗。解毒、发表生用，升阳举陷炙用。内服过量会产生头痛、震颤等不良反应。

临证推广

［**古用发微**］

1. 治疗中毒 升麻为解毒要药，除能解热毒外，也常用于各种中毒证。治中药毒，升麻半两为散，每服1钱匕，食后及夜卧温水调下。方见《圣济总录》卷146升麻散。《秘方集验》卷1则称，升麻适量，煎浓汤连饮，可治疗各种中毒。《医心方》卷18青龙汤，治中溪毒，发寒热，药用升麻2两，龙胆草、玉竹、大青叶各1两。为粗末，以水4升，煮取2升，分2次服。如未愈，加小附子1枚，分作3服。误中虫毒，可用升麻、郁金各3钱，水煎服。方见《医学见能》卷3经验吐利汤。此经验早载于《本草纲目》卷13。李时珍引《范石湖文集》说："毒在上用升麻吐之，或合二物服之，不吐则下。此方活人甚多。"治蛊毒，用升麻、桔梗、瓜蒌各5两。为散，以温水洗患人阴中，再服方寸匕，每日2次，渐加至2匕。服后忌黏食、猪肉。方见《外台秘要》卷28引《广济方》升麻散。

蛊毒之名，首见《肘后备急方》。其症状复杂，变化不一，病情一般较重。蛊毒可见于水毒病、恙虫病、急慢性血吸虫病等。此外，《外台秘要》还用它解莨菪毒，《仁斋直指方论》用它治野葛中毒等等，都印证了《神农本草经》说它"主解百毒"的效用。

2. 治疗便浊疼痛 《赤水玄珠》卷11秘传二奇汤，治便浊疼痛，药用升麻、乌药煎汤，食前服。小便前痛者，以乌药3钱，升麻减半，加小茴香、黄柏、木通各5分，汉防己3分；小便后痛者，升麻3钱，乌药减半，加黄柏、柴胡各5分。兼治偏坠（单侧睾丸肿大，疼痛下坠）。

本症在乳糜尿、尿路感染、淋病等疾患中可以见到。

［**现代报道**］

1. 治疗带状疱疹 升麻30～50克，煎浓汁，用纱布蘸药汁湿敷患部，保持局部湿润，同时禁食辛辣发物。一般3～5日痊愈，治疗数例均愈。（四川中医，1988，6：42）

2. 治疗子宫脱垂 升麻6克，牡蛎12克，为1日量，制成散剂或片剂，分2～3

次服下。共治723例，其中Ⅰ度313例服1月，Ⅱ度220例服2月，Ⅲ度190例服3月，为1疗程。服药期间不能从事重体力劳动，1疗程未愈可续服第2、第3疗程。少数患者服药1周以上，自觉下腹部有轻微痛感，不必停药或减量。结果：服药3疗程，Ⅰ度痊愈253例，好转55例，无效5例；Ⅱ度分别为152例、53例和15例；Ⅲ度为124例、48例和18例。（浙江中医杂志，1987，8：368）

临证参考

［古法借鉴］

1. 杨梅疮 治杨梅疮，筋骨疼痛，久而不愈，升麻、皂角针各4钱，土茯苓1斤。水8碗，煎至4碗，分4次，1日服尽。每次服须炖热，加麻油3茶匙，和匀服。此经验见载于《外科正宗》卷3升麻解毒汤。

杨梅疮即梅毒，是感染梅毒螺旋体引起的一种全身性疾病。

2. 代指 治代指，升麻、甘草各半两。剉细，以水2升，煎至1升，去滓，加芒硝末半两，搅匀。温浸指上数十遍，冷即再暖，以愈为度。此经验见载于《圣济总录》卷137升麻汤。

代指是指（趾）甲两旁及指（趾）甲内的急性化脓性感染，多由外伤感染或火毒蕴结而成。本方适用于代指早期或轻者。

3. 妊娠转胞 治妊娠转胞，人参、升麻各2钱，水煎服。此经验见载于《妇科玉尺》卷2人参升麻汤。

妊娠转胞是指妊娠胎压膀胱，脐下胀痛，小便不通的病症。方中用升麻是取其升阳举胎的功效。

4. 难产 治难产，血虚胶滞，胎中无血，儿不易转身，麦冬4两，升麻2钱，水煎服。此经验见载于《辨证录》卷12麦冬升麻汤。

本方用升麻升提其气，是欲降先升之意，与上条治妊娠转胞意同，宜互参。

5. 产后恶露 治产后恶物不尽，或经1月、半年、1年者。升麻3两，以清酒5升，煮取2升，去滓，分2次服。当吐下恶物。此经验见载于《备急千金要方》卷3。

6. 小儿尿血 治小儿尿血，升麻5分，水5合，煎1合，服之。1岁小儿，每日1次。此经验见载于《本草纲目》卷13引《姚和众至宝方》。

7. 小儿脑热 治小儿脑热，鼻干无涕，升麻、防风、栀子仁各半两。为末，青羊脑髓为丸，如麻子大。一二岁每服3丸，温开水研化服，早中晚各1次。此经验见载于《圣济总录》卷180。

8. 牙宣 治齿风宣露，升麻、白附子（炮裂）各1两。为细末，以生地黄汁调，贴在齿根。如用升麻、白羊骨烧灰各1两，黄连半钱，研末擦牙，则有固齿之效。上述经验见载于《太平圣惠方》卷34及《丹溪心法》卷4刷牙药。

牙龈乳头萎缩而齿根暴露，称为牙宣或齿露。方中用升麻是取其散胃经郁火之功。升麻也常用治胃火齿痛，每与生石膏配伍，或与生地、丹皮、黄连、当归身同用，如

《兰室秘藏》清胃散。

［**论治备参**］

1. 升麻，散表升阳之剂，疗伤寒，解阳明在表（发热，头额痛，眼眶痛，鼻干，不得眠）之邪，发痘瘄于隐密之时，化斑毒于延绵之际。其味苦寒，性平，所以风寒之邪，发热无汗，风热之邪，头风攻痛，以及目疾肿赤，乳蛾喉胀，并皆治之。又内伤元气，脾胃衰败，下陷至阴之分；或醉饱房事，有损阳气，致陷至阴之中；或久病泻痢，阳气下陷，后重窘迫；或久病崩中，阴络受伤，淋沥不止；或胎妇转胞下坠，小水不通；或男子湿热下注，腰膝沉重；或疫毒内陷，紫黑胀痛；或大肠气虚，肛坠不收，升麻悉能疗之。此升解之药，故风可散，寒可驱，热可清，疮疹可解，下陷可举，内伏可托，诸毒可拔。又诸药不能上升者，唯升麻可升之。

2. 升麻，必须同气血药共用，可佐使而不可以为君臣。世虑升麻散气，不敢多用是也，然亦有多用之时。升麻原非退斑之药，欲退斑必须解其内热，解热之药，不外乎元参、麦冬与芩、连、栀子之类，然此类药能下行，而不能外走，必借升麻以引诸药出于皮毛，而斑乃尽消。倘升麻少用，不能引之外出，势必热内走而尽趋于大小肠矣。大约元参、麦冬用至1~2两者，升麻可多用至5钱，少则4钱、3钱，断不可止用数分与1钱也。又吐血出于胃，衄血出于肺，止血必须地黄，非升麻可止，用升麻者，不过用其引地黄入于肺与胃耳。此等病，升麻又忌多用，少用数分，便能相济以成功，切不可多用至1钱之外也。

3. 升麻其用有四：手足阳明经引经，升阳于至阴之下，阳明经分头痛，去风邪在皮肤及至高之上。

4. 升麻能引黄芪、人参、甘草等甘温之药上行，充实腠理，使阳气得卫外而固。又客邪寒湿之胜，自外入里而甚暴，宜用升麻助羌活、独活、防风等风药以治之。

5. 升麻与石膏、甘草治齿痛；与人参、黄芪补上焦不足；与桔梗、款冬治肺痈脓血。一说与石膏同用，能治足阳明头疼。

6. 升麻佐以葛根，则入阳明，升津解肌有效。

7. 古方治噤口痢，用醋炒升麻，引人参、莲肉扶胃进食，大有神效。

8. 升麻佐当归、肉苁蓉，可通大便结燥。

9. 升麻同荆芥、防风、黄芪、甘草、白芷，能去皮肤风邪。

10. 宋代朱肱在论述犀角地黄汤的运用时说：若无犀角，以升麻代之。经临床实践，发现确可代用，且效果较好。升麻可引清热解毒之药逐温热之邪向外透达，以达到透营分之热转气分而解之目的。

11. 升麻善解阳明热毒，用治胃热炽盛之牙痛牙衄、口疮口臭，效果甚佳。东垣尤喜用之。

12. 现代有用升麻代犀角地黄汤中的犀角，治愈大吐血及大咳血的案例，说明《伤寒活人书》中升麻可代犀角的记载，自有一定道理。此与升降并无关系，诚不必在升降两字上转圈子。

13. 治鼠疫给予升麻鳖甲汤有一定效果，但升麻须重用至两余至3两，每日2剂，甚至3剂。

14. 升麻善解诸毒：一是火病而系暴发者，如具有传染性的温毒、时疫之类疾病；二是因误食药物或有毒食物所致疾病。这两种情况均可在辨证论治的基础上，使用较大剂量的升麻。此外，治疗病毒性肝炎，在辨证论治的同时，重用升麻（一般用30克，多时至45克），效果也很好。

15. 升麻是一味较好的清热解毒药，用于高热、发斑、咽喉肿痛、牙痛、疮疡、发热下利，以及外感温病热盛不退时，恒获良效。

16. 秦艽、炙升麻、猪苓、黄芪、败酱草等对乙肝血清抗原的转阴有一定效果，特别是升麻、黄芪的剂量高达15～30克，才能获效，并无毒副反应。

17. 升麻和柴胡对补中益气汤中的其他药物有明显的协同作用，并能增强这些药物的强度，尤其在肠蠕动方面。当去掉这两味药时，该方对肠蠕动的作用即现减弱；但若单用这两味药时，则上述作用消失。

18. 以升举脾胃清气之升麻配大承气汤，以排除肠管的大量积气，缓解梗阻肠管扩张状态，收到较好疗效。

19. 古代有利用升麻提升清气的作用，与下气药（如槟榔）或滋润药（如当归）配用，调节气机升降，治疗肠痹便秘。

20. 治泄泻痢疾，要注重对升降枢机的调整。不论泄痢处于初中末哪一期，在辨证用药基础上，加入升麻一味，能使清升浊降，奏效更捷。

21. 阳虚涎少口干者，宜以益气布津，益气当寓升提之品，升麻、桂枝是常用之药。

22. 泌尿系结石形成后，由于尿液向下冲击，结石表面的棱角或粗糙面可能嵌入泌尿道黏膜内，或损伤黏膜产生粘连，迁延日久而不能排出。联想到车轮陷入地面后，车不能前行，常将车身后退，再加足马力，往往可一冲而过。故在通淋排石的基础上，使用升麻或桔梗等升提药物，在利尿排石药物的作用下，有可能移动结石的位置，使其冲破原来的阻挡，而促进结石的排出。使用时应注意配以党参、黄芪等益气药（气虚者更宜加用），否则升举力不强，且不持久。经临床反复实践，证明确有效果。

23. 升麻可治疗早期重症肌无力。此病是一种神经肌肉间传递功能障碍的慢性疾病，主要特征为受累横纹肌稍行收缩即易疲劳，经休息后可恢复。特有症状为眼外肌、延髓支配肌、颈肌和肩胛带肌群最常受累，而以眼肌无力型最常见。病初起时，可用升麻、白术各9克，党参、茯苓各15克，浓煎饮服，每日1剂，连服10日；停药3日，再服10日。

24. 肠肌弛缓无力所致大便洞泄不止，及膀胱括约肌麻痹所致的小便失禁，可在健脾温肾药中，加配升麻治疗。但急性肠炎泄泻及膀胱发炎引起的小便频数，升麻不可混用。

25. 用升麻9克，生晒参（或西洋参）7克，金樱子10克，每日1剂，水煎服，治年老气虚，小便失禁有效。

26. 乳痈患者及早大量加用升麻、皂角刺，多能免除手术之苦。

27. 升麻不仅升阳，且能升阴。对肝肾阴亏，虚火上炎的口腔糜烂、牙痛、咽喉肿痛等，在用生地、玄参、麦冬的基础上，加入升麻，有升提阴津之作用。

28. 升麻、葛根为治鼻渊要药，其他鼻病亦常借重二药升提之力而获效验。

29. 升麻合剂（升麻、骨碎补、生石膏等量）漱口，治疗牙周病效佳。

LINZHENGBENCAO

3 清热泻火药

清热泻火药属于清热药中的一类，药性寒凉，擅长清解气分实热，适用于里热火盛证，主要见症为发热、口渴、汗出、烦躁，以及目赤疼痛等。本类药除能清热泻火外，各药都还有其他的效用，这一点需要注意。

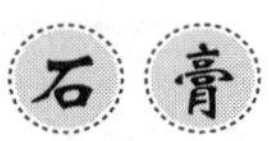

石膏

石膏，始载于《神农本草经》，是硫酸盐类单斜晶系石膏族矿石。本品味甘、辛，性大寒，归肺、胃经。

临证应用

[**配用简说**]

1. 石膏生用清热泻火，适用于急性热病有高热、烦躁、口渴、汗出等症状者，常配合知母、甘草同用。如高热不退，兼发斑疹，再加大青叶、板蓝根等药；如高热、大汗、口渴已数日，舌燥乏津，脉象虚大者，可加人参或党参。热病后期，低热不退，心烦口干，可配竹叶、麦冬清其余热，除烦止渴。石膏对热病在傍晚发热较甚者，尤为适用。

2. 石膏性寒入肺经，能清肺热。肺素有热，外感风寒，肺气失宣，邪热内郁，而见咳喘身热，气急鼻煽者，石膏可配合麻黄、杏仁、甘草、金银花、黄芩、鱼腥草等同用。

3. 治风热时气头痛，石膏常配川芎、白芷；治胃火上攻之头痛、牙痛，常配黄连、酒大黄、丹皮；肾阴不足，胃火上冲，牙龈肿痛或出血者，常配地黄、知母、牛膝。

4. 石膏有除烦止渴作用。热病之烦渴，虽饮水也不能止，但用本品后能解渴，胃热消渴用之亦有效，常配合知母、天花粉、乌梅等同用。

5. 石膏煅用有生肌敛疮、收湿止血之效，多供撒敷外用。治疮疡不敛、皮肤湿疹、水火烫伤、外伤出血，可单用，也可选配黄柏、枯矾、珍珠等同用。

[**一般用法**]

入煎剂用生品 15～60 克，必要时可酌情加大用量，须打碎先煎。外用适量，多煅过用，研末撒敷。脾胃虚寒、阴虚发热者不宜服用。

临证推广

［古用发微］

1. 治疗疫病 疫病是有剧烈流行性、传染性的一类疾病。清代名医余霖（字师愚）擅长用石膏治疫病，曾有“非石膏不足以治热疫”的临床体验，其创制的治疫名方清瘟败毒饮即以石膏为主药。该方根据疫病轻重，主要药物用量分大、中、小3剂。其中大剂生石膏用6～8两（180～240克），充分说明石膏在方中起着举足轻重的作用。《重庆堂随笔》认为，清、下两法为治疫两大法门，代表药是石膏和大黄。燥火中上之疫，宜用石膏；湿秽中下之疫，宜用大黄。《疫喉浅论》竹茹石膏汤治疗疫喉白腐，壮热如烙，烦渴引饮，用鲜竹茹3钱，石膏5钱，井、河水各半煎，温服。纪昀《阅微草堂笔记》也曾记载石膏治疫的神奇效验。其书下卷18载：“乾隆癸丑春夏间，京中多疫。以张景岳法治之，十死八九，以吴又可法治之，亦不甚验。有桐城一医，以重剂石膏治冯鸿胪星实之姬，人见者骇异，然呼吸将绝，应手辄痊。踵其法者，活人无算。有一剂用至八两，一人服至四斤者……实自故所未闻矣。”

石膏治疫已得到现代临床验证。1955年石家庄乙型脑炎流行期间，采用石膏为主药的白虎汤治疗，取得明显疗效。此外，主用石膏治疗流行性脑脊髓膜炎、流行性出血热、钩端螺旋体病等“疫病”，也都取得了较好效果。

2. 治疗胃热呕吐、嗳气 石膏为治疗阳明胃腑实热之要药。治胃热呕吐，可用姜炒黄连1钱，煅石膏2钱。为末，开水送服。方见《仙拈集》卷1石连散。《幼科直言》卷4竹叶石膏汤用竹叶5片，煅石膏3钱，水煎服，治疗胃热呕吐，或三焦受热，或伤热物，或受热药，或夏月受暑气，呕吐黄痰，或干哕，或烦躁，唇红面赤作渴，大便不利。若兼服六一散（滑石、甘草），疗效更好。食积痰火所致的嗳气，可单用软石膏（即石膏）研细，醋糊为丸，如绿豆大。每服20丸，开水送下。方见《古今医鉴》卷5软石膏丸。

阳明胃气，以下行为顺，若胃有热，则其气多不下行而上逆。胃气挟热上逆，则多呕吐、嗳气。石膏性凉质重，其凉善清胃热，质重能镇气逆，用治胃热呕吐、嗳气，甚为合拍。为散煅用服，适用于小儿及脾胃虚弱者。石膏用火煅过，则不妨脾胃，但只宜略煅而不宜久煅，以免减弱清热效用。

［现代报道］

1. 治疗抗精神病药物氯氮平产生的流涎副作用 生石膏30～60克，炒麦芽60～120克，水煎服。30～60剂为1疗程。治疗110例，其中重度60例，中度30例，轻度20例。结果：流涎消失者91例（重度49例，中度29例，轻度13例），占82.7%；流涎减少者12例（重度9例，中度1例，轻度2例），占10.9%；无效7例（重度2例，轻度5例），占6.4%。（中医杂志，1986，2：28）

2. 治疗痈肿 将生石膏、冰片按9.5：0.5的比例研成极细末，加少许食醋及适量冷开水调成膏，直接敷于肿块上，外用纱布固定，干燥时即用冷开水湿润。每日换药1次。共治40例，病程均为1～3日。以局部红肿热痛消退，肿块消失为治愈。结果：治愈38例，2例无效。（中医杂志，2000，4：199）

3. 治疗乳腺炎 石膏（研成细粉）10份，桐油3份，上药调成糊状。每用温水洗净皮肤，擦干涂药，略大于炎症范围，纱布覆盖固定。每日2次，停用其他治疗，用至病愈。治疗240例，以肿块及发热、疼痛等临床症状消失，血常规指标正常为痊愈。结果：痊愈218例，好转19例，总有效98.75%。（中医外治杂志，1997，3：20）

4. 治疗颈、腋部破溃型淋巴结核 取黄连、黄柏、煅石膏等中药研细，过100目筛，混匀高压灭菌后备用。先局部清创，再在创口用雷夫奴尔条引流2～3日，创面趋向干燥后，将药末用陈醋调糊敷于创口内，无菌敷料包扎，每日换药1次，直至伤口愈合。共治2440例计3438个瘘管，病程最短6个月，最长22年。结果：除6例8个瘘管未闭合外，其余均治愈或窦道闭合，半年内未再破溃，瘘管闭合平均21.6日。随访时间：3年内者822例，3～5年426例，5～10年432例，随访率68.8%；复发158例，复发时间在1年内的有96例，其余在1年以后。（中西医结合杂志，1989，11：691）

5. 治疗大骨节病 用天然石膏研粉或压片，12岁以下儿童每日3克，12岁以上每日4～5克，分2次服，连服3月，共治2663例。结果：临床治愈1143例，基本治愈576例，进步686例，总有效率90.31%。无效或疗效差者大多未能坚持服药。副作用主要为口干及反跳痛，少数可见食欲减退或腹泻。（卫生研究，山西临汾地区卫生局，1974，1：99）

6. 治疗小儿高热 用生石膏100克（热邪重者用200克），武火速煎，待药温频服，热退为止。兼便秘者加大黄（先煎生石膏，另以沸开水将大黄渍之，兑服），兼手足掣动者加钩藤，兼烦躁者加知母或栀子，兼咳者加杏仁。应用生石膏的指征为高热（体温在39℃以上）、汗出、口渴三症，尤以高热和汗出的程度为主要指标，无汗者不用。共治40例，高热达39℃～40℃者24例，40℃以上者16例；经西药治疗3日以上而热不退者3例，3日以内者17例；直接使用大剂石膏者20例；生石膏用量超过150克者9例，150克以下者31例；单用石膏者24例。结果：24小时内退烧者5例，占12.5%；24～48小时27例，占67.5%；48小时后8例，占20%。热退饮食复初者37例；欠佳者3例，经稀粥及益胃药调养后很快恢复。（中医杂志，1989，10：28）

7. 治疗鼻渊头痛 石膏30克，细辛3克。便秘加大黄6克，浊涕带血加小蓟10克，头痛甚加白芷12克，涕多黄绿色加车前子15克。上药每日1剂，水煎分3次服，连用3～6剂。共治32例，以头痛、黄浊涕或血涕消失，持续2个月以上不发为临床治愈。结果：临床治愈28例，好转4例。（浙江中医杂志，1997，6：274）

8. 治疗干裂脱屑型唇炎和唇疱疹 熟石膏47克（过80目筛），蜂蜜50克，冰片3克，配制成糊状，每日取药1克涂患处2～3次。治疗干裂脱屑型唇炎200例、唇疱疹100例。结果：当日疼痛明显减轻或脱屑减少，结痂无分泌物者182例，次日84例，第3日34例，全部有效。（中级医刊，1995，1：34）

9. 治疗牙痛 生石膏45克，细辛4.5克，水煎两次，将药液混匀，一半漱口，一半分2次服下。每日1剂。共治38例，其中风火牙痛14例，胃火牙痛24例。结果：服用1剂痊愈者10例，2剂16例，3剂8例，4剂4例。一般漱口后5分钟即可见效，未发现副作用。（山西中医，1986，3：29）

临证参考

［古法借鉴］

1. 宿年哮喘 治男妇多年哮吼，石膏4两（用牙皂5钱，切片，煨水1罐；将石膏煅红，入牙皂水淬之，水干为度，去皂不用），贝母（去心）1两。为末，荞麦面不拘多少，打糊为丸，如梧桐子大。每晚上床服5分，开水送下。不可多服，恐作泻。此经验见载于《仙拈集》卷1引万密斋石贝丸。

宿年哮喘，多为痰饮内伏。石膏火煅淬以皂水，则减其寒凉之性而增其化痰之力，配以贝母则化痰除饮益显其功。

2. 蒸病 蒸病以潮热、虚弱为特征，因其热自内向外蒸发而名。《诸病源候论》称蒸病有五，即骨蒸、脉蒸、皮蒸、肉蒸和内蒸（又名血蒸）。古代有用石膏治疗蒸病。如治骨蒸（主症为晨起体凉，日暮即热，烦躁，寝不能安，手心常热等），唇干口燥，欲得饮水，用大乌梅20枚，石膏6两（碎，绵裹）。以水7升，煮取4升，去滓，以蜜3合，稍稍饮之。治内蒸，外寒而内热，把手附骨而热甚，可用石膏10两，研如乳粉，每服方寸匕，水送下，每日2次，以体凉为度。此经验见载于《外台秘要》卷13引《崔氏方》。

《本草纲目》卷9引《外台》治骨蒸劳热久嗽方，用石膏1斤，甘草1两，言其无毒有大益，不可忽其贱而疑其寒，可参考。临床应用上述经验，仍须辨证。内热甚而虚弱不甚者，可暂用，中病即止；若衰暮之人及体弱胃虚者，恐非所宜。

3. 多汗 《医学启源》载石膏治“自汗”，《长沙药解》称其能“收热汗”。治大病愈后多汗、湿温多汗，以及风中肌肤汗出者，可用石膏2两，炙甘草2两。上为末，每服方寸匕，以浆水送下，每日2~3次。上述经验见载于《肘后备急方》卷2及《伤寒总病论》卷5石膏甘草散。

上述三种情况的多汗，大抵由阳邪所致。石膏清热解肌以除阳邪，甘草益气和中以扶正气。两药配用，邪去正安，汗出自止。

4. 女劳疸 治女劳疸，傍晚发热怕冷，小腹急，身体黄，额黑，大便溏黑，足下热，滑石、石膏各等份，为细末。每服方寸匕，以大麦粥汁送下，每日3次。此经验见载于《备急千金要方》卷10。

女劳疸，多因房劳伤肾所致。现代陆渊雷、王渭川认为，女劳疸的临床表现与肾上腺皮质功能减退而引起的艾迪生病（旧称阿狄森氏病）十分类似，故临证尚可增配补肾化瘀之品。

5. 真热假寒证 昔鲁藩某病寒，时方盛暑，寝门重闭，床施毡帷，悬貂帐，身覆貂被三重，而犹呼冷。李中梓诊之，断为真热假寒证。乃以石膏3斤浓煎，作3次服。1服去貂被，再服去貂帐，服3次而尽去外围，体蒸流汗，遂呼进粥，病若失矣。此经验见载于清·毛祥麟《墨余录》卷2。

6. 醉酒 治饮酒过多，大醉难醒，石膏5两，葛根、生姜各5钱。上剉，每服5钱，水煎温服。此经验见载于《寿世保元》卷2石葛汤。

7. 乳痈 治乳痈，石膏不拘多少，煅红，出火毒，研为细末。每服3钱，温酒调下，添酒尽醉，睡后再进1服。此经验见载于《妇人大全良方》卷23引陈日华一醉膏。

8. 外伤出血 治金刃所伤出血，煅石膏、松香各1斤，珍珠5钱。用豆腐煮上3味，然后研细末，掺患处。刀斧伤出血不止，也可用煅石膏、黄丹等份研匀，掺用。上述经验见载于《伤科汇纂》刀枪药及清《灵验良方汇编》。

张锡纯"尝用煅石膏细末，敷金疮出血者甚效"，故认为《神农本草经》谓石膏治金疮，即指外用止血而言。

9. 小儿急惊风、夜啼 治小儿急惊风，生石膏10两，朱砂5钱。为细末，和匀。1~3岁服1钱，4~7岁1.5钱，8~12岁2钱，13~16岁2.5钱，俱用生蜜调下。治小儿夜啼，壮热惊惧，用石膏1两，人参、龙骨各半两。为细末，每服1钱，用水1小盏，煎至5分，去滓温服。若小儿惊风发热，泄泻夜啼，不乳不食，牙疳口糜，也可用石膏、寒水石各8两（两药皆生、熟各半）。为细末，生甘草熬膏为丸，如芡实大，朱砂为衣。每服1丸，开水化下。上述经验见载于《惠直堂经验方》卷1白虎散、《太平圣惠方》卷82石膏散及《串雅补》卷4白虎抱龙丸。

石膏适用于火热内盛所致的惊风、夜啼。

10. 小儿吐泻 治小儿伤热吐泻黄色，石膏、寒水石各半两，生甘草1钱。同为末，每服一字或半钱，食后温开水调下。此经验见载于《小儿药证直诀》玉露散。

11. 小儿尿闭 治小儿小便不通，茎中淋痛，口中烦渴，石膏1两，炙甘草2钱。上为末，3岁服1钱，灯心汤送下。此经验见载于《医方类聚》卷250引《永类钤方》玉浆散。

上方若加滑石，收效更捷。

12. 小儿木舌 治小儿木舌，舌尖肿大，塞满口中，硬，不能转动，用生石膏、冰片少许。共研末，敷舌上。如出血，石膏炒焦用。此经验见载于《保婴易知录》卷下寒冰散。

13. 夜盲症 治雀目夜昏，石膏末1钱，猪肝薄切1片。拌匀，蒸熟食之，每日1次。此经验见载于《本草纲目》卷9引明目方。

14. 鼻出血 治伤寒大病瘥后，小劳便鼻衄，用牡蛎10分（熬），石膏5分。两药捣末和匀，酒服方寸匕，日三四次。亦可蜜丸如梧子大，酒送服15丸。此经验见载于《外台秘要》卷2引《肘后方》牡蛎散及丸。

《太平圣惠方》卷37两药等份用；除内服外，并以水调滴鼻内。

15. 砒霜中毒 初受砒霜毒者，在胃上脘，用生石膏1两，生白矾5钱，共研细，以鸡蛋清7枚调服一半，即当吐出。若犹未吐或吐亦不多，再用生鸡蛋清7枚调服余下一半，必然涌吐。吐后若有余热，单用生石膏细末4两，煮汤两大碗，速冷后分数次饮下，以热消为度。若毒已至中脘，不必用吐药，可单用生石膏细末二三两，如前用鸡蛋清调服，酌热之轻重或两次服完，或三四次服完，毒解不必尽剂。且热消十之七八即不宜再服石膏末，而如前煮生石膏汤服之，以消其余热。若毒已至下脘，宜急导之下行自大便出，用生石膏细末2两，芒硝1两，如前用鸡蛋清调服。毒甚者1次服完，服后若有余热，可如前饮生石膏汤。此为张锡纯经验，见载于《医学衷中参西录》上册。张氏说："愚用此方救人多矣，虽在垂危之候，放胆用之，亦可挽救。"

［**论治备参**］

1. 石膏性凉而能散，有透表解肌之力，为清阳明胃腑实热之圣药，无论内伤、外感用之皆效，即他脏腑有实热者，用之亦效。《神农本草经》原谓其微寒，其寒凉之力远逊于黄连、龙胆草、知母、黄柏等药，而其退热之功效，则远过于诸药。盖石膏生用以治外感实热，断无伤人之理，且放胆用之，亦断无不退热之理。石膏之性又善清瘟疹之热，又善清头面之热，又善清咽喉之热。

2. 仲景方中凡病烦躁，或身热，或谵语，或发狂，或齿痛，或头痛，而有烦渴之证者，都用石膏，有良效。

3. 石膏善治脑漏。方书治脑漏之证，恒用辛夷、苍耳。若因肝热移于脑或风邪久而化热者，辛温之药则不可用，生石膏最为相宜。

4. 石膏善解肌腠结热，欲清欲散者，用之恰当；如胃腑结热，欲攻下者，非其宜也。

5. 竹叶石膏汤能退余热，不恃能用石膏，而恃石膏与参并用。盖寒温余热，在大热烁涸之余，其中必兼有虚热。石膏得人参，能使寒温后之真阴顿复，而余热自消，此仲景制方之妙。

6. 石膏、麻黄并用，与大黄协附子变其温药相似。麻黄散寒发汗，石膏泄热止汗，相为制还相为用。

7. 石膏合香白芷治牙痛。一说治下牙痛，用香白芷为引。

8. 石膏得知母则止渴。

9. 内伤病证中恰当地应用生石膏也可收到比较满意的疗效。阳明风热引起的头痛以额面为甚，舌红则可用生石膏配川芎、白芷。消渴病中用生石膏，一般是在中消胃热炽盛时应用玉女煎加味。在解决口渴症状方面以生石膏最为理想，配以竹叶疗效更佳。眩晕、中风病或高血压病患者，如出现颜面潮红，双目发赤，或伴有胃脘部发热者是加用生石膏的指征，配以等量的生石决明，则可以清阳明、平厥阴。胃脘痛患者特别是泛酸、烧心者，用左金丸效不著，加用生石膏常可获得热清酸止的效果。总之，内伤病证用石膏的指征是：口渴，舌红苔黄，自觉胃脘发热或伴汗出，面部烘热感，而不必拘泥于脉象洪大与否，用量一般15~30克为宜。

10. 关节红肿热痛，血沉增快，生石膏用30克，加麻黄3克，防己、丹皮各9克，水煎服，能消炎退肿，降低血沉。

11. 类风湿关节炎急性活动期，关节红肿热痛，伴汗出、口渴等热象，尤其是血沉加快、白细胞偏高者，生石膏用之效果良好。不仅能使症状缓解，且有降血沉、降白细胞的作用。另外，对血沉快而症状或局部症状有热象者，重用石膏亦验。

12. 治热痹脉洪大者，生石膏少则用120克，多则用250克。此经验乃从《吴鞠通医案》中悟出。

13. 治疗出血性中风（脑出血）证，可于辨证方中加生石膏30～60克。石膏质重气轻，甘辛而寒，重可降逆下气，寒能清热泻火。气降火平，血循于经，可杜其妄行外溢，且可预防脑出血后之血瘀发热及肺部感染症。

14. 在辨证方中加用生石膏30～50克（寒湿及肾阳虚者石膏减为15克），柴胡6～10克，治疗精液不液化有效。精液不液化属中医的“精浊”范围，不液化患者精液外观大部分为黄稠状，黏稠凝块。《素问·至真要大论》曰：“诸转反戾，水液混浊，皆属于热。”故精液不液化可从热论治。从经络走行来看，与精液形成有关的睾丸、前列腺、精囊腺属肝经所主，配用柴胡正是引石膏入肝经发挥其清热泻火作用。火热清，津液回，则可望精清而液化。

15. 夜间睡眠过时，或常作夜班工作，能使牙龈萎缩，牙缝出血，可用石膏、淡竹叶作为饮料，连服数日，出血可止。

16. 石膏配细辛治牙痛，两药寒热相伍，以细辛之升散引石膏之寒凉，治疗内蕴郁热之牙龈肿痛，不但有清热止痛作用，而且无燥烈遏邪之弊。

17. 长期服用氯丙嗪、奋乃静、氟哌啶醇等治疗精神疾病的药物，容易使患者产生不自主地磨牙、咬牙、咬舌、咬唇、咀嚼努嘴、四肢有节律地哆嗦等副作用，此时在辨证处方的基础上，加入生石膏60～100克，能取得良好的效果。

18. 张仲景以石膏入汤剂的方剂有14首，无一方石膏先煎。后世名医叶天士、张锡纯、蒲辅周等运用石膏也未先煎。生石膏先煎的原因，《方剂学》认为，矿石类药物因质坚而难煎出味，应打碎先煎。石膏主要成分是含水硫酸钙，在水中溶解度极小，其水溶性不因水温高低而发生明显变化，只有在酸和某些盐类中溶解度增大，故单独先煎，不会因煎煮时间延长和温度高而增加其水溶性，所以先煎石膏是不必要的。

19. 石膏治外感实热宜生用，不可煅用。用量轻者亦必至两许，若实热炽盛，可重用至四五两，或七八两。或单用，或与他药同用，必煎汤三四茶杯，分四五次徐徐温饮下，热退不必尽剂。

20. 温热之病，多兼阳明。若头痛，遍身骨痛而不渴不引饮者，邪在太阳，未传阳明，不当用石膏。七八日来，邪已结里，有燥粪，往来寒热，宜下者，勿用石膏。另暑气兼湿作泄，脾胃弱甚者，勿用。产后寒热而不由于外感，宜详察之，并勿误用。又食少者，不可用石膏。石膏去脉数，疾病退，脉数不退者，不可治也。

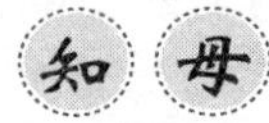

知母

知母，始载于《神农本草经》，是百合科多年生草本植物，药用根茎。本品味苦、甘，性寒，归肺、胃、肾经。

临证应用

［配用简说］

1. 知母功能清热泻火，治热病邪在气分，症见高热、汗出、烦渴引饮、脉洪大等，常佐石膏以清气泄热。

2. 知母滋阴润燥，配合贝母、黄芩、桑白皮等，常用于肺热咳嗽，咳吐黄痰。若是阴虚燥咳，痰少或咳痰不利，可配合沙参、麦冬、贝母等养阴润燥，止咳化痰。

3. 一般苦寒药容易化燥伤阴，而知母却无此弊端，且有滋阴降火的作用，可用于内伤阴虚，低热不退，骨蒸潮热，遗精盗汗等症，每与黄柏相须为用，也可配合生地、鳖甲、玄参、白薇等药同用，或入六味地黄汤中用。

4. 知母有润燥止渴作用，为治消渴的要药，这在《神农本草经》中就有记载。临床用知母治渴的常用配伍有：知母配石膏、知母配地骨皮、知母配麦冬、知母配天花粉、知母配五味子等。又知母与山药、知母与甘草、知母与黄芪配伍，又寓有益气生津之意。现代治疗糖尿病常选配本品。

5. 知母能治阴血不足，虚烦不眠，常配合酸枣仁、百合等同用。

6. 知母适用于热病伤津，肠燥便秘之症，常与生地、玄参等配用。

［一般用法］

入煎剂 6～12 克，高热者可适当加大用量，或入丸、散。本品有滑肠作用，脾胃虚寒，大便溏泻者忌用。

临证推广

［古用发微］

1. 治疗妊娠子烦及胎动不安 治妊娠子烦，因服药致胎气不安，烦不得卧者，用知母 1 两，洗焙为末，枣肉丸弹子大。每服 1 丸，人参汤下。医者不识此病，作虚烦治，反损胎气。产科郑宗文得此方于陈藏器《本草拾遗》中，用之良验。方见《本草纲目》卷 12 引杨归厚《产乳集验方》。《本草汇言》卷 1 引《杨氏产宝》：“治妊娠胎气不安，烦不得卧，病名子烦。用知母 2 两，炒为末，枣肉丸如弹子大。早晚各服 1 丸，白汤化下。”若妊娠月未足，似欲产，腹中痛，可用《太平圣惠方》卷 75 知母丸：知母 2 两为末，蜜丸如梧子大。不计时候，粥饮下 20 丸。《旅舍备要方》有万安丸，用知母一味为末，熟枣肉和丸，以秦艽糯米汤化下，治妊娠不足月，损动胎不安，或误服药引起胎欲下，腹胀痛。

知母上述功效，李时珍以“安胎，止子烦”5 个字作总结，补记于《本草纲目》中。

2. 治疗月经先期 治女子一月而经再行，黄柏、知母（去皮毛，炒）各等份。为末，炼蜜为丸，每服50丸。方见《万氏妇人科》卷1补阴丸。

月经每月两潮，多由相火过旺，干于冲任，血海不固所致，治宜滋阴降火为主。上方两药重在滋肾阴以降相火，相火去则冲任平，不扰胞宫，则经不一月而再行。但临证单用两药尚嫌不足，可配合生地、白芍、丹皮、龟甲、当归等同用。

［**现代报道**］

1. 治疗毛囊周围炎 知母、夏枯草各30克。每日1剂，水煎冷却后湿敷患处，每日2次。共治19例，其中11例脓性分泌物多；耳后淋巴结明显肿大者加服复方新诺明。结果：全部治愈，9日治愈4例，15日8例，21日7例。（临床皮肤科杂志，1985，5：275）

2. 治疗儿童癫痫 根据《温病条辨》草果知母汤加减，用草果、知母、黄芩、清半夏、甘草等制成冲剂，每袋6克。共治17例，年龄1～15岁，病程6个月至14年，均符合癫痫和脑电图诊断国际标准。6例单服上述冲剂，11例在服原抗癫痫药无效的情况下加用上述冲剂。服法：<5岁每次6克，每日2次；≥5岁每次9～12克，每日2～3次。观察3～12个月。疗效标准采用“癫痫发作分类及药物临床疗效评定的建议”（中国神经精神疾病杂志，1980，4：248）。结果：单服冲剂的有效率为66.7%（4/6），中西药合用者的有效率为63.6%（7/11），总有效率64.7%（11/17）。动物实验表明，上方对癫痫强直阵挛性发作的疗效优于失神发作；对于失神发作，上方与氯硝西泮有很强的协同作用。临床研究初步证实，本方抗痫性不因初始治疗时间晚、年龄大、病程长而疗效下降。（中国实用儿科杂志，2002，1：35）

临证参考

［**古法借鉴**］

1. 哮喘 治哮喘，知母（去皮毛）、贝母（去心）各2两，百药煎1两。上为细末，将乌梅肉蒸熟捣烂为丸，如梧桐子大。每服30丸，临卧或食后用连皮姜汤送下。治喘急，血盛火盛，知母、贝母、杏仁各5钱。加砂糖、姜汁泡，蒸饼为丸，如弹子大。每服1丸，慢慢噙化。上述经验见载于《寿世保元》卷3二母丸及《仙拈集》卷1三妙煎。

知母适宜于热性哮喘。百药煎为五倍子同茶叶等经发酵制成的块状物，有清肺化痰、止咳平喘等功效。

2. 肺劳有热 治肺劳有热，不能服补气之剂者，用知母（炒）、贝母（炒）等份，为末服。此经验见载于《医方集解·泻火之剂》。

3. 虚羸烦热 疗热性虚羸，补益，黄柏（酒炒）、知母（酒炒）各等份。上为细末，滴水为丸，如梧桐子大。每服100丸至150丸。一方滋肾水，益元气，补下元不足，去膀胱积热，用知母1两，黄柏、黄连各2两。上为末，水丸如梧桐子大，食前服。上述经验见载于《普济方》卷226坎离丸（2方）。

阴虚火旺则虚羸烦热之证生焉。上述2方以滋肾阴、降相火相须为用，使肾不受相火贼害，则阴阳调和。又坎者，北方水也；离者，南方火也。知母、黄柏相配，有补水泻火之妙，故称“坎离丸”。

4. 百合病 治百合病发汗（误汗）后，百合（擘）7枚，知母（切）3两。先以水洗百合，渍一宿，当白沫出，去其水；更以泉水2升，煎取1升，去滓；别以泉水2升煎知母，取1升，去滓；后合和煎取1升5合，分温再服。此经验见载于《金匮要略》卷上百合知母汤。

百合病是一种心肺阴虚，兼有内热的疾病。《金匮要略方论本义》曰：“盖古有百合病之名，即因百合一味而瘳此疾，因得名也。”百合病误汗之后，津液受伤，虚热加重，可见到心烦口渴等症。故本方用百合润肺清心，益气安神之外，又加入知母养阴清热，除烦止渴。

5. 伤寒胃热便血 治伤寒胃中有热，心觉懊恼，六脉洪数，或大便下血，用知母、黄芩各2钱，甘草1钱，水煎热服。此经验见载于《扁鹊心书》知母黄芩汤。

知母泻肾中之热，亦泻胃中之热；入气分泻火，亦入血分清热。

6. 房劳腋痛 治房劳不谨，水中之火刑金，两腋下作痛，用贝母、知母，水煎服。此经验见载于《症因脉治》卷1二母汤。

7. 肾虚目暗 治肾虚目暗，黄柏（酒炒）、知母（酒炒）各等份。上为细末，滴水为丸，如梧桐子大。每服100丸至150丸，空心盐白汤送下。此经验见载于《兰室秘藏》卷上疗本滋肾丸。

《医方考》卷5：“眼者，肝之窍。肝，木脏也，得水则荣，失水则枯，故用黄柏、知母之味厚者以滋肾水，所谓虚则补其母也。是方也，虽曰补肾，亦泻之之类也，脾强目暗者宜主之，脾胃坏者，非所宜也。”

8. 热疟 治热疟，知母煎服，或用白芷1两，知母1两7钱，石膏4两。上为粗末，每服半两，水1盏半，煎1盏，温服。此经验见载于《鲟溪单方选》及《丹溪心法》卷2。

知母适宜于疟疾发作热盛者。《本草正义》：“疟证之在太阴，湿蚀熏蒸，汗多热甚，知母佐草果以泄脾热。”

9. 紫癜风 治紫癜风疾，醋磨知母擦之，日3次。此经验见载于《本草纲目》卷12引《卫生易简方》。

10. 产后阴户痛 治产后小户（阴户）痛不可忍，知母一味去皮炒，为末，炼蜜丸，如弹子大。每服1丸，清酒1盏化下。治产后玉门不闭，知母（盐水炒）、青皮（醋炒）各等份。上为末，炼蜜为丸，如弹子大。每服1丸，芎、归汤化下，酒服亦得。上述经验见载于《济阴纲目》卷14万应丸及《女科指掌》卷4万应丸。

11. 中溪水毒 治中溪水毒，知母连根叶捣作散服，亦可投水捣绞汁饮一二升。夏月出行，多取其屑自随。欲入水，先取少许投水上流，便无畏。此经验见载于《本草纲目》卷12引《肘后良方》。

［**论治备参**］

1. 知母其用有四：泻无根之肾火，疗有汗之骨蒸，止虚劳之热，滋化源之阴。

2. 知母养肾水，有滋阴之功；泻肾火，有生津之效。滋阴降火，泻南补北，是知母之长技。

3. 知母，《神农本草经》说它“除邪气肢体浮肿”，是指湿热水气而言，非脾阳不振、肾水泛滥之肿病，乃湿热相火有余，烁灼精气之候，故用此清热养阴，邪热去则正气复矣。

4. 古书言知母佐黄柏滋阴降火，有金水相生之义。盖谓黄柏能制膀胱、命门阴中之火，知母能清肺金，制肾水化源之火，去火可以保阴，是即所谓滋阴。所以古人说，黄柏无知母，犹水母之无虾，诚以见其不可或离之义。

5. 治热实脉数之证，必用知母；若用黄芪补气之方，恐其有热不受者，亦恒辅以知母。

6. 消浮肿，知母可为利水佐使。

7. 知母佐于发表药中，则兼寓清热之意，自无汗后不解之虞。

8. 知母得麦冬则清肺止渴；得地黄则滋肾润燥；得人参治妊娠子烦；得莱菔子、杏仁，治久嗽气急。又本品同茯苓同用，清下焦热；与黄芩同用，清上焦热。

9. 知母、黄柏得山栀则降火，得当归则补阴。

10. 知母为热清而后阴存的滋阴药，而非生地、麦冬等益阴以望热退的滋阴药。

11. 知母不仅能清热，还有非常好的镇静作用。试举张仲景的方剂为例：酸枣仁汤用酸枣仁合知母治疗虚烦不得眠，取其滋阴养心安神；白虎汤用石膏合知母治疗发热、汗出、烦渴引饮，用以清胃泻火除烦；百合知母汤治疗百合病“如有神灵”，用以养阴清热镇静；桂枝芍药知母汤在祛风化湿通络药中配以知母，治疗“诸肢节疼痛”，以加强镇痛作用。由此推广，临床在治疗精神分裂症狂躁不宁、神经官能症、三叉神经痛等病时，见有失眠、恐惧、头痛、烦躁等症，均可结合辨证，配用知母治之。

12. 关节疼痛伴肿者，可用知母 12 克配黄柏 9 克治疗，临床观察有效。但关节呈游走性疼痛而不肿者，不宜使用。

13. 肾恶燥，燥则开阖不利而水湿蓄郁不行。知母能润肾燥，故对湿热郁阻引起的肢体浮肿之证，有良效。知母性寒滑，用于治热，有热去阴生之效；若用之太过，可致脾胃受伤，真阴暗损。因此药并非滋阴补益之品，用之祛邪则可，用之扶正则不可也。

14. 牙龈出血、口腔黏膜出血、尿道出血，口中秽臭，均可用知母配合牡丹皮、地骨皮、石膏治疗。

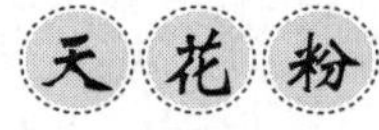

天花粉

天花粉，始载于《神农本草经》，原名“栝楼根”，是胡芦科多年生攀援藤本植物栝楼或双边栝楼除去外皮的根。本品味甘、微苦，性微寒，归肺、胃经。

临证应用

［配用简说］

1. 天花粉有清热解渴的功效，前人称它能退五脏郁热，为治渴之神剂。治热性病耗伤津液而致口渴唇燥、舌红少津、心烦等症，可用本品配合生地、麦冬、玄参、玉竹、石斛等同用；治内热消渴，饮不解渴，多饮多尿，可与生地、山茱萸、山药、麦冬、五味子、丹皮、知母等同用，内热甚者，再加石膏、黄连。现常以上述方药为基础，随证加减，治疗糖尿病、尿崩症、甲亢等有明显口渴表现的疾病，疗效较好。

2. 天花粉有清肺泄热，润肺止咳，化肺中燥痰的功效，治肺热咳嗽，痰黄而稠，可配合黄芩、知母、贝母、瓜蒌等同用；治阴虚燥咳，干咳痰少，津亏咽干，可配合沙参、麦冬、生地、杏仁等同用。

3. 天花粉能清热、解毒、散瘀，又善消肿排脓，治疗痈疽及乳痈，脓未成能消，脓成能溃，脓溃后能排脓生肌，故应用广泛。疮疡初起，可配金银花、蒲公英、连翘等煎水内服，同时配黄柏、白芷、大黄等研末，醋调外敷，以促进消散；脓成焮痛，可配当归、赤小豆、皂角刺、穿山甲等同用，以促进溃脓；疮疡已溃而脓未尽者，可配生黄芪、金银花、生甘草等，以托毒排脓生肌。

［一般用法］

入煎剂10～15克，必要时可用30克。外用适量，研末调敷。脾胃虚寒，大便溏泄者慎服。传统认为不宜与川乌、草乌、附子同用。

临证推广

［古用发微］

1. 治疗酒热泄泻　治饮酒过多泄泻方：天花粉一味，捣烂袋盛，洗出浆来晒干。每用白糖调数钱，和白蜜少许服。兼治吐血之症。方见清·梁文科《集验良方》卷3。

上述经验在明代倪朱谟《本草汇言》中就有记载。倪氏在该书卷6“天花粉”条下记道：“先君在粤，饮酒多日，忽患泄泻。粤人丘杏山，名医也，屡用健脾燥湿之剂，泄泻愈甚，更用止涩之药，其病照常不减。”后用“天花粉一味捣烂，用布袋盛取浆，沥干，晒成白粉，用白汤调数钱，和白蜜少许，日服二钱”，“七日泄泻竟止”。“余细思，此系酒热伤脏气，故泄泻也；服健脾香燥药，故转剧耳；宜乎甘寒天花粉之与蜂蜜也”。

2. 治疗黄疸　明代医家倪朱谟说，五疸（黄疸、谷疸、女劳疸、酒疸、黑疸）身目俱黄而小便若淋若涩，是火热郁结所致。天花粉能开郁结，降痰火，故能治之。其撰《本草汇言》卷6引《方脉正宗》经验：治男妇大小，不拘壮盛老弱，一切疸疾，可用天花粉2两，茵陈5钱，水煎代茶饮。若小儿忽发黄，面目皮肉并黄，也可单用生栝楼根（即天花粉）捣取汁2大合，蜜1大匙和匀，炖暖分3服。方见《圣济总录》卷174栝楼根饮。《杂病广要·黄瘅》载沈氏（沈金鳌）黑疸方：茵陈蒿4两，捣取1

合；瓜蒌根1斤，捣取汁6合，冲和顿服之，必有黄水自小便中下。如不下，再服。方后云：此金鳌自制方也，《简便方》单用瓜蒌根汁以泄热毒，为黑疸良方，余复加茵陈汁，以为湿邪引导，较为真切，故用之辄效。

《名医别录》记载，栝楼根主“八疸身面黄”。

3. 下死胎 治胎死腹中，其证指甲青，胀闷，舌青，甚者口中作屎臭。瓜蒌根一味，焙干，为细末。每服2钱，倒流水调下。2服取效。方见《是斋百一选方》卷18。

本品古代还用治难产，可配肉桂、牛膝、瞿麦用用（《妇人大全良方》）。现代临床试用天花粉引产（中期妊娠引产、死胎引产等），亦取得较好效果，说明古人经验不可以其平易而忽之。

［**现代报道**］

1. 治疗肠腺上皮化生 观察病例均经纤维胃镜和病理活检确诊。治疗组14例，用天花粉12克，黛蛤散3克，水煎服，每日1剂。胃酸偏高者加党参、茯苓、白术、乌贼骨；胃酸偏低者加北沙参、山楂、黄芩。20～40日为1疗程，一般服2个疗程。对照组7例，用胃舒平、氢氧化铝、痢特灵等西药治疗，1例曾用过甲氰咪呱。以胃镜、病理检查肠腺化生消失为有效。结果：治疗组有效12例，无效2例；对照组7例均无效。（中西医结合杂志，1985，11：695）

2. 治疗恶性滋养细胞肿瘤 采用两种天花粉制剂治疗：天牙粉（天花粉，牙皂）胶囊，每枚剂量0.25～0.5克，经阴道给药；注射用天花粉针剂供肌内注射及静脉滴注用。使用前先做天花粉皮试，阴性后始能给药。共治19例，绒毛膜上皮癌5例，恶性葡萄胎14例。16例使用天牙粉治疗，其中“绒癌”5例，“恶葡”11例，以温开水冲洗阴道，排除积水后将天牙粉胶囊放入后穹隆，卧床8小时，剂量由0.25克开始，间隔5～7日上药1次，如药后反应轻微，每次可增加药量0.025克。2例用天花粉针剂，溶于5%葡萄糖液500毫升内静脉滴注，首次剂量为5毫克，每隔3～5日滴注1次，每例各6次，总剂量各38毫克。另1例“恶葡”Ⅲ期用天牙粉9次及注射用天花粉1次。如皮试阳性或间隔一段时间再用时需做天花粉脱敏注射。两药一般使用7次。本组有11例先做子宫加附件切除术，分别于术后5～10日（9例）、22日（1例）、2个月（1例）行天牙粉治疗；3例先用天牙粉阴道上药2～4次后手术；2例滴注天花粉1次后手术；3例单用天牙粉治疗2～10次，未手术。全部病例均未用化疗药物。疗效按1969年8月全国肿瘤会议制定的标准评定。结果：17例痊愈，随访8～16年无复发；2例“绒癌”，入院后病情迅速恶化死亡。（中西医结合杂志，1987，3：154）

3. 抗早孕及中期妊娠引产 天花粉蛋白注射液作常规皮内试验，阴性者肌内注射试验剂量，无不良反应者肌内注射地塞米松5毫克，20分钟后注天花粉蛋白1.2～2.4毫克。共用于1000例早、中期妊娠流（引）产，初孕266例，经孕734例；孕5～9周367例，10～13周186例，14～24周447例；宫腔注射950例，肌内注射50例。结果：完全流产率宫腔内注射为96.2%，肌内注射为94%。（山东医药，1990，6：56）

4. 用于异位妊娠 ①用天花粉治疗非急性大出血的宫外孕71例，年龄最小22岁，最大40岁。方法与剂量：早期曾采用注射天花粉10毫克，后改用结晶天花粉2.4毫克肌内注射，均需先作皮试与试探注射。1周后尿hCG定量无明显下降者，再追加注射1次。临床观察以治疗后尿hCG＜312IU/L而未作手术者为有效，71例中61例有效（85.9%）。尿hCG转阴时间：有效的61例中，1周内转阴者35例（57.4%），8～14日转阴者19例（31.2%），最快的3日转阴，有2例超过28日转阴。注射次数：61例中有56例注射1次成功，5例注射了2次。（上海医学，1988，6：337）②在天花粉皮试阴性的情况下，用天花粉蛋白注射液作肌肉注射，试探剂量0.05毫克，观察2小时，无过敏者再注射治疗剂量1.2毫克。之后肌注丙酸睾丸酮100毫克，每日1次，连续注射3日；每日用强的松5毫克，分4次口服，连服2日。注药后注意观察血压、脉搏、腹痛等临床变化。每3日复查β－HCG1次，每周B超监测1次，直至β－HCG正常出院。共治105例，入院时平均停经时间为50日，β－HCG水平平均为229.58IU/L；B超证实宫内均无妊娠胚囊，而附件区有包块或胚囊结构86例；盆腔少量积液49例，无积液56例。结果：94例治疗成功，成功率90%。认为选择孕龄＜60日，同时无明显腹痛，腹腔无或仅有少量出血，生命体征平稳的病例，是保证天花粉保守治疗成功的关键。（苏州医学院学报，2001，5：519）

临证参考

［古法借鉴］

1. 热病烦躁　治伤寒发热，烦躁，言语谵妄，目赤口干，心神恍惚，栝楼根2两，郁金、甘草（生）各1两。为末，每服1钱，生姜蜜水调下，不拘时候。此经验见载于《圣济总录》卷23栝楼散。

天花粉长于清透邪毒，善退脏腑郁热，故能治此。

2. 痰火哮喘　治痰火哮喘方：天花粉适量，切片，分别以梨汁、姜汁、萝卜汁、竹沥拌，晒干，研为末，每次服1钱。此经验见载于清《汇编验方类要》卷2。

痰火哮喘以痰浊黄稠胶黏，不易咯出，面赤，烦闷，喘胀迫促为主症，或兼有风热表证。

3. 肝火身痛　治肝经火盛，胁肋胀闷，遍身走注疼痛，天花粉5钱，牡丹皮、白芍药、白芥子各2钱，水煎服。此经验见载于《本草汇言》卷6。

天花粉功能“降火”“泻肝郁，缓肝急”（《医林纂要探源·药性》），故能治之。

4. 尿精　治男子尿精方：栝楼根、泽泻、土瓜根各2两。上3味，捣合下筛，以牛膝和为丸如梧子，先食服3丸，良。此经验见载于《外台秘要》卷16引《深师》。

尿精，指精液随小便而出的病证。

5. 偏疝　治偏疝痛极，用绵袋包暖阴囊，取天花粉5钱，以醇酒1碗浸之，自卯至午，微煎滚，露一夜。次早低凳坐定，两手按膝，饮下。未效，再1服。此经验见载于《本草纲目》卷18引《本草蒙筌》。

偏疝即偏坠，指单侧睾丸肿大，疼痛下坠。

6. 脱肛　张景周先生守广信，患脱肛，四旬余不收，诸治不效，苦甚。有医士林者，用天花粉一味为末，以豚脂鸭羽涂上，即润泽，如有物抽吸，俄倾收入。求其法，乃出《千金方》也。此经验见载于《名医类案·脱肛》。

7. 杨梅疮 治杨梅天疱，天花粉、川芎各4两，槐花1两。为末，米糊丸梧子大，每空心淡姜汤下七八十丸。此经验见载于《本草纲目》卷18引《简便方》。

8. 天疱湿疮 治天疱湿疮，天花粉、滑石等份为末，水调搽之。此经验见载于《本草纲目》卷18引《普济方》。

天疱湿疮即黄水疮，相当于西医的脓疱疮。

9. 狐尿刺 治狐尿刺，疼痛不可忍，生栝楼根、豉等份。上捣作饼，敷之，干即易。此经验见载于《圣济总录》卷140栝楼敷方。

因接触螳螂等昆虫分泌物引起的皮肤病，古称狐尿刺，相当于接触性皮炎。患处皮肤干燥，起红紫斑点，肿胀焮痛，甚则溃烂成疮，脓水淋漓。

10. 蛇咬伤 治诸蛇咬，毒气攻心，桂（去粗皮）、栝楼根各2两。为细末，以小竹筒盛，密塞。出行随身带，卒为毒蛇所中，即敷之。此经验见载于《圣济总录》卷148桂香散。

11. 折伤 治折伤肿痛，栝楼根捣涂，重布裹之。热除，痛即止。此经验见载于《本草纲目》卷18引《肘后方》。

12. 阴疮 治䘌虫及蛲虫侵蚀下部，栝楼根4两，葶苈子4分。为末混匀，以艾汁浸，绵裹，纳下部中，日3易。此经验见载于《医心方》卷7引《令李方》栝楼散。

阴疮，指妇人阴户生疮。

13. 吹乳 治产后吹乳，肿硬疼痛，轻则为妒乳，重则为乳痈，用栝楼根末1两，乳香1钱。为末，每服2钱，温酒送下。此经验见载于《本草纲目》卷18引李仲南《永类矜方》。

《日华子本草》记载本品能治"乳痈"。

14. 产后无乳 治妇人乳无汁，栝楼根（切）1升，酒4升，煮3沸，去滓，分3服。此经验见载于《备急千金要方》卷2。

《医学入门·本草》记载天花粉有"下乳汁"的功效。

15. 小儿睾丸肿痛 治小儿外肾肤囊肿痛，天花粉2两，甘草3钱。为粗末，每服2钱，无灰酒1盏，煎7分，空心温投；不能饮者，只用水煎，少入酒同服。此经验见载于《活幼心书》卷下天花散。

外肾即睾丸，以其形状象肾，故名。

16. 耳鸣、耳聋 治耳卒得风，觉耳中恍恍者，栝楼根削令可入耳，以腊月猪脂煎3沸，塞耳，每日1次。三七日即愈。治二三年耳聋，栝楼根30斤，细切，以水煎，酿酒如常法。久久服之，甚良。上述经验见载于《肘后备急方》卷6及《经史证类备急本草》卷8引《肘后方》。

据《本草纲目》所引，后方治"耳聋未久"。

17. 喉风 治喉风，心烦口烧作渴，天花粉、薄荷叶各2两。上为末，每服2钱，食后井花水调下。热甚西瓜汁调下。一方用天花粉8分，玄参1钱，治同。上述经验见载于《外科百效全书》卷2银锁匙及《重楼玉钥》卷上银锁匙。

《喉科心法》云："考古称喉证，总其名曰喉风。"喉风证常见热盛津伤之候，故宜用天花粉清热降火，生津止渴。喉风偏风热者，可入薄荷叶以疏散风热，清利咽喉；喉风偏燥热者，可入玄参以清热润燥。

18. 牙龈肿痛 治脾经火盛，口齿牙龈肿痛，天花粉5钱，白芍药、薄荷各3钱，甘草1钱，水煎服。此经验见载于《本草汇言》卷6。

天花粉长于开郁降火，故能治之。

［**论治备参**］

1. 天花粉甘寒和平，退五脏郁热。如心火盛而舌干口燥，肺火盛而咽肿喉痹，脾火盛而口舌齿肿，痰火盛而咳嗽不宁，肝火之胁胀走注，肾火之骨蒸烦热，或痈疽已溃未溃而热毒不散，或五疸身目俱黄而小便若淋若涩，是皆火热郁结所致，惟本品能开郁结，降痰火，并能治之。

2. 天花粉其性甘寒，善能治渴，从补药而治虚渴，从凉药而治火渴，从气药而治郁渴，从血药而治烦渴，乃治渴之神药。又葛根其性辛寒，可治表渴；天花粉，其性甘寒，可治里渴。若汗下之后亡液而作渴，天花粉不可妄投，必用人参之甘温，以生津治渴；阴虚火动，津液不能上乘而作渴，天花粉不可概施，必用知母之甘润，以滋阴治渴。一说本品同川连，治心火乘肺消渴；同人参、麦冬，治肺津枯消渴；同麦冬、竹叶，治心火烦渴。

3. 天花粉善通行经络，解一切疮家热毒。疔痈初起者，与连翘、山甲并用即消；疮疡已溃者，与生黄芪、生甘草并用，能生肌排脓，即溃烂至深，旁串他处，不能敷药者，亦可自内生长肌肉，徐徐将脓排出。

4. 天花粉，味甘微苦酸，酸能生津，故能止渴润枯；微苦降火，甘不伤胃，昔人只言其苦寒，似未深察。

5. 虽然天花粉乃中和之剂，但其证当用人参之甘温而反用天花粉之甘寒，则必至损胃而伐阳；当用葛根之辛寒而反用天花粉之甘寒，则必至引邪以入里，二者辨明而用，斯无疑误之弊。

6. 老年人唾液腺分泌减退，引起口渴，尤其睡眠口渴更甚，可用天花粉、金石斛各60克，煎水放在热水瓶中，临睡前进饮少许；半夜因口渴不能入寐者，可以缓缓啜饮。

7. 因胃热旺盛，引起口臭，可用天花粉12克，黄柏9克，及适量生石膏、番泻叶，可将口臭消除。口臭原因多端，天花粉清热生津，是常用有效药。

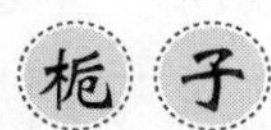

栀子

栀子，始载于《神农本草经》，是茜草科常绿灌木植物栀子的成熟果实。亦名山栀。本品味苦，性寒，归心、肺、三焦经。

临证应用

［配用简说］

1. 栀子是常用的清热泻火药，有良好的泻火解毒、清热除烦功效。凡急性热病的发热烦躁，及一切由于火热所致的头痛牙痛、风火赤眼、咽喉肿痛、口舌生疮、热毒疮疡、丹毒疖肿、大便秘结、小便黄赤等症，都可选用本品，常与黄连、黄芩、黄柏、玄参、赤芍、生石膏、大黄等同用；发热引起的心烦郁闷，躁扰不宁，每与豆豉配用。

2. 栀子有清利湿热及利胆的作用，用治湿热黄疸，常配合茵陈、黄柏、大黄等同用。现代用上述药物治疗肝炎及胆道疾患引起的黄疸，退黄效果良好。栀子还常配合黄柏、滑石、萹蓄、车前子等，用治湿热蕴结膀胱所致的小便频数短赤，排尿热涩疼痛之症。

3. 栀子能泻火凉血止血，适用于血热妄行引起的吐血、咳血、鼻出血、便血、尿血等。根据不同出血部位，可从生地、丹皮、白及、白茅根、地榆、小蓟、大黄等药中灵活选配。

4. 生山栀研末，用鸡蛋清调敷，可用于扭伤挫伤，瘀肿疼痛之证，有散瘀消肿的功效。瘀血明显者，可与活血药配伍后外敷。

［一般用法］

入煎剂 6 ~ 10 克。外用适量，研末调敷。清热泻火生用，止血炒用。脾胃虚寒，大便溏泻者慎用。

临证推广

［古用发微］

1. 治疗胃脘痛 治胃热作痛，山栀仁（炒焦）15 个，水 1 盏，煎至 6 分，入生姜自然汁 3 匙令辣，再煎小沸，热饮。或入川芎 1 钱尤妙。如用此痛不止者，须加玄明粉 1 钱服之。方见《医学入门》卷 7 栀姜饮。《明刊穷乡便方》则称，心气痛，非心痛，即胃脘痛。素性有热，遇感即发，可用芎栀汤：川芎、栀子各等份，加生姜 5 片，水煎服。《医学入门》用本品治心痛（泛指胃脘近心窝处的疼痛，后同）还有 2 方：卷 7 栀萸丸治气实心痛，用山栀仁（炒焦）3 两，吴萸、香附各 5 钱。上为末，蒸饼为丸，如花椒大。每服 20 丸，酒洗生地黄同生姜煎汤送服。卷 8 三味川楝散治热厥心痛，用川楝肉、山栀各 1 两，菖蒲 2 钱。上为末，每服 2 钱，淡姜汤调下。有心痛频发，痛极闷死，必吐涎水而后醒者，乃寒痰积于心脾，用炒栀子 1 两煎，加竹沥、姜汁各 1 杯冲服。方见《评琴书屋医略》卷 2。若心中卒急痛，胁下支满，气逆攻膺背肩胛间，不可饮食，食之反笃者，可用龙胆草、栀子（打）各 3 两，戎盐如杏子大 3 枚（烧赤）。上 3 味，以酢 3 升，煮取 1 升，顿服。少顷，得吐瘥。方见《敦煌古医籍考释》引《辅行诀脏腑用药法要》小泻心汤。又《圣济总录》卷 56 有乌头散方，治九种心痛，药用乌头（炮裂，去皮脐）、栀子仁（生用）各 1 两。上为散，每服 1 钱匕，醋汤调下。

栀子是治疗胃脘痛的要药。据朱丹溪体会，“大概胃口有热而作痛者，非山栀不可，须佐以姜汁，多用台芎开之”。若其他原因所致的胃脘痛必须用温药时，则宜借鉴“古方中多以山栀子为热药之向导，则邪易伏、病易退、正易复而病安”的经验，配伍本品同用。上述论述见于《丹溪心法·心脾痛》。

2. 治疗汤火伤 治卒被火烧，苦剧痛闷绝，不识人，栀子20个，白蔹、黄芩各5两，为粗末。以水5升，麻油1升合煎，令水气竭，去滓冷之，淋疮。有去热毒、宽肌皮的功效。方见《医心方》卷18引《小品方》栀子膏。治汤火所伤，也可用《圣济总录》卷134栀子散方：栀子仁、白矾灰等份。上为散，用黄胶熬膏，调涂之。《攒花易简良方》卷1则用栀子末和鸡蛋清浓调刷之。

栀子治汤火伤的效用，后被李时珍总结收载于《本草纲目》。

3. 治疗酒糟鼻 治肺风鼻赤酒皶方：老山栀为末，溶黄腊等份，和丸如弹子大。空心茶、酒嚼下，忌酒、炙煿（之物）。方见《普济本事方》卷5。《济生方》卷5名栀子仁丸。

《神农本草经》谓栀子主“酒皰、皶鼻”。皶鼻即酒糟鼻，又称“酒齇鼻”“酒渣鼻”“肺风粉刺”等，多因脾胃湿热上熏于肺所致。

［**现代报道**］

1. 治疗冠心病 栀子、桃仁各12克，共轧成末，加炼蜜或蛋清30克，调成糊状。将药摊敷在心前区，面积约长7厘米，宽15厘米，外用纱布敷盖固定。开始每3日换药1次，2次后7日换药1次。6次为1疗程。共治50例，在敷药期间，除有严重心绞痛发作者含服硝酸甘油外，停用其他药物。以1974年修订的“冠心病心绞痛心电图疗效评定参考标准”评定疗效。结果：症状显效22例，改善22例，无效6例；心电图显效7例，改善18例，无改变25例。（中级医刊，1981，4：19）

2. 治疗急性水肿型胰腺炎 治疗组28例，用生大黄12～20克，生栀子12克，每日1剂，水煎2次，分3次温服。首剂大黄剂量宜大，服药后5小时仍未排便，应尽快服第2煎。服药后以每日大便3～4次为宜；若腹痛较重，舌苔黄厚者可加大大黄剂量，增加大便次数。对照组22例，用阿托品、杜冷丁、雷尼替丁解痉、镇痛、制酸，每日20毫克654－2注射液静脉滴注，其中19例每日用5－氟脲嘧啶500毫克加入5%葡萄糖液中静脉滴注。两组均予静脉补液，维持水与电解质平衡。疗程均为7日。以临床症状、体征消失，血、尿淀粉酶恢复正常，B超检查胰腺形态及回声恢复正常为治愈。结果：治疗组治愈26例，有效2例，平均治愈日数为2.82日；对照组治愈16例，有效4例，平均治愈日数为5.85日。两组间疗效有显著差异（$P<0.05$）。治疗组症状、体征、血与尿淀粉酶及外周血白细胞恢复正常时间均优于对照组。（中国中西医结合杂志，1999，3：183）

3. 治疗烧伤 栀子100克，红花50克，黄柏100克，浸泡于75%酒精1000毫升中，1周后滤去药渣备用。应用时将药液盛于医用喷雾器内，均匀地喷洒创面，每日2～3次。污染创面必须先清创。共治112例，Ⅰ度1例，Ⅱ度84例，Ⅲ度2例，Ⅰ＋

Ⅱ度17例，Ⅱ+Ⅲ度8例。结果：痊愈106例，好转6例，用药后创面结痂时间平均为4.2日。（河北中医，1987，2：41）

4. 治疗关节扭伤 生栀子、生大黄等份研末，取药粉适量，扭伤在24小时内就诊者以醋调敷，24小时后就诊者，以酒精调敷。有外伤者按常规清创消毒后调敷。敷药直径要大于肿痛区2厘米为度，药厚0.5厘米，盖以塑料薄膜，绷带固定，一般24小时换药1次。若药物干燥可用酒精适量外滴，以保持湿润。共治150例，病程平均2小时。结果：全部治愈，用药12小时即可止痛。其中24小时开始消肿并在48小时治愈者130例，72小时内治愈者15例，96小时内治愈者5例。平均治愈时间为52小时。（中西医结合杂志，1989，9：547）

5. 治疗卵巢囊肿 治疗组80例给予民间验方栀子辣蓼汤加味（栀子10克，辣蓼20克，加入甘草为基本方，气虚者加黄芪30克，合并盆腔炎者加薏苡仁、败酱草各30克，腹痛者加香附、川楝子各15克），每日1剂，水煎或开水泡服，每次服500毫升，每日4次，慢慢饮服，2个月为1疗程，月经期不需停药。对照组80例服血竭胶囊，每次4~6粒，每日3次，1个月为1疗程，连服2个疗程，月经期停服，经净后2日续服。2组均在服药2个月后作B超复查。结果：治疗组治愈57例，显效23例，总有效率100%；对照组治愈23例，显效16例，有效22例，总有效率76%。（中国民族民间医药杂志，2003，3：145）

6. 治疗小儿发热 取生山栀9克，研碎，浸入少量70%酒精或白酒中30~60分钟，取浸泡液与适量面粉和匀，做成4个如5分镍币大小的面饼，临睡前贴压于患儿的双侧涌泉穴、内关穴，外包纱布，以胶布固定，次晨取下，以患儿皮肤呈青蓝色为佳。共治60例，上呼吸道感染25例，急性支气管炎10例，支气管肺炎6例，急性扁桃体炎19例；均在发热48小时内使用本法。结果：经1~3次治疗，患儿体温均恢复正常。用1次热即退者28例，2次21例，3次11例。（中医杂志，1991，12：32）

7. 治疗久衄 生山栀25克，麻油100毫升。栀子研碎，浸入麻油中24小时，用文火加热至油面起烟时止，候温过滤。取药棉如鼻孔大小蘸透栀子油，塞入衄侧鼻孔，半小时后取出，每日2次；如双侧鼻孔衄血，则交替塞鼻。7日为1疗程。共治38例，治愈32例，治疗后3个月未见衄血；好转6例，3个月内出现衄血1~2次，继续用药仍有效。（中国民间疗法，1996，2：48）

临证参考

［古法借鉴］

1. 胸痹心痛 治胸痹切痛，栀子2两，附子（炮）1两。每服3钱，水1大盏，薤白3寸，同煎至5分，温服。治心痛暴亡属火者，炒栀子、白芍各5钱，煎汤服。上述经验见载于《苏沈良方》卷3及《石室秘录》卷1自焚急救汤。

前方方后附有治验称："泗洲有人病（胸痹）岁余，百方不愈，服此二服顿愈。"

2. 风痰头痛 治风痰头痛不可忍，栀子末和蜜，浓敷舌上，吐即止。此经验见载于《本草纲目》卷36引《兵部手集》。

3. 眉棱骨痛 治眉骨痛，用山栀子（炒黑）、川羌活各2钱，水煎服。此经验见载于《本草汇言》卷10引《方龙潭家秘方》。

栀子适宜于火郁所致的眉棱骨痛。若系风寒或痰湿引起，则不用。

4. 噎塞反胃 治阴阳痞结，咽膈噎塞，状如梅核，妨碍饮食，久而不愈，即成反胃。药用山栀子（炒）、干姜（炮）各1两。上为粗末，每服2钱，水1盏，同煎至5分。去滓，食后热服。此经验见载于《杨氏家藏方》卷6二气散。

干姜开痞气，散阴结；栀子清热郁，解阳结。两药配伍，辛开苦降，寒热相激，有较强的开痞散结效用。

5. 胃热呕吐 治胃热呕吐，手足心皆热者，栀子（炒黑）、朴硝各等份。上为末，每服一二匙，滚水下。此经验见载于《仙拈集》卷1朴栀散。

6. 酒毒下血 治酒毒下血，老山栀子仁焙研，每用新汲水服1钱匕。此经验见载于《本草纲目》卷36引《圣惠方》。

《圣济总录》卷143用上方“治饮酒过度，肠风泻血，及风热下血，出如红线”，名立效散。《经史证类备急本草》卷13引《梅师方》用治“热毒下血，或因食物发动”。

7. 热水肿 治热水肿，用山栀子5钱，木香1钱半，白术2钱半。为粗末，水煎服。此经验见载于《丹溪心法》卷3。

8. 黄汗 治黄汗，体热，大小便不利，栀子仁、栝楼子（炒）、苦参（剉）各1两。上为末，以醋渍鸡子黄白2枚，用和药末为丸，如梧桐子大。每服30丸，温水送下，每日四五次。此经验见载于《太平圣惠方》卷55。

黄汗多由脾胃湿热郁伏，熏蒸肌肤引起。栀子长于清热利湿退黄，故能治之。本条可与栀子治疗黄疸参看。

9. 摊缓风 治摊缓风，山栀子（去皮）、草乌头（炮）、干姜（炮）各半两。上为末，煮枣肉为丸，如绿豆大。每服3丸，渐加至7丸，不嚼，茶、酒任下。此经验见载于《圣济总录》卷7山栀子丸。

瘫痪轻症名摊缓风，简称摊缓。《圣济总录》卷7：“摊则懈惰而不能收摄，缓则弛纵而不能制物。故其证四肢不举，筋脉关节无力，不可枝梧者，谓之摊；其四肢虽能举动，而肢节缓弱，凭物方能运用者，谓之缓。”

10. 下热上寒 治腰以下热，腰以上寒，炒山栀2钱半，瞿麦5分，炙甘草3分，葱白3根，姜3片，水煎热服。此经验见载于《嵩崖尊生全书》卷12山栀汤。

11. 肺痈 治肺痈方：大山栀7个，取肉渍盐水煮干，再以水煮7次，瓦上焙干为末，开水送下。重者可服二三次。此经验见载于《秘方集验》卷3。

12. 疝气攻痛 治疝痛攻冲胸胁，呕吐不止，栀子（炒）、附子（制）各等份。上为末，米糊作丸。每服1钱5分，茴香、木香汤送下。此经验见载于《医级》卷8栀附丸。

13. 代指 治代指，栀子仁、甘草各1两。上为细末，以水2升，煎至1升。去滓，温浸指上，每日三五次。此经验见载于《圣济总录》卷137栀子汤。

外伤感染或火毒蕴结引起的指（趾）甲两旁或指（趾）甲内的急性化脓性感染，称为代指。

14. 狂犬咬伤 治狂犬咬伤，栀子皮（烧灰）、石硫黄为末，外敷疮上，每日1换。救急用二三次。此经验见载于《普济方》卷306栀子散。

15. 癣疥 治一切癣疥，用山栀子仁为细末，炒过，以蜜蒸三五度。每服1匙头许，五更用酒调下。此经验见载于《圣济总录》卷137山栀子散。

16. 子肿 治妊娠水肿，属湿热肿满者，山栀仁（炒）、萝卜子（炒）各等份。上为末，每服1钱，米饮调下。此经验见载于《叶氏女科证治》卷2栀子散。

妊娠水肿，除有属湿热者外，亦有因脾肾阳虚，运化失常，水湿泛滥所致，治当用健脾温肾、化气行水之法。

17. 断乳 用于断乳，栀子（烧存性）3个，雄黄、辰砂各少许。上为末，入香油、轻粉少许，调匀。候儿睡着，浓抹于两眉中。未效，再用。此经验见载于《袖珍小儿方》卷7画眉膏。

18. 预防惊风、祛除胎毒 预防惊风，祛除胎毒，黄栀子（研末）、鸡蛋清与白面掺和如浆糊状，搽敷婴孩两脚心，用布包扎，每日1换。此经验见载于《集成良方三百种》卷上保赤却病良方。

19. 小儿蓄热狂躁 治小儿蓄热在下，身热狂躁，昏迷不食，栀子仁7枚，豆豉5钱。水1盏，煎7分，服之。或吐或不吐。此经验见载于《本草纲目》卷36引阎孝忠《集效方》。

20. 小儿胃热肌瘦 治小儿胃中热，日渐肌瘦，栀子仁、甘草（炙微赤，剉）、黄连（去须）、黄芩各半两。上为粗散，每服1钱，以水1小盏，煎至5分，去滓温服。此经验见载于《太平圣惠方》卷83栀子仁散。

21. 漏睛 治漏睛出脓，杏仁（去皮尖，另研）2两，栀子10两，大黄5两。上为末，炼石蜜1斤为丸，如梧桐子大。每服二三钱，茶汤送下。此经验见载于《外科大成》卷3解毒丸。

漏睛又称眦漏症，相当于西医的泪囊炎。

22. 眼虚风 治眼虚风，见物若花蝇者，人参、甘草（炙）各1两，栀子、黄芩各2两。上以水2升，煎取8合，分温3服。此经验见载于《医方类聚》卷65引《龙树菩萨眼论》泻肝丸。

眼虚风，俗称“飞蚊症”“飞蝇幻视”，指患者感觉眼前有类似飞虫的阴影随眼球旋转而飘动。现代医学认为此症由玻璃体混浊引起。

23. 火郁喉闭 治火郁喉闭不通，用山栀（生研）5钱，荆芥穗2两，水煎，徐徐服。先用米醋半盏，以鹅羽搅，吐痰出，后服此药。此经验见载于《本草汇言》卷10引《方龙潭家秘方》。

24. 劳复 治大病差后劳复，枳实（炙）3枚，栀子（擘）14个，豉（绵裹）1升。上3味，以清浆水7升，空煮取4升，纳枳实、栀子，煮取2升，下豉，更煮五六沸，去滓，分2次温服，复令微似汗。若有宿食者，纳大黄如博棋子大五六枚，服之愈。此经验见载于《伤寒论·辨阴阳易差后劳复病脉证并治》。

疾病新愈，因劳累又发的，称为劳复。以药测症，患者可能有虚热烦闷、懊侬不爽、腹胀等症状。清浆水即久置而略有酸味的淘米泔水，据古人体验，以之煎药能调中宣气，通关开胃，解烦渴，化滞物。"博棋子大"，据《备急千金要方》羊脂煎方后云，棋子大小如方寸匕。

25. 食复 治热病食复及交接后发动欲死，不能语，栀子30枚，水3升，煎1升服，令微汗。此经验见载于《本草纲目》卷36引《梅师方》。

疾病新愈，因饮食失节又发的，叫食复。《重订广温热论》卷1："温热瘥后，胃气尚虚，余邪未尽，若纳谷太骤，则运化不及，余邪假（凭藉）食滞而复作。"

［**论治备参**］

1. 山栀子仁，大能降火，从小便泄去，其性能屈曲下降，人所不知。亦治痞块中火邪。又大凡心膈之痛，须分新久。若明知身受寒气，口吃寒物而得病者，于初得之时当与温散或温利之药。若病稍久成郁，久郁则蒸热，热久必生火，此时若行温散温利，势必助火添病。古方中多以山栀子为热药之向导，则邪易伏，病易退，正易复而病安。

2. 栀子苦寒涤热，而所涤为瘀郁之热，非浮散之热，亦非坚结之热。能解郁，不能攻坚，亦不能平逆，故阳明之腹满有燥屎，肺病之表热咳逆，皆非其所司。独取其秉肃降之气以敷调达之用，善治心烦与黄疸耳。心烦或懊侬或结痛，黄疸或寒热不食或腹满便赤，皆郁也。心烦心下濡者为虚，胸中窒者为实。实与虚皆汗吐下后余邪留踞，皆宜吐去其邪。栀子解郁而性终下行，何以能吐？协以香豉，则一升一降，邪不任受则吐。黄疸之瘀热在表，其本在胃，栀子入胃涤热下行，更以走表利便之茵陈辅之，则瘀消热解而疸以愈。至治肝则古方不可胜举，总不离乎解郁火。凡肝郁则火生，胆火外扬，肝火内伏。栀子解郁火，故不治胆而治肝，古方如泻青丸、凉肝汤、越鞠丸、加味逍遥散之用栀子皆是。究栀子之治，气血皆有而血分为多，其解血中之郁热，只在中上焦而不在下焦。许学士用此治酒渣鼻，朱丹溪用此治热厥心痛，《集简方》用此敷折伤肿痛，皆属血中郁热。其余之治，悉可类推。

3. 栀子，仲景治伤寒发汗吐下后虚烦不得眠。虚，故不用大黄，有寒毒故也。栀子虽寒无毒，治胃中热气，既亡血、亡津液，脏腑无润养，内生虚热，非此物不可去。

4. 栀子泻心火，安心神，凡脏腑内热，烦躁不得眠者，须加用之。

5. 治心经留热，小便赤涩，用去皮山栀子、火煨大黄、连翘、炙甘草等份为末，水煎9克，无不利。

6. 胃口有热而作痛者，非山栀子不可；须佐以姜汁，多用川芎开之。

7. 栀子加茵陈除湿热疸黄，加豆豉除心火烦躁，加厚朴、枳实除烦满，加甘草除少气虚满，加生姜、陈皮除呕哕，同玄胡索破热滞瘀血腹痛。又本品得滑石治血淋溺闭；得良姜治寒热腹痛；得柏皮治身热发黄；配连翘治心经留热，小便赤涩；佐柴胡、白芍治肝胆郁火；使生地、丹皮治吐衄不止。

8. 栀子之解热，久为世医所乐道，而事实上，栀子止血之奇效，尤为其特长。

9. 山栀是一味值得选用的镇痛药，凡脏腑因火郁作痛者，均可斟酌应用；对寒热夹杂者，须与姜、附之属相配。

10. 栀子豉汤治疗氨茶碱反应，少气者加炙甘草，呕吐者加生姜，见心下痞加枳实，均有疗效。

11. 栀子有安眠作用，适用于热性病、胃肠病引起的失眠，对神经衰弱之失眠则无显效。

12. 栀子既是清热利湿之佳品，又是解郁化瘀止痛之良药。治疗子宫内膜异位症等所致的顽固性痛经，每于辨证方中加入本品，常获良效，并随用量增大而效果更佳。对寒凝血瘀者，则与姜、桂配伍。

13. 栀子善治五官及头面部多种炎症，凡结膜发炎，目赤肿痛，口腔及鼻腔发炎肿痛，咽喉肿痛，溃疡化脓，耳道发炎，栀子均可大量应用，配合黄连、金银花、连翘等煎汤饮服。头面部若干化脓性感染炎症，如疖肿、蜂窝组织炎初起，重用栀子 15 ~ 24 克，配合金银花、连翘等药甚效。

14. 栀子，治上焦、中焦火病，连壳用；治下焦火病，去壳用。

15. 栀子用于止血时，常炒焦或炒炭用，但对火热亢盛、血热妄行之出血证，仍宜用生品。

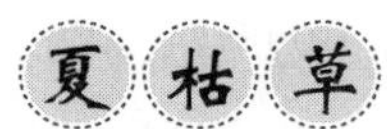

夏枯草

夏枯草，始载于《神农本草经》，是唇形科多年生草本植物，药用带花果穗。因此草在夏末全株枯萎，所以叫夏枯草。本品味辛、苦，性寒，归肝、胆经。

临证应用

［**配用简说**］

1. 夏枯草清肝泻火，平肝阳，适用于肝火上炎或肝阳上亢的头痛、眩晕，常配合菊花、决明子、黄芩、白蒺藜、生白芍、钩藤、生地等同用。根据现代药理研究，夏枯草有降低血压作用，故高血压患者出现头痛、头胀、面红、口苦、烦躁易怒、脉搏有力等肝阳上亢症状时，可用上述药物随证加减进行治疗。

2. 夏枯草能清肝明目，是治疗眼痛的要药。肝火引起的目赤肿痛（如急性结膜炎、流行性角膜结膜炎），可用夏枯草、菊花各 15 克，蒲公英 30 克，水煎服；青光眼、高血压病等出现眼球痛，可配合生地、石决明、决明子、菊花等同用；肝血虚引起眼珠疼痛，夜间尤剧者，可配合生地、当归、白芍、香附、甘草等同用。

3. 夏枯草能解毒平肝，散结消肿，常与生牡蛎、玄参、海藻、贝母等配伍，治疗瘰疬（如颈部慢性淋巴结炎、淋巴结核）、瘿瘤（如单纯性甲状腺肿）；与蒲公英、瓜蒌、白芷等配伍，治疗乳痈（乳腺炎）；与紫花地丁、板蓝根、连翘、牛蒡子等配伍，治疗痄腮（腮腺炎）及痈疽肿毒。据报道，本品对某些肿瘤，如甲状腺肿瘤、纵膈肿瘤，以及肺结核等有辅助治疗作用，但疗效有待进一步观察。

［一般用法］

入煎剂 9～15 克，必要时可用 30 克；也可熬膏服。外用适量，捣敷。本品久服对胃有刺激，故长期服用宜配健脾和胃药。

临证推广

［古用发微］

1. 治疗失眠　治疗阴阳违和，二气不交，不寐，以半夏、夏枯草各 3 钱浓煎服之。盖半夏得阴而生，夏枯草得至阳而长，是阴阳配合之妙也。方见《冷庐医话》卷 3 引《医学秘旨》。

《灵兰要览》用制半夏、夏枯草各 5 钱。《重庆堂随笔》认为："夏枯草……兼有和阳养阴之功，失血后不寐者，服之即寐，其性可见矣。"编著者治不寐常以上方和《内经》半夏秫米汤、仲景甘麦大枣汤 3 方合用，作为基本方，药味虽不多，但常有满意效果。

2. 治疗下部血证　治小便出血及肠风下血，夏枯草（烧灰存性）为末，米饮或凉水调下。方见《医学纲目》卷 17 冬荣散。《妇人大全良方》卷 1 有治血崩方，亦取单味夏枯草，为细末，每服 2 钱，米饮调下，不拘时候。治血痢如注，初起作痢腹痛，下如土朱猪肝色者，可用《古方汇精》卷 1 取填饮：夏枯草 5 钱，红花 2 分，白水煎浓汤，入真沙糖 1 钱调和，空心服。

夏枯草"凉营泄热"（《玉楸药解》），主要适用于血热所致的下部血证。

［现代报道］

1. 治疗支气管肺癌胸水　将 78 例患者（不包括转移性肺癌）随机分成 3 组，每组 26 例。夏枯草组每日引流结束时往胸腔内推注夏枯草注射液 30～50 毫升；胸水基本引流尽后，在最后 1 次引流拔管前，往胸腔内推注 60～80 毫升。榄香烯组每周 2 次在引流结束时往胸腔推注榄香烯 20～40 毫升。化疗组引流期间不作胸腔内注射，待胸水完全引流尽后，于拔管前往胸腔内推注顺铂 80～100 毫克，鬼臼乙叉苷 200 毫克和 5－氟脲嘧啶 1000 毫克。以胸水完全消失，并维持 1 个月以上为完全缓解。结果：夏枯草组完全缓解 9 例，部分缓解 13 例，总有效率 85%；榄香烯组为 8 例、12 例和 77%；化疗组为 5 例、7 例和 46%。夏枯草组和榄香烯组比较，有效率无显著性差异，但均明显优于化疗组（P 均 <0.01）。夏枯草组副作用小于榄香烯组和化疗组。（浙江中西医结合杂志，2001，1：5）

2. 治疗甲状腺腺瘤　丝瓜络、夏枯草各 30 克，甘草 10 克。每日 1 剂，水煎 2 次，早晚分服。1 个月为 1 疗程，需服 2～3 个疗程。共治 30 例，以肿块全部消失，无其他不适为痊愈。结果：痊愈 21 例，好转 6 例，总有效率 90%。痊愈病例肿块完全消失时间最短 20 日，最长 80 日，平均 50 日。（湖南中医杂志，1986，1：13）

3. 治疗肺结核 用夏枯草膏，每次服15毫升，每日3次。治疗23例，均发为病灶进展，中毒症状明显，咯血而用抗结核药无效者。结果：除2例无改变外，21例中毒症状消失，食欲增加，精神改善，咯血停止，体温正常，痰菌转阴，血沉正常。其中10例X线拍片复查，病灶明显吸收。有效率达91.3%。（结核病，1972，1：27）

4. 治疗高血压 用复方夏枯草注射液（夏枯草、菊花、决明子、钩藤各等份制成，每2毫升含生药2克），每次2~4毫升，每日1~2次肌内注射，连用5~10日。6周为1疗程。共治29例，以用药后血压正常，治疗期间无复发为近期治愈。结果：治愈9例，显效8例，有效10例，总有效率93.10%。（中西医结合杂志，1983，3：176）

5. 治疗失眠 夏枯草15克，煮半夏10克。每日1剂，水煎服，连用4剂。共治62例68例次，以失眠纠正为有效。结果：有效61例次，有效率89.71%，未见毒副作用。（福建中医药，1993，1：59）

6. 治疗卵巢囊肿 用夏枯草、海藻、穿山甲制成合剂服，2个月为1疗程，如见囊肿缩小则继续治疗。共治48例，以卵巢囊肿消失为治愈。结果：治愈34例，好转12例，总有效率95.83%。治疗时间最短2个疗程，最长7个疗程。（上海中医药杂志，1994，12：21）

7. 治疗经期吐衄 夏枯草30~60克。经期吐衄不甚者，用生品入药；吐衄出血量多者，用生品和醋炒夏枯草炭各半入药。每日1剂，水煎，分3~4次服。连服3个月经周期。共治22例，均排除各种器质性病变。以吐衄消失，月经正常，经量经色正常为治愈。结果：治愈15例，显效7例。（中国民族民间医药杂志，1998，1：11）

8. 治疗天行赤眼 用麻黄6~10克，生石膏15~30克，夏枯草20~30克，生甘草5~9克。上药水煎服，早晚各1次。平均用药3~5日。共治103例，以眼结膜充血、结膜或眼睑浮肿、目涩疼痛、流泪症全部消除为治愈。结果：治愈95例，无效8例。（北京中医学院学报，1992，4：66）

9. 治疗慢性咽炎 取夏枯草（以色紫果穗大而完整者为佳），每次10克，放于大茶杯中，以沸水200毫升浸泡，15分钟后饮用。可反复浸泡，每日饮3~5杯。10日为1疗程。共治32例，经治疗1~6个疗程，均治愈。（中医杂志，1999，7：390）

临证参考

［古法借鉴］

1. 眩晕 治眩晕，夏枯草（鲜）2两，冰糖5钱，开水冲炖，饭后服。此经验见载于《闽东本草》。

夏枯草适用于肝阳上亢或肝火上炎引起的眩晕。

2. 癫痫 治羊痫风，夏枯草（鲜）3两，冬蜜1两，开水冲服。此经验见载于《闽东本草》。

夏枯草功能平降肝阳，凡肝阳化风引起的痫证，可配用本品治疗。

3. 肝胀 治肝气胀痛，夏枯草1两，煎水服之。此经验见载于《吉人集验方》。

4. 健忘 治心昏塞，多忘，喜卧，夏枯草花末，服方寸匕，有效。此经验见载于《药性考》。

5. 脚气肿痛 治脚气频发，肿痛难履，夏枯草（酒浸一宿，晒干，炒）、木瓜（醋拌炒）各等份。为末，每早食前服3钱，白汤引。此经验见载于《本草汇言》卷3引《窦氏全书》。

6. 口眼㖞斜 治因恶风吹着，或因胃痰犯肝，口眼歪斜，单用夏枯草1味，烧酒（送）服。或用夏枯草3钱，胆南星5分，防风、钩藤各1钱，水煎，引点水酒，卧时服。此经验见载于《滇南本草》第1卷。

原书“麦穗夏枯草”条下有附案：“有纪姓者，身胖多痰，因风吹口歪，用麦夏枯点水酒服，立愈。后传方与人，屡用屡验。”“水酒”，系一种用麦曲或黄粱米酿制，后加入某些药草汤液重蒸而成的特殊饮料。详见该书“松节”条下注。

7. 干湿癣 治干湿癣，夏枯草根捣烂，以酽醋浸，涂癣疮上。此经验见载于《鸡峰普济方》卷22圈癣膏。

8. 汗斑 治汗斑白点，夏枯草煎浓汁，日日洗之。此经验见载于《本草纲目》卷15引《乾坤生意》。

9. 汤火伤 治汤火伤，夏枯草研细，麻油调，厚敷之。或用夏枯草1两，浓茶煎，涂患处。上述经验见载于《柳洲医话》及《杏林碎锦》卷上。

10. 去面部皱纹 夏枯草洗面皱。此经验见载于清·阮葵生《茶余客话》下卷20。

11. 赤白带下 治赤白带下，夏枯草花开时采，阴干为末，每服2钱，米饮下，食前。此经验见载于《本草纲目》卷15引《徐氏家传方》。

12. 产后血晕 治产后血运，心气欲绝，夏枯草捣绞汁服1盏，大妙。此经验见载于《本草纲目》卷15引《徐氏家传方》。

13. 喉痛 治喉痛方：夏枯草煎汤当茶饮。此经验见载于《亟斋急应奇方》卷2。

14. 砒霜中毒 解砒霜毒，夏枯草煎浓汁饮。此经验见载于《秘方集验》卷1。

［**论治备参**］

1. 夏枯草治目珠疼至夜则甚者，神效；或用苦寒药点之反甚者，亦神效。盖目珠系于厥阴肝脏，夜甚而遇寒药反甚，是厥阴之火郁窒不疏，自不宜直折以寒凉，反致遏抑愈剧。夏枯草能疏通肝胆之气，木郁达之，亦以禀纯阳之气而散阴中结滞之热耳。本品又能解内热、缓肝火，治肝热目赤，皆疏通厥阴气滞之功用。

2. 夏枯草能解阴中郁结之热，通血脉凝滞之气。

3. 夏枯草，专散痰核鼠疮，尤通心气，头目之火可祛，胸膈之痞可降。

4. 夏枯草，微辛而甘，故散结之中，兼有和阳养阴之功，失血后不寐者，服之即寐，其性可见矣。陈久者其味尤甘，入药为胜。

5. 夏枯草得蒲公英，治一切乳痈、乳岩。

6. 夏枯草同茯苓、白术、黄柏，治湿热；得香附、甘草，治目珠疼痛；合香附、贝母，治头疮、瘰疬。

7. 夏枯草退寒热，虚者可使，若实者以行散之药佐之。

8. 夏枯草久用亦防伤胃，与参、术同行，方可久服无弊。

9. 夏枯草配半夏，交合阴阳治失眠；配蜈蚣，散滞通络治口僻；配葛根，升降结合治头痛；配泽泻，清泻相火治强中。

10. 夏枯草有安神之效，治疗失眠多梦、烦躁不宁之神经官能症，常配百合或半夏同用。

11. 夏枯草是肺科良药，用夏枯草、猫爪草各 30 克，川芎 12 克，水煎服，每日 1 剂，连服 2 个月，治肺门淋巴结核 60 例，有效率 91.6%。另用夏枯草 30 克，百部 20 克，黄芩、炙杏仁、代赭石各 12 克，治肺结核、支扩之顽固性咯血；夏枯草 30 ~ 50 克，鱼腥草 15 克，葶苈子、川芎各 12 克，大枣 10 枚，治渗出性胸膜炎，均取得良好疗效。

12. 治疗前列腺增生，在辨证基础上加入夏枯草、海藻等软坚散结药物，可使增生的前列腺有所缩小，从而减轻相关症状。

13. 妇女乳房肿块，触之或痛或不痛，属于良性肿瘤者，夏枯草配合柴胡、莪术、郁金、当归，能使肿块渐消。

14. 以夏枯草 15 克为主药，配以败酱草、丹参、赤芍浓煎作保留灌肠，每晚 1 次，20 日为 1 疗程，经期停用，用治盆腔炎有较好疗效。

15. 用夏枯草、千里光各等量，水煎外洗，治疗多例小儿丘疹样荨麻疹有效。

16. 将夏枯草（以色紫褐、果穗大而完整者为佳）10 克，放入大茶杯中，沸水浸泡，代茶饮，每日饮 3 ~5 杯，连服 10 日 ~2 个月。治疗慢性咽炎，疗效可靠。

17. 每日取夏枯草 20 克，泡水当茶饮，连服 10 日，治疗考试前紧张症有效。

18. 夏枯草用于肿瘤，剂量要大，小了作用不明显。但本品体积较大，质地亦轻，放在他药中一起煎煮，往往会将其他药物的有效成分吸掉。因此，用时最好将之另煎代茶或另煎取汁，再冲入其他药内，方能更好地发挥其软坚消肿的作用。

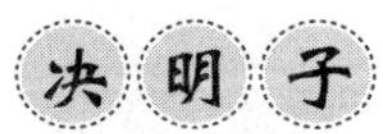

决明子

决明子，始载于《神农本草经》，原作“决明”，是豆科一年生草本植物决明或小决明的成熟种子。本品味甘、苦、咸，性微寒，归肝、大肠经。

临证应用

［**配用简说**］

1. 决明子有清热平肝作用，适用于肝阳上亢引起的头痛头晕，血压升高，常配合白芍、夏枯草、石决明及二至丸同用。

2. 决明子有清热明目功效，是眼科常用药物，配合菊花、桑叶、青葙子，可用于风热攻注，目赤肿痛，羞明多泪（如急性结膜炎、流行性角膜结膜炎等）；配合龙胆草、夏枯草、山栀，可用于肝胆郁热所致的目赤肿痛；配合地肤子，可用于夜盲雀目；

配合地黄、枸杞子等，可用于肝肾不足引起的眼睑干涩，视物昏花，眼生翳膜，这些见症在现代医学中的视网膜炎、视神经萎缩、早期白内障等眼疾中常可见到。

3. 决明子有润肠通便的作用，主要适用于热结便秘及肠燥便秘，可单味泡茶饮或煎服，也可配合火麻仁、瓜蒌仁等同用。

［**一般用法**］

入煎剂9～15克，大剂量可用30克，或泡茶饮。如有腹泻，不宜服用。

临证推广

［**古用发微**］

治疗小儿疳积及疳眼　治小儿冷热无辜疳，或时惊热，或时夜啼，大便青黄，自汗头痛，头发作穗，四肢黄瘦，不多食物，马蹄决明子2两，为末，炼蜜为丸，如麻子大。每服3丸，食后以熟水送下。方见《普济方》卷383决明子丸。治小儿疳积害眼，及一切童稚翳障，用决明子（晒燥，为极细末，勿见火）、骟鸡肝（生者，不落水）。将鸡肝捣烂，和决明末，小儿1钱，大者2钱，研匀，同酒酿1杯，饭上蒸服。目昏无翳，腹胀如鼓，加芜荑末1钱，同鸡肝、酒酿顿服；翳障腹胀，用鸡内金、芜荑、决明末同鸡肝、酒酿顿服；风热翳障，加白蒺藜1钱。方见《张氏医通》卷15决明鸡肝散。

无辜疳，指疳病头颈生核的证候。小儿疳积害眼，又称小儿疳眼，其发病多与肝热上冲有关，见症为眼部干涩羞明，白睛失去润泽，黑睛生翳等，相当于西医的角膜软化症。决明子能"治小儿五疳"（《生草药性备要》），又有清肝明目之效，故可用于小儿疳积及疳眼。现江西民间用草决明9克研末，鸡肝1具捣烂，白酒少许调和成饼，蒸熟服，治小儿疳积（《江西草药》），显然与上述经验是一脉相承的。另有报道，以本品配鸡内金、山楂、鲜母鸡肝治疗小儿疳积145例，痊愈127例，好转15例，无效3例。（湖北中医杂志，1986，6：53）

［**现代报道**］

1. 治疗高脂血症　决明子20克，每日1剂，水煎服2次，1个月为1疗程，一般服2个疗程。共治53例，治疗前甘油三酯（TG）均>1.8mmol/L，最高达3.6mmol/L；总胆固醇（TC）均>6.3mmol/L，最高达9.6mmol/L。结果：治疗后50例TG降至1.3mmol/L以下，TC降至5.4mmol/L以下，总有效率94%。（中医杂志，1998，12：710）

2. 治疗乳痈　用决明子25～100克（剂量据病情体质调节），水煎服，每日1剂，一般用2～3剂。治疗38例初期乳痈，全部治愈。（中医杂志，1998，12：712）

3. 治疗男性乳房发育症　生草决明25～50克，开水冲泡代茶饮，或打碎研面，每次25克，每日2次，开水冲服。共治12例，均治愈。其中9例经15～25日治愈，3例在35日内治愈。随访1～2年均无复发。（浙江中医杂志，1993，9：415）

4. 治疗霉菌性阴道炎　取决明子30克，加水适量，煮沸15分钟，熏洗外阴、阴道，每次15～20分钟，每日1次，10日为1疗程。治疗22例，普遍自觉症状消失或好转，白带减少，外阴奇痒消失，阴道黏膜色泽正常；经复查2次以上白带涂片阴性者14人，1次或2次阴性者8人。（中华医学杂志，1978，2：69）

5. 治疗慢性咽炎 治疗组100例，以草决明、麦冬、玄参各5～10克，加200毫升开水浸泡10分钟后，频频饮服，可反复加开水3～4次，每日数次。对照组100例以复方新诺明片（过敏者以乙酰螺旋霉素代替）和麦迪霉素交替服用。两组疗程均为1～2月。以症状、体征消失，停药3月内无复发为痊愈。结果：治疗组痊愈78例，好转13例，总有效率91%；对照组分别为18例、28例和46%。治疗组未见明显不良反应，对照组部分患者出现食欲不振、恶心、便秘、皮肤瘙痒等症。（中西医结合杂志，1991，3：171）

临证参考

［**古法借鉴**］

1. 发背 治发背初起，草决明（生用，捣碎）1升，生甘草（剉碎）1两。水3升，煎取1升，温分2服。此经验见载于《普济本事方》卷6。

发背即有头疽生于脊背者。《日华子本草》："水调（决明子）末涂，消肿毒。"

2. 癣病 治诸癣，草决明（焙，捣末）半两，腻粉1分。为散，先以布揩癣令赤，次以醋调药涂之。当汁出，痛解即愈。治癣久不差者，决明子为细末，入少量轻粉，拌匀，先以物擦癣令微破，后以药敷之。一方治癣疮延蔓，用决明子1两为末，入水银2钱，研不见星，擦破患处敷药。上述经验见载于《圣济总录》卷137抵圣散、《是斋百一选方》卷16及《本草汇言》卷4引《太医院经验奇效良方》。

《生草药性备要》记载决明子"能擦癣癞"，现代药理研究亦证实，本品水浸液对多种癣菌有抑制作用。

3. 鼻衄、齿衄 治鼻洪，决明子研末，水调贴脑心。治牙根出血，草决明煎水，噙之即止。上述经验见载于《本草纲目》卷16引《日华子》及《奇方类编》卷上。

鼻洪，即鼻出血之甚者。

［**论治备参**］

1. 决明子苦能泄热，咸能软坚，甘能补血，力薄气浮又能升散风邪，故为治目收泪止痛要药。一说本品明目，乃滋益肝肾，以镇潜补阴为义，是培本之正治，非如温辛散风，寒凉降热之只为标病立法者可比。

2. 决明子功能除风散热，但服之太过，搜风至甚，反招风害，故必合以蒺藜、甘菊、枸杞、生地、女贞子、谷精草相为补助，则功更胜。

3. 决明子作枕统治头脑耳目一切风热诸病。一说作枕胜黑豆，治头风，明目。

4. 决明子，历代医家多认为归肝、肾之经，但现代药理研究发现，本品含大黄酚、大黄素等，故可认为归足阳明胃经，具有降胃气、润肠通便之功，对肝胃郁热之胃脘胀痛、大便秘结，尤为适宜，常配莱菔子同用。临证可以舌质偏红，苔薄黄；脘腹胀满隐痛，大便秘结；目赤，视物模糊；平素性情急躁易怒等视为应用本品的指征。

5. 凡患冠状动脉硬化伴有心绞痛者，用决明子 15 克，配合降香 6 克，丹参 9 克，煎汤内服，气味芳香，通脉镇痛。并且胆固醇过高者可以降低，不高者亦可作为预防之用。

6. 决明子降压作用比较缓慢，但比较稳定，只要无慢性肠炎等疾病，经常服用有效。凡患高血压，不论中壮年或老年，血压升降无常，服降压药疗效不持久者，可用决明子 15 克，泽泻、葛根各 9 克，山萸肉 12 克煎服，能扩张冠状动脉血流量，减少血流阻力，而使血压下降。凡脑血管意外引起的中风半身不遂，尤其是脑出血者，血压可持续上升，常伴大便秘结，此时除辨证治疗外，可用决明子 15 克，女贞子 9 克，煎水温服，可帮助降血压，通大便，防止病情恶化。

7. 壮年之后，体质发胖，血压不高，因为情绪紧张引起的头昏、耳鸣、两眼发胀，可用决明子 15 克，加枸杞子、旱莲草、菊花各 9 克，每日 1 剂，分 3 次啜饮，甚有效果。

8. 决明子性平微苦，用于体虚或老人便秘，效果甚佳。临证常于复方内加本品 9 克；或单用决明子粉，每服 3 ~ 6 克，视病情每日服 2 ~ 3 次，疗效可靠。又习惯性便秘，无论老幼，可用决明子 15 克，莱菔子 9 克，捣烂，略加蜂蜜冲服，有效。

9. 单味决明子炒或打碎，成人每次 15 克，小儿 6 克，泡茶饮服，治疗老年人习惯性便秘或婴幼儿便秘、妊娠水肿、先兆子痫及气火上升之鼻衄，均有良效。

10. 急性眼结膜炎，俗称“红眼病”，发病迅速，传染亦快，可用决明子 15 克，加木贼、生地各 12 克，赤芍、栀子各 9 克，金银花 15 克，水煎服，每日 2 次。未发病者亦可作预防性治疗，效果很好。

11. 决明子一名草决明，草本植物青葙的成熟种子青葙子亦有草决明之名。两者虽均能清肝明目，但并非一物，效用亦非完全相同，应注意鉴别。

LINZHENGBENCAO

4 清热燥湿药

清热燥湿药属于清热药中的一类，性味多为苦寒，苦能燥湿，寒能清热，适用于湿热内蕴或湿邪化热证。湿热证是指既有热性症状，又有湿的症状，如舌苔黄腻、心烦口苦、小便黄赤，以及泄泻、痢疾、黄疸、妇女带下色黄腥臭、关节肿痛、湿疹疮毒、耳痛流脓等病症。本类药除能清热燥湿外，各药都还有其他的效用，这一点需要注意。

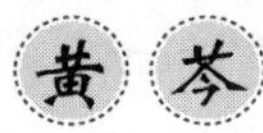

黄芩

黄芩，始载于《神农本草经》，是唇形科多年生草本植物，药用其根。本品味苦，性寒，归肺、胆、脾、大肠、小肠经。

临证应用

［配用简说］

1. 黄芩功能清热燥湿解毒，可治疗多种湿热病证。如配半夏、黄连等，治湿热中阻，胃脘痞满胀痛（如胃炎、功能性消化不良）；配栀子、黄柏、茵陈等，治湿热黄疸（只要辨证属湿热证，黄疸型或无黄疸型肝炎均可应用）；配苍术、黄柏、茯苓、薏苡仁等，治湿热泄泻；配黄连、葛根、木香等，治湿热痢疾；配木通、滑石、萹蓄等，治湿热淋证（如尿路感染）。

2. 黄芩为常用的清热泻火药，用途广泛。治疗急性热病发高烧，可配荆芥、柴胡、栀子、石膏等同用；肺火内蕴咳嗽（如风热感冒、急性支气管炎、肺炎所致的咳嗽），可配瓜蒌、贝母、桑白皮、鱼腥草等同用；胃火上壅，咽喉肿痛，牙痛，口腔溃疡，可配生地、连翘、玄参、黄连、酒大黄等同用；肝火上炎，头痛眩晕，目赤肿痛，可配夏枯草、龙胆草等同用；邪热踞少阳，出现寒热往来、口苦咽干、胸胁苦满等症，可配柴胡、青蒿、半夏、党参、甘草等同用。

3. 黄芩有泻火凉血止血的作用，凡血热妄行所致的吐血、鼻衄、便血、尿血、妇女子宫出血等，可用炒黄芩配合生地、白茅根、侧柏叶、旱莲草等同用。

4. 妇女妊娠，因内有蕴热，出现胎动不安，心烦呕恶等症，可以黄芩配白术、竹茹、苏梗等清热安胎。若伴有肾虚腰酸，可加桑寄生、杜仲；若已见红（胎漏下血），可加生地炭、地榆炭、苎麻根等。

5. 黄芩是妇女月经病的常用药物。月经超前，色红量多，可配生地、丹皮、茜草等同用；经期拖延过久，淋漓不止，可用炒黄芩配当归、白芍、生地、女贞子、旱莲草、制香附等同用。

6. 黄芩泻火解毒，燥湿敛疮，可治疗疮疡、疥癣等，既可内服，又可外用。经常配伍黄连、黄柏、连翘、蒲公英等。

［**一般用法**］

入煎剂3～10克，或入丸、散。外用适量，煎水洗或研末调敷。脾胃虚寒者忌用。

临证推广

［**古用发微**］

1. 治疗大头瘟 治盛夏时有大热症，头大如斗，身热如火者，用黄芩1两，煎汁1茶盅，微温，一气吃尽。方见《奇方类编》卷下。治大头天行疫病，亦可用《医学正传》卷2所引东垣二黄汤方：黄芩（酒制，炒）、黄连（酒制，炒）、生甘草各等份。上细切，每服3钱，水1盏，煎7分，温服，徐徐呷之。如未退，用鼠粘子（即牛蒡子）不拘多少，水煎，入芒硝等份，亦时时少与，毋令饮食在后；如未已，只服前药，取大便利，邪气已则止。《古今名医方论》用上方治疗上焦火盛，头面大肿，目赤肿痛，心胸、咽喉、口舌、耳鼻热盛及生疮毒者。

大头瘟，又名大头天行，是指以头面部红肿为特征的疫病。多因天行邪毒侵及三阳经络所致。黄芩"主天行热疾"（《日华子本草》），善"解瘟疫"（《本草正》），故能治之。对二黄汤，后世有专论。《医方考》：头大者，炎上作火之象也，故以芩、连之苦以泻之，甘草之甘以缓之。《医宗金鉴》：三黄汤用黄芩泻上焦火，黄连泻中焦火，大黄泻下焦火。若夫上焦实火，则以此汤之大黄易甘草，名二黄汤，使芩、连之性，缓缓而下，留连膈上。

2. 治疗骨蒸烦热 治骨蒸肺痿，心中烦热，甘草（炙微黄，剉）、黄芩、麦门冬（去心，焙）各1两。上为粗末，每服3钱，以水1中盏，煎至6分。去滓温服，不拘时候。方见《太平圣惠方》卷31甘草散。治骨蒸发热，肤如火燎，咳嗽吐痰，烦渴，脉浮洪，亦可单用黄芩1两，水煎顿服。方见《本草纲目》卷13引李杲一味黄芩汤。

黄芩善泻上焦肺火，尤宜用于肺火内盛所致的骨蒸发热、火咳、烦渴等症。对此，李时珍有切身体会："予年二十时，因感冒咳嗽既久，且犯戒，遂病骨蒸发热，肤如火燎，每日吐痰碗许，暑月烦渴，寝食几废，六脉浮洪。遍服柴胡、麦门冬、荆沥诸药，月余益剧，皆以为必死矣。先君偶思李东垣治肺热如火燎，烦躁引饮而昼盛者，气分热也，宜一味黄芩汤，以泻肺经气分之火。遂按方用片芩一两，水二盅，煎一盅，顿服。次日身热尽退，而痰嗽皆愈。药中肯綮，如鼓应桴，医中之妙，有如此哉！"（《本草纲目》卷13）借鉴古人上述经验，现代用本品配百部、丹参制成验方"芩部丹"，用治肺结核潮热，咳嗽，亦取得较好效果。

3. 治疗乳痈 治妒乳，乳汁不时泄，蓄积成痈，漏芦、黄芩各1两。为细末，米粉半两，水调如膏，涂乳上。方见《圣济总录》卷132漏芦散。或用《小品方辑校》卷2疗妇人妒乳方：黄芩、白蔹、芍药各等份。上3味下筛，浆水服1钱5匕，日3次。

妒乳即乳痈。《日华子本草》及《本草正》等均记载黄芩治“乳痈”。又上述《小品方》中的疗妇人妒乳方，在《肘后备急方》中服法为每次服1钱匕，日5次；《备急千金要方》作每次服半钱匕，日5次。

［**现代报道**］

1. 治疗病毒性肝炎 观察病例共分2组。治疗组128例，对照组120例。两组急性患者比例为40/52，慢性活动型70/40，慢性迁延型10/11，亚急性重型8/13，确诊为乙肝者76/59。治疗组以黄芩苷注射液4毫升（相当于生药200毫克）肌内注射，每日1次，或用黄芩苷注射液6毫升加入10%葡萄糖液250毫升中静脉滴注，15日为1疗程，大多用2～3个疗程。对照组常规采用中药汤剂及维生素、输液等综合治疗措施。以主要症状消失或明显好转，肿大的肝脏恢复正常，谷丙转氨酶降至正常，硫酸锌浊度及麝香草酚浊度降至正常或接近正常为显效。结果：两组急性肝炎显效率分别为100%、76.9%，慢活肝显效率为57.2%、34%，慢迁肝显效率为80%、36.3%，亚急性重型肝炎显效率为37.5%、30.8%。除亚急性重型肝炎两组疗效相仿外，其他指标治疗组均非常显著优于对照组（$P<0.01$）。（中西医结合杂志，1988，3：166）

2. 治疗高血压 将黄芩制成20%酊剂，每次5～10毫升，每日服3次。共治51例，服药前血压均在180/100mmHg以上，服药1～12月后血压下降20/10mmHg以上者占70%以上。一般临床症状也随之消失或减轻。（上海中医药杂志，1955，1：24）

3. 防治急性放射性皮炎 将110例鼻咽癌患者随机分为2组，实验组54例，对照组56例。2组均采用^{60}Co按常规方法照射，每日1次，每次2Gy，每周5次。实验组与对照组不同的是，于放疗前1日开始，取黄芩水提物（每克相当于黄芩生药7.5克）供皮肤外涂用，每日在放疗前及睡前将药均匀薄涂在放射野的皮肤处，次晨及放疗后将药洗去。结果：皮肤的0度、Ⅰ度、Ⅱ度、Ⅲ度、Ⅳ度损伤，实验组分别为0例、48例、6例、0例和0例；对照组分别为0例、34例、17例、5例和0例。2组差异有显著性（$P<0.01$），表明黄芩水提物能明显减轻放射线对机体体表的损伤程度。（中国中西医结合杂志，2001，4：304）

4. 治疗妊娠恶阻 黄芩30～45克，水煎成200～400毫升，分次频服。共治274例，有效率达97.45%。（新中医，1993，12：47）

5. 治疗小儿菌痢 黄连、黄芩、黄柏等量研为末，调入生理盐水，用经消毒的50毫升注射器吸入调匀的药液，接上导尿管，插进患儿的肛肠内约5～8厘米，缓缓注入。1岁内患儿每次用三黄粉1克，2～3岁2克，生理盐水30毫升；4岁以上3克，生理盐水40毫升。一般每日灌肠1次，病重者2次。共治146例，68例伴不同程度的发热，中医辨证均为“湿热痢”。以临床症状消失，体温正常，大便每日1～2次（婴儿可2~3次），大便化验及血常规化验均正常为治愈。结果：治愈118例（2日内12例，3~6日106例），无效28例。（浙江中医杂志，1989，3：114）

6. 治疗病毒性角膜炎 治疗组30例，其中点状19例，树枝状9例，地图状2例，用黄芩、鱼腥草各50克，冷水1000毫升浸半小时，置火上煎至水沸，改用文火续煎10分钟，滤出药液；再加水500毫升，煎至水沸后5分钟，过滤去渣。两煎药液混合取2/3量分3次口服，1/3药液分4次冲洗患眼。每日1剂。对照组30例，其中点状17例，树枝状9例，地图状4例，用病毒唑0.2~0.5克加入5%葡萄糖液500毫升中静脉滴注，每日1次，同时用无环鸟苷眼药水与氯霉素眼药水交替点眼，每日4~6次。均以5日为1疗程。以用药1疗程后，症状消失，角膜萤光素染色阴性为痊愈。结果：治疗组点状角膜炎全部治愈，树枝状治愈3例，好转6例，地图状好转1例，无效1例；对照组点状角膜炎治愈10例，好转7例，树枝状治愈2例，好转7例，地图状好转1例，无效3例。（中医杂志，1997，3：164）

7. 治疗沙眼 从黄芩中提取黄芩苷，分别制成2%和3%黄芩苷眼药水。共治212例，分2%黄芩苷眼药水组、2%黄芩苷加海螵蛸擦治组、3%黄芩苷眼药水组及0.1%利福平组（对照组）。各组每日用药液点眼2~3次；第2组点药前，先用浸入1：5000新洁尔灭中的海螵蛸擦摩1次睑结膜病变。各组均以4周为1疗程。结果：治愈加基本治愈率：2%黄芩苷组为50%，3%黄芩苷组为57.7%，2%黄芩苷加海螵蛸擦治组为66.2%。经统计学处理，3组疗效与利福平组相当。（中草药通讯，1978，3：33）

8. 驱除外源性铅在体内的蓄积 选择无肝肾疾病的接触铅品工人14名，工龄在7~20年之间。每人每日口服1.2克黄芩苷片剂，每服2周停药1周为1疗程。共服用3个疗程。经检测每疗程的第1、第3、第5日尿铅浓度，发现有随疗程的延长而依次下降的趋势，表明体铅量在减少，每日黄芩苷剂量增至1.8克时亦无任何不良反应。（中国医科大学学报，1986，1：46）

临证参考

［古法借鉴］

1. 头痛 治少阳头痛，并偏头痛，或痛在太阳经者，片黄芩（酒浸透，晒干）为末，或酒或茶清送下。此经验见载于《丹溪治法心要》卷3小清空膏。

少阳头痛，指伤寒少阳病而见头痛或头痛在少阳经脉循行部位者。《冷庐医话·头痛》：“头痛属太阳者，自脑后上至巅顶，其痛连项。”“属少阳者，上至两角，痛在头角。”以头痛性质而言，本品主要适用于火热上攻的偏正头痛，常配大黄、夏枯草等同用。

2. 眉棱骨痛 治眉框痛，属风热与痰，黄芩（酒浸炒）、白芷为末，每服2钱，茶清调下。此经验见载于《丹溪心法》卷4。

《本草纲目》卷13引《洁古家珍》，黄芩、白芷用量为各等份。又《得配本草》曰：黄芩“配白芷、细茶，治眉框痛”。

3. 热病谵狂 治热病，烦热如火，狂言妄语欲走，黄芩、甘遂（煨令黄）、龙胆（去芦头）各1两。上药为细末，每服不计时候，以温水调服1钱，须臾，令病人饮水三两盏，腹满则吐之。此方疗大热急者，甚效。此经验见载于《太平圣惠方》卷17。

4. 急劳 治急热劳，烦躁，羸，面目萎黄，头痛目涩，多困少力，黄芩、黄连（宣州者）、川大黄各1两。上为末，炼蜜为丸，如梧桐子大。每服15至20丸，空心、食后温水送下。此经验见载于《博济方》卷1金花丸。

急劳指虚劳病内有壅热者。《备急千金要方》卷21引巴郡太守所奏三黄丸，亦由上述3药组成，但用量随季节而变动：春三月，黄芩、黄连各4两，大黄3两；夏三月，黄芩6两，大黄1两，黄连7两；秋三月，黄芩6两，大黄2两，黄连3两；冬三月，黄芩3两，大黄5两，黄连2两。上3味随时和捣，以蜜为丸如大豆。每次饮服5丸，每日3次；不知，稍加至7丸，取下而已。用治男子五劳七伤，消渴，不生肌肉；妇人带下，手足寒热。

5. 脘腹烦满 治卒心腹烦满方：黄芩、牡蛎各1两，杏仁20枚。水3升，煮取1升，顿服。此经验见载于《肘后备急方》卷1。

6. 脾热流涎 治脾热蒸湿，睡中出沫流涎，黄芩、白芍各2钱，生甘草1钱。亦治暑湿内搏，利如蟹渤，将变痢疾。此经验见载于《笔花医镜》卷2黄芩芍药汤。

原方用法缺，据方名当为水煎服。

7. 夜热盗汗 治老幼男妇无故夜热盗汗，又能饮食，起居平常，无他疾者，用黄芩1两，麦门冬5钱，黑枣10个。水3碗，煎1碗服。此经验见载于《本草汇言》卷1引《方脉正宗》。

盗汗而兼有“夜热”见症，是应用黄芩的指征。治盗汗名方当归六黄汤中亦配用本品。

8. 肺燥尿闭 治肺燥所致小便不通，黄芩2钱，栀子（擘破）2个。上作1服，水1盏半，煎至7分。去滓，食后温服。不利，加盐豉20粒。此经验见载于《卫生宝鉴》卷17黄芩清肺汤。

肺为水之上源，有通调水道的作用。肺燥者，肺热也。肺热水失通调，则小便不通。黄芩善清上焦之热，热清水降，则小便自利。《本草纲目》卷13引王海藏言：有人因虚服附子药多，病小便秘，服芩、连药而愈。

9. 火旺遗精 治遗精有热，黄芩泻肺火，黄柏降阴火，大黄泻阳明之湿热。上为末，炼蜜为丸，如梧子大。每服五七十丸，白汤下。此经验见载于《古今医鉴》卷8三黄丸。

10. 痔疾 治痔疾，鼠乳生肛边，烦热疼痛，槐子仁（微炒）、黄芩各1两。为末，水浸蒸饼，和丸如梧桐子大。每服20丸，食前桑耳汤下。治痔漏，生地黄2两，黄芩3两。上剉，每服3钱，水1盏，煎之六七分，温服。用药之后，小便恐赤涩，加滑石、甘草、灯心。上述经验见载于《太平圣惠方》卷60槐子丸及《秘传外科方》引《李防御五痔方》导赤散。

黄芩功能泻火解毒，燥湿敛疮，止血，用于痔疮疼痛或下血，颇为适宜。

11. 积热脱肛 治积热脱肛，条芩6两，升麻1两。上为末，面糊为丸服。此经验见载于《济阳纲目》卷96黄芩六一丸。

积热在肠，多致泻利，日久必有脱肛之患。本方重用黄芩为君，清热止利，是治病求本之法。条芩为本品生长年少的子根，善清大肠之火，泻下焦湿热。

12. 白癜风 治白癜风，用黄芩末，茄蒂蘸搽。此经验见载于《仁术便览》卷4。

13. 月经当断不断 治妇人49岁以后，天癸当住，每月却行或过多不止，黄芩心（枝条者2两重，用米醋浸7日，炙干，又浸又炙，如此7次）为细末，醋糊为丸，如梧桐子大。每服70丸，空心温酒送下，日进2服。此经验见载于《重订瑞竹堂经验方·妇人门》芩心丸。

49岁不宜印定看。现代随着生活水平提高，妇女平均绝经期有略朝后延的趋势。

14. 妊娠外感 治妊娠伤寒，安胎益气，白术、黄芩等份（新瓦上同炒香）。为粗末，每服3钱匕，水1盏，生姜3片，大枣（擘破）1枚，同煎至7分，去滓温服。但觉头痛发热，便可服，三二服即差。唯四肢厥冷阴证者，未可服。治妊娠患时气，黄芩、郁金各1两，白术1分。上为末，每服1大钱，加板蓝根少许，水1中盏，煎至7分服。汗出效。未得汗，再服。一方用地黄水调下。上述经验见载于《圣济总录》卷156白术汤及《普济方》卷34十全方。

15. 妊娠卒心痛 治妊娠卒得心痛欲死，白术6两，黄芩3两，芍药4两。上3味切，以水6升，煮取2升半，分3服，半日令尽。微下水，令易生。忌桃、李、雀肉。此经验见载于《外台秘要》卷33引《古今录验》术汤。

16. 子悬 治子悬，黄芩、香附（童便制）各等份。上为末，每服2钱，以水调下。此经验见载于《古今医彻》卷4黄芩汤。

妇人孕后因胎气上逼，出现胸膈胀满，或兼见烦躁不安等症，称作子悬。治宜理气安胎为主。

17. 妊娠胎气不运 治妊娠体肥，胎气不运，在9个月时服。黄芩（酒炒）、白术各1两，枳壳（炒）7钱半。为散，每服2钱，饥时砂仁汤下，不可多服，恐伤正气。瘦弱者勿服。此经验见载于《张氏医通》卷15瘦胎饮。

18. 胎前赤带 治胎前赤带如猪肝水，侧柏叶、黄芩各4两。上为末，蜜为丸，每服100丸，白汤送下。此经验见载于《经验女科》。

上症多因湿热下陷冲任所致。方中侧柏叶功能清热止血，黄芩长于清利湿热，合而用之，疗效可期。

19. 产时中风 治妇人在蓐得风，四肢苦烦热，头不痛，皆自发露所为，黄芩、苦参各2两，干地黄4两。上为粗末，以水8升，煮取2升。去滓，适寒温，服1升，每日2次。此经验见载于《备急千金要方》卷3三物黄芩汤。

20. 产后血渴 治产后血渴，饮水不止，黄芩（新瓦焙干）、麦门冬（去心）各半两。为粗末，每服3钱，水1盏半，煎至8分。去滓温服，不拘时候。此经验见载于《杨氏家藏方》卷16黄芩散。

21. 小儿惊啼 治小儿心热惊啼，黄芩（去黑心）、人参各1分。共为细末，每服一字匕，竹叶汤调下，不拘时候。此经验见载于《圣济总录》卷170黄芩散。

黄芩直折心火，适宜于邪热乘心引起的惊啼。

22. 麻疹 治麻疹既出而复没，或出不尽，心慌，哭啼不止，十分危急，死在须臾或下痢腹痛，黄芩、白芍药（生用）各等份，水煎温服。此经验见载于《寿世保元》卷8二仙汤。

23. 丁奚 治小儿丁奚，腹大项细，贪食而不充肌肉，黄瘁，黄芩（去黑心）、黄连（去须）各半两，附子（半两者，炮裂，去皮脐）1枚。上为末，用黄雌鸡肥嫩者1只，去毛，勿令着水，腹上开一小窍，取去肠肚，纳药末，于饭上蒸软，即取出暴干，不用鸡，为末，软饭为丸，如绿豆大。量儿大小每服一二十丸，米饮送下，每日3次，不拘时候。此经验见载于《圣济总录》卷175黄芩丸。

丁奚，一般指小儿黄瘦腹大的证候。《诸病源候论》卷47："小儿丁奚病者，由乳食过度，而脾胃尚弱，不能消磨故也。哺食不消，则水谷之精减损，无以营其气血，致肌肉消瘠，其病腹大颈小，黄瘦是也。"一说小儿腹大，如有青筋见，即曰疳胀；如无青筋见，乃名丁奚。此说见于《证治准绳·幼科》卷8。

24. 胬肉攀睛 治胬肉攀睛，黄芩、大黄、防风、薄荷各等份。上水煎，入蜜少许，食后服。此经验见载于《证治准绳·类方》第7册二黄散。

胬肉攀睛相当于西医的翼状胬肉。症见淡赤胬肉由眦角发出，似昆虫翼状，横贯白睛，渐侵黑睛甚则掩及瞳神，自觉磣涩不适，影响视力。

25. 肝热生翳 治肝热眼睛生翳，不拘大人小儿，黄芩1两，淡豉3两。为末，每服3钱，以熟猪肝裹吃，温汤送下，日2服。忌酒、面。此经验见载于《本草纲目》卷13引《卫生家宝方》。

《雷公炮制药性解》称黄芩有"去翳明目"的功效。

26. 喉中腥臭 治肺胃两经热毒所致喉中腥臭，用黄芩、射干，水煎服。此经验见载于《医钞类编》卷12黄芩射干汤。

《本经逢原》："（黄芩）同黑参（玄参），治喉间腥臭。"《本草纲目》卷13引罗天益曰："五臭入肺为腥，故黄芩之苦寒，能泻火补气而利肺，治喉中腥臭。"

［**论治备参**］

1. 黄芩味苦性凉，最善清肺经气分之热、脾胃湿热；又善入肝胆，清热而治寒热往来；兼能调气，无论何脏腑，其气郁而作热者，皆能宣通之。

2. 《神农本草经》谓黄芩：主诸热、黄疸、肠澼、泄痢，逐水，下血闭，治恶疮、疽蚀、火疡。本品苦寒，为通治湿热之品，故先以主诸热为纲。黄疸者，胃中之湿热也；肠澼泄利，肠中之湿热也；逐水者，泄热结之水道不通；血闭者，亦血热之瘀结；恶疮疽蚀，亦以湿热之溃疡而言，火疡则外疡之属于火邪者也。黄芩凉血胜热，故为实热痈疡通用之药。

3. 仲景用黄芩有三配：气分热结者，与柴胡为配；血分热结者，与芍药为配；湿热阻中者，与黄连为配。以柴胡能开气分之结，不能泄气分之热；芍药能开血分之结，不能清迫血之热；黄连能治湿生之热，不能治热生之湿。故黄芩协柴胡，能清气分之热；协芍药，能泄迫血之热；协黄连，能解热生之湿。

4. 柴胡退热，乃苦以发之，散火之标；黄芩退热，乃寒能胜热，折火之本。又清肌退热，柴胡最佳，然无黄芩不能凉肌达表；上焦之火，山栀可降，然舍黄芩不能上清头目。

5. 黄芩同枳实、厚朴，能消谷食；邪热不杀谷，以此清胃，则谷易消。

6. 黄芩得柴胡退寒热，得芍药治下痢，得桑白皮泻肺火，得白术安胎，得连翘消毒，同玄参治喉间腥臭。一说黄芩得厚朴、黄连，止腹痛；得五味子、牡蒙、牡蛎，令人有子；得黄芪、白蔹、赤小豆，疗鼠瘘。

7. 用黄芩煎成浓液，含入口中，缓缓啜饮，有灭菌消炎效果，可用治口腔各种炎症。因睡眠不足，谈话过多，时时发生口腔疾患者，也可用黄芩配金银花、连翘壳、白菊花煎水饮服来预防之。

8. 黄芩只可用于胎热不安，而不可泛用于一切胎动不安证。

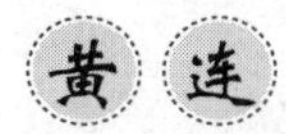

黄连

黄连，始载于《神农本草经》，是毛茛科多年生草本植物黄连、三角叶黄连或云连的根茎，李时珍称黄连“其根连珠而色黄”，故名。本品味苦，性寒，归心、脾、胃、肝、胆、大肠经。

临证应用

［**配用简说**］

1. 黄连寒能清热，苦能燥湿，故为治疗湿热证的要药。治湿温病，湿热阻于肠胃，发热不退，舌苔浊腻或黄腻，可配合厚朴、半夏、栀子等同用。湿热交阻，脾胃痞满，消化不良，嗳气呕恶，可配黄芩、半夏、生姜、枳实等同用。湿热去而气机通，痞满呕恶自除。治湿热积滞引起的泻痢，则可选配黄芩或黄柏，加强祛湿热作用，再配伍当归、白芍、木香、槟榔等药，能治愈脓血便，消除腹痛和里急后重等症状。黄连还常用于脏毒便血、痔疮出血等症，都是取其清肠化湿导毒之功。

2. 黄连是清热泻火解毒的良药，用途广泛。治急性热病高热烦躁，神昏谵语，皮肤红斑，汗出口渴，身热舌红，可配生地、玄参、连翘、水牛角、郁金、菖蒲等同用。三焦热毒内盛，迫血妄行，出现吐血、衄血等症，可配黄芩、黄柏、栀子同用；大便燥结不通，可再加大黄。治心胃火炎而致口舌生疮、牙龈肿痛、尿赤便秘，可配生地、黄芩、石膏、升麻、大黄等同用。治心火亢盛，心烦失眠，可配生地、朱砂；属阴虚火旺，烦热失眠者，可配黄芩、芍药、阿胶、鸡子黄；属心火旺，心肾不交者，可配肉桂。黄连亦泻肝火，治肝火犯胃，胃痛嘈杂，泛吐酸水，可与吴茱萸配用；肝火上炎，目赤肿痛，可与龙胆草、决明子配用煎服，外以人乳浸汁滴眼或煎水洗眼。黄连又常与金银花、连翘、黄芩、栀子、黄柏、当归、赤芍等配伍，融泻火解毒、凉血活血于一方，作为治疗热毒疮疡、疖肿的基本方药。

［一般用法］

入煎剂2～5克；研末吞服每次0.3～0.6克，每日2～3次；或入丸、散。外用适量，研末调敷、煎水洗或浸汁用。本品少量应用有健胃功效，可促进消化；但过量服用，苦寒败胃，反致消化不良。虚寒久病者忌用。

临证推广

［古用发微］

1. 治疗暑病 治暑病，发热呕恶，《嵩崖尊生全书》卷11有酒连汤，用黄连2钱，酒煎服。治伤暑腹痛，可用黄连2斤，好酒5升。煮干为末，面糊为丸，如梧桐子大。每服30丸，热汤送下。方见《万氏家抄济世良方》卷3玉龙丸。《圣济总录》卷34甘露散，用治暑气，药取黄连（去须，剉）1两，吴茱萸半两。上药同炒，以茱萸黑色为度，放地上出火毒，不用吴萸，而将黄连研细末。每服半钱匕，食后茶清或新水调下。治丈夫妇人伏暑发热作渴，呕吐恶心，及年深暑毒不瘥者，可用《岭南卫生方》卷中黄龙丸：黄连（去须，剉）24两，好酒5升。上黄连以酒煮干为度，研为细末，用面水煮糊搜和为丸，如梧子大。每服30丸，熟水吞下。

《圣济总录》卷34云："盛夏炎热，人多冒涉路途，热毒易伤。微者客于阳经，令人呕逆头眩，心神懊闷，汗出恶寒，身热发渴。即时不治，乃至热气伏留经络，岁久不除，遇热即发，俗号暑气。"可见，此暑气与伏暑相类，乃指暑邪伏留体内之病。夏季除气候炎热外，常多雨湿，故有"暑多挟湿"之说。黄连功能清热泻火，燥湿解毒，是治疗暑病的要药。然本品苦寒太过，易致经络凝滞，反使邪无出路。故上述诸方均以本品同辛热之酒同煮，或与辛温之品吴茱萸同炒，使其寒而不过，且能助其行经络、散伏邪，深得制方之妙。

2. 治疗消渴多饮多尿 黄连不仅是治疗胃热消谷善饥的要药，而且对消渴多饮多尿亦有良效。如《崔氏》治饮水不知休，小便中如脂，舌干渴方，用黄连、瓜蒌各5两。捣末，以生地黄汁和丸，并手丸。每食后牛乳下50丸，日再服之。忌猪肉。《近效》治消渴能饮水，小便甜，有如脂麸片，日夜六七十起，用冬瓜1枚，黄连10两。上截冬瓜头去，入黄连末，火中煨之，候黄连熟，布绞取汁。每服1大盏，日再服，但服两三枚瓜，以差为度。一方云：以瓜汁和黄连末，和如梧子大。空肚服30丸，以瓜汁送下，日再服。不差，增丸数。忌猪肉、冷水。《肘后》治消渴小便多，太数，猪肚1枚（洗去脂膜），黄连末3斤。将黄连末入猪肚中蒸1石米熟，即出之，暴干，捣丸如梧子。每服30丸，日再服。渐渐加之，以差为度。忌猪肉。上述3方均引自《外台秘要》卷11。

古人早就记载黄连能"止消渴"（《名医别录》）。治消渴尿多，常配伍瓜蒌、生地、麦冬、五味子等同用。现代用其治糖尿病，获得较好效果。药理研究证实，用黄

连水煎剂或用其小檗碱提取物给小鼠灌胃，可降低小鼠血糖，并呈一定的量效关系。（药学学报，1987，3：161）

3. 治疗内热盗汗 黄连治疗盗汗，既可内服，也可外用。如治心热汗出，及虚热盗汗，用黄连（去须）半两，柴胡（去苗）、前胡（去芦头）各1两。上为散，每服1钱匕，温酒调下，每日3次。方见《圣济总录》卷43黄连散。治小肠热极，止在心头上一块出汗，不啻如雨，四肢他处无汗，可用《辨证录》卷6苓连汤：茯苓2两，黄连1钱，水煎服。治少小盗汗，亦可用外治法：黄连、牡蛎、贝母各18铢。用上药研粉1升，合捣下筛，以粉身，良。方见《备急千金要方》卷5三物黄连粉。

汗为心之液。黄连有"泻心火"（《医学启源》）、"安心"（《本草新编》）的功效，能止"盗汗"（《日华子本草》）。治盗汗名方当归六黄汤中亦配用本品。

4. 治疗白淫白浊 治心肾气不足，思想无穷，小便白淫，黄连（去须）、白茯苓（去黑皮）各等份。为末，酒面糊为丸，如梧桐子大。每服30丸，煎补骨脂汤下，日3服，不拘时候。方见《圣济总录》卷92黄连丸。又《古今医案按·便浊》记载：南安太守张汝弼，曾患渴疾白浊，久服补肾药不效。遇一道人，俾服酒蒸黄连丸，以川连1斤，煮酒浸一宿，甑上累蒸至黑，晒干为末，蜜丸桐子大。日午、临卧酒吞30丸，遂全瘳。

上述白淫多指滑精或精浊症，与小便白浊有别。黄连有"安心，止梦遗"（《本草新编》）的功效，适用于心神不宁，湿热下注所致的白淫或白浊。

［现代报道］

1. 治疗上消化道出血 治疗组103例，借鉴《金匮要略》三黄泻心汤，制成血宁冲剂100包（每包含生药18.3克），每次1包，每日服3～4次；对照组72例，静脉滴注去甲肾上腺素加生理盐水，口服止血敏及安络血等。两组中血红蛋白低于6%克者给予输血或输液，便秘者口服液体石蜡20毫升。以吐血、便血停止，1周内大便潜血试验连续3次阴性为痊愈。结果：治疗组痊愈93例（90.3%），显效7例，好转1例，无效2例；对照组分别为38例（52.8%）、18例、12例和4例。大便潜血转阴日数，治疗组为4.29±2.7日，对照组为8.33±10.25日。两组疗效差异十分显著（$P<0.01$）。（中医杂志，1986，5：31）

2. 治疗高血压病 观察病例停用各种降压药物1周后给予黄连素片，每次0.4～0.5克，每日服3次，疗程4周。共治42例，治疗前血压值取非同日3次测量均值。结果：Ⅰ期13例，显效8例，有效5例；Ⅱ期19例，显效10例，有效6例，无效3例；Ⅲ期10例，有效2例，无效8例。患者服黄连素后3～5日血压开始下降，1周后达最低值；收缩压平均下降42mmHg，服药前后对比差异明显（$P<0.01$）；降压总有效率为73.8%。（内蒙古医学杂志，1993，2：54）

3. 治疗高血压病早期肾脏损害 入选患者在分组实验前，停用一切影响血压、肾脏的中西药物14日。在停药观察期末患者的舒张压仍为90～110mmHg，并符合早期肾脏损害诊断标准，则按随机数字表法将患者分为2组。治疗组35例，口服黄连清降合剂（由黄连、钩藤、泽泻、芦荟制成），每次30毫升，每日2次。对照组30例，口服牛黄降压丸，每次1～2丸，每日2～3次。均以4周为1疗程。服药期间不用其他影响血压、肾脏的药物与措施。以舒张压下降10mmHg或以上，并达到正常范围，或虽未降至正常，但已下降20mmHg或以上者为显效。结果：治疗组显效20例，有效11例，总有效率88.57%；对照为5例、15例和66.67%。2组降压疗效比较，治疗组显著为优（P<0.05）。同时观察到治疗组降低尿微量蛋白的疗效亦显著优于对照组（P<0.05），并能有效改善症状、纠正脂质代谢紊乱、降低血液黏稠度，而且无明显不良反应。（新中医，2004，3：16）

4. 治疗顽固性快速型心律失常 黄连10克，炙甘草10克。每日1剂，煎汁后少量多次频服。7日为1疗程，隔1周后再进行第2个疗程。共治42例，均排除心脏器质性病变。以症状完全消失或基本消失，心电图恢复正常为显效。结果：平均治疗3.8个疗程，并随访1年以上，阵发性心动过速36例，显效19例，改善12例，无效5例；频发房性早搏4例，显效2例，改善、无效各1例；频发室性早搏2例，显效、无效各1例。（中国中西医结合杂志，1992，10：606）

5. 治疗难治性心力衰竭 观察病例经常规抗心衰治疗无效后，停用洋地黄类药物，改用黄连素0.2克，每日3次口服，7日为1疗程。共治21例，其中冠心病8例，风湿性心脏病7例，高血压心脏病4例，扩张性心肌病2例；心功能Ⅲ级12例，Ⅳ级9例。结果治疗后，临床症状均有明显改善；心功能Ⅲ级者，有8例转为Ⅱ级，2例转为Ⅰ级；Ⅳ级者，有3例转为Ⅲ级，4例转为Ⅱ级，1例转为Ⅰ级；用药前心率（次/分）为102±5.8，每搏量（毫升）42±10.2，心排量（升/分）2.55±0.26，心脏指数（升/分·米）1.43±0.31，用药后分别为：83.2±5.4、78±8.4、4.85±0.67和2.2±0.65，P均<0.01；平均动脉压治疗前后无明显变化。（中国中西医结合杂志，1992，10：629）

6. 治疗萎缩性胃炎 黄连500克，食醋500毫升，白糖500克，山楂片1000克。加开水4000毫升，混合浸泡（禁用塑料制品容器）7日，即可服用。每次50毫升，每日3次，饭后服，连用90～150日（1例因坏死型胰腺炎合并DIC死亡终止治疗除外）。自1979年年底共治24例，均经胃镜检查、胃液分析确诊。结果：胃镜复查除2例由萎缩性胃炎转变为浅表性胃炎外，其余病例胃黏膜萎缩性病变消失，恢复正常；临床表现形体渐丰，胃痛、胃胀消失，饮食量增加或正常；胃液分析空腹总酸度、游离酸度达正常范围；随访至1985年，无1例癌变或复发。（中医杂志，1986，6：28）

7. 治疗Ⅱ型糖尿病 观察病例采用自身对照法，首先单纯用饮食疗法1个月以上，如疗效不明显（血糖、尿糖测定4次无改善）则加用黄连素，空腹血糖<8.33mmol/L者（轻度）每次服0.3克，8.33～13.9mmol/L者（中度）0.4克，>13.9mmol/L者（重度）0.5克，每日3次。活动量与采用单纯饮食疗法时相同。疗程为1～3个月。共治60例为治疗组，其中重度12例，中度38例，轻度10例。另取60例血糖正常者进行对照观察，服用量及疗程参照治疗组。结果：治疗组加黄连素前的平均空腹血糖为11.6±2.9mmol/L，加黄连素治疗后为6.6±1.4mmol/L（P<0.01）；30例患者治疗后血清胰岛素为21.93±3.46μu/ml，较治疗前的16±2.68μu/ml明显上升（P<0.01）。

对照组治疗前平均空腹血糖为4.8mmol/L，治疗后为4.9mmol/L，前后比较无显著差异。（中西医结合杂志，1988，12：711）

8. 治疗指（趾）部化脓性感染 观察病例分为2组。浸浴组37例，用黄连液浸浴3小时后拭干，以黄连纱条换药，每日1次，直至痊愈。对照组39例，按常规方法选用不同纱条换药，每日1次。炎症由渗出转为增生后，隔日换药1次。以创面附近软组织肿胀消退，创面无溢液，并为新生上皮或瘢痕组织代替，症状、体征消失为痊愈。结果：浸浴组痊愈最快2日，最慢15日，5～10日者23例；对照组痊愈最快6日，最慢35日，15～25日者24例。两组疗效有极显著差异（$P<0.01$）。（中西医结合杂志，1987，1：41）

9. 治疗小儿秋季腹泻 治疗组228例取0.3毫升黄连素注射液，注射于双侧大肠俞穴皮下，每穴0.15毫升，每日1次。对照组228例选用土霉素或新霉素，剂量按每日每千克体重25～50毫克，分3～4次口服。两组合并脱水、酸中毒者，均配合输液、补充碱性药物等措施。以治疗3～4日，症状及体征消失，大便次数及性状恢复正常为治愈。结果：治疗组治愈216例，好转12例；对照组治愈182例，好转46例。两组疗效有极显著差异（$P<0.001$）。（中医杂志，1982，6：40）

10. 治疗单疱病毒性角膜炎 藏红花、黄连各2克，用200毫升蒸馏水浸泡24小时，经水煎、过滤、除菌，调PH值至7.4制成滴眼液。每日6～8次点眼，停用其他各种药物。共治48例51眼，浅层型40例43眼，深层型8例8眼。以角膜溃疡愈合，荧光素染色阴性，角膜水肿和后弹力层皱褶消退，角膜后沉着物消失或残留极少，房闪阴性为治愈。结果：治愈和好转率达94%；治愈者平均治愈时间为15日；除1例1眼深层型外，其余病例用药后视力大多有明显改善。（内蒙古中医药，1991，4：14）

11. 治疗中耳炎 用黄连15克，冰片1克，75%乙醇100毫升，制成醇浸滴耳液。先将3%双氧水冲洗外耳道，拭净，将滴耳剂滴入患耳，每次2滴，每日2次，至痊愈。共治53例，治愈率达92.5%，一般7日痊愈。（中成药研究，1986，7：47）

12. 治疗口腔黏膜溃疡 黄连、地榆各10克，捣成粗末，加水150毫升，煎至50毫升，再加入冰片末0.5～1克，装瓶摇匀后备用，每3～5日换药1剂。用消毒棉签将药液涂布在溃疡面上，早晚饭前、饭后各1次，涂药后不漱口。共治536例，复发性口腔溃疡283例，创伤性119例，疱疹性124例。以用药后3日内，局部红肿、疼痛消退、消失，溃疡愈合为痊愈。结果：复发性口腔溃疡痊愈108例，有效162例，有效率95.4%；创伤性分别为87例、32例和100%；疱疹性口炎分别为72例、43例和92.7%。（临床口腔医学杂志，1997，3：187）

13. 治疗舌痛 每次用黄连汤提取剂7.5克，每日3次，饭前服，连续治疗2个月以上，其间不并用其他疗法。共治28例，排除舌之器质性病变及由糖尿病、缺铁性贫血、维生素B_{12}缺乏等引起的舌炎患者；舌边缘痛20例，全舌或舌中痛8例。以全部症状消失或基本消失为显效。结果：显效9例，有效15例，无变化4例。（国外医学·中医中药分册，1995，4：27）

临证参考

［古法借鉴］

1. 热喘 治夏热厥逆，其症气上冲咽不得息，喘息有音，不得卧，酒黄连、酒黄柏、酒知母各等份。上为细末，热汤为丸，如梧桐子大。每服200丸，空心白汤下。仍多饮热汤，服毕少时，便以米饮食压之，使不令胃中停留，直趋下，以泻冲脉之邪。治哮喘，脉洪实，遍身痰气火气，坐卧不得，川连4两，金、银各1锭。水9碗，煎2碗；再用水6碗，煎1碗；再用水2碗，煎半碗。共成膏，加入人乳、牛乳、童便各1碗，姜汁、韭汁、侧柏叶汁、田螺汁各1碗，再煎，入薄蜜收之，渐渐服。上述经验见载于《万氏家传保命歌括》卷5滋阴丸及《医碥》卷6黄连膏。

2. 肺热身肿 治心火刑金，肺热身肿，用黄连、半夏、甘草。此经验见载于《症因脉治》卷3泻心汤。

本方用法原缺，据方名当为水煎服。

3. 湿热水病 治湿热水病，黄连为末，蜜丸梧子大，每服2丸至5丸，饮下，日三四服。此经验见载于《本草纲目》卷13引《范汪方》。

4. 湿热头目不清 治湿热流运，气血不通，壅滞不散而致头目不清，黄连（好者）不拘多少。上为末，酒面糊为丸，如小豆大。每服20丸，以温水送下，不拘时候，每日3次。此经验见载于《黄帝素问宣明论方》卷9黄连丸。

5. 卒心痛 治卒心痛方：黄连8两，以水7升，煮取1升5合。去滓，温服5合，每日3服。此经验见载于《肘后备急方》卷1。

《本草纲目》卷13引《外台秘要》用黄连8钱，水煎热服，治“卒热心痛”。黄连主入心经，具有泻心火、解热毒的效用，可用治热毒攻心之心痛、烦躁，甚至神昏谵狂等症。

6. 胃脘痛 治胃脘痛甚，诸药不效者，用寒因热用方：黄连6钱，附子（炮，去皮脐）1钱。上细切，作1服，加生姜3片，大枣1枚，水1盏半，煎至1盏，去滓稍热服。此经验见载于《医学正传》卷4连附六一汤。

7. 酒毒渴 治酒毒、水毒渴不止，黄连研末，以新瓜蒌根汁和作饼子，焙干，再研细末，炼蜜为丸，如梧桐子大。每服三四十丸，熟水送下，不拘时候。此经验见载于《鸡峰普济方》卷19黄连煎。

8. 胁痛 治肝火胁痛方：黄连半斤为末，蒸饼糊丸服。治外感胁痛，用黄连、甘草、灯心，水煎服。上述经验见载于《丹溪心法》卷4抑青丸及《症因脉治》卷1泻心汤。

《张氏医通》卷16抑青丸，治肝火胁下急痛，用川黄连、吴茱萸各等份。用水同煎至水干，拣去吴茱萸，取黄连焙燥，一味滴水为丸。每服四五十丸，空心、临卧沸汤、陈酒送下。

9. 湿热瘘证 治湿瘘夜热，用黄芩、黄连、白芍药。上为末，粥为丸服。此经验见载于《济阳纲目》卷50加味三补丸。

本方对湿热浸淫引起的肢体筋脉弛缓、软弱无力等症较为适宜。

10. 热劳 治骨节积热，渐渐黄瘦，黄连（切）4分，以童子小便5大合浸经宿，微煎三四沸。去滓，分作2服。此经验见载于《本草纲目》卷13引《广利方》。

11. 狐惑 治狐惑，黄连（去皮）、薰草各4两。上2味切，以白浆1斗，渍之一宿，煮取2升，去滓，分为2服。忌猪肉、冷水。此经验见载于《外台秘要》卷2引《千金》。

狐惑是指因感染虫毒，湿热不化而致的以目赤眦黑、口腔咽喉及前后阴部腐蚀溃疡为特征的一种疾患。有学者认为与西医的白塞氏病相类似。

12. 疟疾 治温疟、痰疟久不愈，用宣州黄连2两。上为末，每服3钱，以浓酒1盏调，空心顿服，相次更服3钱，更饮三二盏酒，任意醉，却睡，候过时方得食。如渴，枳实煎汤并3日服。忌猪肉、冷水。治妊娠疟疾，寒热腹痛，黄连（去须）、当归（剉，微炒）各1两。上为散，每服3钱，以水1中盏，煎至6分。去滓温服，不拘时候。上述经验见载于《外台秘要》卷5引《集验方》及《太平圣惠方》卷74黄连散。

温疟，指先热后寒的疟疾，见《素问·疟论》。一说内有伏邪（夏季感受暑热）而发的疟疾，称为温疟。

13. 阴疝 治阴疝肿缩，黄连（去须）、熟艾（炙）、杏仁（去皮尖，别研）各半两。上为末，炼蜜为丸，如梧桐子大。每服20丸，空心以盐汤送下。此经验见载于《圣济总录》卷94黄连丸。

《圣济总录·阴疝门》："邪气聚于阴，致阴器肿大而痛者，阴疝也。一名㿉疝。"

14. 瘿瘤 治瘿瘤方：海藻1两，黄连2两。上为末，以少许置掌中，时时舐之，津咽下。如消三分之二，止后服。此经验见载于《丹溪心法》卷4。

15. 破伤风 治破伤风，用黄连5钱，酒2盏，煎至7分，入黄蜡2钱同煎，和滓服。治脐风方：川连、胡粉、龙骨各3钱。煅灰，共为细末，敷脐疮上。上述经验见载于宋·高文虎《蓼花洲闲录》及《医方易简新编》卷2。

脐风系由断脐不洁，感染邪毒所致，即新生儿破伤风。

16. 面疱 治男女面疱生疮，黄连、牡蛎各2两。为细末，以粉疮上，频敷之。也可用黄连（去须）15两，木兰皮10两，大猪肚1个（去筋膜）。前2味为末，纳猪肚中，缝合口，入5斗米甑内，蒸令熟。取出细切暴干，捣罗为散。每服2钱匕，温水调，空心临卧服，能光白颜面。上述经验见载于《外台秘要》卷32及《圣济总录》卷101黄连散。

面疱，又称粉刺，即痤疮。

17. 妊娠子烦 治妊娠子烦，口干不得卧，黄连（去须）为细末，每服1钱，粥饮调下。酒蒸黄连丸亦妙。此经验见载于《妇人大全良方》卷13黄连汤。

黄连适宜于心经有热引起的子烦。据主治内容看，上述黄连汤当为黄连散或黄连丸。

18. 因惊动胎 治因惊动胎出血，取黄连末，酒服方寸匕，日3服。此经验见载于

《本草纲目》卷13引《子母秘录》。

19. 预防三月堕胎 三月堕胎，由心经火盛故也，用川黄连（姜汁炒3次）3两为末，米糊丸绿豆大。每服三五分至七八分，以陈皮半夏汤（陈皮、茯苓、半夏各1钱，酒黄芩、麸枳壳、紫苏各8分，炙甘草5分；肥人用此必将半夏炒黄，加姜1片）煎汁送下。此须未交三月前10日服起。此经验见载于《妇科玉尺》卷2柳青丸。

20. 预解胎毒 小儿初生，以黄连煎汤浴之，不生疮及丹毒。又方：未出声时，以黄连煎汁灌1匙，令终身不出斑；已出声者灌之，斑虽发亦轻。此祖方也。此经验见载于《本草纲目》卷13引王海藏《汤液本草》。

21. 小儿疳热 治小儿疳热流注，遍身疮蚀，或潮热，肚胀作渴，猪肚1个洗净，宣黄连5两，切碎水和，纳入肚中缝定，放在5升粳米上蒸烂，石臼捣千杵，或入少饭同杵，丸绿豆大。每服20丸，米饮下。仍服调血清心之药佐之。盖小儿之病，不出于疳，则出于热，常须识此。此经验见载于《本草纲目》卷13引《直指方》。

22. 小儿黄疸 治小儿浑身及面色俱黄，黄连（去须）1两，胡黄连半两。上为末，用黄瓜1枚，去瓤，入药末，后以盖子盖定，用大麦面裹烧，令面匀焦，去面捣熟为丸，如绿豆大。7岁儿每服7丸，以温水送下。看儿大小，加减丸数服之。此经验见载于《太平圣惠方》卷84黄瓜丸。

23. 小儿夜啼 治小儿夜啼方：黄连（姜汁炒）1钱半，甘草1钱。上用竹叶10片煎服。此经验见载于《丹溪心法》卷5。

本方适宜于邪热乘心之夜啼不休。

24. 小儿脱肛 治小儿脱肛，黄连（去须）、黄柏（去粗皮，炙）各半两。上为末，炼蜜为丸，如麻豆大。每服五七丸，早、晚食前以米饮送下。此经验见载于《圣济总录》卷179黄连丸。

本方适宜于湿热泻利引起的脱肛。

25. 重舌、木舌 治重舌、木舌，黄连（蜜炙）2钱，白僵蚕1钱。共轧细，掺舌上，涎出即好。此经验见载于《疡医大全》卷15。

26. 巴豆中毒 治中巴豆毒，下利不止，黄连、干姜等份为末，水服方寸匕。也可单用黄连煎汁服之。上述经验见载于《本草纲目》卷13引《肘后方》及《奇方类编》卷下。

《本草经集注》云：黄连“胜乌头，解巴豆毒”。

［**论治备参**］

1. 黄连治目、治痢及治吐为要药，但目疾须合泄风行血，痢下须兼行气导浊，治吐须兼镇坠化痰，方有捷效，仅恃苦寒，亦不能操必胜之券。

2. 凡诸疮宜以黄连、当归为君，甘草、黄芩为佐。凡眼暴发赤肿，痛不可忍者，宜黄连、当归以酒浸煎之。

3. 黄连入心与胞络，最泻火，亦能入肝，大约同引经之药，诸经俱能入之，而入心尤专任也。

4. 黄连能解服药过剂烦闷及巴豆、轻粉毒。

5. 诸苦寒药多泄，惟黄连、黄柏性冷而燥，能降火去湿，而止泄痢，故治痢以之为君。又凡药能去湿者必增热，能除热者，必不能去湿，惟黄连能以苦燥湿，以寒除热，一举两得，莫神于此。

6. 心火助肝，宜以黄连为君。又各经泻火药得川连，其力愈猛。黄连得白芍泻脾火，得石膏泻胃火，得龙胆草泻肝胆火，得知母泻肾火，得黄芩泻肺火，得木通泻小肠火，得黄柏泻膀胱火，得槐米泻大肠火，得山栀泻三焦火。

7. 古方治痢香连丸用黄连、木香，姜连散用干姜、黄连，变通丸用黄连、茱萸，姜黄丸用黄连、生姜；治消渴用酒蒸黄连；治伏暑用酒煮黄连；治下血用黄连、大蒜；治肝火用黄连、茱萸；治口疮用黄连、细辛，皆是一冷一热，一阴一阳，寒因热用，热因寒用，君臣相佐，阴阳相济，最得制方之妙，所以有成功而无偏胜之害。

8. 黄连制剂之道，或配以大黄、芍药之泄，或配以半夏、瓜蒌实之宣，或配以干姜、附子之温，或配以阿胶、鸡子黄之濡，或配以人参、甘草之补，因证制宜，所以能收苦燥之益而无苦燥之弊。

9. 黄连同枳壳治血痔；同天花粉解烦渴；同五味子、甘草煎浓汁漱口，治口糜口疮良；同麦门冬、五味子治卒渴，小便多良；同人参、莲子治虚人患滞下及老人、产妇滞下不止。

10. 黄连、干姜并用，一辛一苦，一散一降，则无论寒热之邪，皆可开泄，两药实为治痞之主药。又宿食不消，心下痞满者，须用黄连、枳实；黄连合半夏，清热而降逆。

11. 黄连生用为君，佐肉桂少许，煎百沸，入蜜空心服之，能使心肾交于顷刻。一说黄连、肉桂寒热实相反，似乎不可并用，而实有并用而成功者。盖黄连入心，肉桂入肾也。凡人日夜之间，必心肾两交，而后水火始得既济；水火两分，而心肾不交矣。心不交于肾，则日不能寐；肾不交于心，则夜不能寐矣。黄连与肉桂同用，则心肾交于顷刻，又何梦之不安乎？

12. 黄连有良好的镇静、镇惊、安神效果，对失眠烦躁，注意力不集中，强迫观念，在辨证处方中加黄连10克，能明显提高疗效，消除注意力不集中后，有利于提高记忆力，正如《神农本草经》所载："久服令人不忘。"

13. 黄连对心火亢盛所致的快速型心律失常有较好的治疗作用。配阿胶，治心血不荣；配生地，治心阴不足；配麦冬，治心液不足；配石斛，治心律不齐；配酸枣仁，治心肝不和所致的心悸（快速型心律失常）及心烦失眠。

14. 黄连用小量为苦味健胃药，内服能引起唾液、胃液之分泌，亢进胃肌运动，促进胃肠吸收，增加食欲。但过量使用，苦寒败胃，反致消化不良。

15. 黄连苦寒坚肠，清化湿热，为治泻要药。久泻尽管一派阳虚寒湿之象，但仍有不少患者主诉服黄连素或方中加用黄连后能短暂见效。盖因本品兼具坚肠健胃、抗菌消炎、燥湿开中等作用，故久泻每每要用之。虚寒型久泻在用大队附、桂、姜、蔻的同时，用少量黄连不嫌其寒，但取其苦，每用3~6克，伍入方中，属辛苦寒热并用，既能泄湿，又能实脾坚肠温肾，尤适宜于大便滞而不畅，苔腻中带黄，便有黏液，或便菌阳性者。

16. 久泻者病涉脾肾虚寒者居多，辛热之品习用，久服难免有化燥伤阴之虑；若加入一味黄连，则寒热互济，阴阳相随，而收相反相成之功。

17. 缪仲醇治痢疾，黄连用量较大。如其治痢要方滞下如金丸是用独味黄连制成，每次吞服4钱。黄连具苦寒之性，吞服剂量如此之重，难免有伤胃劫液之弊。但缪氏通过配伍和炮制来预防此弊端：①根据不同见症的痢疾，用相应药物煎汤送服。如胃弱用人参、莲子、橘红等；腹痛用白芍、甘草等。②对炮制极为重视。如滞下如金丸先用姜汁浸，再隔土如法炒9次，然后细研，用姜汁水泛为丸。用这样的炮制方法，来减少黄连苦寒伤胃的副作用。

18. 黄连善入心以清热，心中之热清，则上焦之热皆清，故本品善治脑膜发炎，脑部充血，时作眩晕。

19. 黄连配黄芩、甘草，治疗狐惑病（类似西医的白塞氏病）效果较好。

20. 以黄连15克，麻黄20克（先煎去上沫，再加入黄连同煎），治疗虹膜睫状体炎，效果显著。

21. 眼底动脉硬化，用黄连内服，可防止血管破裂；既破裂之后，黄连配决明子煎水常饮，亦能消散瘀血。

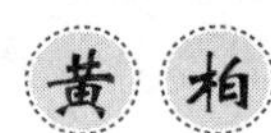

黄柏

黄柏，始载于《神农本草经》，原名“檗木”，是云香科落叶乔木植物黄皮树或黄檗的刮去外层粗皮的树皮。本品味苦，性寒，归肾、膀胱经。

临证应用

［**配用简说**］

1. 黄柏功能清热燥湿，配黄连、木香、白头翁、马齿苋等，可用于湿热痢疾；配茵陈、栀子、虎杖等，可用于湿热黄疸（如黄疸性肝炎、胆囊炎等）；配木通、车前子、蒲公英等，可用于湿热蕴结膀胱，小便赤涩淋痛（如膀胱炎、尿道炎等）；配白果、芡实、栀子、车前子等，可用于湿热下注，带下色黄（如妇女子宫颈炎、盆腔炎等）。黄柏又是治疗湿热伤筋引起下肢痿弱或麻木瘫痪（类似于感染性周围神经炎、脊髓神经根炎等）的要药，可以本品配苍术、牛膝、薏苡仁为基本方药，再随证加用适当药物进行治疗。

2. 黄柏入肾经，又能清虚热，常配知母、生地等药，治疗阴虚火旺所致的潮热骨蒸、盗汗、遗精等症。

3. 黄柏能泻火解毒、燥湿敛疮，常用于口舌生疮、耳内流脓、目赤肿痛、疮疡肿毒、痔疮便血、皮肤湿疹、汤火烫伤等。治疗上述病症，单用本品即有效验，也可选配黄连、青黛、冰片、生地、大黄、枯矾、煅石膏、槐花、地榆等药内服或外用。

［**一般用法**］

入煎剂3～12克；或入丸、散。外用适量，研末调敷或水煎熏洗。清热燥湿、泻火解毒宜用生黄柏，清虚热宜用盐水炒黄柏，止血多用黄柏炭。脾胃虚弱，食少泄泻者忌用。

临证推广

［**古用发微**］

1. 治疗吐血、呕血、衄血 治呕血方：黄柏捣为末，煎麦门冬汤调服2钱匕。方见《丹溪心法》卷2。《博济方》卷1汉防已散治咯血，用汉防已、万州黄柏各1两。为细末，每服1钱，水1盏，小麦20粒，同煎7分，食后温服。治吐血不止，亦可用《圣济总录》卷68金花散：黄柏（去粗皮，涂蜜炙令赤）2两，寒食面（微炒）、黄明胶（炙令燥）各1两。上为散，每服3钱匕，冷熟水调下，食后临卧服。治心经热极，舌上出血，可用黄柏（涂蜜，慢火炙焦）2两。上为散，每服2钱匕，温糯米饮调下。方见《圣济总录》卷69黄柏散。或用黄柏3两，黄连5钱，栀子20枚。为粗末，以酒2升，浸一宿，煮3沸，去滓顿服。方见《古今医统大全》卷64金光煎。

黄柏适用于实热上攻，血热妄行所致的吐衄。

2. 治疗脏毒下血 治脏毒痔血，下血不止，用川黄柏皮（刮净，分作4份，3份用酒、醋、童尿各浸7日，洗晒焙，1份生炒黑色）1斤，为末，炼蜜丸梧子大，每空心温酒下50丸。久服除根。方见《本草纲目》卷35引孙探玄《集效方》。《圣济总录》卷97金虎丸治结阴便血，用黄柏（去粗皮，用鸡子清涂炙）1两为末，滴水为丸，如绿豆大。每服7丸，温水送下。治肠风脏毒，下血鲜红，用生地黄、黄柏（炒）各1斤。上为末，炼蜜为丸，如梧桐子大。每服90丸，空心、食前米饮送下。方见《赤水玄珠》卷9柏黄丸。治下血，日夜七八十行，可用《医方类聚》卷183引《王氏集验方》连柏汤：黄连、黄柏各等份，醇醋3升，煮取一半，分再服。

黄柏适宜于肠胃湿热蕴结所致的便血、痔血。

3. 治疗消渴 治消渴尿多，能食，用黄柏1斤，水1升，煮三五沸，渴即饮之，恣饮。方见《本草纲目》卷35引韦宙《独行方》。《活人心统》卷下四制黄柏丸，治上盛下虚，水火偏胜，消中，药用黄柏（分作4份：1份酒浸，1份蜜炒，1份童便浸，1份盐水炒）、知母（去毛，切碎）各1斤。先以黄柏研成末，用知母煎熬成膏为丸，如梧桐子大。每服70丸，白汤送下。治消渴，亦可用黄柏（去粗皮）3两，滑石（净末）6两，知母1两。上为末，滴水空心下。方见《普济方》卷177玉真丹。

《本草拾遗》称黄柏“煎服，主消渴”。现代药理研究表明，黄柏及其主要成分之一小檗碱有降血糖作用，并有抗升糖激素和促进胰岛β细胞再生和功能恢复的作用。

4. 治疗盗汗 治盗汗，黄柏（炒）1钱，知母（炒）1钱半，甘草（炙）5分。上为粗末，作1服，水2盏，煎1盏，卧时服。方见《兰室秘藏》卷下正气汤。

《医方考》卷4：“此治阴虚有火，令人盗汗之方也。阴虚，则阳独活，故令有火。

火益亢，则阴益亏。阴亏，则睡去之时，卫外之阳乘虚而入，卫虚无以固表，故令盗汗。经曰：壮水之主，以制阳光。故用黄柏、知母苦寒质润之品以主之，苦能泻火，寒能胜热，质润能滋阴；佐以甘草者，和其阴阳耳。”李东垣善配用黄柏治疗阴虚盗汗，其治盗汗名方当归六黄汤中亦用本品。

5. 治疗冻疮 治冻疮方：黄柏、皮硝研细末。已破者柏七硝三，未破红肿者柏硝各半，初起者硝七柏三。皆用冷水调擦，俟干，以热水洗去，如此3遍。方见《串雅外编》卷2。一方用黄柏皮、九节黄连各等份，为末，以芸苔煎汤，候温洗令净，轻绢拭干，乌鸡子清调敷。方见《医方类聚》卷191引《经验良方》平瘀散。冻疮裂痛，可用乳汁调黄柏末，涂之。方见《本草纲目》卷35引《儒门事亲》。治小儿冻耳成疮，或痒或痛，用黄柏（去粗皮，炙，剉）、白蔹各半两。上为细散，先用汤洗疮，后用生油调涂之。方见《太平圣惠方》卷91黄柏散。治冻疮，焮赤黄汁出，及愈后瘢痕疼痛，可用《御药院方》卷10定痛黄柏散：黄柏（去粗皮，涂蜜慢火炙令黄色）4两，为细末，每用蜜水调，摊软纸上，贴患处。

近人张宗祥体验，冻疮溃烂不堪，用黄柏研细末干敷患处，一夕结痂。见《医药浅说》。

6. 治疗喉痹、乳蛾 治卒喉痹痛，黄柏片含之。又以黄柏1斤，酒1斗，煮二沸，恣饮。若咽喉卒肿，食咽不通，苦酒和黄柏末敷之，冷即易。上两方均见于《本草纲目》卷35引《肘后方》。治小儿咽喉肿胀，咽气不利，用黄柏（去粗皮，蜜炙）、甘草（炙）各1分。上为粗末，每次1钱匕，以水半盏，煎至三四分。去滓温服，不拘时候。方见《圣济总录》卷181黄柏汤。喉证属阴虚火盛者，可用《喉证指南》卷4柏姜散：黄柏2钱，干姜8分。合焙成炭（存性），研极细末，吹之。黄柏亦可用治乳蛾，取黄柏、川连各5钱，青黛2钱，用猪胆汁挤成膏，阴干。用时研细末，吹少许入口内蛾处。方见《鹤年堂丸散》卷8。

黄柏有清火邪、解热毒、泻肾中伏火的功效，适用于相火偏旺，热毒上攻所致的喉痹、乳蛾。

[现代报道]

1. 治疗慢性结肠炎 马齿苋、白头翁、黄柏各50克。水煎取汁100毫升，加2%普鲁卡因20毫升备用。每晚睡前保留灌肠1次，15日为1疗程。共治60例，病程最短3个月，最长25年；均排除肠结核、肝炎及菌痢所致的慢性腹泻。以每日排便次数恢复到发病前，大便成形，外观无黏液及脓血，大便常规化验正常，腹痛、里急后重等症状完全消失，纤维胃镜及乙状结肠镜检查，结肠病变恢复正常或仅有局限性轻度充血者为痊愈。结果：近期痊愈46例，好转12例，总有效率96.7%。随访32例，治愈后6年、4年未复发者各1例，3年未复发者2例，2年、1年未复发者各8例，半年未复发者4例，复发者8例。治愈病人多数在灌肠30次以内痊愈。（中西医结合杂志，1984，3：178）

2. 治疗冻疮 取黄柏、芒硝，未溃破者芒硝用量大于黄柏1倍，已溃破者黄柏用量大于芒硝1倍。上药共研极细末，用时加冰水或雪水调敷患处，每日换药1次。局部症状轻微者，将黄柏水煎，溶化芒硝，外洗患处。治疗70例，均获治愈，未见副作用。经随访，来年未复发者63例。（中医杂志，1984，2：75）

3. 治疗烧伤 取黄柏粉1份，榆树皮内皮粉2份，放入80%酒精内浸泡48小时以上，酒精用量需超过粉末两横指，滤取浸液备用。创面早期清创后，将浸液喷或涂于创面，不要过厚或过多，创面完全暴露。2～4小时1次，用至结痂为止。治疗中出现痂下积脓，可作局部引流。共治338例，配用抗生素者89例，配服清热解毒方药者8例。结果：1周内治愈180例，占38.5%；2周内治愈144例，占42.6%；4周左右治愈62例，占18.3%；死亡2例。（吉林中医药，1987，2：7）

4. 治疗闭合性软组织损伤 黄柏、生半夏、五倍子、面粉各等份。先将面粉、五倍子共炒至熟，冷却后与余药共研细末，瓶贮备用。用时加食醋调成糊状，武火熬熟成膏，涂于损伤的皮肤上，范围略大于损伤面积，上盖白麻纸4～5层，再用胶布或绷带固定，1～2日换药1次。共治60例。结果：治愈45例，显效12例，好转3例，平均1.23日见效。（陕西中医，1983，5：22）

5. 治疗痔疮合并感染 博落回、红藤、黄柏各60克。加水2000毫升，煎取1000毫升。过滤去渣，取坐位趁热熏洗患部，每次15～30分钟，每日2～3次。并避免蹲位，以免加重痔核的脱出。共治30例，其中内痔（Ⅲ期）10例，外痔14例，混合痔6例；8例为初次感染，22例为重复感染，6例伴发热等全身症状。以感染控制，肿胀、嵌顿解除为痊愈。结果：痊愈25例，显效4例，无效1例。治疗时间2～5日，平均2.5日。（云南中医杂志，1988，3：18）

6. 治疗睑部隐翅虫皮炎 黄柏3～5克，元明粉3克。水煎，待冷，湿敷局部。每日4～6次，每日1剂。共治34例。结果均于3日后皮损消失而逐渐恢复。（安徽中医学院学报，1988，2：26）

临证参考

［**古法借鉴**］

1. 急劳、虚损 治急劳，寒热进退，渐将羸弱，黄柏（去粗皮）3两，乌梅（焙干）21枚。上为粗末，每服5钱匕，水1盏半，煎至1盏。去滓，露一宿，平旦空心服。治男妇诸虚百损，小便淋沥，遗精白浊等，黄柏（去皮切）2斤，熟糯米1升。以童便浸之，九浸九晒，蒸过晒研为末，酒煮面糊丸梧子大。每服100丸，温酒送下。上述经验见载于《圣济总录》卷87黄柏饮及《本草纲目》卷35引《孙氏集效方》坎离丸。

2. 火热证 治三焦有火，咽喉干燥，小便赤涩，大便秘结，用黄柏、黄芩、黄连，俱酒浸，等份，水煎服。此经验见载于《祖剂》卷3三补丸。

3. 瘰疬 治瘰疬溃或未溃，黄柏、草乌各等份，为末，蜜调敷之。此经验见载于《医学纲目》卷19粉金散。

两药配伍颇具匠心，值得细细体味。

4. 疣瘤、瘿瘤 治疣瘤，黄柏不以多少，唾调，摊在纸上，贴。治颈上瘿瘤，不疼不痛，俱是痰结，用川黄柏、海藻各1两，研细收贮。每用5分，放手心上，以舌舐之，每日三五次。上述经验见载于《医方类聚》卷181引《卫生宝鉴》及《疡医大全》卷18。

《儒门事亲》卷12以枯瘤方和小黄膏配合外贴治瘤。其中小黄膏由黄柏、黄芩、大黄各等份制成。

5. 跌打损伤 治打扑伤损方：黄柏（去粗皮）、天南星（净洗，生用）等份。为细末，以生姜自然汁调，摊放皮纸上，贴在打扑伤损处。骨碎折者皆见神效。治打扑伤，损筋骨折，及跌扑疼痛，黄柏1斤，半夏半斤。上为细末，每用半两，生姜自然汁调如稀糊，以鹅翎敷之，用纸靥贴，如干再敷。先用绢帛封缚，次用杉木扎定。良久痛止，即痒觉热，乃是血活，即得筋骨复旧。轻者三五日即愈，重者不过旬月。干，频上姜汁尤佳。治内朒动骨者，黄柏（如掌大）1片，草乌头2个，赤小豆1合。上为细末，以生姜自然汁调敷。频换，势退疼止为度。上述经验见载于《叶氏录验方》引寒岩升老传方、《普济方》卷309黄柏散及卷311引《家藏经验方》妙应散。

黄柏外敷，为民间治跌打损伤之良法。上妙应散方后，原有验案两则。

6. 外伤出血 治一切刀斧出血不止方：黄柏10两，细辛1两。研细末，磁瓶收贮。用时以药末掺入出血处，外以布包扎。此经验见载于《经验秘方》卷2。

7. 月经先期 治一月而经再行，黄柏、知母（去皮毛，炒）各等份，为末，炼蜜为丸，每服50丸。此经验见载于《万氏妇人科》卷1补阴丸。

8. 婴童阳强 治婴童肾经火盛，阴硬不软，黄柏（盐水炒）1两，知母（盐水炒）、生地各5钱。为末，蜜丸，盐汤下，灯心汤亦可。此经验见载于《婴童百问》泻肾丸。

阴硬不软，指阴茎长举不痿。

9. 小儿重舌 治小儿重舌，黄柏浸苦竹沥点之。此经验见载于《本草纲目》卷35引《千金方》。

热毒引起的口舌疮肿，黄柏为必用之药。

10. 鼻疮 治鼻中生疮，用黄柏、槟榔末，猪脂和敷。治鼻中热气生疮，脓臭而兼有虫，用黄柏（去粗皮）2两，以冷水浸一二日，绞取浓汁1盏服之。上述经验见载于《本草纲目》卷35引《普济方》及《圣济总录》卷116黄柏饮。

11. 耳鸣、耳聋 治耳鸣、耳聋，黄柏（人乳拌匀，酒浸晒干，用盐水炒褐色，去皮）8两，为末，水糊为丸，如梧桐子大。每服100丸，空心盐汤送下。此经验见载于《古今医鉴》卷9独胜丸。

本方适用于阴虚相火妄动引起的耳鸣、耳聋。

12. 齿痛 治齿痛，厚黄柏3钱，青盐、升麻各1钱。以水5碗，煎汤频频漱之，咽下。此经验见载于《易氏医案》滋肾饮。

本方适宜于阴虚火旺齿痛。原书附有验案："一人患齿病，每有房劳，齿即俱长，痛不可忍，热汤凉水俱不得入；凡有恼怒，病亦如之。十年前尚轻，十年后殊甚，每发必三五日，呻吟苦状难述。竟绝欲，服补肾丸、清胃饮俱不效。一日因疾作，七日不饮食。诊其脉，上二部俱得本体，惟二尺洪数有力，愈按愈坚。此肾经火邪太盛也，以滋肾饮饵之。药入口，且漱且咽，下二盏，遂觉丹田热气升上，自咽而出；复进二盏，其痛顿止，齿即可叩。遂愈，永不再作。”

13. 食自死亡畜肉中毒 治食自死亡畜肉中毒，黄柏为末，水服方寸匕。此经验见载于《本草纲目》卷35引《肘后方》。

［**论治备参**］

1. 黄柏，益阴清热，仗此专功。凡阴火攻冲，骨蒸郁热，小腹急疾，用此能抑阴中之火；湿热不清，膝胫疼痛，步履艰难，用此能清湿中之热。若夫上焦之火，攻发口舌，以致舌肿口破，或齿牙浮动，咽喉肿疼，是皆火之上浮也；下焦之火，蓄积大肠，以致下痢赤白，后重迫痛，或小便黄赤，淋沥浑浊，或癃闭不通，胀满阻塞，或脚气攻冲，呕逆恶心，或五疸壅塞，遍身发黄，是皆湿热下侵也，俱用黄柏可以治之。

2. 凡下部不坚之病多矣，如茎痿、遗浊、带漏、痿躄、便血、泻痢诸症。今人不察病情，但从虚寒治之，而不知大半属于虚热也。盖下焦多湿，始因阴虚火盛而湿渐化热，继则湿热阻夫气化，反耗津液，遂成不坚之病，皆黄柏之专司也，去其蚀阴之病，正是保全生气，谁谓苦寒无益于生气哉？盖黄柏治下焦湿热诸证，正与蛇床子治下焦寒湿诸证为对待。

3. 黄柏泻冲脉之邪，治夏月气上冲咽不得息，而喘息有声不得卧。如有燥热欲去衣者，肾中伏火也，亦宜加黄柏。

4. 黄柏苦寒微辛，泻膀胱相火，补肾水不足，入肾经血分；知母辛苦寒滑，上清肺金而降火，下润肾燥而滋阴，入肾经气分，故两药每相须而行，为补水之良剂。又凡去下焦湿热作肿及痛，并膀胱有火邪，小便不利及黄涩者，并用酒洗黄柏、知母为君，茯苓、泽泻为佐。

5. 黄柏得知母，滋阴降火；得苍术，除湿清热，为治痿要药；得细辛，泻膀胱火，治口舌生疮。

6. 黄柏佐黄芪，入牛膝，能使足膝气力涌出，痿躄即瘥；同苍术、独活，能除腰膝以下至足分之风湿肿痛痈疽；佐泽泻、茯苓，能利小便之赤滞；与补骨脂同用，治血崩大有其功；与生蜂蜜同用，敷口疮极有神效。又本品固为肾药，然以柴胡引之，则入胆；以黄连、升麻、葛根引之，则入肠胃及脾经，治湿热滞下。

7. 黄柏乃至阴之物，其性寒冷，止可暂用于降火，而不可长用于退热。如遇阴虚火动之人，用黄柏以泻火，不若用玄参以降火也，万不得已而用黄柏，亦宜与肉桂同用，一寒一热，水火有相济之妙，庶不致为阴寒之气所逼，至于损胃而伤脾也。

8. 腰软因肝肾伏热，宜黄柏、防己。

9. 凡茎中痛，须加盐水炒黄柏为引。

10. 黄柏清泄肾之虚火，则肾气自坚，此效用，习称“坚阴”。但坚阴并不同于补阴。黄柏质燥，用之不当反可伤阴耗液，故治阴虚发热时，黄柏每与质润不燥之知母及其他滋阴药合用。

11. 治疗湿热痿躄及湿热下注所致的下肢病变，在辨证方药中加入黄柏，常获良效。

12. 血压升高时，用黄柏、钩藤各 15 克，生牡蛎 30 克，水煎，连服半月，可使血压降至正常。如系神经性血压升高，连服 7 日。

13. 黄柏合苦参是治疗荨麻疹的要药，临证组方不可或忘。

14. 工作过度，经常失眠，引起巩膜充血或角膜发炎，用黄柏加女贞子、谷精草等煎成汤剂，临睡前服 1 剂，颇见效果。

15. 黄柏生用降实火，酒制治阴火上炎，盐制治下焦之火。

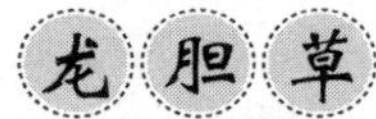

龙胆草

龙胆草，始载于《神农本草经》，原名“龙胆”，是龙胆科多年生草本植物龙胆、条叶龙胆、三花龙胆或坚龙胆的根及根茎。本品味苦，性寒，归肝、胆经。

临证应用

［**配用简说**］

1. 龙胆草以清热燥湿为专长，常配合茵陈、栀子、黄柏等，治疗湿热黄疸。

2. 湿热下注，可引起小便热涩刺痛、男性阴囊部或女性外阴部的湿痒肿痛，及女子带下黄稠腥臭等。治疗此类病症，可以龙胆草选配萹蓄、木通、黄柏、苦参等内服或外洗。

3. 龙胆草功能清泻肝胆之火，治肝胆两经有实热火邪，出现头痛目赤、胁痛口苦、咽痛口疮、耳肿耳聋等症，可配合黄芩、栀子、柴胡同用。

4. 龙胆草有泻肝定惊作用，治急性高热，神志不清，手足抽搐痉挛，可用 15 ~ 20 克浓煎，分数次灌服。如与黄连、钩藤、牛黄等同用，效果更为显著。

5. 龙胆草用少量（1 ~ 3 克），能刺激胃液分泌，促进食欲，帮助消化。配合沙参、麦冬、石斛等清养胃阴药物同煎，于饭前 10 ~ 30 分钟服用，治疗舌光无苔，食欲减退，饭后饱胀等症，效果颇好。但本品服用过量，则苦寒败胃，会引起消化不良。

［**一般用法**］

入煎剂 3 ~ 6 克；研末吞服每次 0.5 ~ 1 克，每日 2 次。外用适量，水煎淋洗或研末调涂。本品用姜汁浸或酒制，可减轻其苦寒败胃之性，不宜久服或过量服用。脾胃虚弱者忌服。

临证推广

［**古用发微**］

1. 治疗盗汗 治伤寒发汗后盗汗不止，以及妇人、小儿一切盗汗，龙胆草为细末，每服1大钱，猪胆汁3两，空心、临卧点入温酒少许调服。方见《杨氏家藏方》卷3龙胆汤。《婴童百问》卷5治小儿夜卧通身多汗，以本品为细末，米醋煮糊为丸如椒目大，每服五七丸，用米汤送下，名通神丸。《仁斋直指方论》卷9龙胆散，治盗汗有热，用龙胆草、防风各等份，为末，每服1钱，临卧用温米汤送下。

龙胆草适用于湿热郁蒸所致的盗汗。治此不可因循滋阴降火之法，而应着眼于清泄湿热之治。湿热清则盗汗自止，此乃治病求本之意。

2. 治疗下血、衄血 治卒然下血不止，用草龙胆一握，切细，以水5升，煮取2升半，分为5服，如不愈更服。方见《外台秘要》卷25引《集验方》。《永乐大典》卷1033引《全婴方》龙胆丸，治小儿衄血不止，药用黄连、龙胆草各等份。为末，糊丸如小豆大。3岁30丸，以浓盐水送下，或作散服。

龙胆草专泻肝胆实火，适用于肝火迫血妄行的出血症，火去血自安。上引《集验方》治"卒然下血不止"，《杂病源流犀烛》作"卒然尿血不止"。实际上"下血"亦包括便血在内。如属肝火侮脾所致的便血，龙胆草亦为适宜。《医学衷中参西录》称本品于"吐血、衄血、二便下血……因肝胆有热而致病者，皆能愈之"；《薛氏医案》中有配用炒黑龙胆草治疗小儿便血的验案，皆可参看。

3. 治疗蛇串疮 治蛇串疮，从聚细水泡，疼痛异常，或延缠背腋腰腹之间，用龙胆草捣敷，有止痛消退作用。方见《本草汇言》卷1。

蛇串疮相当于西医的带状疱疹。

［**现代报道**］

1. 治疗带状疱疹 用龙胆草60克，雄黄30克，冰片10克。共为细末，以食醋适量调匀，装瓶加盖备用。局部消毒后，用32号1寸长医针，绕疱疹四周，针尖向病灶平刺，视其范围确定针数，每日或隔日1次；刺后于患处涂上药，每日2次。共治110例，病程最长2个月，最短1周，均经他法治疗疗效不佳者。以红肿消失，疱疹结痂或脱落为痊愈。结果：除7例未能随访，其余均获痊愈。最多治疗10次，最少2次，2~4次愈者89例。（中医杂志，1992，5：53）

2. 治疗急性眼结合膜炎 用龙胆草15克，加水250毫升，煎煮成150毫升，加微量食盐，冷后洗眼。每次5~10分钟，每日3~4次。共治94例。结果：痊愈85例，一般用药2~3日痊愈，显效5例，无效4例。（新医药学杂志，1974，8：38）

临证参考

［**古法借鉴**］

1. 瘰疬 治项下生瘰疬，不问新久，有热者，用龙胆草为末，每服1钱匕，食后、夜卧以酒或米饮调下。天阴日停服。此经验见载于《圣济总录》卷127清凉散。

2. 蛔虫攻心痛 治蛔虫攻心，其痛如刺，吐出清水，用草龙胆1两，剉碎，水2盏，煮取1盏。隔宿不食，平旦顿服之。此经验见载于《小儿卫生总微论方》卷13龙胆汤。

3. 疳困 治小儿疳困，龙胆草、蚌粉为末，每服半钱，用米饮调下。此经验见载于《普济方》卷380粉龙丸。

小儿疳困，是指疳疾有明显困倦见症者，多因湿热困脾，积滞内阻所致。上方取龙胆草除湿热，蚌粉化积滞，故能治之。

4. 眼中漏脓 治眼中漏脓，用龙胆草、当归各等份，为末，每服2钱，食后开水送下。此经验见载于《本草汇言》卷1。

龙胆草是治眼疾的要药，不但能治疗风热或肝胆实火所致的目赤肿痛，也可用于眼中漏脓及胬肉翳障等。《医学启源》说："以柴胡为主，草龙胆为使，治眼疾中必用之药也。"

5. 走马牙疳 治小儿走马牙疳，胆矾、龙胆草各1两，于瓦瓶中煅至烟尽，略存性，贴疮上。此经验见载于《幼幼新书》卷25圣散子。

走马牙疳，是指患牙疳而发病迅速，势如走马者，多见于小儿。初起牙龈作烂，随即黑腐作臭，甚至牙龈脱落，穿腮破唇。多因胎毒、大病后、时行疫疠或疹痘余毒未清，积毒上攻齿龈所致，可见于西医的坏疽性龈口炎及颌骨骨髓炎等。

6. 咽喉肿痛 治咽喉热痛，龙胆草研细，水煎服之。又咽喉肿痛及缠喉风，粥饮难下者，用龙胆草1两，胆矾（研）、乳香（研）各1分。3味捣研令匀，炼砂糖和丸，如豌豆大。每服1丸，绵裹，含化咽津。未瘥再服。上述经验见载于《本草纲目》卷13引《集简方》及《圣济总录》卷122龙胆膏。

缠喉风的见症为喉关内外红肿疼痛，局部麻痹，甚者痛连胸前，项强而喉颈如蛇缠绕，若漫肿深延至会厌及喉部，则会引起呼吸困难。类似于西医的咽旁脓肿及脓性颌下炎等。

［**论治备参**］

1. 龙胆草，其功专于利水、消湿、除黄疸，其余治目、止痢、退肿、退热，皆推广之言。但本品过于分利，未免耗气败血，水去而血亦去，湿消而气亦消。初起之水湿黄疸，用之不得不亟；久病之水湿黄疸，用之不可不缓，正未可全恃之为利水神丹，消湿除瘅之灵药。或谓龙胆草治湿热尤利，瘅病正湿热之病也，然用本品以治黄疸，多有不效者，何也？黄疸实不止湿热一种，有不热又成黄疸者，非龙胆草所能治。龙胆草泻湿中之热，不能泻不热之湿。

2. 龙胆治湿已化热之病奏效甚捷，惟燥而不润，故血热者须与润药同用，以燥血可以伤气而助热。

3. 凡目疾、吐血、衄血、二便下血、惊痫、眩晕，因肝胆有热而致病者，龙胆草皆能愈之。

4. 胆经郁热，令人头角额尖跳痛如针刺，非酒洗胆草不能除。

5. 龙胆草乃足厥阴、少阳之正药，大能泻火，但引以佐使，则诸火皆治。

6. 凡下焦有湿，草龙胆、防己为君，甘草、黄柏为佐。

7. 龙胆草得苍耳子，治耳中诸实证；得柴胡，治目疾；配防风，治小儿盗汗；佐大麦芽，治谷疸；和鸡子清，治伤寒发狂；拌猪胆汁，治病后盗汗。一说以柴胡为主，草龙胆为使，治眼疾必用之药。

8. 龙胆草，中医谓苦寒败胃，西医谓苦味健胃，其说相反。然胃有炎症，以本品消之，胃机能因之恢复，则健胃之说可通。又治小儿惊风，以虫类药祛风，龙胆草可为副药。

9. 龙胆草是治疗高热神志不清的要药。如高热，目赤，神志昏迷，或越床而起，状如发狂，甚至脱衣，作跳跑状，此因高热扰乱中枢神经，如不加阻止，愈后不良。应及早重用龙胆草 15～21 克及配服三黄汤。又如伤寒症、疟疾、急惊风，可以用龙胆草 30 克，煎成浓液，日夜分 4 次灌饮，能在 24 小时内，令患者神志清醒。

10. 治疗慢性乙肝活动期，除疏肝理气外，常在方中加入以龙胆草为主的泻肝火药，疗效可有提高，尤对长期转氨酶持续不降者，效果更好。且本品用量宜大，常用 9 克并无苦寒败胃之虞。一说对于肝胆郁热之慢性肝炎或迁延性肝炎，尤其是转氨酶增高时，用龙胆草 6～9 克后，疗效很好。

11. 龙胆草，《本草新编》谓其“功专利水、消湿”，《神农本草经》记载“主骨间寒热”，《本草正义》称其“疏通湿热之结”。通过不断摸索，体会到龙胆草是治疗膝关节积液的要药。治此症，可重用龙胆草为主，加桂枝和营通阳，加陈皮行气化痰，或合三妙散、四妙散以清热利湿等。以此为主，据其证情加减组方，每获良效。现代医学认为，关节积液与组织胺释放及变态反应有关。据日本学者研究，龙胆草对热证表现为主的变态反应有抑制作用，故推测以龙胆草为主治疗膝关节积液有效，可能与此有关。

12. 龙胆草治疗湿热痹效果尤为显著。

13. 龙胆草过用易伤胃气，而少量应用（煎剂用 5 克左右）则能养胃气，助其运化，为治疳积要药。

14. 对于食少纳呆者，可在辨证方药中加龙胆草 2 克，大黄 1 克，能收苦寒健胃，增强食欲之效。

15. 用龙胆草小剂量（0.3～0.9 克或更少）治疗某些虚热证，获得良好效果。

16. 夜盲症初期，夜间不能见物，用龙胆草、黄连各 30 克，研成细末作为 1 料，分 3 日进服，约服 6～7 料有效。青光眼，眼压升高，可每日服龙胆草 12 克，并常服羊肝，有相当效果。

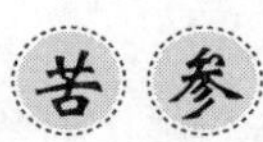

苦参

苦参，始载于《神农本草经》，是豆科多年生亚灌木植物，药用根部。本品味苦，性寒，归心、肝、胃、大肠、膀胱经。

临证应用

［配用简说］

1. 苦参功能清热燥湿，适用于湿热蕴结而致的病症。湿热痢疾可配黄芩、黄连、木香；湿热黄疸可配茵陈、山栀、龙胆草；湿热淋证，小便涩痛，可配车前子、滑石；湿热带下可配黄柏、椿根皮。

2. 苦参外用具有良好的杀虫解毒和止痒效用，能抑制皮肤真菌，故临床常与蛇床子、黄柏、明矾等煎汤外洗或研末调敷，治疗皮肤瘙痒、疥疮、湿疹、顽癣、麻风及妇女阴痒（滴虫性阴道炎）等病症。现代用本品配枯矾、硫黄等制成软膏，配樟脑等制成酊剂，用治上述病症，均收到疗效。苦参研末外敷，还可用于疮疡肿毒、外痔痒痛、口舌生疮及水火烫伤等。

［**一般用法**］

入煎剂 4.5～9 克，或入丸、散。外用适量，水煎外洗或研末调敷。脾胃虚寒及孕妇慎用。前人有苦参久服伤肾，使人腰重腰痛的说法，用时尚需注意。另传统认识，本品不宜与藜芦同用。

临证推广

［**古用发微**］

1. 治疗时行温病　治天行热毒垂死，用苦参 1 两。上为粗末，以酒（旧方用苦酒）2 升半，煮取半升，去滓服。当吐如烊胶便愈，神验。方见《外台秘要》卷 3 引张文仲破棺千金汤。本方《延年秘录》用治天行四五日，结胸满痛，壮热身痛。治天行五日不歇，未至七日，皮肉毒热，四肢疼痛，用苦参 8 分，乌梅 7 枚，鸡子（取白）3 枚。以苦酒 3 升煮 2 物，取 1 升。去滓澄清，下鸡子白搅调，去沫，分 2 次服。当吐，毒热气出，愈。方见《外台秘要》卷 2 引《删繁方》苦参吐毒热汤。《滇南本草》卷 2 治伤寒四五日，头痛壮热，胸中烦痛，用苦参 5 两，乌梅 20 个，水煎服。若伤寒时气温病五六日以上者，可用苦参、黄芩各 2 两，生地黄半斤。水 8 升，煮取 1 升，分再服，或吐下毒则愈。方见《备急千金要方》卷 10 苦参汤。时气壮热不解，心神烦闷，亦可选用《太平圣惠方》卷 16 苦参散：苦参、川升麻各 2 两，黄芩 1 两。上为散，每服 5 钱，以水 1 大盏，煎至 5 分。去滓温服，不拘时候，顿服。当吐为效。

苦参适用于表邪入里，湿热内蕴之时病不解。

2. 治疗火热狂躁　治热病狂邪发无常，不避水火，欲杀人，苦参为末，蜜丸梧子大。每服 10 丸，薄荷汤下。亦可为末 2 钱，水煎服。方见《本草纲目》卷 13 引《千金方》。《滇南本草》卷 2 治热症狂言结胸，用苦参（切细，微炒）5 钱，水煎，连进数服。不拘有汗无汗皆宜。若阳明火起发狂，腹满不得卧，面赤而热，妄见妄言，可用《辨证录》卷 6 苦龙汤：地龙 20 条，苦参 5 钱，水煎服。1 剂即止狂，不必再服。

此条宜与上条参看。苦参清降泻火，则火不上扰于心，狂妄亦可消除。

3. 治疗紫白癜风　治白癜风，苦参、盐各 1 分。上为末，先以酒 1 升，煎至 4 合，入药两味搅匀，慢火再煎成膏。每用先以生布揩患处令赤，涂之。方见《圣济总录》卷 18 苦参膏。治紫白癜风，亦可用内服法：苦参 5 斤，露蜂房 5 两，刺猬皮 1 个。上为粗末，以水 3 斗，煮 1 斗，去渣用汁；又取细曲酒 5 斤，炊黍米 3 斗，作饭拌曲，同药汁如酿酒法，酒成榨去糟。食前温服一二杯。方见《疡医大全》卷28白癜风酒。

上述紫白癜风，俗称“汗斑”，是指皮肤出现紫白花斑的癣病，相当于西医的花斑癣。另有称“白驳风”的白癜风，与此不同，须加以区别。

［**现代报道**］

1. 治疗老年急性非淋巴细胞性白血病 治疗组26例，用苦参注射液500毫克加入5%葡萄糖液500毫升中静脉滴注，每日1次。对照组32例，用阿糖胞苷10毫克皮下注射，每日2次；维生素D_3 30万单位肌内注射，每日或隔日1次。两组均以4周为1疗程，均未用其他化疗药物。结果：治疗组完全缓解4例，部分缓解8例，总缓解率46.15%；对照组分别为7例、10例和53.13%。两组疗效无显著差异（$P>0.05$）。（中医药学报，1993，1：18）

2. 治疗黄疸型病毒性肝炎 苦参注射液（由苦参、大黄等组成）每支10毫升，第1日用10毫升，第2日20毫升，第3日起30毫升（其中1例郁胆型肝炎用40毫升），加入10%葡萄糖液500毫升中静脉滴注，滴速为每分钟30滴，每日1次，15日为1疗程。共治32例，黄疸病程均在14日之内，治疗前均未用其他退黄降酶药；其中急性黄疸型肝炎20例，慢性活动性肝炎8例，郁胆型肝炎4例。治疗前血清胆红素（SB）为51～205μmol/L，平均132.5μmol/L，血清谷丙转氨酶（ALT）60～1000单位，平均315单位。以治疗后SB下降至正常为显效。结果：显效24例，有效6例，总有效率94%。ALT均值降至44单位，其中24例ALT恢复正常。30例自觉症状全部消失，2例无明显改善，未见明显不良反应。（中草药，1996，3：191）

3. 治疗慢性乙型肝炎 将44例患者（入选病例HBsAg及HBeAg持续阳性0.5年以上，HBV－DNA阳性，治疗前3个月内ALT反复异常，入选时ALT为80～400U/L）随机分为2组。治疗组23例在用一般护肝药物的基础上，给予氧化苦参碱（从苦参中提取的一种有效成分）注射液（每支2毫升，含氧化苦参碱200毫克），每次4毫升，每日肌肉注射1次，连用3个月。对照组21例仅用一般护肝药物。结果：ALT和HBV－DNA的定量变化，治疗组改善均显著优于对照组（$P<0.01$）；HBsAg及HBV－DNA的阴转率治疗组均为43.47%（10/23），而对照组均为14.29%（3/21），2组比较，治疗组亦显著为优（$P<0.05$）。观察到氧化苦参碱对治疗前HBV－DNA水平较低者，疗效较好。（中国中西医结合杂志，2002，5：335）

4. 治疗淋病 治疗组93例，用苦参、黄柏各50克，加水1500毫升，浸泡10～15分钟，煎45分钟后取汁过滤，浓缩至500毫升。每日1剂，分3次服，连用7～10日。对照组93例用意大利进口的壮观霉素作肌内注射，每次剂量：男2～4克，女4克，连用10日。以症状消失，病原体培养阴性，3个月无复发为痊愈。结果：治疗组痊愈69例，无效24例；对照组痊愈60例，无效33例。两组治愈率分别为74.1%和64.5%，无显著性差异（$P>0.05$）。（中华皮肤科杂志，1991，5：347）

5. 治疗柯萨奇B病毒性心肌炎 观察病例均为血中柯萨奇B病毒核酸（CBV－RNA）持续阳性的病毒性心肌炎患者。治疗组76例用抗柯注射液（RSF，以苦参中抗柯萨奇病毒有效成分制成，纯度为99.43%），按每千克体重6～8毫克的剂量，加入

5%葡萄糖液500毫升中静脉滴注，3～4小时滴完。对照组50例用胰岛素6～8单位、氯化钾10毫升，加入5%葡萄糖液500毫升中静脉滴注。两组疗程均为3～4周。结果发现，RSF对血中CBV－RNA的清除率与剂量及血中药物浓度有相关性（8毫克/千克剂量组的清除率明显高于6毫克/千克和7毫克/千克剂量组）。治疗组对心悸、胸闷、气短的有效率为96.1%，抗心律失常的有效率为100%，而对照组则分别为60%和62.5%，P均<0.01。同时发现，RSF能使射血分数、心脏每搏输出量、心排血量以及心脏指数等心功能指标明显上升（P<0.01），左室重量及重量指数较治疗前明显下降（P<0.05），表明其对逆转病毒性心肌炎的病理状态效果明显。（中国中西医结合杂志，1997，4：207）

6. 治疗早搏　苦参40克，生地50克。功能性早搏单用本方，其他病因者略作加味。每日1剂，水煎2次分服，7日为1疗程。共治108例，心电图示房性早搏54例，房室交界性早搏28例，室性早搏26例；病因为功能性者41例，心肌炎15例，冠心病28例，高血压心脏病8例，甲亢性心脏病7例，因服药及低血钾症所致者9例。经服药5～30剂，全部病例早搏均告消失或基本消失。74例随访1～3年，凡属功能性者均告痊愈，器质性者18例尚偶见早搏，但再服本方仍可获效。（中医杂志，1995，9：518）

7. 治疗快速心律失常　服苦参片剂（每片含生药2.0克），每次3～10片（平均5片），每日3次；个别患者肌内注射苦参注射液，每次2～4毫升，每日2次，4～8周后改服苦参片剂。疗程最短8周，最长9个月，平均11周。共治167例，其中4例并用心得安，1例并用普鲁卡因酰胺，1例并用苯妥英钠，1例并用洋地黄；大部分并用镇静剂；4例并用其他中药。以原有心律失常消失，未再复发或偶有每分钟3～5次以下期前收缩发生，自觉症状好转为显效。结果：期前收缩150例，显效39例，有效54例，有效率62%。其他心律失常17例，阵发性室上性心动过速2例，显效、有效各1例；阵发性房颤10例，显效3例，有效1例，无效6例；持续性心房扑动4例及阵发性心房扑动1例均无效。最短出现疗效时间为1周，最长半年，65.9%的患者服药4周内出现疗效，91.8%的患者服药后2个月出现疗效。剂量增至每日30片后出现胃肠道反应者较多。（新医药学杂志，1977，7：24）

8. 治疗真菌性肠炎　苦参粉2克，云南白药1克，拌匀，为1次量，每日早晚各1次，温开水送服；或按上述比例制丸，每丸重0.5克，每次服2丸，每日3次。30日为1疗程。1疗程后如大便培养仍有白色念珠菌生长，可继续进行第2、第3疗程。共治40例，以临床症状消失，大便培养2次均无白色念珠菌生长为治愈。结果：治愈28例（1个疗程治愈9例，2个疗程12例，3个疗程7例），好转12例（均治疗3个疗程以上）。（中医杂志，1983，6：57）

9. 治疗尿路感染　取苦参30克，第1次煎150毫升，第2次100毫升，混合后分2次温服，每日1剂。共治28例，均有典型的尿频、尿急、尿痛症状，11例伴发热，白细胞总数为（9.2～15.4）$\times 10^9$/L。以发热及尿频、尿急、尿痛症状消失，血常规复查正常为痊愈。结果：痊愈24例，好转、无效各2例。治愈的24例中，服药最少6剂，最多14剂，平均7.8剂。（福建中医药，1997，1：43）

10. 治疗滴虫性肾盂肾炎 治疗组91例，用苦参胶囊（每丸含5克），每次4丸；对照组83例，用灭滴灵，每次600毫克。均每日服3次，连服15日。以临床症状、体征完全消失，尿常规、尿沉渣及分泌物涂片检查和尿培养连续3次阴性为痊愈。结果：治疗组痊愈87例，好转2例，总有效率97.8%；对照组痊愈76例，好转3例，总有效率95.2%。两组疗效相近似，但苦参组副作用少于灭滴灵组。（四川中医，1983，3：28）

11. 治疗白细胞减少症 以苦参结晶碱注射液肌内注射，每次200～400毫克，每日1～2次，3～7日查白细胞总数1次。共观察251例，总有效率72.5%。其中放疗引起的30例，总有效率93.3%，白细胞升高率72.55%；化疗引起的20例，总有效率65%，白细胞升高率52.15%。（中成药研究，1979，2：42）

12. 治疗失眠 服用苦参糖浆（每100毫升含生药50克），成人20毫升，小儿5～15毫升，1次口服或鼻饲。共治101例次，以服药后15分钟内入睡为速效。结果：速效者51例次，显效31例次，良效者14例次，有效率95%。对感染性患者的催眠作用尤佳，未见明显副作用。（中草药通讯，1979，2：38）

13. 治疗烫伤 苦参60克，连翘20克。研成细末，混匀，过80目筛，用麻油200克调匀备用。凉开水洗净患处，用消毒棉球吸干水珠，再涂药，每日2次。共治36例，为Ⅰ、Ⅱ度水火烫伤患者。结果均在10日内治愈，未发现局部感染，愈后无瘢痕。（中级医刊，1983，7：31）

14. 治疗神经性皮炎 苦参200克，洗净后放入陈醋500毫升中浸泡5日，装瓶备用。患处先用手抓，后用温开水洗净，然后用消毒棍蘸药液搽。每日早晚各1次，连用3～5日。注意保持局部清洁，切忌用生冷水洗病变部位。共治52例，以症状消失，局部皮肤恢复正常或有色素沉着为痊愈。结果：痊愈45例，显著进步7例。（湖北中医杂志，1985，6：20）

15. 治疗皮炎、湿疹等皮肤病 用100%苦参注射液肌内注射，每次2～4毫升，每日1次，或口服苦参片（每片含生药0.3克），每次5片，每日3次。共治104例，以症状基本消失，皮损基本消退为痊愈。结果：痊愈7例，显效30例，改善42例，总有效率75.96%。苦参治疗阴部湿疹、泛发性神经性皮炎效果明显，对脂溢性湿疹、急性和亚急性湿疹也有一定疗效。（中草药通讯，1976，1：35）

16. 治疗阴道炎 苦参、蛇床子等份为细末，装胶囊备用。于月经干净后每晚用2%～3%苏打液坐浴，然后把1粒胶囊塞入阴道内。7～10日为1疗程。第2次月经过后开始第2疗程。共治真菌性阴道炎96例，经用药2～3个疗程，痊愈92例，无效4例。另取苦参200克，烘干研成细末，加入适量麻油，浸泡1周，去渣留油备用。先用新洁尔灭擦拭消毒，再用苦参油擦于外阴及阴道，每日1～2次。共治滴虫性阴道炎60例，以症状、体征消失，阴道涂片转阴为痊愈。结果：痊愈55例，显效3例，总有效率96.6%。用药最少6次，最多24次。（中医杂志，1996，1：6）

17. 治疗慢性化脓性中耳炎 苦参5克，天葵子3克，浸于适量麻油内1日，次日将药油置小铁勺内加热煎熬，至药枯焦变黑时捞出，同时将适量冰片末加入药油内搅匀溶化，凉后装瓶备用。耳内流脓者，先清除积脓，用3%双氧水或生理盐水洗涤，然后用棉签揩干。患者取侧卧位，患耳向上，将药油滴于耳内，每日2~3次。共治32例，一般用药1~2周可愈。（中医杂志，1996，1：7）

临证参考

［古法借鉴］

1. 卒心痛 治卒心痛，苦参3两，苦酒升半，煮取8合，分再服。亦可用水煮。此经验见载于《肘后备急方》卷1。

《本草纲目》卷13引《肘后方》用治“中恶心痛”。

2. 涌吐痰涎 吐痰轻剂：赤小豆、苦参为末，酸浆水调服，用鹅翎探之。此经验见载于《医学纲目》卷4豆参散。

3. 蒸病下利 治五蒸下利方、力弱方：苦参3两，青葙2两，甘草（两数原缺）。以上3味切，以水4升，煮取1升半，分为3份，灌下部更良。此经验见载于《敦煌古医籍考释》引《不知名医方第一种》。

蒸病以潮热、虚弱为特征，因其热自内向外蒸发而名。病属虚劳范畴，亦称劳蒸。《诸病源候论·虚劳骨蒸候》：蒸病有五：一曰骨蒸；二曰脉蒸；三曰皮蒸；四曰肉蒸；五曰内蒸，亦名血蒸。苦参能“除伏热肠澼”（《名医别录》），青葙子“主邪气、皮肤中热”（《神农本草经》），两药同用，既可清热燥湿止痢，又可清热燥湿除蒸。

4. 嗜睡 治嗜睡眠，苦参3两，术2两，大黄1两。捣末，蜜丸如梧子。每食后服30丸，验。此经验见载于《医心方》卷13。

5. 梦遗食减 治梦遗食减，白色苦参3两，白术5两，牡蛎粉4两。为末，用雄猪肚1具，洗净，砂罐煮烂，石捣和药，干则入汁，丸小豆大。每服40丸，米汤下，日3服。久服身肥食进，而梦遗立止。此经验见载于《本草纲目》卷13引刘松石《保寿堂方》。

6. 疟疾 治疟疾，苦参为末，好醋打面糊为丸，如梧桐子大。临发之日早晨，用桃、柳枝各7寸泡水1茶盅送下，不拘老少。此经验见载于《仙拈集》卷1苦参丸。

7. 毒热足肿 治毒热足肿，作痛欲脱者，苦参煮酒渍之。此经验见载于《本草纲目》卷13引姚僧坦《集验方》。

8. 瘰疬结核 治瘰疬结核，苦参4两捣末，牛膝汁丸绿豆大，每暖水下20丸。此经验见载于《本草纲目》卷13引张文仲《备急方》。

9. 脱肛 治大肠脱肛，苦参、五倍子、陈壁土等份，煎汤洗之，以木贼末敷之。此经验见载于《本草纲目》卷13引《医方摘要》。

10. 水火烫伤 治汤熨火烧疼痛，苦参不拘多少，为细末，用香油调涂。治汤火所伤，用腊月猪板脂10两，苦参8两。将猪板脂熬溶，却以苦参8两为粗块，熬一二十沸，收瓷瓶，不犯铁，用鸡翎拂之。上述经验见载于《卫生宝鉴》卷13绿白散及《医方类聚》卷194引《吴氏集验方》清凉膏。

现代药理研究证实，本品所含的主要成分氧化苦参碱，能直接抑制渗出性炎症反应。

11. 面皯䵟、风刺 治皯䵟、风刺方：苦参1斤，赤芍药、冬瓜子各4两，玄参2两。上为末，每用1钱，用手洗面上。此经验见载于《普济方》卷51。

面皯䵟指面部黧黑斑；风刺又名粉刺，即痤疮。

12. 虚劳血瘕 治妇人五劳七伤，血滞成瘕，满腹行走古怪异物，鲜苦参4两，人参3两。用鸡蛋7个，将两参煎汁煮蛋，以3炷香为度。先用黑芝麻1撮，炒热先吃，随食鸡蛋，尽量原汁咽下。于是将病人扶睡于床，少刻腹内作痛，怪物自下。忌一切发物。此经验见载于《点点经》卷3化毒海上方。

苦参"主心腹结气，癥瘕积聚"，《神农本草经》中已有记载。

13. 妊娠小便难 治妊娠小便难，饮食如故，当归、贝母、苦参各4两。上3味末之，炼蜜丸如小豆大。饮服3丸，加至10丸。此经验见载于《金匮要略·妇人妊娠病脉证并治》。

《金匮玉函经二注》赵以德注："小便难者，膀胱热郁，气结成燥。病在下焦，不在中焦，所以饮食如故……苦参长于治热，利窍逐水，佐贝母入行膀胱，以除热结也。"

14. 产后露风 治产后露风，四肢苦烦热，头痛者，与小柴胡，头不痛者，用苦参2两，黄芩1两，生地黄4两，水8升，煎2升，分数服。此经验见载于《本草纲目》卷13。

15. 小儿疳积 治小儿疳，羸瘦，手足枯细，腹大筋青，食不生肌，苦参1两，龙胆草1钱。上为末，以面糊为丸，如麻子大。每服二三十丸，米饮送下。与下药相间服：川楝子（去枝）、川芎各1两。上为末，以面糊为丸，如麻子大。每服30丸，米饮送下。此经验见载于《普济方》卷379引《仁存方》肥肌丸。

16. 小儿身热 治小儿身热，苦参煎汤浴之良。此经验见载于《本草纲目》卷13引《外台秘要》。

17. 鼻疮 治鼻内热气生疮，有脓臭，矾石1两，生地黄3两，苦参1两。上切，以水8合，煮取3合，以绵滤之。微微点鼻中，每日三五度，愈止。此经验见载于《外台秘要》卷22引《必效方》。

18. 酒渣鼻 治血热入肺之酒渣鼻，苦参净末4两，当归净末2两。用酒糊丸，如梧桐子大。每服七八十丸，食后热茶下。此经验见载于《古今医鉴》卷9参归丸。

《北京市中药成方选集》用上方治"血燥风湿，头面生疮，粉刺疙瘩，口舌糜烂"。

19. 痘疹咽痛 治痘疹咽喉痛甚，苦参为细末，每用一字吹之。治痧疹，咽喉肿痛，不拘初起回后，苦参3钱，白僵蚕1钱。上为细末，吹入。上述经验见载于《痘疹全书》卷上一圣散及《活幼心法大全》卷7二圣散。

20. 牙痛 治牙齿痛，细辛（去苗叶）、苦参各1两。上剉，如麻豆大。每服5钱匕，以水1盏，煎五七沸，去滓，热漱冷吐。此经验见载于《圣济总录》卷119细辛汤。

西汉名医淳于意治疗齐中大夫龋齿病（牙齿蛀蚀朽痛，称龋齿），采用灸法加漱口的方法，制苦参汤令日漱3升，五六日即愈，亦是取苦参祛风气湿热、杀虫之功。见《史记·扁鹊仓公列传》。

21. 齿衄 治齿缝出血，苦参1两，枯矾1钱。为末，揩之，每日3次。此经验见载于《杏林碎锦》卷上。

22. 食物中毒 治鱼肉菜等饮食中毒，苦参3两，苦酒1升半，煎服，取吐即愈。此经验见载于《本草纲目》卷13引《梅师方》。

［**论治备参**］

1. 苦参，祛风泻火，燥湿杀虫之药，化癥瘕，散心腹之结气，逐黄疸，治脚气之胫疼，又治疠风癞疾及时疮破烂、脓水浸淫，或肠风下血、肠澼痔血诸证，统属湿热血瘀之病。此剂苦可除热，寒可凉血，燥可胜湿。盖东南之地，皆是湿生热，热生风，风胜则下血，热胜则生疮，惟苦参皆可治之。

2. 苦参同菊花明目，止泪益精；同麦冬解渴，生津利窍；同槐花除肠风下血，及热痢刮痛难当；同茵陈疗湿病狂言，致心燥结胸垂死；少入麻黄，能扫遍身痒疹；佐以山栀，能止卒暴心疼。

3. 苦参得枳壳，治风癞毒热；配牡蛎，治赤白带下；配白术、牡蛎、雄猪肚，治梦遗；配生地、黄芩，治妊娠尿难；佐荆芥，治肾脏风毒。又本品合泽泻、栀子仁、竹叶，治习惯性便秘。

4. 前人谓苦参补肾补阴，其论甚谬。盖此药味苦气腥，阴燥之物，秽恶难服，惟肾气实而湿火胜者宜之。若火衰精冷，元阳不足，及年高之人，胃气虚弱，非所宜也。况有久服而致腰重者，因其专降而不升，实伤肾之谓也。

5. 苦参一味，《神农本草经》说它能“补中”。考《备急千金要方》治卒中恶心痛，系用苦参一味，和醋煮服。或谓其用意在于祛邪，但能除心痛，亦可证其有通脉之功。苦参味苦能入心经，按照寇宗奭说法，“气坚则壮，故苦可以养气”。其性寒能益阴，故朱丹溪说苦参“能峻补阴气”。甘温益气是助心用，性寒益阴是益心体，益体可以助用，从这一角度来看，说苦参益气也无不可。苦参之寒能益心体，味苦可以通泄，故可益心通脉。从现代临床用苦参治疗心律失常来看，不仅从其清热解毒出发，治疗“邪毒犯心”之症，而且涉及到内伤杂病诸多证候，盖取其益体、通脉、引经等综合作用。又黄连之苦泄，亦能通脉。《外台秘要》卷7引《古今录验》治疗心痛，迳用一味黄连煎服。从药测证，当系火热作痛，黄连单用，其为甚专，殆取苦泄通脉之义，故其后杨士瀛有“黄连能去心窍恶血”之说。我们应当从这些可贵的认识中汲取教益，拓宽对冠心病、心律失常等心系疾病治疗的视野，在益气通脉、养营通脉、温阳通脉、化瘀通脉、通阳泄浊诸法外另辟蹊径。悖论也罢，焉知其非？

6. 苦参对癌症属湿热下注，或湿毒壅滞者用之最宜，如膀胱癌、直肠癌、宫颈癌等。若肿瘤晚期伴胸腹积液，或化疗后白细胞下降者，辨证应用，也有较好效果。

7. 辨证方中加入苦参治疗病毒性心肌炎，效果明显，其治疗作用主要体现在抗心律失常和使心包积液吸收两方面。用苦参与不用苦参的病例，疗效明显不同。

8. 苦参对房性、室性心律失常均有作用，且与中医分型无明显关系，不论寒热虚实，只要配伍得当，均可应用。剂量以15~30克为宜，可加入复方或单味煎服。单用往往再加红枣同煎，一则红枣有养心安神作用，二则可改善口味，使病人易于接受。

9. 治疗不寐，于辨证用药基础上加用苦参10~30克，屡获良效。亦有经验称，苦参、茯苓各10克，或苦参、夜交藤各10克，或苦参30克，黄连8克，丹参20克，治不寐获效。

10. 苦参30克，配伍酸枣仁、延胡索、山栀、柏子仁、大黄、夜交藤、茯神、远志、胆星、百合等，治疗心肝二经有火导致的顽固性失眠，症见胸闷胁痛、心烦多梦、焦虑不安、头晕口苦、便燥、舌红苔黄、脉弦滑数等，疗效较好。一说苦参配酸枣仁、柏子仁、合欢皮、淮小麦，治少寐。

11. 苦参功能清热燥湿，利尿通淋（现知其所含生物碱有利尿作用），可消除尿路炎症，使尿量增加，治疗急性泌尿道感染出现的尿少尿频、小便淋沥涩痛等症，效果显著。

12. 苦参20克，配山药20克，山萸肉、熟地、乌药、益智仁各10克，治疗乳糜尿30余例，有明显的近期疗效。

13. 苦参无论单用或加入复方应用，对白细胞减少症皆有良好效果，用量以10~30克为宜。个别人服后会有头昏、恶心，须掌握用量；脾胃虚寒者，当配伍健脾药物。

14. 苦参有凉血、收敛止血之功，肠出血、痔出血，均为适应证，且能祛肿消炎。

15. 苦参是一味治疗白塞氏病的主药，可在辨证方中加用，用量宜在30~40克之间，一般5日左右见效。用量过轻，对疗效有影响。为避免苦参量多难服及败胃，可在处方中加入红枣10克。白塞氏病如有阴部溃疡，可同时用苦参等煎汤外洗阴部；如无阴部溃疡，也同样适用加苦参治疗。

16. 治蛔虫，单味苦参轧成细粉，过筛后加红糖少许，成人每次服3克，小儿减半，每日空腹服1次，5日为1疗程。服用后，约半数人有效，未见副作用。但剂量不能随意加大，加大剂量服（如日服药末9克），大多数患者会出现恶心、头晕、不欲食、二便不畅、腹痛剧烈等近于轻度药物中毒的症状。苦参苦寒败胃，凡体虚胃弱者不可服用，体壮者多服亦能败胃，用者当慎。

17. 苦参用治顽癣、湿疹及顽固性荨麻症，疗效颇佳，若脉数而热胜者其效尤著。

18. 用苦参等药配制成治疗尖锐湿疣的内服、外用方药，效果颇佳。内服方：苦参10~12克，刺蒺藜15克，大青叶30克。水煎服，每日1剂，分2次服，连服7~10日。外用方：苦参60克，刺蒺藜50克，去皮大枫子、百部各10克。共捣（捣碎为止），加水200毫升，煎取汁100毫升，用棉棒蘸药涂擦湿疣表面，每日3次，连用7~10日。内服、外用3日后一般即能控制其发展，外阴瘙痒症状减轻，1周后疣干枯，继而消退，愈后再服药1周以巩固疗效。

19. 苦参能清热燥湿，祛风杀虫，对治疗妇科炎症有特效，临床应用较多的是妇女滴虫性阴道炎。此病很顽固，可见白带多，瘙痒异常。可取苦参30克，加蛇床子15克，枯矾9克，研成细末，局部常规消毒后，睡前撒入，每晚1次，连用7日。如单用苦参30克，煎水坐浴，也有杀虫效果。

20. 沈括《梦溪笔谈》卷18记载，用苦参揩齿日久，能使人腰重。

5 清热解毒药

LINZHENGBENCAO

清热解毒药属于清热药中的一类，药性寒凉，擅长清邪热、解热毒，适用于热毒证，如有红肿热痛表现的疖、疔、疮痈、肿毒、咽喉红肿疼痛及各种化脓性炎症（如乳腺炎、阑尾炎）等。本类药除能清热解毒外，各药都还有其他的效用，这一点需要注意。

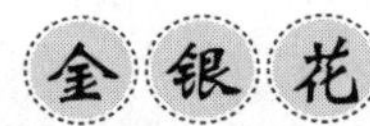

金银花

金银花，始载于《名医别录》，原作“忍冬”，是忍冬科多年生半常绿缠绕性木质藤本植物忍冬、红腺忍冬、山金银花或毛花柱忍冬的花蕾或带初开的花。李时珍说：“花初开者，蕊瓣俱色白，经二三日，则色变黄。新旧相参，黄白相映，故呼金银花，气甚芬芳。”本品味甘，性寒，归肺、心、胃经。

临证应用

［**配用简说**］

1. 金银花长于清热解毒，兼可疏散风热，故常用治外感风热或热病初起，每配合荆芥、连翘、薄荷等同用。若邪入气分，发热较高，可加入石膏、知母、黄芩等，以增强清热之效。若热邪已入营血，发热烦躁，皮肤发出红斑，可配合生地、连翘、丹皮、玄参等同用。外感暑热，可将本品泡水代茶饮，或制成金银花露服用。现治细菌或病毒所致的急性热病，常选配本品。

2. 金银花有清热解毒、消痈散肿之功，可治一切疮疡肿毒，不分外疡内痈，也不论已溃未溃，均可单用或与它药配用。治疮疡初起，红肿热痛，可与防风、白芷、皂角刺、穿山甲等同用；治疔疮肿毒，可与蒲公英、紫花地丁、野菊花等同用；治脱疽（血栓闭塞性脉管炎），可与玄参、当归、甘草同用；治肠痈，可与当归、地榆、黄芩等同用；治肺痈咳吐脓血，可与鱼腥草、金荞麦、芦根、桔梗等同用。

3. 金银花能凉血解毒止痢，治疗痢疾，大便下脓血，可单味浓煎服，也可配合黄连、赤芍、当归、白头翁等同用。

4. 金银花可用于风热外袭或内热上攻所致的咽喉肿痛，常配合牛蒡子、射干、桔梗、甘草等同用。

［**一般用法**］

入煎剂 9 ~ 15 克，必要时可酌情加大用量；也可用开水泡，代茶饮，或制成金银花露服。金银花生长慢，价格较高，如用大剂量，可以金银花的茎叶代替，功效相似，货多价廉。

临证推广

［**古用发微**］

1. 治疗乳痈 治乳痈脓已成，乳房红而且紫，大渴烦躁，金银花、蒲公英各 5 钱。或单服，或与瓜蒌散合煎。单服加天花粉 5 钱。方见《医门八法》卷 4 止渴散。《仙拈集》卷 3 金英酒治吹乳成块，用金银花（连茎叶）、蒲公英各 4 两。捣烂取汁，黄酒热服，盖暖出汗，并将药渣敷患处。治乳脉不行，结成痈肿，疼痛不可忍者，也可选用《济阴纲目》卷 14 金银花散：金银花、当归、黄芪（蜜炙）、甘草各 2 钱半。上作 1 服，水煎，入酒半盅，食后温服。

金银花为治内外痈肿之要药，当包括乳痈（急性乳腺炎）在内，吹乳即早期乳痈。除乳痈外，古代还用本品治疗乳岩（类似于西医的乳腺癌）。如《汇编验方类要》卷 4 有治乳岩初起方：蒲公英、金银花各 2 钱，甘草 5 分。加好酒煎浓汁，随量饮之。《竹林女科证治》卷 3 有银花汤，治乳岩积久渐大，色赤出水，内溃深洞，药用金银花、黄芪（生）各 5 两，当归 8 钱，甘草 1 钱 8 分，枸橘叶（即臭橘叶）50 片。水酒各半煎服。

2. 治疗胃脘痈 治胃脘痈，胃脘胀痛，心下渐高，坚硬拒按，寒热如疟，身皮甲错，饮食不进，或咳嗽，或呕吐脓血，皆胃中生毒之证，亟宜忍冬汤、犀黄丸（制乳香、制没药、犀黄、麝香）早晚轮服愈之。忍冬汤：忍冬藤 4 两，生甘草 3 钱。水煎顿服。能饮者，酒煎服。方见《外科证治全书》卷 4 忍冬汤。

金银花除治疗外痈外，亦常用于脏腑内痈。如《辨证录》《疡医大全》治肺痈、肠痈及肝痈诸方中，每多用之，常配合清热解毒、活血排脓药同用。因“忍冬茎叶及花，功用皆同”（《本草纲目》卷 18），故上方中忍冬藤也可用忍冬花（金银花）。《医学心悟》卷 4 忍冬汤中即是用金银花 4 两。

［**现代报道**］

1. 治疗肿瘤放、化疗后口干渴 金银花露每次 100 毫升，每日 3 次，天冷炖温服用，必要时可增加服用次数。少数病人日服 1000 毫升，未见毒副作用。2 周为 1 疗程，用 2 个疗程以上，共治 978 例。结果：放疗组口干渴反应的有效率为 87%，化疗组为 74%，平均 80.5%。多数患者服后唾液增多，自觉口中清爽舒适。（江苏中医，1992，6：15）

2. 治疗钩端螺旋体病 用金银花、九里光制成每毫升含金银花 1 克、九里光 2 克的注射液，每日静脉滴注 250 毫升（日用量最小 100 毫升，最大 750 毫升），同时每日口服煎剂（金银花 20 克，九里光 40 克），并酌情用西医的支持和对症疗法，如补液、止血等，不用抗生素、磺胺药。共治 55 例，经治疗 3～12 日（平均 6.1 日），全部治愈。主要症状及体征一般于治疗后 4 日内大部分消失，5～6 日内全部消失。（中医杂志，1984，8：48）

3. 治疗急性呼吸道感染 ①气雾剂组 202 例，用双黄连（由金银花、黄芩、连翘组成）气雾剂（6 毫升/瓶，含生药量 18.7 克），成人每日吸入 1～2 瓶，每间隔 1 小时重复吸入，每次吸入按 10～15 下，儿童酌减；注射液组 96 例，用双黄连注射液（20 毫升/支，含生药量 20 克），成人每日用 60～80 毫升加入注射用水 250～300 毫升中静脉滴注，儿童酌减；口服液组 44 例，用双黄连口服液（10 毫升/支，含生药量 15 克），成人每次 1～2 支，每日 2～3 次口服，小儿酌减。均以 7 日为 1 疗程，一般不用其他抗生素，发热、抽搐均对症治疗。以临床症状、体征、白细胞计数、X 线检查正常为痊愈。结果：气雾剂组痊愈 147 例，显效 37 例，总有效率 96.0%；注射液组为 72 例、17 例和 97.9%；口服液组为 28 例、9 例和 93.2%。气雾剂组 7 日内消除肺部湿啰音情况优于其他两组。（中国中西医结合杂志，1995，6：347）②采用随机对照、配对平行实验，2 组年龄、性别、病例来源、疾病判断等方面资料比较，均无显著性差异（$P > 0.05$）。治疗组 130 例给予鱼金注射液（主要成分为鱼腥草、金银花）肌肉注射，每次 4 毫升，每日 2 次；对照组 120 例给予银黄注射液肌肉注射，剂量、用法同上。均以 6 日为 1 疗程。疗效评定按照《中药新药治疗风温肺热病的临床研究指导原则》。结果：治疗组总有效率 89.2%，总显效以上率 81.5%；对照组为 83.3% 和 67.5%。治疗组总显效以上率显著优于对照组（$P < 0.05$）。在观察病例中，治疗组治疗上呼吸道感染、支气管炎、肺炎的总显效以上率分别为 82.0%、77.8% 和 75.8%；对照组为 65.5%、67.5% 和 64.0%。2 组比较，差异亦有显著性（$P < 0.05$）。（中国中药杂志，2004，3：267）

4. 治疗外科化脓性疾病 用金银花、野菊花各 500 克，以蒸馏法制成注射剂 1000 毫升，分装灭菌。肌内注射，1～3 岁 3 毫升，3～12 岁 5 毫升，12 岁以上 10 毫升，每日 3～4 次。治疗胆囊炎、阑尾脓肿、深部脓肿、疖、痈、蜂窝组织炎、外伤感染、手术后感染、烫伤感染、骨髓炎及败血症等计 185 例，有效率平均在 90% 左右。（湖南中西医结合防治常见病资料选辑，1972：192）

5. 治疗急性炎症 先在病灶作 6～8 分钟无热量超短波治疗，使局部毛细血管扩张，血流加速，血管通透性增加，然后采用离子透入法，按照直流电导入疗法的操作常规，将二花（即金银花）液导入局部病灶。每日 1 次，每次 30 分钟，10～20 次为 1 疗程。共治 159 例，以症状消失，肿块吸收为痊愈。结果：急性阑尾脓肿 70 例，痊愈 49 例，显效 13 例，有效率 97.1%；急性阑尾炎 34 例，痊愈 19 例，显效 10 例，有效率 97.1%；其他急性炎症 55 例，痊愈 19 例，显效 21 例，有效率 94.5%。（河南医药，1984，3：168）

6. 治疗褥疮 局部皮肤清创消毒后，用双黄连粉针剂 0.6 克（1 支）均匀涂在褥疮溃疡面上，盖以纱布，胶布固定，每日换药 1 次，10～14 日为 1 疗程。共治 30 例，

8 例局部皮肤发生水疱，21 例局部皮肤溃烂，1 例溃烂深及皮下脂肪。以用药 7 ~ 14 日后褥疮脱痂愈合为痊愈。结果：痊愈 29 例，有效 1 例。（中国中西医结合杂志，1993，11：696）

7. 治疗慢性前列腺炎 观察病例随机分为 2 组。治疗组 30 例，每次用双黄连粉针剂 2.4 克溶于注射用水 6 毫升中作前列腺内注射，每周 1 次，7 次为 1 疗程；对照组 31 例，用美国 Ranbaxy 制药有限公司出品的环丙氟哌酸，每次口服 250 毫克，每 12 小时服 1 次，连服 10 日为 1 疗程。以症状消失，前列腺液白细胞或脓细胞数高倍视野在 10 个以下为治愈。结果：治疗组治愈 16 例，好转 12 例，总有效率 93.3%；对照组治愈 14 例，好转 11 例，总有效率 80.6%。治疗组有 4 例注射后出现洗肉水样的肉眼血尿，于注射后第 2 至第 7 日自行消失；1 例注射后出现血精，暂时终止房事后消失。对照组有 1 例出现皮疹，疗程结束后消失。（中国中西医结合杂志，1997，4：240）

8. 治疗小儿肺炎 随机分 2 组，均为 1 周内急性起病的患儿。治疗组 77 例，轻型 40 例，重型 37 例，用双黄连粉针剂，按每日每千克 60 毫克的剂量，以生理盐水溶解后，加入 10% 葡萄糖液中静脉滴注，3 ~5 日后改为口服，剂量同前。未加任何抗生素及解热镇痛剂。对照组 76 例，轻型 57 例，重型 19 例，采用抗生素治疗，种类不限，多以青霉素为主，亦有联合应用的。其他对症治疗措施两组无差异，总疗程 1 ~2 周。结果：两组全部治愈。退热时间，治疗组 3.94 ±0.41 日，对照组 4.3 ±0.10 日，$P<0.05$；咳喘息止时间，治疗组 4.10 ±3.26 日，对照组 9.4 ±3.78 日，$P<0.01$；摞音消失时间，治疗组 5.80 ±1.11 日，对照组 10.5 ±1.31 日，$P<0.01$；住院时间，治疗组 12.80 ±0.48 日，对照组 14.7 ±2.33 日，$P<0.05$。（中国中西医结合杂志，1994，4：232）

9. 治疗红眼病 观察病例分 3 组。治疗组用双花眼药水（由金银花 100 克，七叶一枝花 60 克，板蓝根 100 克，尼泊金 0.3 克制成）；对照组分 2 组，分别用疱疹净、吗啉双胍眼药水。3 组均每小时滴眼 1 次。以症状消失，结膜充血消退为显效。结果：治疗组 128 例 243 眼，显效 102 眼，有效 128 眼，有效率 94.65%；疱疹净组 108 例 204 眼，显效 85 眼，有效 102 眼，有效率 89.7%；吗啉双胍组 97 例 185 眼，显效 45 眼，有效 104 眼，有效率 80.54%。双花眼药水的疗效显著优于吗啉双胍（$P<0.05$），而与疱疹净组差异无显著性（$P>0.05$）。（湖南医学，1989，3：178）

10. 治疗急性扁桃体炎 用金银花注射液 2 毫升肌内注射，6 ~8 小时 1 次。共治 55 例，以体温恢复正常，症状消失，饮食正常，咽喉部炎症反应消失，扁桃体脓性渗出物消失为痊愈。结果：全部痊愈，平均治愈日数 4.4 日，平均住院日数 6.2 日，体温恢复正常 2.6 日，症状消失 4.3 日。另青、链霉素常规治疗 20 例，亦全部治愈，平均治愈日数 5.7 日，平均住院日数 7.9 日，体温恢复正常 3.6 日，症状消失 5.0 日。（中华医学杂志，1974，8：492）

11. 治疗复发性口疮 随机分为 2 组，每组 60 例。治疗组用金银花药膜（以白及胶作成膜材料加入新鲜金银花的粉碎液制成，每片含生药量 20 毫克）贴敷患处，贴药后保持 15 分钟以上，每日 3 次；治疗过程中不用其他药物。对照组使用维生素类药物，用呋喃西林含漱，含草珊瑚含片，有感染者加用抗生素。以用药 1 ~3 日溃疡愈合，能止痛为治愈。结果：治疗组治愈 30 例，显效 20 例，总有效率 96.7%；对照组治愈 4 例，显效 12 例，总有效率 56.67%。（天津中医，1997，4：159）

临证参考

［古法借鉴］

1. 疠风 治火毒结成疠风，头面身体先见红斑，后渐渐皮破，流水成疮，以致发眉尽落，遍身腐烂，臭秽不堪，大黄 5 钱，金银花半斤。水煎汁 3 碗，分作 3 次服，1 日服完，必然大泻恶粪。后单用金银花 3 两，连服 10 日。此经验见载于《辨证录》卷 10 黄金汤。

疠风俗名“大麻风”，是一种慢性接触性传染病，即西医的麻风病。

2. 疫肿头面 治疫肿头面方：金银花 2 两，浓煎 1 盏，服之。此经验见载于清·王士禛《香祖笔记》卷 8。

3. 口渴 治渴，金银花（洗净，于瓦罐内用无灰酒浸满，候火一伏时取出，晒干末之）5 两，炼蜜为丸。渴时蜜汤送下，渴止为度。此散（丸）肠胃厚者宜服，恐作泻故也。此经验见载于《疮疡经验全书》卷 9 蜜花散（丸）。

《医学入门·本草》曰：金银花为“止消渴要药”。

4. 脚气痛 治脚气作痛，筋骨引痛，金银花为末，每服 2 钱，热酒调下。此经验见载于《本草纲目》卷 18 引《卫生易简方》。

5. 痔漏 治痔漏，金银花 1 斤，甘草节、连翘（去心）各 3 两。上为细末，用夏枯草 8 两熬膏，加炼蜜少许为丸，如弹子大，约重 3 钱。每早、晚用开水或酒调服 1 丸。此经验见载于《疡医大全》卷 23 痔漏丸。

6. 胎毒 治胎毒，头面生癞，或延及遍身，痒痛不安，浸淫不愈及眉炼疮，生甘草 1 两，牛黄 5 钱（膏粱之子必用之），金银花 1 两。上药各为细末，每服二三分，乳汁调服，或用甘草煎为丸，如芡实大，每服 1 丸，白汤化下。此经验见载于《保婴撮要》卷 12 牛黄解毒散。

婴儿的某些病证，如疮疹痈疖、重舌木舌、鹅口口疮等，古人认为其发病与胎妊间母体内的热毒有关。孕妇如恣食辛热肥甘，或生活调摄失宜，或情志失节，能使五脏之火隐伏于母胞，传于胎儿，结为胎毒。眉炼疮，指眉间生疮，多由小儿胎热上蒸而生。

7. 小儿奶癣 治小儿奶癣疮症，川贝母、金银花为极细末，炼蜜为丸，重 1 钱。每服 1 丸，白滚水化下。此经验见载于《幼科直言》卷 5 二圣解毒丸。

小儿奶癣又称“胎癣”“乳癣”，即西医说的婴儿湿疹。多发于婴幼儿头面，形如粟米，散在或密集，疹色红，搔起白屑，其形如癣，亦有搔破流水，浸淫成片者。多为体质过敏、风湿挟热蕴阻肌肤而成。

8. 牙疳 治牙疳方：金银花、黑大豆衣适量，煎水洗之。此经验见载于清抄本《至宝藏方》。

牙疳指牙龈红肿，溃烂疼痛，或流腐臭脓血的一种牙病。

9. 野蕈中毒 解蕈毒方：用忍冬（即金银花）叶生啖之，或煎浓汁饮之。此经验见载于《灵验良方汇编》。

宋·洪迈《夷坚志·再补》：“崇宁间，苏州天平山白云寺五僧行山间，得蕈一丛甚大，摘而煮食之，至夜发吐，三人急采鸳鸯草生啖，遂愈。二人不肯啖，吐至死。此草藤蔓而生，对开黄白花，傍水处多有之，治痈疽肿毒有急功，或服、或敷、或洗即可。今人谓之金银花，又曰老翁须。”

10. 断肠草中毒 治因服断肠草，初则胸前隐隐作痛，久则气不能通，及至腹痛，大小便俱不能出，生甘草、大黄、金银花各 1 两，水煎服。此经验见载于《辨证录》卷 10 通肠解毒汤。

断肠草有多种，此指何种不详。

［**论治备参**］

1. 金银花缓肝、补肺、降逆、散热、养血、祛风、止渴、清暑，为疮家主药。

2. 治痈疽、肿毒、疮癣、杨梅疮、风湿诸毒，金银花诚为要药。毒未成者能散，毒已成者能溃。但其性缓，用须倍加或用酒煮服，或捣汁掺酒顿饮，或研烂伴酒厚敷。若治瘰疬上部诸毒，用 1 两左右，时常煎服极效。

3. 他物可以少用，金银花必须多用。金银花少用则力单，多用则力厚而功臣也。疮疡必用金银花者，以金银花最能消火热之毒，而又不耗气血。疮疡初起必用金银花，可以止痛；疮疡溃脓必用金银花，可以去眩；疮疡收口必用金银花，可以起陷。疮疡危证，惟金银花与人参大剂治之，可以夺命而返魂。

4. 攻夺之药，未有不散气者，而金银花非惟不散气，且能补气，更善补阴。金银花能补能攻，少用则补多于攻，多用则攻胜于补。

5. 金银花除有消痈散毒之功外，用于胀满下利，补虚疗风，亦屡屡见效，不可忽之。

6. 金银花得当归，治热毒血痢；得黄芪、当归、甘草，托痈疽；得甘草，解热毒下痢。一说金银花与甘草同用，善解热毒，可预防肠中溃烂。

7. 肠不洁致病，或有局部发炎，顽固不愈，腹中隐痛，痛则思便，便溏薄起沫，或间二三日复作，均可主用金银花为主（用至 1 两或数两），有良效。

8. 金银花有止泻之功，有湿热者，用之清热止泻；无湿热者，用之则能收敛止泻。凡见泻下，毋分久暂，均可在辨证方中加用金银花 15～30 克，每获良效。对泄泻夹有脓血，且感下坠者，可配大黄炭 10 克，黄连 6～10 克；便溏而腹痛甚者，可配槟榔 10 克，鸡内金 10 克；久泄不止有脾虚之象，可配四君子汤。

9. 对于正气已虚，邪留不解，既不能补，又不能表，更不耐攻的胃肠虚实夹杂证，唯有轻清宣泄，才能邪去病除。用金银花配麦芽轻清消导，不伤正气，有“轻可去实”之意，治疗食滞、泄泻、痢疾、便秘等证，多能收到邪除而不伤正气之效。

10. 治疗深部脓肿，可重用金银花 60 克，加生地 30 克，黄芩、穿山甲各 15 克，水煎服。

11. 肛痈早期，用金银花、连翘、皂角刺各15克煎服，同时煎水外洗，有良效。上法用于痔疮术后，亦能预防肛门疼痛、便秘等并发症的发生。

12. 金银花能清血热、解湿毒。荨麻疹初起，皮肤瘙痒，可用金银花、连翘各30克，生地15克，荆芥、防风各6克，水煎服。金银花还可作为预防药物应用，配合生地、牡丹皮，有抗过敏功效。

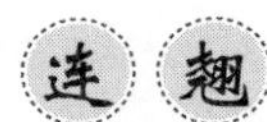

连翘

连翘，始载于《神农本草经》，是木犀科的落叶灌木，药用果实。本品味苦，性微寒，归肺、心、小肠经。

临证应用

［配用简说］

1. 连翘有解热毒、散风热的功效，外感风热或热病初起，见到头痛身热、咽痛口渴等症，每配合金银花、薄荷等解表清热。

2. 连翘善去上焦郁热，与黄芩、山栀、竹叶等配用，能凉膈泄热；与板蓝根、山豆根等配用，能治疗心火上炎，咽喉肿痛；与木通、滑石等配用，能引火下行，治疗心火下移所致的热淋，小便涩痛。

3. 连翘可用于高热邪毒入心，出现神昏谵语、烦躁不安之症，常配合水牛角、黄连、玄参等同用；热入营血，皮肤有出血斑点，可配合紫草、赤芍、丹皮等同用。

4. 连翘为“疮家圣药”，有清热解毒、散痈消肿之功，治疗疔疮热疖，痈肿丹毒，每与金银花、蒲公英、紫花地丁、野菊花、赤芍、丹皮等同用。

5. 连翘能解毒散结，常配夏枯草、玄参、牡蛎治疗瘰疬痰核，配海藻、黄药子等治疗瘿瘤。

［一般用法］

入煎剂6～15克。脾胃虚弱而大便溏泻者不宜服用。

临证推广

［古用发微］

1. 治疗头痛　叶天士善用连翘治疗头痛，其所著《临证指南医案》头痛门共有15则医案，用连翘占8案，使用频率达53%。所治头痛为风火头痛、风郁头痛、伏暑头痛、暑风湿热凝滞头痛、胆胃伏邪头痛、气血素虚复感新凉头痛等。常配合桑叶、鲜荷叶、山栀、苦丁茶、蔓荆子等同用。

连翘轻扬之性，上行最专，且善清热、解郁、散滞，故为治疗风热郁滞头痛的要药。

2. 治疗紫癜 连翘透表解肌，清热逐风，善散气血郁滞，在古代是治疗“痘瘖瘢疹隐没出现之药”（《本草汇言》）。现代受此启发，用其治疗过敏性紫癜、血小板减少性紫癜有较好疗效，常配合红枣、仙鹤草等同用。

［**现代报道**］

1. 治疗急性肺脓疡 将连翘制成每毫升含生药1克的注射液，采用气管内滴入合并肌内注射法治疗。一般每次用6～10毫升（初期可用3～4毫升，待习惯后逐渐增加），急性期每日1次，症状好转后隔日1次，脓肿趋向萎缩或闭合时每周2次。共治25例，结果：痊愈14例，好转10例，死亡1例；有空洞者18例，治后13例闭合，3例缩小，2例未闭；18例有发热者平均12.38日退热；平均滴入总剂量239.96毫升，平均滴入次数26.8次。（广东中医，1961，4：135）

2. 治疗病毒性心肌炎 治疗组43例，用双黄连（含金银花、黄芩、连翘）粉针剂按每日每千克体重60毫克的剂量，溶于10%葡萄糖液500毫升中静脉滴注；对照组20例，用能量合剂（ATP 20毫克，CO－A 100单位，维生素B_6 100毫克）加肌苷0.2克，加于10%葡萄糖液500毫升中静脉滴注。均每日1次，2周为1疗程。以自觉症状及体征消失，心电图、酶学检查恢复正常为治愈。结果：治疗组治愈29例，好转9例，总有效率88.37%；对照组则为8例、7例和75%。（中成药，1997，2：50）

3. 治疗病毒性脑炎 随机分为2组，每组30例。治疗组用双黄连粉针剂，按每日每千克体重60毫克的剂量静脉滴注；对照组用病毒唑治疗，按每日每千克体重10～15毫克的剂量静脉滴注。均每日1次，连用5～7日，其他治疗两组相同。结果：治疗后发热持续日数治疗组为2.03±1.26日，对照组为2.87±1.56日。神经系统症状持续日数及停药3日后脑脊液复查恢复正常率，治疗组略优，但无显著差异。（光明中医，1997，5：24）

4. 治疗褥疮 患处清疮消毒后，用双黄连粉针剂0.6克均匀涂在褥疮溃疡面上，盖以无菌纱布，每日换药1次。共治21例，Ⅱ期12例，局部皮肤溃烂；Ⅲ期9例，其中6例局部皮肤组织溃烂深及皮下脂肪，3例局部组织坏死，溃烂深及肌肉层，分泌物多，有臭味。结果：Ⅱ期患者均在10～16日治愈；Ⅲ期患者均在18～29日治愈。（新中医，1996，11：43）

5. 治疗牛皮癣（银屑病） 用复方连翘注射液（由连翘、黄芩、大青叶按4：3：3制成，每支2毫升，含生药2克）2毫升肌内注射，每日2次。最少用药2周，最多达2个月以上。共治60例，病程多在5年左右，病变以泛发性进行期为主。结果：临床治愈11例，总有效率80%，一般用药10～15日生效。用药过程中未见明显副作用。（中草药，1982，10：480）

6. 治疗小儿秋季腹泻 随机分为2组。部分患儿粪便经酶联免疫吸附试验检测出轮状病毒，检出率为60%。治疗组88例，用双黄连粉针剂，按每千克体重60毫克的剂量，溶于10%葡萄糖液中静脉滴注（浓度小于0.6%），每日1次；对照组86例，用抗生素或病毒唑，剂量按药典常规。两组并注意补液、纠正酸中毒、维持水电解质平衡及对症处理。以用药后24～48小时每日大便次数≤2次，性状正常，临床症状消失为显效。结果：治疗组显效 32 例，有效 49 例，总有效率 92.0%；对照组则为 15 例、28 例和 50.0%。治疗组纠正脱水、止泻及体温恢复正常时间均优于对照组。（贵州医药，1997，5：298）

7. 治疗视网膜动、静脉阻塞 连翘 35 克，加水 600 毫升，煎至 450 毫升。每次 150 毫升，每日 3 次，饭前服，27 日为 1 疗程。共治 283 例，其中 1 例为双眼；黄斑区出血 216 例，视网膜其他部位出血 67 例。以视力提高到 4.7（旧表为 0.5）以上为显效。结果：显效 81 眼，有效 182 眼，无效 21 眼。（中医药学报，1998，3：37）

临证参考

［**古法借鉴**］

1. 口臭 治口臭，连翘为末糊丸，食蒜韭之后，茶水吞二三钱，口中浊气化为清气，妙绝。此经验见载于《赤水玄珠》卷 3 内府治口臭方。

2. 变蒸惊热 治小儿变蒸，焦啼惊热，连翘、荆芥、防风、甘草各等份。为末，白开水点服。此经验见载于《普济方》卷 361 连翘散。

变蒸是指婴儿在生长发育过程中，有惊热、脉乱、汗出等症，而全身无大病者。《本草衍义》卷 12：连翘“治心经客热最胜，尤宜小儿”。

3. 暴聋 治耳病，忽然昏闭不闻，连翘 1 两，苍耳子 2 两，水煎浓汁，徐徐服。此经验见载于《本草汇言》卷 4 引《柯玉樵医会》。

《本草纲目》引王好古曰：连翘“治耳聋浑浑焞焞”。《本草汇言》称连翘主“耳证昏塞暴聋”。

［**论治备参**］

1. 连翘具升浮宣散之力，能流通气血，可治十二经血凝气聚，为疮家要药，又能透表解肌，托毒外出，为发表疹瘾要药。而以治外感风热，用至 1 两必能出汗，且其发汗之力甚为柔和，又甚绵长，故又为治风热要药。

2. 十二经疮药中不可无连翘，乃结者散之之义。痈肿恶疮，无非营气壅遏，卫气郁滞而成，连翘清凉以除瘀热，芬芳轻扬以散郁结，则营卫通而疮肿消矣。

3. 连翘气芳烈而性清凉，故凡在气分之郁热皆能已之。又微兼苦辛，故又能治肝家留滞之邪毒。

4. 连翘善理肝气，既能舒肝气之郁，又能平肝气之盛，擅治郁怒之疾。

5. 连翘性凉而升浮，故又善治头目之疾。凡头疼、目疼、齿疼、鼻渊或流浊涕成脑漏证，皆能主之。

6. 连翘从荆芥而治风热；从黄芩、黄连而治火热；从大黄而治燥热；从苍术、黄柏而治湿热；从当归、生地而治血热；从贝母、半夏而治痰热；从山栀而治郁热；从甘草、麦冬而治烦热；从金银花、紫花地丁而治疔肿疮毒之热。

7. 连翘与牛蒡子同用，治疮疡别有神效。

8. 胆经郁热口苦，连翘同柴胡用，殊效。一说与龙胆草用殊效。编著者验证，临床遇到主诉口苦的病人，在辨证用药基础上加用连翘 10～12 克，龙胆草 6 克，屡屡收效。

9. 连翘是解热圣药，可治风热外感、温病初起、四时发热，尤其是对小儿发热效果奇佳，清热解毒作用亦大。

10. 连翘控制呼吸道炎症功效甚佳，单用 60 克，煎成浓液，1 日间分次服完，连服 3 日，对急性气管炎、扁桃体炎、急性喉炎等，用之甚效。若与金银花同用，则各用 30 克，服法同前，疗效相等。

11. 治便秘，可将干燥连翘洗净曝干备用。每次用 15～30 克，沏水或煎沸当茶饮，持续服 1～2 周，亦可便下停服。

12. 连翘可增强毛细血管抵抗力，故治疗血小板减少性紫癜，属必用之品，用量在 30 克左右方可中的。

13. 连翘单味（每日用 60 克～100 克）或配以金银花、黄芪、甘草，再配合一般升白细胞西药，用于粒细胞减少症，发现有良好的升白细胞作用。

14. 对于颈部或腹股沟淋巴结肿胀，连翘有相当疗效，每用 30 克，加玄参、夏枯草各 15 克，浙贝母 9 克，2 日服 1 剂。

15. 治肛痈，以金银花、连翘、皂角刺各 15 克煎服，配合煎水外洗，有良效。痈肿未成者可消，已成者可溃。上方用于痔疮术后亦有预防或减轻肛门疼痛、便秘等并发症发生的效用。

16. 连翘在妇科临证中若配伍得当，则平中见奇。概而言之，其用有三：一是清郁热，凉血和营治经病。治疗邪热壅盛之月经量多、崩漏、痛经，常以连翘配四物汤或两地汤同用。二是利湿浊，清热解毒疗带下。治疗湿热带下，常于辨证方药中加入连翘，能加强清泄芳化、解毒利湿之功。三是清心火，通畅三焦愈子淋。与其他利湿清热药相比，连翘用于孕妇或体虚淋证，有利湿不伤胎，祛邪不伤正之妙。如属阴虚心火亢者，常用本品与猪苓汤配伍；如属肝经湿热者，则重用本品 20 克，与柴胡、白芍、车前草等配伍，收效颇著。

17. 将连翘、紫草配入逍遥散中，治疗内分泌失调引起的面部褐色斑，有相得益彰之妙，或再加益母草、女贞子、旱莲草。

18. 治吐乳，不问攻补之药中必加连翘一味。阅古今诸本草，无治吐乳之言，然贯通诸说，则有此理。夫连翘，少阳、阳明、少阴之药，如吐病皆属炎上热火，故用之以泻心火，解肝胆郁热，除脾胃湿热，清利胸膈滞气，则吐乳自止。不啻治小儿吐乳，治大人呕吐及胎前恶阻，亦应手而有效。

蒲公英

蒲公英，始载于《新修本草》，原名“蒲公草”，是菊科多年生草本植物蒲公英、碱地蒲公英或同属数种植物的全草。本品味苦、甘，性寒，归肝、胃经。

临证应用

［配用简说］

1. 蒲公英有清热解毒、消痈散结的作用，外科常用于热疖、疔疮、痈肿、乳痈、肠痈、瘰疬等症，内服外敷，都有功效。治疗疖肿毒，配金银花、紫花地丁、野菊花；治乳痈早期，红肿坚硬，配忍冬藤、白芷、连翘，局部硬结较甚者加穿山甲、皂角刺，亦可同时用鲜蒲公英捣烂外敷；治肠痈，配赤芍、丹皮、大黄，若脓已成，加败酱草、红藤、薏苡仁；治瘰疬结核，配夏枯草、牡蛎、玄参、土贝母。另蒲公英煎水洗浴，对皮肤湿疹、毛囊炎等有辅助治疗效果；鲜品捣敷，又能治蛇虫咬伤及小面积灼伤。

2. 蒲公英作为清热、利湿、解毒药，在内科、五官科等领域亦有广泛应用。如配茵陈、栀子、黄芩治疗湿热黄疸；配黄柏、车前子、白茅根治疗湿热淋症；配黄连、白芍、半夏、甘草治疗胃脘胀痛；配黄连、黄柏治疗湿热痢疾；配板蓝根、玄参治疗咽喉疼痛；配菊花、夏枯草治疗目赤肿痛等。

［一般用法］

入煎剂 10～15 克。外用适量，鲜品捣敷或水煎洗浴。

临证推广

［古用发微］

1. 治疗胃肠病　治胃脘痛方：鲜蒲公英适量，瓦上炙枯黑存性，研末。每用 5 分，烧酒调和含口中，再以烧酒送咽下。禁食生冷。方见《经验秘方》卷 1。《岭南采药录》亦有同样经验：蒲公英“炙脆存性，酒送服，疗胃脘痛。”治肠风，《何氏济生论》有久近肠风奇效丸方：蒲公英（连根打烂，青盐腌一宿，晒干，收尽无汁）、槐角子（炒）、柿饼（炙焦存性）、木耳（煅烧存性）。用神曲丸，白汤下 2 钱。

编著者治慢性胃炎、消化性溃疡伴幽门螺杆菌感染者，每在辨证用药基础加用本品 12～15 克，或再加龙葵 12 克，对改善脾胃运化功能，消除胀痛，有较好效果。现代药理研究证实，蒲公英水煎剂对大鼠应激性溃疡有明显的保护作用，能明显减轻大鼠胃黏膜损害，使胃溃疡发生率和溃疡指数明显下降。（中药药理与临床，1991，3：8）

2. 治疗狐尿刺　治狐尿刺，日夜燥痛，不得眠睡，蒲公草（连根、茎、叶）4 两捣烂，绞取白汁，频涂之，妙。方见《圣济总录》卷 140 蒲公草涂方。

狐尿刺，古病名，指接触螳螂等昆虫分泌物引起的皮肤病。患处皮肤干燥，起红紫斑点，肿胀焮痛，甚则溃烂成疮，脓水淋漓，相当于西医的接触性皮炎。《本草图经》记载本品能治疗“狐尿刺”。蒲公草，蒲公英之别名。

［现代报道］

1. 治疗肺癌性胸痛　将鲜蒲公英捣碎榨汁，直接敷于痛处皮肤，外盖 3 层纱布，中间夹 1 层凡士林纱布，以保湿。共治 20 例，敷后半小时左右疼痛减轻，止痛时间可维持 8 小时左右。（浙江中医杂志，1986，11：516）

2. 治疗急性黄疸型肝炎 用蒲公英注射液肌内注射，每次2毫升（相当于生药5克），每日2次；或用50%蒲公英煎剂（鲜品按100克折合干品40克计算），每次服15毫升，每日3次。均30日为1疗程。共治77例，以隔离期满，主要症状消失，肝肿大消退或稳定于肋下1厘米以内且无明显叩痛，各项肝功能检查恢复正常2次以上者为临床治愈。结果：临床治愈69例，占89.6%；无效8例，占10.4%。平均治愈日数为30.5日。谷丙转氨酶恢复正常时间平均为28.2日，黄疸消退时间平均为26.1日。（中医杂志，1979，12：56）

3. 治疗消化性溃疡、胃炎 蒲公英20克，为末，用开水浸泡30分钟代茶饮，每日1剂，1个月为1疗程。共治91例，胃溃疡43例，十二指肠球部溃疡27例，胃炎21例，均由上消化道钡透或胃镜证实。以2个月后溃疡面愈合，胃黏膜正常为治愈。结果：治愈51例，好转35例，无效5例。（中医药学报，1991，1：41）

4. 治疗急性乳腺炎 蒲公英50～60克，赤芍20～30克，王不留行15～20克，随症加味。每日1剂，水煎，分2次服。高热者每日2剂。治疗期间，每日用吸奶器抽吸奶汁1～3次，以保持腺管通畅。共治60例，均为哺乳期女性，属早期未化脓者。以临床症状消失，体温和血象恢复正常，停药后1周无复发为痊愈。结果：痊愈56例，有效4例。（陕西中医，1990，4：164）

5. 治疗小面积灼伤合并感染 取新鲜蒲公英用清水洗净剪碎，捣烂后酌加少许75%乙醇，搅拌成稀糊状，直接敷于创面处，厚约0.5～1厘米，用无菌纱布包扎。如无鲜品可用干品，先浸泡2小时，水煎15～20分钟，晾凉捣烂成稀泥状，敷于创面上。每次用量按创面大小而定，每日2次。共治51例，其中灼伤面积达5%～9%者20例，10%～15%者31例；浅Ⅱ°40例，深Ⅱ°9例，Ⅲ°2例。结果：外敷蒲公英后3～4日，49例局部炎症明显消退，7～15日创面干燥结痂，继而脱落愈合，有效率96.07%；其余2例为Ⅲ°灼伤，后经植皮治愈。（中西医结合杂志，1987，5：301）

6. 治疗湿疹皮炎 用抗炎1号（每支10毫升，含生药蒲公英全草10克，白花蛇舌草全草10克，苍耳茎5克）40～60毫升，加入5%葡萄糖液500毫升中静脉滴注，每日1次，一般连用10～20日。共治145例，以皮损全部消退，无自觉症状；自身过敏性皮炎者以全身皮损消退，原发病灶消退或稳定为痊愈。结果：痊愈76例，显效29例，好转35例，总有效率96.5%。皮疹开始好转时间平均为6日。（上海中医药杂志，1984，3：7）

7. 治疗妇女经前综合征 给予蒲公英煎汤提取剂，每次服1.5克，每日3次。连用4～8周为1疗程，间隔2周，可继续第2疗程。治疗期间不用其他药物，已进行的饮食、物理等疗法可继续进行。综合比较治疗前及治后第4周及第8周的51项自觉症状（分为强、中、弱、无4级）及临床检验值来评定疗效。共治99例（其中完成治疗85例），显效9例，改善42例，稍有效30例，总有效率95.3%。（国外医学·中医中药分册，1996，5：27）

8. 治疗小儿便秘 蒲公英全草60～90克，每日1剂，加水煎（鲜品20分钟，干品30分钟）至50～100毫升，顿服。年龄小服药有困难者，可分次服，可加适量白糖或蜂蜜调味。共治30例，服药3剂治愈4例，5剂18例，9剂8例。病程长及病重者在大便正常后可续服3～5剂。（中级医刊，1987，6：54）

9. 治疗小儿流行性腮腺炎 取鲜蒲公英20克捣碎，加鸡蛋清1个，白糖少许，调成糊状，外敷患处，每日1次。经治疗50例，均愈，平均治愈日数为8.07日。（湖北中医杂志，1988，3：18）

10. 治疗小儿急性化脓性中耳炎 仙人掌（去皮）、鲜蒲公英各等份。水洗净后捣烂取汁，装瓶备用。用3%双氧水棉球反复擦净耳内分泌物后，滴入药液，每次2～4滴，每日2～3次。共治32例，原因不明者7例，继发上呼吸道感染者25例。结果：2日治愈19例，3～4日治愈11例，5日治愈2例。（吉林中医药，1993，2：28）

11. 治疗单纯疱疹性角膜炎 用蒲公英50～80克，上皮型加板蓝根20克，薄荷10克；浅基质层型加板蓝根30克，薄荷20克。每日1剂，分4次煎服。治疗期间停用抗病毒药物。共治22例32只眼，上皮型16例25只眼，浅基质层型6例7只眼。以自觉症状及充血消失，视力提高，荧光素染色阴性，角膜知觉恢复正常为治愈。结果：上皮型治愈23只眼，好转2只眼；浅基质层型治愈5只眼，好转1只眼，无效1只眼。治疗后视力明显提高，平均治愈时间为20.2日。（中国中医眼科杂志，1993，1：15）

12. 治疗急性扁桃体炎 用蒲公英片或冲剂（片剂每片重0.5克，15片相当于干品30克；冲剂每袋20克，相当于干品120克），12岁以上服成人量，每次15片，冲剂每次1/4袋，每日4次，病重者每日6次，饭后服，小儿用量酌减。或用蒲公英干品，每日120克，病重者每日180克，水煎分4次服。个别体温在39.5℃以上者，配合肌内注射柴胡注射液2～4毫升。共治88例，体温在37.5℃～39℃者46例，39℃以上者33例，正常9例。以服药1～3日内体温降至正常，局部炎症消失为痊愈。结果：痊愈82例，无效6例，痊愈率93.18%。（新医药学杂志，1977，8：8）

临证参考

［**古法借鉴**］

1. 噎膈 治噎膈，拣蒲公英高尺许者，掘下数尺，择根大者，捣汁和酒服。此经验见载于《鲟溪单方选》。

2. 疣疮 治瘊子方：用蒲公英自然汁频点之，自落。此经验见载于《奇方类编》卷下。

疣疮又称“瘊子”“千日疮”，相当于西医的寻常疣。

3. 恶刺 治恶刺方（取蒲公英根、茎白汁涂之），出孙思邈《千金方》。其序云：邈以贞观五年七月十五日夜，以左手中指背触着庭木，至晓遂患痛不可忍。经十日，痛日深，疮日高大，色如熟小豆色。常闻长者论有此方，遂用治之。手下则愈，痛亦除，疮亦即瘥，未十日而平复如故。此经验见载于《本草纲目》卷27引苏颂曰。

4. 固齿壮骨，乌须生发 固齿牙，壮筋骨，生肾水，服之须发返黑，齿落更生，年少服之，至老不衰。药用蒲公英（连根带叶洗净）1斤，解盐1两，香附子5钱。后

2 味为细末，入蒲公英内腌一宿，分为 20 团，用皮纸三四层裹扎定，用六一泥（即蚯蚓粪）如法固济，入灶内焙干，乃以武火煅通红为度，冷定取出。去泥为末，早晚擦牙漱之，吐、咽任便，久久方效。一方固齿用蒲公英 1 斤，连根洗捣，青盐、食盐各 2 两腌，槐角子（炒）4 两。晒干为末，每日清晨擦牙，滚汤咽下。一方乌须生发，用蒲公英（净，炒）、血余（洗净）、青盐（研）各 4 两。上用瓷罐 1 个，盛蒲公英 1 层、血余 1 层、青盐 1 层，盐泥封固，腌，春秋 5 日，夏 3 日，冬 7 日。桑柴火煅，令烟尽为度，候冷取出，研为末。每服 1 钱，清晨酒调服。上述经验见载于《重订瑞竹堂经验方·羡补门》还少丹、《何氏济生论》揩牙固齿奇方及《古今医鉴》卷 9 刘小亭传蒲公散。

《本草纲目》谓蒲公英“掺牙，乌须发，壮筋骨”。

［**论治备参**］

1. 蒲公英，能入阳明胃、厥阴肝，凉血解热，故乳痈、乳岩为首重焉。缘乳头属肝，乳房属胃，乳痈、乳岩，多因热盛血滞，用此直入二经，外敷散肿臻效，内消须同夏枯草、贝母、连翘、白芷等药同治。

2. 蒲公英与金银花，同是消痈化疡之物。蒲公英止入阳明、太阴二经，而金银花则无经不入，蒲公英不可与金银花同于功用也，然金银花得蒲公英则其功更大。

3. 蒲公英同忍冬藤煎汤，少入酒佐服，治乳痈，服罢欲睡，是其功也。一说同忍冬煎汁，少加酒服，溃坚消肿，散结核瘰疬最佳。

4. 蒲公英，亦泻胃火之药，但其气甚平，既能泻火，又不损土，可以长服久服而无碍。凡系阳明之火起者，俱可大剂服之，火退而胃气自生。但其泻火之力甚微，必须多用 1 两，少亦 5～6 钱，始可散邪辅正。火之最烈，无过阳明之焰，阳明之火降，而各经余火无不尽消。蒲公英虽非各经之药，而各经之火，见蒲公英而尽伏，即谓蒲公英能消各经之火，亦无不可。

5. 蒲公英主治较为广泛，外科多用治乳腺炎、阑尾炎、丹毒、疔毒、痈疽等；内科多用治急慢性胃炎、胆囊炎、病毒性肝炎，尿路感染；妇科多用治盆腔炎、乳腺增生症等，效果良好，无明显副作用。

6. 胃溃疡病具小建中汤证者，常可在此方基础上加入蒲公英 30 克，疗效甚好。这一配伍既重视整体，又针对此病胃黏膜充血、水肿、溃疡之局部病灶，是辨证与辨病相结合的处方。蒲公英镇痛作用不仅在于它能清胃，还在于它能消瘀，凡胃腔因瘀热作痛，用其最为相宜。而胃溃疡之疼痛，配合养胃之品，又可奏养胃消瘀、镇痛医疡之功。

7. 急性胃肠炎，发病暴急，用蒲公英 60 克，水煎 3 次，每次 15 分钟（不宜久煎），取汁 1000 毫升，加少量红糖或白糖矫味，频频饮服。呕吐者，可兑入生姜汁少许；如湿热邪毒内盛，可酌配葛根、黄芩、黄连、木香、槟榔等。用此法治疗 200 多例患者，均不需另加其他解痉镇痛药或止泻药，也未加静脉补液，疗效可靠。

8. 蒲公英、生地等量煎汤，用于清洗大面积感染及坏死创面，可快速清除创伤的坏死组织及感染的脓液。又用上两药各 150 克，煎熬成糊状，待冷后，加入冰片末 10

克，调匀，名公英膏，装瓶备用。临床证实本膏用治跌打损伤，瘀血肿痛，消肿效果十分明显，且很少发生皮肤过敏。

9. 蒲公英15克，煎2次，共得药液300毫升，分2～3次服，每日1剂，用于回乳效果可靠。在回乳过程中，特别是乳汁较多的乳妇，婴儿停止吮乳后往往因乳汁瘀滞而出现乳房胀痛。蒲公英入肝胃而散结，用之能消乳汁瘀滞而解乳房胀痛。

10. 蒲公英用于分泌性腺体的炎症，疗效显著。如腮腺及腮腺管炎、舌下腺及唾液腺炎、乳腺炎等。干祖望治腮腺病，十之八九取蒲公英，尤其是对混合瘤、腺瘤、慢性腮腺炎等更是非用不可，认为其能畅通腺体的分泌，与其治乳腺炎，使乳汁排泄畅通，理出一轨。

11. 蒲公英不宜用酒浸剂，服酒浸剂可发生头晕、恶心、多汗及荨麻疹样反应。

6 清热凉血药

LINZHENGBENCAO

清热凉血药属于清热药中的一类，药性寒凉，擅长清解血分实热，适用于血热证。主要见症为发热心烦、舌红或绛，或高热引起神志昏迷，或因血热妄行引起咯血、鼻血、尿血等出血症及皮肤发斑疹（即皮肤上有出血点）等。本类药除能清热凉血外，各药都还有其他的效用，这一点需要注意。

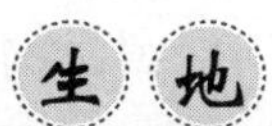

生地黄，始载于《神农本草经》，原书称“干地黄”，是玄参科的多年生草本植物，药用干燥块根。药用地黄因加工炮制方法不同而分为 3 种：新鲜的古称生地黄，现处方名叫鲜生地；经过晒干的叫干地黄，现处方名叫生地或生地黄；经过蒸熟的叫熟地黄，处方简称熟地。鲜生地偏于清热凉血；生地黄既能凉血，又有滋补的功效；熟地黄则专用于滋补。生地黄味甘，性寒，归心、肝、肾经。

临证应用

［**配用简说**］

1. 生地黄有滋阴清热、凉血止血的功效，治疗温热病邪热侵入营分或血分，出现高热舌红、斑疹隐隐欲现（皮下出血点），或吐血、鼻衄等症状，常配合玄参、丹皮、赤芍、栀子等同用。肠热便血，可选配黄连、地榆、槐花；湿热引起的尿血，可选配白茅根、小蓟；胞宫蕴热，子宫出血，可选配黄芩、蒲黄。现治血小板减少引起的皮肤紫癜，本品亦常辨证加用。

2. 治热病后期，阴虚不能胜热，低热不退，夜热早凉，生地可配合青蒿、鳖甲、知母滋阴清热；热病后津亏便结，可配合麦冬、玄参滋阴通便；热邪耗伤胃津，引起口干纳呆，可配合沙参、玉竹、谷芽养胃生津。

3. 生地与山萸肉、山药、茯苓、丹皮、泽泻、天花粉、枸杞子、黄芪等同用，可用于阴虚不能胜热所致的消渴证（包括现代的糖尿病、尿崩症等），有较好疗效。此外，本品亦适用于阴虚内热引起的心悸失眠、劳热咳嗽、咽喉干痛、夜寐盗汗，及阴虚血热所致的皮肤病等。

［一般用法］

入煎剂10～15克，大剂量可用30克；亦可入丸、散或熬膏用。脾胃虚寒，经常腹泻者慎服。

临证推广

［古用发微］

1. 治疗虚损，保健强身 自《神农本草经》记载地黄“久服轻身不老”，《名医别录》记载其主“五劳七伤”、“补五脏内伤不足，通血脉，益气力，利耳目”后，历代多将地黄视为保健强身的一味良药。如治积劳虚损，或大病后不复，常若四体沉滞，骨肉疼痠，吸吸少气，行动喘促；或小腹拘急，腰背强痛，心中虚悸，咽干唇燥，面体少色；或饮食无味，阴阳废弱，悲忧惨戚，多卧少起，渐至瘦削，五脏气竭，可用乌雌鸡1只，生地黄（切）1斤，饴糖2升。乌雌鸡治如食法，以地黄、饴糖纳腹内，急缚，放容器中蒸熟。食肉饮汁，忌盐。每月作1次，连作3月。方出《肘后备急方》卷4。《寿亲养老新书》卷3三妙汤，用地黄、枸杞实取汁各1升，蜜半升，同煎如稀饧，每服1大匙，以开水或酒调下。功能实气养血，久服弥益人。类似方子还有很多。如生地汁熬如饧，搜和牛膝末为丸服，有通经脉、补虚羸、强腰膝、润泽肌肤、和畅筋脉的作用（《杨氏家藏方》卷16地髓煎丸）；生地黄、酸枣仁煮粥服，可治虚弱骨蒸，羸瘦无力，心烦不眠（《饮膳正要》卷2生地黄粥）等等。

2. 治疗痹症 痹症多由气血虚亏，风寒湿邪乘虚侵入，使血气闭阻所致。其主症为肢体麻木或拘挛疼痛。治老人风湿久痹，筋挛骨痛，可用生地黄1升（切），大豆2升（熬之），生牛蒡根1升（切）。用绢袋盛之，以酒1斗，浸五六日。随意空腹温服三二盏，久服更佳。方见《养老奉亲书》补肾地黄酒。《证治准绳·类方》卷5有地黄汤一方，治中风四肢拘挛，药用生地、炙甘草、麻黄（去节）各1两。为粗末，用酒3升，水7升，煎至4升。去滓，分作8服，每日2次，不拘时候服。

《神农本草经》有干地黄“逐血痹”“作汤……除痹”之说，强调生地对痹症有特殊治疗作用。后世有些医家误认为生地为阴柔腻滞之品，而于痹症弃而不用，实在是一种偏见。本品不但滋阴养血，而且有活血疏通之功，故对于血不足而痹着不行的病症尤为适宜。现代临床常用本品治疗中风瘫痪、风湿性及类风湿关节炎等病症。

3. 治疗跌打损伤 生地治伤，大多外用。如治骨折筋伤，跌扑疼痛，可将生地捣烂，用醋熬令热，乘热敷患处，外以布包之，每日换1次。方见《太平圣惠方》卷67。亦有以本品为主，配他药捣敷的。如配乌鸡（《圣济总录》卷144地黄膏）、配生姜和酒糟（《古今医鉴》卷16二生膏）、配木香（《普济本事方》卷6）、配芥菜子（《圣济总录》卷145地黄敷方）等。治外伤眼胞肿痛，又可以本品配紫荆皮或芙蓉叶捣烂敷贴，有较好的消肿止痛效果。方见《证治准绳·类方》卷7一绿散。跌打损伤，瘀血在腹中，久不消，可采用内服法。药用生地黄、大黄（炒）各2两。为末，炼蜜为丸，如梧桐子大。每服10丸，温酒送下。方见《圣济总录》卷144二黄丸。

生地用于跌打损伤，最早见于《神农本草经》。该书记载地黄“主折跌绝筋”。临证若用鲜生地，则疗效更佳。

4. 治疗血瘕 血瘕指妇女小腹部有结块，或痛或胀，推之可移的病症，多因血瘀积滞，凝结腹中所致。妇女月经不通，脐下坚结，大如杯升，发热往来，下利羸瘦，此为血瘕。治此，用生地黄30升（取汁），干漆1斤（为末）。以干漆末纳地黄汁中，微火煎令可丸，如梧桐子大。每服3丸，食后酒送下，不知加之。方见《千金翼方》卷5生地黄丸。治妇人营卫不通，经脉不调，腹中撮痛，气多血少，结聚为瘕，可用生地黄1斤（取汁），生姜12两（取汁）。用生地汁炒生姜滓，生姜汁炒地黄滓，各稍干，焙为细末。每服3钱，温酒调下。方见《妇人大全良方》卷2交加散。

《神农本草经》记载生地治“积聚”，《名医别录》称其“破恶血”，都是后世用本品治血瘕的文献依据，可与生地“逐血痹”“除痹”功能参看。古代说的癥瘕，当包括西医的子宫肌瘤、卵巢囊肿、盆腔炎性包块等在内。

［**现代报道**］

1. 治疗高血压 口服滋潜利复方降压片（由生地、泽泻、钩藤组成），每次2片，每日3次，疗程为3个月。共治56例，均为阴虚阳亢型的患者，其中Ⅰ期2例，Ⅱ期36例，Ⅲ期18例，并排除肾病、内分泌紊乱疾患所引起者。症状疗效以总症状消失70%以上者为显效。结果：显效29例，总有效率94.7%。降压疗效显效24例，总有效率80.4%。（中医杂志，1980，5：31）

2. 治疗糖尿病神经病变 将丹参注射液和生地注射液各60毫升（含丹参、生地各120克）同时加入林格溶液500毫升中静脉滴注，隔日1次，共14次；同时用胰岛素、D_{860}治疗糖尿病。共治23例。结果：患者肢体麻木、疼痛、无力、发凉，及多汗、膝反射消失、腓肠肌压痛等症状和体征明显改善；腓神经运动传导速度由39.27±4.19米/秒提高到50.12±6.75米/秒（健康人为54.75±4.02米/秒）。（中西医结合杂志，1988，2：84）

3. 治疗风湿性、类风湿关节炎 成人每日取地黄90克切碎，加水600～800毫升，煮沸约1小时，取滤液300毫升，1次或2次分服；儿童为成人量的1/3～1/2。每隔3日，连服3日，约经1个月治疗后，将服药间隔时间延长至每隔7～10日再连服3日。共治疗风湿性关节炎12例，经12～50日治疗后，9例痊愈，3例显著进步。治疗类风湿关节炎11例，有效10例，其中显著进步9例，进步1例。（中华医学杂志，1965，5：290）

4. 治疗脊柱肥大症 将183例患者分为2组，生地组83例，威灵仙组100例，分别选用生地注射液和威灵仙注射液，注射肥大椎体左右两侧之华佗夹脊穴，快速进针，得气后注药。每穴注射1～2毫升，一般每次选2～4穴。每日或隔日1次，10次为1疗程，两个疗程间休息3～5日，以治疗后症状和体征均消除或基本消除为显效。结果：生地组显效30例，止痛有效率83%；威灵仙组显效31例，止痛有效率87%。（新医药学杂志，1975，9：14）

5. 治疗开放性骨折 田三七10克，捣碎，与生地30克混合，捣烂备用。将伤口及其周围用生理盐水清洗干净，清除已坏死组织，用上药外敷，覆盖纱布，然后行正骨整复手法。3 日换药 1 次。共治 26 例，结果全部治愈。伤口愈合时间最短 5 日，最长 15 日。（湖南中医杂志，1988，6：35）

6. 治疗席汉氏综合征 取生地黄 90 克，切碎，加水 900 毫升，煮沸并不断搅拌 1 小时，滤出药液约 200 毫升，1 次服完，每日 1 次。首次连服 3 日，隔 3 日再连服 3 日，再隔 6 日、14 日分别连服 3 日。共治 10 例，其中 2 例因腹泻，生地黄 90 克改为熟地黄 30 克和生地黄 15 ~20 克，静脉滴注 5% 葡萄糖盐水，并每日另加白术 8 克，炮姜 1.6 克，煎服，每隔 5 日连服 5 日；另有危象、感染者各 2 例分别输液或使用抗生素。结果：经 3 ~5 个月治疗，子宫恢复正常大小者 3 例，1 例恢复月经，2 例恢复生育能力；10 例尿 17 羟皮质类固醇和 17 酮类固醇排出量均见增加。（中西医结合杂志，1985，8：476）

7. 治疗功能性子宫出血 生地黄 60 克，黄酒 500 毫升，为 1 日剂量。头煎先用黄酒 375 毫升，冷水 125 毫升，文火煮开，掀开锅盖，煎至药液 100 毫升，倒入杯中；二煎用黄酒 125 毫升，冷水 250 毫升，按上法再煎出药液 100 毫升。两次药液混合，加红糖少许，早晚分 2 次口服。对于确诊而目前无出血者，在下次经期第 4 ~7 日开始用药。共治 48 例，以功能性子宫出血完全停止，远期随访月经正常为治愈。结果：治愈 44 例，总有效率 100%。（中西医结合杂志，1991，3：176）

8. 治疗儿童哮喘 按中医辨证分为 2 组：有热象或偏阴虚者为生地组，有寒象或偏阳虚者为附子组，各 16 例。分别用生地注射液（每毫升含生药 1 克）和附子注射液（每毫升含生药 1.5 克）于 4 月、5 月、6 月、9 月、10 月、11 月份作穴位注射，每周 1 次，取足三里配丰隆或天府，轮换取治，每穴注射 1 毫升。生地组用生地注射液 3 次后交替用 1 次附子注射液，附子组反之亦然。以接受治疗 1 个月以后至疗程结束，哮喘不再发作为近期控制。结果：生地组近控 1 例，显效 4 例，好转 9 例；附子组则为 3 例、5 例和 7 例。（上海中医药杂志，1992，6：26）

临证参考

［**古法借鉴**］

1. 心动悸 治伤寒愈后，心下怔忡，生地汁、童便各半盏。上和合，重汤煮数沸服。此经验见载于《古今医鉴》卷 3 定心汤。

《伤寒论》炙甘草汤（一名复脉汤）治伤寒“脉结代，心动悸”，重用生地 1 斤；现代治病毒性心肌炎心律失常，有心悸怔忡表现者，也常主用生地。编著者体会，炙甘草汤虽然对一般的“脉结代，心动悸”也有一定作用，但治疗“伤寒”（此可理解为外邪病毒）引起的“脉结代，心动悸”，则效果要好得多。说明应用经方“咬文嚼字”，全面把握经文含义非常重要。

2. 阴虚便秘 治老人血燥，大便秘结，地黄（切）2 合，候汤沸，与米同入罐中煮之。候熟，以酥 2 合、蜜 1 合，同炒香入内，再煮熟食之。治阳明温病，无上焦证，数日不大便，当下之，若其人阴素虚，不可用承气汤攻下，可用玄参1两，麦冬、生地各8钱。水8杯，煎取3杯，口干则与饮，令尽。不大便，再服。上述经验见载于《古今医统大全》地黄粥及《温病条辨》卷2增液汤。

3. 痢疾 治热痢不止，生地半两，炙甘草1分，地榆3分。为粗末，水2盏，煎至1盏。空心分2次服，早晚各1次。治幼儿患痢，初起脓少血多，4日后脓多血少，日夜40余次，用生地黄汁5小合，羊肾脂1小合。先温肾脂令暖，分三四服。乳母须禁食。又治小儿蛊痢，用生地黄汁1升2合，分三四服。上述经验见载于《圣济总录》卷75生地黄汤、《幼幼新书》卷29引《肘后方》及《本草纲目》卷16引《子母秘录》。

4. 癫痫 治风癫（即痫证），天门冬10斤，地黄30斤。上捣取汁，作煎服。此经验见载于《备急千金要方》卷14。

上方《千金方衍义》酿酒服，谓治“阴虚痫妄”；《医钞类编》制成膏服，用于思虑伤心而致的癫疾，均可参考。临证可用于癫痫间隙期，阴虚血滞者较宜。

5. 汗证 治汗不止方：地黄3斤（切），以水1斗，煮取3升，分3次服。此经验见载于《备急千金要方》卷10。

治盗汗名方当归六黄汤中亦用生地黄、熟地黄。

6. 老人淋证 治老人淋证，小便短涩不利，痛闷之极，藕汁、白蜜各5合，生地黄汁1升。上药和，微火煎如饧。空心含半匙，渐渐咽下，食后亦服。忌热食炙肉。此经验见载于《寿亲养老新书》卷1苏蜜煎。

7. 百合病 治百合病，不经吐下发汗，病形如初者，百合7枚（擘），生地汁1升。以水洗百合，渍一宿，当白沫出，去其水，更以泉水2升，煎取1升，去滓，纳地黄汁，煎取1升5合，分2次温服。中病勿更服。此经验见载于《金匮要略》百合地黄汤。

百合病为古病名，是一种表现为心肺阴虚，兼有内热的情志病。其症状虽然变幻多端（如有时想进饮食，但又不能食，常常默默无言，欲卧又不能卧，欲行又不能行，有时食欲很好，有时又厌恶饮食，如寒无寒，如热无热等），但大都有口苦、小便赤、脉微数等症，临证当仔细辨察。生地在方中主要起除血热、通血脉的作用。

8. 痈疽疮疡 生地治疮痈，大多外用。如治痈疖恶肉，可用地黄3斤，水1斗，煮取3升，去滓煎稠，涂纸上贴之，每日换药3次。治一切痈肿未破，疼痛，生地黄杵如泥，随肿大小，摊于布上，掺木香末于中，上再摊地黄泥一重，贴于肿上，换药三五次，能令痈肿内消。治血虚生疮疡，皮肤燥痒，用生地、当归各1斤，反复煎熬成膏，涂敷患处。生地也能用于乳痈：取生地5两，豉半斤，芒硝1两。共为细末，涂敷肿上，每日三五次。上述经验见载于《本草纲目》卷16引《鬼遗方》、《博济方》卷5、《摄生众妙方》卷2当归地黄膏，及《圣济总录》卷128生地黄涂敷方。

9. 头发早白 治白发，用槐子4钱，旱莲草4分，生地黄半两。上为细末，取无灰酒1瓶，将药投酒内，密封之。浸20日后，取酒饮。也可用生地黄3斤（捣取汁），茜草1斤（水煎绞取汁，滓再煎二三次取汁）。合两汁，缓火煎如膏，以瓶盛之。每日空心温服半匙，连服1月。上述经验见载于《普济方》卷49一醉膏及《医灯续焰》卷18地黄膏。

10. 妊娠诸病 生地治妊娠病，主要用于妊娠心痛、胎动不安或胎漏下血等症。治妊娠忽然心痛，闷绝欲死，用生地2钱，枳壳1钱，木香3分。剉碎，酒煎服。若妊娠胎将坠欲死，可用生地（酒炒）2两，砂仁5钱。水、酒各1碗，煎至1碗，入童便1盏，和匀，分2次服。治漏胞，妊娠血下不止，生地捣末，每服三指撮，酒送下，服3次。治胎漏下血，胎动不安，也可用生地、熟地各等份，为细末，每服1两，以白术、枳壳煎汤调下，每日2次。或取糯米煮粥，调入生地汁，空心服。上述经验见载于《济阴纲目》卷8、《仙拈集》卷3生地酒、《备急千金要方》卷2、《素问病机气宜保命集》卷下二黄散及《仙拈集》卷3糯米粥。

生地安胎，每配砂仁、枳壳等同用，有相辅相成之妙，临证可借鉴之。

11. 产后诸病 生地是妇女产后的常用药物，主要用于产后血晕、恶露不绝等，也有用其治疗产后发热或作为产后诸病的通治方。如治产后恶血冲心，闷乱口干，用生地黄汁3合，藕汁2合，童便3合。上药相和，煎三二沸，候温，分3次服。一方减藕汁，一方以生姜汁换藕汁，治同。若产后血虚，败血攻冲，邪淫于心，胡言乱语，如见异物，可用生地、当归各等份，水煎服。治产后败血不止，可将生地黄捣为末，每服2钱，食前热酒调下，连进2服。治产后发热，生地黄半斤（切，炒），琥珀1两（研）。以生地末1两，琥珀末2钱和匀。每服1钱，以童便与酒各半调下，每日3次。治产后百病方：地黄汁1升，好曲1斗，好米2升。先以地黄汁渍曲令发，按法酿熟，封7日，取清服之。常使酒气相接，勿令断绝。此酒当于产前1月预酿之，产后先服羊肉当归汤3剂，后服此酒。上述经验见载于《太平圣惠方》卷80生地黄饮子、《竹林女科证治》卷3调经汤、《重订瑞竹堂经验方·妇人门》、《中藏经·附录》卷7无忧散及《备急千金要方》卷3地黄酒。

生地不但能清热滋阴，养血凉血，而且有活血化瘀的作用，与妇女产后血气虚弱、瘀血内阻、血热内郁的病机甚为合拍，故能治疗上述病症。

12. 解颅 治小儿脏腑壅热，气血不荣，致囟门下陷不平，生地2两，乌鸡骨1两（涂酥，炙令黄）。为细末，每服半钱，以粥汤调下，不拘时候。治小儿解颅，头大面小，用龟甲、生地黄。上药按儿大小酌用，1岁以内用龟甲5分，生地1钱。饭后煎服，每日3次，年龄大照加。上述经验见载于《太平圣惠方》卷82生干地黄散及《集成良方三百种》卷上小儿解颅煎。

解颅是指小儿囟门延迟不合，以致囟门较正常儿为大，或见囟门部稍稍隆起，形成头大而面小，西医的佝偻病等可见到此症。小儿囟陷、解颅多因先天肾气虚弱，精血不足，不能充养脑髓所致。生地滋肾养血，能“填骨髓”（《神农本草经》），故能治之。婴儿禀赋不足，或有“五迟”（立迟、行迟、发迟、齿迟、语迟）见症者，生地亦为适用之品。

13. 目昏多泪 治目昏多泪，生地、熟地、川椒（微炒）各等份。上为末，炼蜜为丸，如梧桐子大。每服50丸，空心盐米汤送下。治不能远视能近视，或亦妨近视，用此除风热。药用生地、天冬各4两，枳壳、甘菊花各2两。为末，蜜丸梧子大。每服百丸，温酒、茶清任下。上述经验见载于《医方考》卷5真人明目丸及《医学入门》卷7地芝丸。

14. 目赤肿痛 生地治眼赤肿，可内服，也常外用。如治热眼赤痛，可用生地、车前子、麦冬各等份。上剉，每服3钱，加蜜水煎，食后服。加川芎尤好。治血灌瞳仁，生地2钱，朴硝1两，没药5分。上为末，酒调下。若睡起目赤肿，良久如常者，是血热。用生地黄汁浸粳米半斤，晒干，三浸三晒。每夜以米煮粥，食1盏，连服数日。外用方有单用，亦可配合他药同用。如治小儿初生赤眼方，取生地黄薄切，冷水浸，贴之。治暴赤眼肿痛，用生地、黑豆各2两，捣为膏。临卧时，以盐汤洗眼后闭目，以药膏厚敷眼上，次日早晨以水润药令软后取下。治眼肿亦可用生地1两，寒水石5钱，黄连1两。为末，生地汁调饼，贴太阳穴上。上述经验见载于《仁斋直指方论》卷20麦黄汤、《良朋汇集》卷5大通丸、《本草纲目》卷16引《医余》、《小品方辑校》卷3、《圣济总录》卷104地黄膏及《串雅外编》卷2地黄膏。

15. 口舌诸症 治伤寒心热，口舌生疮，用生地黄汁3合，蜜5合。搅匀，慢火煎如稠饧。每服半匙，含化，徐徐咽津，不拘时候。治口舌疮肿，也可用生地、大青叶各等份，入蜜杵细。每服半两，井水煎，食后服。若见到舌衄、舌肿、舌裂、舌生芒刺、舌卷、舌黑、舌赤等热邪上攻所致的舌病，可用生地、黄芩各等份。为粗末，每服1大钱，水半盏，煎3分，去滓服。上述经验见载于《圣济总录》卷30地黄煎、《仁斋直指方论》卷21生地黄膏及《普济方》卷365地黄汤。

16. 牙痛 治齿根松动疼痛，生地、独活各3两。为粗末，用酒1升，浸一宿。每取适量，含之。若龈肿，可于早晚用生地黄末少许擦之。治诸火牙齿痛，玄参、生地各1两，水煎服。心包之火，加黄连5分；肝经之火，加炒栀子2钱；胃经之火，加石膏5钱；脾经之火，加知母1钱；肺经之火，加黄芩1钱；肾经之火，加熟地1两，黄柏、知母亦可。上述经验见载于《备金千金要方》卷6、《普济方》卷69牙药紫金散及《辨证录》卷3牙仙丹。

生地主要适宜于虚火牙痛，上述牙仙丹方对临证尤具指导意义。

［**论治备参**］

1. 生地有补虚宣邪并行的功效，为因虚致实的良药。入煎剂尤为流动活泼，所以积聚痹着皆除。此以补养为磨积之计，乃正气旺而病自退。一说地黄之用在其脂液，能荣养筋骸血络，干者枯者，能使之润泽矣。进乎此，则因干枯而断者，得润泽而仍能续。故地黄之用不在通而在能养，盖经脉筋络干则收引，润则弛长，是养之所以续之。《神农本草经》疗跌折绝筋，仲景治脉结代，皆此意。

2. 生地黄治心热、手足心热，入手足少阴、手足厥阴，能益肾水，凉心血，其脉洪实者宜之，若脉虚者，则宜熟地黄。

3. 生地能逐血痹，附子大辛大温，能温通血脉，两药相济，以成逐血痹之功。

4. 生地同肉桂引火归原，疗阴分亏虚。

5. 生地得麦门冬、清酒良。一说得酒、门冬、丹皮、当归良。

6. 干地黄姜汁制则不泥膈，酒制则不妨胃。

7. 不论外感内伤，凡发热过久，体衰，脉细弱而数，均宜用生地滋阴养血。盖热久血必亏耗，非此不能扶助本原。

8. 生地配细辛治头痛，两药伍用以细辛之升散，引生地之甘寒，直达上焦，治疗风热之头痛，有养阴清热、散风止痛的作用。

9. 对风湿病、红斑狼疮等疾而见血沉增快者，可以鲜生地30克为主治之。热势不高、舌绛不甚者则改用生地15克，同时配赤芍、丹皮各6~9克，忍冬藤30克，蒲公英、板蓝根各15~30克，随证加减，一般十余剂血沉得降，重者二三十剂或数十剂亦终见功。

10. 治疗类风湿关节炎，常以生地为主，每用50~150克。本品治痹早见于《神农本草经》，现代研究亦认为本品可治类风关，能代激素，有其功而无其弊。

11. 对阴虚阳亢，心君受扰的不寐，在辨证施治中，重用生地（量可用至50克），可获良效。体会到阴虚而神散者，非生地之重守，不足以聚之；阴虚而火升者，非生地之重，不足以降之；阴虚而刚急者，非重用生地之甘，不足以缓之。

12. 生地30克，配生黄芪30克，鳖甲15克（先煎），当归12克，柴胡9克等，治甲状腺功能亢进症。

13. 生地10~15克，配知母15克，治便秘，口干舌燥，或口腔溃疡，或精神抑郁、焦虑、失眠、脑动脉硬化、高血压、脑梗死、脑萎缩等并有便秘者。

14. 急性白血病，热毒内伏较深，虚损程度亦重，常规药量往往是病重药轻，难以奏效。此时可常用鲜生地、鲜茅根各300~500克榨汁服用。经多年临床观察，此法可减轻化疗副作用，减少合并症，提高缓解率。

15. 生地30克，配知母10克，甘草6克，治服用激素后引起的不良反应有较好疗效。生地也常用于内分泌和免疫功能紊乱所引起的疑难杂症。

16. 对于应用激素治疗的疾病，在激素减撤过程中或停用激素后，常须主用生地、仙灵脾等补肾之品。偏阴虚者，生地重用30~60克，仙灵脾用10克；偏阳虚者，仙灵脾重用15~30克，生地用15克。

17. 过敏性皮肤病及表现为关节疼痛的自身免疫性疾病必用生地。治过敏性皮肤病，用生地30~60克，配黄芪15~45克，苍耳子30克，赤芍、金银花、辛夷、蒺藜各15克，知母、丹皮、苦参各12克，荆芥9克；治自身免疫性疾病关节疼痛明显者，用生地30~90克，配知母、威灵仙各15克，杜衡、杜仲各12克，制川、草乌各9克，细辛6克。

18. 生地治疗皮肤病，用量宜大（多在30克以上），使用范围亦广（药疹、湿疹、银屑病、剥脱性皮炎、皮肤瘙痒症、皮肤划痕症等）。《医学启源》谓其“润皮肤燥，去诸湿热”，《本经逢原》谓其“内专凉血滋阴，外润皮肤荣泽”。疮疡、皮肤病血热所致者颇多，故可用生地凉血清热，作为主药。临床遇血热证者，在重用生地的同时，可配用丹皮、赤芍，以活血散血，防止火热煎熬，营血瘀滞，收效颇为满意。

19. 生地30克，配生山楂、赤芍、白花蛇舌草、丹参、茶树根各30克，女贞子、天花粉、黄芩各15克，玄参12克，丹皮、麦冬各9克，组成养阴祛脂方，治痤疮、酒糟鼻、脂液性皮炎有效。

20. 新生儿服地黄汁，下黑粪，不患疮疹。

21. 生地30克，配生黄芪60克，蜈蚣2条，女贞子15克，半枝莲、白花蛇舌草、蛇莓各30克等，治疗复发性口腔溃疡、白塞氏病有效。

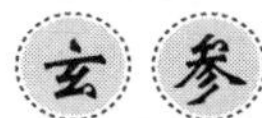

玄参

玄参，始载于《神农本草经》，是玄参科多年生草本植物玄参的干燥根，其根色黑，而黑色又称玄色，所以名叫玄参。本品味甘、苦、咸，性微寒，归肺、胃、肾经。

临证应用

［配用简说］

1. 玄参功能清热凉血，泻火解毒，治温热病邪入营血，出现口干烦躁，皮肤发红斑等症，可选配生地、知母、连翘、丹皮、水牛角、升麻等药同用。

2. 玄参是解毒利咽、滋阴降火的常用药物，治外感热毒所致的咽喉肿痛，常配合连翘、牛蒡子、板蓝根同用；咽痛因阴虚火旺所致者，常配合麦冬、桔梗、甘草同用。

3. 玄参适用于热病或内热伤津所致的肠燥便秘，常配合生地、麦冬同用。

4. 玄参能软坚散结，是治疗瘰疬（如颈淋巴结肿大）的要药，常配合牡蛎、浙贝母同用，或再适当加入夏枯草、海藻、昆布等药。亦可将本品熬成膏，酌加冰片、轻粉、乳香后外敷。

5. 玄参能解毒散结，常配合金银花、连翘、紫花地丁等药，治疗热毒疮疡；配合当归、金银花、甘草，治疗脱疽（血栓闭塞性脉管炎）。

［一般用法］

入煎剂9~15克，必要时可用30克。外用适量，捣敷或熬膏调敷。泄泻及大便溏薄者忌服。传统认为不宜与藜芦同用。

临证推广

［古用发微］

1. 治疗热极发狂 治热病发狂，玄参1斤，麦冬半斤，煎汤服；服后换熟地、麦冬各3两，玄参6两，山茱萸1两，煎2碗服。方见《石室秘录》卷1玄麦至神汤、胜火神丹。治中暑热极发狂，登高而呼，弃衣而走，见水而投，可用《辨证录》卷6三清汤：玄参4两，石膏、青蒿各1两，水煎服。若系阳明胃火盛，热病发狂，腹满不得卧，面赤心热，妄见妄言，如见鬼状，可用玄参3两，甘菊花1两，知母、天花粉各3钱，水煎服。方见《辨证录》卷4泻子汤。

陈士铎善用玄参治发狂，其拟上述4方，玄参用量独重，是以为君，病急狂剧者配清热泻火药，病缓狂轻者配滋阴清热药。热极发狂多因心包之火与阳明胃火一齐鼓动所致。心包（火）与胃（土）是母子关系，用玄参配知母、石膏等泻阳明之火，即能平息心包之火，此子衰母弱之理。玄参清热泻火而不伤阴，故陈氏喜用之。其在“泻子汤”方后说：“按理此证可用白虎汤，予嫌白虎汤过于峻削，故改用泻子汤……用白虎汤以泻阳，毕竟有伤阴气，不若泻子汤，既泻其阳而又无损其阴。”又说：“泻子汤终不及白虎汤迅速，然能多用，其功效又胜于白虎，余试之而极验，故特表出之。”考《名医别录》已有玄参主“伤寒身热，支满狂邪，忽忽不知人”的记载，说明用本品治发狂的经验源远流长。

2. 治疗口齿舌病　诸火上炎所致的口齿舌病，可选用玄参治之。如相火妄动，口舌红肿，不能言语，可用玄参、丹参、麦冬各1两，水煎服。方见《辨证录》卷6玄参麦冬汤。治虚火口疮，连年不愈，用玄参、天冬（去心，焙）、麦冬（去心，焙）各1两。为末，炼蜜为丸，如弹子大。每用1丸，绵裹含化咽津。方见《寿世保元》卷6玄门丹。治胃经虚火，牙龈腐烂，淡血渗流不止，人参、玄参各等份，水煎服。方见《医宗金鉴》卷65二参汤。治脏腑火旺上行，牙齿痛甚不可忍，无论实火、虚火，均可用《辨证录》卷3治牙仙丹：玄参、生地各1两，水煎服。察其为心包之火加黄连5分；肝经之火加炒山栀2钱；胃经之火加石膏5钱；脾经之火加知母1钱；肺经之火加黄芩1钱；肾经之火加熟地1两，黄柏、知母亦可。

火之有余，多因水之不足。本品善泻浮游之火，且在泻火之中有补水之功，故虚实咸宜。若辨各经之火，选配各经泻火之药，则收效更捷。

［**现代报道**］

1. 治疗便秘　玄参、麦冬各9克，枸杞子12克。开水500毫升冲泡，晚饭后1次内服。共治80例，均排除器质性病变所致。以服药次日解便为有效。结果：有效73例，无效7例。（中国中西医结合杂志，1992，10：673）

2. 治疗风热头痛　玄参60克，煎浓汁500毫升，温饮，每日3次。共治50例，均获良效。（新中医，1992，2：6）

3. 治疗老年糖尿病足　以脉络宁注射液（由石斛、玄参、牛膝等组成）20毫升加入生理盐水250毫升中静脉滴注，14日为1疗程，视病情间隔3～5日重复治疗，最长治疗4个疗程，平均2.5个疗程。共治34例，其中无开放病灶的0级患者24例，Ⅰ级6例，Ⅱ级3例，Ⅲ级1例；0级不用抗生素，其他级应用抗生素及外科换药；口服降糖药28例，用普通胰岛素治疗6例。以肢端皮肤疼痛、麻木等症状消失，颜色恢复正常，开放病灶愈合为治愈。结果：0级治愈22例，好转2例，Ⅰ级治愈4例，好转1例，Ⅱ级好转2例，Ⅲ级无效。（实用中西医结合杂志，1997，7：687）

4. 治疗突发性耳聋　治疗组45例，以脉络宁注射液（由玄参、牛膝等组成）20毫升加入5%葡萄糖液500毫升中静脉滴注。对照组24例，采用患侧星状神经封闭，以2%利多卡因5毫升注射。均每日1次，10次为1疗程。两组同时配服复合维生素B和复方丹参片。以患耳500、1000、2000赫兹气导之平均值小于20dBHL为痊愈。结

果：治疗组痊愈9例，总有效率80%；对照组痊愈3例，总有效率54%。（中国中西医结合杂志，1996，4：232）

5. 治疗慢性咽炎 治疗组100例，以草决明、麦冬、玄参各5～10克，加200毫升开水浸泡10分钟后，频频饮服。饮完后可反复加开水冲饮，每日数次。对照组100例以复方新诺明、麦迪霉素交替服用。疗程均为1～2月。以症状、体征消失，停药3月内无复发为痊愈。结果：治疗组痊愈78例，总有效率91%；对照组为18例和46%。（中西医结合杂志，1991，3：171）

6. 治疗牙痛 玄参、生地各30克，土牛膝40克，细辛2克（药物剂量可随病情加减）。水煎服，每日1剂。共治138例，全部治愈。服药最少1剂，最多13剂。（陕西中医，1985，2：78）

临证参考

［**古法借鉴**］

1. 瘟疫 治瘟疫，玄参1两，苦参、天花粉各5钱，水煎服。此经验见载于《辨证录》卷10引伯高大师所传元天苦救汤。

2. 寒热往来 治心肾不交，寒热时止时发，1日四五次以为常，热来时燥不可挡，寒来时颤不能已，玄参2两，荆芥3钱，水煎服。此经验见载于《辨证录》卷6玄荆汤。

3. 火盛头痛 治火盛头痛，玄参1两，水煎，当茶饮。治肝经热毒，头目不利，玄参、龙胆草各等份。为末，面糊丸如梧子大。每服30丸，食后稍久，人参汤送下。上述经验见载于《医学摘粹》玄参饮及《杨氏家藏方》卷3等凉丸。

4. 心热虚烦 治心火有余而水不足，遇事或多言则心烦，常感胸中扰攘纷纭而嘈杂，玄参、麦冬各2两，水煎服。此经验见载于《辨证录》卷4玄冬汤。

玄参、麦冬配用，旨在滋阴清火，心无火扰，其神自宁。

5. 小便不通 治阴亏之至，小便不通，目睛突出，腹胀如鼓，膝以上坚硬，皮肤欲裂，饮食不下，独口不渴，服甘淡渗泄之药皆无功效者，熟地1两，玄参3两，肉桂2分，车前子3钱，水煎服。此经验见载于《辨证录》卷9纯阴化阳汤。

膀胱为津液之腑，必气化乃能出。若阴亏之至，孤阳无阴，则不能化水。上方熟地、玄参大补至阴，稍佐肉桂引入于至阳，又配车前子导水，故能迅速取效。

6. 小便赤浊 治气虚之人，强欲忍精而战，精塞水窍，小便赤浊，似血非血，似溺非溺，溺管疼痛，玄参、车前子各1两，水煎服。此经验见载于《辨证录》卷8玄车丹。

原书治上症，另有断血汤（黄芪1两，当归5钱，三七、茯苓、丹皮各3钱）一方，临证若将两方合用，效果更佳。

7. 阳强症 治虚火炎上，肺金之气不能下行，以致强阳不倒，玄参、麦冬各3两，肉桂3分，水煎服。此经验见载于《石室秘录》卷2倒阳汤。

原方后云："此方妙在用元参以泻肾中浮游之火，尤妙肉桂3分，引其入宅，而招散其沸越之火，同气相求，火自回合。况麦冬又助肺金之气，清肃下行，以生肾水，水足火自熄矣，此不求倒而自倒。"

8. 弱疾 治弱疾，玄参1斤，甘松6两。为末，炼蜜1斤，和匀入瓶封口，地中埋窨，10日取出，更用炭末6两，炼蜜6两，同和入瓶，更窨5日。取出烧之，常令闻香，弱疾自愈。此经验见载于明·周嘉胄《香乘》卷12。

上法后被赵学敏收录于《串雅外编·吸法门》，称之为"烧香治痨"。

9. 痿证 治太阴脾火旺致痿，善用肥甘之物，食后即饥，少不饮食，便觉头红面热，两足乏力，不能行走，玄参、熟地各2两，甘菊花1两，知母3钱，水煎服。此经验见载于《辨证录》卷6玄母菊花汤。

10. 疝气 治小肠疝气，玄参研粗末炒，为丸。每服1钱半，空心酒服，出汗即效。此经验见载于《本草纲目》卷12引《孙天仁集效方》。

11. 肺痈 治肺痈初起，咳痰腥气，两胁疼痛，玄参半斤，天冬4两，桔梗2两，甘草1两。水10碗，煎至2碗，又用蒲公英、金银花各5钱，再煎1碗。饭后徐徐服。此经验见载于《仙拈集》卷4肺痈煎。

12. 鼻疮 治鼻中生疮，玄参水渍软，塞鼻中，或为末涂之。此经验见载于《卫生易简方》卷7。

13. 耳鸣重症 治肾不交心，心火亢极，忽然耳闻风雨之声，或如鼓角之响，玄参3两，生地1两，贝母2钱，水煎服。此经验见载于《辨证录》卷3定喧汤。

心肾两交，始能上下清宁，以司视听。肾不交心与心不交肾，皆能使听闻生乱。本方滋肾清心，有助于交通心肾，故能取效。

［**论治备参**］

1. 玄参乃枢机之剂，管领诸气上下，清肃而不浊，风药中多用之。又痰药用玄参，即能消痰。何也？气理则痰自清。

2. 玄参，书虽载能壮水，以制浮游无根之火，然此只可暂治以熄其火，非若地黄性禀纯阴，力能温肾壮水，以制阳光，故病非火起者勿用。

3. 玄参能益水以滋肝木，故能明目。与柏实、枸杞并用，以治肝肾虚而生热，视物不了了者，恒有捷效。

4. 玄参得花粉，治痰结热痈；配牛蒡子，治急喉痹风；配甘草、桔梗，治咽喉肿痛；配升麻、甘草，治发斑咽痛；佐二地，除阴虚火动；得牡蛎、贝母，治哮喘。又本品配荆芥、防风而治火于上；配知母、黄柏而治火于下；配胆星、半夏，祛一切暴发风痰；配知母、麦冬，疗一切虚火咳嗽。

5. 外感大热已退，其人真阴亏损，舌干无津，胃液消耗，口苦懒食者，恒用玄参两许，加潞党参二三钱，连服数剂自愈。

6. 玄参长于清无根之火（上焦浮火），研末，米泔水煮猪肝，日日蒸食，治赤脉贯瞳，效果好。

7. 治疗口舌或鼻唇生疮及咽喉痛之类，愈而复发，如用玄参泻火，宜配薄荷以发散，然后才能根治。

牡丹皮

牡丹皮，始载于《神农本草经》，原作“牡丹”，是毛茛科落叶小灌木植物牡丹的根皮。本品味苦、辛，性微寒，归心、肝、肾经。

临证应用

［**配用简说**］

1. 牡丹皮功能清热凉血，凡温热病热入血分，或血分有热，出现吐血、鼻出血、皮肤发出红斑、舌绛起刺等症，可配伍水牛角、生地、赤芍等同用。血止后仍可使用，可防止再出血及瘀血留滞。

2. 牡丹皮善清阴分伏火，治阴虚骨蒸潮热，常配合青蒿、鳖甲、知母、地骨皮等同用；血虚发热，傍晚热甚，常配合山栀、柴胡、白芍、当归等同用；血热所致的月经先期，常配合生地、赤芍、黄芩等同用。

3. 牡丹皮善治肝胃郁热，如肝郁积热所致的胁痛口苦，热淋尿血，可配合山栀、龙胆草、柴胡同用；肝郁火旺，血压升高，可配合白芍、石决明、山栀同用；胃经郁火牙痛，可配合黄连、石膏、生地等同用。

4. 牡丹皮功能活血散瘀，用治瘀血所致的经闭痛经、癥瘕积聚，常与当归、赤芍、桃仁、桂枝等配用。

5. 牡丹皮因有清热凉血及散瘀消肿的作用，故又常用治外科疮痈。如常配金银花、连翘、白芷，治疗疮疡肿毒；配黄芩、桔梗、薏苡仁，治疗肺痈吐脓；配大黄、芒硝、桃仁、赤芍，治疗肠痈初起；配槐角、地榆，治疗痔疮肿痛。

6. 牡丹皮与乳香、没药、苏木等配用，又可用治跌打损伤，瘀滞肿痛。

［**一般用法**］

入煎剂 6 ~ 12 克。清热消痈宜生用；凉血一般生用，也可炒炭用；活血散瘀宜酒炒。孕妇忌服。

临证推广

［**古用发微**］

1. 治疗癫疝　治癫疝，卵偏大，气胀不能动，牡丹皮、防风各 2 两。上药治下筛，每服方寸匕，酒送下，每日 3 次。方见《备急千金要方》卷 24。

癫疝是指男子阴囊肿大的病症。卵指睾丸。此病常伴阴囊局部重坠胀痛，或兼见少腹痛或阴茎肿，多因寒湿或湿热下注，气滞血瘀所致。包括西医的慢性前列腺炎、精索静脉曲张、睾丸鞘膜积液、副睾炎等引起的睾丸胀痛、阴囊肿大者。上方适用于寒湿血瘀所致的癥瘕。

2. 治疗月经失调 治妇人月水不利，或前或后，乍多乍少，腰疼腹痛，手足烦热，唇口干燥，牡丹皮1两1分，苦参半两，贝母3分（去心秤）。上3味，捣罗为末，炼蜜和剂捣熟，丸如梧桐子大。每服20丸，加至30丸，空腹米饮送下，日3次。方见《圣济总录》卷151牡丹丸。

丹皮有和血凉血之功，除常用于闭经、痛经外，对于血滞或血中伏火所致的月经失调亦有良效。

［**现代报道**］

1. 治疗喉源性咳嗽 将52例患者分成2组。治疗组32例给予中药颗粒牡丹皮、黄芩、山豆根各10克，浸泡10分钟，文火煎煮10分钟后取汁100毫升备用。患者取坐位，每次取药汁20毫升加入超声雾化器中，经超声雾化并与适度氧相混合，让患者吸入，每次治疗时间为30分钟。对照组20例给予庆大霉素8万单位、糜蛋白酶4000单位、地塞米松5毫克，配入20毫升生理盐水，放入超声雾化器中，治法同上。2组均以7日为1个疗程，2个疗程后统计疗效。以咽干、咽痒、咳嗽及其他症状消失，咽喉部体征恢复正常为临床治愈。结果：治疗组治愈10例，显效14例，总有效率93.8%；对照组治愈3例，显效5例，总有效率70.0%。治疗组疗效为优（$P<0.05$）。（中国中医药信息杂志，2002，3：55）

2. 治疗痛证 用5%丹皮酚磺酸钠注射液（每毫升含丹皮酚磺酸钠50毫克）肌内注射，每次2~4毫升，每日1~2次。共治132例，以肌内注射后20分钟以内，痛感基本消失或显著减轻为显效。结果：手术后疼痛76例，显效61例，有效7例，有效率89.5%；风湿痛及其他疼痛56例，显效43例，有效6例，有效率87.5%。总有效率88.6%。镇痛效果出现时间一般在15分钟左右，有效镇痛时间约2小时。（中草药，1984，10：28）

3. 治疗湿疹等皮肤病 用丹皮酚霜（用牡丹皮加工提取制成的白色微黄霜剂）外涂局部皮损处，每日2次。共治40例，以皮疹完全消退，痒感消失为痊愈。结果：急性湿疹27例用药2~20日，痊愈8例，显效5例，好转6例，无效8例；脂溢性皮炎10例用药5~14日，痊愈2例，好转6例，无效2例；接触性皮炎2例用药3~5日，痊愈1例，无效1例；神经性皮炎1例用药半月无效。有效病例中4例停药数日后皮疹复发，另有2例用药2日，局部因出现潮红、发痒、灼热而停药。（中医杂志，1983，10：19）

4. 治疗胆碱能性荨麻疹 双侧血海穴常规消毒，选用6.5号注射针头，抽取丹皮酚注射液（每支含生药10毫克）4毫升，快速针入皮下后慢慢进针，直刺深度为1~1.5寸，获针感抽无回血后，每侧快速注入2毫升，退针至皮下稍停，即快速出针，针眼处以酒精棉球稍压片刻。每日1次，7次为1疗程。如无好转，隔3日重复施治；2疗程后仍复发，停用本法。共治7例，以治疗后临床症状消失，半年未见复发为痊愈。结果：痊愈6例，显效1例。随访半年，痊愈者均未复发；显效1例于治后1个月有2次轻度复发，但症状较治前为轻，再用本法治疗，症状又消失。（中西医结合杂志，1989，

1：42）

5. 治疗过敏性鼻炎 牡丹皮1500克，蒸馏成2000毫升乳白色溶液，装入滴药瓶内备用，每日3次滴鼻。共治140例，以鼻塞、鼻痒、喷嚏、头痛等主要症状消失，鼻黏膜水肿消失为显效。结果：显效36例，好转86例，总有效率87.1%。认为本疗法效果好，方法简便、经济，无副作用。（湖南医药，1983，4：24）

临证参考

［**古法借鉴**］

1. 产伤膀胱，小便淋沥 治产伤膀胱，不能小便，渗湿苦楚，生丝黄绢1尺（剪碎），白丹皮、白及各1钱。同煎至绢烂如饧，空心顿服。服药后不得作声。此经验见载于《慈幼新书》卷首黄绢汤。《校注妇人良方》卷23名“补脬饮”，治胞破，小便淋沥。药物组成及煎服法同。

白丹皮指白花牡丹皮。李时珍谓丹皮“赤花者利，白花者补，人亦罕悟，宜分别之”（《本草纲目》卷14）。

2. 中蛊毒 解中蛊毒，牡丹根捣末，服1钱匕，日3服。此经验见载于《本草纲目》卷14引《外台秘要》。

蛊毒，古病名。其症状复杂，变化不一，病情一般较重。蛊毒可见于现代的一些危重病证，如恙虫病、血吸虫病、重症肝炎、肝硬化、重症菌痢等。

［**论治备参**］

1. 牡丹皮治手足少阴、厥阴四经血分伏火，盖伏火即阴火，阴火即相火也。古方惟此以治相火，故仲景肾气丸用之。后人乃专以黄柏治相火，不知牡丹之功更胜。此乃千载秘奥，人所不知，特为拈出。一说丹皮、黄柏，皆除水中之火，然一清燥火，一降邪火，判不相合。盖肾恶燥，燥则水不归元，宜用辛以润之，凉以清之，丹皮为力；肾欲坚，以火伤之则不坚，宜从其性以补之，黄柏为使。

2. 牡丹皮，凡一切血气为病，统能治之。盖其气香，香可以调气而行血；其味苦，苦可以下气而止血；其性凉，凉可以和血而生血；其味又辛，辛可以推陈血而致新血。虽有和血、生血、调血之功，必兼大滋养药乃可。

3. 牡丹皮入于养阴剂中，则阴药借以宣行而不滞，并可收凉血之功。又本品能泻阴中之火，使火退而阴生，所以入足少阴而佐滋补之用，较之黄柏不啻霄壤矣。

4. 牡丹皮入心，通血脉中壅滞与桂枝颇同，只是桂枝气温，通血脉中寒滞，丹皮气寒，通血脉中热结。一说丹皮除热通经之功近白芍，但白芍苦而泻，丹皮辛而散。

5. 牡丹皮善行血滞，滞去而郁热自解，故亦退热。用此者，用其行血而不峻。

6. 牡丹皮味辛能散未化之湿，性寒能清已化之热，故用以治化而未尽之积湿，最为有效。或以丹皮为清热之药，不知其味辛而不可以清纯热；或以其为散湿之药，不知其性寒而不可以散滞湿。故丹皮不能治大热之病，亦不能治积滞之病。凡寒湿为病，寒已化热，而湿犹未尽者，用之乃有特效。

7. 牡丹皮乃治骨蒸之圣药，不必分有汗无汗。故治骨蒸，牡丹皮、地骨皮必须兼用，不宜有汗用地骨皮，无汗用牡丹皮。

8. 心虚，肠胃积热，心火炽盛，心气不足者，以牡丹皮为君。

9. 牡丹皮入辛凉药，领清气以达外窍；入滋肾药，使精神互藏其宅。

10. 牡丹皮生新血赖和当归、地黄，去旧血须夹桃仁、红花。

11. 牡丹皮同桑叶，大能泄木，凡肝火为患，二味如军中之弓矢，不可一日废也。

12. 牡丹皮同当归、熟地则补血；同莪术、桃仁则破血；同生地、黄芩、黄连则凉血；同肉桂、炮姜则暖血；同川芎、白芍则调血；同牛膝、红花则活血；同枸杞、阿胶则生血；同香附、牛膝、当归、川芎，又能调气而和血。若夫阴中之火，非配知母、白芍不能去；产后诸疾，非配当归、川芎、益母草不能行。同柴胡、黄芩治无汗骨蒸；同知母、贝母治惊痫郁热。欲顺气疏肝，和以青皮、柴胡；达痰开郁，和以贝母、半夏。若用于疡科排脓、托毒、凉血之际，必协乳香、没药、白芷、羌活、连翘、金银花辈，乃有济也。

13. 牡丹皮长于凉血散瘀，清透阴分伏火；丹参善于活血化瘀，去瘀生新。二药伍用，凉血活血，去瘀生新，清透邪热之力增强。

14. 牡丹皮配以其他凉血活血药治疗瘀热胶结发黄有显效。它有降酶作用，尤其是用于肝细胞以非特异性反应炎症改变为主的单项 ALT 升高，疗效显著。另治疗慢性肝炎时，丹皮与连翘同用有降低锌浊度作用。

15. 牡丹皮为解热药，可用于稽留热终末期，对炎症性发热及消耗热，尤为适宜，对神经紧张之发热亦有效。

16. 牡丹皮有清热镇静作用，治疗神经性头痛有效。

17. 因经常便秘，引起便血、痔血，可用牡丹皮配大黄同用，能使大便通畅，出血停止。

18. 牡丹皮配合丹参，对于风湿热初期或中期，血沉增快，疼痛明显，有良好的降低血沉及止痛功效。又两药同用，对血压过高者，能使血压降低。

19. 每晚服 10% 牡丹皮浸煮液 50 毫升，10 日为 1 疗程，对过敏性鼻炎有一定效果。牡丹皮配蝉衣、赤芍、生地等，能治过敏性皮肤病。

20. 牡丹皮能治慢性鼻炎，鼻甲肿胀，常配合白芷同用。

LINZHENGBENCAO

7 攻下药

攻下药都是寒凉性的药物，大多带有苦味，有些带有咸味，既能通便，又能泻火，适用于大便燥结、宿食停积以及实热壅滞等症。本类药除能泻下通便外，各药都还有其他的效用，这一点需要注意。

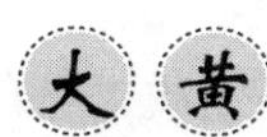

大黄

大黄，始载于《神农本草经》，是蓼科多年生植物掌叶大黄、唐古特大黄或药用大黄的地下根茎。因根茎呈黄棕色，所以叫大黄，它的泻下攻积作用很猛，故又有“将军”的别称。本品味苦，性寒，归脾、胃、大肠、肝、心包经。

临证应用

［配用简说］

1. 大黄是泻下通便的要药，尤适宜于热结便秘。急性高热病人多日不大便，出现腹部胀满、痞硬拒按等实热结于肠胃之症，可用生大黄配厚朴、枳实、芒硝荡涤积热，患者泻下一二次稀便，常可热退症除。虚实夹杂，正气不足或阴亏津伤者，又当酌配扶正养阴药。大黄也可用于寒积便秘，但此时必须与附子、干姜等配用。现代常用本品治疗急性肠梗阻等疾患，收到良好效果。

2. 热痢初起，常出现里急后重，泻而不畅的症状，这是肠胃有湿热积滞的缘故。可用大黄配黄连、木香、槟榔等攻积导滞，其痢自止，大黄的这种用法叫做“通因通用”，以泻止泻。中毒性菌痢，本品恃为要药。

3. 大黄能通利小便，清导湿热。治湿热黄疸，常配茵陈、栀子；湿热淋证，常配木通、滑石、瞿麦、栀子等。

4. 火邪上炎所致的目赤咽痛、头痛齿痛、口舌生疮，除用连翘、黄芩、栀子等清热解毒药外，适当配入大黄，能引火下行，增强清泄作用。胃火上逆呕吐，可配甘草、黄连；痰火上逆咳喘、癫痫，可配礞石、黄芩、沉香等。

5. 大黄能泻血分实热，有凉血止血而不留瘀的特点。治血热出血诸证，可单味应用，也常配黄芩、黄连、生地等同用。

6. 大黄能入血分，善行瘀滞，女子因瘀血而月经闭止不行者，可在调经药中加入大黄，以活血通经。若宿瘀胶结，已形成癥瘕积聚，当选配三棱、莪术、水蛭、土鳖虫等。

7. 大黄有泄热消痞的功效。治饮邪内结，水肿腹满，常配防己、椒目、葶苈子；水饮与热邪结而不散，胸胁胀满疼痛，常配甘遂、芒硝。

8. 治跌打损伤，瘀滞肿痛，大黄常与当归、桃仁、穿山甲、乳香、没药等配用，内服外敷，以活血散瘀，消肿止痛。

9. 大黄能清泄热毒，推荡壅滞而使痈肿消散。治热疖疮毒，常配金银花、连翘、白芷、赤芍等同用；治肠痈腹痛，常配丹皮、桃仁、赤芍、芒硝等同用，近年来以此方药治疗急性阑尾炎已取得满意效果。

10. 治水火烫伤，可以大黄研末，麻油调敷，或以本品配地榆研粉调敷。

11. 治肠寄生虫病，在应用驱虫药时，适当配入大黄，有助于寄生虫的排出。

［**一般用法**］

入煎剂 3～15 克，必要时及对某些体质类型的患者，用量可酌情加大；研末服 0.5～2 克。外用适量，研末调敷或煎水洗渍。用本品泻下通便、攻积滞及止血，应生用后下，不宜久煮；如用其清化湿热、祛瘀血，可用制大黄。孕妇忌用，身体虚弱者及妇女在经期或哺乳期内亦不宜服用。

临证推广

［**古用发微**］

1. 治疗喘咳 治肺热喘满，可单用大黄研末调服，如《普济方》卷 163 大黄散；也可配白牵牛子为末，蜜水调服，如《类编朱氏集验医方》卷 5 黄牛散。治肺脏气实，心胸壅闷，咳嗽喘促，大肠气滞，可用大黄（微炒）、五味子、车前子各 1 两，炼蜜为丸服。方见《太平圣惠方》卷 6。治小儿火热上炎，咳嗽作喘，可在冬月，将大黄末入牛胆内调匀，悬当风处阴干备用。3 岁患儿服饭豆大 1 块，3 岁以下患儿酌减，用沸开水调服。方见《医学探骊集》卷 6 长寿膏。

大黄适用于肺热痰壅之喘咳，如兼见大肠气滞秘结者，尤宜。盖肺与大肠相表里，荡涤肠滞可以平喘。但虚证喘咳忌用大黄。

2. 治疗消渴 刘河间善用大黄治疗消渴。治消渴，热在胃而能饮食，小便黄赤，可用大黄 4 两，姜制厚朴 1 两，炒枳实 2 钱。共研粗末，每服 5 钱，水煎，食远服。服后以微利为度，不可多利。方见《素问病机气宜保命集》卷下顺气散。又《黄帝素问宣明论方》卷 10 有大黄甘草饮子，治消渴饮水不止。药用大豆 5 升，大黄 1 两半，甘草 4 两。加水久煎，候大豆软，食豆喝汤，不拘时候，服后脏腑自然清润。

因嗜食醇酒及炙煿厚味，酿成内热，蕴结耗津，而发为消渴者，可配用大黄荡涤脏腑蕴热。刘河间说的“服后以微利为度，不可多利”，是其应用心法，尤当看重。

3. 治疗虚劳潮热 虚劳潮热或小儿痞疾发热，多因脏腑有积热，经络有瘀血。《蠢子医》卷2说，此时单用滋阴退热药，多不效，可适当配入酒大黄；或先服酒大黄适量，随即再饮西洋参汤，往往见效。

大黄用治虚劳，源于张仲景百劳丸、大黄䗪虫丸的配用经验，可参看。

4. 治疗头痛、眩晕 治火毒上攻，头痛如破，《丹溪心法》卷4用酒炒大黄半两，茶煎服。也可配黄芩或川芎、荞麦粉等同用。如《医灯续焰》卷8对金散、《霉疮证治秘鉴》卷下芎黄散。治痰火所致的头目眩晕，可单用大黄一味，酒浸炒后为末制丸，临卧用开水送服。方见《鲁府禁方》卷1将军久战丸。

大黄功能泻火解毒，主要适用于火毒头痛、痰火眩晕。大黄酒制，善引头面火毒下行。近代名医曹颖甫经验：以大黄为主的大承气汤釜底抽薪，治疗脑膜炎满头剧痛，有良效。

5. 治疗腰痛 治瘀血腰痛，可用酒煮大黄1两，桃仁2两，红花5钱，分作5剂。每剂用水2碗，煎半碗，食前服。方见《本草汇言》卷5引《方脉正宗》。

瘀血腰痛的特点是腰痛而重，坐卧痛甚，行则痛止。

6. 治疗便毒 治便毒，《亟斋急应奇方》卷1用大黄配槐花子等量，好酒煎服。《串雅内编》卷3黄甲串，用大黄、白芷、穿山甲各2钱研末，每服3钱，空心酒送下，称能使便毒内消，脓从大便下。若便毒肿硬，不消不溃，疼痛不止，日久正气损伤者，可用大黄、人参各5钱，酒、水各1盅，煎至1盅，入乳香、没药末各1钱，空心食前饮服。方见《赤水玄珠》卷39止痛绝妙饮。

便毒，亦称横痃，是指性病引起的腹股沟淋巴结肿大。大黄有泻火解毒、破积消瘀的功效，故能治之。

7. 治疗冻疮 《卫生宝鉴》卷13有如神散，治冻疮皮肤破烂，痛不可忍，用大黄为末，水调敷疮上。若冻疮未溃，可用大黄8两，麻油1斤，黄丹8两，煎成膏，摊贴。方见《惠直堂经验方》卷4冻疮破烂膏。

8. 治疗酒渣鼻 赤鼻久不愈，为热结之象，可用大黄、朴硝各等份为末，以唾液或酒调敷之。方见《医方考》卷5大朴散。

9. 治疗砒石中毒 砒石或砒霜使用不当，可致急性砷中毒。《医学心悟》卷4用黄矾散进行抢救。药用大黄1两，明矾5钱。为细末，每服三四钱，冷水调服。《洞天奥旨》卷13泻毒神丹则用大黄1两，生甘草2两，明矾1两，当归3两，水煎数碗服之，以泻下毒物。

［**现代报道**］

1. 治疗重型肝炎 将31例住院的重型肝炎患者随机分成两组观察。治疗组16例，对照组15例。两组病人的性别、年龄、临床分型及病情均相仿，有可比性。两组患者入院后均用常规综合疗法，疗程为1周。护肝及支持疗法，两组相同。治疗组在综合治疗效果不佳，病情急骤恶化，黄疸持续上升的情况下，改用四川出产生大黄50克，加水250毫升，文火煎煮（煎沸即可），每日1次顿服。以用药2周，血清总胆红素（SB）比用药前下降20%~40%，并继续降至85.5μmol/L以下为有效。有效者用至SB正常，无效则停药，改用其他疗法。不并用其他退黄药物。患者的大便次数控制在每日5~7次为宜。如需减少大便次数，只要适当延长大黄煎煮时间。结果：治疗组治愈率为81.25%（13/16），好转1例，无效2例，无1例死亡，亦无1例发生脱水及电解质紊乱；对照组治愈率为53.33%（8/15），死亡率为46.67%（7/15）。两组疗效比较有显著差异（$P<0.01$）。另治疗组退黄时间也比对照组明显缩短（$P<0.05$）；治愈者平均住院日数则比对照组缩短了30.5日。（中华传染病杂志，1988，1：60）

2. 治疗急性淋病 用熟大黄片（新清宁片），多数每次服8片（每片0.3克，含蒽醌衍生物不低于7毫克），每日3次，共服4日；个别每次服15片，每日3次，共服4~5日。共治36例。结果：总有效率72%，痊愈率66%。多数患者无副作用，少数出现腹痛、大便每日2~3次等症状。用大黄醇浸膏片观察121例，每次服7~8片（每片0.3克，含蒽醌衍生物8.9毫克），每日3次，共服4日。总有效率37%，痊愈率16%。有明显腹泻和腹痛副作用。两种大黄制剂治疗急性淋病有效，但痊愈率并不高，主要是制剂含有效成分游离大黄酸不高。如加大剂量，因有加重腹痛和腹泻等副作用，患者不愿接受而影响疗效。认为将大黄以酸水解，使结合大黄酸转化为游离大黄酸（抗淋菌有效成分），可消除其致泻副作用，并增强疗效。但直接用提取的大黄酸纯品，成本昂贵，如以大黄酚（一种合成染料）通过氧化生成大黄酸，不但成本低，而且可大量生产。（中国药科大学学报，1991，5：292）

3. 治疗上消化道出血 口服生大黄粉，每次3克（或服相当于生大黄3克的其他大黄制剂），每日3次。并酌情补液或输血，必要时中转手术治疗。血止后停服大黄制剂。共观察1055例，止血有效率达96.68%，平均止血日数为2.2日。（中医杂志，1985，10：34）

4. 治疗消化性溃疡 大黄组口服精制醇提大黄片（每片0.25克，相当于生药1克），每次3~4片，每日3次，饭后服。对照组口服甲氰咪胍，每日早、中、晚各服200毫克，临睡前加服400毫克。1个月为1疗程。结果：大黄组40例，溃疡愈合24例，有效13例，总有效率92.5%；对照组30例，溃疡愈合20例，有效8例，总有效率93.4%。两组疗效无显著差异（$P>0.05$）。治疗前两组患者幽门螺杆菌检测均呈阳性，治疗后大黄组有36例转阴，转阴率为90%（36/40）；对照组仅1例转阴，转阴率为3.3%（1/30）。两组幽门螺杆菌转阴率有非常显著性差异（$P<0.001$）。（中医杂志，1991，5，25）

5. 治疗慢性肾衰竭 每日口服大黄粉及元明粉各1~2克，静脉滴注氨基酸注射液250毫升，双肾区超短波理疗30分钟，并吃低蛋白饮食。共治31例，平均治疗19.1日。结果：27例改善，尿素氮平均下降7.39mmol/L，有效率为87.09%；治前29例血钙低于正常值，治疗后20例得到改善，平均上升0.14mmol/L，有效率为68.96%。此两项指标治疗前后比较有显著差异（$P<0.05$）。此外，95%的病例消化道症状获得改善。血肌酐和血红蛋白虽有部分改善，但无统计学上差异。（中华肾脏病杂志，1987，1：14）

6. 治疗高脂血症 将93例患者随机分成两组。治疗组72例，口服轻身调脂片（由大黄、泽泻、柴胡组成，每片含生药2克），每次3~6片，每日2次。对照组21

例，口服月见草油胶囊，每次 1.0～1.5 克，每日 2 次。均以 8～12 周为 1 疗程。治疗期间不用其他降脂中、西药，饮食起居如常。以治疗后血清总胆固醇（TC）下降≥20%，甘油三酯（TG）下降≥40%，致动脉硬化指数（AI）下降≥20%为显效。结果：治疗组显效 57 例，有效 9 例，总有效率为 91.67%；对照组显效 11 例，有效 4 例，总有效率 71.43%。两组疗效差异显著（P＜0.05）。又对 TC、TG、AI 及低密度脂蛋白指标作给药前后对照，结果：治疗组均有显著差异（P＜0.01），而对照组仅有个别指标有显著性差异（P＜0.05）。（中国中西医结合杂志，1993，11：655）

7. 治疗老年单纯性肥胖症 每次口服降脂减肥片（每片含大黄生药 1 克）4～6 片，每日 2～3 次，饭前半小时服用。要求患者服药后每日保持 2～3 次大便，并据此而调整药量。3 个月为 1 疗程。共治 216 例，其中 47 例加服了芬氟拉明。治疗期间要求患者合理饮食和适当增加运动量。以治疗 3 个月，减重≥5 千克为显效。结果：显效 72 例（33.3%），总有效率 88.0%，平均减重 4.7 千克。副作用：多数患者服药后大便出现脐下隐痛，便后即消失。服用芬氟拉明者则有不同程度的口干、头昏、疲倦感等。（上海中医药杂志，1997，1：18）

8. 治疗急性胰腺炎 将 66 例患者随机分为两组。治疗组 34 例，其中水肿型 28 例，重型急性胰腺炎 6 例；对照组 32 例，分别为 28 例、4 例。两组均用常规对症治疗方法，并同时服用中药清胰汤（柴胡、黄芩、黄连、枳壳、木香、芒硝、大黄、白芍）。但治疗组重用大黄 20～100 克，对照组只用大黄 9～15 克。腹泻次数每日超过 5 次以上，酌情减量或停用大黄。出现水盐电解质紊乱，应补充水和钾、钠、镁离子。结果：腹痛消失、体温恢复正常、白细胞数和血及尿淀粉酶恢复正常的平均日数，治疗组都显著短于对照组（P＜0.01）。（云南医药，1993，3：181）

9. 治疗胆石症 治疗组 42 例，口服生大黄片，每次 0.6 克；对照组 20 例，口服维生素 E，每次 50 毫克。均每日服 3 次，30 日为 1 疗程。两组均进行筛选大便，观察排石效果。结果：治疗组腹痛消失 90%（36/40），腹痛减轻 5%（2/40）；恶心呕吐消失 100%（10/10）；腹胀消失 100%（14/14）；压痛消失 86.7%（13/15）；退热 100%（6/6）。采用北京医学院快速胆石定性诊断方法和电镜扫描检查，确定治疗组排出胆石者 31 例（1 周内排石占 80.6%），排石率为 73.8%；对照组排石者 2 例，排石率为 10%。两组排石效果比较有明显差异（P＜0.01）。观察到大黄片对结石≤1.0 厘米或泥沙样结石的患者效果好。（中西医结合杂志，1987，4：231）

10. 治疗胆道蛔虫症 大黄 600 克分 3 剂煎服，首剂 300 克，第 2 剂 200 克，第 3 剂 100 克，每日 1 剂。煎服法：待水沸后，投入大黄，约煎 5 分钟后服用。服完 3 剂后复查 B 超，并给服噻嘧啶（每片 0.1 克），当晚和次日晨各服 6 片。伴有低热患者，在服用大黄的同时肌内注射庆大霉素 8 万单位，每日 2 次。共治 40 例，均经 B 超确诊。结果：痊愈率 100%。患者均于服首剂大黄后 0.5～1 小时（平均 40 分钟）完全止痛，伴下坠感；服完三剂后复查 B 超，胆总管内平行光带均消失，原扩张的胆总管直径回复到 3～5 毫米，壁光滑。配合噻嘧啶杀虫后，患者均从粪便中排出 1 条至数条蛔虫。治疗过程中患者大便次数 4～14 次，并轻度乏力，停药后恢复。（中国中西医结合杂志，

1992，8：464）

11. 治疗慢性前列腺炎 大黄、半夏各10～15克，水煎成200毫升，每次用100毫升冲服琥珀粉5～10克，早晚各1次。上方药物用量，初服可从轻量开始试用，并因人而异。服药后大便每日不超过2次者，大黄可用到15克。个别患者服药后有轻度腹痛，不用停药，2日后可自行缓解。用药1～2周。共治34例，以自觉症状消失，前列腺无压痛，中央沟存在，前列腺液常规涂片高倍镜检白细胞数在10个以下，卵磷脂小体达70%以上为治愈。结果：治愈30例，好转2例，无效2例。（新中医，1989，4：43）

12. 治疗烧伤 将大黄置于95%乙醇中，每克大黄用乙醇4毫升，浸泡半个月以上，待乙醇变成深棕色后方可应用。用法：将大黄乙醇倒入喷雾枪内，喷射烧伤创面，每日4～5次。有水疱的新鲜创面，先将水疱划破，然后喷药；已有感染的创面，尽量清除感染组织后再用药。共治82例，Ⅰ度、浅Ⅱ度烧伤51例，深Ⅱ度、Ⅲ度烧伤31例。结果：治愈79例，住院时间5～54日；2例自动出院，1例因败血症死亡。（中医杂志，1985，4：65）

13. 治疗头皮脂溢性皮炎 大黄、硫黄各等份，共研细末。先用温水洗湿头发，然后将药末搓到头皮上去，2～3分钟后用温水洗去，再用清水洗净。每隔3～5日用1次。共治100例，以头皮痒、头皮屑、头皮油腻及脱发均有明显好转为显效。结果：显效60例，有效31例，总有效率91%。本方用凉开水调搽其他部位的脂溢性皮炎也同样有效。（新中医，1986，11：29）

14. 治疗酒渣鼻 每晚用颠倒散（方出《医宗金鉴》：大黄、硫黄各等份，研为细末）5克，加凉水适量调成糊状，临睡前用毛笔涂鼻部，次晨洗去。2周为1疗程，一般用2～3个疗程。共治20例，以红斑、丘疹、脓疱全部消退为痊愈。结果：痊愈10例，显效7例，好转2例，无效1例。另用上方治疗面部痤疮10例，效果亦好。（吉林中医药，1983，4：37）

15. 治疗急性腰扭伤 取大黄粉，用生姜汁调成软膏状，平摊于扭伤处，厚约0.5厘米，盖以油纸或塑料布，再覆以纱布，并用胶布固定，12～24小时未愈者再敷。共治110例，病程最短数小时，最长25日。全部治愈。敷1次而愈者86例，2次22例，3次2例。（中医杂志，1984，7：46）

16. 治疗妇女排卵功能失调 将102例患者随机分成两组。治疗组70例，口服补肾活血胶囊（菟丝子、覆盆子、淫羊藿各20克，当归、泽兰、陈皮、桃仁各10克，紫河车100克。烘干研末混匀，装入胶囊，每次服4～5粒，每日2次）和大黄胶囊（大黄烘干研末，装入胶囊，每次服1克，每日2次）。对照组32例，仅口服补肾活血胶囊。月经净后开始服药，连服3～6个月。结果：治疗组排卵率72.9%，对照组为62.5%，治疗组高于对照组。研究证实，补肾药可促进卵泡发育，但不能激发卵泡破裂。该排之卵未排，必有留瘀为患。如在补肾活血药基础上加用大黄，则可利用大黄"主下瘀血"的功效，促进增大的成熟卵泡发生破裂，而提高排卵率。（中医杂志，1990，4：34）

17. 预防妊娠高血压综合征 应用小剂量熟大黄（每日口服750毫克），对妊娠中

期体重指数 >0.24 或妊娠中期平均动脉压≥90mmHg 者 140 例（称大黄组）进行预防性用药，至分娩前停用。同时设 125 例安慰剂组及 68 例正常孕妇对照组。结果：大黄组发生妊高征者 8 例（5.7%），安慰剂组发生妊高症者 26 例（20.8%），两组比较差异非常显著（$P<0.01$）。而正常对照组发生妊高征 3 例，发生率为 4.4%，与大黄组比较，无显著差异（$P>0.05$），提示熟大黄有预防妊高征发生的作用。据实验观察，大黄的作用机制与其能抑制纤溶酶原活性抑制因子的水平，降低血管内皮损伤有关。（中华妇产科杂志，1994，8：463）

18. 治疗小儿全身炎症反应综合症（SIRS） SIRS 是机体遭受各种打击（包括感染或非感染因素）造成的全身性炎症反应，是儿科重症监护病房中的常见病，病死率高，其本质是机体过多地释放细胞因子与炎性介质引起炎症反应失控和免疫紊乱。将 78 例入院患儿随机分为大黄组 40 例和常规组 38 例。2 组原发病：重症肺炎 26 例和 24 例，肠道感染 7 例和 8 例，颅内感染 3 例和 3 例，急性肾功能衰竭 1 例和 1 例，中毒 3 例和 2 例；2 组一般资料比较，差异无显著性（$P>0.05$）。常规组治疗即为常规抗感染，选用敏感抗生素，并维持有效循环血量及纠正水及电解质紊乱，保护和支持各脏器功能。大黄组治疗即在常规组治疗基础上，按每日每千克体重 100～150 毫克的剂量加用生大黄粉，用蜂蜜 10 毫升调匀，分 3 次口服或鼻饲，共服 5～7 日。以临床症状消失，体温、呼吸、心率正常，血常规恢复正常为治愈。结果：大黄组治愈率 80%（32/40），病死率 5%（2/40）；常规组治愈率 55.3%（21/38），病死率 21.1%（8/38）。2 组治愈率和病死率比较，差异均有显著性（$P<0.05$）。SIRS 患儿入院时，血清肿瘤坏死因子，C 反应蛋白和补体 C3 及 C4 均显著高于正常对照组（$P<0.01$），随着病情缓解，上述指标有不同程度下降，且大黄组下降更明显（$P<0.01$）。说明大黄治疗 SIRS 的机制是对炎性因子和补体有拮抗作用。（中国中西医结合杂志，2002，4：265）

19. 治疗小儿厌食症 用甘肃礼县所产的掌叶大黄，制成含量为 30% 的大黄酊，每次服 1 毫升，每日 3 次，大便溏薄者适当减量。连续服药 2～3 周为 1 疗程。共治 50 例，以体重增加 0.5 千克以上，食欲明显增加为显效。结果：显效 28 例，总有效率 84%。治疗前大便干硬，或 2～3 日一行者 35 例，治疗后除 2 例便溏外均转为正常。3 例在治疗前大便溏薄，每日 2～3 次；治疗后 2 例仍便溏，1 例大便成形。原大便正常者用大黄酊后，大便情况一般无变化。（中医杂志，1991，12：18）

20. 治疗急性化脓性扁桃体炎 取生大黄 10～15 克（儿童酌减），用开水 150 毫升左右泡服，间隔 2～3 小时再泡第二、第三汁，代茶饮用，为减轻药物苦味可加适量白糖。服药期间停用其他中西药。共治 100 例，以体温恢复正常，咽痛消失，充血改善，扁桃体红肿和渗出物消退，血常规恢复正常为治愈。结果：3 日内全部治愈，其中 1 日治愈 56 例，2 日 35 例，3 日 9 例；服药后 10 小时热退者 66 例，24 小时热退者 34 例。（安徽中医临床杂志，1997，4：225）

临证参考

［古法借鉴］

1. 梦遗白浊 治梦遗白浊，用鸡蛋或鸭蛋1只，顶尖开1孔，入生大黄末3～5分于内，纸糊蒸熟，空心食之或以黄酒送服。上述经验见载于《奇方类编》卷上及《种福堂公选良方》卷2将军蛋。

2. 健忘 治积滞成癖，胁下痛，恶不能食，头发落，耳鸣，弥至健忘等，大黄1斤，朴硝（炼）10两，芍药8两，桂心4两。共研为末，炼蜜为丸，如梧桐子大。每服20丸，酒送下，每日2次，以利为度。此经验见载于《外台秘要》卷12引《必效方》练中丸。

大黄有活血化瘀、推陈致新、安和五脏的作用，故能治之。据《友渔斋医话·橘旁杂论下卷》记载，一人姓张，平时无病，惟到朋友亲戚家，虽门素识，常误入别舍，而自己却不意识，遂请徐灵胎诊治。徐处以丸药，丸中首用大黄，病人服完药，即愈。可互参。

3. 脚气肿痛 治湿热壅盛，腿脚浮肿疼痛，或发热恶寒，用大黄配黑牵牛子、滑石制丸服，以利为度。若饮酒过度，致生湿热蕴毒，脚膝沉重，步履艰难，巴戟天1分（粳米同炒微黄，去心），川大黄1两（剉碎，微炒）。为末，炼蜜为丸，如梧桐子大。每服20丸，腊茶送下，不拘时候，每日3次，以利为度。如未利，宜频服。上述经验见载于《医学正传》卷4导水丸及《医方类聚》卷10引《简要济众方》巴戟天丸。

脚气病多因外感湿邪风毒，或嗜食厚味，饮酒过度，积湿生热，流注于脚所成。

4. 疝气 古代论疝，包括多种病症。大黄与附子相配，加入一般治疝药中，用于睾丸、阴囊部位的疝病，如睾丸肿痛、睾丸鞘膜积液，收效尤为迅捷灵验。此经验见载于《止园医话》卷3。

5. 癣症 治诸癣，取大黄如枣大1块，斑蝥7个。共为细末，以酽醋调如糊，先揩破癣疮，然后涂药，候干洗之。此经验见载于《圣济总录》卷137大黄散。

6. 小户嫁痛 妇人阴户小，性交时疼痛，称为嫁痛或小户嫁痛。可用大黄3分，切细，好酒煮10沸，顿服。此经验见载于《千金翼方》卷4。

7. 惊风 治小儿惊风，大黄、芍药各等份为末，猪胆汁调，贴囟上。此经验见载于《幼幼新书》卷10引《惠眼观证》大黄散。

8. 牙痛 胃热上攻，每致牙痛，可用大黄、香附各烧灰存性为末，入青盐少许，不时擦牙上。若配入橡子末，每日刷牙用，又能固齿。上述经验见载于《丹溪心法》卷4及《瑞竹堂经验方》卷3刷牙药。

［论治备参］

1. 西北之人，土气敦厚，阳气伏藏，重用大黄，能养阴而不破泄；东南之人，土气虚浮，阳气外泄，稍用大黄，即伤脾胃，此五方五土之有不同也。又总察四方之人，凡禀气厚实，积热留中，大黄能养阴而推陈致新，用之可也；若素禀虚寒，虽据证当用大黄，亦宜随人而酌减，此因质禀之有不同也。

2. 仲景百劳丸、䗪虫丸，都用大黄以理劳伤吐衄，意最深微。盖以浊阴不降则清阳不升者，天地之道也；瘀血不去则新血不生者，人身之道也。蒸热日久，瘀血停于经络，必得大黄以豁之，则肝脾通畅，陈推而新致。

3. 产后去血过多，血虚闭而不行，当用养血润肠之剂，必禁大黄为要。老人气虚血闭，当用麻仁丸；肥人痰闭，当用半硫丸，大黄亦所必戒。治者不可畏而不用，亦不可忽而轻用。若元虚不足者，不可用，恐正气耗而亡阳；风寒表证未解，不可用，恐里气一虚，表邪内陷；里证当下，脉势无力不可用，恐热邪去而正气脱。

4. 大黄性虽趋下，而又善清在上之热，故目疼齿疼，用之皆为要药。又善解疮疡热毒，以治疔毒，尤为特效之药。疔毒甚剧，他药不效者，当重用大黄以通其大便自愈。其性能降胃热，并能引胃气下行，故善止吐衄。

5. 大黄苦峻下走，用之于下必生用。若邪气在上，非酒不至，必用酒浸引上至高之分，驱热而下。

6. 古代治疗黄疸的百余方中，约三分之一的方中有大黄，可见大黄为退黄的主要药物。

7. 邹润安说，大黄能“斡旋虚实，通和气血”，故凡肺郁血（瘀血）证，虚人用之不禁。

8. 大黄虽为泻下药，如用小量，不一定泻下，而有健胃作用。如与枳实、厚朴同用，作用多在胃；如与芒硝同用，作用多在肠；如与桃仁、丹皮同用，则有逐瘀作用；如与玄参、石膏同用，能泻三焦之热。

9. 张仲景用大黄，特以利毒而已，故各陪其主药而不单用。合厚朴、枳实则治胸腹满，合黄连则治心下痞，合甘遂、阿胶则治水与血，合水蛭、虻虫、桃仁则治瘀血，合黄柏、栀子则治发黄，合甘草则治急迫，合芒硝则治坚块。

10. 大黄与桃仁同用，则导瘀血；与枳壳同用，则除积气；入痰火药，更能滚痰；入消食药，即能推陈。

11. 仲景治吐血、衄血有泻心汤，大黄与黄连、黄芩并用，此惟脉象有实热者宜之。若脉象微似有热者，常用大黄3钱，煎汤送服赤石脂细末4~5钱。若脉象分毫无热，且心中不觉热者，常用大黄细末、肉桂细末各6~7分，用开水送服，即愈。

12. 凡跌打损伤，血有所瘀，闭而不行，用桃仁、红花之剂，必加酒炒大黄。

13. 大黄与附子并用，则变寒下为温下。

14. 大黄轧作散服之，1钱之力可抵煎汤者4钱。

15. 大黄有安和五脏，补虚调气之能。各类虚证常因气血亏虚，脾虚运弱而见消瘦、倦怠纳少、腹胀便秘等症，此时应配大黄治之，寓补于攻，主要技巧在于配伍、炮制和剂量的调整。少量大黄可通腑气、消谷气、安五脏、除腹胀、调气血，常一投大黄，矢气一转，便行腑通，腹胀旋消，诸症悉轻，有立竿见影之效。凡体虚、气虚者，每以大黄配黄芪同用，效果良好，用于气虚体弱之妇科血证患者，其功更笃。

16. 长期用养阴补虚法不效时，配以小剂量清泻药（如大黄、枳实或元明粉）反佐其间，往往可收效。

17. 胃肠道肿瘤需通导腑气，因此不论有无便秘，或已否手术，在治疗中都可加入大黄。未手术者用生大黄，手术后用制大黄。保持腑气通畅，排除病邪，祛瘀生新，对肿瘤的治疗和康复均有积极意义。

18. 凡以呕吐为主症者，不论外邪侵袭、饮食不节或情志失调、脾胃虚弱均可应用大黄。特别适用于饮食入口即吐，药不入腹者。用法：生大黄、生甘草各1克。水煎片刻或滚烫开水冲泡，药液以1汤匙为宜，不可过多，冷热适度饮之。吐止或缓解后，需辨证用药，以巩固疗效。

19. 遇到怕服汤药，每服汤药即吐者，可在服汤药前，先用大黄、甘草各1克，煎水1小杯（煎煮时间不宜过长），慢慢喝下，服后15~20分钟不吐，再服原汤药即可不吐。

20. 痢疾的病机特点是体内有“滞”。这种滞或为湿热内蕴、气血不和，或为食滞、宿滞，或两者相兼，如湿阻气滞、食滞互结等。故治痢时刻要注意去滞，而去滞之品则首推大黄。其用法是：急性菌痢，肠腑湿热为主者多用生大黄，使峻下而急去其滞，往往可收立竿见影之捷效；对病程长或慢性久痢或虚人兼滞，症见滞下不爽或里急后重者多用酒大黄。盖大黄酒制，既能下其湿热积滞，又能借酒辛热之性开发肠胃郁结，宣通气血。体弱和病轻者用3克，体壮滞重、病盛者用6克，配合枳实、厚朴、槟榔，调气以破滞，收效尤著。

21. 用好肉桂3分，去粗皮，研末，先用开水送服一半，1小时后再服另一半；稍停片刻取生大黄5钱，剉为粗末，分3次服，每隔2~4小时服1次。服大黄后片刻，即觉腹鸣，旋即泻下较多污秽稀粪或少量黏液后，腹内即觉轻松。用此法治疗菌痢初起，均获速效。

22. 慢性乙肝出现谷丙转氨酶、谷草转氨酶和总胆红素3项中1项、2项或全部升高，无论虚实，均可于辨证方药中加入制大黄10~30克，以服后大便泄下如泥如粥，每日2次为佳。即使脾虚便溏，若仅每日1次，仍可加用制大黄，使排便达到每日2次，以促进清热排浊，也常可与车前子配伍，前后分消湿热。当谷丙转氨酶等指标降至正常后，为防止病情反复，宜续服含制大黄方药数周。

23. 预防或治疗因饮食因素引起的肝昏迷，可采用生大黄粉清洁灌肠或同时口服的方法。此法能迅速排除肠腔中可引起昏迷的毒物，而使患者较快清醒。对昏迷较深者，配合使用抗肝昏迷药物，亦能缩短患者的昏迷时间。

24. 治疗胆绞痛，用生大黄10~20克，木香10克，加开水300毫升浸泡10分钟后，频频饮服，用于胆囊炎、胆管炎、胆结石引起的急性上腹刀割样绞痛有效。一般服药30~40分钟后，胆绞痛开始减轻，随着大便的排出，疼痛进一步减轻或消失。

25. 治热结下焦，迫血下行的尿血，用一般凉血止血药无效，改用大黄，血尿即止。惟量不宜大，否则易致腹泻，一般以5克为宜。

26. 高血压属实热证，见大便秘结者，必须用生大黄，用后大便得通，面红目赤减轻，血压也降。

27. 治疗高脂血症，每日口服生大黄粉 0.75 ~ 1 克，分 3 ~ 4 次开水冲服，连服 1 ~ 2 个月，能有效降低过高的血清胆固醇和甘油三酯指标。绝大部分患者服后没有泻下现象，偶见下腹部闷痛，无需处理，便后自行消失。

28. 成人老幼无论寒热虚实之急慢性肾炎，均可在辨证方中加入大黄 1 ~ 5 克。实证生用，虚证制用。大黄活血化瘀，具有改善肾血流量之功及降浊之能，能使肾血流量增加，秽浊毒邪外排，从而使肾炎向愈。

29. 治疗急性中风，不论出血性或缺血性，也不论中经络、中脏腑，属实属虚，均可以便秘作为大黄的应用指征，至大便变软后停用。可用大黄或以大黄为主，煎汤鼻饲，或浓煎后作高位保留灌肠，通过通导大便，排出邪热及秽浊之物，调整脏腑机能，调畅气机，以促进神志的复苏和临床症状的改善。

30. 治脑出血、森林脑炎等见阳明腑实证者，大黄须用 20 ~ 30 克，并与芒硝合用，大便始能下行。燥屎下则神志随之苏醒，燥屎不下，凉开三宝等药用之无效。治疗吐血、衄血、热淋，大黄用 5 ~ 10 克，量不宜大。

31. 大黄治疗血证，病初证实体实，宜用 10 ~ 15 克，以尽斩关夺隘之能；若吐衄反复发作或妇女崩漏日久，证虽实而体已虚者，可用 3 ~ 6 克，以缓图奏功。对于齿鼻耳目诸衄，须以酒炒后用，借酒性之上升，驱瘀热以下；治大量吐血、崩漏之证，可以炒用甚至炒炭后用，以减少其快利之性，而发挥其止血之功。大黄止血，有温用凉用之分。温用每配肉桂，适用于寒热错杂之血证，尤多用于 50 岁以上缠绵难愈的咯血患者，并据证情，掌握两者的用量比例。凉用多配生地，常用治热扰营血夹瘀的各种血证。凡具有出血色紫后鲜红，烦热后潮热，大便干或秘结，及脉数，舌边尖偏红或有瘀斑者，投之辄效。

32. 对类风湿关节红肿热痛之实热症，并见血沉快、白细胞增高者，大黄宜与生石膏配伍，一凉血，一清气，相得益彰。大黄泻实热，故于病之初期用之最宜；若病久则宜与扶正之品同用，以期祛邪而不伤正。

33. 治口臭，用大黄炒炭为末，加少许冰片刷牙漱口，有效。口臭一般在 3 ~ 5 日内减轻或消失。

34. 妇科瘀热证用大黄的适应范围：瘀热在上，症见倒经，经行头痛，瘀血神志异常；瘀热在中，症见胸乳胀痛有块，烦躁易怒经前为甚；瘀热在下，腹胀坠痛，跳痛拒按，或月经色紫暗不畅，夹有血块，淋漓不净或血膈经闭，带下黄赤秽浊，恶露不下。妇检两侧附件增厚或有血块、压痛明显、宫颈糜烂等。一般用酒制熟大黄，病初证实用 10 ~ 15 克，病久虚实夹杂用 3 ~ 8 克。慢性盆腔炎亚急性发作属湿热瘀结之证，可用酒制熟大黄 10 ~ 15 克，伍以红藤、败酱草、三棱、川楝子等同用，每日 1 剂，15 日为 1 疗程，月经期停服，连续观察治疗 2 ~ 3 个月，疗效较好。对子宫内膜异位症所致的痛经，一般以酒炒大黄配以红花作为主药。更年期功能性子宫出血属于子宫内膜增生过长的患者，症见下瘀血块明显，淋漓不尽，可用大黄配以三七，逐瘀如扫，止血如神；下血日久多有虚象，宜伍入参、芪。

35. 妇人慢性盆腔炎、附件炎、月经不调、痛经、闭经、崩漏等疾病，总以气血失调、经隧脉道不畅为主要病机。中医认为污秽之血、离经之血、内结之血皆为瘀血，而妇科血证中大多有瘀血征象。对此，取大黄活血逐瘀、通利血脉、推陈致新，而用于辨证属湿热瘀结、热瘀交阻之妇科诸血证中，每能奏效。如热瘀交阻而致的月经不调、盆腔炎、闭经、痛经等，常用大黄配合丹参为主应用，大黄清热逐瘀，丹参活血化瘀，“功同四物”，两者合用，相得益彰。对于功能性子宫出血者，如单用寒凉凝血药或炭类止血剂，易留瘀恋邪，故宜用大黄配三七为主应用，逐瘀如扫，止血如神。若产后出血日久不已，则常用圣愈汤佐大黄治之，能收到虽不止血而血自止之效。

36. 傅青主治瘀血崩漏，于活血之中佐大黄，谓“逐瘀如扫，止血如神”，诚为经验之谈。此法虽有时可致血量一时增多，但往往一二剂后崩势立缓，服三四剂时，出血不会再度增多，腹痛缓解或消失，出血明显减少，血色转鲜，说明瘀血已去，即可停用逐瘀药。

37. 对阴虚血热，瘀阻胞脉引起的闭经，可用《古今医鉴》秘方二黄散（生地30克，生大黄9克）滋阴泄热，凉血活血，有效。

38. 眼底出血多系瘀久化热、血热妄行所致，治宜凉血散瘀，用大黄配合凉血散瘀之品，意在引瘀热下行。大黄量不宜大，且炒炭用之，既增止血之功，又无留瘀之弊。此外，大黄用于炎症目疾、黄液上冲、凝脂翳、物伤其睛、血灌瞳仁等，其效也如鼓应桴。

39. 虚证不忌大黄，只要具备腹胀、便秘、肠中有宿粪者，都可配伍或单用大黄。年老体虚者常服大黄，可以却病延年。始服大黄应从小剂量2~3克开始，再按耐受情况逐渐调整剂量，原则以腑通为度。煎法可与诸药同煎，不必后下。长期服大黄者，病情稳定后不宜突然停药，应逐渐减量，否则会发生停药后便秘。

40. 大黄用后如出现腹痛，此乃大黄的泻下作用造成肠蠕动加快所致，可配芍药甘草汤缓急止痛，腹痛即除。老人、小儿一般用制大黄，以避免苦寒伤正之弊。大黄用于肝胆病或尿毒症者，剂量应由小到大，因症因人而异，逐步调整，大便控制在日行1~3次为度，方能达到泄热化湿、降浊排毒之作用。对证实体实者，大黄用10~30克不等，方能尽其斩关夺隘之能；若证虽实而体虚者，则用量宜小，以3~10克出入，勿操之过急，当缓图取效。当然，对大黄的敏感性和耐受性存在个体差异，故应用时用量也需酌情调整。

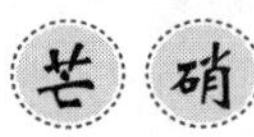

芒硝

芒硝，始载于《名医别录》，原作“芒消”，是硫酸盐类矿物芒硝族芒硝经加工精制而成的结晶体。芒硝因形似麦芒，故名。本品味咸、苦，性寒，归胃、大肠经。

临证应用

［配用简说］

1. 芒硝有泻下通便，润燥软坚的功效，能使肠道保持较多水分，引起肠蠕动增强而促进排便。治疗大便燥结不通，常配大黄同用；如积滞较甚，腹胀腹痛，可加配厚朴、枳实。大便结久不通而体质较弱者，可用芒硝加鲜萝卜同煮，待萝卜熟取出，再加鲜萝卜同煮，如此数次，饮其汁，既能通便，又不伤正气。现代有以本品配莱菔子治疗粘连性肠梗阻、配金钱草治疗胆结石、配茵陈治疗阻塞性黄疸的经验。

2. 芒硝外用能清热消肿，常外敷治乳痈初起，及乳汁不通引起的乳房硬肿热痛。本品配伍大黄、大蒜，加适量食醋捣烂外敷，可用于肠痈。治咽喉肿烂，口舌生疮，牙龈肿痛，可配合冰片、硼砂等研末，吹于患处。治目赤肿痛，可取芒硝适量，加10倍量开水溶化后点眼，或煎汤熏洗。本品水煎外洗，还可用于皮肤湿疹瘙痒等。

［一般用法］

内服6～12克，以药汁或开水冲服，不入煎剂。外用适量，研末敷、煎汤熏洗或水溶化后滴眼。孕妇禁服，年老体弱者慎用。

临证推广

［古用发微］

1. 治疗黄疸病　治急黄，热气骨蒸，两目赤脉，大黄1两半（末）、生地黄汁8合，芒硝1两。3药合和，每服5合，每日2次。方见《备急千金要方》卷10。《千金方衍义》曰："疸发而见骨蒸，似乎虚象，以病起于急，属实何疑？其两目脉赤，又为血热之验。故于《金匮》大黄硝石汤中裁去黄柏、栀子之苦寒，加入生地黄汁，专化血脉之滞也。"治小儿、大人黄疸，亦可单用朴硝4茶匙，以鸡子（鸡蛋）1个搅匀，用井水和匀1碗，每日空心服。用7服为率，弱者间日服。方见《痘疹传心录》卷18朴硝膏。

芒硝通过清热解毒、泻下通便而退黄，是一种给邪以出路的积极治法。急黄是黄疸病中病势急骤、险恶的一类，可见于现代的急性或亚急性肝坏死、化脓性胆管炎及钩端螺旋体病之黄疸出血型等。

2. 治疗积热呕吐　治积热呕吐，芒硝、大黄、杏仁各3两。上药分别捣治，先末大黄，芒硝下从后，捣杏仁如膏。乃合3物，炼蜜为丸，如梧桐子大。每服2丸，每日2次。方见《医心方》卷20引《承祖方》芒硝丸。治胃热呕吐，手足心皆热者，栀子（炒黑）、朴硝各等份。为末，每服一二匙，滚水下。方见《仙拈集》卷1朴栀散。

热积中焦，胃失和降，多致呕吐。用本品配大黄或栀子通腑泻热，为釜底抽薪之治。积热除则胃气降，呕吐自止。

3. 治疗小便不通　芒硝治小便不通，可单用，也常配伍小茴香或赤茯苓同用。如《本草纲目》卷11引《简要济众方》白花散，即单用芒硝3钱，以茴香酒调下。清·

王士禛《香祖笔记》卷8则以芒硝1钱，研细，以龙眼肉包之，细嚼咽下。治膀胱结热，小便不通。亦可用《圣济总录》卷53芒硝散：芒硝（别研）半两，赤茯苓（去黑皮，为末）1两。为末，每服2钱匕，熟蜜水调下；心烦躁热者，以冷蜜水调下。或用《仙拈集》卷2茴硝散：朴硝5钱，茴香（炒）2钱。为末，每服2钱，热酒送下。若关格不通，大小便闭，胀欲死，用芒硝3两，泡汤1升服，取吐即通。方见《本草纲目》卷11引《百一方》。

《名医别录》谓芒硝"利大小便"，可从上述单方或小复方中得到印证。

4. 治疗湿肿 湿肿者，皆脾气受伤之病。或饮食后骤受风寒所侵，或饥渴时误餐生冷所滞，寒积于中，食不克化。其患胸膈不宽，小水不利，面目浮肿，渐至遍身。此土伤不能运化之故。《外科正宗》卷4二蛟散专为此设，用治生冷、恼怒伤脾，致胸膈不宽，小水不利，面目四肢浮肿，诸药不效者。药用：三年老黄米炒焦黄色为末，提净芒硝3两。同入锅内熔化，炒干为末。每用1平杯，和匀，再研极细。大人壮实者，每服3钱；小儿10岁上下者，每服1钱2分。俱用赤砂糖3茶匙和白滚水半茶盅，空心调服。至午大便1次，至晚再大便1次，其疾先从眼胞消起。日久元气虚者，与加味胃苓汤间服。

本用途宜与上条治小便不通互参。原书称，二蛟散"疏通稼土，温养脾元，其小水自利，浮肿自消"，有"百发百中之妙""至重者，不过五服愈"。加味胃苓汤方：陈皮、茯苓、白术、白芍各1钱，藿香、人参、厚朴、山楂、泽泻、半夏各5分，甘草、猪苓各3分。女人加香附1钱。姜3片，灯心20根，水2盅，煎8分，食前服。治脾胃受伤，胸膈不宽，两胁膨胀，小水不利，面目四肢浮肿。

［现代报道］

1. 治疗早期肝硬化 芒硝30克，生牛肉150克。上药文火炖烂，饮汤食肉。每周1剂，连用4次。治疗82例，痊愈61例，显效7例，治愈显效率82.9%。（中医杂志，1993，11：647）

2. 治疗慢性肾衰竭 芒硝50克，加开水100毫升，温度降至37℃～38℃时用肛门插管插入肛门20厘米，将药液注入，并抬高臀部，保留30～60分钟后排便。另用葡萄糖粉20克，加开水100毫升，温度降至37℃～38℃时保留灌肠（方法同前）。上述两种灌肠交替使用，每12小时1次，10～14日为1疗程。所有病例均低蛋白饮食，间断服用利尿剂，血压高者服降压药，并纠正电解质紊乱。共治11例。结果：经2～3个疗程治疗后，除1例（多囊肾）死亡外，其余病例症状均有明显改善。尿素氮均值由治疗前的88.7±34.4mg/dl降至54.2±16.6mg/dl，血肌酐均值由9.2±4.1mg/dl降至5.07±2.10mg/dl。（中西医结合杂志，1989，9：566）

3. 治疗癃闭 芒硝、葱白各250克，混炒后用毛巾包裹敷于小腹部，以热而微烫为度。共治30例，尿潴留24例，肾衰无尿或少尿6例。以用药1～3次，尿潴留者排尿通畅，恢复正常为痊愈；肾衰者排尿量增加为有效。结果：尿潴留者痊愈22例，有效2例；肾衰者有效4例，无效2例。（实用中医内科杂志，1994，2：47）

4. 治疗急性梗阻性化脓性胆管炎 马尾连10克，生大黄10克，芒硝10克。混合研粉，每次30克，加水100毫升，浸泡10分钟，搅匀温服。老弱者酌减，孕妇慎服，呕吐重者鼻饲。8小时后体温不降、大便不通者可重复给药1次，或用药粉50克按常规行保留灌肠。危重病例可鼻饲与保留灌肠并用，并配合解痉、镇痛、输液及抗休克等治疗。共观察21例。结果：有效率95.2%（20/21），1例碱中毒者无效。（中西医结合杂志，1984，7：424）

5. 治疗阑尾周围脓肿 取芒硝100～200克，研成粉末状，用米醋或50%乙醇调匀装入纱布袋内，外敷肿块处，随时加醋或乙醇，使芒硝保持湿润状态。共治215例，以体温、血象正常，腹痛、包块消失或基本消失为痊愈。结果：单用芒硝外敷者75例，痊愈69例，改善6例；先用抗生素后加外敷者86例，痊愈83例，改善2例，恶化1例；先外敷后加抗生素24例，痊愈22例，改善1例，恶化1例；先用抗生素后改用外敷30例，痊愈29例，改善1例。近期随访110例，治愈68例（61.82%），良好20例（18.18%），复发17例（15.45%），其他5例（4.55%）。（现代中医，1989，4：20）

6. 治疗心脏起搏术后瘀肿 在患处用皮硝适量平铺于3～4层纱布上，将其紧贴肿胀部位皮肤，用宽胶布或绷带固定。每日更换1次，直至瘀肿消退，疗程4～14日，共治6例。结果：全部治愈，瘀肿完全消散，伤口获Ⅰ期愈合。术后随访1年以上，未发现局部有瘀块肿胀复发或出现其他并发症。（中西医结合杂志，1990，7：439）

7. 治疗冻疮 药取芒硝、黄柏，未溃者芒硝加倍，已溃者黄柏加倍。上药研为细末，以冰水或雪水调敷患处，每日换药1次。治疗70例，全部治愈。未溃者平均用药5.9日，已溃者平均用药10.6日。（中医杂志，1984，2：75）。

8. 治疗痔疮 取芒硝适量，凉水拌匀，敷于患处，药干后再洒凉水，保持湿润，或以开水冲化后用纱布或脱脂棉吸湿敷于患处。共治48例，嵌顿痔30例，炎性外痔8例，血栓性外痔8例，痔术后水肿2例。结果：敷药后第2日痛止，3～7日痔核消退。（中国肛肠病杂志，1997，5：47）

9. 治疗睑部隐翅虫皮炎 黄柏3～5克，玄明粉3克，水煎，待冷，湿敷局部，每日4～6次，每日1剂。共治34例，均于3日后皮损消失。（安徽医学，1988，2：26）

10. 治疗大骨节病 以芒硝内服，成人每次2～4克，每日2次，共治117例。服药1个月后关节疼痛显著减轻或基本消失者46例；关节功能障碍显著改善者2例；关节疼痛及功能障碍均显著好转者39例；疼痛消失、功能障碍改善、劳动力显著提高者16例；无变化5例；另有9例服药后出现疼痛加剧现象。服药后一般无不良反应，少数服用剂量较大的患者，时有腹胀或轻度腹泻现象。（甘肃卫生通讯，1972，4：23）

11. 治疗骨折肿胀疼痛 用纱布2块（按肢体肿胀范围大小裁剪），将捣碎的芒硝2～3千克平铺于纱布夹层中，约1厘米厚，四周缝合后敷于患处，外用绷带包扎。8～12小时换药1次。共治38例，均在12～48小时内疼痛显著减轻，肿胀消退或部分消退。（上海中医药杂志，1993，1：31）

12. 用于退乳 取芒硝200克（炎热季节用300克），用纱布包裹，分置于两侧乳房上，用胸带固定，经24小时（天热12小时）取下。如1次未见效，可继续敷1～2

次。共观察33例。用药2日后乳退者占85%，其余均于用药后3日内乳退。但产后乳房未胀，用皮硝作预防性退乳无效。（中华妇产科杂志，1957，5：401）

13. 治疗小儿中毒性肠麻痹 在积极抗感染、改善微循环、纠正电解质紊乱等抢救措施的同时，用芒硝100～200克，装入12厘米见方的布袋内，敷于中下腹部，外用胶布固定，上置热水袋热敷0.5～1小时，芒硝溶解，布袋潮湿即可撤去热水袋。一般外敷2～4小时。共治285例，以膨隆的腹部变平，肠鸣音恢复正常为痊愈。结果：痊愈118例，总有效率96.8%；9例抢救无效死亡。（江苏中医，1997，10：20）

14. 治疗牙痛 以芒硝3克，置患处，噙化服。共治150例，治愈108例。其中牙痛而龈不痛者50例，治愈19例；伴龈红肿者100例，治愈89例。（中医杂志，1993，10：583）

15. 用于纤维结肠镜检查前清洁结肠 将芒硝装入胶囊内（每粒含芒硝粉1克），患者于检查当日早晨禁食，空腹服芒硝胶囊24粒。年老、体弱或腹泻次数较多的患者可适当减服3～5粒，大便秘结者增服3～5粒。服后嘱患者多饮水（一般4小时内饮水2个暖瓶左右），中午可吃少量普通饮食，下午排空大便即可做结肠镜检（服药至镜检间隔时间，以不少于6小时为宜）。共观察622例，结果：达到肠清洁标准445例（71.5%），较清洁156例（25%），不清洁21例（3.4%），总有效清洁率为96.6%，同番泻叶组灌肠比较有非常显著性差异。另用同样方法，用于中下消化道及输尿管、肾盂造影前肠道清洁准备共50例，结果均满意。（中医杂志，1990，8：44）

临证参考

［**古法借鉴**］

1. 热极发狂 治伤寒发狂，玄明粉2钱，朱砂1钱。为末，冷水服。治天行壮热，狂言谬语五六日，鸡子3枚，芒硝方寸匕，井花水1杯。3味合搅，尽服之。心烦下则愈。此经验见载于《本草纲目》卷11引《伤寒蕴要》及《外台秘要》卷3引《古今录验》。

现代有用本品组方治疗癫狂的报道：芒硝24克（冲），生军30克，生莱菔子30克，白芥子9克。后3药加水1000毫升，煎至200毫升后倒出；再加水500毫升，煎至100毫升倒出。两煎合一起顿服，芒硝一并冲服。（中药通报，1988，12：50）

2. 时气头痛 治时气头痛，朴硝末2两，生油调涂顶上。此经验见载于《本草纲目》卷11引《圣惠方》。

3. 积聚痞块 治腹中痞块，皮硝1两，独蒜1个，大黄末8分。捣作饼，贴于患处，以消为度。治积聚久着不化，取芒硝2两，每早服5分，白汤冲服，渐消。上述经验见载于《本草纲目》卷11引《邵氏经验方》及《本草汇言》卷13引《方脉正宗》。

芒硝用治积聚痞块，历代本草多有记述。如《名医别录》“主五脏积聚”“破留血”，《药性论》“通女子月闭癥瘕”“散恶血”，《医学启源》“破坚积热块”，以及

《本草再新》主“积聚结癖”等。

4. 痰饮臂痛 治中脘停伏痰饮，致臂痛不能举，左右时复转移，半夏2两，风化硝1两。为末，生姜自然汁打糊为丸，如梧桐子大。每服50克，生姜汤送下。此经验见载于《医学入门》卷5半硝丸。

此乃求本之治。风化硝，玄明粉之别名，乃芒硝经风化而成，半夏、风化硝化痰逐饮，不使痰饮阻滞经络，则臂痛可愈。

5. 消渴 治消渴，酥1升，白蜜3升，芒硝2两。上合煎，欲渴即啜之，每日六七次。此经验见载于《千金翼方》卷19酥蜜煎。

本方对糖尿病所致的消渴引饮不宜。

6. 石淋 治小肠淋，沙石难出，疼痛，胡椒、朴硝各1两。为细末，温汤调下2钱匕，并2服。此经验见载于《圣济总录》卷98二拗散。

《神农本草经》谓朴硝“能化七十二种石”。近人张宗祥《医药浅说》称本品为“治胆及其他结石之药”，“胆中或有结石，非芒硝不能治”。

7. 肾气不足 治肾气不足，芒硝、矾石（熬汁尽）各2两，大豆1升。以水3升，煮取1升2合，去滓，分2次服，当快下。此经验见载于《外台秘要》卷17引《古今录验》。

8. 腰痛 治腰痛不能转侧，雄黄、黄丹各2钱，马牙硝3钱。为极细末，令病人仰卧，用银簪取药少许，点眼大角，缓缓二三次，少顷复旧。此经验见载于《万氏家传保命歌括》卷13神效散。

9. 梦遗 治梦遗方：临睡时以朴硝些许放手心内，用唾液调和，擦龟头。此经验见载于《潜斋医话》引《瑶史》。

10. 风毒肿痛 治一切风热毒气攻注目睑外，及发于头面，四肢肿痛，于腊月中以新瓦罐满注熟水，用朴硝2斤，投汤中，搅散，挂北檐下，俟硝渗出罐外，羽收之。每用半钱，以人乳汁调敷。此经验见载于《本草衍义》卷4。

上方在《外科大成》卷4名“渗雪膏”，方中“熟水”作“热水”，可从。又《本草纲目》曾对上述经验予以总结，谓风化硝“以人乳和涂，去眼睑赤肿，及头面暴热肿痛”。

11. 走注风脚痛 治走注风脚疼痛，筋脉拘急，马牙硝（煅）1两，草乌2枚（烧存性）。为末，每取二三钱，姜汁1盏，慢火熬成膏，摊帛上贴痛处，每日换2次药。此经验见载于《医林类证集要》卷1消毒膏。

12. 结毒在下 治一切毒，在下者，芒硝、甘草水煎服。此经验见载于《急救便方》芒硝甘草汤。

13. 肾肿 治肾肿，荆芥穗1两，朴硝2两。用萝卜、葱同煎汤，洗患处。此经验见载于《赤水玄珠》卷15荆芥散。

肾肿，此指睾丸肿胀。

14. 代指 治代指肿痛，芒硝煎汤渍之。此经验见载于《本草纲目》卷11引《圣惠方》。

15. 漆疮 治漆疮作痒，芒硝煎水涂之。此经验见载于《本草纲目》卷11引《千金》。

漆疮是因接触漆而引起的一种皮肤病症，多因体质对漆过敏所致。《药性论》有“患漆疮，（芒硝）汁敷之”的记载。现代亦有类似报道：治漆性皮炎，取芒硝20～100克放入容器内，以适量开水冲搅溶化，用干净毛巾浸湿熏洗患部，每日3～4次。（河南中医，1987，3：48）

16. 瘾疹、疥疮 治瘾疹百疗不愈，芒硝、黄连各5两，以水8升，煮取4升，去滓，洗风痒处，每日2次。治疥疮经久不愈，朴硝2两（细研如粉），硫黄1分（别研极细），和匀，清油调，临卧敷疮上，每夜3次。上述经验见载于《外台秘要》卷15引《范汪方》及《医方类聚》卷169引《经验良方》。

芒硝为外治瘾疹疥疮之佳品。瘾疹俗称“风疹块”，相当于西医的荨麻疹。

17. 催生、下死胎 催生，朴硝日晒夜露取为末，产难中调下二三钱。治死胎不出，朴硝为末，每服2钱，温童便调下。上述经验见载于《袖珍方》卷4催生散及《普济方》卷357朴硝散。

《明医指掌》用朴硝散治产后败血不下。

18. 小儿惊风 治小儿惊风，朴硝、青黛各等份。为极细末，慢惊每服2钱，急惊3钱，白汤调下。此经验见载于《普济方》卷375引《典药方》无忧散。

19. 耳聋 治耳聋，马牙硝半两，龙脑半钱匕，蕤仁（去皮）半分。为散，入黄蜡2钱熔和，绵裹一枣核大，塞耳中。此经验见载于《圣济总录》卷114牙硝散。

20. 酒渣鼻 治鼻赤如榴者，大黄、朴硝各等份。为末，酒调敷之。此经验见载于《医方考》卷5大朴散。

鼻赤，俗称酒渣鼻，嗜酒者多有之。用上药治疗时，必须戒酒，否则无益。

21. 鼻息肉 治鼻息肉，闭塞疼痛，芒硝、青黛各半钱，乳香、没药各少许。为细末，鼻内嗅之。此经验见载于《普济方》卷56青金散。

本方早出于《儒门事亲》卷12，原用治目暴赤肿痛不能开。

22. 鼻出血 治鼻血不止，玄明粉2钱，水调服。此经验见载于《本草纲目》卷11引《圣济》。

23. 牙齿肿痛 治火牙痛，玄明粉为末，搽痛处。食蟹龈肿，朴硝敷之，即消。治牙齿疼痛，也可用皂荚浓浆，同朴硝煎化，淋于石上，待成霜，擦之。上述经验见载于《青囊秘传》一笑散及《本草纲目》卷11引《普济方》。

24. 小儿重舌、木舌 治小儿重舌，马牙硝研细末，涂于舌上下。治重舌、木舌，也可用朴硝、紫雪各2分，冰片1分，白盐少许，为细末，井水调敷。风热温气上攻，舌硬肿大不消，可用风化朴硝、真蒲黄各半两。蒲黄晒干为末，同朴硝乳钵内细杵匀，每用一字至半钱，点揩舌上下。上述经验见载于《本草汇言》卷13引姚和众方、《幼科金针》卷下朴硝散及《活幼心书》卷下硝黄散。

紫雪，又名紫雪丹、紫雪散，方出《千金翼方》卷18。由石膏、寒水石、羚羊角、麝香等16味药组成，功能清热解毒，镇痉开窍。

［**论治备参**］

1. 芒硝其用有三：治热淫于内，去肠内宿垢，破坚积热块。

2. 芒硝消散，破结软坚，大黄推荡，走而不守，故两药相须，同为峻下之剂。一说《内经》云热淫于内，治以咸寒，佐以苦，故芒硝、大黄相须为使。

3. 芒硝有推陈致新之功，以之治病，病退即止。

4.《名医别录》谓芒硝利大小便，事实上少量芒硝不致泻下，反由吸收而利尿，故能治因心、肝、肾病而发生的水肿。又淋病之初起者，因芒硝利尿而使尿量增多，得收冲刷而获效。

5. 治疗各种癥积、瘿瘤，在辨证方中加用芒硝 5～10 克，能提高疗效。患者服药后大便稍溏，但不会引起剧烈腹泻，亦无其他不良反应。

6. 以芒硝为主抢救急性出血性坏死性胰腺炎、急性梗阻化脓性胆管炎，胆源性败血症、胆源性中毒性休克等胰腺、胆道危重症，能大大减少手术率、病死率，尤其对于老年体弱、病情危重者更显示出其明显的优势。胰腺、胆道危重症的主要临床表现是上腹剧烈疼痛，其疼痛不为一般止痛药所缓解。中医认为是热结于腑，腑气不通所致。攻下热结，通畅腑气，腹痛自解。应用芒硝，或以芒硝为主配伍其他攻下药治疗此类危重病，在腹泻发生之前，腹痛不能缓解，甚至加重，其他临床表现亦无明显改善，一旦得泻，则腹痛立即缓解或消失，其他临床表现亦随之改善，说明芒硝的治疗作用主要表现在得泻之后。了解这一特点，对病人服用芒硝后，在未泻之前表现出的症状、体征加重，体温升高，发生休克或休克加重等邪正交争的反应，才不至于误认为是病情加重、治疗无效而中转手术。胰腺、胆道危重症患者，一次口服 15 克芒硝，极少能在 8 小时内发生泻下作用，故芒硝用量以 30 克为宜。如配伍大黄、硫酸镁等药物助攻，芒硝的用量不宜少于 15 克，才能取得较早、较好的泻下效果，泻下水样便较溏便的效果好。经过 140 多例的临床观察，未发现在静脉补液、纠正酸中毒、纠正离子紊乱的情况下服用大量芒硝，或以芒硝配伍其他攻下药有明显的副作用。

7. 芒硝通便的应用范围比较广泛，不仅用于热性便秘，其他慢性病引起的便秘或习惯性便秘，都可服用。单用芒硝 6 克调蜜饮服，有良好的效果。习惯性便秘可于睡前服芒硝 3 克，蜜少许，能引起缓泻作用，本品服 3 克以下不致引起急泻。习惯性便秘通常隔日服 1 次，使肠道保持适当的水分，逐渐消除其习惯性状态。

8. 治老年大便虚秘，可用芒硝 15～30 克，白蜜 2 大匙，开水调服。便通后，继服六味地黄丸 2 周，可免复秘之苦。芒硝小剂量内服有利膀胱、导癃闭之功。取芒硝 15 克，胡桃肉（焙）3 枚，研末，每日分 3 次冲服，连服 2～3 日，治老年热结水腑，小便不通者效著。芒硝治疗早期肝硬化腹水亦有卓效。凡形体未惫，初次腹水，二便俱实，病情单纯者，可先投芒硝治之。取芒硝 30 克，生牛肉 150 克，文火炖至肉烂，饮汤食肉，每周 1 服，腹水消即止。续服健脾丸、济生肾气丸善后。

9. 芒硝的泻下作用并不局限于肠道，与甘遂、大黄配合，也能泻胸腔的积液。

10. 芒硝具有可靠的泻下作用，粪便清除彻底，可作为 X 线检查前的口服排便药物或替代清洁灌肠，用于尿路平片、钡剂灌肠摄片，效果非常理想。具体方法是：检查前1日下午6时左右，以温开水300毫升，冲化芒硝15克，1次口服，嘱多饮水。2~3小时后开始泻下，排出液体粪便。检查当日晨6时，再按上法服芒硝15克，待排尽大便后，即可作钡剂灌肠检查。检查前的饮食注意事项，按一般常规进行。

11. 郁热胃痛经治疗痛解，但不久复发，继用前方不效者，为郁热虽解，胃中秽浊郁滞未净，用元明粉3~6克，温水化服即愈。

12. 类风湿关节红肿热痛，活动不利者，用芒硝治疗效果满意，有清热消肿作用。据临床观察，若服药后大便稀，腹泻频（每日3~6次），则疗效比较理想，血沉恢复亦快。

13. 治肠痈、肠结，应立足于攻，着眼于通，常以芒硝配大黄同用。大部分患者在泻下后，痛随通减，热随通降，呕随通止。攻通不必以便利为度，而应以痛止为宜；硝黄剂量不必过大，得利便可，即要把握泻下尺度，次数过频，津液随之损耗，有碍机体水与电解质的平衡。

14. 肛门部急性感染及痔核嵌顿肿痛，重用芒硝30克，配伍马齿苋、鱼腥草、苦楝皮，水煎外用坐浴，有良好的消炎、止痛、消肿作用。

15. 芒硝治疗接触性皮炎有较好疗效。取芒硝10克，兑入25~40度热水中，熔化后湿敷或浸泡患处，每次15~20分钟，每日3次。一般1日显效，2~5日痊愈。另外取芒硝100克，凡士林适量，调成膏状，涂患处，每日2~3次，对局限性、播散性神经性皮炎，亦有较好疗效。

16. 取大黄与芒硝配伍，外治软组织挫伤，每每获效。处方：芒硝5克，大黄、栀子各30克，桂枝10克。共研细末，装瓶备用。用时取药适量，水酒各半调敷。大黄、栀子疗伤，民间常用之，若再加入芒硝，则疗效增强。经30余例的对比观察，上方无芒硝的，需5~7日才能肿消痛止痊愈，有芒硝的，只需3~5日就能痊愈。又观察到用药越早越好，肿胀疼痛越明显，疗效越佳。

17. 治小儿强中，用元明粉10克，纱布包扎，于每晚睡前外敷患儿两手心，连用1周，多有效验。

18. 临床常遇屡用抗生素、激素而不能解危的葡萄膜炎病人，病情缠绵，初用激素显效，久用而不能摆脱，一撤即反跳，眼睛红肿热痛大作，邪势鸱张。对此，用芒硝1~15克于对证汤药中导火下行，泻火逐邪，消除体内、血内、眼内的有害物质，特别是消除了瞳孔内的炎性渗出物，常能力挽狂澜，炎消痛止。

19. 芒硝内服都冲化用，不入煎煮。本品味苦且咸，口服易引起恶心，故宜偏凉时服，量不宜过大，服毕用凉开水漱口，用量以3~15克为宜。泻下作用的快慢与芒硝剂量、饮水量的多少成正比。大量饮水，则泻下作用快，约2~3小时致泻；饮水少则泻下作用慢，约5~6小时致泻，根据临床需要，掌握使用。本品药力峻猛，孕妇、心脏病伴心衰及须低盐饮食患者忌用。

LINZHENGBENCAO

8 祛风湿药

祛风湿药，就是能够祛除肌肉、经络中的风湿之邪，以解除痹痛的一类药物。痹痛之症，主要表现为肢体疼痛、关节不利、筋脉拘急或麻木不仁等。一般认为，疼痛游走不定，多属风邪偏胜；疼痛剧烈，多属寒邪偏胜；疼痛而有重着感觉，多属湿邪偏胜；局部出现红肿热痛，多属热邪偏胜。故在应用祛风湿药时，需合理选择和配伍，才能提高疗效。本类药除能祛风湿、止疼痛外，各药都还有其他的效用，这一点需要注意。

独活

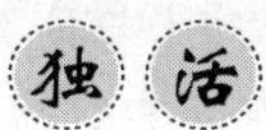

独活，始载于《神农本草经》，是伞形科多年生草本植物重齿毛当归的根。陶弘景称独活“一茎直上，不为风摇”，故名。本品味辛、苦，性微温，归肾、膀胱经。

临证应用

［**配用简说**］

1. 独活有祛风除湿、通痹止痛的功效，为治疗风湿痛的要药。根据古代一些医家的经验，羌活适宜于上半身的风湿痛，独活适宜于下半身的风湿痛，如周身酸痛，则两药同用。独活治疗风湿性关节炎、寒湿腰腿痛，常配合桑寄生、威灵仙、秦艽、地黄、牛膝、川断等同用。疼痛较甚，可加制附子等。

2. 独活功能祛风散寒胜湿，适宜于风寒夹湿所致的头痛、齿痛。风寒夹湿的头痛，痛时如布巾裹紧头部，昏沉而胀，舌苔白腻，此时常配合羌活、川芎、藁本等同用。独活配细辛又善治痛连齿颊的少阴头痛。若风齿痛颊肿，可单用独活，以酒煎热含漱；配合生地、川芎、细辛等同用，收效更捷。治风火牙痛，牙龈红肿者，独活须配升麻、石膏。

［**一般用法**］

入煎剂 3 ~ 10 克；也可浸酒服，或入丸、散。外用熏洗，可用 15 ~ 30 克。阴虚血燥、津液亏损者慎用，血虚头痛也不宜用。

临证推广

［古用发微］

1. 治疗湿热痿痹　独活治湿热痿痹，须与清热利湿药配伍。如治湿热痿软之症，湿热在表，身体重着，走注疼痛，首如裹，面壅肿，小便黄赤，手足发热而脉见浮数，可用黄柏、独活制丸服。方见《症因脉治》卷3太阳二妙丸

《素问·生气通天论》曰："因于湿，首如裹，湿热不攘，大筋软短，小筋弛长。软短为拘，弛长为痿。"正与此证合。独活本是治疗寒湿之邪痹于肌肉，著于关节的要药，但如果与黄柏等清利湿热药同用，又能治疗湿热充斥内外引起的痿痹；如与当归、牛膝等养血活血、补益肝肾之品同用，则又能治疗精血亏虚所致的腰腿重着、疼痛等。此即通过配伍变通的用药活法。

2. 治疗风头眩　治风头眩运，倒仆不定，独活（去芦头）6两，石膏（碎）4两，枳实（去瓤麸炒）、麻黄（去根节先煮，掠去沫，焙）各3两。上为粗末，每服5钱匕，水1盏，酒半盏，同煎至1盏，去滓温服，日3次。方见《圣济总录》卷16四神汤。

《圣济总录》卷16："风头眩之状，头与目俱运是也……风邪鼓于上，脑转而目系急，使真气不能上达，故虚则眩而心闷，甚则眩而倒仆也。"《医学启源》谓："苦头眩目运，非此（独活）不能除。"

［现代报道］

1. 治疗失眠症　取独活30克，朱砂、琥珀各6克，共研为末，混合后装入2号空心胶囊内。每晚睡前2小时服6粒，连用10日。共治210例，以睡眠显著改善至正常，伴随症状消失或基本消失为临床治愈。结果：临床治愈175例，有效30例，无效5例。（湖北中医杂志，1991，2：6）

2. 治疗梅尼埃病　独活30克，鸡蛋6只，加水适量一起烧煮，待蛋熟后敲碎蛋壳再煮15分钟，使药液渗入蛋内。去汤与药渣，单吃鸡蛋，每次2只，每日1次，3日为1疗程。共治12例，以旋转性眩晕、恶心呕吐、耳鸣消失，观察1年以上未复发为痊愈。结果：全部治愈。服药最少2个疗程，最多5个疗程，一般用2~3个疗程。（时珍国药研究，1996，4：196）

3. 治疗白癜风　用短毛独活乙醇提取物制成1%酊剂。日晒组289例每次擦药后10~30分钟进行日晒，每日1~2次，初次日晒为5分钟，如无不良反应，逐次延长至20~30分钟为止，并随季节、天气变化而增减。如发现局部起丘疹、水疱时暂停应用，并进行抗过敏处理，待反应消退后继续治疗。黑光照射组18例，擦药后10分钟进行长波紫外线照射，每日1次（多数隔日或每周照射2次），首次照射时间5分钟，无不良反应，逐次延长至12分钟，累计照射10~30次不等。两组共观察307例，以白斑全部恢复原有色素为痊愈。结果：痊愈20例，显效39例，好转108例，治愈显效率19.2%，总有效率54.4%。疗程最短1个月，最长8个月，一般3个月左右。（临床皮肤科杂志，1982，3：122）

4. 治疗银屑病 用牛尾独活提取物结晶，制成片剂、软膏和酊剂。片剂每片30毫克，相当于生药3.75克，每次服药量为每千克体重3~6毫克，于饭后并在长波紫外线照射前1.5~2小时服用；软膏与酊剂浓度分别为1%和0.5%，于照射前30分钟在皮损局部外用。光源统一采用立式黑光治疗灯。开始每次照射15~20分钟，3~5次后如无不良反应，可渐增至每次照射30~40分钟。每周6次，26次为1疗程。共治92例，进行期66例，静止期26例。以皮损全部或消退90%以上为痊愈或基本治愈。结果：痊愈及基本治愈61例，显效17例，总有效率93.5%。治愈病例平均治疗次数为34.1次。（中华理疗杂志，1983，3：144）

临证参考

［古法借鉴］

1. 水肿 治水气肿胀，用川独活（用巴豆炒，去巴豆）研为细末，煮精猪肉蘸药服。治十种水气，用川独活不拘多少。上为末，每服2钱，用精肉4两，批大片，洗过，入药在内，麻线系定，银石器内河水煮令熟，令患人吃尽，小肠取下泔糊之状。老人五七日再服。上述经验见载于《类编朱氏集验医方》卷4独胜散及《鸡峰普济方》卷19万金散。

《药鉴》云：独活“主苍术，治两足之湿肿”。《现代实用中药》称独活有“利尿消浮肿”的功效。

2. 中风口噤 治中风口噤，通身冷，不知人，独活4两，好酒1升，煎半升服。治中风不语，用独活1两，酒2升，煎1升，大豆5合，炒有声，以药酒热投，盖之良久，温服3合，未瘥再服。治卒中急风，口噤不开，独活1两，桂2两。以酒、水2升，煮取1升半，分为3服，开口与之。温卧，火炙，令取汗。上述经验见载于《本草纲目》卷13引《千金方》、《小品方》及《肘后备急方》卷3。

3. 癣病 治一切癣，独活半两，附子（炮裂，去皮脐）1两。上为末，以酒调和如糊，先用皂荚水洗癣，然后涂之，每日2次。此经验见载于《圣济总录》卷137独活散。

4. 妊娠中风 治妊娠中风，口面喎斜，语涩，舌不转，独活（剉）1两，竹沥、生地黄汁各2合。以水1大盏，煎独活至6分，去滓，下竹沥、地黄汁搅匀，更煎一二沸，分2次温服。此经验见载于《太平圣惠方》卷74独活饮子。

5. 产后中风 治产后中柔风，举体疼痛，自汗出，独活8两，当归4两。为粗末，以酒8升，煮取4升，去渣，分4服，日3夜1，取微汗。若上气者，加桂心2两。不差更作。治产后中风，体虚人不可服他药者，用独活3两，以水3升，煮取1升，分服。耐酒者，亦可酒、水煮之。治产后百日，中风痉，口噤不开，并治血气痛、劳伤，补肾，独活1斤，大豆5升，酒1斗3升。上3味，先以酒渍独活再宿，若急需，微火煮之，令减3升，去滓，别熬大豆极焦使烟出，以独活酒沃之，去豆。服1升，日3夜2。一方用独活1斤，桂心3两，秦艽5两。为粗末，以酒1斗半渍3日，饮5合，稍加至1升；不能多饮者，随性服。一方用川独活、白鲜皮各3两，醇酒五六升，蒸窨。空心随量饮。上述经验见载于《备急千金要方》卷3、《外台秘要》卷34引《小品方》一物独活汤、《备急千金要方》卷3独活紫汤、独活酒及《医略六书》卷30白鲜皮酒。

独活治中风、妊娠中风、产后中风3条宜参看。

6. 小儿癫痫 治小儿发痫，手足掣疭，十指颤，舌强，独活、麻黄（去节）、人参各2分，大黄4分。上以水2升，煮麻黄，减3合，去沫，纳诸药，煎9合，分3次服。此经验见载于《幼幼新书》卷11引《婴孺》独活汤。

《神农本草经》记载独活能治疗癫痫。

7. 风聋 治风聋，独活（去芦头）1两为散，每服2钱匕，以水、酒各半盏，煎至7分。去滓，空心服。同时用水浸椒，煮令热，以布裹熨之。此经验见载于《圣济总录》卷114独活煮散。

风邪入于经脉，经气壅塞不通所致的耳聋，称作风聋，治宜疏风通窍之剂。

［**论治备参**］

1. 独活功用有二：诸风掉眩，颈项难伸；风寒湿痹，两足不用。

2. 独活气味雄烈，芳香四溢，故能宣通百脉，调和经络，通筋骨而利机关。凡寒湿邪之痹于肌肉，著于关节者，非利用此气雄味烈之品，不能直达于经脉骨节之间，故为风痹痿软诸大证必不可少之药。一说本品能散肌表八风之邪，善利周身百节之痛。

3. 独活、羌活均能祛风燥湿，然而表里上下气血之分，各有所长。羌活气雄入太阳，外行皮表而内达筋骨，气分之药也；独活气细入少阴，内行经络而下达足膝，血分之药也。所以羌活有风寒发散之功而解太阳，故目证、疡证、风痹等证为必用；独活仅可为风湿寒邪之用，而治少阴、厥阴，故奔豚、疝瘕、腰膝脚气等疾为必用。一说羌活治足太阳风湿相搏，头痛肢节痛，一身尽痛者，非此不能除，乃拨乱反正之君药；独活治足少阴伤风头痛，两足湿痹不能行动，非此不能除，而不治太阳之证。一说羌活专主上部之风寒湿邪，显与独活之专主身半以下者截然分用，其功尤捷。而外疡之一切风湿寒邪，著于肌肉筋骨者，亦分别身半以上、身半以下，而以羌活、独活各为主治。若在腰脊背膂之部，或肢节牵掣，手足上下交痛，则竟合而用之，宣通络脉，更能神应，

4. 散风胜湿，治少阴经头痛，独活宜与细辛同用。一说独活散湿以化风，然时与防风合奏散风之功；防风祛风以行湿，然时与独活协为除湿之功。

5. 独活主苍术，治两足之湿肿；君荆芥、连翘，散下身之痈毒；佐黄柏，止血崩如神。

6. 独活佐血药活血舒筋，殊为神妙。

7.《滇南本草》记载独活能治两胁疼痛。现代临床则有报道称，肝炎后证属肝气郁滞，脾胃虚弱，肝胆湿热或瘀血阻滞胁痛者，在辨证用药的基础上加独活，成人用6克，一般服3～10剂痛止。

8. 独活有降低血压功效，作用较轻微，亦不持久，临床较少应用，只是对脑出血中风半身不遂伴有高血压时，独活可配合秦艽、豨莶草、赤芍同用，既能改善脑血管

循环，又有助于血压下降。

9. 独活配合当归、肉苁蓉、巴戟天、狗脊等，可治疗脊髓瘫痪，无论弛缓性或痉挛性都可应用。独活对末梢血管有扩张作用，配合当归尾、川芎、赤芍、豨莶草等，可治疗末梢血管循环障碍所致的病症。

10. 治疗银屑病，服用独活配合长波紫外线照射，效果较好，因独活内含光敏感活性物质。

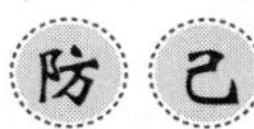

防己

防己，始载于《神农本草经》，但它与现代所用品种不同。现代所用的防己是防己科多年生藤本植物粉防己的根。本品味苦，性寒，归膀胱、肺经。

临证应用

［配用简说］

1. 防己有利水消肿的功效，性善下行，对下半身的水肿尤为适宜。湿热郁滞所致的实证水肿，配合葶苈子、椒目、大黄同用；虚证水肿，配合黄芪、白术、茯苓、桂枝等同用。

2. 防己能祛风除湿，通络止痛，适用于湿热壅塞不通而致的肢体浮肿胀痛，沉重作麻，常配合黄柏、木瓜、薏苡仁同用。若属风湿热痹，关节红肿疼痛，可与蚕沙、薏苡仁、石膏配用；寒湿痹痛，可与乌头（或附子）、肉桂（或桂枝）、白术配用。

［一般用法］

入煎剂 5～10 克，不宜长服久服。体弱、食欲不佳及肝肾功能不良者慎用。

临证推广

［古用发微］

1. 治疗喘嗽 治一切喘嗽，汉防己（有花纹者）、马兜铃（去子）各 1 两。为末，每服 2 大钱，水 1 盏，生猪肉半斤，煎至 6 分，去滓、肉，温呷药清汁，临卧服。方见《普济方》卷 156 引《宣明论》二圣散。《儒门事亲》卷 15 治肺痿喘嗽，用汉防己一味。为细末，每服 3 钱，浆水 1 盏，同煎至 7 分，和滓温服之。治小儿伤寒喘急及诸病喘促，可用《普济方》卷 368 防己散：防己、人参各等份，为末，每服 1 钱，桑白皮煎汤调下，不拘时候。治肺痿咯血多痰，汉防己、葶苈（子）等份，为末，每服 1 钱，糯米饮调服。方见《本草纲目》卷 18 引《古今录验》。若妊娠咳嗽，喘满短气，防己、白药子各 1 两。为粗末，每服 3 钱匕，水 1 盏，煎 7 分，去滓温服，未效再服。方见《圣济总录》卷 156 防己汤。

从上述经验来看，古代用防己治疗喘嗽较为常见，且适用范围广，值得现代临床重视。对此，有关本草亦有记载，如《药性论》谓本品“主肺气嗽喘”；《本草钩沉》谓本品“配款冬花治咳嗽喘息”等。

2. 治疗伏暑吐泻 治伏暑吐泻，阴阳不分，防己1两，香白芷2两。为细末，每服1钱，新汲水调下，不拘时候。方见《杨氏家藏方》卷3防己汤。

暑湿伏留肠胃，阻滞气机，清阳不升，浊阴不降，易致吐泻。上方白芷辛温芳香，化湿浊而升清阳；防己苦寒宣通，利水湿而降浊阴，两药合用，能使暑湿分消，清升浊降，则吐泻可止。又《本草纲目》卷18引《圣惠方》用防己、白芷各等份，治疗霍乱吐利。

3. 治疗衄血、咯血 治鼻衄，防己（生用）3两，为细散，每服2钱匕，新汲水调下；老人、小儿酒调1钱匕服。更用热汤调少许，搐鼻。方见《圣济总录》卷70防己散。治咯血，可用《博济方》卷1汉防己散：汉防己、万州黄药各1两。为细末，每服1钱，水1盏，小麦20粒，同煎7分；食后温服。

“防己大苦寒，能泻血中湿热，通其滞塞”（《本草纲目》卷18引李东垣语），故适用于血分湿热郁滞所致的出血证。上述《博济方》中的万州黄药即黄药子，有凉血止血的功效。黄药子有小毒，内服用量不能过大，以免引起中毒。

［**现代报道**］

1. 治疗肺癌 用汉防己甲素180～300毫克（一般用270毫克）加入40～60毫升生理盐水中，于每次放疗前2小时缓慢静脉注射，或加于5%葡萄糖液500毫升中静脉滴注，每日1次。连用5日后，停药5日，停药期间口服汉防己片剂，每次40～60毫克，每日3次。两者交替，2个月为1疗程。同时合用小剂量放疗（为常规剂量的1/4～1/3）。共治97例，其中37例全程兼服中药。结果：多数病例主要临床症状减轻或消失；肺部肿瘤缩小$>50\%$者31例，缩小但$<50\%$者29例，稳定者28例，增大或转移者9例；有不同程度缩小者共60例，占61.9%，效果优于单用小剂量放疗或单用中药疗法者。（中医杂志，1980，8：39）

2. 治疗矽肺 用汉防己甲素200毫克或300毫克，每日分3次饭后服，每周服6日。第1～2个疗程每疗程半年，疗程间间隔3～6个月；第3～4个疗程每疗程改为3个月，疗程间间隔2个月。每人用药总量为86.4～147.3克，平均120.08克。共治33例，其中Ⅰ期1例，Ⅱ期、Ⅲ期各16例；治疗前胸片显示病变有明显进展者18例，缓慢进展11例，无变化4例。结果：治疗后胸痛、咳嗽、气急症状改善明显，且疗前3例高血压患者未用其他降压药而血压恢复正常；血清铜蓝蛋白明显下降，尿羟脯氨酸呈下降趋势，IgG亦有下降；胸片显示病灶明显吸收好转9例，好转8例，无改变4例，阻止或延缓进展10例，继续进展2例。（中华结核和呼吸系疾病杂志，1981，6：321）

3. 治疗心绞痛 治疗组20例，按每千克体重用汉防己甲素2～3毫克的剂量加入20毫升生理盐水稀释后静脉注射，每日2次，共用2周；停服其他抗心绞痛药物。对照组30例，以口服消心痛为主，劳累型加心得安，自发型加硝苯吡啶，配合小量阿司匹林治疗。结果：治疗组显效8例，改善10例，总有效率90%；对照组分别为9例，19例和93%。两组疗效无显著差异（$P>0.05$）。治疗组心电图改善率40%，对照组

33%，亦无显著差异（$P>0.05$）。（中华内科杂志，1985，11：682）

4. 治疗室上性心动过速 按每千克体重用汉防己甲素3～4毫克的剂量加入40毫升生理盐水稀释后，在10分钟内匀速静脉注射，继以每分钟20毫克速度静脉滴注维持。共治14例。结果：用药后4例心动过速不再诱发；4例转为非持续性；另4例虽能诱发，但其心动周期延长（$P<0.05$）；2例无变化；总有效率87.5%。（中华心血管杂志，1993，4：225）

5. 治疗肝硬化 治疗组54例，口服汉防己甲素50毫克，每日3次；对照组21例，口服肝泰乐0.2克，每日3次。结果：治疗组治疗6个月后，血清透明质酸酶和Ⅲ型前胶原肽的含量已出现降低，12个月后下降更明显（$P<0.05\sim0.01$）；而对照组治疗前后无显著差异。治疗组治疗18个月后，胶原纤维沉积明显减轻（$P<0.05$），或纤维化程度部分减轻，局部坏死组织明显好转，炎性细胞浸润减轻，但是纤维结节、假小叶结构无变化，而纤维化减轻程度不如慢性肝炎明显。（上海医学，1993，10：562）

临证参考

［古法借鉴］

1. 头痛 治头风暴痛，用汉防已3钱酒炒，水煎服。此经验见载于《本草汇言》卷6引《摘玄方》。

本条宜与下述防己治目睛痛条参看。

2. 水臌 治水臌胀，汉防已1两，生姜5钱。同炒，随入水煎服，半饥时饮之。此经验见载于《本草汇言》卷6引杨氏方。

水臌可见于肝硬化腹水及肾性水肿、营养不良性水肿等伴见腹水者。

3. 痔疮 治五痔及内外痔疾疼痛不可忍，防已不以多少为细末，浓煎瓦松汤3升调药，置桶中，慢慢淋渫患处，候通手淋洗，每日一二次。此经验见载于《杨氏家藏方》卷13定痔散。

4. 疥癣 治遍身虫癣瘑疥，汉防已3两，当归、黄芪各2两，金银花1两，煮酒饮之。此经验见载于《本草切要》。

防己用治“诸瘑疥癣，虫疮”（《名医别录》），是因其有祛风和清泄湿热的功效。

5. 目睛痛 治目睛暴痛，防已酒浸3次，为末。每服2钱，温酒下。一方用防已1两，当归、黄芩各5钱。为粗末，水1盏半，煎至1盏，入红酒半盏，温服。上述经验见载于《本草纲目》卷18引《摘玄方》及《证治准绳·类方》卷7定痛散。

防己有祛风、除湿、泻血热、通滞、止痛等功效，适用于风热、风湿上扰或血分湿热上攻所致的目睛疼痛。用酒制过，其泄热下行之功更捷。

6. 解雄黄毒 中雄黄毒，可以防已汁解之。此经验见载于《肘后备急方》卷7。

［论治备参］

1. 防已，辛苦大寒，性险而健，善走下行，长于除湿、通窍、利道，能泻下焦血分湿热，及疗风水要药，故凡水湿喘嗽、热气诸痫、温疟脚气、水肿风肿、痈肿恶疮及湿热流入十二经，以致二阴不通者，皆可用防己调治。如属脚气肿痛，湿则加苍术、薏苡、木瓜；热则加黄芩、黄柏；风加羌活、萆薢；痰加竹沥、南星；痛加香附、木香；血虚加四物；大便秘加桃仁、红花；小便秘加牛膝、泽泻；痛连臂加桂枝、威灵仙；痛连胁加龙胆草，随症通治，斯为善矣。

2. 防己，大抵闻其臭则可恶，下咽则令人身心为之烦乱，饮食为之减少。但十二经有湿热壅塞不通，及治下疰脚气，除膀胱积热，而庇其基本，非此药不可，真行经之仙药，无可代之者。

3. 去下焦湿肿及痛，并泄膀胱火邪，必用汉防己、草龙胆为君，黄柏、知母、甘草佐之。一说凡使防己于下部湿热药中，亦必以二术、茯苓、黄柏、甘草、萆薢、木瓜、石斛、苡仁等补益之药为佐，乃无瞑眩之患。

4. 防己通治风湿、皮水二证。《金匮要略》治汗出恶风者，佐白术；水气在皮肤中聂聂动者，佐桂枝。一以培土，一以和阳，同治表邪，微分标本。

5. 汉防己得冬葵子，通小便淋涩；配知母、黄柏，去下焦湿肿；配桃仁，治大便秘；佐龙胆草，治胁痛；使陈胆星，治热痰；合威灵仙，治肩臂痛。又本品配当归、川芎等治血虚风痛；配香附等治胃痛、腹痛；配款冬花治咳嗽喘息；配茯苓、泽泻等治水肿；配香白芷，治伏暑吐泻，阴阳不分。

6. 防己气味苦寒，药力猛迅，若非下焦血分实热实湿，及非二便果不通利，妄用此药投治，其失匪浅，不可不知。

7. 仿己椒苈黄丸意，取防己配伍葶苈子，泻肺行水有极妙之处，用于治疗痰湿水饮，颇收效验。临床治疗老慢支、肺心病属水饮凌肺者有良效。

8. 防己合葶苈子等份为末，糯米饮调服，治肺痿咯血多痰。

9. 凡关节炎出现红肿热痛，身有微热，小便不利，可用防己为主药，加苍术、黄柏、生苡仁、秦艽等治疗。防己可用 15 克，肿痛缓解即减量。若热痛偏重者再加生石膏 30 克。防己配石膏解热镇痛的功效更显著。又风湿病症能用防己治疗，腰及下肢偏重者更适宜。此类病症湿气大都比较严重，用防己 9 克与独活寄生汤合用，有良好的祛湿功效，惟需注意防己量不宜过重，应用 5 次后即停用。体力虚弱时应转用补益药，湿气症状明显时仍可短期应用。

10. 防己对消除局部黑斑，尤以目眶周围发黑有效。

11. 防己有通窍启憋之功，对耳朵憋气，有堵塞感者，用之有效。

威灵仙

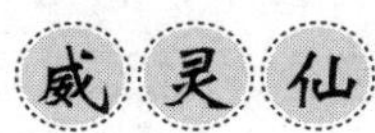

威灵仙，其入药始见于姚僧垣的《集验方》，是毛茛科藤本植物威灵仙、棉团铁线莲或东北铁线莲的根及根茎。本品味辛、咸，性温，归膀胱经。

临证应用

［**配用简说**］

1. 威灵仙长于祛风除湿，通络止痛，适用于风湿痛、肌肉麻痹、关节屈伸不利、筋骨酸痛等症。对腰膝腿脚疼痛，疗效更好。可随证选配羌活、独活、桑寄生、牛膝、桂枝、续断、黄芪、当归、防己、木瓜、薏苡仁等同用。

2. 威灵仙15克，加水2碗，煎至1碗，去滓，加白糖及米醋各1汤匙，在1小时内缓缓含咽服用，可用治小骨刺梗阻咽喉。但比较大的鱼骨、鸡骨梗阻，或骨刺虽小，但梗阻部位较深者，不宜用上法，而应及时去医院采取手术钳取，以免贻误病情。

［**一般用法**］

入煎剂6～10克，必要时可酌情加大用量；或浸酒服。外用适量，捣敷或水煎熏洗。气血虚弱者及孕妇慎服。

临证推广

［**古用发微**］

1. 治疗噎膈　威灵仙治噎膈，大便燥急，饮食良久复出，及朝食暮吐，暮食朝吐者，其功甚捷。新取威灵仙（捣汁，四五月开花者）、生姜（捣汁）、白砂蜜（煎沸，掠去上沫）各4两，真麻油2两。上4味，同入银石器内搅匀，慢火煎，候如饧，时时以筷挑食之。1料未愈，再服1料。方见《医学正传》卷3润肠膏。治噎塞膈气，也可用威灵仙一把，醋、蜜各半碗，煎5分，服之。吐出宿痰，愈。方见《本草纲目》卷18引唐瑶经验方。《良方集腋》卷上亦有一首神验噎膈方，药用威灵仙2两（水浸一宿取出，捣汁），食盐1钱5分，狗宝末3分。上药共调和，炖温服。服之少顷，病者觉上焦胸膈之间气机旋扰作动，勿令呕。次日仍用威灵仙2两，浸之隔宿，如前捣汁，入食盐1钱5分，刮入狗宝末4分，调服之，觉动处略下。第3日仍如前法，再用威灵仙2两绞汁，入食盐1钱5分，狗宝末5分，调服，少停，动处更下，则大便下黑血痰涎。下之后正气虚耗，须备参剂服之，则气机通利，病即愈矣。愈后务必食淡1年，否则再发不治。

威灵仙治噎膈，取其宣行脏腑、通利经络、消散癖积之功。狗宝，即狗胃中的结石，有降逆气、开郁结的功效，常用治噎膈反胃等症。

2. 治疗饮食所伤　治伤食，积滞胃中不消，日久面黄肌瘦，胸膈膨胀，肚大青筋，或时作泄，乍寒乍热，肢体酸困，威灵仙、砂糖各3钱，点水酒服之。方见《滇南本草》卷3。若体内有停痰宿饮，喘咳呕逆，全不入食，是饮食所伤，可用威灵仙（焙）、半夏（姜汁浸焙）为末，用皂角水熬膏，丸如绿豆大。每服7丸至10丸，姜汤下，每日3次，1个月为验，忌食茶、面。方见《本草纲目》卷18。

李东垣体会：威灵仙能“推新旧积滞，消胸中痰唾”（引自《本草纲目》卷18），故善治食伤饮伤。本效用宜与上条治噎膈互参。

3. 治疗便秘 威灵仙性温，主诸风，宣通五脏，善去腹内冷滞。治便秘中的冷秘，单用威灵仙不拘多少（洗，切），为末，炼蜜为丸，如梧桐子大。每服15丸至20丸，临卧生姜清米饮送下。方见《圣济总录》卷97威灵仙丸。治风秘，可选《普济方》卷106引《护命方》威灵仙散。该方治老人风气壅盛，大肠秘涩，五六日方大便1次，天阴日盛，头旋目暗，发作无时。药用威灵仙（酒浸，切，焙）1两，川芎、羌活（去芦）各半两。上为散，每服2钱匕，空心葱汤调下。大便不解，第2日再服。威灵仙经过适当配伍，又可用于老人气虚不运，津枯便秘。《鸡峰普济方》卷13有威灵仙丸和紫苏麻仁粥，用治年高之人，津液枯燥，无以润养，肠间干涩，气血俱衰，艰于运化，其脉躁大。威灵仙丸用黄芪1两（蜜炙，切），威灵仙半两（去土，洗），枳实1两。为细末，炼蜜和丸如梧子大，生姜汤下20丸。同时将紫苏子、麻仁研水取汁煮粥食，甚佳。

阴寒凝结于肠胃，津液不通，肠道秘塞，谓之冷秘。《医学心悟·大便不通》曰："冷闭（秘）者，唇淡口和，舌胎白，小便清，喜热恶寒，此名阴结，宜用温药而兼润燥之法。"风气壅滞大肠，传化失职，肠胃干涩，是谓风秘，多见于老年体弱及素患风病者。

4. 治疗痔疮 《外科精义》治痔疮肿痛，单用威灵仙3两，用水1斗煎汤，先熏后洗，冷再温之。方引自《本草纲目》卷18。《御药院方》卷8威灵仙散，则用威灵仙、枳壳各1两，主治、用法相同。内服丸方，可举《圣济总录》3方：卷141能消丸，用威灵仙配木香、防风，治五痔肿痛，下血不止；卷142威灵仙丸，用威灵仙配乳香、枳壳，治气痔，大便涩；卷143威灵仙丸，用威灵仙配木香，治肠风痔瘘，肛边鼠乳，疼痛不可忍。3方均主用威灵仙而奏效。

威灵仙是治疗痔疾的常用药物，既可单用，也常配伍枳壳、乳香、木香等同用；既可为丸内服，也可煎水熏洗。根据古人经验，用本品治疗痔疾时，要忌食茶、面。

［**现代报道**］

1. 治疗放、化疗引起的恶心呕吐 威灵仙50克，加水300毫升，文火煎至150毫升，去渣加水再煎，两次煎液合并，早晚空腹服，每次150毫升。服药期间禁饮茶及面汤。共治120例，放疗80例，化疗40例。一般服药1~2次症状缓解，3~6次症状消失，6~8小时后可进食，有效率达90%。（山西医药杂志，1989，5：283）

2. 治疗胆石症 威灵仙60克，每日1剂，分两次煎服。共治120例，以临床症状消失，大便能找到结石，且1年以上无复发者为治愈。结果：治愈60例，好转44例，无效或转手术者16例，总有效率87%。（河南中医，1987，6：22）

3. 治疗泌尿系统结石 威灵仙、茅根各60克，水煎，每日3次饭前服，一般服6~8剂。共治15例，病程最短7日，最长1年。结果：全部排出结石。（浙江中医杂志，1984，9：395）

4. 治疗足跟疼症 威灵仙5~10克，捣烂，用陈醋调膏备用。先将患足浸泡热水中5~10分钟，擦干后将药膏敷于足跟，外用绷带包扎。晚休息时，可将患足放在热水袋上热敷，每2日换药1次。对个别足跟红肿的患者配以抗生素治疗，如局部有溃破，不可使用。共治 89 例，X 线片显示跟骨骨刺 52 例，外伤引起 19 例，劳累引起 6 例，天冷等引起 12 例。以症状消失，行动自如为痊愈。结果：痊愈 76 例，平均治疗 6.5 次；好转 11 例，无效 2 例。（中医杂志，1990，7：25）

5. 治疗脊柱肥大症 用威灵仙注射液注射于肥大椎体左右两侧之华佗夹脊穴，一般取 2～4 个穴，得气后注药，每穴注射 1～2 毫升，每日或隔日 1 次，10 次为 1 疗程。治疗颈、胸、腰椎等椎体肥大 100 例，有效率为 87%。有效者治疗次数最短 5 次，最长 40 次，平均治疗 1.5 个疗程。（医学情报交流，1975，1：60）

临证参考

［**古法借鉴**］

1. 膀胱宿脓恶水 治膀胱有宿脓、宿垢、恶水，气利，用威灵仙 2 两，水煎服。此经验见载于《本草汇言》卷 6 引方龙潭方。

威灵仙的上述效用最早见载于《开宝本草》。现泌尿系肿瘤有时会见到上述见症。

2. 气痛 治男妇气痛，不拘久远，威灵仙 5 两，生韭根 2 钱半，乌药 5 分，好酒 1 盏，鸡子 1 个。灰火煨一宿，五更视鸡子壳软为度。去渣温服，以干物压之，侧睡向块边，渣再煎，次日服。觉块刺痛，是其验也。此经验见载于《本草纲目》卷 18 引《摘玄方》。

3. 肠风便血 治肠风泻血久者，威灵仙、鸡冠花各 2 两，米醋 2 升，煮干，炒为末，以生鸡子清和作小饼，炙干再研。每服 2 钱，陈米饮下，每日 2 服。此经验见载于《本草纲目》卷 18 引《圣济》。

《本草衍义》：“（威灵仙）治肠风。”

4. 瘰疬、痰核 治瘰疬、痰核、痰串，羊角数对，威灵仙 4 两。共入瓦罐内，加清水煮数沸，候角软，取出切薄片，用新瓦烧红，将角铺上，焙炒过研细，每灰 1 两，加广木香 1 钱，白芥子 3 钱，共为末，炼蜜为丸。用槟榔煎汤送下，或夏枯草汤送下亦可。服至 7 日后，大便下如黑羊屎，小便出黑水，自消。此经验见载于《种福堂公选良方》卷 2 内消瘰疬痰毒方。

威灵仙能疏通血滞，消散痰积，故能治此。

5. 杨梅疮 治杨梅疮，服轻粉毒药年久不愈者，用威灵仙 3 斤，好酒 10 壶，封煮 3 炷香，取起。逐日饮之，以愈为度。此经验见载于《本草汇言》卷 6 引《外科全书》。

6. 便毒、发背 治便毒，威灵仙、贝母、知母各 1 两。上为末，每服 3 钱，空心酒调下。如不散，再服。治发背、便毒，也可用威灵仙、贝母、白芷、甘草各等份。为粗末，每服半两，酒、水煎服。上述经验见载于《痈疽验方》威灵仙散及《普济方》卷 290 威灵仙散。

7. 破伤风 治破伤风病，威灵仙半两，独头蒜 1 个，香油 1 钱。同捣烂，热酒冲服，汗出即愈。此经验见载于《本草纲目》卷 18 引《卫生易简方》。

《本草汇言》卷6引《卫生方》，威灵仙用1两，独头蒜2个，香油3钱。

8. 疥癣 治遍身疥疮，威灵仙1两半（去土，为细末），猪胆3枚。取胆汁和药末为丸，如梧桐子大。每服20丸，荆芥汤送下，不拘时候。治疥癣经年不愈，不分男女长幼，以威灵仙3两，白术2两，浸酒5壶，蒸一夜，每日随时随量饮。上述经验见载于《圣济总录》卷136快肌丸及《本草汇言》卷6引《方脉正宗》。

威灵仙本效用与其祛风除湿、宣通脏腑经络的功能有关。又《外科大成》威灵仙散，单用本品酒拌，九蒸九晒，为末，每服2钱，酒下，或米糊为丸服，治疗疥癣等与风邪有关的各种病症。

9. 跌打损伤 治打扑伤损，威灵仙根（和乌豆煮，焙干）为末，酒煮面糊为丸。每服50丸，空心服。此经验见载于《类编朱氏集验医方》卷13神妙丸。

威灵仙功擅通络止痛，故治跌打损伤亦妙。

10. 小儿惊风 治小儿急、慢惊搐，脐风撮口，牙关紧闭，痰涎壅盛，咽喉肿痛，威灵仙1两半（去芦，剉细焙，为末），熬膏服。此经验见载于《证治准绳·幼科》卷1劫风膏。

威灵仙功能祛风除痰，主要适用于风痰所致的惊风痰痫。

11. 小儿病后多睡 治小儿诸病后多睡，白僵蚕2钱，威灵仙3钱，大戟1钱。上为末，每服半钱，腊茶清调下，二服便醒。此经验见载于《普济方》卷400引危氏方醒睡散。

12. 风蚛牙痛 治小儿风蚛牙痛，威灵仙、白茯苓（去黑皮）各1两。上为散，每用1钱匕，水1盏，醋半盏，葱白1握（切），煎至6分，热渫冷吐。此经验见载于《圣济总录》卷172二圣散。

《湖北中草药志》记载，治牙痛，取威灵仙、毛茛之鲜品各适量，捣汁搽痛齿处，有效。

［**论治备参**］

1. 威灵仙主风湿痰饮之疾，功能宣行五脏，通利经络，其性好走，亦可横行直往。追逐风湿邪气，荡除痰涎冷积，神功特奏。一说本品主治风湿痰壅滞经络中，致成痛风走注，骨节疼痛，或肿或麻木。风胜者患在上，湿胜者患在下，二者郁遏之久化为血热，血热为本而痰则为标矣。以此疏通经络，则血滞痰阻无不立豁。若中风手足不遂，以此佐他药宣行气道。

2. 威灵仙治风湿痰饮之病，气壮者服之有捷效。其性大抵疏利，久服恐损真气，气弱者亦不可服之。

3. 威灵仙治痛风有效，大致有麻醉止痛的作用。

4. 丹溪治腰痛属阴虚而有湿热者，以龟甲为君，而威灵仙同他药或臣或佐。此症虚与热皆有，一兼于湿，威灵仙遂不可少。凡寒湿腰痛，治以温补，而未尽霍然者，因湿邪留滞在经，他药不能祛也，须于滋阴益阳中，用威灵仙同苍术为主，乃获痊愈。

5. 威灵仙与人参并用，治气虚小便不利甚效。

6. 威灵仙配鸡冠花，治肠风泻血；佐木瓜，治腰脚病；佐川乌、五灵脂，治手足麻；佐补气药，为宣通气道之助。

7. 威灵仙捣烂，拌入青黛末、冰片末，醋调成膏外敷，能治疗流行性腮腺炎。每隔3小时涂药1次，直至痊愈。

8. 威灵仙有良好的宽胸理气、安神定悸作用，临床遇到诸病有胸闷憋气、心悸见症者，在辨证用药基础上加用威灵仙15~20克，每每收效。

9. 不论麻木的原因，只要有麻木症状，就可配伍或单独使用威灵仙，常能收到满意疗效。上肢麻木，配桂枝；麻木而有发热者，加桑枝、金银花藤。下肢麻木因寒湿所致者，配附子；肿胀明显者，可配川牛膝、木瓜、防己等祛湿之品。麻木因湿热所致，患处有明显灼热感，配炒知母、黄柏。对于气血亏虚，经脉失养的麻木，则宜加生黄芪、当归、鸡血藤、赤芍等药，补气血、通经络以治本。此时威灵仙既能疏通经络以治标，又可将补气之药带入五脏六腑、四肢百骸，使其充分发挥效用。

10. 威灵仙通散作用较强，配用治疗结石病（尤其是泌尿系结石）、下肢结节性红斑、骨质增生（内服外治皆可）、乳腺增生症、输卵管阻塞、子宫肌瘤等，均有较好疗效。

11. 威灵仙30克，治胆绞痛；威灵仙10克，配王不留行、浙贝母各10克，炮山甲6克，治前列腺增生症见排尿困难，均与其能兴奋平滑肌作用有关。另外，食管痉挛也可用本品治之。

12. 《世医得效方》、《本草从新》中均有威灵仙治疗便秘的记载。临床用威灵仙20~30克，配肉苁蓉10克，治疗老年性习惯性便秘，有良效。

13. 威灵仙有排泄尿酸作用，用治痛风有较好疗效。痛风急性发作时，肢体红肿疼痛，发热，彻夜不眠，威灵仙有较好的解热镇痛功用，随着症状缓解，血尿酸逐渐下降。经验方：威灵仙、生地、车前子各15克，伸筋草、泽兰、泽泻、粉萆薢、牛膝、丹皮、赤芍、黄柏各10克，地龙12克，生甘草6克。有化脓性感染症状者忌用。

14. 威灵仙配羌活、独活、秦艽，治风寒湿痹；配萆薢、土茯苓，治痛风；配黄芪、当归、鸡血藤，治骨质增生，肢体麻木；配郁金、金钱草、海金沙，治胆石症、泌尿系结石；配川乌、草乌、乳香、没药，研末醋调外敷，治足跟痛。威灵仙性猛，走而不守，能宣通十二经络，其取效关键在于剂量。一般新痛者用15克左右，久痛可用30~60克。宣痹通络宜酒炒，余症皆以生品为治，鲜品捣敷宜现制现用。本品临床所用品种不一，疗效有异，以毛茛科之威灵仙为正品。

15. 威灵仙擅治骨梗，因梅核气具有咽部如梗的症状，从而移用于梅核气的治疗。治梅核气，威灵仙单用或加入理气散结方药中，每次30克，水煎服，辄效。

16. 截疟方中往往加威灵仙为副药。

17. 威灵仙煎水外洗，有解毒止痒功效，适用于外痔发炎及肛门肿胀、脓肿及湿疹，妇女坐浴可治外阴炎、阴道炎。

18. 治妇女子宫炎、子宫颈炎，或阴道炎发生白带症状者，用威灵仙、金樱子、莲须配合，有良好效果。

19. 威灵仙配伍骨碎补，治疗风寒湿邪痹阻于耻骨，或产后耻骨痹痛因风寒湿邪痹阻者，甚验。如加刘寄奴，疗效更好。

20. 小儿喘息重症，用麻、杏不效者，可用威灵仙加银杏、苏子以肃肺下气而定喘。威灵仙不仅调理气机，通行全身，还能止嗽，兼有化痰之功。成人支气管炎咳喘、肺气肿，或过敏性支气管哮喘，在辨证方中加威灵仙可提高疗效。

21. 威灵仙善开噎塞，有解除咽喉部痉挛的作用，用治吞咽困难有效。

22. 取威灵仙能消善走之性，重用威灵仙（需要时可用至30克）于对证方中，用治慢性咽炎、反流性食管炎等病，疗效满意。慢性咽炎属痰气交阻型，取威灵仙合半夏厚朴汤加减；阴虚火炎型则以威灵仙合增液汤加减。服药方法以餐后含咽为好。治疗反流性食管炎，取威灵仙30克，白芍20克，白及15克，枳实12克，每日1～2剂，水煎频频含咽之，能较快缓解症状。

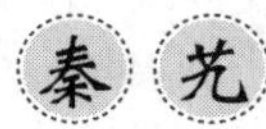

秦艽

秦艽，始载于《神农本草经》，是龙胆草科多年生草本植物秦艽、麻花秦艽、粗茎秦艽或小秦艽的根。本品味辛、苦，性平，归胃、肝、胆经。

临证应用

［**配用简说**］

1. 秦艽有祛风除湿、舒筋活络的功效，凡风寒湿三气侵入肌体，合而为病，气血痹阻，筋脉拘挛，周身肌肉或关节疼痛，不论病之新久，也不论偏寒偏热，均可应用。现临床常用于风湿性和类风湿关节炎，每选配桑寄生、威灵仙、牛膝、当归等同用。寒重者加附子、桂枝；湿重者加苍术、白术；风盛者加羌活、独活、防风；热象偏盛者加知母、防己、忍冬藤；筋脉拘挛甚者加木瓜、白芍、伸筋草；血虚者加首乌、白芍、鸡血藤。秦艽还常用于中风后半身不遂，尤其是有上肢拘挛症状者。

2. 秦艽能退虚热，治阴虚骨蒸潮热，常配合青蒿、知母、鳖甲、地骨皮等同用；治小儿疳积发热，常配合胡黄连、薄荷、使君子等同用。

3. 秦艽还能利湿退黄，古人称其能治“遍身黄疸如金”。现临床对病毒性肝炎等因湿邪郁蒸而致周身发黄者，可以本品选配茵陈、黄柏、栀子、黄芩、苍术、茯苓等同用。

［**一般用法**］

入煎剂3～10克，或入丸、散。尿多、便泻者慎用。

临证推广

［**古用发微**］

1. 治疗诸种风病　治一切百种风病，秦艽1两，牛乳2升。煎取1升，下诃黎勒，服之差。方见《敦煌古医籍考释》引《杂疗病药方》。《医心方》卷3引耆婆方日月散亦治一切风病，药用秦胶（艽）、独活各8分。上为散，每服1方寸匕，酒调下，每日2次。还顺四时之四季作服之，春散，夏汤，秋丸，冬酒，四季煎膏。

风者，百病之长，至其变化为他病，无常方。现录日月散方后列举的若干“病风之状”，以供应用参考。这些症状包括“头重痛、眼暗、四肢沉重、不奉不随、头闷、心闷烦躁、手足疼痛、肿气、不能多食、嗔怒忧思、健忘多梦、悟惽惽、只欲睡卧懒起、面目失色、房事转弱、渐自瘦、不能劳动、劳动万病即发”等。关于秦艽祛风的效用，《名医别录》记载：“疗风，无问久新”，能治“通身挛急”。又上方随日月之移，按四时之季，分为散、汤、丸、酒服之，故名“日月散”。

2. 治疗头风白屑　治欲令发长及除头中歹白屑方：大麻子3升，秦艽3两。上两药熟熟研罢，米泔水中浸一宿，明旦去滓，用以沐发。数作之。方见《敦煌古医籍考释》引《不知名医方第二种》。

头风白屑，指头皮燥痒，搔之落白屑的病证，古人认为是肺之证，与“风邪”和“劳损伤肺”有关。故秦艽本效用，亦是其“疗风”之绪余。《备急千金要方》卷13：“治肺劳热，不问冬夏老少，头生白屑，瘙痒不堪。然肺为五脏之盖，其劳损伤肺，气冲头顶，致使头痒，多生白屑，搔之随手起。人多患此，皆从肺来，世呼为头风也。沐头汤方：大麻子、秦艽各3升，皂荚屑5合。”与本方雷同。

3. 治疗小便失畅或不通　治小便艰难或转胞，腹满闷；不急疗，杀人。用秦艽1两，水1盏，煎7分，分作2服。又方：加冬葵子等份为末，酒服1匕。方见《本草纲目》卷13引《圣惠方》。

秦艽功擅下水，利小便，《神农本草经》即有明文记载。转胞即“妊娠小便不通”，是指孕妇因胎压膀胱，出现小腹胀而微痛，小便不通的一种病证。

［**现代报道**］

1. 治疗病毒性肝炎　秦艽、丹参各15克，六月雪30克，随证加味。每日1剂，水煎分2次温服。共治86例，以黄疸完全消退，自觉症状消失，肝功能3次检查正常，肝脾缩小，无明显压痛、叩痛为痊愈。结果：痊愈58例，好转7例，退黄时间平均为12.5日，肝功能恢复正常时间平均为23.5日。（浙江中医杂志，1989，9：391）

2. 治疗流行性脑脊髓膜炎　将秦艽制成注射液（每毫升含生药0.625克），每次2～5毫升，每日4次肌内注射，疗程3～7日。共治21例，体温38℃～40.8℃，脑脊液混浊度（＋～＋＋＋），均有典型症状和体征。结果均痊愈，未留后遗症，用药总剂量为24～120毫升。（哈尔滨中医，1960，5：27）

临证参考

［**古法借鉴**］

1. 消渴　治消渴，除烦躁，秦艽2两（去苗），甘草3分（炙微赤，剉）。上为散，每服4钱，以水1中盏，加生姜半分，煎至6分。去滓温服，不拘时候。此经验见载于《太平圣惠方》卷53。

消渴而烦躁，是阴虚火炎，虚热内扰之象。秦艽长于除潮热烦渴，故用于消渴之证，颇为适宜。又《小儿卫生总微论方》用秦艽合牛乳同煎，治伤寒心神烦躁，口干烦渴。

2. 暴泻引饮 治暴泻引饮，秦艽2两，甘草（炙）半两。每服3钱，水煎服。此经验见载于《本草纲目》卷13引《圣惠方》。

宜参看上条。

3. 时气发狂 治时气发狂，秦艽（去苗）、大青、甘草（炙微赤，剉）各半两。为细末，不计时候，以生地黄汁调下2钱服。此经验见载于《太平圣惠方》卷15。

秦艽古代为“主寒热邪气”（《神农本草经》）、主“时气”（《日华子本草》）之药，配伍大青、甘草治疗时气发狂，是取3药祛风、清热、利湿、通络的综合功效。《本草正义》说：“（秦艽）外通经隧，内导二便是其真宰，而通络之功，又在理湿之上。要之皆是从湿阻热结一面着想。”此论移作分析秦艽在上方中所起的作用，十分贴切。

4. 急劳 治急劳，骨节、手足烦热，身体酸疼，饮食不得，柴胡（去苗）、秦艽（去苗土）各2两，甘草5钱。上为散，每服3钱匕，熟水调下，不拘时候。此经验见载于《圣济总录》卷87三安散。

虚劳病内有蕴热者，谓之急劳。

5. 肠风、脱肛 治肠风、脱肛，秦艽不拘多少（去苗土），为粗末，每服5钱匕，水1盏半，煎至1盏。去滓温服，以愈为度。治肠胃湿热及有风而脱肛不止，秦艽（去芦，酒洗）7钱，水煎，空心服，服后安卧一时，渣再煎。上述经验见载于《圣济总录》卷53秦艽汤及《赤水玄珠》卷15秦艽汤。

《医学启源》称秦艽治“肠内泻血”，沈文彬《药论》谓其治“肠风脏毒，痔漏脱肛”。现代临床治此，常以秦艽配合生地、槐花等同用。

6. 痈疽 治发背初起疑似者，便以秦艽、牛乳煎服，得快利三五行，即愈。治痈疽（一作附骨疽）久不愈，或愈后再发，秦艽（去苗土）半两，为末，涂敷疮上，以帛缚定，每日二三次。上述经验见载于《本草纲目》卷13引《海上集验方》及《圣济总录》卷129秦艽散、秦艽涂敷方。

7. 疮口不合 治一切疮口不合，秦艽为末掺之。此经验见载于《本草纲目》卷13引《直指方》。

8. 胎动不安 治妊娠胎动，烦热不安，秦艽（去苗）、甘草（炙微赤，剉）、鹿角胶（捣碎，炒令黄燥）各半两。为末，每服3钱，以水1大盏，入糯米50粒，煮米熟为度。去滓温服，不拘时候。一方用秦艽、阿胶（炒）、艾叶各等份，主治和煎服法略同。上述经验见载于《太平圣惠方》卷75秦艽散及《全生指迷方》卷4秦艽散。

9. 虚劳口疮 治虚劳口疮久不愈，秦艽（去苗）、柴胡（去苗）各1两。上为散，每服3钱匕，割猪肝三二片，用酒煮之。去肝，取酒调药，温服10服，当愈。此经验见载于《圣济总录》卷117秦艽散。

虚劳口疮乃虚火上炎，本方用秦艽佐柴胡清退虚热，使阴火下降，则口疮当愈。

［**论治备参**］

1. 秦艽，风药中之润剂，散药中之补剂，故养血有功。中风多用之者，取其祛风活络，养血舒筋。盖治风先治血，血行风自灭。

2. 秦艽能通关节，流行脉络，亦治风寒湿痹之要药，能引导湿热直走二阴而出。约而言之，外通经隧，内导二便是其真宰，而通络之功，又在理湿之上。要之皆是从湿阻热结一面着想。

3. 感受风寒发热，遍身疼痛，必以秦艽治之，以其能散结除邪。

4. 秦艽助天麻治风热头晕，同柴胡疗骨蒸潮热，合紫菀润肠利便，佐牛膝利血滋阴。一说本品同柴胡、甘草，治急劳烦热。

5. 秦艽得羌活，能治上焦之邪气；和萆薢，善调中焦之软弱；加防己，尽扫足膝之湿痹。

6. 秦艽，菖蒲为之使，与独活疗风常用。

7. 凡病阴虚血燥，精竭髓衰之证需用秦艽，非配大剂滋养药不可。

8. 张景岳谓秦艽又能“解瘟疫热毒”。现代用本品治病毒性肝炎，有一定疗效。

9. 秦艽用治风湿活动期有良好功效。凡病初起，症状及体征明显，血沉增快至30毫米以上，抗“O”高达500单位以上，通常用秦艽15~24克，配合威灵仙、板蓝根，即能显著改善症状，使体温及血沉、抗“O”值下降，一般需连服10剂。病情好转后，药量减半，继续维持治疗。若风湿热起病迅速，有明显而固定的关节疼痛和发热，血沉增快至70毫米以上，可重用秦艽30克，加麻黄6克，生石膏60克，牡丹皮9克，丹参15克，每日1剂。3日后，症状即能明显改善。

10. 秦艽能退低热，尤其对风湿病引起的低热经久不退，收效较佳，用本品为主药，加牛膝、银柴胡、黄柏、鳖甲等。必须坚持服药1个月以上，方显良效。

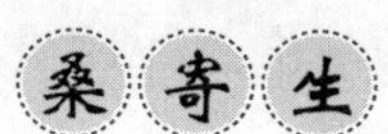

桑寄生

桑寄生，始载于《神农本草经》，原名“桑上寄生”，是桑寄生科常绿小灌木植物，常寄生于桑树、槐树等多种树上，药用带叶茎枝。本品味苦、甘，性平，归肝、肾经。

临证应用

［**配用简说**］

1. 桑寄生有祛风湿、补肝肾、强筋骨的作用，适用于风湿痹痛、腰膝酸痛、筋骨痿软等症，常选配独活、地黄、牛膝、川断、狗脊、杜仲、肉桂等同用。本品对若干神经及肌肉的衰退病症及中风瘫痪等，有一定疗效，常配合黄芪、当归、川芎、桃仁、红花、丹参、川断、威灵仙等同用。

2. 桑寄生功能补肾养血安胎，治孕妇腰酸、胎动不安、胎漏下血（先兆流产），效果较好，常配合川断、白术、黄芩、阿胶等同用。

3. 近代研究表明，桑寄生有降压强心的功效，故临床在辨证治疗高血压、冠心病时，常加用本品。

［**一般用法**］

入煎剂 9～15 克；治风湿痛，也可浸酒服。

临证推广

［**古用发微**］

强壮胎元，预防滑胎　预防滑胎，菟丝子（炒熟）4 两，桑寄生、川续断、真阿胶各 2 两。上药将前 3 味轧细，水化阿胶和为丸，每丸 1 分重（干足 1 分）。每服 20 丸，开水送下，日再服。气虚者，加人参 2 两；大气陷者，加生黄芪 3 两；食少者，加炒白术 2 两；凉者，加炒补骨脂 2 两；热者，加生地 2 两。方见《医学衷中参西录》上册寿胎丸。

桑寄生“能令胎牢固”（《药性论》）。上方在胎动不安、胎漏下血时，可起到补肾养血安胎的作用；对有滑胎史的孕妇，在受孕后事先服用，能强壮胎元，预防流产。对此，张锡纯在原方后有如下记载：“友人张洁泉善针灸，其夫人素有滑胎之病。是以洁泉年近四旬，尚未育麟。偶与谈及，问何以不治。洁泉谓每次服药，皆无效验；即偶足月，产下亦软弱异常，数日而殇。此盖关于禀赋，非药力所能挽回也。愚曰：挽回此证甚易，特视用药何如耳。时其夫人受孕三四月，遂治以此方，服药两月，至期举一男，甚强壮。”现代临床用本方或以本方为主治疗先兆流产和习惯性流产的报道较多，亦获得良好效果。此外，有人对本方保胎成功后的新生儿、小儿进行了追访观察，通过对性比率、胎龄、出生体重、新生儿死亡及畸形的统计学分析，得出寿胎丸对子代无不良影响，且有利于子代发育的结论。（湖北中医杂志，1990，5：22）

［**现代报道**］

1. 治疗小儿麻痹症　淫羊藿、桑寄生各 1 份制成注射液，每支 2 毫升（含生药 2 克）。治急性期 34 例，每次 2 毫升，每日 2 次，肌内注射，连用 20 日。结果：痊愈 8 例，基本痊愈 16 例，显著有效 7 例，有效 2 例，无效 1 例。（中草药通讯，1972，2：28）

2. 治疗原发性高血压　桑寄生 60 克，决明子 50 克。水煎至 150 毫升，早晚各服 75 毫升，30 日为 1 疗程。治疗期间不用西药，忌食动物脂肪、内脏等，多食蔬菜，每天步行万步。共治 65 例，收缩压在 170～200mmHg，舒张压在 100～140mmHg。以舒张压下降 10mmHg 以上并达到正常范围，或虽未降至正常但下降 20mmHg 以上者为显效。结果：显效 48 例，有效 13 例，总有效率 93.8%。（江西中医药，1989，3：33）

3. 治疗心律失常　用桑寄生注射液（每 2 毫升含生药 4 克）肌内注射，每次 2～4 毫升，每日 2 次；或静脉注射 12 毫升，或静脉滴注 18 毫升，每日 1 次。14 日为 1 疗程。共治 37 例，对房性早搏或室性早搏疗效较佳，有效率分别为 55.5% 和 76.9%。对

阵发性房颤亦有一定疗效，有效率为75%。(中医药研究参考，1978，3：52)

4. 治疗冠心病心绞痛 用桑寄生冲剂（每包相当于生药39克），开水冲服，每次0.5~1包，每日2次。疗程最短者4周，最长5个月，平均6周。共治54例，对心绞痛的有效率为76%，其中显效率为24%；对以重度心绞痛及气滞血瘀偏阴虚者疗效较好，这可能与其有养阴通络作用有关。47例心电图检查结果：显效12例，好转9例，无效25例，加重1例。(中华内科杂志，1976，1：39)

临证参考

［**古法借鉴**］

1. 下血后虚乏 治下血止后，但觉丹田元气虚乏，腰膝沉重少力，桑寄生为末，每服1钱，不拘时白汤点服。此经验见载于《本草纲目》卷37引杨子建护命方。

2. 毒痢脓血 治毒痢脓血，六脉微小，并无寒热，桑寄生2两，防风、大川芎2钱半，炙甘草3铢。为末，每服2钱，水1盏，煎8分，和滓服。此经验见载于《本草纲目》卷37引杨子建护命方。

3. 膈气 治膈气，生桑寄生捣汁1盏，服之。此经验见载于《本草纲目》卷37引《集简方》。

4. 妊娠虚肿 治妊娠遍身虚肿，桑寄生、紫苏茎叶各1两，木香半两，桑根白皮（剉，炒）3分，大腹2分半。上药细剉如麻豆大，拌匀。每服3钱匕，水1盏，煎至7分，去滓温服。此经验见载于《圣济总录》卷157寄生饮。

《宝庆本草折衷》：桑寄生“佐以他药，施于胎前诸疾……最有验也”。

5. 乳汁不下 治产后乳汁不下，桑寄生（细剉）三二握。上为粗末，每服3钱匕，水1盏，煎7分。去滓温服，不拘时候。此经验见载于《圣济总录》卷166寄生汤。

《名医别录》称桑寄生能“下乳汁”。

［**论治备参**］

1.《神农本草经》谓桑寄生“安胎，充肌肤，坚发齿，长须眉”。盖肌肤者皮肉之余，齿者骨之余，发与须眉者血之余，胎者身之余。此为余气寄生之物，而治余气之病，同类相感如此。一说此药寄生桑上，故专主形骸寄生之胞胎，寄生之痈肿，寄生之齿牙、须发，能安之、消之、坚之、长之，其功独著。若治腰痛、背强，治臂、膝上下筋骨流痛者，以形类薜萝缠绊桑本，相似筋脉之循行连络，以类相应，故痛可止，强可柔，筋骨上下屈伸不利者，可疗之也。

2. 寄生得桑之余气而生，性专祛风逐湿，通调血脉，故《神农本草经》取治妇人腰痛、小儿背强等病。血脉通调，而肌肤、眉须皆受其荫；即有痈肿，亦得消散矣。古圣触物取象，以其寓形榕木，与子受母气无异，故为安胎圣药。《名医别录》言主女子崩中、产后余疾，亦是去风除湿、益血补阴之验。

3. 桑寄生佐以他药，施于胎前诸疾，及产后蓐劳寒热之证，最有验也。

4. 桑寄生配阿胶，治胎动腹痛；配川芎、防风，治下痢脓血。

5. 寄生生桑树者，走筋络，治筋骨疼痛，风寒湿痹。

6. 桑寄生药性平和，不寒不热，久病体虚，多服久服，有益无损。凡神经衰弱表现头昏腰酸、失眠健忘、肢软无力，或容貌憔悴、肌萎发枯，本品常与其他强壮药同用。

7. 用桑寄生 30 克，加入辨证方中，治风心病、冠心病及更年期综合征之心律失常，均获效验。

8. 凡肝肾不足，肝阳上亢，虚风内动，气血亏虚所致的眩晕，单用桑寄生一味泡水饮服，或将其加入相应处方中应用，疗效确实可靠。

9. 桑寄生对于若干神经及肌肉的衰退病症有显著疗效，特别是腰肌劳损，疗效最好。本品对腰肌劳损既可预防，又能治疗，若同时有脊柱肥大，则加桃仁、丹参、鸡血藤，以活血化瘀，防止骨质进一步增生。

10. 桑寄生与黄芪合用，为填补大气之要药，用治声嘶属大气下陷之证，每获良效。

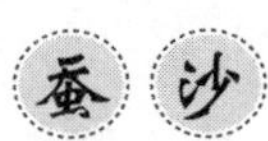

蚕沙

蚕沙，始载于《名医别录》，是蚕蛾科昆虫家蚕蛾幼虫的干燥粪便。因其形状是略呈长方形的细粒，好像沙子，所以叫蚕沙，或作蚕砂，亦称原蚕沙或晚蚕沙。本品味甘、辛，性温，归肝、脾、胃经。

临证应用

[配用简说]

1. 蚕沙能祛风湿而通痹止痛，治风湿痹痛，偏寒者常配独活、羌活、牛膝，偏热者常配秦艽、防己、薏苡仁。若病人关节僵硬变形，可与全蝎、蕲蛇、土鳖虫等虫类药同用；若中风手足不遂，皮肤麻木，口角流涎，可用蚕沙炒黄浸酒饮服，并用本品装入袋中蒸熟，于患处熨之。

2. 蚕沙有和胃化浊的功效，适用于湿邪阻滞脾胃而致的吐泻不止及小腿肚痉挛抽痛等症，常配合木瓜、吴茱萸、半夏、黄连、薏苡仁等同用。

3. 蚕沙能祛风湿而止瘙痒，治风疹及湿疹瘙痒，既可内服，也常煎水外洗。

4. 蚕沙炒炭研细，用黄酒送服，有止血功效，可用于妇女崩漏下血。

[一般用法]

入煎剂 6 ~ 12 克，用布袋包煎；也可炒黄浸酒服，或入丸、散。外用适量，炒热熨用或煎水洗。

临证推广

［古用发微］

1. 治疗头痛 治头痛，川芎半两，晚蚕沙2两，僵蚕如患者年岁之数。以水5碗，煎至3碗，就砂锅中以厚纸糊满，中开钱大一孔，取药气熏蒸痛处，每日1次，有效。此经验见载于《张氏医通》卷5。

现代李继昌、孙鲁川等医家，曾通过具体验案介绍，证实蚕沙外治头痛有效。《李继昌医案》记载，曾治王姓男子风寒火郁头痛，3月不愈，乃采用内外合治之法。内服方：川芎2钱，吴白芷2钱，生姜2片，薄荷2钱，羌活1钱，菊花2钱，防风1钱，炒黄芩1钱，陈茶2钱。外用方：蚕沙2两，清水煎煮，俟药汁将干，将蚕沙并汁摊开于新布上，包扎痛处，每日换药1次。经外治半月，服药10剂后病即痊愈。另《孙鲁川医案》记载，曾治某患者，饮酒之后，汗出受风，遂患前额头痛，连及鬓角，痛甚如破，屡发不已，已延3年。虽经多方治疗，服药达数百剂无效。脉象弦细，舌淡苔白。处方：川芎15克，白芷10克，僵蚕25克，晚蚕沙60克。将上药，放砂锅中，加水煎沸，厚纸作一锅盖，中开一孔，如铜钱大，把锅盖压紧，令热气从盖孔冒出，患者伏首熏蒸患处。每日2次，每次熏蒸30～40分钟。患者应用此方，熏蒸5日，其症遂愈。后10多年，未再复发。现代亦有报道，用上方（《张氏医通》卷5方）加白芷，外治头痛39例，痊愈29例，有效10例。（浙江中医杂志，1981，9：39）

2. 治疗胃脘痛 治疗男子妇人心气痛不可忍，晚蚕沙不拘多少。上为细末，用滚沸汤泡过，滤净，取清水服之，立止。方见《重订瑞竹堂经验方·心气痛门》蚕沙散。

此心气痛即胃脘痛，蚕沙和胃化浊，适用于湿浊内盛所致者。也可与黄连、半夏等同用，和胃化浊止痛的作用更好。《本草纲目》卷39引《瑞竹堂方》，用蚕沙1两。

3. 治疗烂弦风眼 治烂弦风眼，以真麻油浸蚕沙二三宿，研细，以篦子涂患处，不问新旧，隔宿即愈。方见《本草纲目》卷39引陈氏经验方一抹膏。

李时珍于方后记道："表兄卢少樊患此，用之而愈，亲笔于册也。时珍家一婢，病此十余年，试用之，二三次顿瘳，其功亦在去风收涩也。"于是，在蚕沙主治一栏，李时珍补充了"风赤眼，去风除湿"7个字。烂弦风眼，又称眼弦赤烂，指眼睑边缘红赤溃烂，痒痛并作，有的可见睫毛脱落，甚至睑缘变形。多由脾胃蕴积湿热，复受风邪，风与湿热相搏，结于睑缘而发，相当于西医的睑缘炎。

［现代报道］

1. 治疗缺铁性贫血 治疗组30例，用蚕沙提取物铁叶绿酸钠胶囊（每丸含提取物20毫克），每次2丸。对照组10例服硫酸亚铁片（每片含0.3克），每次2片。均每日3次，连服2周为1疗程。以头晕目眩、乏力纳差、面色苍白等症状及体征消失；血象示血红蛋白大于120g/L，红细胞数大于4.5×10^{12}/L，红细胞压积大于0.40L/L，红细胞平均体积大于80fl；骨髓象示细胞外铁（+）以上为治愈。结果：治疗组治愈19例，好转 11 例，有效率 100%；对照组治愈 5 例，好转 3 例，有效率 80%。（医学研究通讯，1989，7：30）

2. 治疗白细胞减少症 用蚕沙提取物叶绿素之衍生物叶绿素铜钠盐，制成每片 20 毫克之肝血宝片，每次 2 片，日服 3 次，30 日为 1 疗程，共观察 265 例。以白细胞总数升高 $1 \times 10^9/L$；中性粒细胞升高 $0.6 \times 10^9/L$；自觉症状消失，停药 3 个月无复发为显效。结果：显效 164 例，占 61.9%，有效 71 例，占 26.8%，总有效率 88.7%。（医学研究通讯，1988，4：23）

3. 治疗荨麻疹 取蚕沙 60 克，水煎 2 次，分早晚 2 次温服，每日 1 剂。另用蚕沙 120 克，加水 2500 毫升，煎汤熏洗患处，每次 20 分钟，每日 2 次，熏洗时要注意避风。共治 19 例，均在 1 日左右治愈，未见任何不良反应。（浙江中医药，1976，2：47）

临证参考

［古法借鉴］

1. 风肿 治风肿，晚蚕沙、食盐各等份。上相和，炒熟，布裹熨之，冷即再炒，或入少许醋尤佳。此经验见载于《圣济总录》卷 136 蚕沙熨方。

《本草再新》称蚕沙能治“风湿遏伏于脾家，筋骨疼痛，皮肤发肿”。

2. 消渴 治消渴饮水，晚蚕沙焙干为末，每用冷水下 2 钱，不过数服。此经验见载于《本草纲目》卷 39 引《斗门方》。

蚕沙主“热中消渴”，《名医别录》已有记载。

3. 痃癖 治痃癖气块，用大鳖 1 枚，以蚕沙、桑柴灰各 1 斗，淋汁五度，同煮如泥，去骨再煮成膏，捣丸梧子大。每服 10 丸，每日 3 次。此经验见载于《本草纲目》卷 45 引《圣惠方》。

蚕沙功能活血通经，能治腹中癥积。

4. 遗精白浊 治遗精白浊有湿热者，生蚕沙（研末）1 两，生黄柏（研末）1 钱。每服 3 钱，空心开水调下，六七服即愈。此经验见载于《种福堂公选良方》卷 2。

蚕沙除湿，黄柏清热，两相配伍，湿热并除，则精室无扰，遗精白浊自愈。

5. 血淋 治血淋，晚蚕沙研为末，每于食前热酒送下 2 钱。此经验见载于《普济方》卷 215。

6. 疝气 治小肠疝气，茴香（盐炒香，去盐不用）、新蚕沙（晒干）各等份。为细末，炼蜜为丸，如弹子大。空心细嚼，温酒送下，甚者，日进 2 服。此经验见载于《重订瑞竹堂经验方·小肠疝气门》香沙丸。

7. 干湿癣 治干湿癣，蚕沙 4 两，薄荷半两。上为末，生油调搽之，湿者干掺之。此经验见载于《卫生宝鉴》卷 13 祛湿散。

蚕沙有祛风湿而止瘙痒之功，故治癣病有效。

8. 头风白屑 治头风白屑作痒，蚕沙烧灰淋汁洗之。此经验见载于《本草纲目》卷 39 引《圣惠方》。

9. 跌扑伤损 治伤折，恶血不散，原蚕沙2升（炒，研），麦麸3升。上两味和匀，以米醋4升煮稠，瓷器盛，量伤处大小涂敷，以绢帛裹之，日再易。治跌扑伤损，扭闪出骨窍，蚕沙（炒黄）、绿豆粉（炒黄）各4两，枯矾2两4钱。上为末，酽醋调敷患处，厚纸贴之，绢布缚定，换敷三四次。宜常饮黄酒，通和血脉。忌房事。上述经验见载于《圣济总录》卷144蚕沙膏及《鲁府禁方》卷4抵金丹。

蚕沙外治伤损，取其活血通经之功。

10. 眯目 治眯目不出，蚕沙拣净，空心以新汲水吞下10枚，勿嚼破。此经验见载于《本草纲目》卷39引《圣惠方》。

《太平圣惠方》卷33："眯目者，是飞扬诸物、尘埃之类入于眼中，黏眼不出。"类今之角膜、结膜表浅异物。

11. 迎风泪出 治迎风流泪，蚕沙（炒）4两，巴戟（去皮）、川楝肉、马蔺花（去梗）各2两。为细末，每服2钱，无灰酒调下，不拘时候。此经验见载于《眼科龙木论》蚕沙汤。

12. 倒睫拳毛 治倒睫拳毛，蚕沙1两，虢丹5钱。慢火熬成膏，入轻粉5分，熬成黑色，逐时汤泡洗。此经验见载于《证治准绳·杂病》第7册。

倒睫拳毛，即眼睫毛倒卷入眼中。

［**论治备参**］

1. 蚕性燥，燥能祛风胜湿，故蚕沙主疗风湿之病。有人病风痹，用此熨法得效。

2. 蚕沙得醇酒，熨风痹；合独活，治肢节不遂。

3. 蚕沙，晚者为良，早蚕者不堪入药。

4. 夏季炎热多雨，容易感冒受湿，若发热多日不退，头痛，周身关节痛，胸闷发胀，可用蚕沙12克，藿香、佩兰、茯苓各9克，厚朴6克，连服3日，具有良好的解热祛湿作用。

5. 蚕沙，炒黑成炭，研末，每服3克，每日2～3次，开水送下，治吐血、衄血、大便下血有效。

6. 晚蚕沙禀桑叶清香之余质，具芳香轻清之气，最能化浊辟秽，除湿解热，对湿罨中、下二焦与湿热裹蒸难透所致的日晡潮热、胸腹灼热、脘痞腹胀、头重肢酸、口干不思饮、小溲黄短、大便艰难、苔白厚中黄或黏滞板腻等证候，用之最为得力。因其集桑叶之余质，故量小难达其力，一般用20克，多者用50克。其禀冲和之性，对气阴两虚而湿热郁蒸，缠绵不解的病人，尤具有他药不及之力。经长年使用，未发现其有性温偏燥之弊。

7. 蚕沙有祛湿化浊的作用，且能引浊邪下行。根据民间流传用单味蚕沙煎汤代茶治疗口腔溃疡的有效验方观察35例，以青壮年为多，病程5日至数年，用蚕沙15～60克，服药7日～2个月，收效甚佳。

8. 蚕沙煎水漱口，可去口腔污秽，清洁口腔，用于口腔炎、口臭及口腔术后，能代替西药的漱口液，而且无刺激性。

LINZHENGBENCAO

9 化 湿 药

化湿药，一般气味芳香，是具有健胃、化湿等功效的一类药物，适用于湿浊内阻，脾胃运化失常引起的胸腹胀满、胃部胀闷、食欲不佳、口中发黏、大便溏薄、肢体困倦等症。本类药除能化湿外，各药都还有其他的效用，这一点需要注意。

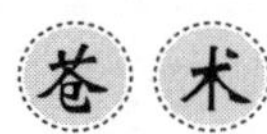

苍术

苍术是术的一种。术之名始载于《神农本草经》，而苍术之名，始见于《本草衍义》。苍术是菊科多年生草本植物茅苍术或北苍术的根茎。本品味辛、苦，性温，归脾、胃、肝经。

临证应用

［**配用简说**］

1. 苍术的主要功效是燥湿健脾，凡湿阻脾胃，见到脘腹胀满、不思饮食、呕恶便溏、舌苔厚腻等症，苍术是必用之品，常配合厚朴、陈皮、甘草同用，能增强胃肠蠕动及消化功能。用苍术2～3克，厚朴1.5～2克，神曲、麦芽、山楂适量，共研末服用，治疗小儿消化不良，效果颇佳。治湿胜泄泻，粪便如水，可配合茯苓、车前子等同用，止泻迅速；若是慢性泄泻，大便溏薄，可配合白术、茯苓、白扁豆等同用。

2. 苍术辛香通气，善解诸郁，常与川芎、香附、山栀、神曲配用。湿郁可酌加茯苓、白芷，痰郁酌加海浮石、瓜蒌，热郁酌加青黛，血郁酌加桃仁、红花，食郁酌加山楂。

3. 苍术能发汗除湿，风寒夹湿侵袭肌表，头身重痛，可配合羌活、川芎、白芷等同用；湿温病，湿与热并重，发热不退，胸痞身重，可配合石膏、知母等同用。

4. 苍术适用于湿气盛所致的痹证，症见肢体重着，肌肉酸痛，或麻痹不仁，常配伍防己、薏苡仁等祛湿除痹。如湿热下注，足膝肿痛，或两脚痿软无力，步履艰难，每合黄柏以清热燥湿。对于风寒夹湿所致的痹证，则常配合羌活、独活、桂枝、白术、乌头（或附子）等同用。

5. 苍术能明目，治夜盲症及眼目昏涩，可与猪肝、羊肝、鸡肝等炖服。现代研究证实，本品含丰富的维生素 A，故能治疗维生素 A 缺乏所致的夜盲症及角膜软化症。

［一般用法］

入煎剂 3～9 克，也可熬膏服。阴虚内热及体虚多汗者忌服。

临证推广

［古用发微］

1. 治疗肠风下血 治肠风下血，苍术不以多少，以皂角挼浓汁浸一夕，次日煮，令水开，焙燥为细末，面糊丸如梧子大。每服 50 丸，空心米饮送下，日 3 次。方见《妇人大全良方》卷 8。若久病肠风，痛痒不任，大便下血，亦可用《素问病机气宜保命集》卷中地榆汤：苍术（去皮）4 两，地榆 2 两。为粗末，每服 1 两，水 1 盏，煎至 7 分。食前多服，除根。

苍术适用于脾湿下血，若与清热凉血止血的地榆配伍，又可用治风湿热搏结所致的肠风下血。

2. 治疗湿疮疥癣 苍术治疥疮，外用为多。如治脓窠疥（疥疮继发感染化脓者），南苍术片 1 斤，水 1 锅，煎至 8 分，去滓，取汁浸洗，久之；次取滓，置炭火于斗内，加术于火上焚之，以手架斗上熏之，上以绵帛盖之，勿令泄气。方见《外科大成》卷 4 苍术汤。治湿热蕴结所致的湿风烂疮，可用《外科方外奇方》卷 3 二妙散：茅山苍术、川黄柏各 1 斤。共炒存性，为末，铺床褥上，常卧即愈。若阴囊作痒，可用苍术 8 两，大茴香 1 两，干荷叶 4 两。同为粗末，炒热分 4 份，绢包护囊。方见《亟斋急应奇方》卷 1。苍术治疥癣，也可内服。如《普济方》卷 279 苍术丸，即以苍术、何首乌制丸服。

苍术的上述功效，现代仍在应用。如治毛孔性苔癣、鱼鳞癣等，可用苍术 1000 克，当归 90 克，白鲜皮 60 克。上药加水连熬 3 次，取汁，慢火煎成浓膏，加蜂蜜 250 克，调成膏。每服 1 匙，开水冲化服，每日 2 次。方见《朱仁康临床经验集》苍术膏。

3. 治疗眼目痛、眼生黑花等 苍术除了治疗夜盲症外，还常用于多种眼疾。如《圣济总录》卷 106 光明散，治眼目涩痛，用苍术 1 斤（米泔浸 7 日，去皮切，焙干），蛤粉（腻者）、木贼各 4 两。为末，每服 1 钱匕，茶酒调下。若治目赤痛，可用苍术 1 两，蝉蜕、木贼（剉）、黄芩（去黑心）各半两。为末，每服 1 钱匕，食前新汲水调下，服后仰卧少时。方见《圣济总录》卷 103 苍术散。治内障，可用《类编朱氏集验医方》卷 9 苍术丸：苍术（切）半斤，黑豆 1 小升。用水 2 碗煮干，焙研为末，面糊为丸。每服 30 丸，空心盐汤送下。若是眼生黑花，久而不愈，可取地黄 2 斤（焙干），川椒 1 斤（去合口并目，焙干），苍术 3 斤（米泔浸 3 日，焙干）。为细末，面糊为丸，如梧桐子大。每服 30 丸，食前温酒或盐汤送下，每日 2 次，服 10 日。方见《传信适用方》卷 2 椒红丸。也可单用椒目 1 两（炒），苍术 2 两（炒）。为末，醋糊为丸，如梧桐子大。每服 20 丸，醋茶送下。方见《世医得效方》卷 16 椒目丸。

4. 除恶气，辟秽浊 苍术气芳香，有辟秽化浊的功效。防治山岚瘴气，用苍术 8

两，甘草2两。为细末，每服3大钱，加生姜、葱白，水1盏半，煎至1盏。去渣热服，不拘时候。或用苍术4两，荆芥、甘草各1两。为细末，每服1钱，沸汤点，早晨服。方见《鸡峰普济方》卷5逼毒散、《续本事方》卷2避岚气方。治山岚瘴气，时气瘟疫，或异乡人不伏水土，面黄羸瘦，不思饮食，也可用《袖珍方》卷1三仙丸：苍术8两（泔浸），牛膝2两，地黄4两。为末，醋糊为丸。每服30丸，空心酒送下。苍术辟秽除内服外，也常作燃烧烟熏用。如以苍术、降香各等份，为末，揉入艾叶内，绵纸捲筒，烧之。或用苍术1斤，大黄半斤，剉细研末，放火炉中烧之。方见《说疫全书·疫痧二症合编》卷2苍术反魂香及《痘疹世医心法》卷23辟秽香。

《本草纲目》云："张仲景辟一切恶气，用赤术（苍术）同猪蹄甲烧烟；陶隐居亦言（苍）术能除恶气，弭灾沴。故今病疫及岁旦，人家往往烧苍术以辟邪气。"《本草正义》也说："苍术，气味雄厚，……芳香辟秽，胜四时不正之气。故时疫之病多用之，最能驱除秽浊恶气。阴霾之域，久旷之屋，宜焚此物而后居人。"现民间习以苍术、白芷烟熏，作空气消毒，预防传染病。

［现代报道］

1. 预防感冒 将苍术、雄黄分别研末过筛，按2：1比例混匀，用凡士林、羊毛脂为基质，配成33%苍术雄黄软膏涂双侧鼻前庭，然后用手指轻轻按揉鼻翼。2～4日涂鼻1次，连用2～5次，观察20～50日。经对照观察679例，结果：发生感冒者仅占7%左右。（中华内科杂志，1976，5：285）

2. 治疗窦性心动过速 用苍术20克，水煎30分钟，取液150毫升，加水再煎1次，合并2次药液，分早晚2次服。3日为1疗程，一般用2～3个疗程。心率每分钟150次以上者苍术用30克。治疗265例，以每分钟心率小于100次为痊愈。结果：痊愈215例，好转41例，总有效率96.6%。（实用中医药杂志，1995，2：34）

3. 治疗胃下垂 上海第六人民医院金明渊老中医经验：苍术10～15克，加水，武火煮沸3分钟，再以文火缓煎20分钟，煎成药汁约300毫升；亦可用沸水浸泡，服时如喝香茗，少量频饮（不宜一饮尽杯）。连服3个月为1疗程。共治32例，均获良效。（中医杂志，1997，2：71）

4. 治疗复发性丹毒 苍术1500克，泽泻750克，加水适量，煎2次取汁，约4000毫升，再用文火浓煎至2000毫升，加入蜂蜜500克，调制成膏，低温贮藏。每次服20毫升，每日2次，连服60日为1疗程。共治26例，以局部皮肤红肿消退，无发热，外周血象无感染征象，1年内未见复发为治愈。结果：治愈22例，好转2例，无效2例。（浙江中医杂志，1999，7：293）

5. 治疗手足癣 治疗组200例，外擦15%苍术酊；对照组30例外擦复方土槿皮酊。均每日2次，连用4周。以主客观症状消失，真菌镜检转阴性，1个月之内未见复发者为痊愈。结果：治疗组治愈170例，治愈率85.0%；对照组治愈20例，治愈率66.7%。2组治愈率有显著差异（$P<0.05$）。治疗组一般3～4日见效，平均治愈时间为18.5±5日，对照组则为4～5日和22.5±5日。实验研究表明，苍术萃取物对15种真菌均有不同程度的抑制作用，尤其对浅部真菌抑制作用明显。（北华大学学报（自然科

学版），2000，6：492）

6. 治疗佝偻病 给服苍术油胶囊（每粒重0.16克），2～3岁初期患儿，每次口服2粒，每日3次，连服1周；活动期患儿，连服2周，可随年龄增减剂量。共治96例，均为经查体及X线腕片确诊且资料完整的佝偻病患儿。结果：停药后1个月复查，大多数病例症状、体征好转或改善，治疗后腕片明显好转，治愈53例，占55.2%，好转29例，占30.2%，有效率85.4%。（中药通报，1986，11：698）

7. 治疗小儿厌食症 治疗组75例，用苍术、鸡内金各20～40克（2～4岁各20克，5～7岁各30克，7岁以上各30～40克），苍术水煎两次，取汁100～200毫升，分3份；鸡内金研末，亦分3份。每次各取1份，以苍术药汁冲服，每日3次，饭前1小时服。若兼有热象，如舌质红，或便秘，或小便黄，苍术可与泽泻、生地、酒大黄等同煎。对照组125例，服用葡萄糖酸锌干糖浆，或健儿冲剂（健脾益气中成药）。以服药10日食欲明显增加，食量增加为有效。结果：治疗组有效率75%（56/75），对照组为59%（74/125）。（中医杂志，1999，1：7）

8. 治疗小儿腹泻 将胡黄连和苍术研成细末，装瓶备用。每次取一团鸭蛋大的酒糟捣成泥，撒上胡连苍术粉9～10克，捏成饼状，外敷于患儿脐部神阙穴，盖以塑料薄膜，绷带扎紧。每日敷1～2次，每次4～6小时。共治500例，以临床症状、体征消失，精神、食欲正常，腹泻停止，大便成形，大便常规检查正常为治愈。结果：治愈386例，好转102例，总有效率97.6%。（中西医结合杂志，1991，10：635）

临证参考

［**古法借鉴**］

1. 胃脘痛 治大实心痛（此指胃脘痛），大便已利，藁本半两，苍术1两。为粗末，每服1两，水2盏，煎至1盏，温服。此经验见载于《素问病机气宜保命集》卷中藁本汤。

苍术适用于寒湿结聚于胃脘所致的疼痛。

2. 湿气身痛 治湿气身痛，苍术（泔浸，切）水煎，取浓汁熬膏，白汤点服。若筋骨疼痛因湿热者，取黄柏（炒）、苍术（米泔浸，炒）为末，沸汤入姜汁调服。二物皆有雄壮之气，表实气实者，加酒少许佐之。上述经验见载于《本草纲目》卷12引《简便方》及《丹溪心法》卷4二妙散。

3. 痰饮腹痛 治寒痰积湿，痰饮腹痛，苍术1斤（泔水浸，九蒸九晒），橘皮4两。为末，姜汤调服。此经验见载于《医林纂要探源》卷6苍术散。

4. 虚损 苍术有健脾燥湿、补益虚损的作用。治脾胃气虚，苍术1斤（米泔浸，夏3日，冬7日，晒干），捣罗为末，枣肉为丸，如梧桐子大。每服三五十丸，空心枣汤送下。也可用新苍术刮去皮，薄切，米泔浸，捣烂取汁，慢火熬成膏，每1斤入白蜜4两，白茯苓末半斤，再熬2炷香久，制成苍术膏，搅匀瓶收。每服3匙，以温酒送下，清晨、临卧各1次。有除风湿、健脾胃、变白驻颜、补虚损的功效。上述经验见载于《圣济总录》卷185灵芝丸及《本草纲目》卷12引邓才笔峰杂兴方苍术膏。

苍术"作煎饵久服，轻身延年"，首见于《神农本草经》。《本草纲目》也曾记载久服苍术，颜色、气力转胜的个案。近代张国华《医学达变·阐论服术消疾延年》说："湿痰浊阴上逆，胸脘胀闷，或眩晕等证，宜服苍术，不但消疾，可以延年……用茅术一味，取其气阳，可祛浊阴而通天气。《本草》列上品，《仙经》号山精者，诚重之也。每岁修事三四斤，米泔制好，或末或丸，每早开水送下一二钱；秋月宜减吞，另用麦冬煎汤送下。但初服似微觉其燥，服至一年，步履自觉轻健，目夜有光，非所谓服天气而通神明者欤。"上述功效，值得现代临床进一步观察和验证。

5. 失眠 治不眠方：苍术、蛤粉、茯苓各4两，甘草2两。为末，服4钱，二三次便睡。此经验见载于明·徐树丕《识小录》卷3。

6. 遗精、白浊 治遗精、白浊，苍术、川萆薢各7钱，小茴香1两。上剉，加生姜3片煎，入盐1捻同服。此经验见载于《古今医鉴》卷8三神汤。

恣啖酒浆、厚味，湿浊内扰引起遗精者，宜用苍术。

7. 腰痛 治腰痛，川芎1两5钱（盐炒），茴香3两（炒），苍术2两（葱白同炒）。酒煮面糊为丸，盐水、酒任下。此经验见载于《慎斋遗书》卷9三仙丹。

苍术适用于久居冷湿之地，湿邪留着之腰痛。

8. 中风瘫痪 治中风，半身不遂，苍术10两，川椒4两。上2味与老酒5斤，共贮瓶内，口用箬扎封固，安米在上，以重汤煮至米熟为度。初饮尽醉，盖暖出一身臭汗。一方用川乌（酒煮）、苍术（米泔浸）各4两。为末，酒糊为丸，如梧桐子大，空心服15丸，忌见风，暖盖出汗。另方用草乌头1斤（用黑豆1斗同煮，豆烂熟，去豆不用），苍术2斤（泔浸去皮），葱白3斤（细切）。同捣为剂，焙干，为细末，好醋面糊为丸，如梧桐子大。每服一二十丸，食前温酒送下，每日3次。上述经验见载于《仙拈集》卷1椒术酒、《扁鹊心书·神方》夺命丹及《医方类聚》卷24引《施圆端效方》小灵宝三倍丸。

苍术适用于痰湿内盛，复中风邪的半身不遂。川乌、草乌有毒，须慎用。

9. 尸厥 治尸厥，凡见鬼者兼治之。苍术3两（切片），水6碗，煎成3碗，灌之，吐后即愈。此经验见载于《串雅内编》卷1。

尸厥为厥证之一，指突然昏倒不省人事，状如昏死的恶候。见鬼指病人精神恍惚，有幻觉幻视的病状。

10. 疟疾 治疟疾，胸膈饱闷，口渴，热多寒少，苍术、枳壳、知母各3钱，水煎服。此经验见载于《赤水玄珠》卷8三圣饮。

11. 杨梅结毒 治杨梅结毒，苍术1两，川椒3钱，煎水冲洗。此经验见载于《外科真诠》卷下苍术散。

12. 发背 查道士传治发背方：苍术（去黑皮）、地龙、盐梅等份，捣烂成泥，猪胆（汁）调，围四周，空头，渐愈。此经验见载于明·李诩《戒庵老人漫笔》卷5。

生于脊背的有头疽称发背。原书方后云："查居三茅庵，九十余岁卒。或云是孙真人方，试甚效。"今人朱仁康介绍，苍术1000克煎成浓膏，加蜂蜜250克，调和成膏服，能治慢性丹毒（《朱仁康临床经验集》）。

13. 破伤风 治破伤风，苍术、草乌为细末，以温酒送服，汗出为度。此经验见载于《摄生众妙方》卷9破伤风散。

14. 月经延迟 治妇人性躁多怒而过期经行，苍术、香附各4两，黄芩2两。为末，蒸饼为丸，如梧桐子大。每服50丸，食后姜汤送下。此经验见载于《万氏妇人科》卷1苍附丸。

苍术总解诸郁，配香附尤善解气郁。气郁蕴热，经行延迟，可用上方。

15. 产后败血冲心 治妇人产后，败血冲心，苍术不拘多少（炒黑色为末），当归少许。每服2钱，酒1盏，煎至7分服。此经验见载于《产宝诸方》当术散。

苍术味辛主散，炒黑且配当归，则入血分，能化瘀血，瘀散则无冲心之虞。

16. 小儿癖疾 治小儿癖疾，苍术4两，为末，取羊肝1具，竹刀批开，撒术末于中，线缚，入砂锅煮熟，捣作丸服。此经验见载于《本草纲目》卷12引《生生编》。

小儿癖疾多因乳食失调所致。临床表现为胁下有一结块，开始较柔软，逐渐增大而变硬，常伴有潮热、头出虚汗、腹部膨大、青筋暴露、肌肉消瘦、面色青黄、毛发焦枯等。

17. 虫证 治胃中有虫，好食生米，苍术米泔水浸1日，为末，煎饼糊为丸，如梧桐子大。每服50丸，米饮送下，每日3次。此经验见载于《赤水玄珠》卷26苍术丸。

18. 耳聋 治耳聋方：用苍术1块，长7分，将一头削尖，一头截平，将尖头插于耳内，于平头上安箸头大艾炷灸之，聋轻者灸7炷，重者灸14炷，觉耳内有热气者效。此经验见载于《重订瑞竹堂经验方·头面口眼耳鼻门》。

［**论治备参**］

1. 苍术，宽中发汗，其功胜于白术；补中除湿，其力不及白术。大抵卑监之土，宜与白术以培之；敦阜之土，宜与苍术以平之。一说白术守而不走，苍术走而不守，故白术善补，苍术善行。苍术消食纳谷，止呕住泄亦同白术，而泄水开郁，苍术独长。

2. 苍术统治上、中、下三部之湿。湿在上焦，易生湿痰，以此燥湿行痰；湿在中焦，滞气作泻，以此宽中健脾；湿在下部，足膝痿软，以此同黄柏治痿（加牛膝更好），能令足膝有力。

3. 苍术同黄柏，则治下焦湿热。黄柏味苦，苦胜热，故可以去湿中之热；苍术性燥，燥胜湿，故可以去热中之湿。两者相须妙用，故其方呼为二妙。

4. 苍术、川芎，总解诸郁，随证加入诸药。一说苍术合香附、抚芎，解诸郁。一说苍术得香附开郁结。痰、火、湿、食、气、血六郁，皆因传化失常，不得升降，病在中焦，故药必兼升降。苍术为足阳明经药，气味辛烈，强胃健脾，发谷之气，能径入诸药，疏泄阳明之湿，通行敛涩；香附乃阴中快气之药，下气最速，两药一升一降，故郁散而平。

5. 苍术以黄柏、牛膝、石膏下行之药引之，则除下部湿痰；以甘草、陈皮、厚朴之药引之，则除中焦湿证，而平胃中有余之气；以葱白、麻黄、杏仁之类引之，则除肉分至皮表之邪。

6. 苍术得防风则发汗，得黄柏则胜湿，得山栀解术性之燥。

7. 苍术得羌活，止身痛；得熟地、干姜，治面黄食少；得黄柏、牛膝、木瓜、石斛，能健步潜行；得苦参、牡蛎，治小儿胃家湿热，饮食不生肌肉；同麦冬、石斛、黄柏、白芍、木瓜、薏仁、五味子，为治痿要药。

8. 苍术为治湿证圣药，尤善与麻黄配伍。两药等量，能发大汗；苍术倍于麻黄则发小汗；苍术 3 倍于麻黄则尿量增多，有利尿之作用；苍术 4 倍于麻黄则虽无明显之汗、利，而湿邪则能自化。

9. 苍术有良好的行气解郁之功，临床每以脘腹胁胀、舌苔厚腻为应用指征。仅见气机郁滞者，用6~10 克为宜；若气郁夹湿，可用10~15 克；若属肝郁化火伤阴之证，取苍术与黑芝麻拌炒，或配以石斛、麦冬、玄参同用，则可避免伤津耗阴之弊。苍术配少量桂枝，可奏疏肝化湿之功；配升麻，能使清气升发，浊气下泄；配熟地，补而不滞，又可赞助脾运。

10. 胃下垂多属脾虚中气下陷之证，多夹湿邪，湿浊不化，清气难升。治此可用苍术开水泡，代茶饮，每日 20 克，有效，而无伤阴化燥之弊。

11. 苍术用治胃下垂颇有效验。李东垣称苍术为“治痿要药”。痿者，筋脉弛缓，软弱无力也。胃下垂是胃支持韧带的松弛或胃壁的弛缓所致，它与中医说的因脾胃虚弱，中气下陷，升举无力而形成的认识是一致的。

12. 苍术能消退下肢水湿或湿热所致的肿胀，常配黄柏同用。肿胀甚者，加厚朴、萆薢、茯苓、车前子、牛膝、薏苡仁，祛湿消肿功能更显著。

13. 顽固性水肿，重用苍术有效。揣其机制，“泄水开郁，苍术独长”，是其一；重用苍术，脾阳得以助，阳足则脾得以运，水肿自消，是其二。治疗心源性水肿，属脾阳不足，以苍术与干姜同用；肺脾气虚，调输运化失职，湿饮内停者，苍术与麻黄相使合用，苍术用量应三四倍于麻黄；心阳不振与桂枝相伍，肾阳虚损配合附片，湿痰瘀阻配伍田七、葶苈子，苍术用量均在 15~20 克之间。共观察百例病人，解除了水肿不消之苦，均获满意疗效，但水肿之热甚者不可妄用。另以苍术为主，辨证治疗 10 例脚气病水肿患者，亦有良效。

14. 一妇人年五十，初患小便涩，医以八正散等剂，辗转小便不通，身如芒刺加于体。王肯堂以所感霖淫雨湿，邪尚在表，因用苍术为君，附子佐之，发其表，一服得汗，小便即时便通。

15. 苍术配玄参同用，有降血糖效用。用苍术治糖尿病是取其“敛脾精，止漏浊”的作用。苍术虽燥，但伍以玄参之润，可展其长而制其短。

16.《本草纲目》谓苍术“治湿痰留饮或挟瘀血成窠囊”。痰浊瘀血为糖尿病的病理产物，始终影响着血糖的生化和代谢。苍术配入滋肺益肾、大补气阴剂中，不仅能健脾启中，使诸滋阴凉药不伤脾胃，而且能激浊扬清，使高血糖之浊脂化解，痰瘀分消，力助血糖的下降。曾用苍术 10~15 克，配伍黄芪、沙参、天冬、麦冬、玄参、生地、山萸肉、山药、五味子等组成“金水相生饮”，治疗 52 例Ⅱ型糖尿病（血糖 $<$ 14mmol/L 者 21 例，介于 14mmol/L 至 16.8 mmol/L 者 19 例，$>$16.8 mmol/L 者 12

例），每日1剂，同时逐步减撤原所服降糖西药，并令患者控制饮食，注意情志调节和劳逸结合。服药40剂后，按照国家中医药管理局《中医内外妇儿病证诊断标准》中有关消渴症疗效标准评定疗效。结果：临床痊愈25例，好转23例，总有效率92%。并发现苍术在该方中举足轻重，必不可少。曾任选12例病人，抽去苍术，其他药味、剂量不变，令同一患者服用，则降血糖幅度明显降低，加有苍术的原方，降糖效果好，速度快。

17. 苍术治疗痹证，无论属寒属热，均可应用。一般配附子、桂枝、甘草，治寒湿痛痹；配石膏、秦艽、薏仁，治热痹关节红肿；配羌活、独活、防风、威灵仙，治风寒湿痹。

18. 苍术是治疗痛风的要药。痛风急性发作，热重于湿者，以苍术为主，合知母、石膏、防己相使应用。脾胃较弱者，加粳米、甘草；疼痛较甚者，加延胡索。痛风急性发作，湿热并重者，以苍术为主，合黄柏、牛膝、苡仁相使应用。脾胃湿浊明显加厚朴花、蚕沙；疼痛较甚者，加两面针。痛风慢性反复发作，属湿瘀阻络者，以苍术为主，合红花、田七、穿山龙相使应用。气血不足，加当归、黄芪；疼痛较剧，加蕲蛇。痛风慢性反复发作，属风寒湿痹阻经络者，以苍术配合独活、威灵仙、木瓜相使应用。肝肾虚者，加骨碎补、续断；剧痛者，加制川乌、制草乌；伴砂淋者，加金钱草、猫须草。

19. 苍术可治乳糜尿，病程短者疗效良好，常与白术、萆薢、山药、黄芪同用。

20. 多发性神经炎，病程在1个月之内，四肢弛缓，阵发绞痛，可以在强筋壮骨药中加苍术6～9克，对早期瘫痪有效。小儿麻痹症初起，亦能用此法，有助于痿痹恢复，但脑出血引起半身瘫痪者不能用苍术。

21. 发在下肢的丹毒，中医称作流火。治流火反复发作，可在急性期过后，用苍术1000克，水煎3次，取药汁汇在一起，以文火熬成流膏状，另加蜂蜜250克，调匀后装瓶备用。每次取一二匙，水冲服，早晚各1次，约服半月为1疗程。以后照上方熬膏，继续服用2～3个疗程，以资巩固。服后大部分患者逐渐减少发作，甚至完全不发，取得根治的效果。病情较轻者，亦可服二妙丸（苍术、黄柏），每次服9克，每日服2次，也可取得同样的疗效。

22. 苍术10克，六一散30克（包），萆薢10克，水煎服，治湿热闭经。其症为经闭而带下绵绵不休，白带多，黄带少，舌苔黄白、根腻，舌质微红。经闭属虚证者，不宜使用。

23. 苍术是治疗眼科多种疾患的常用药物。凡眼缘赤烂、黑睛生翳白腐如“牙膏”或“苔垢”样，眼底视网膜黄斑部肿胀出现“视物不真”的症状，而见到舌苔白或白腻，湿象明显者，可以苍术为主组方，无不应手取效。

24. 苍术配泽泻、半夏、陈皮、茯苓、天麻，善治内耳眩晕症。凡证见舌体中部及根部有厚腻或黄腻苔者，用苍术尤为合拍，用量宜掌握在15～20克。若为薄白苔可换白术。

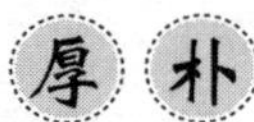

厚朴

厚朴，始载于《神农本草经》，是木兰科落叶乔木植物厚朴或凹叶厚朴的干皮、根皮及枝皮。以四川产者品质较好，故又名川朴。本品味苦、辛，性温，归脾、胃、肺、大肠经。

临证应用

［**配用简说**］

1. 厚朴是燥湿化湿药，善行肠胃气滞，消积除满，为胃肠道疾病常用药物。治湿阻脾胃，脘腹胀满，食少纳呆，呕恶泄泻，可配合苍术、陈皮、甘草同用。对宿食不消，脘胀嗳腐者，可配合山楂、神曲、麦芽等消食药同用。若食积较甚，脘腹胀痛，大便不通，可配大黄、枳实攻积导滞。现代用大黄、厚朴、枳实加莱菔子治疗单纯性肠梗阻，取得一定效果。因厚朴能消除或减轻腹中胀气，故在腹部及妇产科手术后亦常用。如在手术前进服本品，则有良好的预防胀气的作用。

2. 厚朴能燥湿消痰，下气平喘，治痰多壅肺，胸闷气逆，可配合麻黄、杏仁、半夏、紫苏子等同用；治痰气交阻之梅核气，可配合半夏、茯苓、生姜、紫苏叶同用。

［**一般用法**］

入煎剂 3 ~ 10 克。虚胀及孕妇慎用。

临证推广

［**古用发微**］

1. 治疗痢疾　治脾胃气虚，滑泄下痢白脓，厚朴（去皮，涂姜汁炙令紫）4 两，干姜（炮）2 两。上为粗末，每服 3 钱匕，浆水 1 盏，煎至 6 分。去滓，食前温服。方见《圣济总录》卷 75 厚朴汤。《续易简方论》朴附丸，治冷滑下痢不禁虚羸者，用厚朴（去粗皮，姜汁制）、附子（炮，去皮脐）、干姜（炮裂）、橘红各等份。上为末，曲糊丸如梧桐子大。每服 40 丸，食前米饮下，日 2 服。治水谷痢久不愈，厚朴、黄连各 3 两。上剉，水 3 升，煎取 1 升，空心服。方见《经史证类备急本草》卷 13 引《梅师方》。若下痢后重窘迫，腹痛急坠，可用《医学传灯》朴黄丸：大黄（酒煮）4 两，厚朴（姜汁炒）2 两，制丸服。本品亦用于妇人、小儿下痢。如治妊娠痢，黄水不绝，厚朴（炙）3 两，黄连 2 两，豆蔻（连皮）5 枚。用水 2 升，煮取 1 升，顿服。忌生冷肥腻。方见《经效产宝》卷上。治小儿五色痢，厚朴（去皮，姜制）、黄柏（略去皮，以鸡子白涂，炙黄熟，如干再上）、当归（酒浸）各等份。上为细末，炼蜜为丸，如梧桐子大，小儿细丸。每服 40 丸加减，厚朴汤送下。

厚朴功能行气消积，燥湿除满，主要适用于寒湿痢疾。若治湿热下痢，需配黄连、黄柏等同用；治食积下痢，需配枳实、槟榔等同用。现代报道，用厚朴煎剂治疗阿米巴痢疾有良效。

2. 治疗小便白浊 治思虑伤脾，脾不摄精，遂致白浊，厚朴（去皮取肉，姜汁炒）2两，羊胫（炭火煅通红，存性）1两。上为细末，白水面糊为丸，如梧桐子大。每服百丸，空心米饮送下。方见《济生方》卷4羊胫灰丸。治心脾不调，肾气独盛，便溺白浊，川厚朴（去皮，生用）1两，白茯苓1钱。上剉散，作1服。用酒2碗，如不能饮，入水、酒各1碗，慢火煎至1小碗，分为2服。去滓，食前温服。方见《续易简方论》卷3莹泉散。治小便白浊亦可用《鸡峰普济方》卷10厚朴散：厚朴、牡蛎、白术各半两。上为细末，每服2钱，空心米饮调下，每日二三次。妇人下焦劳冷，膀胱肾气损弱，白汁与小便俱出者，可用厚朴如手大长4寸（去皮，炙，削），以酒5升煮二沸，去滓，取桂1尺为末，纳汁中调和。一宿勿食，旦顿服之。方见《备急千金要方》卷3厚朴汤。

小便白浊多因肾虚有寒或嗜欲过度，肾失固摄所致，在西医的前列腺炎、乳糜尿、晶体尿等病中可以见到。本品是治疗“病人虚而尿白”（《药性论》）的常用药物。《本草纲目·陈藏器诸虚用药凡例》：“虚而损，溺白，加厚朴。”《医学衷中参西录》：厚朴“与乌药并用，善治小便因寒白浊”。

3. 治疗食癥 治食鱼鲙及生肉，住胸膈中不化，吐之不出，便成癥瘕方：厚朴（去粗皮，涂生姜汁，炙令香熟）1两，川大黄（剉碎微炒）2两。上药细剉，分为2服。每服以酒1大盏，煮取6分，去滓，放温尽服，良久再服。方见《太平圣惠方》卷48。

《太平圣惠方》：“夫人饮食不节，生冷过度，脾胃虚弱，不能消化，与脏气相搏，结聚成块，日渐生长，盘牢不移，故谓之食癥。”同书卷49一方用川朴硝半两，川大黄1两，酒煎服，治同。临证对于过食生鱼、生肉所致的癥瘕，可加配三棱、阿魏等药，则疗效更佳。

［**现代报道**］

1. 治疗阿米巴痢疾 将厚朴制成煎剂内服，每次20毫升（相当于生药6克），每日2次。对脱水及中毒症状严重者，酌情补液，维持电解质平衡。共治46例，用药3~9日后，有43例获愈，2例进步，1例无效。治愈者绝大多数在3日左右后临床症状即基本消失。平均腹痛消失时间为3.8日，大便成形，黏液血便消失为2.7日，大便次数恢复正常为3.2日，里急后重消失为3日，大便镜检恢复正常为4.5日。（中级医刊，1960，7；10）

2. 治疗肠梗阻 厚朴35克，枳实30克，生大黄20克。随证加味。每剂加水500毫升，煎成200毫升，分2次服。为防止呕吐，每次量可在1小时内分次服完。成人日服2~3剂。高位肠梗阻，呕吐频繁，可置胃管抽空胃内容物，然后将药液由胃管注入。共治130例，以排气排便，呕吐停止，腹胀腹痛消失为临床治愈。结果：临床治愈98例，显效13例，总有效率85.3%。（湖北中医杂志，1984，1：24）

3. 用于制止针麻下全子宫切除术的鼓腹现象 用厚朴粉于手术前12小时1次吞服，体重50千克以下者5~7.5克，50千克以上者7.5~10克。共观察36例，仅1例在手术中肠曲鼓出而改用硬膜外麻醉，其余病例在切开腹膜后肠曲不鼓，少数轻度鼓起，但轻轻一推即可将肠曲推上。与术前未服厚朴粉的163例肠曲情况对照，两者有显著性差异。服厚朴粉者，术后一般在24～36小时出现肛门排气，自诉无其他不适。(新医药学杂志，1973，4：25)

4. 治疗口臭、牙痛 丁香、厚朴各2份，薄荷1份。上药物用蒸馏法，馏取挥发油，密封备用。或每次取丁香、厚朴各4克，薄荷2克，用开水浸泡15分钟，滤过药渣后使用。用于口腔保健，或治疗口臭时，先取温开水50毫升，然后加入药液0.5～1.0毫升，摇匀后含漱。对于牙痛患者，可用棉球蘸少许药液，贴在牙痛处，或用开水浸泡药液含漱。治疗口臭32例，全部痊愈；治疗牙痛11例，显效（5分钟内止痛）7例，有效4例。(黑龙江中医药，1991，2：53)

临证参考

［**古法借鉴**］

1. 虚冷不思食 治脾肾虚冷，羸瘦无力，不思饮食，厚朴（去粗皮，剉）5两，附子（生，去皮脐）半两，川椒红（生用）2两。上以浆水6升，青盐3两，生姜（切）3两，同于银锅中煮令水尽，晒干，为末，以水浸蒸饼为丸，如梧桐子大。每服30丸，空心以温酒送下。此经验见载于《太平圣惠方》卷98厚朴丸。

厚朴“大温胃气”，能“消化水谷”（《药性论》），故治虚冷不思食颇宜。

2. 胃脘久痛 治久心痛，厚朴（去粗皮，生姜汁炙）、大黄（剉，炒）各1两。上为粗末，每服3钱匕，酒1盏，煎至7分，去滓温服。此经验见载于《圣济总录》卷55二圣汤。

此心痛即心下痛，指胃脘近心窝处的疼痛。上方适用于因宿食久滞所致的胃脘痛。

3. 霍乱后口干腹痛 治霍乱后渴，口干，腹痛不止，厚朴（炙）4两，桂心2两。上切，以水4升，煮取1升2合，绞去滓，内分6合，细细饮之。服后如渴欲得冷水，尽意饮之。此经验见载于《外台秘要》卷6引《必效方》。

霍乱吐利既伤中阳，又损阴液。中阳伤则腹痛不止，阴液损则渴饮口干。上方两药具有温阳行散化阴之功，属阳生阴长之法。

4. 便血、痔疾 治肠下血、痔疾，厚朴（去粗皮）1斤，白术半斤，麦糵6两。上为细末，生姜自然汁煮神曲末6两为糊，丸如梧桐子。每服30丸，茶、酒、白汤任下，不拘时候。此经验见载于《魏氏家藏方》卷7朴糵丸。

麦糵为麦芽之别名。

5. 消渴 治三消渴疾，饮水无度，小便随之，肌肉消瘦，厚朴（去粗皮，姜汁炙）、牡蛎（煅）各3两，人参1两。上为粗末，每服5钱匕，水1盏半，煎至8分，去滓，不计时候温服。此经验见载于《圣济总录》卷59厚朴汤。

6. 病后浮肿 治病后浮肿方：老鸭1只，川厚朴2钱，蒸熟食之，连食3只愈。此经验见载于《验方新编》卷5。

7. 脚气冲心 治岭南脚气攻心痛，闷乱，厚朴（去粗皮，生姜汁炙）、木香、槟榔各1两。上各为粗末，以水3盏，加生姜1分，厚朴末3钱匕，煎取浓汁2盏；下槟榔末、木香末各2钱，再煎一二沸。去滓温服，不拘早晚。当快利一二行为效。此经验见载于《圣济总录》卷84厚朴汤。

脚气多因外感湿邪风毒，或饮食厚味所伤，积湿流注于脚而成。上方三药燥湿健脾，降逆导滞，故可治之。

8. 疟疾 治脾疟，厚朴3方寸，草果3个，甘草2寸。上为粗末，加生姜2两，切作片子，水1碗煎。未发前作2服尽。治脾虚停饮、疟疾，厚朴、天南星各等份。上为细末，姜汁煮糊为丸，如梧桐子大。每服30丸，生姜汤送下，不拘时候。上述经验见载于《普济方》卷197引《大衍方》三味汤及《鸡峰普济方》卷18天南星丸。

脾疟，五脏疟之一。《素问·刺疟》："脾疟者，令人寒，腹中痛，热则肠中鸣，鸣已汗出。"厚朴燥湿健脾而消饮，疟疾因痰饮而作者，饮去则疟邪无所附，故当愈。

9. 虫积 治虫积，厚朴、槟榔各2钱，乌梅2个，水煎服。此经验见载于《保赤全书》。

10. 闭经 治月水不通，厚朴（姜汁炙香，细切）不以多少，浓煎去滓，空心温服。此经验见载于《妇人大全良方》卷1引《梅师方》，并称已试有验。

本方《赤水玄珠》卷20名厚朴汤，伴见症状有气滞痞呕，结痰在上，寒热。一方加桃仁、红花。见《本草纲目》卷35引《子母秘录》。现代报道，用姜制厚朴18克，水煎服，每日1剂，治疗闭经有效。(辽宁中医杂志，1990，1：26)

［**论治备参**］

1. 厚朴，味苦、辛，气温，性燥，宽中化滞，平胃气之药也。凡气滞于中，郁而不散，食积于胃，羁而不行，或湿郁积而不去，湿痰聚而不清，用厚朴最宜。其温可以燥湿，辛可以清痰，苦可以下气。

2. 厚朴，气之盛者，用无不验；气之弱者，宜少用之。一说本品专泻凝滞之气，久服大能虚人，气滞稍行即去之。

3. 诸家多谓厚朴误服能脱元气，独叶天士谓多用则破气，少用则通阳，诚为确当之论。

4. 厚朴于寒湿之邪为的治，若属湿热，用苦寒清热燥湿，而藉厚朴苦温以散其结，亦无不奏效。

5. 暑必兼湿，故治暑方中，每加厚朴相须佐使，用其廓清胸中之湿，使暑热自离而易解。

6. 治臌胀宜大补中气行湿。凡补气，必带厚朴宽满。一说厚朴佐以参、术诸补药，则化补中之滞，以消虚胀；同清热燥湿药，则散湿热之结，而寒药不致停留。

7. 厚朴与白术配用，能治虚胀。叶天士称两药配伍为"一通一补之法，白术补太阴，厚朴通阳明"。

8. 厚朴同枳实、大黄同用，则泄实满；与陈皮、苍术同用，则泄湿满；与人参、白术、麦芽同用，则治虚满。又同半夏、胆星，能燥湿清痰；同甘草、白术，能和中健胃；同枳壳、莱菔子，能下气宽肠；同紫苏、前胡，能发散风寒；同山楂、枳实，能疏气消食；同吴萸、肉桂，能行湿燥阴。又本品得黄连治滞下，得杏仁能下气定喘，佐白茯苓治尿浊。一说厚朴与橘、夏并用，善除湿满；与姜、术并用，善开寒痰凝结；与硝、黄并用，善通大便燥结；与乌药并用，善治小便因寒白浊。

9. 厚朴同桂枝则伤寒之头疼可除，同槟榔、枳壳则痢疾之秽物可去。同苦药则泻，同温药则补，同和药则止痛，同攻药则除痞。一说厚朴可升可降，配发散之药则升，配破泄之药则降。

10. 厚朴作为辅助药，能用于痰液阻塞或胸腔有积液的病症。在泻水化痰药中加入厚朴，能提高疗效，较快排除痰液。

11. 厚朴应用指征：帕金森病应用西药引起肠蠕动减慢之腹胀，以及腹胀伴有矢气少或大便秘结等，凡腹胀而无矢气或少矢气者必用本药。患者腹胀伴有矢气多的情况下，一般不用，误用可致腹胀益甚。本品用5～30克，配枳实10克，莱菔子10～15克，治气滞（肠蠕动减慢）腹胀；配枳实10～15克，生白术30～60克，治脾虚气滞兼有大便秘结之腹胀；配枳实8～10克，大黄5～10克，桃仁、红花各10克，治腹部手术后气滞血瘀腹胀；配高良姜5～10克，香附10克，治虚寒性气滞腹胀。帕金森病所致的气运失司、浊气不降，临证多用厚朴三物汤合枳术丸，重用厚朴80克，加莱菔子15克，常获良效。

LINZHENGBENCAO

10 利水渗湿药

利水渗湿药大都是平性或寒性，味道甘淡或略带苦味的药物。服用这类药物能使小便爽利，尿量增多，所以又称为利尿药。利水渗湿药适用于水湿停留在体内的病症，如小便不爽利、小便淋沥难出、尿道刺痛、黄疸、关节疼痛、湿疹、痰饮及水肿等。其中有些药还有止泻作用，可用于大便排出如水样的腹泻。利水渗湿药容易消耗津液，故一般不宜用于阴虚患者。本类药除能利尿渗湿外，各药都还有其他的效用，这一点需要注意。

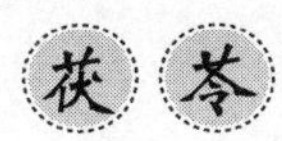

茯苓，始载于《神农本草经》，是一种属于多孔菌科的寄生植物，多寄生于松树根部，药用菌核。本品味甘、淡，性平，归心、肺、脾、肾经。

临证应用

［**配用简说**］

1. 茯苓淡渗利湿，能利尿消水肿，凡小便不利，水肿胀满，痰饮内停之症，无论寒热虚实，皆可应用。治水肿常与猪苓、泽泻配伍；脾阳虚者，可加白术、桂枝健脾通阳，则其效益显。水在皮肤，四肢肿者，病名皮水，茯苓可配合黄芪、防已、桂枝同用；痰饮停于胃而呕吐者，可配合半夏、生姜同用；痰饮在胸膈，心悸胸满，可配合杏仁、桂枝、白术、甘草同用。

2. 茯苓有化湿健脾的作用，临床常用其辅佐党参、白术、山药、甘草等，治疗脾胃虚弱，食少便溏，体倦乏力之症。

3. 茯苓有宁心安神之功，治疗心脾两虚，心神不宁，失眠健忘，常配合人参、酸枣仁等同用；若伴有痰浊内阻，可再加半夏、北秫米等。

［**一般用法**］

入煎剂 10 ~ 15 克，必要时可用 30 克。宁心安神可用朱砂拌，处方名朱茯苓。

临证推广

［古用发微］

1. 治疗消渴 治诸消渴方：茯苓2斤，白蜜4升。上2味，于铜器中重釜煎，以两茎薤白为候，黄即煎熟。先食服如鸡子大，每日3次。方见《千金翼方》卷19茯苓煎。治消渴累年不愈，《圣济总录》卷58有莎草根散方：莎草根（去毛）1两，白茯苓（去黑皮）半两。为细末，每服3钱匕，陈粟米饮调下，不计时候。若下虚消渴因上盛下虚，心火炎烁，肾水枯涸，不能交济而成渴证，可用白茯苓、黄连各1斤。为末，熬天花粉作糊，丸梧子大。每温汤下50丸。方见《本草纲目》卷37引《德生堂经验方》。《太平惠民和剂局方》卷5玄兔丹是治疗三消渴利的良药，药用菟丝子（酒浸通软，乘湿研，焙干，别其末）10两，五味子（酒浸，别为末）7两，白茯苓、干莲肉各3两。上为末，别研干山药末6两，将所浸酒余者添酒煮糊，搜和得所，捣数千杵，丸如梧子大。每服50丸，空心食前以米汤送下。小儿因霍乱而渴不止，可用《太平圣惠方》卷84白茯苓散：白茯苓1两，乌梅肉（微炒）1分，干木瓜半两。上为粗散，每服1钱，以水1小盏，煎至5分。去滓令温，时时与服。

茯苓功能“止消渴”，主“口焦舌干”，这在《神农本草经》和《名医别录》中就有记载。明代医家方谷认为：茯苓“治渴”，是“利水活津之妙”（《本草纂要》卷1），故与一般止渴药的作用有所不同。莎草根即香附。

2. 治疗汗证 临证配用茯苓治疗的汗证主要为虚汗、盗汗、心前区出汗等。如治虚汗、盗汗，可用白茯苓为细末，每服2钱，煎乌梅、陈艾汤送下，神妙。方见《类编朱氏集验医方》卷2茯苓汤。治脾虚人盗汗，也可用白术3两，白茯苓2两。上为粗末，每服5钱，水1盏半，生姜3片，枣2枚，煎至8分。去滓，通口服，空心、食前3服。方见《是斋百一选方》卷4。《杂病广要·汗证》引《经验良方》，用茯苓、酸枣仁、人参为细末，米饮下半钱，治睡中汗出。若盗汗只自心头出者，名曰心汗。用茯苓2两半为末，每服2钱，浓煎艾汤调下。方见《世医得效方》卷8陈艾汤。或用《嵩崖尊生全书》卷8艾煎散：艾5分，茯神2钱，青桑叶1钱，水煎服。治小肠热极，止在心头上一块出汗，不啻如雨，四肢他处无汗，陈士铎亦拟两方供选用，均以茯苓为主药。一方名苓连汤，药用茯苓2两，黄连1钱，水煎服；一方名返汗化水汤，药用茯苓2两，猪苓、刘寄奴各3钱，水煎服，均载于《辨证录》卷6。

汗为心之液，神躁过用则心液不藏，茯苓主要通过宁心安神而起到止汗作用。

3. 治疗小便频多或不禁 治小便频数，白茯苓（去皮）、鹿角霜等份，为细末，酒糊丸，如梧桐子大。每服30丸，空心盐汤下。方见《类编朱氏集验医方》卷2双白丸。或用《本草纲目》卷37引《儒门事亲》方：白茯苓（去皮）、干山药（去皮，以白矾水瀹过，焙）等份，为末，每服2钱，米饮送下。若心肾俱虚，神志不守，小便不禁，可用白茯苓、赤茯苓等份，以新汲水挼洗去筋，控干，以酒煮地黄汁捣膏搜和，丸弹子大。每嚼1丸，空心盐酒下。方见《本草纲目》卷37引《三因方》茯苓丸。

《珍珠囊》谓茯苓"小便多则能止之，涩则能利之"。茯苓用治小便不利，水肿胀满，人所共知，但其又可用于尿频、尿失禁，则知者不多。一般心神不安所致的神经性尿频及心肾两虚引起的尿频、尿失禁，均可配茯苓于益肾养心药中同用，用时须去皮。

［**现代报道**］

1. 治疗水肿 以茯苓制成含量为30%的饼干，成人每次服8片（每片约含生药3.5克），每日3次，儿童量减半。1周为1疗程。共治30例，20例为非特异性水肿，10例为器质性疾病（如心、肾疾病）所致。以浮肿全部消退，体重恢复正常为显效。结果：显效23例，有效7例。器质性水肿患者一般在服饼干后第2日尿量增加，1周左右排尿量高于正常量的峰值，此后浮肿明显消退；非特异性水肿患者服饼干后1周，尿量开始明显增加，此后浮肿渐趋消退。（上海中医药杂志，1986，8：25）

2. 治疗精神分裂症 用茯苓60克水煎，每日1剂，连服1~3个月。共治慢性精神分裂症53例，结果：3个月后，患者血清铜蓝蛋白、免疫球蛋白IgA及肌酸磷酸酶均明显下降，并与临床症状的好转有密切关系；临床疗效：痊愈3例，显效11例，好转16例，总有效率56.60%。（山西医药杂志，1982，5：14）

3. 治疗斑秃、脱发 ①取茯苓500克烘干，研为细末，每服6克，每日2次，或于睡前服10克，用白开水冲服。同时用补骨脂、旱莲草各25克，加入75%酒精200毫升，浸泡1周后外用，每日涂患处数次。共治斑秃8例，均在2月内治愈，未出现副作用。（中华皮肤科杂志，1982，2：110）②茯苓500~1000克，研细末，每次6克，白开水冲服，每日3次，1个月为1个疗程。治疗脱发23例，痊愈20例，好转2例，总有效率95.6%。（湖北中医杂志，1996，1：58）

4. 治疗小儿轮状病毒性肠炎 观察病例随机分为2组，每组30例。治疗组口服双苓止泻口服液（每支5毫升，含茯苓生药2.3克，猪苓3克及其他成分），1岁以下每次2.5毫升，1~3岁5毫升，每日3次，加温服；对照组口服思密达（主要成分为双八面体蒙脱石，每袋3克），1岁以下每次1克，1~3岁1.5克，每日3次。两组均用药3~5日。凡有脱水、酸中毒，可同时补液治疗，但均不使用抗生素及其他止泻药。以服药24~48小时，每日大便次数≤2次，大便性状恢复正常，临床症状完全消失为显效。结果：治疗组显效14例，有效11例，总有效率83.33%；对照组显效22例，有效5例，总有效率90.00%。两组疗效无显著性差异。（中国中西医结合杂志，1995，5：284）

临证参考

［**古法借鉴**］

1. 头风 治头风虚眩，用茯苓粉同曲、米酿酒饮之。治偏正头风及头风连筋极痛者，茯神捣末，每服2钱，以酒送下。上述经验见载于《本草纲目》卷25茯苓酒、

《秘方集验》及《仙拈集》卷2茯神散。

2. 老人噎病 治老人噎病，食不通，胸胁满闷，黄雌鸡（切作臛头）4两，白面6两，茯苓末2两。上和茯苓末搜面作，豉汁中煮，空心食之，常作三五服。除冷气噎。此经验见载于《养老奉亲书》黄雌鸡馎饦。

切作臛头就是做成肉羹。馎饦是指一种煮食的面食。

3. 久痢 治久痢方：风化石灰（炒黄色）1两，白茯苓3两。共为末，醋打黄米粉糊为丸，如桐子大。每空心米汤下三四十丸。此经验见载于《秘方集验》卷2。

4. 肾积 治肾之积，奔豚上气疼痛，茯苓、小茴香各4两。上为末，水泛为丸。每服3钱，开水送下。此经验见载于《续刊经验集》苓香丸。

肾积，古病名。《难经·五十六难》："肾之积，名曰贲豚（奔豚），发于少腹，上至心下，若豚状，或上或下无时。久不已，令人喘逆，骨痿，少气。"

5. 情志病 治一切诸气为病，公私拂情，名利失志，抑郁烦恼，七情所伤，不思饮食，面黄形瘦，胸膈不宽，气闷不舒，妇女百病，香附（炙）1两，茯苓4两，琥珀5钱。上为细末，炼蜜为丸，重3钱。每服1丸，细嚼，早晚2服，白滚水送。忌气恼及厚味等物。此经验见载于《慈禧光绪医方选议》交感丸。

《洪氏集验方》卷1引铁瓮申先生方"交感丹"，用茯神4两，香附子1斤，无琥珀。治中年精耗神衰，中焦隔绝，荣卫不和，上则心多惊悸，中则寒痞饮食减少，下则虚冷遗泄，甚至于阴痿不与，脏气滑泄。

6. 痔漏 治痔漏神方：赤茯苓、白茯苓（去皮）、没药各2两，破故纸4两。石臼捣成1块，春秋酒浸3日，夏2日，冬5日。取出木笼蒸熟，晒干为末，酒糊丸梧子大。每酒服20丸，渐加至50丸。此经验见载于《本草纲目》卷37引《董炳集验方》。

7. 面䵟雀斑 治面䵟雀斑，用白茯苓末，蜜和，夜夜敷之。此经验见载于《本草纲目》卷37引姚僧垣《集验方》。

8. 痛经 治月经至，绞痛欲死，茯苓3两，甘草、芍药、桂各2两。上切，以水7升，煮取2升半，分3服。此经验见载于《医心方》卷21引《深师方》茯苓汤。

9. 经来昏厥 治经来不止，兼下牛膜一样，昏迷倒地。乃血气结聚，变成此证。药用朱砂、雄黄各1钱，白茯苓2两。上为末，水为丸。每服50丸，生姜汤送下。治经来狂言，触怒，逆血攻心，不知人事，先用麝香散宁心守志，后用本方：茯神、远志（去骨）、茯苓各8钱，朱砂3钱。为末，加猪心1个，用早米糊为丸，如梧桐子大。每服50丸，用金银汤送下。上述经验见载于《胎产新书》朱雄丸及《宁坤秘籍》卷上茯苓丸。

上述朱雄丸方证类似于西医的子宫内膜异位症。

10. 白带 治白带，石灰1两，茯苓2两。上为末，水为丸。每服30丸，空心白水送下。此经验见载于《鲁府禁方》卷3二白丸。

本方茯苓健脾利湿以治本，石灰燥湿止带以治标，合用则标本兼顾。《女科切要》中的本方用法：为细末，用荞麦面、鸡子清调糊为丸服。又《得配本草》：茯苓"配黄蜡，治浊遗带下"。

11. 妇人不孕 治妇人无病，久不生子，柏子仁1升，茯苓末2升。上捣，合乳和服10丸。此经验见载于《普济方》卷336柏子仁丸。

妇人思虑过度，劳伤心脾者，用上方尤为适宜。

12. 子烦 治子烦，茯苓3两，竹沥1升。用水4升，合竹沥煎取2升，分3服。不愈重作，亦时时服竹沥。治妇人妊娠脏躁，心中虚悸，烦闷气逆，茯苓10钱，辰砂5钱。上为极细末，每服七八分，白汤送下。上述经验见载于《经史证类备急本草》卷13引《梅师方》及《妇科发蒙》卷2震灵散。

妊娠期间出现烦闷不安、心悸胆怯，称为子烦。

13. 卒聋 治卒然耳聋，黄蜡不拘多少，和茯苓末细嚼，茶汤下。此经验见载于《本草纲目》卷37引《普济方》。

14. 牙疳虚证 治走马牙疳，脾胃虚弱，人参1钱，白茯苓6钱。上为末，同粳米1茶盅熬成粥。先以盐汤将口漱净，后再食粥。此经验见载于《医宗金鉴》卷65人参茯苓粥。

15. 辟谷 辟谷，白茯苓（为末）4两，头白面1~2两，上同调水煎饼。面调稀，以黄蜡代油，煿成煎饼，蜡可用3两。饱食1顿，便绝食。至3日觉难受，3日后，气力渐生，熟果、芝麻汤、米饮、凉水微用些，小润肠胃，无令涸竭。开食时，用葵菜汤并米饮稀粥，少少服之。一方松脂1斤，白茯苓半斤为末，炼蜜为丸服。上述方法见载于《儒门事亲》卷15茯苓饼子及《医学入门》卷7松脂丸。

辟谷，亦称“却谷”“断谷”“绝谷”，是中国古代的一种养生方法。即不吃谷类食物而仅食水果、富含植物油的种子（如松子仁、柏子仁等）以及含有多种糖、淀粉、维生素等成分的根茎或菌核（如麦冬、地黄、茯苓、山药等）。近年有些地区流行“断食疗法”，谓于健康有益。但施行此法需在医师指导和严密观察下进行，不可贸然轻试。本条宜与下条茯苓“补益保健”效用参看。

16. 补益保健 补益延年，茯苓（取山之阳茯苓，其味甘美，山之阴茯苓，其味苦恶。拣得之，勿去皮，刀薄切，晒干，蒸令气溜，以汤淋之，其色赤味苦，淋之不已，候汁味甜便止，晒干捣筛）3斗。取好酒大斗1石，蜜1斗，和茯苓末令相得，纳1石5斗瓮中，熟搅之百遍，密封之，勿令泄气，冬月50日，夏月21日。酥浮于酒上，接其酥，其味甘美如天甘露，可作饼，如手掌大，空屋中阴干，其色赤如枣。饮食1饼，终日不饥。一方用白茯苓（净锅内煮1夜，晒1日，去皮切片）10斤，真蜂蜜2斤。上药调蒸3炷香，晒干，再加蜂蜜，再蒸再晒，如此3次。为细末，炼蜜为丸，如梧桐子大。每日服三四十丸，温酒送下。一方用白茯苓（去黑皮）5斤，治下筛，以熟绢囊盛，于3斗米下蒸之，米熟即止，晒干，又蒸，如此3次，乃取牛乳2斗和合，着铜器中，微火煮如膏，收之。每食以竹刀割取，随性任饱服之，则不饥。如欲食，先煮葵菜汁饮之，任食无碍。一方用白茯苓切片，以水浸去赤汁，又换水浸1日，如上法取粉，拌水煮粥服。一方用白茯苓（去黑皮，细剉）5斤，甘草（细剉）5两。上以水6斗，先煎甘草至3斗，去滓澄清，却入釜中，纳白蜜3升，好牛乳9升，相合，以慢火煮茯苓，令乳、蜜汁尽，出之；及热，按令散，拣择去赤筋，又熟挼令如面，阴令极干。初服3钱，以水调下，稍稍任性加之，每日四五次。补心补虚，驻容颜，茯苓（去黑皮，为细末，须要坚实者，其赤筋最损目，亦宜去之）三五斤，用水淘三五遍，去筋膜，用白砂蜜对分拌匀，固封坛口，锅内悬煮1夜，土埋3日，去火毒，白汤调服。轻身，益气力，发白更黑，齿落更生，目冥复明，延年益寿，老而更少，茯苓、术各4两，稻米8斤。上为末，每服方寸匕。宜久服。也可用白茯苓（剉，水煮1日）36斤，松脂（炼了者）24斤，松子仁12斤。上为末，将白蜜2硕4升纳铜器釜中，微火煮之1日1夜，次第下药，搅令相得，微火养之，7日7夜止，可丸即丸，如樱桃大。每服7丸，食前酒送下，每日3次。若欲绝谷，顿服取饱，即不饥。上述经验见载于《千金翼方》卷12茯苓酥、《寿世保元》卷4延寿丹、《寿亲养老新书》卷4茯苓煎、《遵生八笺》卷11茯苓粉、《太平圣惠方》卷94神仙服茯苓面方、《丹溪心法附余》卷24白砂丹、《医心方》卷26引《大清经》淮南子茯苓散，及《太平圣惠方》卷94神仙凝雪膏（丸）。

《神农本草经》：茯苓“久服安魂养神，不饥延年”。《名医别录》：茯苓“长阴，益气力，保神守中”。古代常服用茯苓辟谷（绝谷）来达到养生延年的目的。据《药性论》、《太平圣惠方》等医书记载，用茯苓或上述方药补益时，须忌米醋等物。本条宜与上条互参。

［**论治备参**］

1. 茯苓其用有五：止泻，利小便，开腠理，除虚热，生津液。

2. 夫气以润而行，水以气而运，水停则气阻，气阻则水淤。茯苓者，纯以气为用，故其治咸以水为事，观于仲景书，其显然可识者。如随气之阻而宣水（茯苓甘草汤）；随水之淤而化气（五苓散）；气以水而逆，则冠以导水，而下气随之（茯苓桂枝甘草大枣汤、茯苓桂枝白术甘草汤）；水以气而涌，则首以下气，而导水为佐（桂枝五味甘草及诸加减汤）；水与气并壅于上，则从旁泄而虑伤无过（茯苓杏仁甘草汤、茯苓戎盐汤、茯苓泽泻汤）；气与水偕溢于外，则从内挽而防脱其阳（防己茯苓汤）；气外耗则水内迫，故为君于启阳之剂（茯苓四逆汤）；气下阻则水中停，故见功于妊娠之痾（桂枝茯苓丸、葵子茯苓散）。凡此皆起阴以从阳，布阳以化阴，使清者条鬯，浊者自然退听，或从下行，或从外达。是用茯苓之旨，在补不在泄；茯苓之用，在泄不在补矣。

3. 茯苓，淡能利窍，甘以助阳，除湿之圣药也。味甘平补阳，益脾逐水。

4. 茯苓能为诸阴药之佐，而去其滞；为诸阳药之使，而宣其通，补不滞涩，泄不峻利，精纯之品，无以过之。

5. 《神农本草经》言茯苓主胸胁逆气、忧恚惊邪恐悸，证之临床可信。重用茯苓（或茯神），安神舒情作用甚好。奔豚一证，实情志之病，古人治奔豚病，每用茯苓，并非用茯苓利水，不过取茯苓滋养和缓而已。

6. 仲景方中茯苓主治悸（心下悸、脐下悸）及肉瞤筋惕，兼治小便不利、头眩、烦躁。头眩、烦躁亦皆悸之类。小便不利而悸者，用茯苓则治，其无悸证者而用之，则未见其效。

7. 茯苓合白菊花，或合桂心，或合术，丸散自任，皆可常服，补益殊胜。

8. 茯苓得白术则补脾，得车前子则利水，得泽泻则渗湿，佐半夏共成燥湿之功。又茯苓得人参，通胃阳；得白术，逐脾水；得艾叶，止心汗；得半夏，治痰饮；得木香，治泄痢不止；配黄蜡，治浊遗带下；君川连、天花粉，治上盛下虚之消渴；加朱砂，镇心惊。

9. 茯苓配附子、芍药，治肾阳不足，身体骨节疼痛。又茯苓能引药下行，仿苓桂术甘汤法常治严重的胃下垂，肠中漉漉有声，小腹攻逆，甚时上呃，下又大便不通，重用茯苓，合桂枝、川椒常见效。王好古曾用四逆汤加茯苓治阴寒小便不通，并谓“非茯苓利小便也，盖引热药下行，不入他经，为效速也”，可悟茯苓四逆汤的用药之妙。

10. 每日用茯苓 15 克，泽泻、山药各 9 克，煎水温服，不加糖，连服 2～4 个月，可以降低血糖。

11. 茯苓能治疗因代谢功能紊乱和营养缺乏引起的下肢浮肿。此症多见于壮年后的妇女，伴有月经不调，茯苓用量需大，常配合党参、白术、怀山药等同用。贫血性水肿，亦常见于多产妇女，茯苓可配当归、何首乌、阿胶、鸡血藤同用。

12. 治斑秃，可用一味茯苓饮：茯苓 500～1000 克。为细末，每服 6 克，白开水冲服，每日 2 次，要坚持服用至发根生出为度。本病的形成，多因水气上泛巅顶，浸蚀发根，使发根腐而枯落。本品能上行渗水湿，而导饮下降，湿去则发生。

13. 冲任不足的经闭，症见面色萎黄、头昏目眩、形体矮小、腰膝酸软、舌苔薄、脉细弦，多见于未婚女子。治疗上从肝脾肾着眼，主用山药、茯苓脾肾双补，一般都能取效，切莫投大剂量活血药物耗伤正气。经验方：山药 30 克，茯苓 15 克，当归 10 克，续断 12 克。经闭属寒凝血瘀者不宜使用。

14. 舌体胖大，边有齿痕；心悸头晕；小便不利，为用茯苓的主要指征。

15. 茯苓用于宁心安神时，剂量宜大，可用 30～100 克；用于利水渗湿时，剂量宜中，一般为 15～30 克；用作健脾补中时，剂量宜小，以 6～12 克为好。曾用大剂量茯苓治失眠，连续服药达数月之久，未见有毒副作用。茯苓有安神、健脾补中、利水渗湿之功，故无论虚实，皆可投之，这是茯苓安神的一大特点，也是其他安神药物所不可替代的。其力虽薄，只要药量恰当到位，亦不失为一味功效独特的安神良药。编著者治疗失眠症，也常在辨证方中重用茯苓 50～100 克，每有效验可期。

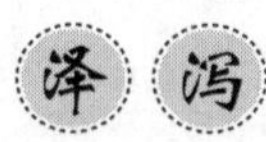

泽泻

泽泻，始载于《神农本草经》，是泽泻科多年生草本植物，药用地下块茎。本品味甘，性寒，归肾、膀胱经。

临证应用

［**配用简说**］

1. 泽泻能渗利水湿，清泄湿热，治疗水湿内停，小便不利，下肢水肿，常配合桂枝、茯苓、猪苓等同用。若湿热偏胜，小便淋沥不爽，热涩疼痛，常配合滑石、车前子等，以清热利湿通淋。治脾虚湿盛，泄泻，尿少，多与苍术、厚朴、茯苓等同用。泽泻还善治痰饮内停所致的眩晕，这种眩晕发作时，天地如转，泛泛欲吐，畏光，耳鸣，类似于西医的内耳性眩晕，可以本品为主药，配白术煎服，也可再加半夏、陈皮、茯苓、天麻、人参、桂枝等，有较好疗效。现代治疗各种水肿，不论急性慢性，只要有浮肿尿少的症状出现，即可用泽泻，特别是肾炎水肿，以及泌尿系结石症等，泽泻为必用之品。

2. 泽泻有清泄肾经虚火的作用，治疗相火偏旺的遗精，可配合生地、知母、黄柏等同用。

［一般用法］

入煎剂 6～10 克。肾虚滑精者不宜用。

临证推广

［古用发微］

1. 引火下返 张景岳遇气火逆上证，常配泽泻以引火下返。如其自拟治“气逆动火”的“化肝煎”（《新方八阵·寒阵》）和治“胃火上冲”的“安胃饮”（同上）均配用泽泻。他在治“水亏火胜”、“阴虚动血”的“一阴煎”（《新方八阵·补阵》）后说：“如虚火上浮，或吐血，或衄血不止者，加泽泻一二钱……”；在治阴虚而火之甚者的“加减一阴煎”（同上）后也谓：“如火浮于上者，加泽泻一二钱，或黄芩一钱”。其治“阴虚于下，格阳于上”，“以致大吐大衄”所拟的“镇阴煎”（《新方八阵·热阵》），则在用滋填药熟地、牛膝的同时，配用泽泻、肉桂等，“使孤阳有归”，则血自安。

张景岳的这一经验值得重视。倪朱谟认为：泽泻兼有降火、利水两重功效，所谓“火泻则水行，利水则火降矣。水火二义，并行不悖”（《本草汇言》卷 7）。考《圣济总录》卷 198 有“回素散”方，药用泽泻 4 两细剉，捣罗为散，入丹砂、云母粉各 1 分和之。每日服 1 钱匕，米饮调下，功能“返神归元，助气于坎室”。可与张景岳经验互证。

2. 治疗月经失畅 张景岳经验，不论是“妇人血虚经滞”，还是“妇人气滞血积，经脉不利”，均可在补血理气调经药中加用泽泻一味。方如《景岳全书》卷 51 决津煎和通瘀煎。

津血同源，水液停滞，每能妨碍血行，致经脉不畅。泽泻长于行水，故于调畅月经有益。

［现代报道］

1. 治疗高脂血症 口服泽泻片（每片含泽泻醇提物和泽泻细粉各 0. 15 克，相当于生药 2. 5～2. 8 克），每次 3～4 片，每日 3～4 次，疗程 1～3 个月，共治 193 例。结果：高胆固醇者的血清总胆固醇，由治疗前的平均 6. 91mmol/L（265. 80mg%）降为 5. 74

mmol/L（220.96mg%）（P<0.001）；高甘油三酯者的血清甘油三酯，由治疗前的平均2.53 mmol/L（230.20mg%）降为2.17 mmol/L（197.70mg%）（P<0.001）。（中草药通讯，1976，7：31）

2. 治疗糖尿病 刺五加、泽泻、葛根各30千克，用酒精回流提取浸膏，另加葛根粉5千克，掺入膏内，烘干后加氢氧化铝粉660克，硬脂酸镁、干淀粉各132克，压制成片，每片重0.307克，约含生药1.11克。每次5～7片，每日3次，于饭前1小时内服。治疗期间适当控制饮食。30日为1疗程。共治24例，胰岛素依赖型4例，非胰岛素依赖型20例（其中轻型、中型各9例，重型2例）。以自觉症状基本消失，尿糖多次复查阴性，空腹血糖正常为显效。结果：显效9例，有效9例，无效6例。每例用药总量650～1000片。症状改善以疲乏无力、多尿、口干口渴、性功能减退、自汗等为明显。治疗前空腹血糖平均值为9.64mmol/L（172.1mg%），治疗后为6.78mmol/L（121.1mg%），P<0.01。尿糖阳性者治疗后均有不同程度改善，尿酮体（±）4例治疗后均转阴。（中医杂志，1983，9：25）

3. 治疗内耳眩晕症 泽泻50～70克，白术20～30克。9例呕吐剧者加姜半夏15克。水煎，少量频服，每日1剂。共治42例，以眩晕、呕吐、耳鸣均止，活动正常，甘油试验阴性为治愈。结果：治愈36例，好转5例，无效1例。平均服药2.9剂。（中医杂志，1992，3：13）

4. 治疗中耳炎 泽泻30克，白术50克，柴胡15克。脾气虚弱者加黄芪50克，肺虚湿盛者加苡仁50克，肝脾湿热者加龙胆草20克。上药水煎服，每日1剂或2日1剂，小儿剂量酌减。共治35例，以症状、体征消失，2年不发为痊愈。结果：痊愈29例，好转6例，痊愈率83%。（成都中医学院学报，1988，1：19）

临证参考

［**古法借鉴**］

1. 冒暑霍乱 治冒暑霍乱，小便不利，头运引饮，泽泻、白术、白茯苓各3钱。水1盏，姜5片，灯心10茎，煎8分，温服。此经验见载于《本草纲目》卷19引《局方》。

2. 酒风 治酒风，身热懈惰，汗出如浴，恶风少气，泽泻、术各10分，麋衔5分。修合，每服3指撮，饭前服。此经验见载于《素问·病能论》。

酒风，古病名，又名漏风，因饮酒后感受风邪所致。麋衔，又名薇衔，主治风湿等，其科属尚不能确考。

3. 疝气 治一切疝疾疼痛，并阴囊大如斗，小便淋漓，泽泻1斤（分作4份，童便、盐水、醋、酒各浸7日，放日中晒干，炒），吴茱萸（炒）2两。上为末，老米打糊为丸。每服3钱，空心盐汤下。此经验见载于《丹台玉案》卷5疝疾灵丹。

4. 肾脏风疮 治肾脏风疮，泽泻用皂荚水煮烂，焙研，炼蜜丸如梧子大，空心温酒下15丸至20丸。此经验见载于《本草纲目》卷19引《经验方》。

肾脏风，古病名，即湿脚气。多因水湿之邪，从下感受，经络不得宣通所致，与西医的湿型脚气病类似。

5. 眼赤疼痛 治眼赤疼痛，甘草2钱，泽泻、黄连各5钱，草决明1钱。共为末，每服2钱，灯心汤调下。此经验见载于《丹台玉案》卷3泻心散。

泽泻有引火下返之功。

［**论治备参**］

1. 泽泻，利水之主药。利水，人皆知之矣，然又能利膀胱包络之火。膀胱包络有火，病癃闭结胀者，火泻则水行，利水则火降，水火二义，并行不悖。一说膀胱者，太阳之腑也，原属火，不属水。膀胱之水不能下通，本于寒者少，由于热者多。盖膀胱无火则水闭，有火亦水闭。泽泻用之于五苓散中，虽泄水实泄火也。因其为泄火之味，所以用之出奇。不然二苓、白术泄水之余，又何必借重泽泻乎？

2. 泽泻有固肾治水之功，然与猪苓又有不同。猪苓利水，能分泄表间之邪；泽泻利水，能宣通内脏之湿。又泽泻、木通俱是利药，但泽泻泻相火湿热，木通泻心火湿热为不同。又猪苓、茯苓、泽泻，三者皆淡渗之物，其用全在利水，仲圣五苓散、猪苓汤，三物并用而不嫌重复，其故可从《神农本草经》和《内经》得之。《神农本草经》猪苓利水道，茯苓利小便，泽泻消水；《内经》三焦为水道，膀胱为水府，肾为三焦膀胱之主。合二者观之，则知猪苓利三焦水，茯苓利膀胱水，泽泻利肾水。三药合用，利水之功更捷。

3. 仲景地黄丸用茯苓、泽泻者，乃取其泻膀胱之邪气，非引接诸药归就肾经。古人用补药，必兼泻邪，邪去则补药得力，一辟一阖，此乃玄妙。一说生地、阿胶、人参等补益之品，得泽泻前导，则补而不滞。

4. 脾胃有湿热，则头重而目昏耳鸣，泽泻渗去其湿，则热亦随去，而土气得令，清气上行，天气明爽，故泽泻有治头旋、聪明耳目之功。

5. 相火妄动而遗泄者，得泽泻清之而精自藏；气虚下陷而精滑者，得泽泻降之而精愈滑。

6. 若小便不通而口渴者，热在上焦气分，宜用泽泻、茯苓以清肺气，滋水之上源也。

7. 泽泻得茯苓、猪苓下降，利水之功倍。一说泽泻佐黄柏而湿热可清，同苍术而泻痢能除，合半夏可治痰饮，同大腹皮可治肿胀。

8. 泽泻得白术则能收湿，得猪苓则能利水。方书有云，湿在脾胃者，必用猪苓、泽泻以分理之。猪苓从阳畅阳，泽泻从阴达阴，二味乃合为分理阴阳。又方书治水湿肿胀，及支饮苦冒二证，皆用白术、泽泻，以皆本于脾胃，元阳虚而停水也。

9. 水肿昼剧夜平者，阳水也，泽泻同二苓、术、芍、人参、陈皮、赤豆、桑皮治之，多服必愈；夜剧昼平者，阴水也，泽泻同车前、赤苓、生地、白芍、薏仁、木瓜、石斛、赤豆、桑皮治之，多服必愈。

10. 泽泻配白术，治痰饮眩晕；配泽兰、大腹皮，治水臌；配茯苓、焦白术，治脾虚浮肿、脚气水肿、肾炎水肿；配黄柏、土茯苓，治湿热带下、热淋；配海金沙、金钱草、石韦、滑石，治石淋；配茯苓、桑寄生、熟白术，治妊娠水肿；配生山楂、广郁金、虎杖，治脂肪肝；配生山楂、决明子，治高脂血症。其中治痰饮眩晕、水臌、高脂血症，泽泻每剂宜用30~60克；治妊娠水肿一般每剂用10克。

11. 在补肾药中，佐用一些泽泻，可防止补药生热而产生肾火。治疗肾、膀胱，或肝、肾有火邪、湿热时，泽泻是首选之药。

12. 泽泻对多种慢性病出现的头昏眼花、耳鸣、健忘、面容憔悴消瘦、低热、烦躁等症状有效果。此时可在辨证方中加入泽泻、茯苓。

13. 有部分内伤湿浊头痛与肾阳失司，津液输布失常，湿浊内停于肾，肾失生髓充脑功能有关。这类湿浊头痛以头脑重痛、耳鸣、腰脊项重为特点，可在某些高血压及高脂血症患者中见到。此时在辨证方药基础上，重用泽泻20~60克，多能应验。

14. 泽泻能消除血尿。各种原因引起的血尿，泽泻可配合大蓟、小蓟、蒲黄炭、栀子炭、藕节炭同用。

15. 泽泻能利尿，亦用于泌尿系结石症，尤其是肾结石，有化石作用；配合猪苓、车前子、金钱草、鸡骨草，化石作用更强。膀胱及尿道结石亦用泽泻，但剂量需稍大，亦需配合上述药物。

16. 泽泻有持久的降血压作用，对冠心病出现的高血压，可配丹参、赤芍、钩藤等制成丸剂久服，每日6克。本品对脑出血引起的中风半身偏瘫，血压持续不降亦有效，且有助于脑血管瘀血的溶解，通常用9~15克，加葛根6克则效果更好。

17. 泽泻配当归，活血助利水，水利血也行，水血并调，用治月经病血瘀水肿者，有明显疗效。

车前子

车前子，始载于《神农本草经》，是车前科多年生草本植物车前或平车前的种子。本植物大都生长在车辆经过的道路旁边，所以取名车前。本品味甘，性寒，归肝、肾、肺、小肠经。

临证应用

［**配用简说**］

1. 车前子功能利水渗湿消肿，常与茯苓、泽泻相配，随证加味，治疗各种水肿。

2. 车前子能导水湿从小便排出，而起到止泻的效果。可单味研末吞服；如与白术、茯苓配用，效果更好。

3. 淋证包括热淋、血淋、石淋等，相当于现代医学的急性尿道炎、膀胱炎、尿路结石等疾患。车前子有利尿通淋作用，治小便不利，赤涩热痛，可配滑石、木通、瞿麦、萹蓄等同用；治血淋尿血，可配生地、小蓟、马鞭草、蒲公英等同用；治石淋尿涩痛，可配石韦、金钱草、海金沙等同用。

4. 车前子有明目作用，配合菊花、桑叶、决明子、龙胆草等，可用于肝火上炎所致的目赤目痛；配合地黄、枸杞子、菟丝子、石斛等，又可用于肝肾亏虚而致的眼目昏暗，视力减退。

5. 车前子有清肺化痰止咳作用，治肺热咳嗽多作为辅佐药，常与瓜蒌、贝母、黄芩等配用。

［一般用法］

入煎剂 9～15 克，必要时可用 30 克；因其含较多黏液质，故需用布袋包煎。孕妇慎用。

临证推广

［古用发微］

1. 治疗臌胀 车前子有利水消肿的功效。治水臌，周身肿胀，按之如泥，用车前子 1 两，牵牛子、甘遂各 2 钱，肉桂 3 分，水煎服。方见《石室秘录》决流汤。《傅青主男女科》决流汤，肉桂用 1 两，其余 3 药用量不变，治同。方中用大剂车前子，配合肉桂温肾化气，能引水以入膀胱，利水而不走气，不使牵牛子、甘遂过猛伤正。原方说，用上方 2 剂后，须接用五苓散 2 剂，然后再以六君子汤补脾，并忌食盐善后。治臌胀初起，也可取西瓜 1 只，开去盖，挖去子肉，加鸡内金 4 个、车前子 4 两于内，仍用蒂盖盖好，瓜外遍涂烂泥，在瓦上炙炭存性，去泥，研末。每服 1 钱，吃时用黄糖拌，稍加白开水调下。同时将葫芦炙炭存性，每服 5 分，陈酒送下。方见《百试百验神效奇方》卷上。《滇南本草》卷 3 记载，治小儿因伤食吐泻，不急调治，日久脾虚作胀，肚大筋青，臌胀，或泻或发热，可用车前子 5 钱，山药 1 两 5 钱（蒸熟 1 两，生用 5 钱）。发热加银柴胡 3 钱，有虫加芜荑 3 钱。共为细末，每服 2 钱，空心开水送下。

2. 治疗虚劳梦泄 治虚劳梦泄，鹿角胶（研碎，炒令黄燥）、车前子、覆盆子各 1 两。为末，每服 2 钱，食前温酒调下。方见《太平圣惠方》卷 30 立效鹿角胶散。

《名医别录》谓车前子有“强阴益精”的作用。

［现代报道］

1. 治疗高血压 每日用车前子 9 克（经 1 个月疗效不显增加至 18 克），水煎 2 次，当茶饮。共治 50 例，经 3～4 个月治疗，收缩压降低到 150mmHg 以内 23 例（46%），舒张压降低到 90mmHg 以内 25 例（50%）。治疗中除有胃部不适外，无其他不良反应。（上海铁道医学院论文汇编，1957：7）

2. 治疗急性泌尿系感染 红枣树皮 60 克（洗净），车前子 20 克，装入布袋内缝好，置砂锅内，加水 1500 毫升，文火煮沸，将药液煎至 500 毫升，倒碗内，加 30 克白糖搅匀，每日 1 次口服，儿童量酌减。共治 42 例，疗效尚好，一般数剂即可获效。（中医杂志，1984，8：55）

3. 治疗颞下颌关节功能紊乱症及习惯性颞下颌关节脱位 以车前子注射液 0.5 毫升，加 1% 盐酸普鲁卡因注射液 0.5 毫升混合后作关节腔内注射，每周 1 次，5 次为 1

疗程。共治颞下颌关节功能紊乱症150例，以原有症状完全消失者为良好。结果：经2个月治疗复查及其后6～24个月的随访，60例良好，77例进步，10例无效，3例复发。总有效率91.33%。另8例习惯性颞下颌关节脱位经用本法治疗后，6例未再复发，1例改善，1例无效。（中国医院药学杂志，1989，12：574）

4. 转正胎位 胎儿臀位150例，随机分为2组，每组75例，产前均以B超确诊，产后验证结果。治疗组用车前子9克，烘干为末，放入杯内开水冲服，睡前1次服下。用药后7日复查，转正如未成功，隔周再服1次，一般不超过3次。对照组以膝卧位法治疗。结果：治疗组转正成功60例，对照组52例，两组比较无显著差异（$P>0.05$）。（浙江中医杂志，1993，5：205）

5. 治疗新生儿脐炎 将车前子洗净、焙干，研成极细粉末。用生理盐水将患儿脐部洗净，清创后将车前子粉撒于脐上，以药粉覆盖创面为宜，并用无菌纱布包扎。隔日换药1次。共治25例，以表面结痂，无渗出液，红肿消退者为痊愈。结果：全部治愈。用药1次痊愈者18例，2次7例。所有病例在治疗期间均未用其他药物。（中级医刊，1994，1：21）

6. 治疗小儿腹泻 车前子30克，纱布包，煎成400毫升左右，为1日剂量，稍加白糖频频饮服。共治69例，患儿每日泻下黄色或黄绿色稀水样或蛋花样大便5～15次，但无明显脱水和电解质紊乱；伴溢乳或呕吐28例，发热6例；大便常规检查正常50例，有少量白细胞和脂肪球19例。以服药后临床症状消失为治愈。结果：治愈63例，无效6例。治愈病例服药1日而愈者26例，2日36例，3日1例。（中西医结合杂志，1987，11：697）

临证参考

［**古法借鉴**］

1. 阴疝 治阴疝肿缩，车前子为末，水调涂肿处。此经验见载于《圣济总录》卷94车前子涂方。

2. 身痒 治身痒难忍，生车前子研末，以水或蜜调搽。此经验见载于《验方新编》卷10。

3. 阴痒 治阴下痒痛，车前子煮汁频洗。此经验见载于《本草纲目》卷16引《外台秘要》。

4. 难产 治难产，车前子2钱为末，以酒送下；不饮酒者，水调服。也可用车前子、滑石、阿胶（捣碎，炒令黄燥）各1两。为细末，每服2钱，食前以蜜汤调下。或用车前子4钱，冬葵子3钱，炒枳壳2钱，白芷1钱，水煎服。上述经验见载于《传信适用方》卷4、《太平圣惠方》卷76车前子散及《潜斋简效方》。

［**论治备参**］

1. 车前子，行肝疏肾，畅郁和阳，同补肾药用，令强阴有子；同和肝药用，治目赤目昏；同清热药用，治痢疾火郁；同舒筋药用，能利湿行气，健运足膝，有速应之验。

2. 五子衍宗丸中用车前子，因枸杞、覆盆过于动阳，菟丝、五味过于涩精，故用车前以小利之，用通于闭之中，用泻于补之内，始能利水而不耗气，水窍开而精窍闭，自然精神健旺，入房始可生子，非车前子有益肾种子之功。

3. 车前子，得牛膝疏肝之性，能导引利水；得菟丝子升清降浊，能补虚明目。

4. 车前子性走下窍，若遇内伤劳倦、阳气下陷之病，皆不当用。

5. 车前子用于哮喘，有消痞满、祛痰湿的功效，对水饮内停的哮喘，疗效确切。

6. 车前子治咳喘效奇，轻者用小量，5 克为宜；咳而有痰者，用中量，10 克为宜；咳而喘促者用大量，15 至 20 克为宜。一说车前子不仅可治多痰之喘咳，同样可治少痰干咳之喘咳；不仅能化痰，而且能解痉平喘。

7. 以车前子为主治疗高血压时，尤以舒张压下降为明显，一般服数剂后，舒张压可降低 11 ~ 15mmHg，收缩压可降低 8 ~ 11mmHg。但血压降到正常后，一般不会再降。车前子在降压的同时，对改善高血压所致的眩晕、头痛、视物不清、失眠、烦躁、心悸、浮肿亦有显著效果。因车前子利尿时也能增加钾、尿素、钠等的排出，故对血钾偏低者应慎用，一般一次不宜超过 30 克，用药时间不超过 3 个月。

8. 治疗肾病水肿属脾肾阳虚者，常以车前子与黄芪配伍，浮肿、小便不利者加用肉桂，小便尚多者加用附子，有满意效果。

9. 用单味车前子 30 克（布包），加水 500 毫升，浸泡 30 分钟后煮沸，频频代茶饮，每日 1 剂，治疗痛风病，疗效较好，能促进尿酸排泄。服药期间可逐渐停服秋水仙碱等药物。

10. 车前子利水窍而秘精窍，治疗遗精或滑精，在辨证方中加入本品，可提高疗效。如用单味车前子，精盐细炒至焦，研细末，每服 10 克，每日 3 次，效果亦好。

11. 在治疗伤科急性损伤中，多以活血止痛药与渗利药相配伍，部位在上多取车前子与桂枝相配，在下多选猪苓与牛膝相伍。如此配伍，既能有效发挥活血化瘀药的作用，又能阻止“瘀久化热”之变。

12. 车前子可用于妇科病，如盆腔炎、附件炎、阴道炎以及带下属于实热者，久用有效。

13. 夏季小儿腹泻，大便如稀水状，多日不止，可用五味异功散加车前子 3 ~ 9 克，桔梗 0.9 ~ 1.5 克，往往能收到比较满意的效果。

14. 治疗小儿肝经郁热型遗尿，可根据通因通用的治则，给予清肝泻热，使湿热之邪从小便而去。常以车前子 12 克为主药，配栀子、泽泻各 8 克，木通 6 克，柴胡 5 克，甘草 3 克。每日 1 剂，7 日为 1 疗程。曾治 30 例，经 3 个疗程治疗，痊愈 25 例，好转 5 例。

15. 车前子大剂量服用有通大便、降低眼内压的作用，故可用于急性充血性青光眼。

16. 车前子水煎后大部分颗粒完好，药中有效成分能否全部煎出，值得怀疑。故用车前子宜将其研末饮服，收效较捷。

17. 车前子生用，有效成分煎出较少，且煎出液较黏，会影响其他药的溶解；炒后煎液不黏，有效成分易煎出，也不影响其他药的溶解。

18. 车前子治疗水肿、泄泻的效果与剂型有关，宜炒研为末，冲服；若改作煎剂，效果较差。

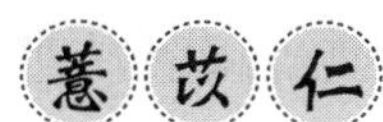

薏苡仁，始载于《神农本草经》，简称苡仁，是禾本科一年或多年生草本植物薏苡的成熟种仁。因薏苡仁是白色的，有点像米，所以俗称米仁。本品味甘、淡，性凉，归脾、胃、肺经。

临证应用

[**配用简说**]

1. 薏苡仁有利水渗湿的作用，治疗小便不利，肢体浮肿，常与茯苓、猪苓、泽泻、黄芪、桂枝等配用。本品在利湿同时兼有营养滋补功能，所以常用多用并无副作用。薏苡仁利水渗湿之功，也能用于湿热淋浊，常配合滑石、车前子等同用。对于温病初起，湿邪阻滞中焦，寒热身痛，呕恶时作，可配合杏仁、白豆蔻、半夏、滑石等，以宣化湿热。

2. 薏苡仁功能利湿健脾，治脾虚泄泻，反复发作，可用薏苡仁 30 克，配合党参、白术、茯苓、山药、白扁豆等同用。若兼有腰膝酸软，形寒肢冷、五更泄泻等肾阳虚见症，可再加补骨脂、菟丝子等温肾之品。

3. 薏苡仁能祛湿除痹，舒利筋脉，配羌活、独活、威灵仙、川芎等，可治疗风湿痹痛，筋脉拘挛，关节屈伸不利。湿重者，再加苍术、白术；腰脊酸痛明显，再加桑寄生、川断。若风湿在表，身痛发热，可配合麻黄、杏仁、甘草，以祛风解表除湿；湿热引起的两足痿弱无力，可配合苍术、黄柏、牛膝，以清利湿热，强壮足膝。

4. 薏苡仁有清热排脓的功效，多用于内脏脓疡病症。配冬瓜仁、桃仁、芦根等，治疗肺痈；若肺痈已溃，咳吐大量脓血，可再加桔梗、白及、金荞麦等，以帮助脓液排出。薏苡仁配丹皮、桃仁、败酱草等，又可用于肠痈。

[**一般用法**]

入煎剂 9 ~ 30 克，大剂量可用 60 克；或浸酒、熬粥服。本品味淡力缓，病重者常须重用或久服。

临证推广

[**古用发微**]

1. 治疗咳嗽　治咳嗽，桔梗 1 两，甘草 2 两，薏苡仁 3 两。上剉如麻豆大，每服 5

钱，水煎，入糯米为引，米软为度，食后服之。方见《儒门事亲》卷12薏苡仁汤。治咳嗽及老人咳喘，亦可用《济众新编》卷7薏苡饮：薏苡粉2合，真荏子（即白苏子，炒）、苏子（即紫苏子，炒）各1合。苏子、真荏子用水细磨，滤取汁煮薏苡粉成粥，和蜜用，或单薏苡作米煮粥亦好。

《药性论》记载薏苡仁主“咳嗽涕唾上气”。叶天士也善用本品治咳，且使用频率较高。赵习德等总结了叶氏治咳用苡仁的经验：①外感皆用苡仁。因寒配以桂枝、生姜；因温热暑燥者伍以桑叶、桑白皮；因湿者配以厚朴；因湿热者伍以滑石、通草；气逆者则配以杏仁、苏梗。②温热暑燥伤津亦用苡仁。取其为热邪开出路，为阴津导通路。③脾胃虚证必用苡仁。脾虚者配人参、茯苓、山药、半夏等；胃阴不足者配麦冬、沙参、扁豆等。④虚劳咳嗽不用苡仁。因病本在中下二焦，非滋填温运则无以奉养上焦；苡仁渗泄下行，便非所宜。认为叶氏用苡仁治咳嗽，首先是取其淡渗下行，引邪外出，助肺肃降；其次是赖其滑利通行，转输敷布，恢复治节；再者是助脾胃之气上达，以充养肺脏。（浙江中医杂志，1996，1：5）

2. 治疗胸痹 治胸痹缓急者，薏苡仁15两，大附子（炮）10枚。上2味，杵为散，每服方寸匕，日3服。方见《金匮要略·胸痹心痛短气病脉证并治》。

胸痹缓急，是言胸痛时缓时剧。胸痛病机主要为阴寒之邪壅塞上焦，胸阳被遏所致。本方附子温经散寒，薏苡仁有除湿舒筋的作用，合而用之，当有缓解胸部痹阻疼痛之效。

3. 治疗虚劳 治虚劳，薏苡仁同羊肉作羹，甘酸随性如常法，下葱、豉煮令香熟，食之。一方以薏苡仁用熟水淘，捣罗如作米粉法，以枣肉、乳汁拌和作团，如蒸饼大，依法蒸熟，随性食之。夏用粉不得留经宿，恐酸坏。上两方见于《圣济总录》卷188薏苡羹和薏苡饼。治肺损嗽血，薏苡仁不拘多少。上为细末，以豮猪肺1个煮熟，蘸药食之。方见《医学正传》卷5引东垣方薏苡仁散。若劳症吐血，可用《仙拈集》卷2神效煎：薏苡仁（炒熟）1两，柴胡（炒黑）5钱，水煎服。

薏苡仁功能“健脾益胃”（《本草纲目》），且属“寒而不泄，温而不燥，补而不滞，利而不克，至和至美之品”（《本草汇言》），久服能“轻身益气”（《神农本草经》），洵为治虚劳之良药。

［现代报道］

1. 辅助治疗中晚期非小细胞肺癌 将57例经病理组织学或细胞学检查确诊的患者随机分成2组。单纯化疗组（单化组）29例，采用诺维本、顺铂合用化疗方案，联合化疗组（联合组）28例，在采用上述化疗方案基础上，加用康莱特注射液（为注射用薏苡仁油，每日200毫升，静脉滴注，每日1次，于化疗的第8日开始，连用14日）。2组均以21日为1个周期，完成3个周期药物治疗后进行近期疗效评估。在治疗过程中对6例同时作放疗或手术治疗的患者予以剔除（联合组、单化组各3例）。结果：51例患者可供评估，联合组25例，完全缓解1例，部分缓解8例，稳定13例，恶化3例，有效率36%（9/25）；单化组26例，部分缓解7例，稳定12例，恶化3例，有效率26.9%（7/26），2组比较差异无显著性（$P>0.05$）。联合组患者中位肿瘤进展时间、中位生存期、1 年生存率分别为 6.0 个月、12.5 个月、48%（12/25）；单化组分别为 4.8 个月、8.1 个月、34.6%（9/26），2 组比较差异有显著性（$P<0.05$）。（中国中西医结合杂志，2003，8：629）

2. 治疗尿路结石 取生薏苡仁，研末加少许白糖混匀，每服 30 克，日服 2 次。服后大量饮水，同时配以跳跃运动。共治 30 余例，排石率达 80%。（中国中药杂志，1997，2：119）

3. 治疗鞘膜积液 萹蓄草、生薏苡仁各 30 克。加水 500 毫升，煎服，每日 1 剂，早晚各服 1 次。共治 50 例，透光试验均为阳性。结果：除 4 例经治 7 日肿大缩小 2/3，继续用药无效外，其余病例积液均消失，疗程为 7～12 日。经随访，仅 1 例精索鞘膜积液治愈 1 年 5 个月后又发生睾丸鞘膜积液，再次用上法治疗 6 日而获愈。（浙江中医杂志，1982，8：373）

4. 治疗进行性指掌角皮症、湿疹 用薏苡酯（从薏苡仁中提取的有效成分之一）注射液作肌内注射，成人每日 1 支（每支 2 毫升，含薏苡酯 5 毫克），儿童酌减；同时给予 0.1% 薏苡酯霜剂局部涂擦，每日 2 次或多次，30 日为 1 疗程，不用其他药物。以用药在 3 个疗程内皮疹全部消退，或仅留色素沉着斑，停药 2 个月未见复发者为痊愈。结果：进行性指掌角皮症 38 例，痊愈 35 例，显效 1 例，好转 1 例，有效率 97.3%；掌跖皲裂性湿疹 22 例，痊愈 12 例，显效 6 例，好转 4 例，有效率 100%；限局性湿疹 25 例，痊愈 17 例，显效 5 例，好转 1 例，有效率 92.0%；泛发性湿疹 8 例，痊愈 6 例，显效 2 例，有效率 100%。（北京医学，1995，1：42）

5. 治疗扁平疣 取生薏苡仁 500 克，研细末，加白砂糖 500 克，拌匀。每次 1 匙，每日 2～3 次，温开水冲服，一般连用 7～14 日。共治 97 例，病程 3 个月～5 年。结果：痊愈 73 例，显效 5 例，有效 7 例，无效 12 例。（中医杂志，1981，6：45）

6. 治疗传染性软疣 用生薏苡仁 10 克，研成细粉，加白糖适量，开水冲服。每日 3 次，20 日为 1 疗程。1 个疗程不愈者，可续服第 2 个疗程。共治 42 例，治愈 39 例，好转 3 例，有效率 100%。认为本品研粉冲服比水煎剂效果好。（河北中医，1990，1：36）

7. 治疗坐骨结节滑囊炎 取生薏苡仁 60 克，加水 300 毫升，煎至 200 毫升，分 2 次口服。共治 25 例，均系缠小脚妇女，发病时间 2～10 年，坐骨结节部位的囊肿最大 8 厘米×8 厘米，最小 4 厘米×4 厘米，质软，囊肿边缘清楚，局部有胀痛感，皮肤色泽正常。结果：服药 26～45 日，囊肿均完全吸收，症状消失，追访 3～10 年，无 1 例复发。（中医杂志，1987，1：66）

8. 治疗重度功能性痛经 用薏苡仁 100 克洗净，加水适量煎熬为稀汤，每日 1 次，于月经前 3 日开始服，服至本周期痛经消失为止。连续服药 3 个月经周期。共治 26 例，用序贯试验观察其镇痛效果。以用药后腹痛消失或明显减轻，其他症状亦随之消失为显效。结果：显效率达 90%，显著优于消炎痛加皮下注射阿托品组（$P\leqslant0.01$）。（中医杂志，1998，10：599）

9. 治疗慢性副鼻窦炎 薏苡仁、冬瓜皮各 50 克。加水 500 毫升，文火煎成稀粥样，去冬瓜皮。每日 1 剂，早饭及晚饭后 1 小时各服 1 次，吃仁喝汤，7 日为 1 疗程。

共治465例，以头痛、分泌物消失，鼻黏膜潮红，鼻腔臭味消失，感觉正常为治愈。结果：治愈372例，有效86例，总有效率98.5%。(陕西中医，1997，5：221)

临证参考

［古法借鉴］

1. 消渴 治消渴饮水，薏苡仁煮汁饮，并煮粥食之。此经验见载于《本草纲目》卷23。

2. 冷气 治冷气，薏苡仁煮饭服。此经验见载于《外台秘要》卷7引《广济方》。

冷气，病证名。《诸病源候论·冷气候》："夫脏气虚，则内生寒也。气常行腑脏，腑脏受寒冷，即气为寒冷所并，故为冷气。其状或腹胀，或腹痛，甚则气逆上而面青手足冷。"

3. 黄疸 治黄病，薏苡仁捣汁和酒服。此经验见载于《鲟溪单方选》。

4. 中风 治中风，言语謇涩，手足不随，大肠壅滞，薏苡仁3合，冬麻子半升。以水3升，研滤麻子取汁，用煮薏苡仁为粥，空心食之。此经验见载于《医方类聚》卷24引《食医心鉴》。

古方小续命汤注云：中风筋急拘挛，语迟脉弦者，加薏苡仁，亦扶脾抑肝之义。此说引自《本草纲目》卷23。

5. 癞疝 辛稼轩初自北方回朝，官建康，忽得癞疝之疾，重坠大如杯。有道人教以取叶珠（即薏苡仁也），用东方壁土炒黄色，然后水煮烂，入砂盆内研成膏。每用无灰酒，调下2钱，即消。沙随先生晚年亦得此疾，辛亲授此方服之，亦消。然城郭人患不能得叶珠，只于生药铺买薏苡仁，亦佳。此经验见载于宋·张世南《游宦纪闻》卷5。

本方经清人梁章钜重验有效。其《归田琐记》卷1曾作如下记载："侨寓邗江，居停主人有患疝疾者，甚苦……一日偶翻旧书中夹有一纸条云：'辛稼轩初自北方还朝，忽得癞疝之疾，重坠大如杯，有道人教以服叶珠……'。按此一段，忘却从何书抄来，因即以此原纸授居停主人，如法制服，五日而霍愈。古方之有用如此，因急笔记之。"

6. 诸疮 治小儿头疮、胎毒及大人诸疮，薏苡仁10钱，大黄5钱，土茯苓2两。上为末，炼蜜为丸，如弹子大。每服1丸，每日3次。此经验见载于《家塾方》薏苡仁丸。

7. 乳岩 治乳岩，延胡索、薏苡仁各5钱。用黄酒2盅，煎1盅，空心服。出汗即验。此经验见载于《外科大成》卷2乳岩方。

8. 经水不通 治经水不通方：以薏苡仁1两，水煎服。此经验见载于《攒花易简良方》卷2。

薏苡仁适用于痰湿阻滞冲任，胞脉壅塞不行所致的闭经。《本草纲目》卷23引《海上方》用薏苡仁根1两。

9. 鼻疮 治鼻中生疮，用薏米、冬瓜煎汤当茶饮。此经验见载于《吉人集验方》。

10. 咽喉痈肿 治咽喉卒生痈肿，饮食不通，薏苡仁1两，以水1大盏，煎至5分，去滓顿服。此经验见载于《太平圣惠方》卷35。

11. 牙痛 治牙齿䘌痛，薏苡仁、桔梗生研末，点服。不拘大人、小儿。此经验见载于《本草纲目》卷23引《永类方》。

［**论治备参**］

1. 薏苡仁寒而不泄，温而不燥，补而不滞，利而不克，至和至美之品也。或问薏苡仁功用甚薄，何不用猪苓、泽泻，可以少用见功，而必多用何为乎？不知利水之药，必多耗气，薏苡仁妙在利水而又不耗真气，故又可重用之耳。

2. 薏苡仁，《神农本草经》云微寒，主筋急拘挛。拘挛有两等：《素问》注中，大筋受热，则缩而短，缩短故挛急不伸，此是因热而拘挛也，可用薏苡仁；若《素问》言因寒即筋急者，不可更用此。

3. 薏苡仁最善利水，不至损耗其真阴之气，凡湿盛在下身者，最宜用之。视病之轻重，准用药之多寡，则阴阳不伤，而湿病易去。

4. 益气、除湿、和中、健脾，薏苡与术略相似，而不知其有毫厘之差，千里之谬。曰气，则术温而薏苡微寒；曰味，则术甘辛而薏苡甘淡。且术气味俱厚，薏苡气味俱薄，为迥然不同。术与薏苡非相反相恶，既用此即不用彼者，无他，术性急，薏苡性缓，合而用之，恐其应速则嫌其缓，应迟则又伤于躁也。

5. 薏苡仁，除湿不如二术助燥，清热不如芩、连损阴，益气不如参、术犹滋湿热，诚为益中气要药。然其味淡，其力缓，须合群以济，厚集以投，始能奏的然之效。

6. 凡遇水湿之症，用薏仁一二两为君，而佐之健脾去湿之味，未有不速于奏效者也。倘薄其气味之平和而轻用之，无益也。

7. 虚劳咳嗽，肺痿肺痈，虚火上乘，皆宜加薏苡仁为下引药。

8. 薏苡仁得麻黄、杏仁治风湿周痹，得郁李仁治水肿喘急。一说本品配附子治周痹，佐败酱化脓为水。

9. 薏苡仁同天麻以治肺，同苓、术以治脾，同苍、朴以治胃，同牛膝以治肾，同木瓜以治足，同人参以治心，同二陈以治痰，同平胃以治湿，同苍、柏以治痿，同归、芍以治痈肿，同槟榔以治脚气，同五苓以治水湿蕴蓄之不利。

10. 在疑难病中，凡具有痰、湿、热证之一，舌苔白腻或黄腻，脉滑或滑数，均可重用生薏苡仁（时可用至120克）。如治疗大动脉炎、冠状动脉硬化供血不足、血栓闭塞性脉管炎、栓塞性静脉炎、海绵状血管瘤等，均能收到满意疗效。苡仁具有化痰软坚的作用，也可治疗多发性息肉、多发性脂肪瘤及癌瘤。苡仁又具有抗病毒作用，能提高机体抗病毒功能，故可用于病毒性皮肤疣、病毒性心肌炎及免疫功能低下之疾患。苡仁药性平和，无毒副作用，故可长期服用。

11. 薏苡仁配黄芩，治湿热中阻之胃痛；配苍术，治湿阻中焦之胃痞；配白蒺藜，治面部雀斑。

12. 薏苡仁，脾虚证患者可以应用，有消化道出血必定应用。又薏苡仁30克，配山慈姑10克，治肠息肉。

13. 肺热痰浊重者，常可单用或加用苡仁治之，效果多佳。单用苡仁，量要大一点，每次 20～30 克，较为适宜。一般用生苡仁，但个别患者服生苡仁会导致腹泻，则宜炒用。

14. 薏苡仁常治疗小便不利及水肿，因它并非单纯利尿，而是在利小便中兼有营养滋补功能，所以常用多用并无副作用。

15. 治大筋拘挛症，在辨证方中重用薏苡仁（150 克），无不获效，益信《神农本草经》谓本品“主筋急拘挛，不可屈伸，风湿痹”的记载，非后世臆测所可及。

16. 治湿痹，须用大剂量薏苡仁。便调脾和用生薏仁；便溏脾虚用熟薏仁；肿胀甚而便溏，则生、熟薏仁合用。此一物三用，各得其所，方取良效。

17. 凡用薏苡仁，须倍于他药。此物力势和缓，须倍加用，即见效。

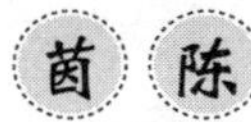

茵陈

茵陈，始载于《神农本草经》，原作“茵陈蒿”，是菊科多年生草本植物滨蒿或茵陈蒿的地上部分。本品味苦、辛，性微寒，归脾、胃、肝、胆经。

临证应用

［配用简说］

1. 茵陈长于利水渗湿，有清利湿热、利胆退黄的功效，是治疗黄疸的要药，尤宜于湿热郁蒸皮肤色黄鲜明之阳黄，常配合栀子、大黄同用。若黄疸色泽不鲜明，头重身困，恶心腹胀，是湿重热轻之故，可以本品配苍术、厚朴、薏苡仁同用。如系寒湿郁滞之阴黄，症见皮肤色黄晦暗、畏寒、腹胀便溏等，则可以本品配白术、附子、干姜等，温化寒湿以退黄。肝胆湿热蕴结而无黄疸表现者，本品亦可应用，如现代常以本品配柴胡、黄芩、蒲公英、金钱草、鸡内金等，治疗胆囊炎、胆结石。

2. 茵陈也可用于湿温、暑温初起，症见往来寒热、口苦泛恶、胸闷脘胀、不思饮食等，常与黄芩、半夏、陈皮、白豆蔻、薏苡仁等同用，以清化湿热。

3. 茵陈清热利湿之功亦可用治湿疹、湿疮、疥癣等皮肤病，可单味内服或外用，也可与白鲜皮、地肤子、苦参等配用。

［一般用法］

入煎剂 6～15 克，大剂量可用 30～60 克。外用适量，水煎熏洗。脾虚血亏所致的面色虚黄，常由贫血、寄生虫病所致，不是由湿热引起，故不宜应用本品。

临证推广

［古用发微］

1. 治疗疬疡风 治疬疡风病，茵陈蒿二握，水 1 斗 5 升，煮取 7 升。先以皂荚汤洗，次以此汤洗之，冷更作。隔日洗1次，不然恐痛也。方见《本草纲目》卷15引崔行功《纂要》。

疠疡风，一作疬疡风，是指生于皮肤的一种表浅癣疾。多由风邪湿热郁于皮肤，久而不散而成，好发于颈旁、胸背、腋下等处。其色紫白，斑点密集相连，可蔓延扩大；痒感不著，夏重冬轻。相当于西医的花斑癣（包括皮肤异色症）。茵陈善散肌表之风热湿邪，除煎汤外洗外，也可同时煎汤内服。

2. 治疗眼热赤肿 治眼热赤肿，茵陈草、车前子各等份，水煎，内服外洗。方见《本草汇言》卷3引《直指方》。

茵陈"主风热"（《医学启源》），能治"风眼痛"（《日华子本草》）；车前子"明目疗赤痛"（《名医别录》），"能去风毒，肝中风热，毒风冲眼目，赤痛翳障"（《药性论》）。两药相配，能增强祛风热功能，导热从小便而出，故内服、外用于眼热赤肿之症，当有良效。

［**现代报道**］

1. 治疗急性黄疸型肝炎 每日用茵陈45克，败酱草21克，水煎分3次服，儿童减半。治疗63例，临床治愈59例，显效及无效各2例。随访37例，不满1年者16例，1年以上15例，超过2年6例，复查肝功均正常。未见不良反应，仅个别病例治疗后白细胞有所减少。（天津医药，1977，2：60）

2. 治疗高胆固醇血症 每日用茵陈15克代茶饮，1个月为1疗程。共治82例，治前血清胆固醇均值为7.719mmol/L（296.9mg%），治后为6.617 mmol/L（254.5mg%），$P<0.001$。观察发现，血清胆固醇愈高者，下降幅度愈大。茵陈副作用较少，仅1例因服后恶心而停药。（中医杂志，1980，1：39）

3. 治疗胆道蛔虫腹痛 取茵陈30~60克，加水350毫升，文火煎至200毫升，顿服。若经常发病而每次间隔15日以内，或每次发病时间在3日以上，加金银花20克，连翘15克；素有大便干燥者，加芒硝10克或用玄明粉6克冲服。共治78例，药后10~20分钟疼痛即止者64例，20分钟后疼痛消失者14例；服1剂近期不发者56例，2剂18例，3剂4例。（浙江中医杂志，1993，4：154）

4. 治疗痤疮 茵陈50克水煎，每日1剂，分2次服。7日为1疗程，连用2~3个疗程。治疗期间不用油脂类化妆品和外搽药物。共治100例，以原发皮损消失，无新发皮损出现为痊愈。结果：痊愈65例，显效33例，好转2例。（临床皮肤科杂志，1987，4：214）

5. 治疗母儿血型不合 孕妇与胎儿之间因血型不合可产生同族血型免疫性疾病，导致流产、早产、胎儿畸形、胎儿发育受限、死胎、死产和新生儿溶血病。将366例母儿血型不合孕妇随机分为2组。A组186例给予单味茵陈30克煎服，B组180例给予复方茵陈汤（茵陈、黄芩各9克，制大黄4.5克，甘草6克），均每日1剂。每2~4周复查免疫性抗体效价及作B超检查。若抗体效价不上升或下降，B超显示无胎儿水肿、胎盘增厚现象，即视为治疗有效，并继续原治疗方案，直至分娩，否则视为无效，收进医院进行综合治疗。结果：A组有效率84.9%（158/186），高于B组的77.8%

(140/180)，但差异无显著性。临床证实，单味大剂量茵陈治母儿血型不合疗效显著，且有简单易行、无毒副作用的优点。(四川中医，2003，2：20)

6. 治疗新生儿高胆红素血症 黄疸茵陈冲剂（茵陈5钱，制大黄1钱，黄芩3钱，甘草5分），每日分3次奶前用5%糖水20毫升冲服，或煎2次浓缩至60毫升，分3次口服。一般连服3日，少数病例服至5日。共治40例，ABO溶血症16例，Rh溶血症2例，感染2例，不明原因20例。结果：ABO溶血症及感染者全部有效，原因不明者19例有效，Rh溶血症无效，有效率92.5%。(新医药学杂志，1973，8：21)

7. 治疗口腔溃疡 取茵陈蒿30克，以250毫升开水泡，轻者每日漱口数次，重者代茶饮，每日3~4次。共治43例，溃疡面一般在3~4日愈合。对单纯性口腔黏膜溃疡效果较好。(中医杂志，1985，5：48)

临证参考

[**古法借鉴**]

1. 瘟疫 治瘟疫，茵陈（连根采，阴干）5分，乌梅2个。为粗末，水2盅，煎8分，热服。此经验见载于《松峰说疫》卷5。

《日华子本草》谓茵陈“治天行时疾”。

2. 热病发斑 治热病发斑，茵陈2两，川大黄（剉碎微炒）、玄参各1两，栀子仁1分，生甘草半两。上为粗末，每服4钱，以水1中盏，煎至6分，去滓，不计时候温服。此经验见载于《太平圣惠方》卷18茵陈散。

3. 伤寒头痛，风热瘴疟 除大热黄疸，伤寒头痛，风热瘴疟，利小便，以茵陈细切，煮羹食之，生食亦宜。此经验见载于《本草纲目》卷15引《食医心镜》茵陈羹。

4. 筋骨挛急 治风疾，筋骨挛急，茵陈蒿1斤，秫米1石，曲3斤。和匀，如常法酿酒服之。此经验见载于《本草纲目》卷15引《圣济总录》。

《本草经集注》谓茵陈“治久风湿痹”。

5. 大便色灰 治大便自利而灰，茵陈蒿3钱，栀子、黄连各2钱。水2盏，煎至8分，去滓服。此经验见载于《伤寒活人指掌图》茵陈栀子黄连汤。

此或为黄疸病的见症之一。黄疸病因粪中尿胆原减少或缺如，大便颜色常变淡或呈浅灰色。

6. 胎位不正 治生产不正及难产者，山茵陈叶、仙灵脾叶各等份。上件为细末，每服2钱，童子小便并酒各半盏，温调下。此经验见载于《杨氏家藏方》卷16顺生散。

[**论治备参**]

1. 茵陈，其主风湿寒热邪气，热结黄疸，通身发黄，小便不利及头热，皆湿热在阳明、太阴所生病也。苦寒能燥湿除热，湿热去，则诸证自退矣。一说茵陈善清肝胆之热，兼理肝胆之郁，热消郁开，胆汁入小肠之路毫无阻隔也。《名医别录》谓其利小便，除头热，亦清肝胆之功效也。其性颇近柴胡，实较柴胡之力柔和。凡欲提出少阳之邪，而其人身弱阴虚不任柴胡之升散者，皆可以茵陈代之。又本品行水最捷，凡下焦湿热瘙痒，及足胫跗肿、湿疮流水，并皆治之。

2. 茵陈专治黄疸，宜佐栀子。黄而湿者多肿，再加渗利；黄而燥者干涩，再加凉润。又本品合栀子、大黄，除湿热；合栀子、柏皮，除燥热，俱治阳黄。合附子治阴黄。

3. 黄疸有阴黄、阳黄，有热黄、寒黄，有湿黄、燥黄，有血黄、气黄之殊，不可不辨。世人一见发黄，全不分别，俱用茵陈，而无引经之品共相佐使，所以有效有不效也。阴黄之病，其湿不甚，故色亦不深，下身黄而上身不黄者也，夜间反觉不安，欲小便而反涩，日间小便反利，转觉安宁。治法宜用茵陈为君，而佐之茯苓、泽泻、薏仁之类，或加之五苓散亦妙，茵陈可用至二钱至五钱，不可越五钱之外，连服数剂，黄可尽退也。阳黄之病，其湿亦不甚，但黄色如金，上身眼目尽黄，而下身反不黄者是也，日间小便艰涩，或痛或不疼，夜则安然自利。治法宜用茵陈为君，而佐之升麻、桔梗、茯苓、天花粉、麻黄、黄芩之类，数服即愈，而茵陈必须多加五六钱也。热黄之病，口必大渴，然多饮反觉不快，一身上下俱黄，眼目反觉色淡，小便时急数疼痛，其溺必如黄汁，盖热结于膀胱而不得出耳。法亦用茵陈为君，大约必须五钱为止，而佐之龙胆草、炒栀子、芍药、茯苓、猪苓、泽泻之类，则火热泻，而黄亦愈也。寒黄之病，一见水则大吐不止，畏寒怕冷，腹中时疼，手按之始安，一身上下亦黄，眼目自白，小便清长，而夜间尤利，盖寒结于膀胱，命门无火以通，则水气流于脾，而脾又寒虚乃渗于皮毛而为黄，其黄色必如秋葵之色者也。虽亦用茵陈为君，但止可用至一钱，切戒多用，必须佐之白术、茯苓、山药、芡实、薏仁，少用附子数分，以温补其命门之火，不须十剂则全愈矣。湿黄之病，全是水湿之气也，虽黄症俱是水湿，而湿黄之水湿更甚，一身上下、眼目手足尽黄，但身必浮肿，按之如泥。亦用茵陈四五钱，加入升麻、甘遂、牵牛、车前、泽泻之类，少升其气，使水尽从大小便出。一剂水湿减去大半，而黄尽退矣；断不可服三剂，盖牵牛、甘遂性悍，多服恐伤人元气耳。燥黄之病，全非是水湿，其外观之症，不过胸前之皮肉少黄，而一身上下、眼目不黄也。此肺金燥极，黄发于胸前，乃假象也。既已发黄，茵陈不可全然不用，可用七八分，加入麦冬、栀子、芍药、陈皮、天门冬、元参、天花粉、白芥子之类，久服自愈，肺经不燥而胸黄自除也。血黄之病，上下一身、眼目俱黄，身必发热，胸必烦闷，腹必疼痛，此乃血瘀于腹中胸下，故变为发黄。伤寒症中，最多此病，论理可遵仲景公之方，照症分治，而余亦酌定一方，以便世之采用：茵陈为君，加丹皮、牛膝、当归、栀子、川芎、大黄之品，一服而疼痛烦闷除，其黄必渐愈。苟或服药仍然闷痛，必须加入水蛭一钱，其瘀血始解，而发黄尽退也。气黄之病，身不发热，亦无饱闷烦躁之状，但头面发黄如淡金之色，饮食知味少，若行动便觉气怯，不能动履，小便不数，大便反燥，然亦不结，此气虚不能运化水湿之气，以成黄病者也。可用茵陈一二钱，加入人参、白术、黄芪、茯苓、车前子，大剂煎饮，自然气旺，而黄色全消矣。更有一种，身不黄而手足反黄者，此湿热壅闭于中焦，乃脾胃之虚不能化水也。亦用茵陈，加白术、茯苓、陈皮、甘草、白芥子、枳壳、槟榔、白芍之类治之，则水渐利而黄渐去。倘身黄而手足反不黄者，乃不治之症也。

4. 茵陈同防风、羌活治黄疸兼风；同苍术、厚朴、泽泻治黄疸兼湿；同生姜、白蔻仁治黄疸兼寒；同黄连、龙胆草、滑石治黄疸兼热。又茵陈同陈皮、菊花、干姜治伤酒发黄；同槟榔、枳实、山楂、麦芽治小儿食积发黄。一说本品佐桃仁治血黄；佐知母、黄柏治火黄；佐车前子、木通治黄而小便不利。

5. 茵陈散肌表之湿，得大黄，则兼泻中焦之郁热。

6. 除黄疸外，茵陈也能治疗因湿引起的病症。如居于多湿之地患感冒，发热不易退清，胸闷食少，浑身酸困，口黏苔腻，用一般发散风寒药物难以奏效时，宜加入茵陈15～24克。

7. 茵陈能清肝胆之实热与虚火，又可利湿，单味煎服可治肝经郁热、胆火蕴结之头痛、热结便秘、湿热口臭、眼眵增多等症，临床试用，每获良效，且口味很好，易为患者接受。

8. 茵陈有良好的预防肝炎的作用，可用单味茵陈30克煎水口服，或用茵陈30克，加郁金、黄芩各9克，或加金钱草30克，或加柴胡9克，煎水口服。

9. 对慢性肝炎日久，气血、脾胃不足，不耐大苦大寒之品而湿热余邪未尽者，可在对证方中加配茵陈和郁金，有助清除湿热，疏肝活血，改善肝功能，而无损伤脾胃之弊端。

10. 茵陈配伍败酱草、黄芩，降酶效果更好。如胆道内阻塞性黄疸，茵陈常配活血化瘀药物，如桃仁、红花、赤芍、土鳖虫、炮山甲等，疗效满意。

11. 茵陈清利湿邪，化解肝胆湿热，可治疗湿热所致的妇女黄褐斑、色素沉着。对产后（或人工流产）面色黄滞少华，属湿困邪阻者尤为适宜。以面部黑色素沉着，甚或出现唇毛，面部以两颧或印堂黑色素较多为应用指征，常配合黑山栀、三棱、大枣、红花、赤芍同用，一般用量为10～15克。

12. 小儿外感发热验方由葛根、茵陈、藿香3药等量组成。如没有恶心、呕吐，也可不用藿香。方中葛根解肌退热；茵陈清利湿热；藿香醒脾和胃，辟秽化浊。三药性味皆轻清，微温微寒，有寒温相济之效，无辛燥苦寒之偏。用于小儿感冒、时令病初起、食积发热，屡用屡效，一般都在4剂内治愈。少数体温在40℃以上，精神不振者，可每隔6小时服药1次，每剂煎20分钟，不服第2煎。

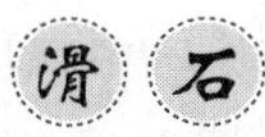

滑石

滑石，始载于《神农本草经》，是硅酸盐类矿物滑石族滑石，因质地滑腻，故称滑石。本品味甘、淡，性寒，归膀胱、肺、胃经。

临证应用

[**配用简说**]

1. 滑石能清膀胱湿热，利尿通淋，为治疗热淋、石淋、血淋的常用药物。治湿热内蕴，小便短赤涩痛，常与木通、栀子、车前子等同用；治砂淋、石淋，常与金钱草、海金沙、石韦等同用；治血淋，常与生地、小蓟、蒲黄、琥珀等同用。

2. 滑石有清解暑热之功，治夏令受暑，发热汗出，口渴心烦，小便不爽，或兼水泻，常与甘草配用。惊烦较甚者加辰砂，兼表邪者加薄荷，兼内火者加青黛。治湿温病邪热夹湿，留恋气分，发热不高但缠绵难退，困倦嗜卧，食欲不振，舌苔白腻，滑石可与黄芩、薏苡仁、藿香、佩兰、通草等配用。

3. 滑石外用有收湿敛疮的功效，单用或与煅石膏、枯矾、薄荷等研末掺撒，可用于皮肤湿疹、湿疮、痱子、脚趾湿痒等。

［**一般用法**］

入煎剂 10～20 克，用布袋包煎；或入丸、散。外用适量，研末掺撒或调敷。脾胃虚寒、肾虚滑精及热病伤津者忌服，孕妇慎服。

临证推广

［**古用发微**］

1. 治疗反胃吐逆 寇宗奭经验：若暴得吐逆不下食，以生滑石细末 2 钱匕，温水服，服后急以热面半盏押定，有效。方见《本草衍义》卷 4。朱丹溪亦有配用滑石治反胃吐逆的心得。如《丹溪心法》卷 3“翻（反）胃门”，介绍益元散（滑石、甘草、辰砂）用生姜自然汁澄白脚，丸小丸子，时时服，治反胃积饮通用；卷 6“秘方一百”列温清丸方，治反胃，伐肝郁，用干姜 1 两，滑石、甘草各 2 两，为末丸服。治反胃吐食属热者，也可用蝉衣 50 个（去尽土），滑石 1 两。上为末，以水半盏，调药 1 盏，去水，用蜜 1 匙调下，不拘时候。方见《普济方》卷 36 引《卫生家宝》清膈散。

滑石能“荡胃中积聚寒热”（《神农本草经》），故用治热邪滞内所致的反胃呕吐有效。

2. 治疗消渴 治膈上烦热，多渴，用滑石 2 两（碎），粳米 2 合。以水 3 大盏，煎滑石至 2 盏，去滓，下米煮粥，温温服之，能导利九窍。方见《太平圣惠方》卷 96 滑石粥。本方用滑石清热利窍，使热从小便而出，更用粳米养胃生津，是标本兼顾的良法。治消渴亦可用黄柏 3 两（去粗皮），滑石 6 两（净末），知母 1 两。上为细末，滴水空心下。方见《普济方》卷 177 玉真丹。治消渴，饮水日夜不止，《圣济总录》卷 58 亦有两方主用滑石。一方名神应散，用滑石（研）、寒水石（研）各半两。上为散，用生鸡子 1 枚，凿破，去黄留清，调和药末，令如稠膏，却纳在鸡壳内，以纸封口，用盐泥固济，晒干，炭火内烧令通赤，放冷，去土并壳，取药研令绝细为度。每服大人 2 钱匕，小儿半钱，米饮调下。另一方名生津丸，用白滑石、青蛤粉各 1 两。上为细末，用黄颡鱼涎和为丸，如梧桐子大。每服 30 丸，煎陈粟米饮下，不拘时候。

对于滑石治渴之理，《名医别录》谓其“通九窍六腑津液……止渴”。《本草蒙筌》则作了进一步的阐述：“滑石治渴，非实能止渴也。资其利窍，渗去湿热，则脾气中和，而渴自止尔。假如火令湿淫太过，人患小便不利而渴，正宜用此以渗泄之，渴自不生。若或无湿，小便自利而渴者，则知内有燥热，燥宜滋润，苟误用服，是愈亡其津液，而渴反盛矣。”

3. 治疗血证 治伤寒衄血，滑石末不拘多少，饭丸如梧桐子大。每服10丸，微嚼破，新汲水送下，立止。只用药末1大钱，饭少许，同嚼下亦得，老幼皆可服。方见《普济本事方》卷8滑石丸。方后汤晦叔云：鼻衄者，当汗不汗所致。其血青黑时，不以多少，勿得止，宜服温和药以调其荣卫，待见鲜血，急以此药止之。《济阴纲目》卷14滑石散，治产后小便出血，用滑石（研）、发灰各等份为末，每服1钱，生地黄汁调下。

滑石用治血证，历代医家多有论述和经验。如朱丹溪认为滑石是“逐凝血……降妄火之要药”（《本草衍义补遗》）；《本草纲目》明确记载其能治“吐血衄血”；张锡纯则体会，滑石“若与赭石为末服之，善治因热吐血衄血”。而明代医家孙一奎更是善用本品治血证，在其留存的30多例血证医案中，大部分案例都使用了滑石。这些血证医案包括咯血、咳嗽吐血、血淋、血痢、便血等，且不少医案同时用了桃仁和红花，可见孙氏用滑石意在清热瘀，逐凝血。

［现代报道］

1. 治疗癌性胸腔积液 用灭菌滑石粉50克、抗肿瘤药物卡铂0.4克，加生理盐水200毫升，制成均匀的混合液备用。积液多于1/2胸腔者用细硅胶管缓慢放液或水封瓶引流，少于1/2胸腔者按常规胸穿刺方法排出胸水，然后向胸腔内注射上述混合液，速度不宜过快，注入药液后嘱患者反复变换体位，以利药物均匀分布胸膜表面。1周后复查胸腔情况，如还有积液，穿刺放净后再次注入混合液。治疗期间给予营养支持和对症处理。共治36例，以治疗后症状消失，X线和超声波检查未见胸水，胸膜增厚少于原有胸水范围的1/2，并维持30日以上者为显效。结果：注入药物2次者31例，1次者5例；显效18例（50%），有效15例（41.7%），总有效率91.7%；所有患者的生活质量明显提高。（中国中西医结合急救杂志，2002，2：101）

2. 治疗尿血 蒲灰7份，滑石3份，过筛混匀，装瓶备用。肉眼血尿者，每次服10克，4～6小时1次；镜下血尿者，每次5克，4～6小时1次；以白开水冲服。小儿用量酌减。共治300例，包括急性肾小球肾炎、急慢性肾盂肾炎、急性膀胱炎、尿道炎、泌尿系结石及其他继发性泌尿系出血症。以重度者服药1～2次肉眼血尿消失，中轻度者3日内镜检红细胞转阴为速效。结果：速效243例，显效46例，有效11例，总有效率100%。（中医杂志，1988，7：43）

3. 治疗产后尿潴留 取细滑石粉50～60克，沸水浸泡至水温适宜时，取混浊药液200～250毫升，1次服下，视病情需要，每日可服1～2次以上。共治30例，除1例无效外，29例均在4小时内排尿。（新中医，2001，7：38）

4. 治疗小儿暑热泻 取寒水石、生石膏、滑石各30克，水煎2次，将2次煎液混合后澄清，分数次饮服。轻者24小时服1剂，重者24小时可服2～3剂。共治175例，以服药后1～2日大便正常，其他症状消失，大便镜检不消化食物残渣和脂肪球阴性为治愈。结果：治愈155例，好转7例，总有效率93%。（江苏中医，1986，5：8）

临证参考

［古法借鉴］

1. 伤寒 治伤寒，滑石2两（研碎，水飞过，焙干），用酒糊为丸，如弹子大。用时将药火内烧通红，放于碗内，急用热酒2盏倾入，其药自化，趁药热即服用。被盖之，汗出即愈。治伤寒壮热，头疼体痛，用好滑石2两（研细，桂府白色者妙），甘草末半两。两药拌匀，每服1钱，以浓萝卜汤调下。一方更有防风末半两。上述经验见载于《医方类聚》卷62引《经验秘方》白龙丸及《小儿卫生总微论方》卷7甘露散。

李时珍说："滑石利窍，不独小便也，上能利毛腠之窍"（《本草纲目》），故本品亦能用于暑湿发热或湿温初起，宜与藿香、金银花、生石膏、甘草等药同用。

2. 感冒尿赤涩、尿闭滑泻、湿温初起 治感冒久在太阳，致热蓄膀胱，小便赤涩；或因小便秘，而大便滑泻；兼治湿温初得，憎寒壮热，舌苔灰色滑腻者。滑石1两，甘草2钱，连翘、蝉衣各3钱，生杭芍4钱，水煎服。若滑泄者，甘草须加倍。此经验见载于《医学衷中参西录》上册宣解汤。

滑石"燥湿，分水道，实大府（腑）"（《本草衍义补遗》），故膀胱湿热所致的小便赤涩，或小便秘而大便滑泻，或湿温初起，舌苔滑腻，均为应用本品的指征。宜与上条互参。

3. 热毒谵狂 治热毒大甚，惊狂谵语，引饮，痘疮红紫黑陷，桂府滑石（飞过）6两，粉甘草1两，辰砂（飞）3钱，雄黄（飞）1钱。上为末，每三五岁服1钱，十岁服2钱。发热初彻，用败毒散调下，亦能稀痘；若报痘后用灯心汤下。此经验见载于《赤水玄珠》卷28大无比散。

4. 风痫 治心邪狂走，痫病风涎，谷精草1钱，滑石2钱。上为细末，每用一字，口含水，搐入鼻内，吐了水，口咬竹筷底头，吐出涎为妙。此经验见载于《医方类聚》卷160引《施圆端效方》神效散。

风痫，病名，有多种含义，此指痫证发作由本虚蓄热，风邪乘袭引起者。

5. 惊悸 治因惊，心气不行，郁而生涎，涎结为饮，遂为大疾，松悸损惵，不自胜持，少小遇惊，尤宜服之，但中寒者不宜服。药用寒水石（煅）、滑石（水飞）各1两，甘草（生）1分。上为末，每服2钱，热则新汲水下，怯寒则姜枣汤下。入龙脑少许，尤佳。小儿量岁与之。此经验见载于《三因极一病证方论》卷10寒水石散。

6. 吞酸 治湿热吞酸，滑石6两，吴萸7钱，甘草1两。上为末，每服2钱。此经验见载于《方症会要》卷2吴萸天水散。

7. 女劳疸 治黄疸，日晡所发热恶寒，小腹急，身体黄，额黑，大便溏黑，足下热；腹满者难治。药用滑石、石膏各等份。为细末，以大麦粥汁服方寸匕，每日3次，小便极利则瘥。此经验见载于《备急千金要方》卷10。

女劳疸，黄疸病的一种，多因房劳或劳累过度所致。多出现在黄疸病的后期，是气血两虚，瘀血内阻的证候。常伴有胁下积块胀痛、肤色暗黄、额上色素沉着等，严重的发生臌胀。《外台秘要》卷5矾石散、《重订严氏济生方·黄疸门》滑石散，均以滑石与矾石配用，主治相同。

8. 白浊 治白浊，白矾（飞过）、滑石各2两。上为末，早米糊为丸，如梧桐子大。每服50丸，空心米饮送下。此经验见载于《鲁府禁方》卷2清浊锁精丹。

从“清浊锁精丹”的方名来看，本方所治白浊即后世所称的精浊，其症为阴茎口常流米泔样糊状的白浊物，或伴茎中涩痛，而尿色自清。多因酒色无度，肾精亏损，败精瘀阻，或湿热流注精室而成。本证可见于淋病、慢性前列腺炎、精囊炎等疾患。

9. 阴下湿汗 治阴下湿汗，滑石1两，石膏（煅）半两，枯白矾少许，研掺之。亦治脚趾缝烂。此经验见载于《本草纲目》卷9引《集简方》。

10. 赤游丹 治赤游丹毒，滑石、寒水石各1两。上为末，米醋调敷患处，或肿至外肾，有破处，只用水调。此经验见载于《婴童百问》卷10白玉散。

赤游丹，小儿丹毒的一种。

11. 瘰疬 治瘰疬或瘰疬初发，滑石为细末，每服1钱，煎川木通汤调下。或用滑石1两，甘草2钱，为末，每服1钱半，米饮调下，临睡进1次，半夜再进1次。上述经验见载于《医学正传》卷6玉屑妙灵散及《外科集验方》立效散。

12. 膀胱气 治小肠膀胱气，痛不可忍，地胆半两（去翅足头，微炒），滑石1两，朱砂半分。上为末，每服2钱，用苦酒调下，食前服。此经验见载于《普济方》卷250金圣散。

《医宗必读·疝气》：“膀胱气，小腹肿痛，不得小便是也。”地胆又名蚖青、杜龙，为芫青科昆虫地胆的干燥全虫，功能攻毒逐瘀。因其主含斑蝥素，有剧毒，故内服须慎。

13. 痔漏 治痔漏，脓汁逗留，疼痛不止，寒水石（火烧赤，放冷，研）、白滑石各等份。上为末，用新绵蘸药扑疮口，频用。此经验见载于《杨氏家藏方》卷13二白散。

14. 粉刺 治妇人面上粉刺，滑石半两，黄蜡1钱，巴豆5个。上各为细末，每用少许，如常法洗面。此经验见载于《普济方》卷51。

上述外治法若辨证配用内服药，效果更好。

15. 赤白带下 治赤白带下，白矾、滑石各等份，同瓶器内烧，丸如半枣大，帛裹纳入子宫，效。此经验见载于《医方类聚》卷210引《施圆端效方》。

16. 子淋 治妊娠子淋，不得小便，滑石末水和，泥脐下2寸处。此经验见载于《本草纲目》卷9引《外台秘要》。

子淋是指妊娠小便频数，淋沥疼痛的一种病症，多因下焦湿热引起。

17. 转胞 治妇人转脬，因过忍小便而致，滑石为末，葱汤调服2钱。此经验见载于《本草纲目》卷9引《圣惠方》。

转脬即转胞，又称妊娠小便不通。

18. 口疮 治口疮，滑石、胆矾各1两。上为散，每用1钱匕，以绵裹含，吐津。此经验见载于《圣济总录》卷117滑石散。

19. 野菌中毒 解食野菌毒，滑石 6 钱研匀，每服 2 钱，水调下。此经验见载于《秘方集验》卷 1。

［**论治备参**］

1. 滑石，滑以利诸窍、通壅滞、下垢腻，甘以和胃气，寒以散积热，甘寒滑利，以合其用，是为祛暑散热、利水除湿、消积滞、利下窍之要药。

2. 滑石能清三焦表里之火，利六腑之涩结，通乳亦佳，堕胎亦捷。

3. 滑石利窍，不独小便也，上能利毛腠之窍，下能利精溺之窍。盖甘淡之味，先入于胃，渗走经络，游溢精气，上输于肺，下通膀胱，肺主皮毛，为水之上源，膀胱司津液，气化则能出，故滑石上能发表，下利水道，为荡热燥湿之剂。发表是荡上中之热，利水道是荡中下之热；发表是燥上中之湿，利水道是燥中下之湿。热散则三焦宁而表里和，湿去则阑门通而阴阳利。刘河间之用益元散，通治表里上下诸病，盖是此意，但未发出尔。

4. 滑石君甘草，则为益元散，取其甘能助阳也；佐麦冬，则为润燥汤，取其寒能驱热也；与木通同用，则利小便；与大黄同用，则利大便。

5. 因热小便不利者，滑石最为要药。若寒温外感诸症，上焦燥热，下焦滑泻无度，最为危候，可用滑石与生山药各两许，煎汤服之，则上能清热，下能止泻，莫不随手奏效。又外感大热已退而阴亏脉数不能自复者，可于大滋真阴药中少加滑石，则外感余热不至为滋补之药逗留，仍可从小便泻出，则其病必易愈。若与甘草为末服之，善治受暑及热痢；若与赭石为末服之，善治大热吐血衄血；若其人蕴有湿热，周身漫肿，心腹膨胀，小便不利者，可用滑石与土狗研为散服之，小便通利，肿胀自消。至内伤阴虚作热，宜用六味地黄汤以滋阴者，亦可加滑石以代苓、泽，则退热较速。其渗湿之力，原可如苓、泽行熟地之滞泥，而其性凉于苓、泽，故又善佐滋阴之品以退热。

6. 滑石利小便，兼能止渴，故热性病而小便不利者，滑石为常用之品。湿温证湿热内蕴，处方淡渗清宣，方能入彀。本品渗湿而不伤阴，泄热而无碍乎湿，故亦常用。

7. 《医学碎金录》载一治痢方，很有巧思。方用滑石、金银花等份。滑石水飞研细，金银花煎汁吸入滑石内，阴干收藏。每用4.5 克，白糖水送下，每日服3 次。现知滑石所含的硅酸镁有吸附和收敛作用，研细后总面积增大，内服能吸附大量化学刺激物或毒物，保护肠管而达消炎、止泻作用。该方用滑石吸收金银花煎汁制成散剂冲服，既可发挥滑石的吸附止泻作用，又可发挥金银花的解毒止痢作用，糖水冲服，兼补耗伤之阴液，药简效宏，取用方便，可谓立意不凡。

8. 滑石外用有保护创面黏膜、吸收分泌物、促进结痂的作用。以此为主外治化脓性中耳炎，疗效满意。治法：滑石 20 克，枯矾 10 克，冰片 5 克。共研细末，每晚睡前用盐开水洗净耳内脓液，将药粉放入耳内，外面用脱脂棉填塞，连续用药 10 次。一般 7 日左右耳内脓干，10 日痊愈。

9. 六一散、益元散、碧玉散等以滑石为主的散剂均以冲服为好。若将其混入他药同煎，实属不当，不仅降低疗效，也浪费了药物。

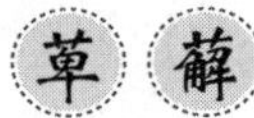

萆薢

萆薢，始载于《神农本草经》，是薯蓣科多年生蔓生草本植物绵萆薢、福州薯蓣或粉背薯蓣的根茎。本品味苦，性平，归肾、胃经。

临证应用

［配用简说］

1. 萆薢能利湿浊，是治疗膏淋（尿液混浊如膏，或如米泔浆，小便短涩，欲出未尽）、小便混浊的要药。治下元虚寒，小便混浊，白如泔浆，排尿不痛而无热象者，可配石菖蒲、益智仁、乌药、茯苓等同用；若湿热下注，或夹血丝，尿时有热涩刺痛感，则可配伍黄柏、车前子、石菖蒲等同用。萆薢也常用于妇女带下过多。带下清稀色白，可配薏苡仁、白术、芡实；带下色黄而稠，气味腥臭，可配薏苡仁、黄柏、败酱草。此外，疮疡、皮肤湿疹系湿浊浸淫者，也可随证配用本品。

2. 萆薢有祛风湿的功效，适用于风湿痹痛、关节不利等症。萆薢所治痹证，以湿胜者最宜，常配合秦艽、威灵仙等同用。湿而偏寒者，加桂枝、附子；湿而化热者，加防己、薏苡仁、忍冬藤；湿而夹瘀者，加当归、川芎；湿而兼肾虚者，加杜仲、桑寄生、牛膝。

［一般用法］

入煎剂 9～15 克，或入丸、散。一般化湿浊常用粉萆薢（粉背薯蓣），祛风湿常用川萆薢（绵萆薢）。肾虚阴亏患者忌服。

临证推广

［古用发微］

1. 治疗骨痿　骨痿是痿证之一种，亦称肾痿，多由湿热伤肾，阴精耗损，骨枯髓虚所致。症见腰脊酸软，不能伸举，下肢痿弱，不能行履，伴有面色暗黑、牙齿干枯等。治肾损骨痿，不能起床，《赤水玄珠》卷 4 有金刚丸方，药用川萆薢、杜仲（炒）两味，用酒煮猪腰子为丸，如梧桐子大。每服五七十丸，空心盐汤送下。

川萆薢清热利湿，杜仲补肾强腰，合用之，湿热俱去，肾坚骨强，体若金刚，故方名“金刚丸”。《医学纲目》金刚丸用萆薢、杜仲、肉苁蓉、菟丝子各等份，为丸服，加强了补肾健腰效用，主治和制服法与本方相同。又《本草纲目》卷 18 引《广利方》，萆薢与杜仲比例为 3：1，为散服，重在清利湿热，治腰脚痹软，行履不稳，注明服药时须禁食牛肉。

2. 治疗小便频数　治小便频数，日夜无时，川萆薢（洗）不拘多少。上为细末，酒和为丸，如梧桐子大。每服 70 丸，空心、食前盐汤或盐酒任下。方见《济生方》卷 4 萆薢丸。治小肠虚冷，小便频数，也可用牛膝（酒浸，切，焙）、续断、川芎各半两，萆薢2两。上药为末，炼蜜和丸，如梧桐子大，空心盐汤下40丸。或作汤，入盐煎服亦得。方见《圣济总录》牛膝丸。《普济方》卷41引《护命方》萆薢散，治小便频数，不计度数，临小便时疼痛不可胜忍，用萆薢1两（用水浸少时，漉出，用盐半两相和，炒干，去盐），川芎1分。为细末，每服3钱，水1盏同煎，取8分，和滓空心服二三盏后，便吃化毒汤。

萆薢能治“失溺”，《名医别录》有明文。张锡纯说：“拙拟醒脾升陷汤中，曾重用萆薢以治小便频数不禁，屡次奏效，是萆薢为治失溺之要药可知矣”（《医学衷中参西录》）。《本草纲目》卷18李时珍在“萆薢”条下按：“杨子建《万全护命方》云：凡人小便频数不计度数，便时茎内痛不可忍者，此疾必先大腑秘热不通，水液只就小肠，大腑愈加干竭，甚则浑身热，心躁思凉水，如此即重症也。此疾本因贪酒色，积有热毒、腐物、瘀血之类，随虚水入于小肠，故便时作痛也。不饮酒者，必平时过食辛热荤腻之物，又因色伤而然。此乃小便频数而痛，与淋证涩而痛者不同。”由此观之，则萆薢之用，实有分别水道之功，能引水归于大肠以通谷道，使尿液澄清，临小便时无痛苦之患。但萆薢不能泛用于淋证。《本草经疏》说：下部无湿，阴虚火炽，以致溺有余沥，茎中痛，不宜服。张锡纯亦认为，本品误用于淋涩之证，有可能引起癃闭，甚至小便滴沥不通。这一点要注意。

3. 治疗肠风痔漏 治肠风下血等疾，用萆薢（细剉）、贯众（去土）各等份。为细末，每服2钱，空心温酒调下。方见《类编朱氏集验医方》卷6如圣散。本方在《杨氏家藏方》卷13名胜金丸，治疗诸般痔疾。若大便后重下脓血，可选用《圣济总录》卷78如圣散：臭橘、萆薢各1两。上药共捣碎，炒令烟出，放冷，为细末。每服2钱匕至3钱匕，茶清调下。

贯众清热止血，善除湿热之毒；萆薢清热祛风，善利下焦之湿，两药配伍，最宜用于湿热蕴结大肠之肠风痔漏。臭橘，枸橘之别名，有行气止痛之效，与萆薢同用，善除后重脓血。

［**现代报道**］

1. 治疗高脂血症 萆薢研末，过60目筛，每次5克，每日3次，温开水送服。30日为1疗程，服3个疗程。共治62例，以治疗后血脂降为正常值，或由原来的中度增高（胆固醇>10.37mmol/L，甘油三酯>4.52mmol/L）降为轻度增高（胆固醇5.98～7.77mmol/L，甘油三酯1.82～3.39mmol/L）为显效。结果：高胆固醇血症者36例，显效18例，有效11例，改善4例，无效3例；高甘油三酯血症56例，显效23例，有效22例，改善7例，无效4例。未见副作用，且降脂作用持久，不易复发。（上海中医药杂志，1988，8：4）

2. 治疗男性非淋菌性尿道炎 治疗组35例口服萆黄合剂（由萆薢、黄柏、丹参、牛膝、败酱草制成），每次250毫升，每日2次；对照组23例口服美尔坚胶囊（每粒含强力霉素0.1克），每次1粒，每日2次。均以15日为1疗程；第1疗程结束后均停药3日，再进行第2疗程。以自觉症状消失、无尿道分泌物、尿沉渣无白细胞、解脲支原体培养阴性为痊愈。结果：治疗组治愈率74.28%，总有效率91.43%；对照组分别为73.91%和78.26%。2组疗效无显著性差异，但发现2个疗程后，治疗组能有效促使抗精子抗体转阴，转阴率为82.86%，而对照组为56.52%，有显著性差异（P<0.05）。（中国中西医结合皮肤性病学杂志，2003，1：37）

临证参考

［**古法借鉴**］

1. 蛔虫证 治蛔虫发作，萆薢（剉，炒）、白芜荑（微炒）、狗脊（去毛，剉）各1分。为末，每服2钱匕，温酒调下。欲服药，先隔宿吃牛肉干脯1片，次日空心服药，虫下即差。此经验见载于《圣济总录》卷99萆薢散。

2. 杨梅疮 治梅毒脓淋，阳物漫肿紫赤或肿大不觉痛痒，或阴口流出脓水，或阴头穿二三窍出臭脓，用萆薢20钱，以水5碗，煎取3碗，分温送下改定化毒丹。此经验见载于《梅疮证治》卷下一味萆薢汤。

《本草新编》称萆薢“能消杨梅疮毒”。《外科理例》方单用本品2两，水煎，不拘时徐徐温服，治杨梅疮溃烂，筋骨作痛。

3. 牙痛 治牙疼，用萆薢、良姜、胡椒、细辛等份为末。每用少许，噙温水，随痛处鼻内搐。此经验见载于《卫生易简方》卷7。

4. 花椒中毒 治误吞椒中毒，萆薢1两，甘草（炙微赤）、狗脊各3分。上为细末，食前以粥饮调下2钱。此经验见载于《是斋百一选方》卷10。

［**论治备参**］

1. 萆薢为固涩下焦之要药，其能治失溺。时医因古方有萆薢分清饮，遂误认萆薢为利小便之要药，而于小便不利、淋涩之证多用之。尝见有以利小便，而小便转癃闭者；以治淋证，竟至小便滴沥不通者。萆薢分清饮君萆薢，原治小便频数，溺出旋白如油，乃下焦虚寒，气化不固之证，观其佐以缩小便之益智、温下焦之乌药，其用意可知。萆薢为治失溺要药，不可用之治淋。失溺之证实因膀胱之括约筋少约束之力，系筋缓之病，实为五缓之一。萆薢善治五缓，所以治之。曾重用萆薢以治小便频数不禁，屡次奏效，是萆薢为治失溺之要药可知矣。

2. 萆薢虽云能治下焦风寒湿痹，大抵萆薢之功治湿为长，治风次之，治寒则尤其次也。

3. 萆薢同杜仲，治腰脚痹软；同菖蒲、益智、乌药，治白浊；佐杜仲、肉苁蓉、菟丝子、北五味丸，名金刚丸，治筋痿足不能行；合净贯众等份为末，名如圣散，空心酒调服，治肠风痔漏。又萆薢，薏苡仁为之使。

4. 腰痛如麻木甚者，加萆薢、蒺藜。

5. 大凡湿热下注，清浊混淆者，用萆薢分清渗浊最宜。配益智仁、茯苓、石菖蒲、车前子，治精浊、癃闭；配刘寄奴、马鞭草、炮山甲、赤茯苓，治早、中期大脚风（下肢象皮肿）及膏淋；配炒桑枝、防风、防己、羌活、独活、威灵仙、老鹳草，治风寒湿痹；配土茯苓、槐花、白鲜皮、生甘草，治杨梅疮毒；配金钱草、土茯苓、金银花、薏苡仁，治痛风。用量一般掌握在 10～30 克。

6. 川萆薢治疗湿热下注遗尿（遗尿腥臊恶臭为辨证要点）有良效。药取：川萆薢 50 克（小儿减量），水煎，夜卧时顿服。

7. 萆薢煎水外洗可以治疗皮肤湿疹，加白鲜皮、土茯苓各 15 克，有解毒止痒功效。

8. 下部无湿，阴虚火炽，以致溺有余沥，茎中痛，以及无湿肾虚腰痛，均不宜服萆薢。

9. 凡用萆薢拯疴，忌食牛肉。

LINZHENGBENCAO

11 温里药

温里药是药性温热的一类药物，具有温里、助阳、散寒、暖胃等功效，适用于身体内部受寒或因阳虚，阴寒内生引起的脘腹部冷痛、呕吐泄泻、胃口不好、面色苍白、脉搏缓慢等症。温里药大都辛温燥烈，容易耗伤津液，故对于阴虚内热及津少口渴的患者必须慎用或忌用。本类药除能温里祛寒外，各药都还有其他的效用，这一点需要注意。

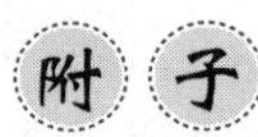

附子

附子，始载于《神农本草经》，是毛茛科多年生草本植物乌头的块根所附生的块状子根，其状好像是儿子倚附在母亲的身旁，所以叫附子。本品味辛、甘，性大热，有毒，归心、肾、脾经。

临证应用

［**配用简说**］

1. 附子是回阳救逆、温里祛寒的要药，心肾阳虚欲绝或大汗、大吐、大泻等导致阳气脱失，出现手脚冰冷、脉搏微弱、出冷汗等症，均宜应用本品，常配合干姜、炙甘草、人参等同用。冷汗淋漓者，可再加麦冬、五味子、龙骨、牡蛎。现用上述药物抢救各种休克，效果良好。

2. 附子功能补火助阳，临床广泛用于阳虚诸症。治肾阳虚衰，腰膝冷痛，小便清长，男子阳痿滑精，女子宫寒不孕，可配熟地、肉桂、鹿角胶、巴戟天等；脾肾阳虚，脘腹冷痛，大便溏泄，可配党参、白术、干姜等；心阳不足，心悸气短，胸痹心痛，可配人参，桂枝等。此外，本品配麻黄、细辛又可治疗阳虚感冒，配白术、茯苓可治疗阳虚水肿。

3. 附子性温热，走而不守，能温经散寒，除湿止痛，常配合桂枝、苍术、威灵仙、秦艽、甘草等，治疗寒湿偏盛所致的关节痛、肌肉痛和坐骨神经痛。

4. 附子逐阴寒，通经络，可用于漫肿不溃或溃久不敛的寒性痈疽（阴疽），常配合肉桂、黄芪、当归等同用。

［一般用法］

入煎剂用制附子 3～15 克，回阳救逆可暂用 20～30 克；或入丸、散。外用适量，研末调敷。内服宜制用，外用多取生品。附子炮制后，仍有一定毒性，故在使用较大剂量时，宜先煎或久煎，以确保安全。孕妇忌用。服本品时不宜饮酒，也不宜用酒作药引。传统认为不宜与半夏、瓜蒌、贝母、白蔹、白及同用。

临证推广

［古用发微］

1. 治疗头痛　古代附子用于治疗头痛较为普遍。如治气虚头痛，用大附子 1 个，剜去心，全蝎 2 个，入在内。以取附子末，同钟乳 1 分，面少许，水和裹炮熟，都研为末，以焦黄为度。葱茶调下 1 钱或半钱。又方：大川芎 2 个（剉作 4 片），大附子 1 个（生，和皮为末）。上以水和附子末如面剂，裹川芎作 4 处。如附子末少，入面少许。裹毕，以针穿数孔子，用真脑、麝熏有穴处，内香再捻合穴子。如未觉内有香，即再熏 1 炷。细罗灰，用铫子内热灰炮熟，末之。每服半钱，葱茶调下，不拘时候。方见《普济本事方》卷 2。方后云：此为“泗医杨吉老二方，神良”。《本草纲目》卷 17 治气虚上壅，偏正头痛，单用大附子 1 枚，去皮脐研末，葱汁面糊丸如绿豆。每服 10 丸，茶清下。治一切风寒客搏阳经，偏正头痛不可忍，及阳虚头痛，连绵不愈，可用《杨氏家藏方》卷 2 必胜散：附子 1 枚（端正重 8 钱者，生，去皮脐，切为 4 段，生姜自然汁 1 大盏浸一宿，慢火炙干，再于生姜汁内蘸，再炙再蘸，滲尽姜汁为度），高良姜（与附子等份）。上药为细末，每服 2 钱，腊茶清调下，食后连进 2 服。忌热物少时。《类编朱氏集验医方》卷 9 附子汤，治头风至验，以附子 1 个，配绿豆 1 合同煮，煮豆熟去附子，服豆即安。每个附子可煮 5 服，后为末服之。治头风头痛，亦可用附子（炮）、石膏（煅）等份。为末，入脑、麝少许，每服半钱，茶、酒任下。方见《传家秘宝方》。《本草纲目》卷 17 又有治头痛三方：一方引《圣惠方》，治风毒攻注头目，痛不可忍，大附子 1 枚，炮去皮为末，以生姜 1 两，大黑豆 1 合，炒熟，同酒 1 盏，煎 7 分，调附末 1 钱，温服。一方引《指南方》，治肾厥头痛，用大附子 1 个（炮熟去皮），生姜半两，水 1 升半煎，分 3 服。还有一方治痰厥头痛如破，厥气上冲，痰塞胸膈，炮附子 3 分，釜墨 4 钱，冷水调服方寸匕，当吐即愈。忌猪肉、冷水。

附子主要适用于风寒头痛、阳（气）虚头痛、肾厥头痛、痰厥头痛，以及年久头风等。肾厥头痛是指肾气不足，气逆上行而致的头顶剧痛，多伴四肢厥冷、胸脘痞闷、多痰、脉弦等。痰厥头痛是指痰浊内结，阴气上逆的头痛，多见头痛如裂、身重胸满、四肢厥冷、头眩呕恶、心烦不安、目不敢睁及两寸脉滑而弦等。头风是指头痛久不愈，时作时止者。又上述方药中的“脑”，指龙脑冰片，又名片脑。

2. 治疗阳虚汗证　治阳虚自汗、盗汗，附子 2 钱（炮，去皮脐），黄芪 1 钱（盐水或蜜拌，炙）。上为粗末，每服 3 钱，水 1 盏半，加生姜 3 片，枣子 1 枚，煎至 7 分。去滓，食前服。方见《魏氏家藏方》卷 4 芪附汤。治伤寒虚汗不止，甘草、附子（炮，去皮脐）各1两，桂（去皮）4两。上为粗末，每服5钱，水2盏，煎1盏，去滓服。方见《普济方》卷140引《指南方》甘草附子汤。治阳虚血弱，虚汗不止，以及体虚失血，也可用《世医得效方》卷8桂附汤：交趾桂（去粗皮）1两，绵附子（炮，去皮脐）1枚。上为散，每服3钱，水2盏，加生姜3片，大枣2枚，水煎。食前温服。若漏风汗出不止，可用附子（炮裂，去皮脐）1两半，蜀椒（去目并闭口，炒出汗）、杏仁（去皮尖、双仁，炒出汗）各半两，白术2两。上4味，剉如麻豆大，以水5升，煮取2升，去滓。分温4服，日3夜1。方见《圣济总录》卷13附子汤。

附子为治疗阳虚汗证的要药，用时常与黄芪配伍，或人参配伍，或白术配伍，或加入桂枝汤中应用。但阴虚火旺或湿热熏蒸引起的汗证忌用。

3. 治疗格阳喉痹 治格阳喉痹，顷刻暴痛，大附子（生者）1枚（去皮脐，切作大片，用白蜜涂，炙令透老黄色为度）。上收贮，临用取如粞1粒，口含咽津。方见《外科证治全书》卷2归原汤。

《景岳全书》卷28：“格阳喉痹，由火不归元，则无根之火客于咽喉而然。其证则上热下寒，全非火证。凡察此者，但诊其六脉微弱，全无滑大之意，且下体全无火证，腹不喜冷，即其候也。”用蜜附子含咽，是引火归原之法。碎米称“粞”，临用取如粞1粒，说明用量须严格掌握，不可过大。

［**现代报道**］

1. 治疗厥脱证 观察病例均以感染性休克为主，其余依次为失液性、失血性及心源性休克。治疗组138例，在西医常规抗休克治疗的基础上，另用30%参附注射液（按《太医院经验奇效良方》参附汤配方制成）10～20毫升，加入5%～10%葡萄糖液或生理盐水或林格氏液20毫升中静脉推注，必要时每隔0.5～1小时重复1次；或以50～100毫升参附注射液加入250～500毫升上述溶液中静脉滴注，不用肾上腺皮质激素及血管活性药物。对照组44例，按西医常规抗休克治疗，并酌情选用血管活性药物及肾上腺皮质激素，防治并发症。以用药3小时内血压回升，12小时内厥脱改善，24小时内症情稳定停药为显效。结果：治疗组显效91例，有效32例，总有效率89.13%；对照组显效24例，有效15例，总有效率88.64%。治疗组用药1小时后血压复常情况明显优于对照组，对肢冷的改善亦优于对照组。（中医杂志，1988，4：25）

2. 治疗失血性休克 观察病例分2组，每组30例。入院后均采用止血、吸氧、纠正酸碱平衡紊乱、快速输血、输液等措施。输血量根据丢失血量或参考红细胞比值输入。治疗组另加用附子注射液静脉滴注，首次50毫升，以后每隔2小时20毫升，每日总量不超过200毫升，直到病情稳定。对照组不用附子注射液。对个别病情凶险者加用阿拉明、多巴胺，但此类病例未予统计。结果：治疗组血压回升及尿量、血气恢复正常，末梢循环改善所需要的时间均明显少于对照组（$P<0.01$）。（江西医药，1999，2：73）

3. 治疗缓慢性心律失常 共治68例，包括窦性心动过缓39例，窦房阻滞6例，交界区心律3例，房室传导阻滞20例，其中病态窦房结综合征44例。用附子Ⅰ号（含附子活性成分消旋去甲乌药碱，每支含2.5毫克）1支溶于2毫升注射用水中，加入5%～10%葡萄糖液100～150毫升中静脉滴注，滴速自每分钟15～25微克开始，逐渐加大，至出现明显作用或副反应为止，最大滴速一般为每分钟30～60微克。结果：部分病例传导系统有改善，全部病例心率均有不同程度增加，窦性心动过缓治疗后平均增加心率为每分钟24.6次，Ⅱ度窦房阻滞平均增加心率为每分钟18.5次，且用药后阻滞消失。（中华心血管病杂志，1980，2：95）

4. 治疗病窦综合征　用附子注射液8克（每支2毫升，含附子生药4克）加入5%葡萄糖液500毫升中静脉滴注，每日1次，同时每日傍晚肌内注射附子注射液4克，以保持药物血浓度稳定。2周为1疗程，一般治疗1～2疗程。治疗期间停用其他中西药物。共治13例，均有胸闷、头晕、头昏、眼前发黑等心脑缺氧症状，其中8例有反复昏厥发作史；中医辨证均为虚证，其中阳虚5例（伴血瘀1例），气虚4例（伴血瘀1例），气虚伴阴虚4例；阿托品试验均为阳性。结果：临床症状除1例偶有头晕外，余均明显改善；平卧与活动后心率较治疗前有显著增加，固有心率增加不明显；心电图及心功能检查较治疗前有所改善；阳虚者疗效优于气阴两虚者。（中西医结合杂志，1985，4：219）

5. 治疗室上性心动过速　首次用参附注射液（由人参、附子组成）20毫升直接静脉注射，3分钟内注射完毕，若心律未转复，30分钟后再静脉注射40毫升，3分钟内注射完毕。可配合吸氧等对症治疗措施，但不加用任何抗快速心律失常的药物或兴奋迷走神经的机械刺激方法。共治13例，心率为150～190次/分，平均176次/分；血压为82～120/45～82mmHg，平均100/70mmHg。治疗后经心电图检查全部恢复窦性心律，转律时间最快3分钟，最慢20分钟，平均9.2分钟。转律后心率为60～86次/分，平均72.6次/分；血压为98～135/60～82mmHg，平均107/74mmHg。治疗中及治疗后，患者除面部、胸部有发热感外，未见其他不良反应。（中国中西医结合杂志，1995，2：70）

6. 治疗脱疽　制附子60克，麻黄10克，细辛6克。用水1500毫升先煎附子约2小时，再纳细辛、麻黄煎30分钟，取汁300毫升，分早晚2次服。治疗21例，以主要症状消失，能参加劳动，连续行走1500米以上为痊愈。结果：痊愈15例，好转4例，无效2例。（浙江中医杂志，1988，6：254）

7. 治疗斑秃　制附子60克，骨碎补30克。共为粗末，加食醋60克，浸泡7日备用。用药棉蘸药液不定时涂擦患部，每日不少于3次，共治26例。结果：10日后8例病灶区开始长出稀疏毛发，其色泽、粗细与周围毛发无明显区别；12例长出浓密纤细的黄色毛发，月余逐渐变为正常状；6例患者于用药15日后逐渐长出浓密纤细黄色毛发，约40日转为正常状。（山东中医杂志，1993，6：41）

临证参考

［**古法借鉴**］

1. 久咳　治久年咳嗽不愈，附子1枚（煨熟，新汲水浸一时久，去皮脐，焙干）。上为末，每服1钱，白沙蜜2钱，水1盏，煎7分，通口服。此经验见载于《三因极一病证方论》卷12白散子。

2. 阳虚喘促 治老人虚气上壅，生附子、生姜同煎，临熟以热汁浓磨沉香，水再煎一沸服之。此经验见载于《寿亲养老新书》卷4降气汤。

本方用附子，是取其温壮肾阳，引气归原之功。但生附子有毒，虽与生姜同煎能缓其毒，但仍须慎用，若用制附子则较安全。

3. 肿疾喘满 治大人小儿男女肿因积得，既取积而肿再作，小便不利；若再用利药性寒，而小便不通矣。医者到此多束手。盖中焦、下焦气不升降，为寒痞隔，故水凝而不通。惟服沉附汤，则小便自通，喘满自愈。药用生附子1个，去皮脐，切片，生姜10片，入沉香1钱，磨水同煎，食前冷饮。……小儿每服3钱，水煎服。此经验见载于《本草纲目》卷17引《朱氏集验方》。

4. 风痰眩晕 治一切风疾痰眩，生附子六七钱者，用半个切碎，以水2盏，加生姜10片，煎至1盏以下，滤过盏盛，微冷服。若不去皮脐及临服入盐少许，效尤速。治风头眩，附子（炮裂，去皮脐）、盐花各半两。上为细末，以麻油和如稀饧，洗头摩之，每日3次。上述经验见载于《普济方》卷116附子汤及《圣济总录》卷16摩头附子膏。

5. 心虚证 治老人、虚人用心过度，心气不足，心脉虚弱，用大附子1个（去皮脐），切作片子，疏绢袋盛，用地黄自然汁1大升，于银石器中慢火熬，候地黄汁将尽，取出附子，晒干为末，再入余地黄汁研制成丸，如绿豆大。每服30丸，米饮送下。此经验见载于《是斋百一选方》卷1。

上方加人参、桂枝适量同用更妙。

6. 惊悸、健忘 治心肾不足，气不升降，用心过度，惊悸多忘，附子（炮）1两，朱砂半两。上为末，煮糊为丸。每服50丸，空心盐汤送下。此经验见载于《普济方》卷224芙蓉丹。

上方适用于肾阳虚，心火旺，心肾不交引起的惊悸多忘。但朱砂有毒，不可久服、多服。

7. 虚寒厌食 治脾胃虚弱，四肢倦怠，肌体瘦弱，脏腑受湿，大便频数，全不思食，陈粟米1升，附子1两（共得2枚者）。上药放锅内，入水煮令附子透，取出附子切作片子，焙干，又别取陈粟米半升，水淘令净，控干，文火炒令香熟，同附子研为末，取原煮附子水煮粟米粥和丸，如梧桐子大。每服三五十丸，空心、食前以陈橘皮汤送下。此经验见载于《圣济总录》卷46粟附丸。

8. 虚寒便血 治肠风下血久不止，大肠虚冷，附子（炮裂，去皮脐）、白矾（烧灰）各1两。上药为细末，每于食前，以粥饮调下2钱。治虚寒便血，亦可用当归（去芦）半两，附子（炮，去皮脐）1两。为粗末，每服3钱，水1盏半，加生姜5片，煎7分，去滓，食前温服。上述经验见载于《太平圣惠方》卷60及《魏氏家藏方》卷7归附汤。

虚寒便血日久，用附子温暖下元，是治本之法。除便血外，其他阳虚血证亦可选用本品。如《本草汇言》卷5引陈月坡治阳虚吐血方，即以制附子配生地黄、怀山药为丸服。

9. 关格　治关格脉沉细，手足厥冷，熟附子（童便浸）、人参各1钱，麝香少许。上末，糊丸桐子大，麝香为衣。每服7丸，灯心汤下。此经验见载于《医门法律》卷5既济丸。

关格指小便不通与呕吐不止兼见者，可见于尿毒症等疾患。

10. 白淫　治白淫过甚，附子（炮裂，去皮脐，重7钱者）1枚，矾石（熬令汁枯）半两。上为末，水煮面糊为丸，如梧桐子大。每服一二十丸，空心、夜卧茶清送下。治溲数白浊，熟附子为末，每服2钱，姜3片，水1盏，煎6分，温服。上述经验见载于《圣济总录》卷92矾附丸及《本草纲目》卷17引《普济方》。

白淫，古病名，出《素问·痿论》。王冰注："白淫，谓白物淫衍，如精之状，男子因溲而下，女子阴器中绵绵而下也。"男子尿出白物如精及女子带下病属寒湿下注者，可用上方。

11. 中风偏瘫　治急中风不语，口眼㖞斜，半身不遂，肢体瘫痪，附子（炮，去皮脐）7钱，南木香1两。上切片，量病势，重则分作2服，轻则分作4服。每服用水1盏半，加生姜20片，煎至半盏，去滓，空心、食前热服。间服小续命汤1服。如急中，附子不炮。治中风偏痹，经络不通，手足缓弱，臂膝酸疼，系风证始作，脉息不洪数者，附子（炮，去皮脐）2枚，木香2钱。上为细末，每服3钱，水1盏半，加生姜10片，煎至1盏，食前温服。若中风语涩，四肢拘挛，不得屈伸，自体沉重，步行艰难，骨节烦痛，可用附子（炮裂，去皮脐）、桂心（去粗皮）、白术各2两，甘草（炙）1两。上为粗末，每服3钱匕，水1盏，入枣2枚（擘破），生姜3片，煎至7分，去滓，不计时候稍热服。如有汗出为效。治卒中风，语涩痰盛，身如在空中，生附子（去皮脐）、生天南星各1枚，各重8钱。为末，用生姜自然汁和作饼子。每服1饼，以水1盏半，加生姜20片，同煎至8分，去滓温服，不拘时候。上述经验见载于《魏氏家藏方》卷1木香附子汤、《杨氏家藏方》卷1附香散、《普济方》卷97附子汤，及《普济方》卷91引《海上名方》追风饼子。

12. 阴寒项背痛　治肾气上攻，项背不能转侧，大附子1枚（6钱以上者，炮，去皮脐，末之）。上末2钱，好川椒20粒，用白面填满，用水1盏半，加生姜7片，同煎至7分，去椒入盐，通口空心服。此经验见载于《普济本事方》卷2椒附散。

此肾气指肾中寒气。大抵肾阳不足，寒邪最易乘之。阴寒上冲项背，凝滞经络，故项背强急疼痛。微佐以盐，使其引归肾经。《普济本事方》原书方后云："一亲患项筋痛，连及背胛不可转，服诸风药皆不效。予尝忆千金髓有肾气攻背项强一证，处此方与之，两服顿瘥。自尔与人皆有验。"

13. 寒湿脚气　治脚气连腿肿满，久不愈，黑附子（去皮脐，生用）1两。上为散，用生姜汁调如膏，涂肿上，药干再调，涂至肿消为度。又有治脚气方：生附子1个，去皮研细，干柿14枚，去蒂不切，以无灰酒3升，于砂石或银器内煮，候酒干取出，宿蒸饼和，干湿得所，丸如梧桐子大。每服30丸，空心盐酒下1服，临睡又以冷水下30丸。治脚膝缓弱甚者方：附子用面裹煨熟，去皮脐，葱白汁丸梧桐子大。每服五六十丸，空心煎葱酒下，吃少温粥、蒸饼压之。上述经验见载于《圣济总录》卷84附子散及《是斋百一选方》卷11。

附子功能散寒除湿，此效用与其治寒湿痹同。

14. 阴证瘴毒 治瘴毒阴候，发热或寒，手足冷，鼻尖凉，身体疼重，舌上苔生，引饮烦渴，或自利呕逆，或汗出恶风，黑附子（生，去皮脐）每个分作4份，每份用水1盏半，入炮黄芪、干姜各2钱，切作片子，同煎至1盏，去滓温服，不拘时候，滓再煎。此经验见载于《普济方》卷199引《广南卫生方》。

瘴毒是指感受南方山岚间湿热疠毒之气所致的一种温病。

15. 疟疾 治脾胃气弱，痰实痞塞，虚热浮上，停于膈间，未易宣散，而致疟疾，用附子1枚（重9钱者，炮，去皮脐）切片，分2服。每服以水2盏，加生姜10大片，煎取1盏，隔药煎下，用绵蒙盏，露一宿，至五更初取冷服。治虚疟，或伴中寒腹胀，用附子（生，去皮切，生姜汁浸，炒干）、川朴（去皮切，生姜汁三浸三炒）各等份。上为散，病轻者每服4钱，水2大盏，加生姜7片，大枣7个，同煎至7分服；重者量加之，并加木香。上述经验见载于《医方类聚》卷122引《究原方》冷附汤及《续易简方论》卷3朴附汤。

前方散寒痰之痞结，引上浮虚热以下行，故取热药冷服法。

16. 虫病 治虫病，恶心则呕吐数条，每用杀虫药则吐虫愈多。此脏寒而虫不安，失居上膈。用硫黄、附子各1两，为末，粳米糊为丸。每服30丸，米饮送下。此经验见载于《观聚方要补》卷3引《孙尚药方》二圣散。

17. 紫癜风 治紫癜风斑点，附子（生用，去皮脐）1枚，石硫黄（别研）半两。上为细散，加胡粉1分，腻粉少许，同繁柳汁和匀，临卧揩患处三五遍，早晨温浆水洗去。不过三五夜愈。此经验见载于《圣济总录》卷18附子硫黄散。

18. 风癣 治风癣，附子（炮裂，去皮脐）、椒红各半两。上为细末，用猪肾1对，竹刀切开，去筋膜，每只入药末1钱匕、盐1捻，相和，布线缠缚。以好酒1盏，于瓷器内煮8分熟。五更初，不得漱口及语话，去线旋旋嚼，细呷煮药汁送下，食少白粥，当晚微利，次日煮熟吃。须连日服，服尽再作。此经验见载于《圣济总录》卷137煮肾散。

风癣由风冷之气客于皮肤，搏于气血所致。其症可见患处作痒，皮损呈圆形或椭圆形，略高出皮肤，搔之起白屑，久则皮变顽厚。附子、椒红相配，散寒祛风，内通外达，故有疗风癣之功。

19. 折腕损伤 治折腕方：大附子4枚（生用去皮）。上药切，苦酒渍三宿，以脂膏（猪脂）1斤煎之，三上三下，膏成敷之。此经验见载于《外台秘要》卷29引《深师》卓氏膏。

《本草纲目》卷17引时称“日摩傅之”。本方在《圣济总录》卷145名附子膏，用生附子去皮脐为末2两，猪脂4两。先炼猪脂，去滓，入附子末拌匀，酒少许调如膏。摊伤处，每日一易。

20. 血寒经迟 治妇人血寒，月经过期而来，用当归、附子为丸服。此经验见载于

《女科切要》卷1归附丸。

21. 小儿慢惊风 治慢惊风方：附子（炮，去皮脐）半个切片，生姜3片，丁香5粒。水1盏半，煎半盏，灌之令睡，醒来安乐，神妙。急切无丁香亦可。此经验见载于《传信适用方》卷4。

22. 小儿项软 治小儿项软，天南星、附子各等份。上为末，用生姜自然汁调，敷项间，干则润之。此经验见载于《保婴撮要》卷3星附膏。

小儿项软，多因禀赋不足，其本在于肾虚，故宜同时配服补肾益精之品。

23. 小儿脱肛 治小儿脱肛，附子（生，去皮脐）、龙骨各1两。上为细散，每用1钱，敷在肛上，挼按令入。频频用之，以愈为度。此经验见载于《太平圣惠方》卷92附子散。

24. 耳聋、耳痛 治耳聋、疼痛，取附子以醇醋煮一宿，削如枣核，以棉裹塞耳中。此经验见载于《太医院经验奇效良方》卷58醋附方。

25. 鼻渊 治鼻渊脑泻方：生附子为末，煨，葱涎和如泥，夜间涂涌泉穴。此经验见载于明《太医院经验奇效良方》卷59。

脑泻即"脑漏"，涌泉穴在脚底前1/3凹陷处。

26. 虚寒白喉 治中寒白喉，无恶寒发热等症，喉内起白皮，随落随长者，用生附子1枚（切片，滚水泡3次，咸味尽，以蜜焙炙），含口中，咽其汁，味尽又易之。小儿酌减。治寒性白喉急证，也可用外治法：制附片4钱，吴萸3钱。上为细末，白酒调作两饼，贴两足心涌泉穴；若天气寒，用火微烘。上述经验见载于《喉科种福》卷5一将当关方及《白喉全生集》引龙归海散。

疫疠热毒结于咽喉的白喉禁用上方。又生附子有毒，不可轻用。

27. 口舌疮 治口舌生疮，并小儿火眼，大附子为末，津调敷足心内，油纸盖之，绢条扎之。此经验见载于《外科大成》卷3抽薪散。

此釜底抽薪，引火归原之法。

[**论治备参**]

1. 附子最有用，也最难用。

2. 附子为回阳救逆第一品药，凡阳气不足，阴寒内生，大汗、大泻、大喘、中风卒倒等症，必仗此大气大力之品，方可挽回。一说本品补助元阳之力能升能降，能内达能外散，凡凝寒痼冷之结于脏腑、着于筋骨、痹于经络血脉者，皆能开之、通之，而温通之中，又大具收敛之力，故治汗多亡阳、肠冷泄泻，以及下焦阳虚阴走，精寒自遗。

3. 附子大能引火归原，制伏虚热，善助参、芪成功，尤赞术、地建效，无论表证里证，但脉细无神，气虚无热者所当急用。

4. 寒中经络，宜以附子为君。

5. 附子无干姜不热，得甘草则性缓，得桂则补命门。

6. 附子之性急，得甘草而后缓；附子之性毒，得甘草而后解；附子之性走，得甘草而后益心脾；附子之性散，得甘草而后调营卫。

7. 熟附子配麻黄，发中有补，如仲景麻黄附子细辛汤、麻黄附子甘草汤；生附子配干姜，补中有发，如仲景干姜附子汤、通脉四逆汤。

8. 气虚用四君子汤，血虚用四物汤，虚甚者俱宜加熟附子。盖四君、四物皆平和宽缓之剂，须得附子健悍之性行之，方能成功。一说补药中少加附子引导，其功尤捷。

9. 大虚之候，参、术无用，必加附子，使得神充食进。若阴虚阳旺，形瘦脉数者，不可轻投。

10. 治湿药中宜少加附子，通行诸经，引用药也。又肥人多湿，亦宜少加乌、附行经。一说能引气药行十二经，以追复散失之元阳；引补血药入血分，以滋养不足之真阴；引发散药开腠理，以驱逐在表之风寒；引温暖药达下焦，以祛除在里着寒湿。

11. 附子得干姜、桂枝，主伤寒直中阴经，温中散寒而能出汗；佐人参兼肉桂、五味子，则补命门相火不足，回阳有神；得人参、肉桂，治元气虚人，暴寒之气入腹，腹痛作泄，完谷不化，小水不禁；佐白术，为除寒湿之圣药；得人参、橘皮，主久痛呕哕、反胃，虚而无热者良。

12. 阳虚自汗不能舍三方为治：卫外之阳不固而自汗，则用芪附汤（黄芪、附子）；脾中之阳遏郁而自汗，则用术附汤（白术、附子）；肾中之阳浮游而自汗，则用参附汤（人参、附子）。

13. 仲景用附子之温有二法：杂于苓、芍、甘草中，杂于地黄、泽泻中，如冬日可爱，补虚法也；佐以姜、桂之热，佐以麻、辛之雄，如夏日可畏，救阳法也。

14. 附子、肉桂，皆气味辛热，能补助元阳，然至元阳将绝，或浮越脱陷之时，则宜用附子而不宜用肉桂。诚以附子味厚，肉桂则气味俱厚，补益之中实兼有走散之力，非救危扶颠之大药。观仲景《伤寒论》少阴诸方，用附子而不用肉桂可知也。

15. 附子生者尤烈，凡仓卒暴病之肢冷肤清，脉微欲绝，或上吐下泻，澄澈清冷者，非生用不为功。而其他寒病之尚可缓缓图功者，则皆宜用炮制，较为驯良。

16. 凡用乌头、附子，并宜冷服者，热因寒用也。盖阴寒在下，虚阳上浮，治之以寒，则阴气益甚而病增；治之以热，则拒格而不纳。热药冷饮，下咽之后，冷体既消，热性便发，而病气随愈，不违其情而致大益，此反治之妙。

17. 附子有人才服钱匕，即发燥不堪，而有人久服无虞，说明附子须因人之禀赋而用。

18. 应用附子的目的，在于振奋功能的衰弱，而不限定具体补哪里，故病必具有功能衰减之症状。如脉现沉微迟弱等象，心脏功能疲惫已甚，用附子可以振起之；新病久病，皮肤冷而晦，自汗出，此周身循环衰沉已极，用附子得以兴奋之；热性病先本烦扰不宁，妄言怒骂，忽然意识模糊，呢喃郑声，此脑之功能陷于痹钝，用附子得以刺激之；大便洞泻，完谷不化，是肠之吸收功能障碍已久，附子得以健运之。总之，振起功能衰沉是用附子的必要条件，否则无用附子必要，勉强用之，其祸立见。

19. 亡阳证由浅入深有四步，用附子必须掌握时机。第一步，手腕之背面与手背先冷；第二步，汗出手腕肤凉，全身皆冷；第三步，手冷过肘，足冷过膝；第四步，体温外散，肌肤冷，冷汗出。第一步为亡阳之机兆，第二步为亡阳之的证，用附子最有疗效；第三步，亡阳已临危机，急进附子，犹可望机转；若进入第四步，则用附子的时机已失，难望挽回了。

20. 阴证用附子难在辨证正确。恽铁樵介绍了自己的经验：阳证出汗，肌肤必热；阴证出汗，肌肤则凉。阳证厥逆，初见指尖凉，人王部必隐青，面赤而亮；阴证四逆，手腕背冷，初不面赤，戴阳乃赤，人王部不隐青，头必汗出。阳证烦躁，面赤、舌红绛、汗多、渴饮、脉滑；阴证烦躁，郑声无力、肢冷、脉沉微。阴证还有一特征，即自利完谷，所下如其所食，绝不消化，杂以黑水，俗名漏底，急用附子，药后能得汗眠，全身有阳和之气，膀胱之气化得行，小溲奇长，漏即止。此在生理形态上，也属于伸此绌彼之理。

21. 少阴病当急用附子的指征：①脉硬有汗。脉紧无汗，为寒邪在表，属太阴证；脉紧甚至脉硬而反汗出，乃少阴亡阳危证（少阴证一般脉微沉细，若脉紧而硬，病更严重）。②舌色干枯。舌色干枯如荔枝壳，色紫棕，如劫津状，为肾阳不能上承，不同于阳证热盛，津液受劫的舌色干绛，参合证状，可断为阴证。③肌肤津润。舌苔劫津，同时并见四肢冷、头汗出、肌肤津润，为阴证。阳证劫津，肌肤干燥无汗；阴证劫津，肌肤津润汗出，明显可辨。

22. 伤寒少阴证，附子固然可以挽回，然限于脉不乱、面部不肿、气不急、头汗未至发润之候。此四种有其一，即属难治；有其二，附子便无能为力。所以然者，以附子温肾回阳，振奋分泌，必须内在的活力不竭，然后有通假挹注之可能。以上四者，见其二，即是“活力”已竭之证，人力不能回天。

23. 附子应用指征有三：背恶寒、溲清长、脉沉细。三证悉具，说明真阳衰微，非附子不足以温之。

24. 附子主要功用有五：即上温心阳以通脉，中助脾阳以健运，下补命火以复阳，外固卫阳以止汗，内驱寒凝以镇痛。附子小剂量（每剂6克以内）主要起温阳化气作用，用于病程短、体质尚可的阳虚、气虚患者，一般煎30分钟左右。附子大剂量（每剂10克以上）主要起温阳、固汗、镇痛和激发振奋阳气的作用，适用于病程长，阳气大虚，漏汗自汗和久病入络，疼痛不已的患者，一般要煎1小时以上。

25. 用附子温阳如能与潜阳药（如龙骨、牡蛎、磁石）或安神药（如酸枣仁）等配合同用，则能使阳气振作而得以潜藏，不致躁扰不安。

26. 附子之用妙在配伍，意在助心、肾、脾之阳，以祛寒湿之气，畅行气血，增强机体功能而战胜疾病。如治老年外感，用参苏饮加附子；治气虚无力（以低血压为主症）用补中益气汤加附子；湿困水肿用五苓散加附子；甲状腺功能低下用参苓白术散加附子。一般用熟附片3~9克，用量宜从小量开始。

27. 附子与白芍配伍，一温一凉，刚柔相济，其开痹止痛、破坚积、逐恶血之功尤佳。

28. 老年冠心病患者多见阳气衰弱，临床可见心衰表现。附子有强心利尿之功，凡遇气阳衰弱，水湿潴留者（或暂无水湿潴留），皆可用本品温阳利水。即使有阳损及阴，或兼心火，或兼肝阳上亢者，皆不必畏惧。逢有上述兼证时，可以本品合熟地、麦冬，或川连、山栀，或石决明、羚羊角等，以使阴阳平调，或升降同用，寒热合方，临床用之，收效颇著。

29. 附片15克，配葶苈子30克等，治心悸、喘急，效佳。附子应用指征：舌质紫气或青紫润滑或见瘀点瘀斑，苔薄白或白腻；或畏寒肢冷，小便清，大便溏。

30. 附子常用于脾肾虚寒，下焦寒湿所致的腹痛泄泻。剂量少则10克，多则视病情而定，用量大时应注意配伍。为防其辛热之性，常配白芍佐之，往往可收奇效。若药后大便带有大量白色黏液，此乃腹内寒湿排出之佳兆，病瘳在即。

31. 有些顽固性久泻、虚寒泻患者，非重用附子不能温其阳、逐其寒、驱其湿。剂量小则6克，大则30～60克。本药内含乌头碱，对心脏有毒副作用，故老人和心脏有器质性疾患尤其传导功能失常者宜慎用。凡用10克以上，必须先煎。15～30克一般先煮1小时，30克以上先煮2小时。对一些五更泄，有时需用至60克方有效。但一般宜从小量开始，逐渐增加，不宜遽用过大剂量。曾用附子配伍肉桂、炮姜炭、煨肉豆蔻、焦白术、苡仁、炒建曲、煨木香、党参、淮山药等治愈顽固之久泻，取得满意疗效。但附子在下列情况下不宜用大量：一是形体消瘦，尤其是妇女。因为看似阳虚，其实每夹内火，用之效果不理想。二是便中夹有黏冻，尽管有脾虚阳虚证，也不宜用过大剂量，宜用小量附子配以清化运脾药或暂不用。三是虽属阳虚证，但大便解而不爽，或虽便溏但数日一行。四是南方湿热地带，人多气薄体弱，常兼湿热内火，尽管存在阳虚证，亦不适宜大量使用。五是老人及快速心率或心律不整者。

32. 治小儿阳虚久泻，制附子与肉桂同用，每收立竿见影之效。另治胃痛（胃痉挛、胃及十二指肠溃疡、慢性胃炎），不论寒证、热证，均以制附子配黄连治之（惟两药用量各有侧重），屡用有验。

33. 师《金匮要略》用瓜蒌瞿麦丸治小便不利、消渴之意，用附子配清热利湿或甘寒清热剂，治疗顽固性水肿，屡收良效。

34. 治疗虚寒性慢性疾患时，用炮附子1.5～3克可望有效，取其镇痛作用则须6～9克才有效。

35. 大剂量应用附子，煎时宜加生姜3～5片，或再加蜂蜜1匙，以防附子中毒；也可先煎附子半小时，煎附子之水要一次放足，不能中途再加凉水。

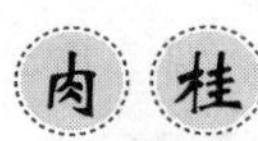

肉桂，始载于《神农本草经》，原作“牡桂”“箘桂”，是樟科常绿乔木植物肉桂树的树皮。本品味辛、甘，性大热，归肾、脾、心、肝经。

临证应用

［配用简说］

1. 肉桂有温里助阳、散寒止痛的功效，适用于各种虚寒性疼痛。治脘腹冷痛，可配干姜、荜茇，虚者再加人参、白术；寒疝腹痛，可配吴茱萸、小茴香；虚寒腰痛，可配补骨脂、杜仲；虚寒胸痛，可配附子、人参；寒湿痹痛，可配独活、寄生；虚寒瘀滞的痛经、闭经及产后腹痛，可配当归、川芎。除内服外，肉桂还常配丁香研末敷脐，治疗虚寒腹痛、泄泻，有良效。

2. 肉桂补火助阳，治疗肾阳虚衰所致的畏寒肢冷、腰痛脚软、阳痿滑精、夜尿频多等症，常与附子相须为用，并配以熟地、山萸肉、枸杞子等药。肉桂亦常与人参、鹿茸等配伍，治疗虚羸衰弱及阳虚不育之症。肾阳衰微，阴寒内盛，以致上盛下虚，气喘痰涌，肢厥欲脱者，可配合附子、补骨脂、硫黄、黑锡丹等同用，以温肾纳气定喘；下元不足，虚阳上浮，症见眩晕、面红、咽痛而下肢发冷等上热下寒之象，可用本品或合牛膝等药温肾阳以引火归元；若肾阳不足，不能上济于心，心火偏亢不能下交于肾，而出现怔忡、失眠等症，则肉桂每与黄连相配，使水火相济，心肾交通。

3. 对于气虚血少之证，用少量肉桂加入补气养血药中，能温运阳气，促进气血生长，使补药更好地发挥作用。

4. 阴证疮疡的特征是漫肿质硬，皮色不变，痈疡脓成不溃或溃久不敛，此时肉桂是必用之药，能起温通血脉、托毒敛疮的作用。治阴证疮疡，常配熟地、鹿角胶、麻黄、白芥子同用；痈疡脓成不溃，常配黄芪、当归等同用。

［**一般用法**］

入煎剂1～5克，不宜久煎，须后下；研末吞服每次0.5～1克，每日2次。外用适量，研末调敷或入膏药外贴。孕妇及有出血倾向者忌用。

临证推广

［**古用发微**］

1. 治疗卒心痛 治卒心痛方：桂心8两，水4升，煮取1升，分3服。方见《肘后备急方》卷1。或用桂心2两，乌头1两，为末，炼蜜为丸，如梧桐子大。每服3丸，渐加之。忌生葱、猪肉。方见《外台秘要》卷7桂心丸。治心痹不得卧，心痛彻背，可用《普济方》卷187栝楼散：栝楼（瓜蒌）1枚，桂心1两（去粗皮）。为散，每服2钱，温酒橘皮（汤）调下，汤亦可，空心、卧时各2服。

卒心痛又名真心痛，是内科的急症、危症，类似于西医的心绞痛。主用肉桂，是取其良好的温经通脉作用。

2. 治疗寒湿霍乱 治饮食过度，夜寐不覆衣被，内外既冷，食饮不化，心腹结痛，吐利不休，此是湿霍乱，可用高良姜、豆蔻仁、桂心各2两，3物细切。以水4升，煮取1升。绞去滓，细细带暖饮之。方见《敦煌古医籍考释》引《不知名医方第六种》。相类方有：①《外台秘要》卷6引许仁则木瓜桂心二物饮，治霍乱吐痢，药用木瓜1枚，桂心2两，以水2升，煮取7合。去滓，细细饮之。②上书同卷引《广济方》高良姜汤，治霍乱吐利，转筋欲入腹，药用高良姜、桂心各4两，以水7升，煮取2升。去滓，分3服，如人行四五里1服。③《太平圣惠方》卷47方，治霍乱转筋，药用桂心、半夏（汤浸7遍，去滑）各1两。为末，每服1钱，煎生姜酒调下，如人行10里再服。

肉桂有温中、通阳、散寒的作用，配合木瓜、半夏、高良姜等，能有效驱除胃肠寒浊，用于寒湿霍乱颇为适宜。现代医学中的霍乱、副霍乱、急性肠胃炎、食物中毒等疾病，若辨为寒湿证，可借鉴上述治法。

3. 治疗中风寒闭，失音不语 肉桂在古代是治疗风寒留滞，语声不出的常用药物，可单用，也常配合杏仁、桔梗、石菖蒲等宣肺开窍药同用。如《敦煌古医籍考释》引《不知名医方第十种》治人失音不语方，即单用桂心末着舌下及煎汁服。治风寒邪气，留滞失音，也可用《仁斋直指方论》卷8二物汤：薄桂3钱，石菖蒲1钱。为粗末，新水煎，细呷服。《玉机微义》卷50有桂菖散，治小儿急中风，失音不语，药用桂心1两，石菖蒲1分。为末，3岁1钱，水煎服。若大病后不语者，用猪胆汁调下，未语再服。若肺伤风冷，气不通流，咳嗽失音，语音不出，可用桂末、杏仁各等份，为细末，炼蜜为丸，如樱桃大。每服1丸，新绵裹含化，稍稍咽津，不拘时候。方见《鸡峰普济方》卷11通声丸。《是斋百一选方》卷5则取官桂（去皮）、桔梗、杏仁（去皮尖）各等份，为细末，用杏仁研膏为丸，如桐子大，含化。治寒气拍着，语声不出。

中风寒闭，失音不语，当以温开。肉桂气香窜，能温经散寒，透达开闭，故治之有效。

4. 治疗吐血 治吐血，服桂心末方寸匕，日夜可20服。方见《备急千金要方》卷12。《是斋百一选方》卷6治暴吐血，用桂末2钱，水汤各半，浓调约半盏许，猛吃，甚者2服。方后称：南阳赵宣德患（此），服之如神；其甥亦吐血，2服永安。若小儿吐血，可用桂心（去皮）为细末，3岁半钱，藕汁同蜜半匙调下。方见《永乐大典》卷1033引《全婴方》桂心散。治吐血不止，亦可用《仙拈集》卷2止血汤：当归2钱，川芎钱半，官桂3钱，水煎服。

肉桂能引火归原，适用于阴盛格阳，虚火上越的吐血证。浮越之火潜藏于肾，则吐血自止。

5. 治疗过食果菜伤 治食瓜果生冷所伤，肉桂（去粗皮）研末，（米）饮和丸，如绿豆大。每服五六丸，白滚水送下，未消再服。方见《仙拈集》卷1肉桂丸。《本草汇言》卷8引《葵心集》经验，每服绿豆大50丸，以酒送下，治大人、小儿及老迈人食水果、干果等物，伤脾腹胀。治上症也可用肉桂（不见火）1两，麝香（别研）1钱。为细末，饭为丸如绿豆大。大人每服15丸，小儿每服7丸，熟水送下，不拘时候。方见《医方类聚》卷130引《济生方》桂香丸。《杂病源流犀烛》用上方治“多食果菜成积，不时泻利，腹中若有傀儡”。

肉桂为治果菜伤的专药。《杂病广要·伤食》引《鸡峰》曰：“盖日用饮食，稍或过多，则停积难化……古人立方用药，各有主对。曲蘖止能消化米谷；如肉食有伤，则非硇砂、阿魏等药不能治也；至于鱼蟹过伤，则须用橘皮、紫苏、生姜；果菜有伤，则须用丁香、桂心；水饮伤，则须用牵牛、芫花。固不可以一概论也。必审其所伤之因，对其用药，则无不愈。其间轻重，则随患人气血以增减之而已。”中医传统用药经验之宝贵，于此可见一斑。

［现代报道］

1. 治疗老年性支气管扩张咯血 肉桂3克，生大黄、代赭石各6克。共研细末，分6包。每次1包，每日3次，3日后若咯血仍未止，即加倍用。3日为1疗程，一般用1~3个疗程。共治36例，以1个疗程咯血停止，伴随症状消失为显效。结果：显效26例，总有效率91.6%。（陕西中医，1995，4：147）

2. 治疗阳虚腰痛 治疗组102例服用肉桂粉，每次5克，每日2次；对照组102例常规服用解热止痛药、消炎痛等，风湿性、类风湿脊柱炎加用激素。每组平均疗程3周。治疗组风湿性脊柱炎、类风湿脊柱炎、腰肌劳损、不明原因腰痛的例数为35例、5例、55例和7例；对照组分别为40例、7例、35例和20例。以临床症状消失，X线检查及血沉均正常为治愈。结果：治疗组风湿性脊柱炎、类风湿脊柱炎、腰肌劳损、不明原因腰痛的治愈例数分别为15例、0例、30例和2例，总有效率98%。对照组治愈例数分别为30例、0例、15例和10例，总有效率95%。两组疗效无明显差异。（中西医结合杂志，1984，2：115）

3. 治疗寒性痛证 将肉桂、公丁香、樟脑（可用冰片代）各30克压碎，以白酒500毫升浸泡1月，去渣备用。用时将药液灌入滴眼或滴鼻液瓶中，滴药液5~10滴于舌面，先含后咽。共治疗胸痛、胃脘痛、阴寒腹痛腹泻、痛经等由寒气引发属阳衰阴寒痛证，共30例。结果：3分钟内疼痛缓解21例，4~15分钟生效9例。（中医杂志，1985，6：21）

4. 促进阑尾炎切除术后肠功能恢复 取肉桂、吴茱萸各等份，共研极细末，过120目筛，将适量凡士林加热后与上述药末调匀成“桂萸膏”。用时将药膏适量涂于2厘米见方的纱布中央，稍烘热后敷脐（神阙穴）。一般术毕即敷，24小时换药1次。治疗组观察32例硬膜外麻醉手术的阑尾炎患者，结果：出现肛门排气时间最早在术后16小时，最迟40小时，平均23小时。对照组40例，其他治疗措施相同，但未用“桂萸膏”敷脐。结果：术后出现排气时间最早为22小时，最迟72小时，平均41小时。（北京中医，1990，5：26）

5. 治疗前列腺增生 穿山甲片（炒）6份，肉桂4份。上药为末。每次10克，蜜水送服，每日2次。20日为1疗程，连用20~90日，平均44日，一般10日左右可见效。治疗45例，以尿流通畅，射程较远，临床症状消失，客观指标肛诊、残余尿、膀胱造影、膀胱镜检4项检查至少1项改善为近期痊愈。结果：近期痊愈29例，好转13例，总有效率93.3%。（中医杂志，1982，7：29）

6. 治疗阳痿 煨姜、肉桂各15克，新鲜带肉骨头1000克，加食盐适量煮汤，每日分2次服。1个月为1疗程。共治54例。经治疗1~3疗程，阴茎均能举起，49例坚而持久，能满意完成性生活；5例时坚时软，亦能完成性生活。（浙江中医杂志，1994，2：60）

7. 治疗腱鞘炎 肉桂、公丁香各等份，上药研细末。每用先取药粉少许撒患处，另取鲜生姜洗净，切成像1分硬币样厚度的薄片，中间用针刺6~7孔，置患处药末上，姜片上放艾柱点燃灸之，连灸3～5壮，至患处产生红晕为度。治疗35例（其中12例配合局部针刺），痊愈33例（其中治疗3～6次者21例，7～10次者8例，10次以上者4例），好转2例。（南京中医学院学报，1988，4：45）

8. 治疗痛经 丁香、肉桂、延胡索、木香等份研末，过100目筛，和匀备用。月经将行前，取药末2克置胶布上，外贴关元穴，或再加贴双侧三阴交穴。隔日换药（夏季每日换药）。每月贴6日为1疗程。共治35例，治愈30例，好转5例。（江苏中医，1990，2：36）

9. 治疗小儿流涎 每次取肉桂10克，研细末，醋调成糊饼状，每日临睡前匀摊于2块纱布上，贴敷两侧涌泉穴，用胶布固定，次日取下，连敷3～5次。治疗脾冷多涎者6例，疗效满意。如属热邪壅滞者非宜。缠绵日久的脾虚重症还须加服健脾益气之剂。（中医杂志，1983，8：79）

临证参考

［**古法借鉴**］

1. 伤寒时气 治伤寒时气，附子（炮裂，去皮脐）、桂（去粗皮）各半两。为散，每服3钱匕，热酒调，顿服。厚衣盖汗出为度。此经验见载于《圣济总录》卷22附桂散。

肉桂有温经散寒之功，适用于素体阳虚，复受寒邪之证。表证明显者，还需配用解表药。

2. 冷嗽 治一切冷嗽，皂荚（去皮、子，涂酥炙）、干姜（炮裂）、桂（去粗皮）各等份。为末，炼蜜丸如梧桐子大。每服10丸，米饮下，不拘时。此经验见载于《圣济总录》卷65五嗽丸。

《神农本草经》记载肉桂“主上气咳逆结气”，《名医别录》谓肉桂“利肺气”，能治咳嗽。但本品适用于寒咳，热咳不宜。

3. 头痛 肉桂治头痛大都外用。如治偏正头风，天阴风雨即发，桂心末1两，酒调如膏，涂敷额角及顶上。或取丁香3钱，肉桂1两。为末，放伤膏药内用之（敷贴患处）。治脑风头痛，也可用桂（去粗皮）、荜茇、细辛（去苗叶）各等份。每用一字，先含温水一口，即搐于鼻中；偏头痛，随痛左右用之。上述经验见载于《本草纲目》卷34引《圣惠方》、《外科传薪集》丁桂散及《普济方》卷46桂心散。

肉桂能治头痛，《名医别录》已有记载。

4. 痰饮心悸 治伤寒心下有饮，悸动不定，桂（去粗皮）1两，槟榔（剉）、半夏（汤洗7遍，炒）各半两。为粗末，如麻豆大。每服4钱匕，水1盏半，加生姜5片，同煎至7分，去滓，食前温服，如人行三五里再服。此经验见载于《圣济总录》卷25桂心汤。

5. 噎病 治老人噎病，心痛，病隔气结，饮食不下，桂心（末）1两，粳米4合（淘研）。以米煮粥，半熟，下桂末调和，空心服，每日1次。此经验见载于《养老奉亲书》桂心粥。

肉桂气香而窜，性透达而善下行，故能治噎病气结，饮食不下。此外，肉桂治呃逆亦有效。清·梁章钜《浪迹丛谈》卷8：“吾乡名医陈卓为常言肉桂之上品，其油饱满，其皮不及分，稍触之，油即溢出，所以称为肉桂。有一客仅得二寸许真肉桂一块，包以油纸，藏于荷包中，满座皆闻其香。适与一人对坐，闻噎膈之声不绝，询其患此已两年余，乃出荷包中所藏，自以小刀削下约四分许，以开水冲半杯令服之，须臾噎声顿止。因复削四分令再服，复以两四分之渣合冲半杯令三服，未及灯时，而旧疴顿失矣。”

6. 关格 治关格上吐下结，气逆不顺，饮食不得入，溲溺不得出，腹中作痛，手按之少可，脉涩而伏，熟地2两，肉桂2钱，水煎服。此经验见载于《辨证录》卷5化肾汤。

关格者，上格下关之谓。上格则呕吐不已，饮食难入；下关则腹痛胀满，二便不通。原书云：“上下开阖之权衡，全在乎肾也。治法必须大补其肾中之水火。肾中之水火足，而关格不治而自愈矣。”又《得配本草》云：肉桂能“补命门之相火，通上下之阴结，升阳气以交中焦，开诸窍而出阴浊”。

7. 酒癖 治酒癖，食不消化，白术4两，桂心2两，干姜（炮裂，剉）3分。为末，炼蜜为丸，如梧桐子大。每服30丸，食前以粥饮送下。此经验见载于《太平圣惠方》卷49白术丸。

酒癖指饮酒过度，酒后饮水，酒与饮俱不化，停在胁肋，结聚成癖。

8. 小便淋闭 治不渴而小便闭，热在下焦血分，黄柏（去皮，剉，酒洗，焙）、知母（剉，酒洗，焙干）各1两，肉桂5分。为细末，熟水为丸，如梧桐子大。每服100丸，空心白汤下。顿两足，令药易下行。如小便利，前阴中如刀刺痛，当有恶物下为验。此经验见载于《兰室秘藏》卷下通关丸。

9. 虚汗 治伤寒虚汗不止，甘草、附子（炮，去皮脐）各1两，桂4两（去皮）。为粗末，每服5钱，水2盏，煎1盏，去滓服。治虚汗不止及体虚失血，肉桂1两（去粗皮），附子1枚（炮，去皮脐）。为散，每服3钱，水2盏，加生姜3片，大枣2枚，水煎，食前温服。上述经验见载于《普济方》卷140引《指南方》甘草附子汤及《世医得效方》卷8桂附汤。

肉桂适用于阳虚血弱引起的虚汗不止。

10. 不寐 治心肾不交，怔忡无寐，川黄连5钱，肉桂心5分。为末，炼蜜为丸，空心淡盐汤送下。治水火两衰，热极不能熟睡，日夜两眼不闭者，熟地3两，肉桂2钱，菟丝子1两，水煎服。上述经验见载于《四科简效方》甲集交泰丸及《辨证录》卷6水火两滋汤。

交泰丸方源自《韩氏医通》卷下。肉桂治不寐，多作佐使用，其功用主要为引浮越之火下潜于肾（引阳入阴），使心肾交通而促进睡眠。

11. 水饮内停 治水饮不消，停留胸腹，短气上喘，头眩心忪，面目壅肿，心胸注闷，不思粥食，两胁胀满，小便不利，腰腿沉重，足胫浮肿，遍身黄色，时复自汗，桂、茯苓等份（一方减桂，倍茯苓），为细末，熬稠糊和丸，梧桐子大。每服30丸，陈皮汤下，熟水亦可。此经验见载于《鸡峰普济方》卷18桂苓丸。

12. 水肿 治腰脊膝脚浮肿不遂，茯苓、干姜、泽泻各2两，桂心3两。为粗末，以水6升，煮取2升，分3次温服。若水肿愈后，因纤维弛缓易再发者，铁粉、桂三分一，为末，每日服四五钱。上述经验见载于《千金翼方》卷17温肾汤及《经验良方》桂铁散。

13. 风肿 治卒得风肿，桂不拘多少（去粗皮），以醋于砂盆内磨，涂风肿上，火炙干，又涂之。此经验见载于《圣济总录》卷136磨桂涂方。

《丹溪心法·水肿》曰："风肿者，皮粗，麻木不仁，走注疼痛。"《医学入门·水肿》则曰："风肿，即痛风肿者，肿面多风热，肿脚多风湿。"

14. 风癔 治风癔，精神不明，舌强语涩，桂（紫色者，去粗皮）半两为细末，每用少许，吹入鼻中，及置舌下。此经验见载于《圣济总录》卷6桂末吹鼻方。

风癔，古病证名，又名风懿。见症为猝然昏倒，不知人事，伴见舌强不能言，喉中有窒息感，甚则噫噫有声。属于风中脏腑的范围。

15. 口眼㖞斜 治口眼㖞斜奇方：桂心，用酒煮，取汁，蘸贴患处，左㖞贴右，右㖞贴左。此经验见载于《太医院经验奇效良方》卷2。

上述经验源于《内经》。《灵枢·经筋》曰："卒口僻……治之以马膏，膏其急者，以白酒和桂，以涂其缓者。"意思是说突然口角歪斜，可用马脂贴拘急的一侧，用白酒调肉桂末，涂松弛的一侧。口眼㖞斜多由风寒阻滞经络所致，单纯的口眼㖞斜常见于面瘫。肉桂温经通脉，且能"治一切风气"（《日华子本草》），故能治之。

16. 疟疾 治疟，久发寒热不已，用上好甜香肉桂（去尽粗皮）1钱余，疟将作时，囫囵预含口中，则寒退热轻，神爽思食而愈。此经验见载于《冯氏锦囊秘录·杂症》卷13治疟神方。

17. 乳肿、乳痈 治乳肿、乳痈，桂心、甘草各2分，乌头1分（炮）。为末，和苦酒涂，纸覆之。此经验见载于《肘后备急方》卷5。

苦酒即醋。乳肿、乳痈成脓慢，或脓成不溃者，可用本品；若红肿热痛明显，或已溃破者，不宜用。

18. 面皯黯 治面黑黯黑子方：桂心、石盐各1两，为末，每夜以蜜调涂之。此经验见载于《太平圣惠方》卷40。

19. 跌打损伤 肉桂治跌打损伤，既可内服，又可外用。如治打扑伤损，瘀血溷闷，身体疼痛，辣桂为末，酒服2钱。治臂腰有瘀血，痛不可忍，桂心捣末，以苦酒和涂痛处。此令人喜卧，可勤用之。治被打伤破，腹中有瘀血方：蒲黄1升，当归、桂心各2两。为末，以酒服方寸匕，日3夜1。治折骨，肉桂2两（去粗皮，为末），乳香、没药（末）各1两。上拌匀，用黄米煮稠粥，量疮大小剪纸花子，摊粥在上，然后将药掺在粥上，热搭在疮处。如脚胫折，把脚拽直用药。少顷不痛脚痒时，以水湿帛子略干，裹着药饼子上，用熨斗火熨，不痒为度。上述经验见载于《本草纲目》卷34引《直指方》、《外台秘要》卷17引《范汪方》、《备急千金要方》卷25及《普济方》卷309乳香接骨散。

肾（guì）腰，闪挫腰痛的古称。

20. 血崩 治妇人血崩不止，桂心不拘多少（煅，微存性）。为末，每服一二钱，米饮调下。此经验见载于《妇人大全良方》卷1神应散。

21. 带下病 治白带腥臭，多悲不乐，大寒，黄柏（为引用）、知母以上各5分，肉桂1钱，附子3钱。为粗末，都作1服，水2盏，煎至1盏，去渣，食远热服。此经验见载于《兰室秘藏》卷中桂附汤。

22. 阴挺 治妇人阴挺下脱方：桂心（一方作川椒）、吴茱萸（生用）1两，戎盐2两。上药共炒令色变，为末，以绵裹如指大，纳阴中，日再易之。此经验见载于《济阴纲目》卷7。

阴挺，当包括西医的子宫脱垂、阴道前后壁膨出等疾病。

23. 妇人交接出血 治妇人交接辄痛出血，桂心、伏龙肝各等份，为末，每服3钱，空心酒调下。此经验见载于《古今医统大全》卷83桂心散。

本经验在敦煌医学卷子的唐代写本中就有记载。

24. 难产、死胎不下 治妇人三五日不能产者，官桂（去皮，晒干，不得见火）为细末，每服2钱，沸汤或童子小便调下。也可用桂心、乳香（去油）各1两，为末，作3次服，芎归汤下。或用外治法：桂（去粗皮，为末）、雄黄末1钱匕。以蓖麻子三七枚，去皮烂研，入上2味同研如膏，纸上摊，于两足心贴之。才产讫，急去药。治妊娠颠扑内损，致子死腹中，用甘草（炙，剉）、桂（去粗皮）各1两。为粗末，每服3钱匕，水1盏，煎至7分，去滓温服，连三五服；未下再服。治产宫气寒，胎血凝涩，子死腹中，用桂（去粗皮）、乌头（炮，去皮脐）各1两。上剉，如麻豆大，每服3钱匕，水1盏，煎至7分，去滓温服，须臾连3服。下死胎亦可用麝香半钱（别研），官桂3钱（为末）。为末，只作1服，温酒调服。须臾，如手推下。上述经验见载于《卫生家宝产科备要》卷7催生桂散、《胎产秘书》卷中桂香散、《圣济总录》卷159桂膏贴足方、《圣济总录》卷159甘草汤、《圣济总录》卷159桂心汤，以及《医方类聚》卷229引《济生》香桂散。

肉桂有堕胎功效，最早见于《名医别录》。

25. 产后病症 除产后瘀滞腹痛外，肉桂还可用治多种产后病症。如治产后冷痢疾，用桂（去粗皮，以姜汁半合涂炙，令姜汁尽）、阿胶（炙令燥）、当归（切，焙）各半两。为细散，每服2钱匕，空心以陈米饮调下，每日2次。产后伤寒，寒热不调，心惊头昏，体虚，四肢无力，饮食全不思，可用没药1分（研），官桂半两，当归（生用）3分。为末，每服1大钱，炒葱白酒下，每日3次。治产后呃逆，脉紧细者，肉桂3两（去皮），生姜1两半。为散，每服3钱，水煎，去滓温服。上述经验见载于《圣济总录》卷165桂姜散、《普济方》卷353引《卫生家宝方》桂药散及《医略六书》卷30姜桂散。

26. 小儿遗尿 治小儿梦中遗尿，官桂（为末）、雄鸡肝各等份。捣烂为丸，如绿豆大。每日服3次，温水送下。此经验见载于《万氏家抄济世良方》卷5桂肝丸。

27. 小儿下痢 治小儿下痢赤白，腹痛不可食，桂心、黄连各等份，为末，面糊为丸，如小豆大。每服30丸，米汤送下。此经验见载于《普济方》卷397桂连丸。

本方以黄连清热燥湿，肉桂温通血脉，寒热并用，相辅相成，共奏止痢定痛之效。

28. 小儿客忤 治小儿中客忤，吐青白沫及饮食皆出，腹中痛，气欲绝，桂（去粗皮）1两，人参1分。为粗末，一二百日儿每服半钱匕，水半盏，煎至3分，去滓，分3次温服。此经验见载于《圣济总录》卷177桂参汤。

上方以肉桂、人参相配，有益气回阳、安魂定惊及固脱之妙，适用于小儿客忤之危急重症。

29. 蛇咬中毒及药物中毒 治诸蛇伤毒，用桂心、瓜蒌等份为末，竹筒密塞。遇毒蛇伤，即敷之。塞不密，不中用。治闭口椒毒，气欲绝，或出白沫，身体冷，急煎桂汁服之，多饮新汲水一二升。煎桂汁服亦能治中钩吻毒，解芫青毒。又解五石毒，用甘草3两，桂心2两，豉2升，葱白半斤。为粗末，先以水1斗5升，煮葱白作汤，澄取8升，纳药煮取3升，分3服。才服便使人按摩摇动，口中嚼物，然后仰卧，覆以暖衣，汗出去衣，服汤。上述经验见载于《本草纲目》卷34及《备急千金要方》卷24甘草汤。

［**论治备参**］

1.《神农本草经》称肉桂为诸药之先聘通使。盖因其香窜之气，内而脏腑筋骨，外而经络腠理，倏然之间莫不周遍，故诸药不能透达之处，有肉桂引之，则莫不透达。

2. 肉桂善平肝木，治肝气横恣多怒，单用之则失之热，可以龙胆草、芍药诸药佐之。

3. 肉桂，善平肝木之阴邪，而不知善助肝胆之阳气，惟其味甘，故最补脾土，凡肝邪克土而无火者，用此极妙，有抑肝扶脾之效。肉桂与参、附、地黄同用，最降虚火，及治下焦元阳亏乏；与当归、川芎同用，最治妇人产后血瘀儿枕腹痛。

4. 肉桂能导引阳气，宣通血脉，使气血同行。十全大补汤用四君子汤和黄芪补气，四物汤补血，另加肉桂者，是要其调和营卫之气，使四君子汤、四物汤皆得以成补益之功。

5. 肉桂入二三分于补阴药中，则能行血药凝滞而补肾。一说本品配二陈汤则行气之效大，配四物汤则行血之功速。

6. 肉桂配川大黄、生赭石，即秘红丹，能治肝郁多怒，胃郁气逆所致的吐血、衄血。

7. 附子、肉桂皆气味辛热，能补助元阳，然至元阳将绝，或浮起脱陷之时，则宜用附子而不宜肉桂。诚以附子但味厚，肉桂则气味俱厚，补益之中实兼有走散之功，非救危扶颓之大药，观仲景《伤寒论》少阴诸方，用附子而不用肉桂可知也。

8. 阴虚为糖尿病的基本病机，但若过服寒凉或久病阴损及阳，可出现阴阳两伤之证。因此，在注重滋阴的同时，也要注意扶阳，可选用肉桂。肉桂可使命门火复，膀胱气化得行，肺津得布，而使消渴之证易愈。但其用量宜小，以3克以下为宜，多则有燥热伤阴之弊。本品与大队凉润药配用，亦寓有反佐之意。一说治糖尿病口渴引饮，以六味地黄汤中加肉桂0.9～2克，煎水1～2暖瓶，代茶饮，常收良效。

9. 治疗寒凝肝经之疝气腹痛、睾丸冷痛、水疝等，常以肉桂合鹿角、小茴香治之。三药同入肝肾，温阳散寒滞，理气活血，合用相得益彰。

10. 阴虚喉痹多为肾阴不足，虚火上炎所致，一般采用滋阴降火法多能获效。若用上法不效时，可用肉桂引火归原，多能奏效。然肉桂乃温热之品，有助火之弊，一般使用不宜超过3周，且应配磁石等重镇之品，以监制其温热之性，以防升而不降之弊。

11. 复发性口疮病人属虚者要辨脾胃气虚，还是肝肾不足。属脾胃气虚者，用香砂六君子丸或人参健脾丸，另冲服肉桂粉；属肝肾不足者，用六味地黄丸或麦味地黄丸，另冲服肉桂粉。治疗复发性口疮配伍肉桂，旨在引火归原，剂量宜小，通常入煎剂用2～3克，冲服粉剂用0.6～1.5克。

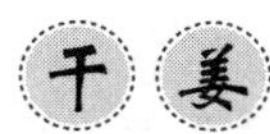

干姜

干姜，始载于《神农本草经》，是姜科多年生草本植物姜的干燥根茎。本品味辛，性热，归脾、胃、肾、心、肺经。

临证应用

[**配用简说**]

1. 干姜功能温中散寒，适用于外寒内侵或脾胃虚寒引起的脘腹冷痛、呕吐泄泻，常配合党参、白术、炙甘草同用。呕吐较剧，可加半夏、陈皮；泄泻明显，可加肉豆蔻、炒山药。

2. 干姜有回阳通脉的作用，素体阳虚者因剧烈吐泻，或因过服辛温发汗药，出现手足冰冷、脉搏微弱、全身出冷汗等虚脱征象，可急用本品配附子、甘草水煎顿服。老弱者可再加入人参；冷汗不止者，除加人参外，还可加麦冬、五味子、山茱萸等药。

3. 干姜能温肺化饮，凡受寒引起的咳嗽气喘、形寒背冷、痰多清稀之症，可与麻黄、细辛、五味子、半夏等药配用，疗效确凿。

[**一般用法**]

入煎剂3～10克，回阳救逆可适当加量；或入丸、散。外用适量，煎汤洗或研末调敷。阴虚内热及血热妄行者忌用。

临证推广

[**古用发微**]

1. 治疗胃冷吐酸　治食后吐酸水，干姜、食茱萸各2两。为细末，每服方寸匕，以酒送下，每日2次。胃冷服之，立验。方见《备急千金要方》卷16治中散。《普济方》卷337引《产育宝庆》小地黄丸，用治妊娠酸心，吐清水，腹痛不能食。药用人参、干姜（炮）各等份。上为末，用生地黄汁为丸，如梧桐子大，每服 50 丸，食前米汤送下。

泛吐酸水有寒热之分，本品适用于因寒吐酸者。吐酸见脾虚湿滞，可用干姜配入香砂六君子汤为主方，加吴萸以温散肝郁。倘发于食后，纳少苔厚，则加神曲、谷芽、麦芽等以消滞和胃。湿浊留恋，舌苔白腻不化者，可加苍术、藿香、佩兰之属，以化湿醒脾。若吐酸而伴见寒热夹杂见症，则每与黄连同用。

2. 治疗痢疾 在宋以前古方中，干姜用治痢疾较为普遍，大家比较熟悉的有《金匮要略》治下利便脓血的桃花汤（赤石脂、干姜、粳米），《备急千金要方》治赤白痢疾的驻车丸（黄连、干姜、当归、阿胶），都配用了干姜。其他还可以举出一些，如治肠澼，溏便脓血，用干姜、黄连、桂心各 1 分，为末，服方寸匕，放在糜中食，每日 3 次。多脓加姜，多血加桂，有验。忌猪肉、冷水、生葱。方见《外台秘要》卷 25 引《古今录验》干姜散。若小儿洞痢，昼夜不止，可用干姜（炮）、人参、黄芩（去黑心）各半两。上为末，炼蜜为丸，如绿豆大。每服 3 丸，米饮送下，空心、日午、夜卧各 1 次。方见《圣济总录》卷 179 干姜丸。若辨证属冷痢，用干姜更为适宜。《本草纲目》卷 26 引《肘后方》治寒痢青色，单取干姜一味，切大豆大，每米饮服六七枚，日 3 夜 1，累用得效。又如《圣济总录》卷 189 干姜饼，治冷痢泻不止，食物不消，也单用干姜（炮，为末）1 两，用面粉 5 两拌和作饼，烧熟，空腹服之。也可取附子 1 分（炮裂，去皮脐），干姜 1 两（炮裂，剉），共为细末，每日空腹煮粥，纳药 1 钱食之，以愈为度。或用干姜 3 两（炮裂，剉），附子 1 两半（炮裂，去皮脐），龙骨 2 两。上为细末，每服 1 钱，煎乌梅汤调下，不拘时候。上述 2 方见载于《太平圣惠方》卷 96 附子粥及卷 59 干姜散。另据古医书记载，治赤白痢疾，干姜可以配甘草（《魏氏家藏方》卷 7 二宜散），可以配栀子仁（《太平圣惠方》卷 59 干姜散），可以配好墨（《本草纲目》卷 7 引《肘后》姜墨丸），可以配槲白皮（《圣济总录》卷 77 干姜散），可以配青橘皮、好腊茶（《幼幼新书》卷 29 引《庄氏家传》姜橘散），均有效验。此外，产后痢疾亦可选用本品。如治产后冷痢疾，可用《圣济总录》卷 165 乳姜散：干姜 2 两（炮），为细末，以人乳汁和作饼，以慢火炙令黄熟，研为细散。每服 3 钱匕，空心陈米饮调下。治产后血痢，脉紧细者，可用《医略六书》卷 30 姜桂散：桂心（醋炒黑）、干姜（醋炒黑）各 1 两半。上为细末，每服 2 钱，荆芥灰 1 钱，煎汤调下。

干姜用治“肠澼下痢”，最早见载于《神农本草经》。冷痢配附子，热痢配黄连，血痢用炮姜配当归，是为大法。

［**现代报道**］

1. 治疗寒证 采用张仲景甘草干姜汤，量病轻重，用甘草、干姜各 9～15 克，煎汤温服。共治 34 例，胃脘痛 8 例，吐酸 2 例，脘腹胀 2 例，肠鸣腹泻 1 例，胸痛 2 例，眩晕 13 例，咳喘 2 例，经来腹痛 4 例。各病症症状虽异，而脉迟、舌淡、苔白、不渴多同，其本为寒则一。服上药取效每在一二剂间，重者三五剂亦愈。（中医杂志，1965，11：6）

2. 治疗婴幼儿秋季腹泻 观察组 90 例，用干姜、肉桂、丁香各等份，分别研末过筛，混匀装瓶，密封备用。先用生理盐水棉球将患儿脐窝擦净，然后将药粉置于脐窝内，稍加压，以填平脐窝为度，外用胶布固定，每 2 日换药 1 次。对照组 60 例，口服乳酶生、鞣酸蛋白，肌内注射庆大霉素。两组伴脱水者，均给予补液。治疗 4 日后，观察组治愈 89 例（其中 2 日内治愈 63 例），治愈率为 98.8%；对照组治愈 22 例（其中 2 日内治愈 5 例），治愈率为 36.7%。两组疗效比较，有显著性差异（$P<0.001$）。（中国中西医结合杂志，1992，5：309）

临证参考

［**古法借鉴**］

1. 卒心痛　治卒心痛，切生姜或干姜半升，以水 2 升，煮取 1 升，去滓顿服。也可服干姜末 1 钱，米饮送下。上述经验见载于《肘后备急方》卷 1 及《本草纲目》卷 26 引《外台秘要》。

《医学启源》谓干姜有“通心助阳”的功效。盖心脉宣通，心阳得振，则痛自止。

2. 虚劳不眠　治虚劳不眠，干姜为末，汤服 3 钱，取微汗出。此经验见载于《本草纲目》卷 26 引《千金方》。

3. 消渴　治消渴，饮水不止，干姜末 1 两，用鲫鱼胆汁和丸，如梧桐子大。每服 7 丸，米饮送下。或以干姜配猪脊骨、大枣、甘草，水煎服。又治诸病烦渴，可用干姜（生用）、石决明各等份。为细末，每服 1 钱，用男儿唾液调令稀稠得所服。上述经验见载于《圣济总录》卷 58 姜鱼丸、亥骨饮及《普济方》卷 177 福寿二味散。

《古今医案按·消渴》俞震记载：刘河间曾以生姜自然汁一味治消渴获效，谓此乃遵《内经》“辛以润之”之旨，可参悟。

4. 虚寒出血　治男女诸虚出血，胃寒不能引气归原，无以收约其血，甘草（炙）、干姜（炮）各等份。上㕮散，每服 3 钱，食前煎服。此经验见载于《仁斋直指方论》卷 26 甘草干姜汤。

《杂病广要·诸血病》引《妇人良方》云：吐血、呕血属阴乘于阳，心肺经寒者，宜服上方；引《类编朱氏集验医方》认为，上方“治吐血绝妙”，其机制在于“和其气血荣卫”。又《本草纲目》卷 26 记载：治吐血不止，以干姜为末，童子小便调服 1 钱，良。可以互参。

5. 寒疟　治寒疟，干姜（炮）、高良姜各 3 分。上药炒令黑色，捣罗为散。每服 1 钱匕，未发前温酒调下，每日 3 次，不拘时候。此经验见载于《圣济总录》卷 34 二姜散。

《类编朱氏集验医方》卷 2 将上方改成丸剂，并治虚疟。

6. 谷劳病　治谷劳不能食，怠惰嗜卧，肢体烦重，腹满善饥而不能食，食已则发，因谷气不行，大麦芽 1 升（炒），川椒 1 两（炒），干姜 3 两。上为末。每服方寸匕，日 3 服。此经验见载于《医学摘粹》卷 2 椒姜大麦汤。

谷劳病，指食后肢体重着，默然欲卧之症，多因脾胃虚寒所致。

7. 阳易 伤寒后，妇人得病虽瘥，未满百日，不可与男合。（若合），为病拘急，手足拳，腹痛欲死，丈夫名阴易，妇人名阳易，速宜汗之即愈。药用干姜4两，为末，每用半两，白汤调服。覆衣被出汗后，手足伸即愈。此经验见载于《本草纲目》卷26引《伤寒类要方》。

8. 痈疽初起 治痈疽初起，干姜1两，炒紫研末，醋调敷四周，留头，自愈。此经验见载于《本草纲目》卷26引《诸症辨疑》引申一斋方。

9. 悬痈 治悬痈，咽热，暴肿，干姜、半夏各等份。上为末，以少许着舌上。此经验见载于《备急千金要方》卷6。

《疮疡经验全书》卷1："（悬痈）此毒生于上腭，坠下抵舌，其人口不能言，舌不能伸，头不能低，仰面而立，鼻中时出红涕。"上方是宣开散郁火之法。

10. 冷疮不收口 治冷疮久不收口，干姜（炒黑）为末，掺患处，觉热如烘，生肌甚速。又治冷疮毒尽久不收口方：干姜（炒黑）5钱，龙骨（煅）3钱。共为末，盐茶洗患处，捻上。上述经验见载于《仙拈集》卷4回阳生肌散及《亟斋急应奇方》卷2。

11. 崩漏 治妇人血山崩方：棕榈灰、乌梅各1两，干姜1两5分。并烧灰存性，每服2钱，空心乌梅酒调下。治崩中漏下，青黄赤白，干姜、细墨各等份。上为细末，醋糊为丸，如梧桐子大。每服30丸，空心温酒送下。上述经验见载于《丹溪心法》卷5及《鸡峰普济方》卷16干姜丸。

12. 赤白带下 治妇人赤白带下，干姜（炒）5钱，白芍（酒炒）2钱。共为末，每服2钱，空心酒下。此经验见载于《奇方类编》卷下。

13. 血瘕 治妇人血瘕痛方：干姜、乌贼骨各1两。为末，酒服方寸匕，每日3次。此经验见载于《备急千金要方》卷3。

血瘕，指妇人小腹部有结块，推之可移，聚散无常，或伴有痛胀的一种病症。

14. 慢脾风 治慢脾风，睡面白，干姜半两，甘草1分。入瓷盒内，用火煅存性，为末。煅须恰好，过则力太缓，不及则性太烈。每服1钱或半钱，浓煎乌梅汤调下，临时更看男女大小加减服之。此经验见载于《幼幼新书》卷10引《庄氏家传》黑散。

慢脾风，是慢惊风的一种类型。多因吐泻日久，脾虚气弱，肝失濡养所致。症见闭目摇头、面唇发青、汗出肢冷、手足微搐、气弱神微、昏睡不语等，属虚寒败象。治宜补脾益胃，温中回阳为主。症情严重者，用上方还须配人参、附子等同用。

15. 齆鼻 治齆鼻不通，干姜为末，蜜调塞鼻中。也可用干姜2分，桂心1分，为末，取如大豆许，以绵裹，塞鼻中，觉鼻中热便去之。上述经验见载于《备急千金要方》卷6及《医心方》卷5引《效验方》干姜散。

齆鼻又称鼻齆，指鼻塞有脓而不闻香臭者。

16. 口舌疮 治口舌疮，干姜1两，雄黄3钱。上为极细末，瓷瓶装盛，吹痛处。治毒热口疮，干姜2钱，黄连3钱，为末，掺疮上。上述经验见载于《喉科枕秘》卷2二神散及《普济方》卷299换金散。

［**论治备参**］

1. 干姜其用有四：通心助阳，去脏腑沉寒痼冷，发诸经之寒气，治感寒腹痛。

2. 干姜入肺中，利肺气；入肾中，利下湿；入肝经，引血药生血；同补阴药，亦能引血药入气分生血，故血虚发热、产后发热者用之。盖产后大热，非有余之热，乃阴虚生热，忌用表药、寒药，干姜同补阴药用之，乃热因热用，从治之法。

3. 干姜入脾胃逐寒燥湿，是其所长，但与肺肾药同用，亦能入肺肾，观小青龙汤之治饮邪咳嗽，肾着汤治寒湿腰痛可知。

4. 凡味厚之药主守，气厚之药主散。干姜气味俱厚，故散而能守。散不全散，守不全守，则旋转于筋络脏腑之间，驱寒除湿，和血通气。

5. 凡胃中虚冷，元阳欲绝，干姜合以附子同投，则能回阳立效，故书有附子无姜不热之句，仲景四逆、白通、姜附汤皆用之。干姜同五味子则能通肺气而治寒嗽；同白术则能燥湿而健脾；同归、芍则能入气而生血。

6. 仲景方中干姜、黄连并用之证，必兼有呕。呕属少阳，黄连降胃阳，干姜升脾阴，脾升胃降，少阳乃得转枢。

7. 干姜性热，朴硝性寒，二药并用，善开寒火之凝滞。

8. 阴黄服苦寒药过多，损伤中气、中阳，可选配干姜温阳健脾，抑肝除黄；劳伤为病，脾失统摄的出血、衄血，可配干姜炭温中健脾止血；胆石症多见湿热蕴结之证，此时配用少量干姜温经化瘀，可助气化，散寒凝，鼓舞推动药力直达病所。

9. 治疗表现为寒热错杂证的慢性胃炎，用干姜配苦寒药可起到调整阴阳、辛开苦降的作用，消“痞”较佳。治疗咳嗽无论寒热虚实，皆可用干姜，其区别在于剂量的掌握和配药的选择。

10. 治疗褥疮，用干姜粉（高压灭菌）10 克，生姜自然汁（高压灭菌）40 毫升，新鲜蛋清60 毫升，生理盐水40 毫升，搅匀，放入纱布敷料浸泡，取出敷于疮面，每隔2～4 小时换药1 次，或连续湿敷；疮深脓多者，则扩创清创后再敷药，可获满意疗效。

11. 下元虚冷，腹痛泻痢而专宜温补者，当以干姜炒黄用之；若产后虚热虚火盛而唾血痢血者，炒焦用之；若阴盛隔阳，火不归原及阳虚不能摄血而为吐血、衄血、下血者，但宜炒熟留性用之，最为止血之要药。

吴茱萸，始载于《神农本草经》，是芸香科的落叶灌木或小乔木吴茱萸或疏毛吴茱萸的将近成熟的果实。本品味辛、苦，性热，有小毒，归肝、脾、胃、肾经。

临证应用

［**配用简说**］

1. 吴茱萸有温里散寒、燥湿止痛的功效，凡寒凝湿滞所致的各种疼痛都可应用。

如常配干姜、桂枝治疗脘腹冷痛；配小茴香、乌药治疗寒疝腹痛；配人参、生姜治疗浊阴上逆，厥阴头痛；配木瓜、槟榔治疗寒湿脚气疼痛；配艾叶、香附、当归治疗胞宫虚寒，经行腹痛等。

2. 吴茱萸有疏肝降逆止呕之功，治肝胃不和引起的呕吐吞酸，常配合干姜、黄连等同用。辨证属寒者，黄连用小量作为反佐；属热者，去干姜，主用黄连泻火，吴茱萸用小量作为反佐。

3. 吴茱萸有助阳止泻的作用，脾肾虚寒，五更泄泻，可配合补骨脂、肉豆蔻、五味子同用；脾胃受湿，寒热错杂，腹痛下痢，可配合黄连、白芍同用。

4. 吴茱萸研末，醋调敷足心，能引火下行，治疗口舌生疮有效。

［**一般用法**］

入煎剂 2～5 克，必要时可用 9 克；研末吞服每次 0.5～1 克。外用适量，研末调敷。不宜多服久服，阴虚燥热证忌用。

临证推广

［**古用发微**］

1. 治疗卒心痛　治卒心痛，吴茱萸 5 合，桂 1 两。用酒 2 升半，煎取 1 升，分 2 次服。或用吴茱萸 2 升，生姜 4 两，豉 1 升。以酒 6 升，煮 3 升半，分 3 服。方见《肘后备急方》卷 1。治心中寒，心背彻痛，吴茱萸 1 升，桂心、当归各 2 两。为末，炼蜜为丸，如梧桐子大。每服 30 丸，温酒下，渐加至 40 丸。方见《圣济总录》卷 55 茱萸丸。若心痛属阳虚气弱寒凝者，可用上书同卷人参汤：人参 1 两半，吴茱萸（汤浸去涎，焙干，炒）1 两。为粗末，每服 3 钱匕，水 1 盏，加生姜半分（拍碎），大枣 2 枚（擘破），同煎至 7 分。去滓温服，空心、日晡各 1 次。

卒心痛又名真心痛，相当于西医的心绞痛。血得温则行，遇寒则凝滞为痹，心脉痹阻不通则为心痛。吴茱萸辛热，能散血中之寒，故能除“血痹”（《神农本草经》）。本品适用于阳虚寒凝的卒心痛，临证可配合桂枝、瓜蒌、薤白、人参等同用。

2. 治疗奔豚气　治奔豚气从少腹起，上至咽喉，心烦乱，不省人事，或闷绝不能言语，或吐或汗出，用吴茱萸、槟榔、木瓜各等份。上为细末，每服 5 钱，生姜汤调下。方见《医方类聚》卷 197 引《医林方》吴茱萸散。治寒伤胃脘，肾气先虚，逆气上乘于胃，上筑于咽喉，逆气连属而不能出，呃或至数十声，不得喘息，可用《御药院方》卷 4 吴茱萸丸：橘皮（洗）、吴茱萸（醋炒）、附子（炮裂，去皮脐）各 1 两。上为细末，白面糊为丸，如梧桐子大。每服七八十丸，食前温生姜汤下。若肾脏久积成奔豚，气注小腹急痛，发即不识人，也可用吴茱萸（汤洗，焙干）、桃仁（汤浸，去皮尖、双仁）各 1 分，黑豆半两。上药同炒，以黑豆熟为度，用童便 1 升浸少顷，煎至 6 分。去滓，分 3 服，空心、日午、夜卧各 1 次。方见《圣济总录》卷 71 吴茱萸饮。

奔豚，古病名，出《灵枢·邪气藏府病形》，又名贲豚、奔豚气。《难经》列为五积之一，属肾之积。症见有气起从少腹上冲胸脘、咽喉，发时痛苦剧烈，或有腹痛，或往来寒热，病延日久，或伴咳逆、骨痿、少气等症。多由肾脏阴寒之气上逆或肝经气火冲逆所致，也可因伤寒误治或从惊恐得之。

3. 治疗口舌病 治小儿心脾受热，唇口生疮，及幕口（唇舌白）、鹅口（舌白）、重舌（舌下硬）、木舌（舌肿硬），吴茱萸不拘多少为末，用酽米醋调涂脚心，更以纸贴糊黏敷之。方见《活幼口议》卷20木舌金丝膏。

李时珍经过临证体验，将上述经验记载于《本草纲目》，谓“咽喉口舌生疮者，以茱萸末醋调贴两足心，移夜便愈。其性虽热，而能引热下行，盖亦从治之义”。此法现代临床报道甚多，用于口舌、齿龈溃疡，确有一定效果。

［**现代报道**］

1. 治疗高血压 每晚临睡前用18克吴茱萸粉调以白醋，成浓稠浆状，分敷两侧足心穴（涌泉穴稍后方），外敷盖以塑料薄膜，绷带固定12小时。14日为1疗程，血压正常后改每周敷药1～2次。治疗原发性高血压27例，20例血压降至正常，5例改善，2例无效，总有效率92.6%。血压降至正常的20例，平均敷药6.4次（日），最短1次（日），最长14次（日）。（铁道医学，1982，5：319）

2. 治疗麻痹性肠梗阻 吴茱萸10克研末，淡盐水调成糊状，摊于纱布上敷脐，胶布固定，12小时换药1次。共治18例，一般敷药1～2小时显效，起效最快40分钟，最慢2小时。（中医杂志，1995，3：136）

3. 治疗慢性前列腺炎 吴茱萸60克，研末，用酒、醋各半调成厚糊状，敷于中极、会阴两穴，胶布固定，每日1次。同时，年老体弱无明显热象者，用吴茱萸15～20克，煎汁60毫升，分2次服；体质强壮或有热象者用吴茱萸10～12克，竹叶8克，加水100毫升，煎汁90毫升，分3次服。均每日1剂，连用10日为1疗程。共治46例，痊愈29例，显效10例，有效5例，总有效率95.65%。（中医杂志，1995，4：200）

4. 治疗倒经 于经前7日，取吴茱萸粉用醋拌成糊状，敷贴于太冲、涌泉穴，外用纱布固定，每日更换1次，双侧穴位交替使用，用至经净为1疗程。共治27例，26例在1～3疗程内治愈。其中1疗程治愈5例，2疗程12例，3疗程9例。随访1年无复发。（中医外治杂志，1997，1：13）

5. 治疗婴儿先天性喉喘鸣 取吴茱萸粉末用凉白开水调成稠糊状，敷于双侧涌泉穴，每次1～2克，每晚1次，次日清晨取下，6次为1疗程。共治69例，均系婴儿会厌软骨闭合不良而致。结果均痊愈，1疗程痊愈49例，2～3疗程20例。（河北中医，1990，1：14）

6. 治疗小儿流涎 吴茱萸、胆南星3：1研末，每次取15克，临睡前洗脚后用陈米醋调成厚糊状饼敷贴涌泉穴，男左女右，纱布扎紧，次晨洗去。一般敷3～4次即可。共治100余例，均获痊愈。（新中医，1980，6：29）

7. 治疗小儿肠炎 用吴茱萸10～15克研末，与200克左右未熟的热米饭混合成饼，直径10～20厘米，厚约1厘米，温度适中，敷于脐部及其周围，外用纱布绷带固定，时间为10小时，晚上敷用为宜。中度以上脱水者配合静脉输液或口服补液盐。共治400例，以治疗1~3日内体温正常，呕吐、泄泻停止者为痊愈。结果：痊愈312例，占78%；显效72例，占18%；无效16例，占4%。未发现不良反应。（中国医院药学杂志，2001，2：99）

8. 治疗口腔炎 将吴茱萸晒干捣成末，加适量的醋调成糊状，置于清洁布上。敷于两脚涌泉穴及周围，24小时后取下。用量：1岁以下用4.5~6克，1~5岁用6~9克，5~15岁用9~12克，15岁以上用12~15克。共治溃疡性口腔炎256例，均用药1次，在3~5日内溃疡愈合247例，治愈率为96.48%。（山东医刊，1965，3：23）

临证参考

［**古法借鉴**］

1. 阴毒伤寒 治阴毒伤寒，四肢逆冷，吴萸1升，酒拌湿，绢袋2个包，蒸极热，互熨心胸足心。治四肢厥冷，也可用吴茱萸1两为末，以面半两，水调成糊，以布摊成膏，贴涌泉穴内。上述经验见载于《仙拈集》卷1吴萸熨及《串雅外编》卷2。

2. 痰饮 治痰饮上气，不思饮食，小便不利，头目昏眩，吴茱萸、白茯苓各等份。上为末，炼蜜为丸，如梧桐子大。每服30丸，熟水、温酒任下。此经验见载于《济阳纲目》卷24二仙丹。

3. 水肿 治水肿，葶苈（熬）、吴茱萸各1升。上两味，分别捣筛合，以蜜和，更捣良久。药成，饮服2丸如梧实。不知增之，当以小便利及下为候。若下者，但可清晨1服；若不下，但小便利者，可再三服，常服肿消。也可用葶苈子（熬黑）、甘遂（熬）各1两，吴茱萸4两。上3味，分别捣筛，和以蜜丸如梧子，服可至5丸。《经心录》云：服3丸，日3服。上述经验见载于《外台秘要》卷20葶苈丸（一名二利丸）及引《范汪》疗水肿方。

《日华子本草》称吴茱萸能治“水肿”，但临证多不独用，每须配利水逐水药，方能奏功。

4. 息积 治息积，胁下气逆闷满，陈橘皮（汤浸去白，焙干）、吴茱萸（陈者，水淘7遍，炒干）各1两半。为粗末，每服3钱匕，水1盏，加盐少许，煎至7分。去滓温服，不拘时候。此经验见载于《圣济总录》卷57陈橘皮汤。

息积，古病名，出《素问·奇病论》。指胁下胀满，气逆息难的病症。吴茱萸辛散温通，功擅疏理肝气，故能治之。此病若能配合导引来疏通气血，效果更好。

5. 中风不语 治中贼风，口偏不能语，吴茱萸1升，美清酒4升，和煮四五沸，冷服半升，日2服，得小汗为瘥。也可取豆豉、茱萸各1升，以水5升，煮取2升，稍稍服。上述经验见载于《食疗本草》卷上及《肘后备急方》卷3。

吴茱萸乃温中散寒之药，能通经络而除痰湿，故能治之。

6. 尿频多 治小便利多，吴茱萸（汤洗，焙干炒）3两，蜀椒（去目并闭口，炒出汗）2两，干姜（炮）1两。为末，酒煮面糊为丸，如梧桐子大。每服20丸，加至30丸，空心温酒送下。此经验见载于《圣济总录》卷96吴茱萸丸。

7. 脚气冲心　治脚气冲心，吴茱萸、生姜擂汁饮。若脚气入腹冲心，大便不通，吴茱萸、木瓜、大黄各等份，大黄或随其病加减。为末，米糊丸如绿豆大。每服50丸，粳米枳壳汤下。未应，加丸数再服，以通为度。上述经验见载于《本草纲目》卷32引《孟诜方》及《赤水玄珠》卷11三将军丸。

脚气，病名，古称缓风。因外感湿邪风毒，或饮食厚味所伤，积湿生热，流注于腿脚而成。临床症状先见腿脚麻木、酸痛、软弱无力，或挛急，或肿胀，或痿枯，或发热，进而入腹冲心，出现小腹不仁、呕吐不食、胸闷心悸、气喘、神志恍惚、言语错乱等见症。脚气病的某些类型，包含西医的维生素B_1缺乏症在内。

8. 阴证疮肿　治诸疮肿硬，色白不溃，疼痛不止，吴茱萸不以多少，生用。上为粗末，熨烙，后用盐包盖之。治气滞痈肿，吴茱萸（炒）为末，用鸡子清调搽。上述经验见载于《御药院方》卷8神应散及《疡科选粹》卷1吴茱萸散。

9. 疥疮　治脓疥方：吴茱萸、硫黄各等份，细研如面粉，以右手中指沾满香油再蘸药入左手心，合掌摩擦，搽患处，每日3次，愈后再搽三四日。此经验见载于《验方新编》卷11。

脓疥是由疥疮抓破，继发化脓感染而成。吴茱萸外治疥疮与下条治肾囊风相类，可互参。

10. 肾囊风　治肾囊风，用荷叶加吴茱萸煎水洗之。此经验见载于《奇方类编》卷下。

肾囊风又名绣球风，是指阴囊皮肤瘙痒溃烂的一类病症，多因肝经湿热下注所致。吴茱萸味兼苦而燥湿力强，外洗或研末外敷，有燥湿止痒敛疮之功。古今临床常以之配乌贼骨、硫黄等外用治湿疹，有较好疗效。

11. 蛇虫咬伤　治蛇蝎螫人，吴茱萸煮汤，以渍疮上。治蜈蚣伤，也可用吴茱萸嚼烂擦之。上述经验见载于《普济方》卷306吴茱萸散及《是斋百一选方》卷17。

12. 带下　治妇人五色带下，吴茱萸（黑豆同炒）、寒食面、干姜（炮）各1两。为末，每服2钱，食前温酒调下，日3次。此经验见载于《普济方》卷331神效三良散。

吴茱萸适用于寒湿引起的带下。

13. 宫寒不孕　治妇人阴寒，十年无子，吴茱萸、蜀椒（去目，炒出汗，研末）各1升。为末，炼蜜为丸，如弹子大。绵裹，导子肠中，日再易。无所下，但开子脏，令阴温，即有子也。或用吴茱萸（生用）、蛇床子各3两。为末，炼蜜为丸，如枣核大，绢裹纳阴中。同时内服八味丸。上述经验见载于《外台秘要》卷33引《经心录》及《医略六书》卷26暖胞丸。

14. 产后虚羸　治产后虚羸，盗汗，涩涩恶寒，吴茱萸3两，以清酒3升浸一宿，煮如蚁鼻沸，减得2升许，中分之，顿服1升，日再。间日再作服。亦治产后腹中疾痛。此经验见载于《备急千金要方》卷3。

15. 新生儿肾缩　儿生7日肾缩，乃初生受寒气。药用硫黄、茱萸各半两，上为末，研大蒜薄涂其腹，以蛇床子烟熏之。此经验见载于《世医得效方》卷11。

16. 牙痛 治牙齿疼痛，吴茱萸煎酒，含漱之。或以吴茱萸（汤洗，焙，炒）、白芷各等份，为散，用沸汤浸药1钱匕，漱疼处。上述经验见载于《食疗本草》及《圣济总录》卷119吴茱萸散。

治疗虫牙疼痛，亦可取本品研末，以适量置龋齿洞中，有缓解疼痛的作用。

［**论治备参**］

1. 吴茱萸所治之证，皆取其散寒温中、燥湿解郁之功。四神丸中用吴茱萸者，非尽祛寒，亦借其性燥以去湿耳。

2. 吴茱萸治暴注下重，呕逆吐酸，肝脾火逆之症，必兼苦寒以降之，如左金丸（吴茱萸、黄连）治肝火痰晕嘈杂最效。一说吴萸辛热，能入厥阴，与黄连相配，能引黄连入肝，一寒一热，一苦一辛，同治厥阴气火有余。

3. 厥阴头痛，必用吴茱萸引经。

4. 吴茱萸为白豆蔻之佐，消宿酒。又本品得硫黄、大蒜，研匀涂腹，治小儿肾缩；得茯苓，治痰饮；配橘皮、附子，治肾气上哕。

5. 吴茱萸下气最速，肠虚人服之愈甚。

6. 吴茱萸下气最速，极能宣散郁结，善于入肝解郁是其主要功用。医者善于调肝，乃善治百病。不论肝、脾、胃、肠疾患，只要出现腹胀、腹痛、呕恶、嘈杂、吞酸等肝郁气逆见症，即可在对症处方基础上，加吴茱萸1～3克，能收到良好的下气散结效果。

7. 吴茱萸是外治良药，应用颇广，其中散寒止痛和引热（火）下行的作用尤为突出。

8. 下腹阴冷和口吐涎沫是临证应用吴茱萸的两个指征。

9. 治痰饮，每食饱或阴晴节变则发，头疼背寒，呕吐酸汁，可用吴茱萸（汤泡7次）、茯苓等份为末，炼蜜丸梧桐子大，每熟水下50丸。

10. 吴茱萸研末外敷神阙穴，治疗阳痿、早泄，有较好效果。治阳痿属厥阴肝寒，宗筋失纵者，用吴茱萸、白胡椒等份为末，取适量，用唾液调成糊状，每晚睡前敷于神阙穴，移夜除去。治早泄，用吴茱萸、五倍子等份为末，醋调敷于神阙穴。每日1次，7日为1疗程，用药期间忌房事。

11. 吴茱萸煎服，有杀虫作用。凡脏寒蛔动，腹痛剧烈者，用四逆汤加吴茱萸治之，每获效验。与乌梅丸治蛔厥相比，似有药简力专效宏的优点。

12. 治阴囊湿疹，吴茱萸30克煎汤洗，一般5次可愈。此本于《疡医大全》治绣球风方，其方为：蛇床子、吴茱萸、艾叶各等量，煎水后化芒硝（约吴茱萸一半量），化尽频洗，效确。后单用吴茱萸试之，亦效。

13. 吴茱萸是治疗痛经的要药。吴茱萸、肉桂各3克，当归10克，制香附12克，常用治寒凝胞宫，阳气不化的痛经。对平素体质虚弱，兼有气滞或血瘀的痛经患者，在对证方中加本品1.5～2克，能加强理气通经药的效用。

14. 以吴茱萸为主治疗小儿脑水肿，每获良效。用治成人脑积水、脑水肿，疗效亦佳。脑积水是顽痰聚于头，利水多则伤阴，少则无效；化痰虽可，但痰无出路，疗效自慢。吴茱萸引痰下行，温而化之，则顽痰得去，病得根治。吴茱萸成人量用 10 克，常配半夏、白术、茯苓、丹参、葛根各 15 克，炮山甲 10 ~ 15 克，天麻 15 ~ 20 克等，并随证加减，但吴茱萸始终应用，一般连续服药 1 个月或数月。

15. 凡由太阴及厥阴虚寒，肝气上逆于目窍而出现的眼痛、目赤、视物疲劳、昏糊等症，皆可用吴茱萸汤（吴茱萸、人参、生姜、大枣）或吴茱萸汤加味治之。

16. 将吴茱萸用沸汤洗几次后入药，可防其燥烈之气伤肝肾。

17. 吴茱萸散寒酒炒，止呕黄连水或姜汁炒，治疝盐水炒，治血醋炒。

12 理　气　药

理气药，就是能调理气分疾病，主要用于气滞病症的一类药物。所谓“气滞”，是指气在人体内流行不通畅，发生停滞的情况。引起气滞的原因，大都是因为冷热失调、精神忧郁或饮食不慎、饥饱失常等引起。常见的气滞病症有“肝气郁滞”“脾胃气滞”和“肺气壅滞”三种。“肝气郁滞”，一般表现为胁肋胀痛、胸闷不舒、男子疝气痛、女子乳房胀痛及月经不调等症；“脾胃气滞”，一般表现为脘腹胀痛或胀满、食欲不佳、嗳气吞酸、恶心呕吐、大便失常等症；“肺气壅滞”，一般表现为呼吸不畅，胸闷气塞、咳嗽气喘等症。理气药具有行气止痛、疏肝解郁、宽胸除满、破气散结、降逆止呕、健胃消化等功效，故适用于上述气滞病症。理气药大都辛温香散，容易耗气伤阴，故气虚、阴虚患者慎用。本类药除能调理气机外，各药都还有其他的效用，这一点需要注意。

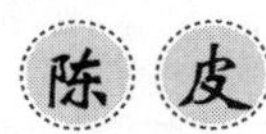

陈皮

陈皮，始载于《神农本草经》，原名“橘皮”，是芸香科柑橘属多种植物的成熟果皮。因新鲜的橘皮味较辛辣，入药以陈久而保存香气者为好，故称陈皮。本品味苦、辛，性温，归肺、脾经。

临证应用

［**配用简说**］

1. 陈皮以理气为专长，治脾虚气滞，脘腹胀满，气短乏力，食少便溏，可配党参、白术以健脾理气；属湿阻中焦，脘腹胀满，舌苔厚腻者，可配苍术、厚朴以燥湿理气。陈皮配枳壳、柴胡，又可用于胸中气塞或肝气郁滞；配杏仁、桃仁，又可用于气滞便秘。

2. 陈皮功能调中降逆，亦常用于呕吐、呃逆之症，每与半夏配伍。偏寒加干姜、肉桂，偏热加竹茹、黄连。

3. 陈皮有燥湿化痰的作用，主要适用于痰湿咳嗽，咳吐白痰，常配合半夏、茯苓、杏仁等同用。如配合清热药，也可用于肺热咳嗽，痰多色黄之症。

4. 陈皮是开胃消食的良药，能促进食欲，帮助消化，与谷芽、麦芽、山楂、神曲等同用，效果更佳。

5. 在应用补益药（如生地、熟地、党参、黄芪、白术）时，配用陈皮，可避免胃脘胀满、食欲减退，能使补益药更好地发挥作用。

［**一般用法**］

入煎剂 3～10 克。阴虚燥咳及吐血者慎服。

临证推广

［**古用发微**］

1. 治疗疟疾　治疟疾三四发，有痰有食，误服补药以致不愈者，橘红、半夏（姜制）各 4 两。上为末，神曲为丸，每于未发前 3 个时辰许吞一二丸。方见《医家心法》二妙丸。或用陈皮（去白）4 两，生姜（去皮）2 两。上为粗末，用水 3 碗，煎 1 碗。去滓，分作 2 服，当发日五更服。方见《魏氏家藏方》卷 1 姜橘饮。上书同卷还有治疟立效散方：白附子（炮）、橘红各 2 两。上为细末，每服 1 钱，米饮下，未发以前三两时辰连进一二服。治足太阴疟，不乐，善太息，不嗜食，先寒后热，或寒多，可用《杂病源流犀烛》卷 15 橘皮散：陈皮（去白，切，姜汁浸一宿）8 两，砂罐内重汤煮干，焙，研末。每服 3 钱，加大枣（去核）10 枚，水煎，连枣服用。

古有“无痰不成疟”之说，陈皮长于燥湿化痰，故为治疟的常用药物。陈皮主要适用于痰疟、瘴疟（瘴疟本于痰）、脾寒诸疟等。临证可单用，亦常配合生姜、半夏等同用。

2. 治疗脾虚发热　治脾虚发热，人参、桔梗各半两，陈皮 3 两。上为细末，炼蜜为丸，如梧桐子大。每服 30 丸，米饮送下。方见《普济方》卷 153 引《指南方》参桔丸。治热从腹起，上循胸腋，绕颈额，初微而渐至大热，发无时，遇饥则剧，中脘不利，善食而瘦，其色苍黄，肌肉不泽，口唇干燥。由脾气素弱，曾因他病，误服热药入于脾，脾热则消谷引饮，善消肌肉，其脉濡弱而疾。药用橘皮（洗）3 两，麦门冬（去心）、人参（去芦）各 1 两。上为末，炼蜜为丸，如梧桐子大。每服 30 丸，食前米饮送下。方见《全生指迷方》卷 2 参橘丸。

陈皮治脾虚发热，须配健脾益气药同用。《神农本草经》谓陈皮主“胸中瘕热”。所谓“瘕热”，是指胸中有瘕块，因瘕而发热。《诸病源候论》对瘕病的描述是：“瘕病者，由寒温不适，饮食不消，与脏气相搏，积在腹内，结块瘕痛，随气移动是也。言其虚假不牢，故谓之为瘕也。”陈皮有理气降逆、和胃消食的作用，故能治之。

［**现代报道**］

1. 治疗休克　治疗组 112 例（流行性出血热低血压休克 90 例，其他感染性休克 22 例），收缩压高于 50 毫米汞柱者应用升压灵注射液（用陈皮提取物制成，主要成分是对羟福林）20～30 毫升加入 10% 葡萄糖液 250 毫升中静脉滴注，视血压调整滴速，一般为每分钟 20～30 滴，血压回升后改为一般滴速；收缩压低于 50 毫米汞柱者，应用升压灵5毫升加入50%葡萄糖液20毫升中缓慢静脉推注，血压回升后改为静脉滴注，方法同上。对照组50例（流行性出血热低血压休克39例，其他感染性休克11例），收缩压高于50毫米汞柱者，应用多巴胺40～120毫克加入10%葡萄糖液500毫升中静脉滴注，一般为每分钟30～50滴，血压回升后改为一般滴速；收缩压低于50毫米汞柱者，应用多巴胺20毫克加入50%葡萄糖液20毫升中缓慢静脉推注，血压回升后改为静脉滴注，方法同上。必要时加阿拉明10～100毫克于5%～10%葡萄糖液250～500毫升中静脉滴注。两组基础治疗相同，均于血压稳定6小时后逐渐停药。疗效按1986年全国厥脱证协作组修订的标准评定。结果：治疗组显效60例，有效48例，总有效率96.43%；对照组显效25例，有效17例，总有效率84%。治疗组血压、皮肤温度、尿量、意识恢复正常的平均时间均优于对照组（P均<0.01）。（江苏中医，1990，3：32）

2. 治疗胃术后排空延迟症 西洋参、陈皮各15克，切成粉末状入粥饮中煎熬20分钟后服食。每次不超过100毫升，2～3小时进食1次。低钾、呕吐频繁者，用吴茱萸3～5克，竹茹15克，生姜数片，煎药去渣后兑于西洋参陈皮粥饮中。局部粘连，迁延日久者用黄芪、皂角刺各30克，煎药去渣后熬米粥与西洋参陈皮粥饮交替服食。个别呕吐频繁者，另用胃复安10～20毫克肌内注射，每日2～3次。共治11例，以腹胀、呕吐症状消失，X线检查胃扩张及液平消失，无钡剂潴留，随访6个月未复发者为治愈。结果全部治愈，平均治愈时间为3.5日。（新中医，1998，1：16）

3. 治疗急性乳腺炎 陈皮20克，甘草6克。加水150毫升，文火煎至一半，滤取汁，加水再煎，分2次服。一般每日1剂，严重者可每日2剂，分4次服。共治88例，绝大部分患者在发病后1～2日内治疗。结果：除3例行脓肿切开引流术外，余85例全部治愈，平均治愈时间为2日。服1～2剂治愈67例，服3～5剂18例，平均服2剂。（中华外科杂志，1959，4：362）

4. 治疗新生儿硬肿症 用鲜橘皮300克（或干橘皮200克），加水5升，煮15～20分钟后待用。患儿脐部敷以无菌小纱布，再用圆型乳胶膜固定，防止感染。待药液凉至40～42℃时，主治者将患儿仰卧浸入药液，头部露出水面，助手托住患儿后脑勺，大拇指分别压住患儿两耳廓，阻塞耳道，以防药液流入；主治者一手托患儿腰骶部，另一手轻撩药液于硬肿部位。每次持续15分钟，每日2次。浴后快速擦干，置入预热的保温箱中，连用3～7日。治疗轻度患儿9例，全部治愈；中度患儿38例，痊愈32例，有效6例；重度患儿10例，有效6例，死亡4例。（福建中医药，1997，3：33）

临证参考

［古法借鉴］

1. 食噎 治食噎，因饮食之间气道卒阻而留滞，至咽中如核，咽之不下，吐之不出，渐妨于食，其脉短涩。药用神曲（炒）1两，橘皮（洗）2两。上为细末，炼蜜为丸，如芡实大。每服1粒，含化咽津。此经验见载于《全生指迷方》卷2神曲丸。

2. 肺积 治肺积在右胁下如杯，发为痈，用陈皮、苦桔梗、甜葶苈（炒）。上等份为末，煮枣肉为丸，如梧桐子大。每服50丸，米饮下。此经验见载于《古今医统大全》卷45枣膏丸。

肺积，古病名。《难经·五十六难》曰："肺之积，名曰息贲，在右胁下，覆大如杯。久不已，令人洒淅寒热，喘咳，发肺壅。"《济生方》卷4则曰："息贲之状，在右胁下，大如覆杯，喘息奔溢，是为肺积。诊其脉，浮而毛，其色白，其病气逆，背痛少气，喜忘，目瞑，肤寒，皮中时痛，或如虱缘，或如针刺。"

3. 息积 治息积，胁下气逆满闷，陈橘皮（汤浸去白，焙干）、吴茱萸（陈者，水淘7遍，炒干）各1两半。上为粗末，每服3钱匕，水1盏，加盐少许，煎至7分。去滓温服，不拘时候。此经验见载于《圣济总录》卷57陈橘皮汤。

息积，古病名，出《素问·奇病论》。指胁下胀满，气逆息难或有形块的病症。

4. 下焦冷气 治下焦冷气，干陈橘皮1斤为末，蜜丸梧子大，每食前温酒下30丸。此经验见载于《本草纲目》卷30引《食疗本草》。

5. 风痰麻木 治风痰死血，手足十指麻木，用陈橘皮1斤，水10大碗，煮烂至2碗，滤出，再用水10碗，煮至1碗。混和顿服，取吐痰。如不吐痰，加瓜蒂末1钱。此经验见载于《本草汇言》卷15。

6. 水肿 治十种水气极甚，肿从脚起，入腹难忍，大戟半两，当归、陈皮各1两。上为细末，每服5钱，水1大盏，煎至5分，去滓，临卧腹空时温服。此经验见载于《鸡峰普济方》卷19陷水散。

陈皮长于理气行滞，其味辛、苦，辛能开散，苦能降泄，故不论气滞而病水，还是病水而阻气者，均可选用。治水肿名方五皮饮中就有陈皮，但陈皮治水肿，多作为佐使药，每须配合益肾健脾、利水消肿药同用。

7. 血淋 治血淋痛不可忍方：陈皮、香附、赤茯苓等份。上剉散，每服2钱，水煎，空心服。此经验见载于《丹溪心法》卷3。

8. 中风手足不遂 治久患风疾，手足不遂，用果州陈皮、川当归。上为末，酒煮糊为丸，汤酒任服，不拘多少。此经验见载于《类编朱氏集验医方》卷1果皮丸。

9. 膝胫痿弱 治膝胫痿弱，橘皮（净，日晒干）不拘多少为末，炼蜜为丸，如梧桐子大。每服30丸，姜汤送下。此经验见载于《普济方》卷243引《指南方》橘皮丸。

痰湿所致者，可选用，但独用力嫌单薄，可酌配苍术、牛膝、薏苡仁等同用。

10. 脚气肿痛 治脚气，橘皮4两，干姜2两。上以蜜半斤，炼化，去上沫，下药在内熬成膏，可丸即丸如梧桐子大。每服30丸，姜汤送下，不拘时候。治寒湿脚气肿痛，亦可用外治法：花椒、陈皮各4两，同炒热，用绢袋装在火箱上，以脚底踏袋熏之最效，不可水洗。上述经验见载于《魏氏家藏方》卷8神方脚气丸及《万病回春》卷5。

陈皮适用于寒湿脚气，多因中焦虚寒，脾失运化，水湿内生，下注脚膝所致。

11. 寸白虫 治寸白虫，橘皮4分，牙子、芜荑各6分。上3味捣筛，蜜丸如梧子。以浆水下20丸，先食，日再服。此经验见载于《外台秘要》卷26引《范汪方》

橘皮丸。

寸白虫，即绦虫。

12. 偏坠 治肾大小偏坠，疼痛，橘皮拣净2两，用巴豆14粒同炒至黑色，去巴豆，为末，醋糊为丸，食前用盐酒汤或盐汤送下。此经验见载于《普济方》卷207消肾丸。

此肾指睾丸。单侧睾丸肿大，疼痛下坠的病症叫偏坠，多因痰湿、瘀血或肝火亢盛所致，可继发于腮腺炎后。

13. 痔疾 治痔漏，陈皮3两，枳壳1两，水2盅，煎1盅服。治血痔，也可用熏治法：陈橘皮（三五年者，细捣，炒令热）2斤，用绢袋2枚盛，缚定，更互坐上，冷即易，取愈为度。上述经验见载于《外科大成》卷5收肛散及《圣济总录》卷142橘皮散。

14. 手足有血丝路 治妇人怒气伤肝，血失常经，手足俱有血丝路，橘皮2两，当归1两。上为细末，炼蜜为丸，如梧桐子大，温酒送下。此经验见载于《类编朱氏集验医方》卷10橘归丸。

15. 室女痛经 治室女血气相搏，腹中刺痛，痛引心端，经行涩少，或经事不调，以致疼痛，橘红2两，玄胡索（去皮醋煮）、当归（酒浸略炒）各1两。上为细末，酒煮米糊为丸，如梧桐子大。每服70丸，加至百丸，空心艾汤或米饮送下。此经验见载于《济阴纲目》卷1三神丸。

16. 妇人阴肿 治妇人阴肿如石，痛不可忍，二便不利，枳实、陈皮各4两。上炒令香熟，以绢袋盛之，遍身从上至下，至阴肿处，频频熨之，冷则换之，直至喉中觉枳实气，则痛止肿消便利也。此经验见载于《济阴纲目》卷7枳橘熨。

17. 妊娠卒心痛 治妊娠卒心痛，欲死不可忍者，橘皮3两，豆豉2两。上为细末，炼蜜丸如梧桐子大。温水下20丸，不拘时服。此经验见载于《普济方》卷338。

18. 脾疳泄泻 治小儿脾疳泄泻，陈橘皮1两，青橘皮、诃子肉、炙甘草各半两。上为细末，每服2钱，水1盏，煎至6分，食前温服。此经验见载于《幼科类萃》卷5益黄散。

《本草汇言》有用陈皮3钱，藿香2钱，作为治泻痢的基本方。因虚者，加土炒白术3钱，茯苓2钱，甘草1钱；因实者，加麸炒枳实3钱，厚朴2钱，木香1钱。

19. 聤耳 治聤耳、底耳，有脓不止，真陈橘皮（灯上烧黑，为末）1钱，麝香（别研）少许。上药和匀，每用少许，先用棉蘸耳内，脓净上药。此经验见载于《医方类聚》卷78引《济生》立效散。

聤耳，泛指耳窍中流脓者。一说耳道流出的脓水呈黄色者，称聤耳。底耳是聤耳的一种，除流脓外，耳内腥臭较甚。聤耳、底耳类似于西医的急性中耳炎。

20. 卒失声 治卒失声，声噎不出方：橘皮5两，水3升，煮取1升，去滓顿服。此经验见载于《肘后备急方》卷3。

此取陈皮理肺气壅滞之功。

［**论治备参**］

1. 陈皮同补药则补，同泻药则泻，同升药则升，同降药则降。脾乃元气之母，肺乃摄气之籥，故陈皮为二经气分之药，但随所配而补泻升降。一说本品同补气药则益气，同泄气药则破气，同消痰药则能去痰，同消食药则能化食，各从其类以为用。

2. 陈皮同白术（一说同人参、白术）则补脾胃；同甘草（一说同人参、甘草）则补肺；同白术、半夏，则渗湿而健胃；同白术、甘草，则补脾而益胃。

3. 陈皮同竹茹、芩、连，治因热之呃逆；同干姜、桂、附，治因寒之呃逆。补中用之以益气，二陈用之以除痰，干葛用之以清胃解酲，平胃用之以消食去湿。

4. 陈皮同杏仁治大肠气秘，同桃仁治大肠血秘，皆取其通滞之力。

5. 陈皮辛温而苦，能利水谷，为脾肺之散药泄药；生姜辛而微温，为肺胃之散药升药，二物有相须之益，故常并用。

6. 凡补药、涩药，必用陈皮以利气。

7. 陈皮利气虽有类于青皮，但此气味辛温，则入脾、肺而宣壅；青皮专入肝疏泄，而无入脾燥湿、入肺理气之功。

8. 中气虚，气不归原者，陈皮忌与耗气药同用；胃虚有火呕吐，不宜与温热香燥药同用；阴虚咳嗽生痰，不宜与半夏、南星等同用。

9. 陈皮 30～60 克，配甘草 10～15 克，水煎，入食盐少许服，治胃失和降的习惯性便秘。应用陈皮指征：素有胃病，消化不良，腹时胀闷者。

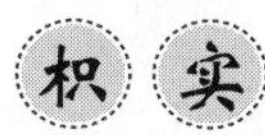

枳实

枳实，始载于《神农本草经》，是芸香科常绿小乔木植物酸橙及其栽培变种品或甜橙的幼果。幼果形小，中间实心，叫做枳实；若是接近成熟的果实，形大中空，叫做枳壳。本品味苦、辛、酸，性温，归脾、胃经。

临证应用

［**配用简说**］

1. 枳实长于破气除胀，消积导滞，治胃部胀满，消化不良，可配山楂、麦芽、神曲等同用，若系脾胃虚弱，运化无力所致，则须加入党参、白术、茯苓、陈皮等益气健脾之品；对食积便秘，腹胀腹痛者，可配厚朴、大黄同用；对湿热积滞，泻痢后重者，可配大黄、黄连、黄芩等同用。

2. 枳实行滞化痰，消痞散结，治疗胸阳不振，痰浊内阻所致的胸痹心痛，可配合桂枝、瓜蒌、薤白等同用；若痰热结于胸中，胸脘痞闷，痰黄稠，苔黄腻者，可配合瓜蒌、半夏、黄连同用。

3. 枳实能使胃肠及子宫收缩功能增强，故可用于胃下垂、脱肛及子宫脱垂等症，但须配合党参、黄芪、白术、柴胡、升麻等补中益气、升阳举陷药同用，才能巩固疗效。

［**一般用法**］

入煎剂 3～10 克，必要时可用 15～30 克。孕妇慎用。

临证推广

［古用发微］

1. 治疗便血 治便血，木莲（名木馒头，阴干）、枳实（去瓤，麸炒）各等份。上为细末，每服3钱，米饮调下，不拘时候。方见《魏氏家藏方》卷7练根散。治肠风下血，也可用枳实（麸炒）、黄芪各半斤，为末，每服2钱匕，米饮送下，不拘时候，糊丸亦可。方见《本草纲目》卷36引《经验方》。

枳实主要适用于胃肠积滞所致的便血。若兼见劳倦耗气，气不摄血，可酌配益气健脾药。木馒头为桑科植物薜荔的果实，有补肾固精、清热利湿等功效，常用于肾虚遗精、肠风下血、痔血等病症。

2. 治疗产后腹痛 治产后腹痛，烦满不得卧，枳实芍药散主之。药用枳实（烧令黑，勿太过）、芍药各等份，为末，每服方寸匕，每日3次，以麦粥送下。并主痈脓。方见《金匮要略·妇人产后病脉证并治》。

产后腹痛以至于烦满不得卧，属于里实可知，多由产后恶露不净，瘀阻气滞上逆所致。枳实烧黑，能入血行滞；芍药和血止痛；用大麦粥调服，并和胃气。总之，本方在于行气和血，使气血宣通，则烦满腹痛自除。又本方与《金匮要略·疮痈肠痈浸淫病脉证并治》的排脓散组成接近，仅去桔梗、鸡子黄而易以麦粥，故亦有排脓散结的功效。“并主痈脓”，义在于此。

［现代报道］

1. 治疗休克 在针对休克病因及一般抗休克治疗（如输液、纠正酸中毒，部分病例应用激素）的基础上，用枳实升压有效成分对羟福林、N－甲基酪胺的提取物各20～60毫克，以生理盐水或葡萄糖液10毫升稀释后静脉推注，观察血压反应10～30分钟，反应良好，继以每100毫升溶液含两种提取物各20～100毫克的浓度持续滴注，个别病人用到每100毫升各含150毫克的浓度。滴速一般为每分钟30～40滴。如血压上升不满意，可间隔30分钟推注两种提取物各20毫克。血压上升平稳，面色、肢温、脉搏、尿量等恢复后逐渐撤除，不宜骤然停药。共治53例，以用药后立即或30分钟左右收缩压上升至90mmHg以上，脉压差增大至30～40mmHg，心音增强，脉搏有力，肢端变暖，尿量增加，并且血压稳定5小时以上不再下降为显效。结果：显效36例，短暂效果10例，总有效率86.7%。（中西医结合杂志，1984，2：95）

2. 治疗心力衰竭 葶苈子30～50克，大枣15枚，枳实30克。每日1剂，水煎，分3次内服。共治28例50例次，以心衰完全控制或心衰由Ⅲ度转为Ⅰ度为显效。结果：服药后48小时，显效36例次，有效12例次，总有效率96%。（中医杂志，1989，2：20）

3. 治疗消化性溃疡 枳实、白芷各等份，为细末，每次9克，每日2次，饭前半小时温开水冲服，疗程为1个月。不用西药，忌辛辣、饮酒、吸烟。治疗86例，胃溃疡20例，十二指肠球部溃疡66例。以X造影正常，症状消失为治愈。结果：治愈38

例，显效26例，好转16例，总有效率93.0%。(河北中西医结合杂志，1998，6：886)

4. 治疗血管性头痛 用枳实注射液4毫升（每毫升含生药4克）肌内注射，每日3次，连用5～10日；头痛缓解后改为口服，每次4毫升，或用枳实30克煎服，均每日3次，连用15～20日。注射加口服共计20日为1疗程。疗程中不用其他止痛药和血管活性药物。共治45例，普通性偏头痛35例，丛集性头痛1例，轻型脑外伤后综合征4例，神经衰弱2例，低颅内压头痛3例；全部病例的脑血流图均呈波幅值增高的高血容量型改变。以症状消失，脑血流图波幅值恢复正常，偏头痛者停止周期性发作，随访间歇期达原间歇时间5倍以上，能照常工作为痊愈。结果：痊愈32例，显效10例，减轻3例，有效率100%。(陕西医学杂志，1990，11：20)

临证参考

［**古法借鉴**］

1. 反胃呕吐 治反胃吐逆，不能安谷，陈枳子1个，美豉1升，茱萸（去目，末）5合。枳、茱合研为散，以水2升半，煮豉三四沸，滤去滓，汁着铜器中，纳散如鸡子大，搅和合，顿服之，羸人再服。此经验见载于《医心方》卷9引《僧深方》枳子汤。

《名医别录》谓枳实主“逆气”“安胃气”。

2. 霍乱卒哕 治霍乱卒哕，枳实（去瓤，麸炒）2两，为粗末，每服3钱匕，羊乳1盏，羊脂1弹子大，煎至7分。去滓热服，不拘时候。此经验见载于《圣济总录》卷40枳实汤。

3. 奔豚气痛 治奔豚气痛，枳实炙为末，饮下方寸匕，日3夜1。此经验见载于《本草纲目》卷36引《外台秘要》。

4. 胁痛 治左胁刺痛不可忍方：枳实（炒）、川芎各半两，粉甘草（炙）1钱半。上为末，每服2钱，姜枣汤下，酒亦可。治两胁疼痛，枳实1两，白芍药（炒）、川芎、人参各半两。为末，空心姜枣汤或酒调服2钱。上述经验见载于《丹溪心法》卷4及《卫生易简方》卷3。

5. 水肿 治水肿，枳实7枚，白术2两，水煎，分温服。若素有水饮，产后轻虚浮肿，心胸胀满，用枳实（炒）、白术（土炒）各2两，加生姜，水煎服。上述经验见载于《医醇賸义》卷4枳术汤及《医宗金鉴》卷48枳实汤。

6. 中风口眼㖞僻 治急风缓风，口僻眼急，枳实上青刮取末，欲至心止，得茹5升，微火炒去湿气，以酒1斗渍，微火暖令得药味，随性饮之。此经验见载于《备急千金要方》卷8枳茹酒。

7. 疮痈、肠痈 治疮痈、肠痈，枳实16枚，芍药6分，桔梗2分。上为散，取鸡子黄1枚，以药散与鸡子黄相等，揉和令相得，饮和服之，日1服。此经验见载于《金匮要略·疮痈肠痈浸淫病脉证并治》。

8. 痔疮 治五痔不以年月，枳实为末，炼蜜丸如梧子大，空心饮下30丸。治牝痔下血，肛边生疮，枳实（去瓤，麸炒）1两，为细末，炼蜜和丸，分作25丸。每服1

丸，以水煎百宝散（皂荚、皂荚刺针）送下。上述经验见载于《本草纲目》卷36引《集验方》及《圣济总录》卷141百宝丸。

牝痔，指肛边有漏孔，漏管弯曲，便后出血的病症，相当于肛漏。

9. 风白疹、风疹 治风白疹，枳实（生用）8两，捣碎，以醋浸令浥浥，炒热，用熟帛包裹，熨疹上，冷即易，分作两包更相炒熨尤佳。治遍身白疹，瘙痒不止，也可用枳实不拘多少，用面炒黄，切片，去粗皮。每用2大钱，用酒浸少时，去枳实，但饮酒最妙；再用水煎枳实，洗患处尤佳。治小儿风疹，皮肤肿，枳实（去瓤，炒黄）2片，芍药1分。上为粗末，每服1钱匕，用水半盏，煎至3分，去滓，加清酒半合，更煎三五沸，分温3服，空心、午间、晚后各1服。上述经验见载于《圣济总录》卷11枳实熨方、《普济方》卷108引《简易》枳实酒及《圣济总录》卷182枳实汤。

10. 妇人阴肿 治妇人阴肿坚痛，枳实半斤，剉碎，炒热，帛裹熨之，冷即易。治妇人阴肿如石，痛不可忍，二便不利，枳实、陈皮各4两，炒令香熟，以绢袋盛之，遍身从上至下，及阴肿处，频频熨之，冷则换之，直至喉中觉枳实气，则痛止肿消便利也。上述经验见载于《本草纲目》卷36引《子母秘录》及《济阴纲目》卷7枳橘熨。

11. 难产 治难产，用枳实、桑白皮（干）各6两。上药入大锴内，以河水煮半日许，候枳实透软，去桑白皮不用。取枳实（去瓤）薄切作小片子，焙干，再入木香、炙甘草各半两，共为细末，炼蜜为丸，如梧桐子大，晒干。每服30丸，加至50～70丸，空心、日午、临卧用温米饮送下，每日3次。此经验见载于《女科百问》卷下瘖生丸。

12. 产后虚烦 治产后虚烦不得眠，用枳实、芍药（并炙）各等份。上为末，每服方寸匕，每日3次。此经验见载于《医心方》卷23引《肘后方》。

13. 小儿头疮 治小儿头疮，枳实烧灰，猪脂调涂。此经验见载于《本草纲目》卷36引《圣惠方》。

14. 目风肿痛 治目风肿赤，胀痛大毒，热泪出，枳实（去瓤麸炒）、苦参、车前子各1两，黄连（去须）半两。为粗末，每服5钱匕，以水1盏半，煎取8分，去滓，食后、临卧再服。此经验见载于《圣济总录》卷106枳实汤。

［**论治备参**］

1. 枳实、枳壳，一物也。小（枳实）则其性酷而速，大（枳壳）则其性和而缓。故张仲景治伤寒仓卒之病，承气汤中用枳实，此其意也，皆取其疏通决泄、破结实之义。

2. 一般以枳壳利胸膈，枳实利肠胃。然张仲景治胸痹痞满，以枳实为要药；诸方治下血痔痢、大肠秘塞、里急后重，又以枳壳为通用，则枳实不独治下，而枳壳不独治高也。

3. 市医以枳实为治下，枳壳为治上。实际上，枳实不仅治下，亦治上；枳壳不仅治上，亦治下。

4. 枳壳、枳实应用区别，体会有二：一是枳壳轻扬，药力较弱，故其功效只称

“行气”而不称“破气”。在归经方面，除入脾经外，并可入肺经，故可治咳嗽、肤痒。枳实较坚结，药力较强，故其功效称“破气”而不称“行气”，专入脾胃经，常治痞痛、痰癖、食积、便秘以及脏器下垂等。二是枳实既可破气消痞，又可益气。若配伍参、术、苓、草、姜，则可用于气虚夹滞之证；若配伍硝、黄或瓜蒌、薤白、桂枝，则可用于阳明实热或胸痹胸痛之气实证。若用枳壳则力弱，需加大剂量方可。又脾虚气滞者，一般选用枳壳。

5. 上用枳壳缓治，下用枳实急治，断无差也。然而枳实不可单用，必附之补气血之药，则破气而不耗气，攻积而正不伤，逐血而血不损，尤为万全耳。

6. 枳实入泻痰药中，有推墙倒壁之能；枳实得黄连，治心下痞及宿食不消。

7. 枳实益气则佐之以人参、干姜、白术，破气则佐之以大黄、牵牛、芒硝，此《神农本草经》所以言枳实益气而复言消痞也。枳实力猛，能消积化痞，佐以参、术，则其功更捷，而又不致伤气。

8. 枳实同半夏，消痰癖；同桃仁，祛瘀血；同川芎、甘草，治左胁痛胀；配芍药，治腹痛；配黄芪，治肠风下血；佐大黄，推邪秽；佐瓜蒌，消痞结；加泽泻，治停水；配藿、姜，宽中定呕多验。又枳实加苍术则气清膈宽，并麦芽而和中消导，合芩、连清湿中之热，同二陈化痰涎之壅。

9. 枳实能止腹痛，肠炎或痢疾之腹痛配木香，虫积腹痛配槟榔，肠胀气腹痛配厚朴，肠绞痛配白芍，胆囊痛配柴胡、郁金，肝区痛配青皮，胃脘闷痛配香附，气滞胀痛配陈皮，肠粘连腹痛配延胡索、桃仁。

10. 《神农本草经》记载枳实“主大风在皮肤中如麻豆苦痒”，据此常以之治风疹块及其他皮疹作痒者，均有一定效果。如枳实难得，可以枳壳代之。

11. 用枳实配茺蔚子治疗子宫脱垂，甚验。

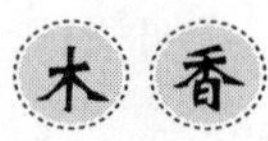

木香

木香，始载于《神农本草经》，是菊科多年生草本植物木香的根。本品味辛、苦，性温，归脾、胃、大肠、三焦、胆经。

临证应用

［配用简说］

1. 木香以行肠胃滞气为专长，治脾胃气滞，脘腹胀满或痛，可配合藿香、砂仁等同用。兼有胁痛，酌加枳壳、青皮；脾虚失运，酌加党参、白术；食积气滞，酌加山楂、莱菔子。临床根据其行气宣滞的特长，常在补剂之中加入少量木香，能起到补而不滞的效果。

2. 木香有芳香化滞的作用，治中焦湿阻所致的腹痛泄泻，常配合藿香、佩兰、黄连等同用。若属湿热积滞，大便不畅，泻痢后重，可以木香配槟榔、枳实行气导滞，再加黄连清热化湿，有确凿的疗效。

［一般用法］

入煎剂3~6克；木香因含挥发油，故不宜久煎。生用专行气滞，纸裹煨用实肠止泻。阴虚燥热证慎用。

临证推广

［古用发微］

1. 治疗臌胀 治年高人患臌胀，肢体如柴，举动乏力，用木香、槟榔各1两5钱，剉如芡实大，分4份。每份分别用莱菔子、干漆、茴香、莪术各1两同炒，只留木香、槟榔。为末，以4味同炒药煎汤打糊为丸，如绿豆大。每服七八十丸，米饮送下。方见《赤水玄珠》卷5四妙丸。

臌胀多因气、血、湿互结所致，本当攻逐实邪，但年高体弱，不任峻攻，只能缓图。上方以木香、槟榔四炒，存其性而缓其力，又寓活血、理气、化湿之意，实属妙法。

2. 治疗气中 治气中，目不开，四肢不收，昏沉，用木香为末，瓜蒌仁煎汤灌下。方见《类编朱氏集验医方》卷1独香散。《本草汇言》引《霍道生家宝方》则用冬瓜子煎汤，灌下木香末2钱，治中气不省人事，闭目不语，如中风状。痰盛加竹沥、姜汁。

气中是类中风证的一种，又名中气。多由七情气结，或怒动肝气，气逆上行所致。

3. 治疗小便淋涩不通 治气郁于下，膀胱气化不利，小便隐秘不通，用木香、沉香各等份，为末，空心煎陈皮、茯苓汤调下。方见《济阴纲目》卷92二香散。《御药院方》卷6木香灯草丸，治阴茎中痛，小便涩滞，或脓尿不通，用木香、红花、灯草各3两，为细末，糯米粉、酒打糊为丸，如梧桐子大。每服70丸，食前温酒送下，每日3次。

《神农本草经》说木香“主淋露”。淋露者，即小便淋沥不尽，涩滞作痛之症。木香能调畅三焦气机，使膀胱气化功能恢复正常，小便自能通利。

4. 治疗气结便秘 木香既常用于泻痢，又可用于大肠气结所致的便秘。如治大便不通，《小儿卫生总微论方》卷16有木香粗散：木香、诃子（煨取皮）各等份，为粗末，每服半钱或1钱，水煎温服。或取木香、槟榔、麻仁、枳壳各等份。先用皂角3寸，生姜5片，巴豆3粒（略捶碎，不去壳），与枳壳同煮，稍滚，滤去3药不用，只将枳壳焙干研末，再入木香、槟榔、麻仁同为末，炼蜜丸，蜜汤送服。方见《袖珍方》卷1引《太平圣惠方》南木香丸。《圣济总录》卷166木香煮散，治产后冷热不调，大小便不通，药用木香、青黛各1两，研细末，每服2钱匕，水半盏，加麻油少许，同煎十余沸，和滓温服。方后称，少顷即通，未通再服。

5. 治疗手足拘挛肿痛 木香是行气止痛的要药。《仙拈集》卷1二仙饮，治手足拘挛，以牙皂（焙焦）、木香各等份，水煎服。治肾经积水不散，流于经络，腿膝挛急肿闷，往来疼痛，可用生甘遂半两，木香1两。为细末，每用2钱，以猪腰子1只，薄批开，掺药在内，外用荷叶、湿纸裹定，煨熟。临卧细嚼，少用温酒送下，当下黄水。方见《御药院方》卷6煨肾散。

猪腰以脏补脏，配合甘遂逐水、木香行气，水去气通，腿膝自无挛急肿痛之患。

［现代报道］

1. 促进胃排空 观察木香煎剂对5名健康志愿者的胃排空影响。方法：禁食及水12小时，口服蒸馏水20毫升，15分钟后口服硫酸钡，在X线下观察胃充盈情况。以后每15分钟观察1次。钡剂全部从胃排空或接近全部排空的时间，为胃排空所需时间。1周后以木香煎剂20毫升（20克）代替蒸馏水，按上述方法再次观察胃排空时间。结果：服蒸馏水时胃排空时间为142.4±5.6（分钟），而服木香煎剂为83±14.8（分钟），$P<0.01$。同时发现，服用木香煎剂后30分钟血浆胃动素浓度明显升高（$P<0.01$）。（中国中西医结合杂志，1994，7：406）

2. 治疗胃肠胀气 用100%木香注射液2毫升作肌内注射，每日2次，儿童酌减。共治29例，其原发病为小儿消化不良、急性胃肠炎、慢性胃炎、胃肠神经官能症、股疝和绝育结扎术后等。结果：药后2~24小时，症状与体征完全消失者15例，占51.7%；24小时后明显减轻者12例，占41.3%，总有效率93%。（中草药通讯，1979，3：37）

3. 治疗胆绞痛 用生大黄10~20克，木香10克，加开水300毫升，浸泡10分钟后，频频饮服。共治45例，胆管炎10例，胆囊炎14例，胆管结石12例。以服药后1小时以内胆绞痛完全缓解或明显减轻为显效。结果：显效21例，有效20例，总有效率91.1%。疼痛缓解最快20分钟，平均43分钟。（中西医结合杂志，1991，3：183）

4. 治疗急性腰扭伤 用木香、川芎各等量，共研细末，和匀，早晚各用黄酒冲服6克。如无黄酒，可用白开水冲服。共治122例，均治愈。服药2次痊愈者9例，3~4次21例，5~6次80例，6~10次12例。（新疆中医药，1989，3：35）

临证参考

［古法借鉴］

1. 风寒肿 治风寒头身皆肿，木香、槟榔各5钱，为末，水为丸，朱砂5分为衣，开水送服。此经验见载于《症因脉治》卷3木香丸。

本方适用于风寒郁滞肌表，气滞不行引起的头身浮肿。

2. 蟹柿同食呕吐 一人食蟹，多食红柿，至夜大吐，继之以血，昏不知人。后以木香磨汁灌之，渐苏醒而愈。此经验见载于《本草纲目》卷30引《是斋百一选方》。

3. 肠风下血 治肠风下血，木香1两，湿纸裹，炮香为末，酒糊为丸服。此经验见载于《普济方》卷37剪血丸。

4. 跌仆伤 治跌仆打伤，木香为细末，热熟汤调成膏，以少许涂手，摩痛处，每日三四次。此经验见载于《鸡峰普济方》卷22木香膏。

5. 腋臭 治腋臭，醋浸木香，置腋下夹之。一方用木香1斤，石灰（熬）半斤。为细末，粉腋下或敷之。此经验见载于《外台秘要》卷23。

6. 耳卒聋 治耳卒聋闭外用方：木香研末，酒浸一宿，取酒滴耳中，少顷倒出，用二三次。或用木香1两，醋浸一宿，麻油1合，微火上缓煎之，三上三下，滤去滓，每用少许滴耳中。内服方：木香1两，枸杞子3两。共为末，每食后服2钱。上述经验见载于清·邓嘉桢《经验秘方》（抄本）、《外台秘要》卷22及《本草汇言》卷2。

7. 毒蕈中毒 治蕈毒，用木香、青皮等份，作汤饮之。此经验见载于《丹溪心法》卷5。

蕈属伞菌类植物。无毒蕈可供食用，如香菇、蘑菇之类；但若误食毒蕈，则可引起中毒。

［**论治备参**］

1. 木香，乃三焦气分之药，能升降诸气。诸气膹郁，皆属于肺，故上焦气滞用之者，乃金郁则泄之也；中气不运皆属于脾，故中焦气滞宜之者，脾胃喜芳香也；大肠气滞则后重，膀胱气不化则癃淋，肝气郁则为痛，故下焦气滞者宜之，乃塞者通之也。

2. 广木香，本草言治气之总药，和胃气，通心气，降肺气，疏肝气，快脾气，暖肾气，消积气，温寒气，顺逆气，达表气，通里气，管统一身上下内外诸气，独推其功。

3. 木香佐补药则补，佐泻药则泻，但止可少用之为佐使，过多反无功效，佐之补而不补，佐之泻而亦不泻也。

4. 木香专长在于治胸腹间滞塞冷气，得陈皮、生姜等相佐使，效尤速。中下焦气结滞，常用槟榔为使。

5. 木香苦多而辛少，言降有余，言升不足，言散则可，言补不及。

6. 木香配砂仁可治脘腹痞满，配槟榔可除里急后重，配莱菔子可治腹胀，配小茴香可治疝痛，配乌药可治小腹部气逆作痛。

7. 木香药性较平稳，能调诸经之气，煨熟用于中虚气滞，大便溏薄最宜。

8. 凡用痰药，须加行气药于其中，如木香、砂仁、香附、郁金之类。痰涎因气行而不滞，若无行气药，多不见效。寒痰用香窜药，固无所疑问。至于热痰须用芩、连凉剂，亦必木香等气药助之，所谓从治法也。常见人以凉药治热痰而不效者，以其中无气药以为之向导故耳。

9. 木香配枳壳能松弛肝胰壶腹括约肌，有利结石排出；配川楝子等，可治疗胆道蛔虫证发作期的绞痛。

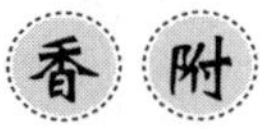

香附

香附，始载于《名医别录》，原名“莎草根”，是莎草科多年生草本植物莎草的根茎。本品味辛、微苦、微甘，性平，归肝、脾、三焦经。

临证应用

［**配用简说**］

1. 香附长于疏肝解郁，理气宽中止痛，适应病症十分广泛。治情绪不畅，肝郁气滞所致的胸胁胀痛，脘腹胀满，常配柴胡、白芍、枳壳、甘草同用。伴湿郁见症者加苍术、薏苡仁，伴食郁者加神曲、麦芽，伴火郁者加栀子、黄连，伴痰郁者加半夏、陈皮，伴血郁者加川芎、红花。又香附配柴胡、当归、白芍，可治乳房胀痛；配小茴香、川楝子、吴茱萸，可治疝气腹痛；配高良姜，可治寒凝气滞，胃脘疼痛；配丹参、砂仁、檀香、高良姜、百合、乌药等，可治久治不愈，寒热虚实错杂的胃脘疼痛。

2. 香附为女科调经要药，治妇女因情绪忧郁，气血郁滞所致的月经不调、痛经闭经及崩漏等，可选配地黄、当归、白芍、川芎、桃仁、红花、赤芍、丹皮、益母草等同用。

3. 香附有保胎作用，常配合熟地、当归、白术、杜仲等同用。

［**一般用法**］

入煎剂 6～10 克，或入丸、散。外用适量，研末调敷。阴虚血热火旺者忌服。

临证推广

［**古用发微**］

1. 治疗头痛 治风热上攻，头目昏眩及偏正头疼，大香附（去皮毛，用水煮一时久，细切，焙干）为细末，炼蜜为丸，如弹子大。每服 1 丸，水 1 盏，煎至 8 分，通口服；妇人醋汤煎服。方见《传信适用方》卷 1 一品丸。治偏正头风，香附子（炒）1 斤，乌头（炒）1 两，甘草 2 两，为末，炼蜜丸弹子大。每服 1 丸，葱茶嚼下。方见《本草纲目》卷 14 引《本事方》。《是斋百一选方》卷 9 点头散，亦治偏正头痛，药用川芎（生）2 两，香附子（去毛炒）4 两。上为细末，每服 1 钱，好茶清调下，常服可除根。本方《普济方》卷 44 名芎香散，用治男子气厥头痛、妇女气盛头痛及产后头痛。《本草纲目》卷 14 引《华氏中藏经》方，则在本方基础上加甘草 1 两，石膏 2 钱半。治妇人头痛，邵应节制青囊丸，用香附为主，略炒，不拘多少，乌药略炮，减附三分之一。上为细末，水醋煮为丸，如梧桐子大。每用适量，以茶送下。方见《韩氏医通》卷下。因气恼冲动，头痛，用香附子 2 钱，川芎 1 钱，细茶 1 撮。上剉 2 剂，水煎温服。方见《鲁府禁方》卷 2 香茗散。头痛因气滞上逆，不论寒热，均可用《观聚方要补》卷 3 辰香散：香附子 10 钱，辰砂 3 钱。上为末，白汤搅服。治头风头皮肿痛，两太阳穴痛及头旋眼晕，用香附子（炒，去皮）、大川芎各 1 两，桂（去粗皮）半两，蝎梢 2 钱半。上为细末，每服 2 钱，水 1 盏，葱白 2 寸，山茶少许，煎至 7 分，食后服。方见《叶氏录验方》蝎附散。若头目皆痛，可选用下述两方。治目珠、眉棱骨及头半边痛，用夏枯草 3 两，香附 2 两，甘草 4 钱。上为末，每服 1 钱半，茶清调下。方见《眼科阐微》卷 3 香附散。治头风目痛，制香附 2 两，藿香、甘草各 2 钱，共为末，每服2钱，滚盐汤下。方见《验方新编》卷1。

香附长于理气解郁，功能“宣达气血”（《医林纂要探源·药性》）、“舒经络”（《本草再新》），主要适用于气郁上逆、气滞血瘀所致的偏正头痛。对于香附止头痛的效用，《本草纲目》、《药性能毒》等本草医籍都有记载。

2. 治疗血证 治吐血，莎草根（去毛）5两，甘草（剉，炙）1两。上为粗末，每服2钱匕，水1盏，煎取7分，去滓温服。方见《圣济总录》卷68香草汤。治气郁吐血或吐血不止，可用童子小便调香附末2钱服。或用莎草根1两，白茯苓半两，为末，每服2钱，陈粟米饮送下。治肺破咯血，可用香附末1钱，米饮下，日2服。上3方见《本草纲目》卷14引丹溪经验、《澹寮方》及《百一选方》。《丹溪心法》卷2另有用香附治衄血方：川芎2两，香附4两，为末，每服2钱，茶汤调下。本方在《赤水玄珠》卷9名芎附散，治吐血不归经。《卫生易简方》卷4治鼻衄，用香附子（为末）、妇人发（烧灰），研匀，汤调方寸匕服。香附也可用治尿血、血淋、肠风便血和崩漏。如治小便尿血，用香附子、新地榆等份，各煎汤，先服香附汤三五呷，后服地榆汤。治小便血淋，痛不可忍，用香附子、陈皮、赤茯苓等份，水煎服。治肠风下血及妇人血海崩败，可用香附（半生半炒）3两，棕皮（烧存性）1两。上为细末，每服5钱，酒与童便各半盏（肠风下血不用童便），煎7分，不拘时候温服。若有积滞，大便红，可用红曲1两，澄茄、香附各4两。上为末，每服1钱。前2方见载于《本草纲目》卷14引《全生指迷方》和《十便良方》，后2方见载于《济阴纲目》卷2立应散和《串雅补》卷2流星串。《本草纲目》卷14还记载了香附用于诸般下血的经验：香附用童便浸1日，捣碎，米醋拌焙为末。每服2钱，米饮下。或用香附以醋、酒各半煮熟，焙研为末，黄秫米糊丸，梧子大。每服40丸，米饮下，日2服。或只以香附末2钱，入百草霜、麝香各少许，同服。

香附具有理气和血、“散郁逐瘀”（《医学入门·本草》）的功效，适宜于气血不和，或气滞血瘀所致的血不循经，溢于脉外的各种血证。莎草根，香附之别名。

3. 治疗眼疾 治肝气不和，目赤肿痛，或因含怒未发，郁伤肝阴，以致肝阳上僭，两目昏花，羞明翳雾，眵泪俱多，甚则瞳神散大，视物无形，用香附1斤（分作4份，1份以酒浸，1份以盐水浸，1份以蜜浸，1份以童便浸，每浸3日夜后晒干）。上为细末，每服2钱，随所用汤剂均可加用，或单服亦可，白滚汤调下。方见《银海指南》卷3和肝散。上书同卷还有一方名柏香丸，治胬肉攀睛，或眼生血疣，用侧柏叶（同大黄拌蒸数次）、香附（制）为末，水泛为丸，每服2钱。治眼赤肿痛，眵泪生疮，也可用《御药院方》卷10香附散：香附子（炒）、槐花（炒）各1两，大黄半两。上为细末，每服3钱，入砂糖少许，食后冷水调下。若肝虚睛痛，冷泪羞明，用香附子1两，夏枯草半两。为末，每服1钱，茶清下。方见《本草纲目》卷14引《简易方》。《眼科阐微》卷3香莲汤治眼痛夜甚，药用：香附米（童便浸炒）6钱，旱莲草5钱，当归2钱，水煎服。一方用夏枯草更妙。

肝开窍于目，凡因肝郁引起的目疾，宜配用本品。香附米即香附。

［现代报道］

1. 治疗急性膀胱炎 香附30克，加水300毫升，煎至200毫升，1剂煎2次，2

次药汁兑匀，1次顿服，当日再如法服2剂。多饮水，保证白天每2～3小时排尿1～2次。共治98例，92例在3日内尿痛、尿频、尿急等症状消除，尿常规复查正常，随访1月内未见复发；6例效果不佳。(浙江中医杂志，1992，2：82)

2. 治疗尿路结石 用鲜生香附80～100克，干品酌减，水煎至适量，每日不拘时服。1个月为1疗程。共治32例，以结石排出，B超或腹部X线摄片检查结石影消失为治愈。结果：治愈率81.3%（26/32），排石时间平均为42日。(浙江中医学院学报，1996，2：23)

3. 治疗扁平疣 观察组45例，取香附500克，木贼250克，苍耳子125克，分别研成粗粉后浸泡于70%乙醇中10日，滤过后备用。每日早晚各涂患处1次。对照组32例，肌内注射聚肌胞针剂，每次2毫克，隔日注射1次。均治疗2周。以皮损全部消退为痊愈。结果：观察组痊愈28例，显效5例，总有效率91.1%；对照组痊愈8例，显效5例，总有效率59.3%。两组疗效有显著性差异（$P<0.01$）。(中国中西医结合杂志，1993，7：416)

4. 治疗原因不明性目胀 香附15克，夏枯草30克，甘草6克，菊花15克。水煎温服，每日1剂。共治49例，皆因目胀不适求治，多无明显全身症状，并排除其他眼疾。以目胀消失，随访1年以上无复发为痊愈。结果：服药4～6剂后，痊愈46例，显效2例，有效1例，总有效率100%。(湖北中医杂志，1992，4：46)

临证参考

[古法借鉴]

1. 消散之功 消酒、消食、消痰、消气、消水、消痞、消肿、消胀、消积、消痛、消块，用黑丑（头末）2两，香附（米炒）、五灵脂各1两。上为细末，醋糊为丸，如绿豆大。每服二三十丸或五六十丸，食后生姜汤送下。此经验见载于《寿世保元》卷2百消丸。

现代《全国中药成药处方集》（兰州方）百消丸，用二丑2斤，五灵脂8两，香附、大黄各1斤半。为细末，水和为丸。每服3钱，开水送下，每日2次。功能消积、消胀、利水，用于肉积、食积、水积、气积及消化不良。

2. 通治诸病 治外感、内伤、血病、气病、痰病、火病，用香附、黄连两味。香附为主，黄连减半。俱洗择净料，共制为极细末，水糊为丸，梧子大。外感，姜、葱汤下；内伤，米饮下；血病，酒下；气病，木香汤下；痰病，姜汤下；火病，白汤下。余可类推。此经验见载于《韩氏医通》卷下黄鹤丹。

气郁血滞则为疾。上述外感、内伤、血病、痰病、火病，其本在于气血怫郁。故上方用开郁气、调血滞的要药香附为君，更以黄连为佐者，以其苦寒之性，泻火燥湿，防气郁血滞日久有化火生痰之变。原书云："此方铢衣翁在黄鹤楼所授，悬壶轻赍，故名。"

3. 伤寒 治四时瘟疫、伤寒，香附子（炒香，去毛）、紫苏叶各4两，甘草（炙）

1两，陈皮（不去白）2两。上为粗末，每服3钱，水1盏，煎7分，去滓热服，不拘时候，日3服；若作细末，只服2钱，入盐点服。此经验见载于《太平惠民和剂局方》卷2香苏散。

本方理气解表，适用于内有气滞，复感外邪者。

4. 中恶 治忽感恶气，昏闷晕倒，逆冷气绝；卒中，惊气，四肢厥冷，用香附子不拘多少，为末，每服2钱，白汤调服；心痛，醋汤调服。此经验见载于《普济方》卷254引《卫生家宝方》。

5. 痰饮 治停痰宿饮，风气上攻，胸膈不利，香附（皂荚水浸）、半夏各1两，白矾末半两，姜汁面糊丸梧子大。每服三四十丸，姜汤随时下。此经验见载于《本草纲目》卷14引《仁存方》。

李时珍称香附能消“痰饮痞满”。

6. 肥胖痰多 治肌体肥壮及有风痰者，川乌20个，香附子（姜汁淹一宿，炒）半斤。上焙干为末，酒糊为丸。每服十数丸，温酒送下。功能去风疏气。此经验见载于《医方大成》卷1引《澹寮方》乌附丸。

7. 噎膈 治膈气不通，胸膈间结块，大如拳，坚如石，呕吐恶心，饮食不下，用香附子1斤，生姜3斤。生姜捣汁，浸香附一宿，晒干再浸，再晒，以姜汁尽为度。为末，每服2钱，米饮调下。此经验见载于《赤水玄珠》卷4。

8. 便秘 利三焦，顺脏腑，治大便多秘，香附子（须新砂盆内打，令净洁，焙干秤）6两，乌药（去心取肉秤，用真天台者）2两，缩砂仁1两，甘草（炒）1两1分。上为细末，每服1大钱，浓煎橘皮汤下，不以时候。此经验见载于《是斋百一选方》卷6宽气汤。

原书称，上方孙盈仲传，吕子厚右司阁中服之有效。

9. 消渴 治消渴累年不愈，莎草根（去毛）1两，白茯苓（去黑皮）半两。上为散，每服3钱匕，陈粟米饮调下，不拘时候。此经验见载于《圣济总录》卷58莎草根散。

10. 水肿 治一切水肿肚大，两腿肿，不能行走，或因病误服凉药以致肿胀，用香附米（陈米醋泡7日夜）4两，小茴香（黄酒炒）4钱。上为细末，用陈米醋打浆为丸，如梧桐子大。每服30丸，早、晚开水送下。治一切气滞脚肿之症，尖香附不拘多少，晒，磨为末服之。酒肿、虚肿，香附去皮，米醋煮干，焙研为末，米醋糊丸服。久则败水从小便出。治气虚浮肿，香附子1斤，童子小便浸3日，焙为末，糊丸。每米饮下四五十丸，日2次。治肿初发，亦可用外敷法：香附（酒炒）、赤小豆（取色赤而小者）等份为末，少用生蜜调，槌作饼，滚汤上略温，敷肿处。上述经验见载于《揣摩有得集》香附米丸、《青囊秘传》解郁丹、《本草纲目》卷14引《经验良方》和《丹溪心法》，以及《许氏幼科七种》香豆饼。

香附主“跗肿”（《本草纲目》），功能“利水通经”（《本草再新》）。临床治实证肿胀，常以之配牵牛子同用。

11. 因怒致痛 治因怒所致诸痛，香附、甘草各1两。上为末，每服3钱，白汤送下。此经验见载于《杂病源流犀烛》卷6香甘散。

12. 皮肤木硬 治皮肤色白木硬之症，香附1斤，白及4两。上为末，葱白、生姜汁调服。或再将麸皮炒热熨，随症用。治肤胀，姜黄、香附（炒）为细末，每服五六钱，空心淡盐汤或温酒调服。因气血凝滞，浑身胀痛，六脉有力者，用香附（分盐、酒、童便、醋4份制之）、乌药为细末，酒送下四五分。上述经验见载于《青囊秘传》香附散、《增补内经拾遗方论》卷3引《保生要录》神仙九气汤及《慎斋遗书》卷8香附散。

13. 疟疾 截疟，用香附（醋浸透，炒）1两半，草乌（面同炒，去面）5钱。上为末，每用1分，临发时先含舌上，滚汤下；老弱七八厘，小儿5厘。治瘴疟，心腹刺痛，乌药1两，香附（焙干）3两，甘草（炒）1两。上为细末，加盐少许，滚汤调服。上述经验见载于《串雅外编》卷1香草散及《瘴疟指南》卷下乌沉散。

瘴疟为地方性疟疾之一，多发于岭南一带，因感受山岚疠毒之气，湿热郁蒸所致。

14. 痈疮、乳痈 治疮初起，气滞血凝，香附子姜汁浸一宿，焙干，研碎，每服2钱，白汤调服。宜施于形体充实，气郁血凝者。若血虚气弱，阴虚发热者，又当随症制宜，不可以例施。治痈肿结硬，聚毒作痛，香附杵去皮，生姜汁浸一宿，晒干为末，每服1钱半，米饮调下，或紫苏、甘草煎汤调下。进数服肿硬自消，有脓即出。毒气证亢，便急用。治乳痈方：用香附1两，蒲公英1两半。香附研末，蒲公英煎汤送下。治乳痈及一切痈肿，亦可用外治法：香附（细末，净）1两，麝香2分。上为末，以蒲公英2两煎酒，去滓，以酒调药，乘热敷患处。上述经验见载于《外科精要》卷下独圣散、《普济方》卷284神授香附汤、《串雅内编》卷4及《医学心悟》卷5香附饼。

15. 瘰疬 治瘰疬流注肿块，或风寒袭于经络，结肿或痛，用香附为末，酒和，量疮大小做饼覆患处，以热熨斗熨之。未成者内消，已成者自溃。若风寒湿毒，宜用姜汁作饼。此经验见载于《外科发挥》卷5香附饼。

16. 脱肛 治大人、小儿肛门脱出，香附子（炒，去毛）1两半，荆芥穗2两。上为末，每用3匙，水1大碗，煎汤淋洗。或用香附子、荆芥等份，加砂仁，为末，每用3钱，水1碗，煎热淋洗；亦可煎汤内服，每服3钱。上述经验见载于《世医得效方》卷7香荆散及《丹溪心法》卷3附方香荆散。

上述《丹溪心法》方中，砂仁剂量原缺。据《仁斋直指方论》卷14香荆散，砂仁用量为香附用量的一半。

17. 蜈蚣咬伤 治蜈蚣咬伤，嚼香附涂之。此经验见载于《本草纲目》卷14引《袖珍方》。

18. 妇人不孕 治妇人气盛于血，无子；寻常头晕、膈满、体痛、怔忡，皆可服之。药用香附子（炒，杵净）4两，茯神（去根）、甘草（炙）各1两。上为细末，每服2钱，食前用沸汤服。仍兼进紫石英丸。治妇人无子，也可用好香附子1斤，陈艾4两，陈醋1大碗，同煮，待香附子煮透，去艾，将香附子炒干为末，醋面糊为丸，如梧桐子大。每服100丸，白汤任下。或用香附子（大者，砂罐内醋煮极熟，水洗焙干为末）1斤，当归（大者，去芦、梢用身，酒洗切片，焙干为末）10两，鹿角（大者，刮去粗皮，镑末二三两，绵纸垫铁锅内，文火炒，为细末）2 两。上 3 味和匀，醋糊丸，如桐子大。每服 3 钱，早起、临睡各 1 服，白滚汤下。或用香附米（用童便浸透取出，水洗净，露一宿晒干，再浸再露再晒，如此 2 次）1 斤，益母草（东流水洗净，烘干为末）12 两。再用香附 4 两，北艾 1 两煮汁，用此汁 3 分，醋 7 分，和前药为丸，如桐子大。每服五七十丸，空心、临卧淡醋汤下。上述经验见载于《济生方》卷 7 抑气散、《摄生众妙方》卷 10 艾附丸及《济阴纲目》卷 6 妇人归附丸、神仙附益丸丹。

19. 产后呃逆 治产后呃逆，香附、橘核（酒炒）为末，每用 5 钱，水煎，去滓服。此经验见载于《女科指掌》卷 5。

20. 产后血晕 治产后狂言血晕，烦渴不止，生香附子去毛为末，每服 2 钱，姜、枣水煎服。此经验见载于《本草纲目》卷 14 引《朱氏集验方》。

21. 小儿吐乳 治小儿吐乳，莎草根（炒，去毛）、甘草（炙，剉）各半两。上为散，每服 1 钱匕，水 7 分，煎至 4 分，去滓，温分 2 服，早、晚各 1 次，细细呷之。此经验见载于《圣济总录》卷 176 莎草根散。

22. 小儿口疳 治小儿口疳，用生香附、生半夏各等份。上为细末，蛋清调作饼，贴男左女右涌泉穴。此经验见载于《外科全生集》卷 4 香清饼。

23. 脓耳 治脓耳，香附子（去毛）为末，以棉杖送于耳中，或干掺。此经验见载于《普济方》卷 55 引《经验良方》。

24. 耳卒聋 治耳卒聋闭，香附子瓦上炒研末，萝卜子煎汤，早、晚各服 2 钱。忌铁器。此经验见载于《本草纲目》卷 14 引《卫生易简方》。

25. 齿疾 令牙齿坚牢，龈槽固密，诸疾不生，用香附子半斤，细辛、盐各 2 两。上取香附子新大者，去粗皮，细剉，用生姜 1 斤研取汁，拌和香附子，浸五七日，取出香附子，不用姜滓汁，再将细辛与香附子、盐用瓦炒存性，逐日揩牙。治无故牙动，牙宣出血，也可单用香附子，去皮毛剉碎，用姜汁浸一宿，曝干为末，漱口揩齿。或用大香附子（炒令极黑）3 两，青盐（别研）半两。上为细末，和匀，用如上法。治风牙疼不可忍，用荆芥穗、香附子（去毛）各等份。上为粗末，每服 5 钱，水 1 碗，煎至半碗，去滓，频频漱之。治牙痛往来不歇，用香附子 4 两，细辛半两。上为粗末，每用 2 钱，水 1 盏，煎至 8 分，去滓，稍热漱。治厚味炙煿，酒面过度，积毒上攻所致的齿痛，可用大黄、香附各烧存性，入青盐擂匀，擦牙。上述经验见载于《普济方》卷 70 受拜齿药、《世医得效方》卷 17 揩漱方、《济生方》卷 5 香盐散、《魏氏家藏方》卷 9 香芥散、《御药院方》卷 9 香附子散及《医学六要·治法汇》卷 8 青龙散。

香附开郁散邪，宣达气血，故适宜用于诸般齿疾。

［**论治备参**］

1. 香附，开气郁、调血滞之药，乃气病之总司，女科之主帅。

2. 凡人病则气滞而馁，故香附于气分为君药，臣以参、芪，佐以甘草，治虚怯甚速。

3. 香附于血中行气，则血以和而生；血以和而生，则气有所依而健运不穷，是之谓生血，是之谓益气。用此于补血味中，乃能使旧血和而新血生；即气虚而事补益者，亦借此为先导，去虚中之滞，此即所谓香附去虚怯甚速之义。

4. 香附得参、术则补气；得归、地则补血；得木香则疏滞和中；得檀香则理气醒脾；得沉香则升降诸气；得川芎、苍术则总解诸郁；得栀子、黄连则能降火热；得茯神则交济心肾；得茴香、补骨脂则引气归原；得厚朴、半夏则决壅消胀；得紫苏、葱白则解散邪气；得三棱、莪术则消磨积块；得艾叶则治血气，暖子宫。一说本品同砂仁、甘草，治一切气滞症；同乌药、甘草，治一切心腹刺痛。

5. 香附得夏枯草，治睛痛；得藿香、甘草，治妊娠恶阻；得高良姜，治心脾冷痛。

6. 香附见延胡索则破气，见桃仁则破血。

7. 香附与巴豆同治泄泻不止。

8. 香附治妇人崩漏、带下、月经不调，须辅之以益血凉血之药，气虚者兼入补气药，乃可奏功。又气郁多用香附，气弱而郁者，必同补剂而用；火伤元气以致者，又须降火之剂，而以此佐之。若概谓开气之郁，反以燥助火，而气愈弱愈郁矣，明者审之。

9. 香附惟气实而血不大虚者宜之，不然，损其气，燥其血，愈致其疾。惜乎未有发明，而世俗多受女科圣药一句之累矣。

10. 香附，妙在制法，得其所宜，故古方有盐、醋、酒、（童）便四法之制，各因其所用也。如心腹攻痛，积聚痞块，坚实而不消者，宜用盐制，盐之味咸，咸能润下，咸能软坚也；若胎前产后，崩漏淋带，污浊而不清者，宜用醋制，醋之味酸而辛，酸可以敛新血，辛可以推陈物也；若跌仆损伤，或肿毒未溃，瘀血死血留滞而不散者，宜用酒制，酒之性温而善行，温能通血脉，行能逐留滞也；至如便制之法，童便阴之质也，阳之用也，味咸而降，若血虚之证，或兼气有所郁，以致血脉衰少，夜热骨蒸者，非童便不能养其血，非香附不能行其气也。一说香附入童便浸炒，则入血分而补虚；盐水浸炒，则入血分而润燥；青盐炒，则补肾气；酒浸炒，则行经络；醋浸炒，则行经络，消积聚；姜汁炒，则化痰饮。

11. 香附配川芎合用，肝胆气郁才能推动，故肝胆气机郁滞诸证常恃为要药。胸胁胀痛、月经延期、痛经、闭经、经期头痛等，均可随证选用。

12. 香附配柴胡、当归、白芍、青皮、桔梗，治经前乳房胀痛，有效有不效。经量多者用之有效；经量少者用之无效，可改用一贯煎。

13. 月经痛的原因很多，治法各不相同，但通气止痛是各种治法所必需的，以香附通气止痛最为适宜，再加延胡索、川楝子、益母草各 15 克，莪术 9 克，煎汤温服，止痛甚好。痛经缓解时，可用香附配当归、白芍、川芎等药同用。

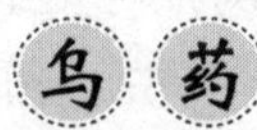

乌药

乌药，始载于《开宝本草》，属于樟科的常绿灌木及小乔木，药用块根。本品味辛，性温，归肺、脾、肾、膀胱经。

临证应用

［配用简说］

1. 乌药以温散行气止痛为专长，尤适宜于中下焦属于寒性的气痛，常配合木香、枳壳、吴茱萸同用。

2. 乌药为温肾治疝要药，常配合小茴香、川楝子、肉桂等，用于寒疝疼痛、睾丸冷痛坠胀。

3. 乌药适用于因寒所致的经行腹痛，可配合当归、香附、炮姜、桂枝等同用。乌药还有理气解郁作用，因忧郁所致的月经不调及痛经，也常配用。

4. 乌药适用于肾经虚寒引起的尿频、遗尿，此类尿频以小便清、尿时不痛、遇寒加重为辨证要点，常配合桑螵蛸、益智仁、山药等同用。

［一般用法］

入煎剂 6～10 克，也可磨汁服。外用适量，煎汤熏洗。气虚有热者忌用，孕妇慎服。

临证推广

［古用发微］

1. 治疗便浊疼痛 治便浊疼痛，升麻、乌药煎汤，食前服。方见《赤水玄珠》卷 11 秘传二奇汤。兼治偏坠（单侧睾丸肿大、疼痛下坠）。原书称：若小便前痛者，以乌药 3 钱，升麻减半，加小茴香、黄柏、木通各 5 分，汉防己 3 分；若小便后痛者，用升麻 3 钱，乌药减半，加黄柏、柴胡各 5 分。

本症在乳糜尿、尿路感染、淋病等疾患中可以见到。

2. 治疗闭经 治月水不通，心膈迷闷，腹脏撮痛，用乌药 2 两，当归、蓬莪术各 1 两。为细末，每服 2 钱，空心温酒调下，以食压之。方见《丹溪心法》卷 5。上方功能散寒理气活血，适宜于寒凝气滞血瘀所致的闭经。《女科指掌》卷 1 用此方治疗妇女在夏天月经降临之际，因食生冷，月经骤停，后酿致痛经者，名小琥珀散。《竹林女科证治》卷 1 四制乌附丸，治因抑郁而致经闭者，用香附 1 斤，乌药 8 两，分 4 份，每份各以酒、醋、盐水、童便浸 3 日。焙干研为末，粗糊为丸，白开水送下。

乌附丸两药皆为辛温之品，易耗气伤阴，若已见气郁化火之象，则当慎用，或加配合适的药物后再用。

［现代报道］

1. 治疗冠心病心绞痛 治疗组 65 例，对照组 42 例，均服复方丹参片，每次 4 片，每日 3 次；治疗组加服乌药粉，每次 5～8 克，每日 2～3 次，阴虚者以生地 15～20 克水煎送服。4 周为 1 疗程。结果：治疗组症状改善显效率 78.46%，心电图改善显效率 56.92%；对照组分别为 52.38% 和 33.33%。两组疗效比较有显著性差异（P 均 < 0.05）。（中医杂志，1997，3：133）

2. 治疗关节扭伤 栀子2份，乌药、桃树枝心、樟树枝心各1份。研成细粉，以水和50%酒精各一半调成糊状，再加适量面粉，混匀，摊在塑料布上，厚约0.3厘米，敷患处，绷带包扎固定。冬季敷2～3日，夏季1～2日换药1次，以保持湿润为宜。共治354例，以踝关节、膝关节扭伤为多。结果：除2例有关节脱位配合其他疗法外，均痊愈。消肿止痛时间小于1日占32.5%，2日占40.2%，3日占21.2%，4日占6.1%。（中级医刊，1988，2：54）

3. 治疗女性生殖器炎症 口服抗宫炎片（由紫珠草、乌药、益母草组成），每次6片，每日3次，连服10日为1疗程。共治140例，确诊为慢性宫颈炎（糜烂）81例，慢性盆腔炎44例，阴道炎15例。以治疗1～2疗程后，症状和体征完全消失或显著改善，白细胞计数恢复正常为显效。结果：显效29例，有效96例，无效15例。（陕西中医，1997，6：247）

临证参考

［古法借鉴］

1. 便血 治气逆便血不止，乌药1两，炙甘草、香附（醋炒）各4两。为末，每服2钱，食前盐汤送下。此经验见载于《景岳全书》卷54引《局方》小乌沉汤。

本方《张氏医通》所引用法：3味水煎，用药汁磨沉香5分，入盐一字，热服。

2. 血痢 治泻血血痢，乌药不拘多少，炭火烧存性，为末，陈粟米饭为丸，如梧桐子大。每服30丸，米饮送下。此经验见载于《圣济总录》卷76乌金丸。

3. 中风初起 治初中风，瘫痪，未经针灸者，用蓬莪术（醋煮）半两，乌药、白术各1两。为末，每服2钱，温葱酒调下，每日三五次。此经验见载于《普济方》卷93引《卫生家宝》如圣散。

4. 脚气 治干湿脚气，用乌药1两，莳萝1分。两味炒令黄色，同为末，温酒送下2钱。若是干脚气，用苦楝子1个，柏浆水1升，煎至5合，调下。治脚气掣痛，亦可用乌药刮屑，好酒浸一宿，次晨空心温服。入麝香少许尤佳。上述经验见载于《博济方》乌药散及《本草纲目》卷34引《永类钤方》。

莳萝是伞形科一年生草本植物，药用果实。功能温脾开胃，散寒暖肝，理气止痛。

5. 瘰疬 治瘰疬及诸瘘久不愈，乌药末2两，猪胆3枚。以猪胆汁和乌药末令匀，以薄绵裹，纳疮口，每日三五次。此经验见载于《圣济总录》卷127乌药膏。

6. 慢惊风 治小儿慢惊风，昏沉或抽搐，以乌药磨水，灌服。此经验见载于《本草纲目》卷34引《济急方》。

7. 鼻出血 治癫病鼻血不止，用乌药1钱，甘草1分，香附2钱，煎汤服，送下黑豆30粒。此经验见载于《嵩崖尊生全书》卷8。

本条宜与上述乌药治便血、血痢条参看。大凡气不调和所致的血症，可用乌药。

8. 咽痛 治咽喉闭痛，以醋2盏，煎生乌药适量，至1盏，先噙后咽，吐出痰涎为愈。此经验见载于《本草纲目》卷34引《经验方》。

9. 音哑 治声音嘶哑，甘草、桔梗、乌药各等份，水煎服。此经验见载于《仙拈集》回音饮。

［**论治备参**］

1. 与木香、香附比较，乌药长于治下焦寒湿气滞，香附善于行肝郁气滞，木香善调肠胃气滞。一说木香苦温，入脾爽滞，每于食积则宜；香附辛苦，入肝胆二经，开郁散结，每于忧郁则妙；乌药则逆邪横胸，无处不达，故用以为胸腹逆邪要药。

2. 乌药与木香、香附虽均为理气药，但有些不同。木香、香附偏于上，乌药偏于下。乌药与沉香虽均主下，但沉香偏于降逆，纳肾气以平喘；乌药偏于顺气，用于散寒以止痛。用百合12克，乌药15克，对消除脘腹胀满效甚好；泻痢腹痛、里急后重也可用此方，两药比例可随病情调整。

3. 乌药得木香，治腹冷气痛；得川芎，治气厥头痛；配小青皮，去五积切痛；佐益智仁，治小便频数。

4. 乌药君平胃散，能消男妇诸般食积；用于风药，能疏一切风。

5. 乌药与香附同用，治女子一切气病。

6. 治日久不愈之胃脘痛，不论寒热虚实，均宜随证加配乌药与百合，可增疗效。一说上述两药配伍，适用于久患气郁化火之胃脘痛。

7. 泌尿系结石属下焦寒湿凝聚者，可重用乌药60克，配延胡索15~30克，甘草10~15克，或再加配金钱草30克，小茴香10克。乌药能顺膀胱逆气，凡泌尿系结石患者，久服清热利湿、通淋排石无效，而又无明显湿热症状者，用乌药尤为适宜。

8. 用乌药为主治疗肾积水、肝硬化腹水取得较好效果。取乌药20~30克，泽泻15~20克，水煎2次，合并药液，于上午9时顿服，每日1剂，20日为1疗程，适用于肾积水非结石引起者，一般2~3个疗程可痊愈。治肝硬化腹水，取乌药30~40克，鳖甲（醋炙，先煎30分钟）20~30克，水煎2次，药汁混合，早晚分服，每日1剂，20日为1疗程，一般服药5~10剂后尿量增加，连用2~3个疗程腹水消失。腹水消失后，或可用乌药400克，鳖甲（醋炙）300克，共为细末，每服6克，米汤送下，每日3次，善其后。乌药对于人体水液代谢具有双向调节作用，其利水消胀之功，全在于行气散结之力。水不自行，赖气以动，气行则水行，气郁则水停，故肾积水、肝硬化腹水辨证属气机郁结者，重用乌药每获良效。然配方不宜杂乱，煎服亦须如法。

9. 乌药用10克，灵活配伍他药，治疗多种男科疾患，获得良效。如配香附、柴胡、川楝子、木香，治睾丸郁积症；配桂枝、茯苓、白术、车前子，治睾丸鞘膜积液；配香附、王不留行、石菖蒲、路路通，治不射精症；配黄柏、龟甲、三七粉，治血精；配吴茱萸、山栀、黄柏，治慢性前列腺炎；配炮山甲、鸡内金、琥珀粉、桂枝、茯苓、丹皮、桃仁，治前列腺增生症；配木香、蒲公英、白芥子、大贝母、柴胡、牡蛎、夏枯草、乳香，治男性乳房发育症。

10. 乌药在妇科疾病中应用广泛，如配吴萸，治寒凝气滞型痛经；配川芎，治妇女气厥头痛；配厚朴，治产后逆气，食滞胀痛；配生山楂，治产后血瘀腹痛；配紫石英，治宫寒不孕；配白芷，治寒湿带下。又用乌药、细辛、肉桂等量研极细末，加二甲基亚砜适量配于创可贴上，外敷神阙穴和关元穴，治疗寒凝肝郁型痛经，每次经前4日贴用，共观察76例，显效率92%。

11. 乌药、补骨脂各等份，研末混匀，每晚服3克，睡前排干净尿，连服半月，用治小儿遗尿，效果良好。

12. 乌药为镇痛药，但胃脘痛而多酸者，乌药等芳香药不宜用，当用一贯煎法，加山药、白术以和胃，加煅牡蛎、煅瓦楞子以制酸。

13. 孕妇虚而胎气不顺者，切不可用乌药，一切阴虚内热之病者并忌。又本品疏散宣通，甚于香附，不可多服。

LINZHENGBENCAO

13 消 食 药

消食药，又称消化药，是指能健运脾胃、促进消化，具有消导积滞作用的一类药物，适用于消化不良、食欲不振、脘腹胀闷、嗳气吞酸、恶心呕吐、大便失常等症。本类药物常须根据不同病情，配伍适当药物同用。如脾胃虚弱，当配合补气药；脾胃有寒，当配合温中暖胃药；湿浊中阻，当配合芳香化湿药；气滞者，当配合理气药；便秘者，当配合通便药；若积滞化热，则又当酌配苦寒清热药同用。本类药除能消食导滞外，各药都还有其他的效用，这一点需要注意。

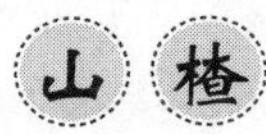

山楂

山楂，始载于《新修本草》，原名"赤爪实"，是蔷薇科落叶灌木植物山里红或山楂的成熟果实。本品味酸、甘，性微温，归脾、胃、肝经。

临证应用

［**配用简说**］

1. 山楂为消食健胃要药，尤能消化因食肉类或过多油腻引起的积食，并能治消化不良性腹泻。可单味应用，也可配神曲、麦芽等同用。食积气滞胀痛，可加木香、枳壳；伤食腹痛泄泻，可用焦山楂 10 克，青皮 3 克，共研末，开水调服。若湿热食滞互结，痢下赤白，则需配黄连、苦参等同用。

2. 山楂能入血分，善化瘀滞，治疗血瘀闭经痛经、产后瘀滞腹痛，可加老姜、红糖浓煎饮服，或与当归、川芎、益母草等药配用。

3. 山楂配小茴香、橘核、乌药等，用于肠疝痛、睾丸疝肿有效，传统多用山楂核。

根据本品善消油腻肉积和化瘀止痛的功效，现代常用其治疗冠心病心绞痛及高脂血症等。

［**一般用法**］

入煎剂 9～12 克，必要时可用至 30 克。取其健胃消食、活血化瘀，多生用；用于伤食引起的腹痛泄泻，多炒用。孕妇及胃酸过多、脾胃虚而无积滞者慎用。

临证推广

[古用发微]

1. 治疗痰积 山楂为治食积要药，但也可用于痰涎内积，如《丹溪心法》卷3小阿魏丸。该丸用山楂3两，石碱3两，半夏1两。为末，以阿魏半两，醋浸糊为丸。每服30丸，白汤送下。

山楂用治消化不良所致的痰涎积块，常可与白术、枳实、半夏、陈皮等配伍。

2. 治疗肠风便血 《是斋百一选方》称：肠风下血用寒药、热药及补脾药都没有效果的，可单用山楂为末，艾汤调下，有较好疗效。此方在《类证治裁》卷7名山楂子散，称其效在于去瘀，强调要用炒山楂；血鲜红者，可加山栀、槐花。

3. 治疗老人腰腿痛 治老人腰腿痛，山楂、鹿茸等份为末，蜜丸梧子大。每服百丸，每日2次。方见《本草纲目》卷30。

以药测方，本方对于寒湿、血瘀及肾虚腰腿痛均适宜。

4. 用于产后保健 山楂是妇女产后的常用药物，有化瘀血而不伤新血的特点。取山楂末3钱，以浓汁益母草汤、陈酒和童便调下。产后第1日服3次，第2日服2次，第3日服1次，第4、第5日山楂末减半，第6、第7日去山楂末而只服益母草汤、陈酒和童便，第8日停服。方见《肯堂医论》卷下，名益母丹，称产后服之，百疾不生。

《本草经疏》称山楂“产妇宜多食之”。

[现代报道]

1. 治疗冠心病 服用心血宁片（每1000片含山楂提取物25克，葛根提取物150克），每次4片，每日3次。共治110例，总有效率89%，显效率43%。（中草药通讯，1978，2：20）

2. 治疗高血压 将山楂制成糖浆，每毫升含山楂干品0.65克。每次服20毫升，每日3次，饭后服。1个月为1疗程，服用1～2个疗程。共治50例，Ⅰ期15例，Ⅱ期33例，Ⅲ期2例。结果：降压显效35例，其中Ⅰ期12例，Ⅱ期22例，Ⅲ期1例，总有效率94%；症状显效25例，总有效率90%。（新中医，1976，1：51）

3. 治疗克山病 北五味子1份，山楂4份，粉碎后加糖及适量赋形剂制成片剂，每片0.5克。每次服5片，每日3次，连服2个月为1疗程。共治23例，以症状和主要体征消失，心功能恢复正常，能参加一般体力劳动，X线证实扩大的心脏恢复正常，异常心电图可逆性改变消失为临床治愈。结果：临床治愈11例，总有效率78.3%。（辽宁中医杂志，1978，1：17）

4. 治疗萎缩性胃炎 取黄连500克，食醋500毫升，白糖500克，山楂片1000克，加开水4000毫升，混合浸泡7日，即可服用（禁用塑料制品装存）。每次50毫升，每日3次，饭后服。疗程90～150日。共治24例，均经胃镜检查确诊；胃液分析空腹总酸度均为10度，游离酸度0度。结果：除1例因患坏死型胰腺炎死亡外，21例胃镜复查胃黏膜萎缩性病变消失，恢复正常，2例由萎缩性胃炎转为浅表性胃炎；胃液分析：空腹总酸度、游离酸度均达到正常范围。临床表现形体渐丰，胃痛、胃胀消失，

饮食量增加或正常。(中医杂志，1986，6：28)

5. 治疗呃逆 用生山楂汁口服，成人每次15毫升，日服3次，治疗顽固性呃逆85例（包括更年期综合征、剖宫产术后、子宫颈全切除术后、慢性咽炎、食管憩室、食管癌、食管癌术后、慢性胃炎、十二指肠淤积综合征、慢性胆囊炎、胃下垂、乙型肝炎、蛛网膜下腔出血、脑血栓、脑梗死等)。结果：一般服用1日即可收效，未愈者继续服用，不超过3日即愈。(中西医结合杂志，1984，5：35)

6. 治疗肾盂肾炎 每日用生山楂90克（儿童用1/3～1/2量）煎服，疗程一般为14日。共治急、慢性肾盂肾炎105例，结果：45例急性患者，34例痊愈，7例好转；60例慢性患者，42例痊愈，18例好转；患者服煎剂后一般2～4小时内产生利尿作用，2～5日内腰痛减轻，浮肿及手足发胀感消失，食欲增加，精神爽快。（陕西新医药，1976，1：35)

7. 治疗乳糜尿 每次用北山楂末25克，水煮成膏状，加入生蜂蜜25克，饭后半小时1次服完，每日2次，20日为1疗程。如第1疗程症状未完全消失，可继续服第2疗程。共治35例，以自觉症状全部消失，小便检查蛋白、红细胞、白细胞、乳糜尿定性试验均转阴或正常为治愈。结果：治愈21例，有效7例，无效7例。症状消失最快7日，一般14日左右。(中医杂志，1989，3：17)

8. 治疗中老年人高脂血症 服用降脂乐（全山楂含化片，每片含山楂0.5克)，每次含化4～6片，每日3次，连服45日。共治83例，以血脂降为正常或由原来的重度增高（胆固醇>281mg%，甘油三酯>241mg%）降为轻度增高（胆固醇223mg～240mg%，甘油三酯140～180mg%）为显效。结果：高胆固醇血症59例，显效9例，总有效率69.49%；高甘油三酯血症71例，显效22例，总有效率80.28%。疗效优于服弹性酶对照组，并能改善食欲不振、神疲乏力、血压偏高等症状。(河南中医，1990，4：23)

9. 治疗黄褐斑 生山楂300克，研为细末备用。先用温水洗面，揩干后取山楂粉5克，鸡蛋清适量，调成糊状，薄薄覆盖于面部，保留1小时，早晚各1次。敷上药糊后，可配合手法按摩。60次为1疗程。共治12例，色素沉着部位以前额、颧部为多，其次在鼻梁或上唇部。以面部色素沉着消退，肤色如常人为痊愈。结果：痊愈6例，总有效率83.3%。(湖北中医杂志，1994，5：47)

10. 治疗功能性痛经 山楂（去核）50克，向日葵籽（不去皮）25克，烤干粉碎，过筛，制成散剂，为1帖量。每日1帖，分2次服。经前1日开始服，连服2帖为1疗程。服时加红糖或白糖少许，用温开水送下。共治90例，轻度23例，中度52例，重度15例；气滞血瘀型52例，寒湿凝滞型38例。以服药2～3个疗程，停药后连续3个月无痛经为痊愈。结果：痊愈24例（其中轻度8例，中度11例，重度5例；气滞血瘀型17例，寒湿凝滞型7例)，进步50例（其中轻度10例，中度32例，重度8例；气滞血瘀型31例，寒湿凝滞型19例)，无效16例。(辽宁中医杂志，1979，3：25)

11. 治疗婴幼儿腹泻 口服36%山楂糖浆，每次5～10毫升，每日3次。轻症禁食4～6小时，重症禁食6～10小时，并采取补液及对症处理措施等。共治212例，轻度脱水159例，中度47例，重度6例。以症状、体征消失，水电解质紊乱纠正，大便次数、性状和实验室检查正常为痊愈。结果均获痊愈。其中1日愈者13例，2日84例，3日92例，4日16例，5日4例，6日3例。（湖北中医杂志，1985，4：28）

临证参考

［**古法借鉴**］

1. 癫痫 治癫痫，山楂1钱5分，橄榄8分，水煎服，每日1剂，数月之后见效。此经验见载于《药笼本草》。

2. 痘疮 治痘疮疹出不快，干山楂为末，汤点服之；或用山楂5个，酒煎入水，温服。痘疮干黑危困者，用山楂为末，紫草煎酒调服1钱。此经验见载于《本草纲目》卷30。

［**论治备参**］

1. 一切食积，为痞满，为癥瘕，为下痢，用山楂加入平胃散中，奏效甚捷。

2. 山楂以甘药佐之，化瘀血而不伤新血，开郁气而不伤正气，其性尤为和平。

3. 山楂味中和，消油垢之积，故幼科用之最宜。核有功力，不可去。又《物类相感志》说，煮老鸡，入山楂数颗即易烂，则其消肉积之功，益可推矣。

4. 治水泻甚者，用大剂山楂炭有消导收敛之功。编著者根据业师朱锡祺经验，用山楂炭配少量青皮研末，加少许红糖，调水炖服，治婴幼儿伤乳泄泻，很灵验。

5. 山楂炭为肠炎或痢疾的必用之药，但不宜入药中煎，可以砂糖拌吞，此最得法。盖炭入肠中，能吸收秽物以出。

6. 生山楂可用治乳腺增生病，于黄体期使用，常用量为30克。血清泌乳素增高的患者必用。常配生麦芽、生牡蛎各30克，浙贝母、丹参各15克，川楝子、延胡索、郁金各12克，青皮10克，柴胡6克等。

7. 白喉之白腐假膜，与患处黏膜相连，强剥则出血，其状如胬肉，如败絮，为疫毒熏蒸，瘀腐凝聚所致。治此在滋阴清热、凉血解毒方中，加入大剂善消胬肉而有散瘀血之功的山楂，白腐假膜即可消退，屡用俱验。

8. 若胃中无食积，脾虚不能运化，不思食者，多服山楂反能克伐脾胃生发之气。又空腹及羸弱人，或虚人病后，忌之。

鸡内金

鸡内金，始载于《神农本草经》，原作“鸡肶胵里黄皮”，俗称“鸡肫皮”，是雉科动物家鸡的胃内膜。因为鸡肫皮很坚韧，又带金黄色，所以叫鸡内金。本品味甘，性平，归脾、胃、小肠、膀胱经。

临证应用

［配用简说］

1. 鸡内金有良好的健胃消食功能，适用于各种原因引起的消化不良、饮食停滞、嗳气反胃、脘腹痞胀、呕吐泻利等症，既能促进胃液分泌，又能增强胃部蠕动。症情较轻者，可单用本品研粉吞服；若食积不化，可选配党参、白术、陈皮、枳实、山楂、神曲等健脾消食药同用，消补结合，效果更好。

2. 鸡内金能涩精止遗，常配合菟丝子、金樱子、莲肉、芡实等治疗遗精，配合桑螵蛸、益智仁等治疗小儿遗尿及老人尿频失控。

3. 鸡内金能通淋化石，无论胆、肾及膀胱结石，都可应用。治胆道结石，常配合金钱草、郁金、柴胡等同用；治泌尿系结石，常配合金钱草、海金沙、石韦等同用。

［一般用法］

入煎剂 3 ~ 10 克；研末吞服每次 1.5 ~ 3 克，或入丸、散。外用适量，研末调敷。本品煎煮时间不宜太久，以免降低药效。

临证推广

［古用发微］

1. 治疗消渴 治消渴，日饮水 1 石，小便不禁，用鸡内金、菠薐根等份。上为末，每服 2 钱，米饮调下。方见《普济方》卷 176 引《经验良方》内金散。治鬲消，可用《圣济总录》卷 49 鸡内金丸：鸡内金（洗，暴干）、瓜蒌根（炒）各 5 两。上药捣罗为末，炼蜜为丸，如梧桐子大。每服 20 丸，食后温水下，稍加至 30 丸，日 3 次。治痟肾，小便滑数白浊，令人羸瘦，用鸡肶胵（微炙）1 两，黄芪、五味子各半两。上药粗捣，以水 3 大盏，煎至 1 盏半。去滓，食前分温 3 服。方见《太平圣惠方》卷 53。

消渴古分上消、中消、下消三种。上消又名膈消，一作鬲消。《素问·气厥论》："心移热于肺，传为鬲消。"张志聪注："鬲消者，鬲上之津液耗竭而为消渴也。"下消又名肾消，一作肾痟、痟肾。《太平圣惠方》卷 53："饮水随饮便下，小便味甘而白浊，腰腿消瘦者，肾痟也。"古代消渴证包括西医的糖尿病、尿崩症等。上述方药中，菠薐根即菠菜根，鸡肶胵即鸡内金。

2. 治疗臌胀 治臌胀肿满，鸡内金（焙）1 具，真沉香 2 钱，砂仁 3 钱，陈香橼（去白）5 钱。上为末，每用 1 钱 5 分，生姜汤送下；虚者人参汤送下。方见《医宗必读》卷 7 鸡金散。治水臌、气臌并病，兼治单腹胀，及单水臌胀、单气臌胀，可用《医学衷中参西录》上册鸡胵茅根汤：生鸡内金（轧细）5 钱，生于术（分量用时斟酌），鲜茅根（剉细）2 两。先将茅根煎汤数茶盅（不可过煎，一二沸后慢火温至茅根沉水底，汤即成），取 1 盅半，加生姜 5 片，煎鸡内金末，至半盅时，再添茅根汤 1

盅，七八沸后澄取清汤（不拘1盅或1盅多）服之。所余之渣，仍用茅根汤煎服。日进1剂，早晚各服药1次。初服小便即多，数日后大便亦多，若至日下二三次，宜减鸡内金1钱，加生于术1钱。又数日，胀见消，大便仍勤，可减鸡内金1钱，加于术1钱。又数日，胀消强半，大便仍勤，可再减鸡内金1钱，加于术1钱。如此精心随病机加减，俾其补破之力，适与病体相宜，自能全愈。若无鲜茅根，可用干茅根1两代之。无鲜茅根即可不用生姜。所煎茅根汤，宜当日用尽；煎药后若有剩余，可当茶温饮之。治气郁成臌胀，或脾胃虚而且郁，饮食不能运化，可用张锡纯同书同册鸡胵汤：生鸡内金（捣碎）4钱，于术3钱，生杭芍4钱，柴胡2钱，广陈皮2钱，生姜3钱，水煎服。又《医钞类编》卷9有治蛊胀（亦腹臌、臌胀之类）乌金散方，用鸡内金不拘多少，紫金皮、五灵脂各3钱，为末，水调服。

臌胀是以腹胀大如鼓、皮色苍黄、躯体四肢消瘦，甚者腹部青筋暴露等为主要特征的病症。西医肝硬化腹水，肾炎、肿瘤、晚期血吸虫病等的腹水阶段均属臌胀范畴。臌胀有水臌、气臌之分。张锡纯经验："凡系水臌，按之皆不能即起，气臌则按之举手即起。或疑若水积腹中，不行于四肢，如方书所谓单腹胀者，似难辨其为气为水。不知果为水证，重按移时，举手则有微痕，而气证则无也。且气臌证，小便自若；水臌证，多小便不利，此又其明征也。"又清代顾金寿善用鸡内金治腹臌臌胀，常配党参、陈皮等同用，屡奏效验。其书《吴门治验录》卷4有治金、彭、黄臌胀3案：金、黄2案始终用鸡内金；彭案党参、陈皮始终用，鸡内金从第7诊用至第16诊，俱治愈，可参阅。

［**现代报道**］

1. 治疗遗精　将炙鸡内金粉18克分成6包，每次1包，每日2次，清晨及临睡前冲热黄酒半杯，搅拌均匀后，用开水送服。3日为1疗程，效不著可续服1疗程。共治结核病遗精11例，除1例失访外均治愈。服药9克见效1例，18克见效5例，27克见效5例。（中医杂志，1960，2：30）

2. 治疗胃石症　鸡内金粉10克，饭前1小时以温水冲服，每日3次。共治31例，均有空腹进食过多黑枣病史，病程最长3个月，最短7日。以治疗后症状及X线钡餐检查充盈缺损均消失为治愈。结果均治愈。服药时间最短3日，最长8日，平均5日。（中国中医药科技，1995，6：9）

3. 治疗胆石症　取鸡内金、鱼脑石、广郁金、生大黄按6：1.5：2：1的比例研末，混匀后装胶囊，每粒约0.4克，每次6~8粒，每日服3次，饭后温开水吞服。1个月为1疗程，一般服2~4个疗程，最长6个疗程。伴急性胆囊炎，胁肋疼痛较剧，可配合抗生素及解痉剂治疗；B超检查结石在6毫米×6毫米×6毫米以下者，可加用总攻疗法。共治114例，结石位于肝胆管8例，胆囊87例，胆囊管3例，胆总管16例。以临床症状消失，B超复查证实结石完全排出为治愈。结果：治愈45例，显效54例，有效12例，总有效率97.37%。（浙江中医杂志，1993，4：152）

4. 治疗扁平疣　生鸡内金100克，黑龙江白米醋300毫升，装广口瓶内，浸泡30小时后即得"金醋消疣液"。用消毒棉球蘸药液，涂擦患处，每日3次，10日为1疗程。共治126例，以2疗程内扁平疣全部消失为痊愈。结果：痊愈80例，好转20例，无效26例。（中西医结合杂志，1989，11：655）

5. 治疗婴幼儿腹泻 炙鸡内金12克，白术20克，炒黄，研末过筛；苹果1只连皮放在瓦片上用武火煨烂后，去皮、核，取果肉50克捣烂，与上两药混合成糊状，装入罐中备用。每次15克，每日4次，开水冲服。共治45例，以症状消失，饮食正常，大便成形，每日排便1～2次，大便检验正常为痊愈。结果：痊愈25例，有效14例，总有效率86%。一般服药2日后即见好转。（江苏中医，1988，2：15）

临证参考

［**古法借鉴**］

1. 酒积 消导酒积，鸡内金、干葛为末等份，面糊丸，梧子大。每服50丸，酒下。此经验见载于《本草纲目》卷48引《袖珍方》。

2. 下疳疮 治阴头疳蚀，鸡内金（不落水）拭净，新瓦焙脆，出火毒，为细末。先以米泔水洗疮，乃搽之。治下疳疮，亦可用鸡内金1钱，绿豆粉、轻粉、冰片3厘。上为末，盐茶洗净患处，干掺，每日2次。上述经验见载于《本草纲目》卷48引《经验方》及《疡科选粹》卷4鸡金散。

下疳疮是指发生在男女阴部的早期梅疮，多由不洁性交而得。上方鸡金散中绿豆粉、轻粉的用量原缺。

3. 腮痈 治大人、小儿蚀透腮颊，初生如米豆，名金腮疮。药用郁金、鸡内金（焙）各等份。上为散，先用盐浆盥漱，后贴之，忌米食。此经验见载于《圣济总录》卷132二金散。

金腮疮即腮痈，病发于腮颌部，多由阳明结热所致。

4. 金创出血 治金创出血，止血收疮口方：鸡内金为末敷之，立止。此经验见载于《太医院经验奇效良方》卷56。

5. 疣子 治疣子，用鸡肫内黄皮（不下水，只去渣滓）擦数次，自消。此经验见载于《疡科选粹》卷7磨坚丹。

6. 小儿疟疾 治小儿疟疾，用鸡肶胵黄皮烧存性，和乳与服。此经验见载于《本草纲目》卷48引《千金》。

［**论治备参**］

1. 鸡内金不只是消脾胃之积，无论脏腑何处有积，久久服之皆有效。又凡虚劳之证，其经络多瘀滞，加鸡内金于滋补药中，以化其经络之瘀滞，而病始可愈。

2. 鸡内金与白术等量并用，为消化瘀积之要药，更为健补脾胃之妙品，脾胃健壮，更能运化药力以消积。

3. 鸡内金10克，配谷芽、麦芽各30克，泽兰10克，能治精液不液化症。现代药理揭示本品所含的蛋白质、氨基酸对黏稠液具有“稀释”与“激活”作用，这为鸡内金治疗精液不液化提供了理论依据。

4. 治室女月信一次未见者，鸡内金尤为要药，盖以能助当归、芍药以通经，又能助健补脾胃之药，多进饮食以生血。

5. 鸡内金粉内服，能催月信速于下行，用于闭经及经行后期患者，奏效颇奇。

6. 治心脾两虚，室女经闭，以补益心脾气血为主，加配鸡内金、香附，收效较佳。

7. 小儿疳积病，乃肝脾二经受伤，以致积热为患。鸡内金能入肝而除肝热，入脾而消脾积，故后世以此治疳病如神。

LINZHENGBENCAO

14 止　血　药

止血药，就是能制止身体外部或内部出血的一类药物，适用于各种出血病症，如咯血、吐血、鼻出血、便血、尿血、崩漏（子宫出血）、皮下出血及外伤出血等。使用止血药止血，只是一种救急的办法，必须根据出血原因和不同症状，选择配伍适当药物，才能收到良好效果。如出血而有血热的症状，应配合清热凉血药同用；如果有阴虚的症状，应配合补阴药同用；如果属气虚不能摄血，应配合补气药同用；如在出血同时伴见血色紫黯、带有血块等瘀血见症，则应酌加活血祛瘀药，以免有留瘀之弊。因瘀血留滞，往往会引起反复出血。本类药物除能止血外，各药都还有其他的效用，这一点需要注意。

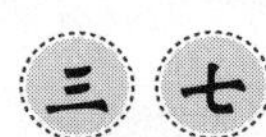

三七

三七，始载于《本草纲目》，是五加科多年生草本植物，药用根部。三七生长两年以上的植株中有三片复叶，每片复叶有小叶七枚，故名。本品味甘、微苦，性温，归肝、胃经。

临证应用

［**配用简说**］

1. 三七有确凿的止血作用，不论吐血、咯血、鼻出血、尿血、便血、子宫出血还是创伤出血，单用本品内服外敷，就有良好效果，且有止血而不留瘀的优点。辨证配用，疗效更佳。如阴虚血热，配生地、旱莲草；虚寒出血，配艾叶、炮姜；气虚失血，配党参、黄芪；大出血虚脱，配人参、附子；外伤出血，可配血竭、龙骨等药外掺。

2. 三七有散瘀消肿止痛的作用，治跌打损伤，既可内服，又可外用，常与乳香、没药、血竭等配用。以本品为主要原料制成的云南白药是伤科要药。

3. 治胸痹疼痛，三七可单用，也可与人参、瓜蒌、薤白等配用。近年常以本品与人参研末吞服，配合辨证汤药治疗心肌梗死、冠心病心绞痛，有较好疗效。

4. 三七常用治血瘀闭经、痛经、产后瘀滞腹痛，每与艾叶、桂枝、川芎、当归等同用；若见气血不足之象，可酌加益气养血药。

5. 疮痈肿痛而未成脓者，可用三七为末，米醋调涂，以促其内消；若疮已破，可研末干涂；有脓或腐肉者，可配儿茶、轻粉等药外敷。

[**一般用法**]

多研末吞服，或用汤药冲服，每次 1 ~3 克，每日 1 ~2 次；出血重证，每次可用 3 ~6 克，每日 2 ~3 次。入煎剂 3 ~9 克，也可入丸、散。外用适量，研末外掺或调敷。孕妇慎服。

临证推广

[**古用发微**]

1. 治疗虚弱证　三七与人参同属五加科植物，又名人参三七。《本草纲目拾遗》卷 3 称昭参（即三七）“味甘苦，同人参，……补而不峻”。并引用刘仲旭少府云，取大母鸡用三七煎汤，“可以医劳弱诸虚百损之病”。又引《宦游笔记》云：“人参补气第一，三七补血第一，味同而功亦等，故人并称曰人参三七。”近人张宗祥《医药浅说》载述：“滇人以油炒熟，研粉服之，云补益身体。”可见三七除能止血定痛外，还有补益效用。

现代药理研究证实，三七含多种人参皂苷和氨基酸，具有抗疲劳、抗衰老、促进造血功能、促进记忆、提高免疫功能、增强应激能力等类似人参样的药理效应，说明其补虚作用有物质基础，惊叹古人“味（与人参）同而功亦等”的认识难能可贵。

2. 治疗血痢　三七功能化瘀止血，去腐生新，用治赤痢血痢，可用 3 钱研末，米泔水调服。方见《本草纲目》卷 12。

张锡纯经验：痢疾下血鲜红，久不愈，肠中腐烂，渐成溃疡，所下之痢色紫腥臭，杂以脂膜，三七宜与鸦胆子同用（《医学衷中参西录》中册“三七解”）。

[**现代报道**]

1. 治疗谷丙转氨酶增高及慢性肝病血清蛋白异常　口服生三七粉，每次 1 克，每日 3 次，空腹服，疗程 1 个月。共治 45 例，结果：谷丙转氨酶降至正常以下者 34 例，有效 10 例，无效 1 例。又观察了三七对慢性肝病病人血浆蛋白的影响，结果：10 例病人血浆清蛋白由治疗前平均 3. 45 克% 上升到 4. 0 克%，球蛋白由 4. 0 克% 降为 2. 5 克%，清球蛋白比值由 0. 86/1 转为 1. 6/1。(中医杂志，1980，5：25)

2. 治疗上消化道出血　治疗组 110 例用三七注射液（每支 2 毫升，含生药 1 克）8 ~12 毫升，加入等渗葡萄糖注射液 500 毫升内作静脉滴注，每日 1 次。治疗期间不服用其他止血药。对照组 50 例用止血敏、维生素 K_1、对羧基苄胺等加入等渗葡萄糖注射液内静脉滴注或用安络血肌内注射。结果：治疗组治愈率 92. 73%，8 日内大便隐血试验转阴率 84. 54%；对照组分别为 80% 和 52%。治疗组大便转阴日数平均为 5. 98 日，对照组为 9. 12 日。两组治疗结果经统计学处理，$P<0.02$，有显著差异。(上海中医药杂志，1983，9：15)

3. 防止激素治疗重症肝炎的不良反应　在用激素治疗重症肝炎时，若配服红参、三七，能防止出现反跳、出血等不良反应。应用红参指征：激素按常规减量停药前3日，口服红参液5毫升（3克），每日1次，服5日，可预防激素反跳；高度乏力、食欲不振者可日服2次。应用三七指征：血小板8万以下者口服三七液5毫升（3克），每日1～2次；有鼻衄、便血者，可日服2～3次，待症情稳定后减量或停药。共治100例，治愈率78%。在死亡的22例中，无1例死于出血。（中西医结合杂志，1984，2：119）

4. 治疗老年不寐 将参三七捣碎，临睡前10分钟含服慢咽0.1～0.2克，也可用温开水送服。共治25例，其中疼痛所致8例，虚弱疲劳所致10例，失血、贫血、瘀血所致7例。结果：有效率80%（20/25）。有效者服药15分钟后，出现心跳有力，脉搏增强，全身温暖，轻快舒适，头脑清醒，疲劳顿失，疼痛缓解，先兴奋后抑制，睡眠沉稳香甜，翌日精神爽快。（浙江中医杂志，1997，6：280）

5. 治疗颅脑外伤 三七粉3克，开水送服，昏迷者鼻饲，每日2～3次。以自觉症状、中枢神经系统受损征象（如意识状态、精神症状、瘫痪情况、锥体束征、失语）的改变情况和特殊检查来判断疗效。共治40例，结果：轻型者显效9例，有效5例，无效0例；中型分别为4例、5例和4例，重型分别为3例、4例和6例。观察表明，本法对轻、中型患者疗效较好，尤其表现在自觉症状的改善和意识恢复方面，在用药2～3日后即有改善，且脑脊液检查恢复正常，脑电阻图异常者，复查显示改善，但对重型者疗效不佳。（新医学，1979，7：330）

6. 治疗术后肠粘连 三七、醋制延胡索各6克，丹参9克。上为1日量，研成细末，分2次开水冲服。10日为1疗程，一般服1～2疗程。共治30例，以自觉症状消失，局部无压痛、无包块，半年内无复发者为痊愈。结果：1个疗程治愈9例，2个疗程治愈12例，好转7例，无效2例。（中国中西医结合杂志，1994，1：32）

7. 治疗下肢溃疡 取三七、枯矾、冰片、珍珠，按2：1：1：1的比例，研末混匀，过200目筛，装瓶备用。先以常规酒精消毒溃疡四周皮肤，生理盐水清洁疮面，干棉球拭净，然后将上述药末撒敷疮面，药粉不宜过厚，以遮盖为度，忌用敷料包扎。每日敷药1～2次。换药时，去掉药痂，清洗疮口，换敷新药。对有合并症者，可取金银花、连翘、蒲公英、地丁草、赤芍、丹皮、赤苓皮、泽泻等煎服，连服7～10剂。共治50例，治愈率96%（48/50），总有效率100%。溃疡平均愈合时间为28日。上药适应证：①下肢静脉曲张或血栓性深静脉炎所致的下肢皮肤溃疡。②非特异性感染之皮肤溃疡。③浅而面积较小的褥疮。禁忌证：①有较深窦道、瘘管合并的皮肤溃疡。②特异性感染的溃疡，如气性坏疽、破伤风杆菌感染的伤口、神经性溃疡、放射性溃疡和疮口急性感染期。（中医杂志，1993，9：551）

8. 治疗银屑病 取三七全草涂擦患处，每处2～3分钟，每日2次。同时内服三七粉1克，每日2次。15日为1疗程，连用2～3个疗程。共治12例，以皮损全部消退，或仅留有不明显的点状皮损为治愈。结果：治愈6例，好转5例。治愈者随访半年无复发，1年后复发2例。（中国中药杂志，1997，9：573）

9. 治疗小儿营养不良性贫血 依患儿年龄每日服5%三七奶粉20克，25克，30克，相当于服三七1克，1.25克，1.5克。21日为1疗程，观察1～3疗程。并设对照组和自身对照组。对照组口服普通奶粉；自身对照组先服普通奶粉63日，再服三七奶粉63日。疗前及每疗程后测定血红蛋白、红细胞、网织红细胞等指标。共观察283例（三七奶粉组218例，普通奶粉组65例），另设自身对照组16例。结果：三七奶粉组与普通奶粉组相比，有明显升高血红蛋白及红细胞作用。服用42日后，三七奶粉组血红蛋白上升均值是普通组的3.5倍，红细胞上升均值是普通组的4.4倍以上。自身对照组服普通奶粉63日后，虽也能升血红蛋白及红细胞，但无统计学意义（$P>0.05$）；改服三七奶粉63日后，血红蛋白及红细胞均有明显升高。对网织红细胞指标，服用42日后，三七奶粉组明显升高（$P<0.05$），而普通奶粉组反略下降。自身对照组服用普通奶粉时，未见网织红细胞升高，改服三七奶粉后，网织红细胞明显增高。提示三七的抗贫血作用，可能与促进骨髓造血功能有关。（昆明医学院学报，1986，3：34）

10. 治疗视网膜中央静脉阻塞 用三七注射液（每毫升含三七总皂苷50毫克）2～6毫升，加入50%葡萄糖注射液40毫升中静脉注射，每日1次，10次为1疗程，连用2～3个疗程。共治64例，以阻塞的视网膜中央静脉弯曲、扩张和渗透性增加等有显著改善或基本恢复正常，视网膜水肿消退，渗出物和出血基本吸收或大部分吸收，视力较疗前提高3行以上或达到1.0以上为显效。结果：显效14例，有效38例，无效12例。（新医学，1983，3：138）

临证参考

［**古法借鉴**］

1. 蛇咬伤 治蛇咬伤，三七研末，米饮调服3钱，并捣烂外敷，毒即消散。此经验见载于《本草纲目》卷12。

2. 赤眼 治男女目赤严重者，可用三七磨汁，涂眼四周。此经验见载于《本草纲目》卷12。

此乃三七化瘀止血之活用，颇具启迪。

［**论治备参**］

1. 三七，止血之神药，无论上中下之血，凡有外越者，一味独用亦效，加入补血、补气药中则更神。盖止血药得补而无沸腾之患，补药得止而有宁静之休。本品于补血药中止诸血，每用须3钱，研为细末，将汤剂煎成，调三七末于其中饮之。若减至2钱，切片煎药，则不能取效。

2. 三七，善化瘀血，又善止血妄行，为吐衄要药。病愈后不致瘀血留于经络，证变虚劳（凡用药强止其血者，每致血瘀经络成血痹虚劳）。

3. 三七配川贝母、白及等，治肺出血；配白及、地榆等，治胃出血；配荠菜花、艾叶、当归、益母草等，治子宫出血；配干姜、附子等，治大出血虚脱。

4. 三七的止血效果较其他止血药为好，但治疗大出血时，必须超量应用（30～50克），才能取得预期效果。三七水浸液（开水浸泡10分钟）疗效较三七粉为好，且便于服用，取效迅速，值得提倡。

5. 常用三七配人参治疗虚劳咳嗽和老年体弱之痰嗽，以及冠心病心绞痛和各种出血疾患，均有良效。人参大补，三七祛瘀，一补一散，相辅相成，止咳止血甚妙。

6. 三七、西洋参各30克，鸡内金60克，共研细末，混匀，分30包，每日开水送服1包，可治疗早期肝硬化、血瘀型慢性肝炎，亦可用于晚期肝硬化有轻度腹水或处于腹水消退好转期。方中三药有益气、祛瘀、消积作用，亦寓攻补兼施之意。此方编著者曾用治早期肝硬化多人，有效果。

7. 三七在治疗慢性乙肝和肝硬化过程中，有良好的提高血浆清蛋白的作用。服法：每次冲服三七粉3克，每日3次，15日为1疗程。一般服1～2个疗程效果明显，服3～4个疗程血浆清蛋白上升至正常，清蛋白与球蛋白比值倒置得到纠正，全身症状明显减轻。

8. 熟制三七治血虚，其补血作用不逊于当归、黄芪。取鸡蛋1枚，打成蛋花，加入熟三七粉（中药房有售）3～10克，搅匀，炖熟食用，每日服1次。用此法治血虚之症，每获良效；对虚寒之体，尤为适宜。

9. 治疗顽固性头痛，用三七、地龙、川芎各等量制成散剂，混匀，每服10克，每日3次冲服，能收到满意效果。3药寒温并用，药性平和，有活血和血、上行通络定痛而不伤正的特点。

10. 三七治水肿，不论是肾源性的或心源性的，或原因不明的，均有效果，但适用于久病水肿，新病水肿未必尽善，一般每日吞服3～4克。治脾虚水肿（营养不良性水肿），可配合生黄芪30克，红枣8枚煎服；肾炎水肿可配合防己黄芪汤加味煎服。

11. 三七有化瘀止血、止痛、祛腐生新的作用，故在辨证方中加用三七5克，治疗消化性溃疡，能抑制炎症渗出，促进组织创面修复和溃疡愈合。

12. 三七、琥珀粉各等份，共研细末，每次4克，每日服2次，温开水冲服，能治愈慢性肾盂肾炎，久服可预防复发。虚象明显者，可酌情配合滋阴、健脾、益肾之剂。

13. 中老年人，特别是患有动脉硬化、高血压病、高脂血症、冠心病、糖尿病的患者，每日服三七粉1.5克～2克，有保健功效，未病先防，有病可治，抗栓防衰，却病延年，远期效果显著。

14. 治疗前列腺肥大，每日温开水冲服三七粉、西洋参各1克；病程较长，小便点滴而出者，每日各服2克，分2次服，连服30～45日。治疗观察26例，总有效率88.5%。

15. 用三七10克，水煎服，对脑震荡引起的呕吐有捷效。用三七粉兑冲，不能制其呕吐；将三七水煎剂用于其他病症的呕吐患者，亦无止呕吐作用。

16. 治疮疡初起肿痛者，用三七与大黄等份为末，醋调敷，可消。

17. 三七研末，每服1～1.5克，每日2次，用治寻常疣、瘢痕疙瘩及防治手术后肠粘连，效果显著。

18. 治疗瘢痕疙瘩，三七研粉，食醋调成膏状，外敷患处，每日2～3次，连用6～29日，能使瘢痕变软变平，痛痒感消失。

仙鹤草

仙鹤草，始载于《本草图经》，原名“龙牙草”，一作“龙芽草”，是蔷薇科多年生草本植物龙芽草的地上部分。本品味苦、涩，性平，归心、肝经。

临证应用

［**配用简说**］

1. 仙鹤草有收敛止血作用，血证无论寒热虚实，也不分内外，均可单味应用。但单用作用较弱，故临床常辨证、辨病配伍他药同用。如血热性出血，常配鲜生地、丹皮；虚寒性出血，常配熟地、党参、艾叶、炮姜；子宫出血，常配当归、蒲黄；血小板减少性紫癜，常配生地、当归、白芍、丹皮。

2. 仙鹤草具收敛之性，有治痢止泻之功，常选配白槿花、黄连、地榆等同用。

3. 仙鹤草有杀虫截疟之功，治疟疾每日发作，可于疟发前，将本品研末，用烧酒吞下 9 克，连服 3 剂；也可单用大剂量，水煎服。

4. 劳力过度后筋疲力尽，虽经休息，一时不能恢复，但纳食正常，并无其他疾病，称为脱力劳伤。江南一带习用仙鹤草 30 克与红枣 10 个加水煎汁服，来调理补虚，治脱力劳伤，故本品在民间又俗称脱力草。

［**一般用法**］

入煎剂 6～12 克，大剂量可用 30～60 克；或作散剂服。外用适量，捣敷或熬膏涂敷。

临证推广

［**古用发微**］

1. 治疗痈疽疮疡　治发背疼不可忍，用龙牙草（即仙鹤草）些少，水和捣汁饮之，滓敷疮上。方见《卫生易简方》卷 8。《本草求原》云：本品煎洗可治风湿烂脚；叶蒸醋，贴烂疮，有去腐、消肿的作用。

仙鹤草有解毒消肿功效，既可内服，亦可外用。现临床用本品浸膏，加少量蜂蜜制膏外涂，对疮疖痈肿、痔肿等，有良好疗效。

2. 治疗乳痈　治乳痈，龙牙草 1 两，白酒半壶，煎至半碗，饱后服。方见《百草镜》。

原书云：“初起者消，成脓者溃，且能令脓出不多。”

［**现代报道**］

1. 治疗梅尼埃病　仙鹤草 100 克，水煎，每日 1 剂，分 2 次服。共治 42 例，以临床症状全部消失，追踪观察 3 年未复发为治愈。结果均治愈，平均治愈时间为 3.2 日。（中西医结合杂志，1986，8：512）

2. 治疗滴虫性阴道炎 夏季采收新鲜的仙鹤草茎叶，洗净切碎，煎煮制成200%的浓缩液。先用新洁尔灭棉球洗净阴道，再将浓缩液均匀地涂抹于整个阴道壁上，然后塞入饱蘸药液的特制带线大棉球，约3～4小时后取出。每日1次，7日为1疗程，用药3个疗程。共治50例，结果：痊愈26例，有效22例，无效2例。（时珍国药研究，1997，1：11）

3. 治疗小儿菌痢 取新鲜仙鹤草根和茎30～50克，洗净后加水250毫升，浸泡20分钟，用文火煎成约80毫升的药汁，过滤，加入适量红糖，分次频服。另取仙鹤草饮片10克，焙干研粉备用。每次大便后，用温水清洗肛门，然后用水将仙鹤草粉调成糊状，取适量涂抹于肛周。共治15例，以排便次数正常，无脓血黏液，大便化验正常为治愈。结果：经2～5日治疗，治愈13例，显效1例，无效1例。（新中医，1997，5：40）

临证参考

［**古法借鉴**］

1. 面寒疼痛 治面寒疼痛，黄龙尾（即仙鹤草）不拘多少，焙干为末，点烧酒煎服。此经验见载于《滇南本草》卷1。

2. 月经不调 治妇人月经或前或后，用黄龙尾3钱，白芍、红花各2钱，川芎1钱5分，香附1钱，水煎服。经血紫黑加苏木、黄芩；腹痛加延胡索、小茴香。此经验见载于《滇南本草》卷1。

3. 妇人带浊 治妇人赤带，头晕体困，寒热往来，腰痛，四肢酸软，小便淋浊，阴中痒痛，尿急腹胀，用黄龙尾3钱，马鞭梢根1钱，黑（锁）梅根1钱。水酒煎服。少妇可用，老弱忌服。此经验见载于《滇南本草》卷1。

［**论治备参**］

1. 仙鹤草扶正补益，抗癌止痛，养血止血，可用治癌症伴出血、疼痛者，或肿瘤手术、放化疗后，气血亏虚，多汗寐差。本品治疗不同癌症，安全无毒，疗效满意。如仙鹤草30克，配薜荔果、藤梨根、生米仁各30克，治胃癌；配野荞麦根、山海螺、龙葵各30克，治肺癌；配干蟾皮10克，蜈蚣2条，延胡索15克，治癌痛。

2. 实验研究证实：仙鹤草有明显的抗菌、抗肿瘤作用，是一味较好的扶正抗癌药物。本品可用于胃、十二指肠黏膜慢性炎症、糜烂出血，病理见到胃黏膜肠化、不典型增生等。常配白花蛇舌草，治胃癌及胃癌前病变；配薏苡仁，治胃癌、胃息肉、疣状胃炎等。

3. 仙鹤草抗肿瘤有疗效，但需早期用大剂量治疗，方有效果。一般以鲜仙鹤草500克，红枣100克，浓煎服，每日1剂，守方服用。本品因能祛瘀散结，善于攻坚，故又名“石打穿”。

4. 仙鹤草有发表退烧作用，可单以鲜品煎服，也常加入发表剂中用。成人每剂用干品10～15克，鲜品加倍，大剂量可用至60克；小儿用量酌减。此法用于老人、体弱或有心脏病者，尤为适宜，因其退烧不出大汗，且有强心作用，无亡阳之弊。

5. 仙鹤草在补益中尚有透邪之力，单味浓煎治疗虚人感冒，发热不退，效果绝佳。

6. 仙鹤草可治疗多种原因引起的咳嗽，尤其是久咳、痉咳，效果较好，可单用，亦可与相应方剂配伍应用，常用量一般为30～50克。

7. 咳嗽痰多，气喘，咳痰不畅，用宣肺、肃肺、清肺等止咳药效果不显者，用仙鹤草则效果明显，常配合杏仁、象贝、桔梗、紫菀、鱼腥草等同用，用量一般需至30克或30克以上。无论外感或内伤咳嗽，用之未见任何不良反应。

8. 仙鹤草除善止血外，并有治痢、强壮功能，还能促进肠吸收功能的恢复，对脾虚湿热型慢性泄泻最为有益。

9. 重用仙鹤草治疗早期肝硬化、糖尿病、血小板减少症，常能得心应手，出奇制胜。治早期肝硬化方：仙鹤草60克，太子参30克，当归、白术、白芍、生鸡内金、槟榔、郁金、炒青皮、炙香附各9克。治糖尿病方：仙鹤草100克，黄芪30克，功劳叶、麦冬、天花粉各15克，生地、仙灵脾、知母各12克。治血小板减少症方：仙鹤草100克，党参30克，女贞子、旱莲草各15克，枸杞、大枣各12克。

10. 取新鲜仙鹤草（连根）100～300克，用冷水煎成浓汁，频服，或分早、中、晚3次服，每日1剂，连服3～10剂，用治眩晕、痢疾、耳聋等疾，每获良效。

11. 仙鹤草用30克以上，配红枣15克煎汤，治盗汗多效。

12. 凡无外邪的各种疾病而神疲怠惰者，可用仙鹤草配仙灵脾、仙茅煎服，或在相应处方中配伍此三味药，效果殊佳。

13. 仙鹤草有解毒消肿功效，可用治多种外科疾患。如痈疽肿毒初起，焮红热痛，可用本品鲜嫩茎叶捣烂或研末熬膏外敷，每日换药1次，数次即可消肿。又急性乳腺炎，用本品30克，研末加冰片1.5克外敷，每日换药1次，有效。

14. 福建民间经验方：治蛇咬伤，鲜龙芽草（即仙鹤草）叶洗净，捣烂贴伤处。

15. 仙鹤草60克，当归20克，郁金10克，红枣10个，黄酒1杯入引，守方服用，治疗营虚血枯所致闭经有效。

16. 妇人白带过多，可单用鲜仙鹤草煎服或将干品配入相应方剂中水煎内服，不但白带向愈，精神、饮食亦随之改善。若同时用仙鹤草100克煎水坐浴，疗效更好。

17. 仙鹤草有杀灭滴虫的功效，治疗滴虫性阴道炎所致的阴部湿痒，可将仙鹤草煎取浓汁，冲洗阴道，或将本品研末装于胶囊，每以2粒置于阴道中，用至痊愈为止。本品又可用于滴虫性肠炎，对慢性腹泻久治不愈，大便镜检找到肠道滴虫者，取仙鹤草30克，草果仁5克，秦皮20克，水煎服，有效。

18. 小儿急性肾小球肾炎在其恢复期间，蛋白尿和尿中红细胞往往持续相当长一段时间不能消失。此时在辨证处方中加入仙鹤草20克（大剂量可用30～50克），能迅速消除尿蛋白及尿中红细胞，效果非常明显。

19. 浙江民间经验方：治小儿疰夏，仙鹤草15克，红枣7只，水煎服。

20. 江西民间经验方：治小儿疳积，龙芽草15～21克，去根及茎上粗皮，合猪肝90～120克，加水同煮至肝熟。去渣，饮汤食肝。

21. 仙鹤草在五官科中的应用指征：肝肾不足，脾肾两亏，气血偏虚，症见鼻出血、眩晕、耳蝉鸣等，凡出血有气虚见证者均可用。过敏性疾病，局部痒甚，阵发性咽痒、呛咳、无痰者尤适用。仙鹤草30克，配蝉衣、化橘红各9克，治疗喉源性咳嗽、过敏性鼻炎有良效。本品亦可用治鼻喉乳头状瘤。

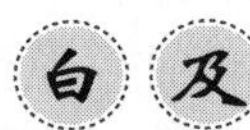

白及

白及，始载于《神农本草经》，是兰科多年生草本植物，药用地下块茎。本品味苦、甘、涩，性微寒，归肺、肝、胃经。

临证应用

[**配用简说**]

1. 白及含浓厚胶黏液质，功能收敛止血，研末吞服，对肺咯血、胃出血之经久不愈或屡屡复发者，有良效。近年报道，本品配合百部、黄芩、瓜蒌、藕节、生地、三七等，治疗肺结核咳血；配合乌贼骨、贝母、甘草，治疗消化性溃疡出血，都有确凿效果。治外伤出血，用白及粉撒敷，能迅速黏附出血创面，止住渗血；创面深或大，出血量多，可加血竭同用。本品内服，对血小板减少性紫癜（皮下出血）、再生障碍性贫血引起的衄血等，亦有显效。

2. 白及有消散痈肿、敛疮生肌的作用，疮痈不论未溃、已溃均可应用。初起未溃者，常配金银花、皂角刺、乳香等煎服，并用药渣捣烂调敷，以促其消散；疮疡已溃，久不收口，常配轻粉、贝母研末调敷，以祛腐生肌，收敛疮口。本品配合金银花、桔梗等药，又能用治肺痈中、后期。

3. 治汤火烫伤，白及研细，用麻油调敷患处，可使脂水减少，疼痛减轻，加速愈合。此法用于手足皲裂、肛裂亦有效。

[**一般用法**]

入煎剂6～15克，研末吞服每次3～6克。外用适量，研末撒或调涂。外感咳血、肺痈初期及内热壅盛者忌用。传统认为不宜与乌头、附子同用。

临证推广

[**古用发微**]

1. 治疗肺痿　治肺痿肺烂，白叶猪肺1具，白及片1两。猪肺挑去血筋、血膜，洗净，同白及入瓦罐，加酒淡煮熟，食肺饮汤。稍用盐亦可。或将猪肺蘸白及末食更好。方见《喉科心法》卷下白及肺。《医醇賸义》卷3白胶汤，治肺叶痿败，喘咳夹红，用嫩白及4钱（研末），陈阿胶2钱，冲汤调服。

肺痿是肺脏的一种慢性虚弱性疾病，多由久病伤肺，肺叶痿败而致，以咳吐浊唾涎沫为临床特征，可见于西医的肺不张、矽肺、肺纤维化、肺结核、肺脓疡、支气管哮喘、慢性支气管炎等肺系疾病。白及还可用治肺痈，以咯吐脓腥血痰日渐减少者为宜，常配合金银花、桔梗等药同用。现代临床用其治疗肺结核、矽肺等疾病，已收到良好疗效。

2. 治疗乳癖、乳痈 白及有消肿散结的功效。治乳癖，可用白及1两，研末水调，敷患处。候干，再以水润，连用数次。方见《先醒斋医学广笔记》卷3围药。《疡医大全》卷20泽及汤治乳痈，药用泽兰、白及各1两，捣碎，酒、水各1碗同煎，乘热服下，盖暖汗出，滓敷患处。

乳癖是指乳房有结块，相当于西医的乳房囊性增生病。

［**现代报道**］

1. 治疗上消化道出血 白及粉组42例，取白及研细末，每服3克，每日3次，温开水送下。白及胶浆组38例，取白及配制成10%白及胶浆，每服20～30毫升，每日3次。结果：白及粉组肉眼黑便消失时间平均为4.9日，白及胶浆组平均为5.3日；大便隐血阴转时间，白及粉组平均8日，白及胶浆组平均8.1日。另西药治疗组50例，平均肉眼黑便消失时间为8.5日，大便隐血消失时间为12.9日。又白及组23例服药前后3日曾作血小板数、出凝血时间对照，结果显示：白及可以缩短出血、凝血时间，增高血小板数，有利于止血。（安徽医科大学学报，1987，4：319）

2. 治疗肝癌 将白及用作肝动脉栓塞剂，治疗肝癌56例，作为治疗组，并与使用明胶海绵作栓塞剂治疗的50例作对照。结果：两组1年生存率分别为81 .9%和48.9%，2年生存率分别为44.9%和31.1%，3年生存率分别为33.6%和16.0%，差异均显著（$P<0.05$）；两组平均生存期分别为19.8个月和15.7个月。治疗组肿块坏死和AFP下降也均优于对照组（$P<0.05$）。另外，治疗组栓塞的血管无1例再通，侧枝循环形成亦少；对照组92%的患者在1～3个月内出现血管再通而需要再次栓塞。（中华肿瘤杂志，1996，4：305）

3. 治疗肺结核 白及研粉，每日吞服6克，用药3个月。共治60例，为用抗结核药无效或疗效缓慢的各型肺结核患者。结果：42例临床治愈，X线显示病灶完全吸收或纤维化，空洞闭合，血沉正常，痰菌阴性，临床症状消失；13例显著进步；其余无改变。（中国防痨，1960，2：75）

4. 治疗矽肺 白及片，每次服5片（每片含生药0.3克），每日3次。共治44例，主要为单纯矽肺患者。结果：用药3个月至1年后症状及肺功能多见改善，但X线改变不显著。（中华结核病杂志，1959，2：149）

5. 治疗气胸 肺压缩<40%者，单用白及粉10～15克，每日3次，冲服；肺压缩在40%～60%之间者，以生黄芪30克，升麻15克，桔梗10克，煎汤，冲服白及粉15～20克，每日3～4次，或用白及粉30克与上药同煎，每日2～3次，口服；肺压缩>60%者，配合胸穿抽气或引流，口服白及粉。共治28例，自发性气胸26例，挫伤性1例，针刺性1例，以气胸完全吸收为治愈。结果：治愈21例，好转7例。（中医杂志，1997，6：327）

6. 治疗轻型慢性非特异性溃疡性结肠炎 用白及15克，寒湿型加桂枝、艾叶炭各

15 克，湿热型加槐花、地榆各 20 克。白及为末，余药煎汤取 200 毫升与白及末混匀，候药液温度在 38℃左右时作保留灌肠 2 小时以上。每日 1 次，3 周为 1 疗程，休息 1 周继续新疗程。共治 6 例，寒湿型 4 例，湿热型 2 例。以症状、体征及内窥镜检查结肠炎变和溃疡均消失为治愈。结果：全部治愈，第 1 疗程治愈 1 例，第 2 疗程 3 例，第 3 疗程 2 例。（中西医结合杂志，1986，6：367）

7. 治疗乳糜尿 用白及 30 克，研末，早晚分 2 次冲服或配糯米煮粥服用。10 日为 1 疗程。共治 37 例，总有效率 89%。（中医杂志，1992，7：58）

8. 治疗慢性皮肤溃疡 用白及 10 克（研粉）、雷夫奴尔 0.5 克加入 250 毫升蜂蜜中，拌匀调和，文火加热至 100℃达 5 分钟，降温后装瓶备用。患处按常规消毒或清创处理，然后在溃疡面上涂抹药膏，以无菌敷料覆盖固定，2～3 日换药 1 次。共治 64 例，皮肤挫伤坏死 21 例，冻疮 15 例，深Ⅱ°、Ⅲ°小面积烧伤 12 例，褥疮 8 例，电灼伤 3 例，下肢静脉曲张合并慢性溃疡 3 例，脉管炎合并下肢慢性溃疡 2 例。结果：全部愈合，最短 15 日，最长 57 日，平均 19 日。（中国中西医结合杂志，1993，4：247）

9. 治疗皮肤移植取皮后创面渗出 取白及粉 60%，当归炭粉 38%，冰片粉 2%，混匀装瓶密闭，高压消毒。每用以生理盐水调成 10% 糊剂，涂在单层纱布上，以纱布网眼消失为度。移植取皮完毕，速将白及纱布覆盖创面，再以湿热盐水纱垫覆盖，稍加压力 5 分钟。如为头皮创面则待手术结束后再揭去盐水纱垫，采用半暴露；其他部位则用多层纱布绷带加压包扎，3 日后采用半暴露。共治 1358 例，止渗最快为 3 分钟，最迟 20 分钟，较凡士林纱布愈合提早 3～5 日，且不需要 100 瓦灯泡 24～48 小时常规烤照。（中医杂志，1997，5：263）

10. 治疗烧伤 用侧柏叶 200 克，白及 50 克，研细过筛，高压消毒，再加入冰片末 15 克调匀，即为“柏及粉”，备用。又取茶油 200 克煮沸，另装灭菌瓶内备用。烧伤创面按常规作消毒、清创处理后，用茶油涂满创面，再均匀撒上柏及粉约 3 毫米厚，外用凡士林纱布保护，4 日换药 1 次。感染创面隔日将渗出部分清除后，局部敷药。凡Ⅱ°烧伤同时肌内注射破伤风抗毒素 1500 单位，感染创面及深Ⅱ°烧伤加服红霉素片。共治 83 例，Ⅰ°20 例，浅Ⅱ°32 例，深Ⅱ°23 例，感染创面 8 例。治愈标准：Ⅰ°、浅Ⅱ°创面完全愈合时间 <7 日，不留瘢痕；深Ⅱ°及感染创面完全愈合时间 <15 日，仅留部分瘢痕，但不影响功能。结果：Ⅰ°、浅Ⅱ°烧伤 52 例，平均 5 日治愈；深Ⅱ°及感染创面 31 例，平均 10 日治愈。（广东医学，1995，7：477）

11. 治疗手足皲裂 将白及粉与凡士林调成 10% 或 20% 软膏外用，早晚各涂药 1 次。共治 285 例，结果：84 例用 10% 软膏，显效率 79.76%，总有效率 98.81%；201 例用 20% 软膏，显效率仅为 36.31%，总有效率 99%。推测后者显效率低，可能与 20% 软膏的粉质过多有关。（皮肤病防治研究通讯，1977，3：37）

12. 治疗肛裂 取白及适量，研为细末，用凡士林调成 40%～50% 软膏备用。大便后用生理盐水或 1：5000 高锰酸钾液清洗肛门，拭干，将裂口轻轻掰开，涂少量药膏于裂口上，外加消毒敷料胶布固定，每日 1 次。共治 100 例，全部治愈。多数患者 1 日后疼痛减轻，便血减少；3 日后疼痛及便血消失，裂口愈合。疗程最短 3 日，最长 15

日。上法适用于早期肛裂，陈旧者疗效不佳。（中国肛肠病杂志，1989，4：38）

13. 治疗百日咳 用白及、蜈蚣、甘草等份为末，每服2克，每日2～3次，蜜水调服，连服1～2周；痉咳缓解后再以白及、甘草等份为末，每日服2克，继服2～3周。共治20例，服药1周痉咳缓解者8例，2周12例。（中医杂志，1997，6：326）

临证参考

［古法借鉴］

1. 心气痛 治心气疼痛，白及、石榴皮各2钱。为末，炼蜜为丸，如黄豆大。每服3丸，艾醋汤下。此经验见载于《本草纲目》卷12引《生生编》方。

2. 阴证腹痛 治阴证，手足厥冷，心腹病痛，白及、胡椒各2钱。为细末，黄酒为丸，如麦粒大。每服9丸，用热黄酒送下。此经验见载于《鲁府禁方》卷2回阳丹。

3. 跌打损伤 治打跌骨折，白及研末，每服2钱，酒调下。此经验见载于《本草纲目》卷12引《永类钤方》。

原方后云："其功不减自然铜、古铢钱也。"《医林纂要探源》用本方治跌打损伤骨节，伤脏腑，积瘀血。

4. 赤白带浊 治赤白带浊，白及1两（用甜酒酿浸），放屋上露1夜，晒1日，焙干为末。每用5钱，装入黑猪蹄壳内，水煮，临服冲酒少许，不用盐。此经验见载于《医方易简新编》卷2。

5. 妇人阴挺 治妇人子脏挺出，数痛，乌头（炮）、白及各4分。为末，取方寸匕，以绵裹纳阴中，令入3寸，腹内热即止，每日用1次，次晨再用，以止为度。此经验见载于《外台秘要》卷34引《广济方》。同书同卷引《集验方》用蜀椒、乌头、白及各2分，主治、用法相同。

阴挺又称"阴脱"，是指妇女阴部有物下坠，或挺出阴道口外的病症。包括西医的子宫脱垂、阴道前后壁膨出等疾病。

6. 难产 治难产，半夏（姜制）、白及（生，晒干，研）为细末，一二日不下，每服3分；三四日不下或横产、倒产，每服6分；五六日不下，产母危在顷刻，或儿已死腹中，每服9分。皆用陈酒冲服。此经验见载于《青囊秘传》。

7. 产后小便淋沥 治产妇尿胞损破，致作淋沥，天然黄丝2两，白及、人参各3钱，水煎至丝烂如饧服。服时勿作声，作声则泄气无效。此经验见载于《产妇集·补遗》补胞饮。

8. 鼻渊 治鼻渊，白及为末，酒糊为丸。每服3钱，黄酒送下，半月愈。此经验见载于《外科大成》卷3白及丸。

鼻渊俗名"脑漏"，是指鼻塞，鼻腔内常有带恶臭味脓浊鼻涕的一种病症，相当于西医的急、慢性鼻窦炎。

9. 语声不出 治语声不出，白及20枚研为末，取猪肺1个，生姜数片，煮熟，切成片，点尽白及末，食之。此经验见载于《普济方》卷64白及散。

10. 重舌鹅口 治重舌鹅口，用白及研末，乳汁调涂足心。此经验见载于《本草纲目》卷12引《太平圣惠方》。

11. 保护肌肤 白及为末，放碗内加水，沉者用纸摊贴。凡疔疮等用拈点之药，须用此膏贴，则不伤好肉。此经验见载于《惠直堂经验方》卷3水澄膏。

［**论治备参**］

1. 白及，敛气、渗痰、止血、消痈之药。此药质极黏腻，性极收涩，味苦气寒，善入肺经。凡肺叶破损，因热壅血瘀而成疾者，以此研末日服，能坚敛肺脏，封填破损，痈肿可消，溃败可托，死肌可去，脓血可洁，有托旧生新之妙用。一说本品苦能泄热，辛能散结。痈疽皆由荣气不从，逆于肉里所生；败疽伤阴死肌，皆热壅血瘀所致，故都能用白及治疗。现临床用白及外治慢性疮疡、炎性外痔等，均收良效。

2. 白及功能消肿生肌，外科痈疡未成脓者可使之消散，已溃者可使之肌生，内服外用均有良效。

3. 书言白及功能止血，是因其性涩之谓；书言能治痈疽损伤，是因其味辛能散之谓。此药涩中有散，补中有破，故书又载其去腐、逐瘀、生新。

4. 白及，必虚而有热者，乃为相宜。虽禀收敛之性，而仍具苦泄辛散之意，与白蔹相近，故每相须而用。

5. 白蔹、白及，古今服饵方少有用者，多见于敛疮方中，两物多相须而行。

6. 白及得羊肝蘸末服，治肝血吐逆；得酒调服，治跌打损伤；配米饮服，止肺伤吐血。

7. 白及又善止咳，对阴虚咳嗽、肺热咳嗽、百日咳、痨咳尤有良效，惟其味涩，故有表证者慎用。入煎剂用10~20克，若将白及研末冲服（一般用8克，研末分2次冲服），其效更佳。

8. 支气管扩张咯血的复发率较高，在血止后，每日服白及末3分，以百合、麦冬、黄芪煎水调服，能预防复发。

9. 白及有护膜、生肌、清热、止血等功效，治疗消化道病，如食管炎、胃炎、十二指肠溃疡、非特异性溃疡性结肠炎（在内服同时，可配用含有白及的煎剂作保留灌肠）等，效果良好。

10. 白及可防治放射性食管炎，白及粉或煎煮所得胶状液，粘合力强，服后能保护食管黏膜，防止射线损伤，同时又有良好的消肿生肌作用，促进局部炎症水肿或溃疡痊愈。临床应用时可单用白及粉3~6克冲服，或重用白及20~30克，配伍山豆根6~9克，金银花、天花粉各15~30克等入汤剂，使热退毒去，津液自生，气机条达，诸症自愈。有报道称，用白及15克，白芍、甘草、威灵仙各12克，随症加味，每日1剂，水煎，分早晚2次徐徐咽下，一般服3~9剂，治食管炎36例，获满意疗效。

11. 治疗慢性胃炎、溃疡病，在辨证处方基础上，对胃镜确诊胃炎者加用白及15~30克，蒲公英30克；若为溃疡者再加用海螵蛸15克。每日1剂，每日2次，饭前1小时服，连服1个月。结果：显效率83.3%，总有效率93.3%。一法用白及300克，白芍200克，甘草100克，或再选加鸡内金120克，海螵蛸200克等，共研细末，早晚各服3克，开水送服，连服数月，对愈合胃及十二指肠溃疡有良效。

12. 受《神农本草经》记载白及主“痱缓不收”的启迪，凡治风瘫死肌、痿废不用之疾，每在辨证方中加用白及30克，确有良效。但湿痰重，舌苔厚腻者不宜用。

13. 在烧伤或整形患者供皮区取刃厚皮或中厚皮后，采用白及粉止血，发现白及不仅止血效果显著，而且能明显地促进皮肤上皮细胞和真皮细胞组织的修复，即古人说的生肌敛疮作用。

14. 白及有非常好的治疗手足皲裂的功效。把白及研细末，待晚上洗净手足后，取适量用温开水调成膏状，敷于裂口处，第2日早晨裂口即可愈合，疼痛消失，效果比其他防裂膏要好。

15. 受《外科大成》白及丸治鼻渊的启迪，并通过对照观察发现，治疗急慢性鼻窦炎，在辨证方基础上加用白及确能提高疗效，并有预防复发和提高远期疗效的作用。

16. 白及粉在37℃时黏度降低，故用其止血，应以凉开水调服，且寒凉能收缩血管，有利于止血。

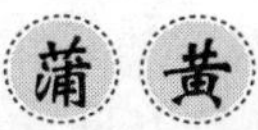

蒲黄

蒲黄，始载于《神农本草经》，是香蒲科多年水生草本植物水烛香蒲、东方香蒲或同属植物的干燥花粉。本品味甘，性平，归肝、心包经。

临证应用

［**配用简说**］

1. 蒲黄长于止血，又兼活血化瘀之功，故有止血不留瘀的特点。各种出血证，无论属寒属热，有无瘀血，蒲黄均可随证配用，但对实证夹瘀者较为适宜。治吐血、咳血，可选配生地、侧柏叶、白及、阿胶；衄血可选配大蓟、小蓟、玄参、芦根；尿血可选配白茅根、生地、冬葵子；便血可选配槐花、地榆、黄芩；崩漏下血可选配生地、血余炭、艾叶、炮姜等。本品外敷又可治创伤出血。

2. 蒲黄有利尿通淋的作用，因其又能止血，故为治血淋的要药，可与郁金捣末服，或配生地、冬葵子煎服。

3. 蒲黄有活血行瘀止痛的功效，常与五灵脂组成化瘀止痛的基本方，再随证选配当归、川芎、红花、桃仁、香附、延胡索等药，用于血瘀引起的胸痹心痛、胃脘痛、经行腹痛及产后腹痛等，有较好效果。

［**一般用法**］

入煎剂5～10克，用布袋包煎；或入丸、散。外用适量，研末掺用或调敷。散瘀止痛、利尿通淋及行瘀止血生用，收敛止血炒炭用。孕妇忌用，血虚无瘀滞者慎服。

临证推广

[古用发微]

1. 治疗小便不通 蒲黄能“利小便”，最早见载于《神农本草经》，晋唐时期已有用它治疗小便不通的记述。如《肘后备急方》记载治久忍小便致胞转，服蒲黄方寸匕，日3服，良。方引自《外台秘要》卷27。胞转又称转胞，即妇女妊娠小便不通。又如《备急千金要方》卷21治小便不利，茎中疼痛，小腹急痛方，用蒲黄、滑石等份，为细末，酒服方寸匕，日3服。本方在《济阴纲目》卷14名“金钥匙散”，用来治疗产后大小便不通，腹部胀气。治小便不通，也可用生蒲黄、海金沙各等份，每服2钱，白汤调下，早晚各1服。方见《本草汇言》卷7引甄氏方。

《本草汇言》：“蒲黄，性凉而利，能洁膀胱之原，清小肠之气，故小便不通，前人所必用也。”

2. 治疗肛痔病 治肠痔，每大便常有血，以蒲黄末方寸匕，米饮调下，每日3顿，瘥。方见《丹溪心法》卷2。《卫生宝鉴》卷17蒲黄散，治下部痔漏，药用蒲黄1两，血竭半两。上为细末，每用少许贴患处。蒲黄也能用治脱肛不收，取蒲黄2两，以猪脂和，敷肛上，纳之，每日二三次，愈。方见《备急千金要方》卷24。

《诸病源候论》卷34：“肛边肿核痛，发寒热而血出者，肠痔也。”蒲黄“消瘀血”而“止血”（《神农本草经》），又能“排脓”治“疮疖”（《日华子本草》），故不失为治肛痔病的一味良药。

3. 治疗牙龈肿痛 蒲黄是古人治疗重舌、木舌、舌肿满口、口舌生疮的常用有效药物，故口腔齿龈肿痛，亦可用它来治疗。清宫御医赵文魁为光绪皇帝所拟的消肿漱口方，即为此而设。药用生蒲黄（包）、没药各2钱，红花、归尾各1钱5分，大青盐4钱。水煎，漱之。方见《慈禧光绪医方选议》。

蒲黄有凉血活血、行瘀止痛的功效，配伍上述各药，消肿止痛作用更强。齿龈肿痛，多因毒火与瘀滞相兼，本方之消肿以通为主，重在活血通经，俾血脉得活，瘀滞得通，而肿毒自消。

[现代报道]

1. 治疗冠心病心绞痛 观察病例均为气滞血瘀型。治疗组168例，服生蒲黄浸膏粉胶囊，每次服6粒（每粒含生药0.3克），每日3次。对照组60例，服复方丹参片，每次服4片，每日3次。疗程均为2个月。结果：症状疗效，治疗组显效49例，好转105例，有效率91.67%；对照组显效10例，好转39例，有效率81.67%。心电图疗效，治疗组显效46例，好转33例，有效率47.02%；对照组显效4例，好转15例，有效率31.67%。两组疗效有显著差异。（中医杂志，1994，9：517）

2. 治疗特发性溃疡性结肠炎 用蒲B（蒲黄的水溶部分）浸膏制成25%糖浆口服，每次15毫升，每日2次；同时用5%蒲B浸膏制成灌肠液作保留灌肠，每次100～150毫升，每日1次。30日为1疗程。共治36例，病程一般3～5年。以临床症状消失，大便镜检正常，乙状结肠镜检查黏膜病变恢复至正常或遗留瘢痕为基本治愈。结果：基本治愈17例，显效9例，进步8例，总有效率94.4%。设想将蒲B浸膏制成肠溶衣片，可以免去灌肠。（湖南医药杂志，1984，2：29）

3. 治疗溃疡性直肠炎 治疗组56例，在用药前先以开塞露排空大便，然后在肠镜直视下将蒲黄极细末分撒于溃疡面及周围约3厘米的平面。溃疡面出血较多者，用蒲黄粉2份，白及粉1份；溃疡面周围鲜红肿胀者，用蒲黄粉和川连粉各1份；溃疡周围苍白者，用蒲黄粉3份，肉桂粉1份；溃疡周围呈青紫色者，用蒲黄粉和三七粉各1份。对照组34例，用庆大霉素16万单位，654－Ⅱ10毫克，生理盐水30毫升作保留灌肠，每晚1次，连用15日。结果：治疗组溃疡愈合29例，愈合一半22例，无效5例，总有效率91.1%；对照组分别为12例、11例、11例和67.6%。两组疗效有非常显著性差异（$P<0.01$）。观察发现，溃疡及其周围呈鲜红色或青紫并肿胀者，蒲黄生用效果好；溃疡并有出血者蒲黄炒至棕黄色效佳，呈焦黄色效差；溃疡周围呈苍白色者，以蒲黄5份加蜂蜜1份，炒至微黄效佳；蒲黄干药粉撒于创面比用蒲黄液灌肠效果好。（中医杂志，1994，9：519）

4. 治疗高脂血症 治疗组100例用蒲黄总浸膏糖衣片，每日剂量相当于蒲黄生药30克，分3次服；对照组100例服用外型、颜色相同的安慰剂糖衣片。服药前及服药期间均停服一切降脂中、西药物，生活、工作、饮食如常。结果：治疗组降胆固醇的疗效优于对照组但无显著差异，而降甘油三酯的疗效非常显著优于对照组（$P<0.01$）。（中西医结合杂志，1985，3：141）

5. 治疗渗液性湿疹 取生蒲黄筛去杂质，直接撒在皮损上，至不见渗液为度，盖以纱布，换药时勿将已干燥的药粉去掉或洗去。经治30例，均在6～15日内皮损干燥而愈；其中6例合并感染，亦未加其他药物治疗，与湿疹同时治愈。（新医药学杂志，1977，9：22）

6. 治疗宫颈肥大 蒲黄、黄连按6：1的比例研匀备用（合并宫颈糜烂者加枯矾、儿茶，四者比例为6：1：2：1）。窥器扩张阴道后，先用干棉球拭净宫颈，然后取药粉适量撒在带线圆棉片上，使其紧贴于宫颈，24小时后让患者牵拉尾线自行取出。隔日1次，5次为1疗程。共治120余例，最少用药4次，最多用药15次，治愈率为52.5%，总有效率为93.3%。（中医杂志，1994，9：578）

7. 治疗功能性子宫出血 炒蒲黄6克，五灵脂6克，夏枯草9克。每日1剂，早晚分2次煎服。共治40例，均排除恶性肿瘤及其他疾病所致出血。以治疗后月经持续3个周期正常，经随访未复发为痊愈。结果：痊愈30例，有效9例，总有效率97.5%。（河北中医，1994，5：21）

8. 治疗恶露不绝 生蒲黄60克，醋适量。醋倒入锅内煮沸，放入蒲黄搅拌成稠糊状，待凉后，团如弹子大（约重9克）。每服1丸，用醋将丸药化开后喝下，早晚各1次。共治46例，曾服他药不效者30例，未经治疗者16例。以临床症状消失，恶露净尽为痊愈。结果：痊愈44例，有效、无效各1例。（新中医，1991，9：16）

9. 治疗鹅口疮 鹅口散由生蒲黄、西黄、煅石膏、冰片研细末制成。先用生理盐水清洗患处，然后用消毒棉棒沾药涂敷，每日3~4次，涂药后1小时内暂不喂奶。共治200例，1日内白腐屑全部脱落52例，2日内112例，3日内36例。其中28例是继发严重感染的患儿，病初均内服西药及外涂龙胆紫或小苏打溶液、制真菌素溶液等，效果不理想，改用鹅口散局部外用，均在3日内痊愈。（中医杂志，1995，12：740）

10. 治疗眼球前房积血 三七10~15克，生蒲黄15~20克。每日1剂，水煎分2次温服，10剂为1疗程。共治66例，以角膜完全透明，前房积血完全吸收，眼内压正常为治愈。结果：全部治愈，2个疗程治愈57例，3~5个疗程5例，6个疗程4例。（河北中医，1995，4：14）

临证参考

［**古法借鉴**］

1. 风虚水肿 治风虚水气，通身肿，亦治暴肿，蒲黄、小豆、大豆各1升。上以清酒1斗，煮取3升，去豆，分3服。此经验见载于《外台秘要》卷20引《范汪方》。

蒲黄用于水肿，与其利尿作用有关。因其又有通经脉、消瘀血的功效，故蒲黄粉外敷，又可用治外伤性头部水肿（浙江中医杂志，1984，5：257）。

2. 关节痛 治关节疼痛，蒲黄8两，熟附子1两。为末，每服1钱，凉水下，日1服。治骨节疼痛，马鞭草、蒲黄、乌头各4钱。上入无灰酒炼为泥，涂患处，厚六七分，以绢或纸覆之，用火针熨其上。上述经验见载于《本草纲目》卷19引《肘后方》及《中国接骨图说》蒲黄散。

蒲黄用治关节痛，是取其活血通经之功。

3. 金疮内瘘 治金疮内瘘，麻勃1两，蒲黄2两。上为散，每服1钱匕，温酒调下，日5服，夜再2服。此经验见载于《刘涓子鬼遗方》卷2蒲黄散。

麻勃即马勃。

4. 阴蚀疮 治阴蚀疮，蒲黄3两，水银1两。上药同研，令水银星尽。每用少许，敷疮。或用蒲黄、海桐皮、甘草各2两，共为细末，粉疮上。上述经验见载于《太平圣惠方》卷44及《令李方》蒲黄散。

阴蚀疮即指阴部溃烂生疮。

5. 乳痈 治产后妒乳，痈肿胀痛；产后不见乳汁，结作痈，用蒲黄炒热，杵，敷肿上，日3度易之。此经验见载于《普济方》卷347。

此取蒲黄活血行瘀、消肿止痛的之功。

6. 难产 产妇催生，用蒲黄、地龙（洗，焙）、陈橘皮等份为末，另收。临时各抄1钱，新汲水调服，立产。此常亲用，甚妙。治腹痛虽甚，二三日不产，蒲黄1合（研），槐子半两（微炒）。上为细散，每服2钱匕，温酒调下，须臾即生。上述经验见载于《本草纲目》卷19引唐慎微方及《圣济总录》卷159蒲黄散。

蒲黄功能通经活血止痛，故可用于难产腹痛。

7. 胞衣不下 治胞衣不下，蒲黄2钱，井水送服。或用蒲黄（炒）、生姜（切，炒）各2钱半，生地黄（用铜、竹刀切，炒）半两。上以无灰酒3盏，于银器内煎至2盏，去滓，分3服。未下，再作服。也可用蒲黄（炒）1合，槐子14枚（为末）。上以酒3盏，煎至2盏，去滓，分温2服。未下，更作服。上述经验见载于《本草纲目》卷19引《集验方》及《济阴纲目》卷9地黄汤、蒲黄酒。

此条宜与蒲黄治难产条参看。

8. 卒耳聋 治卒耳聋，蒲黄、细辛各1分，杏仁（去皮尖）、曲末各3分。上为末，同杏仁捣如膏，和捻如枣核大，绵裹塞耳中，每日换药1次。此经验见载于《古今医统大全》卷26蒲黄膏。

［**论治备参**］

1. 蒲黄，血分行止之药，主诸家失血。至于治血之方，血之上者可清，血之下者可利，血之滞者可行，血之行者可止。生用性凉，行血而兼消；炒用则味涩，调血而兼止。又本品性凉而利，不仅止血作用良好，而且有利尿功效，故小便不通，前人所必用。

2. 蒲黄与五灵脂同用，能治一切心腹诸痛，但胃气虚者，入口必吐，下咽则利，以五灵脂性味浊恶也。

3. 蒲黄佐黄柏，君补骨脂，治崩漏殊功；同槐花，使条芩，治肠风立效。一说本品配阿胶、生地汁，能疗口耳大衄。

4. 蒲黄不可多食，令人自利，不益极虚人。

5. 蒲黄活血散瘀，降脂通脉，在辨证方中重用生蒲黄，用治冠心病心绞痛、高脂血症，以及伴有血液流变学指标异常改变的高血压病，均能收到满意疗效。

6. 前列腺炎引起的小便涩痛，淋沥不畅，小腹憋胀，用萆薢分清饮加生蒲黄15克，收效甚佳。又治口腔溃疡，生蒲黄是必用药，取其活血消炎、生肌敛疮的功用。

7. 生蒲黄可用治泌尿系结石。结石排不下来，有的是因为结石与黏膜附着紧密，甚至嵌入其中，或输尿管明显充血水肿，结石不易下移，故攻之不效。按中医辨证，当属气血凝滞瘀结。生蒲黄可能对输尿管管壁的水肿炎症和粘连，有抑制或松解作用，再配合其他通淋排石药物，可增强输尿管蠕动，从而提高排石效果。

8. 蒲黄防治褥疮效果良好。药房中蒲黄多含有碎屑样杂质，用时需过筛。对轻度浸渍糜烂的褥疮患者，直接外扑患处或易受压部位，多能在3~5日内痊愈。对于Ⅱ度褥疮，配合黄柏、大黄等份，煎液湿敷后外扑本品，或在蒲黄中加入少量九节菖蒲粉外扑，同时积极治疗原发病，勤翻身，皮损多能在6~7日恢复正常。

9. 蒲黄具有活血化瘀、收敛止血的作用。一般止血常用炭药，但生蒲黄的止血作用强于蒲黄炭。较小剂量（10~12克）偏重于祛瘀，较大剂量（30~60克）侧重于止血。临证对月经量少而不畅伴腹痛者，用10~12克；量中或偏多带有血块伴腹痛者，用12~15克；量多如注，块下且大，经量愈多愈痛者，用30~60克，并配赤芍、丹皮、熟大黄凉血、祛瘀、止血，而不需用通常的止血、止痛之品。子宫肌瘤经行量多者，用生蒲黄、薏苡仁活血化瘀消癥，不宜单纯用炭药固涩止血。

10. 生蒲黄除能收缩子宫，推陈致新，促进瘀血排出外，并能止血定痛，对宫缩不良，产后腹痛阵作的瘀血性恶露不绝有良好的治疗作用，与消炎解毒、缩宫止血的马齿苋相伍，有明显的协同效应。两药亦能控制“人流”术后阴道不规则的出血及其所伴见的腹部隐痛。

11. 蒲黄配炮姜，止血止痛功效佳，常用于人工流产术后及产后恶露不尽之腹痛；配乌贼骨，常用于崩漏下血、月经期过长等；配生地榆，治疗痔疮出血效果颇佳；配莲房炭，治疗子宫收缩不良性出血功效不凡。实践体会，蒲黄生用凉血止血效果最佳，活血作用并不显著。一般不用炒蒲黄，因蒲黄炒制后，即成蒲灰，其止血作用反而降低。

12. 生蒲黄是治疗眼底出血的良药，在出血时能止血，血止后又能化瘀血，促进吸收。发病初期立即用纱布包 10 克左右，开水浸泡或水煎，代茶频频呷饮，能控制出血，瘀血也渐消散。如服以蒲黄为主的蒲黄明目汤，则收效更快。该方由生蒲黄（包煎）、生地、枸杞子、白茅根、旱莲草各 15 克，当归、赤芍、菊花各 10 克组成。兼气虚加黄芪 30 克，血压高加天麻 15 克，脾胃虚加茯苓 30 克，陈皮 15 克。共治 35 例（高血压眼底病变者 21 例，视网膜静脉阻塞者 8 例，糖尿病性眼底病变者 6 例），有效 32 例，无效 3 例。视网膜静脉阻塞所致眼底出血，如果是因血管内皮增生所致，用本方疗效差。有效病例以病程短、出血量少者疗效最理想，一般在服药 3 ~ 7 日后可以完全吸收。对出血量大、病程长的病例，瘀血吸收较慢，服用本方，短则 1 月，长则半年才能逐渐吸收。因此，一要早期治疗，二要坚持服药。用生蒲黄治疗眼底出血，未发现有明显的副作用。

13. 单用蒲黄 50 ~ 100 克，用少许温水调成糊状，放入口中含漱 5 ~ 10 分钟，早、中、晚各 1 次，治疗复发性口腔溃疡，屡用屡效。

LINZHENGBENCAO

15 活血化瘀药

活血化瘀药具有活血行血、通行血脉的功效，能促进血液运行，消散瘀血，适用于血液流行不畅、瘀血留阻引起的各种病症，如跌打损伤、胸胁刺痛、痈疽肿痛、癥瘕积块、肿瘤，以及妇女经闭、痛经、产后瘀滞腹痛等。人体的气、血有密切关联，往往气滞则血凝，血凝则气滞，故使用活血化瘀药常常与理气药同用，可以收到较好的治疗效果。很多活血药能活血通经，故对妇女月经过多及孕妇，应当忌用或慎用。本类药除能活血化瘀外，各药都还有其他的效用，这一点需要注意。

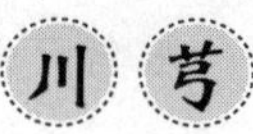

川芎

川芎，始载于《神农本草经》，原名“芎䓖”，是伞形科多年生草本植物，药用根茎。因为产于四川者比较著名，所以习称为川芎。本品味辛，性温，归肝、胆、心包经。

临证应用

［配用简说］

1. 川芎行气活血化瘀，为妇科常用药物，适用于血瘀气滞所致的月经不调、痛经、闭经、产后小腹痛、癥瘕积块等，常选配当归、地黄、芍药、柴胡、香附、桃仁、红花、三棱、莪术等同用。

2. 川芎上行头目，有活血祛风止痛的作用，为治头痛要药。风寒者配白芷、细辛，风热配石膏、菊花，风湿配羌活、防风，痰湿配半夏、天南星，血瘀配桃仁、红花，血虚配地黄、当归。阴虚阳亢头痛一般不用。

3. 治气滞引起的血行不畅，胸胁作痛，川芎常合柴胡、白芍、香附、枳壳同用。若属六郁（气、血、痰、火、湿、食）交阻，胸脘闷痛，则每与山栀、苍术、香附、神曲配用。

4. 川芎功能行气活血，燥湿祛风，凡气血瘀滞，风寒湿凝阻引起的肢体疼痛、麻木、手足拘挛等，川芎为常用药，每与黄芪、当归、羌活、独活、秦艽、威灵仙等益气养血、祛风通络药配用。

5. 治跌打伤痛，川芎常配当归、乳香、没药、三七等，以活血消肿止痛。

根据上述功效，现代临床用川芎及其制剂治疗冠心病、心绞痛、缺血性中风等，取得良好效果。

［**一般用法**］

入煎剂 3～10 克。阴虚火旺、月经过多、出血性疾病及孕妇慎服。

临证推广

［**古用发微**］

1. 治疗外感风寒，头痛无汗 《素问病机气宜保命集》卷中川芎汤，治四时伤寒外感，恶风寒，无汗，用川芎、白术、羌活各等份。每服五七钱，水煎热服。恶汗甚，加麻黄。《此事难知》用苍术换白术，治同。

川芎功能活血祛风，配合解表药，能加强发汗作用，有助于祛除表邪。

2. 治疗风热、风毒上攻，面肿牙痛 《重楼玉钥》卷上开关散，以川芎 1 钱，配白芷 8 分煎服，治疗风热上攻，头面红肿，或脑后生疖毒。《世医得效方》卷 17 川芎散，以川芎、白芷、细辛各等份，为末，擦牙痛处二三次，盐汤漱，治疗面肿牙痛不可忍。治齿风疼肿亦可取川芎 2 两，附子 1 分。为粗末，每用 2 钱匕，水煎，热漱冷吐之。方见《圣济总录》卷 120 芎附汤。

川芎有行气活血、散风止痛之功，故可用治上症。据《经史证类备急本草》记载，古方有单用川芎含咀以主口齿疾者，可以参看。

3. 治疗病去低热不退 杨士瀛应用川芎退热，颇有心得，其书《仁斋直指方论》卷 2“退热”及“退热有法”二节，均有述及。他说：热病后期低热不退，可多用川芎、茯苓、甘草，少用白术，粗末水煎；病后和胃，收敛浮阳，屡试得效。也可配黄芩、甘草、乌梅作剂，其效亦速。盖川芎能调血，心血一调，其热自退。

4. 治疗胃脘热痛 素性有热，遇感即发的胃脘热痛，可用川芎、山栀各等份，加生姜 5 片，水煎服。方见《明刊穷乡便方》芎栀汤。

本方适宜于气、血、火郁结而致的胃脘痛。

5. 治疗血瘀出血 治气血不和，血气瘀滞所致的吐血、衄血，用川芎 2 两，香附 4 两。为末，每服 2 钱，茶汤调下。方见《丹溪心法》卷 2 芎附饮。《鸡峰普济方》卷 10 川芎散，治疗男妇、小儿因瘀血不去而鼻血不止，用川芎 1 两，甘草 1 分。为细末，每用半钱，水煎服。血瘀崩漏，诸药不效或昼夜不止者，可用单味川芎水煎，煎时入木贼少许，或煎后兑入生地黄汁，有效。方见《魏氏家藏方》卷 10 独芎散及《妇人大全良方》卷 1。如产后伤胎、崩中、金疮、拔牙等去血多者，晕闷不省，可用当归、川芎等份，为粗末，每服 3 钱，水煎服。方见《太平惠民和剂局方》卷 9 芎䓖汤。

川芎能活血化瘀，凡瘀血未去而引起的出血不止，本品常恃为要药。

6. 治疗风毒浮肿 治风毒攻肌肉，皮肤浮肿，或在脚，或在手，芎䓖（川芎）2 两，苦参 3 两。剉细，以水 1 斗，煮取 7 升，去滓淋洗。方见《圣济总录》卷 136 芎劳汤。

7. 治疗阴疝撮痛 阴疝牵引小腹疼痛不可忍，多因寒凝气滞所致。可用韭子（炒）、川芎各等份。为末，炼蜜为丸，如梧桐子大。每服30丸，空心温酒送下。方见《圣济总录》卷94应痛丸。

韭子功能温阳散寒定痛，川芎长于行气通经止痛。两药合用，可使小腹撮痛应手而止，故称“应痛丸”。

8. 治疗脚气肿痛生疮 脚气日久，湿毒蕴结于下，阻滞气血运行，每致脚膝肿痛，或攻注生疮，可用川芎10两行气活血、疏通经脉为主，配伍白芍5两，威灵仙3两。为细末，萝卜自然汁打面糊为丸，如梧桐子大。每服50丸，空心、临睡时用萝卜自然汁同温酒半盏送服。方见《杨氏家藏方》卷4芎仙丸。治上症，也可用川芎、当归各等份。为细末，每服二三钱，食后、空心煎荆芥汤调下，每日2次。方见《证治准绳·类方》卷4芎归散。

［**现代报道**］

1. 治疗冠心病心绞痛 以川芎注射液（每毫升相当于川芎生药5克）10毫升加入5%～10%葡萄糖液中静脉滴注，每日1次，10日为1疗程，停药3日，进行第2疗程。每例均治疗2个疗程。共治30例，有心绞痛症状者27例；30例心电图均有ST－T改变。结果：有心绞痛症状者治疗后显效17例，总有效率92.5%；心电图好转率40%。（新医药学杂志，1977，1：15）

2. 治疗慢性肺心病加重期 治疗组41例，在采用抗感染、祛痰、给氧、支气管扩张剂等常规治疗的基础上，加用川芎嗪1000毫克，加入10%葡萄糖液500毫升中静脉滴注，每日1次。对照组35例则单用常规治疗法。7～10日为1疗程。以安静状态下咳、喘、呼吸困难及紫绀消失或明显减轻，浮肿消失，肝脏回缩，肺部干湿啰音消失或明显减少，心律失常消失或明显好转，肺型P波电压明显降低为显效。结果：治疗组显效率92.7%（38/41）；对照组为57.1%（20/35）；治疗组动脉血气有关指标明显好转，而对照组变化无显著性。（华西医学，1994，2：156）

3. 治疗失代偿期慢性肺心病 用川芎嗪120毫克加入10%葡萄糖液250毫升内静脉滴注，滴速为25～50滴/分，每日1次，5日为1疗程。一般停用平喘、利尿、强心、抗凝及其他扩血管药，常规治疗主要为抗感染和祛痰。共分两组，采取治疗前后自身对照方法。甲组25例，先按常规疗法治疗5日，再加川芎嗪治疗5日；乙组24例，治疗安排与甲组顺序相反。结果表明，川芎嗪能扩张肺血管、降低肺动脉的平均压和肺血管阻力、增加心输出量、改善心功能和血液流变性，使临床症状减轻，对动脉血气无明显影响，适用于失代偿肺心病的治疗。（中西医结合杂志，1987，1：26）

4. 治疗慢性肾衰竭 共分2组。治疗组21例，用川芎嗪注射液120～160毫克加入10%葡萄糖液250毫升中；胰岛素12～32单位加入10%～25%葡萄糖液500毫升中，同时加10%氯化钾（高钾者不用）10～15毫升静脉滴注，并予低蛋白饮食（≤50克/日）、降压，少尿者适当利尿，抗感染、纠正酸中毒及电解质紊乱等对症处理。对照组20例，除采用上述一般对症处理外，给予静脉滴注肌苷、ATP等护肾药物。两组静脉滴注药物均每日 1 次，18 ~ 20 日为 1 疗程。以血尿素氮、血肌酐下降 >30% 或血肌酐清除率上升 >30% 者为显效。结果：治疗组显效 10 例，总有效率 85. 71% ，对照组则为 1 例和 35% 。(中国中西医结合杂志，1992，12：715)

5. 治疗急性缺血性脑卒中 治疗组 134 例，以 10% 川芎注射液 30 毫升加入 5% 葡萄糖盐水中静脉滴注；对照组 86 例，以低分子右旋糖酐 500 毫升静脉滴注。均每日 1 次，疗程 2 周。血压高者可口服降压药，颅内压增高者给予脱水剂。按神经功能缺损积分减少及实际生活能力改善来评定临床疗效。结果：治疗组痊愈 48 例，总有效率 86. 6% ；对照组为 15 例和 62. 8% 。治疗后复查 CT，治疗组病灶消失及缩小率高于对照组，但差异不明显。按中医分型，治疗组中风痰血瘀痹阻脉络证和气虚血瘀证型疗效较好，而肝阳暴亢，风火上扰证、痰热腑实，风痰上扰证及阴虚风动证三型疗效较差。(中医杂志，1990，7：28)

6. 治疗短暂性脑缺血（TIA） 治疗组 111 例，用川芎有效成分提取物（主要成分为藁本内酯及阿魏酸）装入胶囊，每胶囊 24 毫克（相当于生药 1 克），每日 1 次口服。对照组 47 例，用阿司匹林胶囊 300 毫克，每日 1 次口服。观察病例于接受治疗前及治疗开始后每 1 ~2 月随访 1 次，随访时间最短 1 年，最长 2 年。所有病例在观察期间除服维生素，或高血压者服适量降压药外，不用其他血管扩张剂及血小板抑制剂。以观察 1 年以上未见 TIA 发作为发作停止。结果：治疗组发作停止 58 例（52. 3%），无变化 9%，加重 1. 8%，总有效率 89. 2%；对照组发作停止 10 例（21. 3%），无变化 21. 3%，加重 17. 2%，总有效率 61. 7% 。(中国中西医结合杂志，1992，11：672)

7. 治疗脑外伤后综合征 用川芎嗪注射液 40 ~80 毫克（个别病人用 120 毫克）加入 5% 葡萄糖液 300 ~500 毫升中静脉滴注，每日 1 次，10 日为 1 疗程，停药 2 日进行第 2 疗程，有 3 例进行了 3 个疗程。共治 26 例，结果：基本痊愈 4 例，总有效率 96. 2% 。头痛、头重、头晕均在治疗后 2 ~4 日内开始缓解，食欲、精神在第 1 疗程内好转，记忆力、阅读力在第 2 疗程增强。1 例类似间脑综合征频繁发作者症状基本消失。治疗后血液流变学指标及脑血流图检查均有改善。(武汉医学院学报，1983，1：88)

8. 治疗慢性乳腺病 用 20% 川芎注射液，取期门、气海、三阴交、肝俞等穴，每穴注入 0. 5 毫升。于每个月经周期的第 7、第 15、第 23 日（或前后 1 日）各注射治疗 1 次，9 次为 1 疗程。治疗 50 例，临床治愈 24 例，显效 18 例，有效 6 例，无效 2 例。本法对乳痛的缓解时间，最短约 3 小时，最长在第 2 月经周期内。另对月经紊乱也有一定调整作用。(江苏中医，1990，3：11)

9. 治疗功能性子宫出血 每日取川芎 24 ~28 克，加白酒 30 毫升，水 250 毫升，浸泡 1 小时后，加盖用文火炖煎，分 2 次服。不饮酒者，可单加水炖服。一般在 2 ~3 日后血即可止。病程较长者，可在血止后减量续服 8 ~12 日，以巩固疗效。共治 29 例，其中 4 例合并子宫内膜炎，配合使用抗生素，余均为排卵型功能性子宫出血。结果均治愈，服药最少 2 剂，最多 10 剂，以 3 剂为多。治愈后随访 4 个月以上未见复发。本法对器质性病变或绝育手术引起的阴道出血，效果不佳。(陕西中医，1990，4：150)

10. 治疗新生儿硬肿症 用川芎嗪注射液，按每日每千克体重 6 ~10 毫克的剂量，加入10%葡萄糖液80～100毫升中静脉滴注，平均用药时间10日，并配合保暖等常规疗法。共治26例，以12小时内体温恢复，24～48小时内硬肿消退为显效。结果：显效12例，有效12例，总有效率92.3%，疗效明显优于单用常规疗法的对照组（$P < 0.01$）。（中西医结合杂志，1990，10：633）

11. 治疗青光眼 取10%川芎注射液（每支10毫升），用5毫升注射器套上皮试针头，在一侧的合谷、行间、内关三穴位注射，每穴2毫升，每日1次，双侧交替注射。10日为1疗程，间隔3日再行第2疗程，最多注射3个疗程。共治慢性闭角型22例37只眼，慢性开角型17例24只眼。以治疗后眼压绝对值小于3kp或眼压下降幅度达2.74kp以上，且治疗期间眼压较稳定者为显效。结果：慢性闭角型显效17只眼，好转18只眼，总有效率94.59%；开角型分别为12只眼、10只眼，总有效率91.66%。（湖北中医杂志，1998，3：54）

12. 治疗突发性耳聋 用川芎嗪注射液150毫克加入10%葡萄糖液500毫升中静脉滴注，每日1次，同时肌内注射维生素B_1，连用不超过30日，共治72例共73只耳。以空气传导听力检测平均值达到15分贝以内或恢复到病前水平者为痊愈。结果：痊愈11只耳，显效9只耳，进步26只耳。总有效率63.01%。发病后2周内治疗者效果较好。（中国中西医结合耳鼻喉科杂志，1997，1：17）

临证参考

［古法借鉴］

1. 肛漏 治漏疮，用川芎半两，细辛、白芷梢各1钱半。为末，每日作汤服之。看疮大小，取隔年黄麻根，刮去皮，捻成绳子，入孔中，至入不去则止，疮外膏药贴之。此经验见载于《丹溪心法》卷2。

漏疮即肛漏，又名肛瘘，是指肛门及其周围发生瘘管漏出脓水不止的病症。

2. 胎漏 治妊娠六七个月，忽胎动下血，腹痛不可忍，川芎8分，桑寄生4分，当归12分。以水1升半，煎取8合，下清酒半升，同煎取9合，分作3服，如人行五六里，再温服。治胎漏下血不止，或伴心腹胀，用当归尾、川芎各5钱。剉细，好酒煎，入童便1盏，同煎服。上述经验见载于《经效产宝》及《万病回春》卷6芎归汤。

3. 子痫 治子痫，川芎、羌活各等份，切细水煎，入酒少许，温服。此经验见载于《济阴纲目》卷9芎活汤。

子痫即“妊娠痫证”，是指妊娠中后期，突然出现眩晕仆倒，昏不知人，牙关紧闭，四肢抽搐，两眼直视，口吐白沫的病症。

4. 难产、胎衣不下 治难产交骨不开，川芎、当归各1两，败龟甲（酒炙）1个，妇人发灰1握。水1盅，煎7分服。若胎死腹中不下，可单用川芎为末，每服方寸匕，酒调下。如身弱血少，水干而胎衣不下，用川芎、益母草各2钱，当归1钱，和老酒煎服。上述经验见载于《傅青主女科·产后编》上卷、《小品方辑校》卷2及《宁坤秘籍》卷上川归汤。

5. 小儿夜啼 治小儿入夜啼哭，至天亮即安静，用川芎、白术、防己各半两。为细末，以乳汁和之。20日儿服麻子大1丸，儿大以意斟酌用量。又宜以儿母手掩脐中，或摩儿头及脊。亦有方用川芎、防己各半两，人参1分，治同。上述经验见载于《备急千金要方》卷5芎䓖散及《圣济总录》卷170芎䓖散。

《千金方衍义》说：芎䓖散专取芎䓖以散风热，白术以培土虚，防己以开痰癖，为涤热安中专药。

6. 疳积 治小儿诸疳羸瘦，手足枯细，腹大筋青，食不生肌，川芎、川楝子肉（微炒）各等份。为细末，煮面糊为丸如黍米大。每服30丸，温米汤送下。治小儿疳泻时作时休，用川芎、赤石脂各等份。为末，3岁儿每服半钱，饥时米汤调服。上述经验见载于《杨氏家藏方》卷18肥肌丸及《普济方》卷382京芎散。

7. 耳聋 治耳聋气闭，用川芎、地龙（不出土）各半两。为末，每服二三钱，临卧煎麦门冬汤送下。后埋低头伏睡，3夜3服。此经验见载于《普济方》卷53川芎汤。

8. 鼻渊 治脑泻臭秽，川芎（生用）2两，苍术（生用）1两，草乌（生用）半两。为细末，面糊为丸，如梧桐子大。每服10丸，食后茶清送下。此经验见载于《普济方》卷57川芎丸。

鼻渊俗名“脑漏”，亦称“脑泻”，相当于西医的急、慢性鼻窦炎。《太医院经验奇效良方》卷59称，上方服后要忌热物一时辰，即2小时。

9. 秽浊气 辟秽气，川芎2两，甘松1两，细辛半两。为细末，水为丸，如弹子大，久藏于地室为妙。每烧1丸，加麝香少许尤好，无亦可。此经验见载于《医方类聚》卷169引《经验良方》辟秽丹。

［**论治备参**］

1. 川芎，上行头目，下调经水，中开郁结，为血中气药，尝为当归所使，不但活血有功，而且活气亦有神验。味辛性阳，气善走窜而无阴凝黏滞之态，虽入血分，又能去一切风，调一切气。凡郁病在中焦者，须用川芎，开提其气以升之，气升则郁自降。

2. 头痛须用川芎，如不愈，各加引经药：太阳蔓荆（一说羌活），阳明白芷，少阳柴胡，太阴苍术，少阴细辛，厥阴吴茱萸。一说本品惟风寒之头痛极宜用之，若三阳火壅于上而痛者，得升反甚。今人不明升降，而但知川芎治头痛，谬亦甚矣。

3. 川芎气香窜，性温，温窜相并，其力上升、下降、外达、内透，无所不至。其特长在能引人身轻清之气上至于脑，其温窜之力，又能通气活血，治周身拘挛。

4. 川芎此药可君可臣，但不可重用，必须以补气补血之药佐之，则利大而功倍。倘单用一味以补血，则血动反有散失之忧；单一味以止痛，则痛止转有暴止之虚。与人参、白术、茯苓同用补气，未必不补气以生血；若与当归、熟地、山萸、麦冬、白芍同用亦补血，未必不生血以生精。所虑者，同风药并用耳，可暂用不可常用，中病而已。

5. 川芎散气而复能生血者，非生于散，乃生于动。动则血活，旧血易去，新血易生，则新气亦自易生长。但血大动则走而不能生，血不动则止而不能生。单用川芎，或恐过动而生变，合补气补血药同用，则无过动之虑，而有同群共济之妙。

6. 川芎亦生气之药，但长于生血，而短于生气。人不知补气，但言耗气。而川芎生气实不能自生，必须佐参、术以建功，辅归、芪以奏效，不可嫌其散气而不用。当归性动而川芎亦动，动与动相合，必有同心之好，无怪其相得益彰。然而两动相合，反不全动，故不走血而反生血。又川芎散中有补，则散非全散，产后最宜，使无瘀血之忧，又有生血之益，妙不在补血而在散也。

7. 齿根出血者，含川芎多效。

8. 川芎同苏叶，可以散风寒于表分；同芪、术，可以温中气而通行肝脾；同归、芍，可以生血脉而贯通营阴。

9. 川芎得牡蛎，治头风吐逆；得天麻，止头眩。

10. 沈括《梦溪笔谈》卷18载："予一族子，旧服芎䓖。医郑叔熊见之云：'芎䓖不可久服，多令人暴死。'后族子果无疾而卒。又予姻家朝士张子通之妻，因病脑风，服芎䓖甚久，亦一旦暴亡。皆予目见者。"寇宗奭《本草衍义》卷8评曰："此盖单服耳。若单服既久，则走散真气。既使他药佐使，又不久服，中病便已，则乌能至此?"近人戴谷荪《谷荪医话》卷1辨云："《笔谈》所载暴死证，云系脑风，以予臆度，当是血不得降之实证，久服川芎，脑脉爆裂，故死必猝暴耳。"三说参看，则能善用川芎。

11. 日本有人研究说，川芎大量服用，有麻醉大脑的作用。按沈括《梦溪笔谈》曾载有久服川芎暴亡一事。暴亡之原因，殆不外乎麻醉过甚，可与上说印证。

12. 川芎性阳味辛，凡病人上盛下虚，虚火炎上，呕吐咳嗽，自汗，易汗，盗汗，咽干口燥，发热作渴，烦躁，法并忌之。

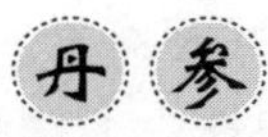

丹参

丹参，始载于《神农本草经》，是唇形科多年生草本植物，药用根及根茎。因根呈紫红色，故名丹参或紫丹参。本品味苦，性微寒，归心、肝经。

临证应用

［**配用简说**］

1. 丹参功能活血祛瘀止痛，治心脉瘀滞，胸痹心痛，常配川芎、蒲黄、五灵脂、郁金同用；瘀滞所致的脘腹疼痛，常配砂仁、檀香同用。《肘后备急方》还单用本品为末，热酒调服，用治"小腹及阴中相引痛，自汗出欲死"的病症。这种小腹剧痛在寒疝及子宫内膜异位症患者中常可见到。

2. 丹参入血分，祛瘀生新，通经止痛，是女科调经要药。《妇人大全良方》以一味丹参作为调经通治方。但实际应用时，常需适当配伍。如瘀血所致的月经不调、痛经、闭经，可配合香附、当归、芍药、益母草同用；产后或妇科手术后腹痛，常因有瘀血留积，可配合当归、川芎、五灵脂等同用。

3. 瘀久而致的癥瘕积聚，古代有单用丹参久服的经验，也可以本品配伍鳖甲、生牡蛎、三棱、莪术等，以活血软坚消积。现用于肝脾肿大、宫外孕、子宫肌瘤等病证，有使肿大的肝脾变软、缩小，及促进腹腔内血肿包块消散的作用。

4. 热病邪入营血，出现烦躁不安，身发斑疹，丹参可配合生地、玄参、金银花、连翘等同用。

5. 丹参入心经，有养血安神、清心除烦作用。治疗心烦不眠，每日可用30克水煎，分2次服；若与酸枣仁、柏子仁、红枣、五味子或人参等配用，效果更好。

6. 丹参能改善血液循环，治疗风湿痹阻经络，腰腿冷痛，可配桂心、杜仲、牛膝；若郁而化热，关节红肿热痛，可配忍冬藤、赤芍、秦艽；跌打瘀肿疼痛，可配当归、川芎、乳香、没药等。

7. 丹参功能活血凉血，消痈止痛，治疗疮疡肿毒，既可内服，又可采用外敷、浴洗等方法。治疮痈、丹毒初起，可配合瓜蒌、金银花、连翘等煎服，同时配赤芍、白芷醋浸，入猪脂熬膏敷用，或配野菊花、蒲公英等煎汤，避风浴洗。

［**一般用法**］

入煎剂10～15克，大剂量可用至30克。外用适量，煎水淋洗或熬膏调敷。孕妇及月经过多者慎服。传统认为不能与藜芦同用。

临证推广

［**古用发微**］

1. 治疗风软脚　治风软脚，可用丹参浸酒服之。方见《经史证类备急本草》引肖炳《四声本草》。服后疗效显著，甚至可逐奔马，故民间称丹参为“奔马草”。

风软脚是指风湿瘀阻引起的筋脉弛缓，下肢痿软无力或不能随意运动的一种病症，属中医“痿证”范畴。现代治疗糖尿病并发周围神经病变，以及表现为软瘫的中枢神经系统感染后遗症时，丹参常为主药。如有报道，以丹参注射液和生地注射液同时加入林格溶液中静脉滴注，治疗糖尿病神经病变23例，结果：患者肢体麻木无力等症状均得到改善，腓神经运动传导速度明显提高。（中西医结合杂志，1988，2：84）

2. 治疗癫狂惊痫　丹参有安神定志作用。妇人突然发狂，妄言妄动，不避亲疏，不畏羞耻，可以丹参8两，醋拌炒，研细末，早晚各服3钱，淡盐汤调灌。方见《本草汇言》卷1引杨石林方。《太平圣惠方》卷85有除热丹参摩膏，治小儿惊痫，药取丹参、雷丸各半两，猪膏2两。为粗末，猪膏入银器中先煎，然内诸药，煎七上七下。膏成，绵滤去滓，用瓷合中盛。以摩儿身，日三用之。

现代亦有类似经验：以丹参、乌药各100克组成的醒癫汤煎服，每日1剂，服3～5日，治疗青少年初发癫狂证14例，均治愈。（浙江中医杂志，1990，5：203）

3. 治疗血瘀出血证　治血瘀吐血，丹参饭锅蒸熟，开水泡，代茶日饮，有效。方见《冷庐医话》卷4。《备急千金要方》卷2治妊娠胎堕，下血不止，用丹参12两，为粗末，清酒3升，煮取3升。每温服1升，日3次。

血瘀引起的出血证，当以祛瘀为先，宿血去则新血生。

4. 治疗㾦瘟 治㾦瘟，用丹参、苦参各4两，蛇床子3两。水1斗，煎7升，去滓熏洗。方见《外科大成》卷4洗药二参汤。

㾦瘟俗称风疹块，相当于西医的荨麻疹。丹参此功效与本草记载其能治疗“疥癣”的效用相近。

5. 用于保健 古代本草说丹参有“益气”（《神农本草经》）、“养血”（《名医别录》）的功效，实际上是指它调和气血，以通为补的作用，气血调和则百病不生。《太平圣惠方》卷95记载，以丹参浸酒，量力饮之，能通九窍，补五脏，令人不病。

［**现代报道**］

1. 预防肝癌 在广西某肝癌高发区开展口服丹参浸膏片以预防原发性肝癌的流行病学实验研究。1108名研究对象，均为该高发区内的男性农民，在实验开始时，体检均无肝癌现症表现，甲胎蛋白阴性。将他们随机分为2组，实验组595人每日服用丹参浸膏片6片（每片相当于生药0.8克），对照组513人服用安慰剂（为医用淀粉加适量维生素B_1制成的片剂）。2组成员按上述剂量服药1年，停服1年，然后再服药1年。经过5年多时间的随访观察，实验组成员患肝癌的危险性低于对照组，差异有显著性（$P<0.05$）。（广西医学，1995，3：179）

2. 治疗晚期癌性疼痛 将丹参注射液20～40毫升加入10%葡萄糖液500毫升内静脉滴注，3～6小时滴完，每日1次，15日为1疗程。共治15例，其中剧烈疼痛或绞痛13例，隐痛或胀痛2例。结果：疼痛消失12例，减轻2例，无效1例。（中国肿瘤临床与康复，1995，2：39）

3. 治疗慢性肝炎 用丹参注射液15～20毫升（每毫升含生药1.5～2克），加入10%葡萄糖液250毫升中静脉滴注，30日为1疗程。共治83例，以临床症状基本消失，肝脾肿大回缩或稳定，主要化验项目都已恢复正常，“麝浊”、“麝絮”恢复正常为近期痊愈。结果：经治1～3疗程，近期治愈28例（33.7%），显著进步39例（47.0%），无效16例（19.3%）。（南京中医学院学报，1985，1：29）

4. 治疗肺心病 肺心病患者在急性感染控制后，以丹参注射液30毫升（每毫升含生药1.5克）加入10%葡萄糖液或5%低分子右旋糖酐500毫升中静脉滴注，每日1次，10～14日为1疗程。共治26例，按1977年修订的慢性肺心病病情分级和疗效判断标准考核，显效8例，总有效率76.29%；右心功能部分改善，血液流变学指标均有改善。部分患者用药1～3日后，哮鸣音、喘息明显减轻，紫绀改善，水肿亦见消退。（中西医结合杂志，1984，4：220）

5. 治疗急性心肌梗死 共治1350例，在监护和其他治疗条件相仿情况下，依是否应用丹参注射液随机分为治疗组和对照组。治疗组388例，男295例，女93例，使用丹参注射液16～24克加入5%葡萄糖液或低分子右旋糖酐500毫升中静脉滴注，每日1次，7～14日为1疗程；对照组962例，男712例，女250例。结果：治疗组男性总病死率为16.2%（48/295），泵衰竭者病死率为34.6%（28/81），心功能正常者病死率为9.3%（20/214）；对照组男性则分别为22.1%（158/712）、51.1%（89/174）和12.8%（69/538）。女性患者则不论有无泵衰竭，其病死率两组均无显著差别。（中医杂志，1994，1：29）

6. 治疗急性腹泻 治疗组91例，其中感染性腹泻67例，急性菌痢24例，在5%葡萄糖液500毫升内加丹参注射液（每支2毫升，相当于丹参生药3克）16毫升，每日1次静脉滴注。对照组92例，其中感染性腹泻63例，急性菌痢29例，口服氟哌酸0.2～0.3克，每日4次，并用5%葡萄糖液500毫升加庆大霉素24万单位（如肾功能差或高龄患者改用氨苄青霉素5～6克或氯霉素1克），每日1次静脉滴注。两组腹痛较剧烈者加用654－2肌内注射，并根据脱水情况适当补液。疗程均为3日。以发热、腹痛、腹泻消失，大便常规化验正常，痊愈出院者为显效。结果：治疗组显效76例，总有效率92.31%；对照组则为72例和90.22%，两组疗效无明显差异。但发热和腹痛消退时间治疗组均短于对照组；止泻时间两组无明显差异。（中国中西医结合杂志，1993，2：109）

7. 治疗肾病综合征 用复方丹参注射液24～36毫升加入5%葡萄糖液500毫升中静脉滴注，每日1次，连用2～4周。同时服用强的松，每千克体重每日量为1～1.2毫克，晨起顿服。4周内尿蛋白转阴，则递减停药。平均用药6～8周。同时注意补充钙剂、蛋白质及采取对症治疗措施。治疗26例，作为治疗组，并与22例单用强的松治疗者（用法、疗程、注意事项同治疗组）作对照。以尿蛋白转阴，24小时尿蛋白定量<200毫克，水肿等症状消失为完全缓解。结果：两组完全缓解率分别为69%和45.5%，基本缓解率分别为19.2%和31.8%，部分缓解率分别为11.6%和22.7%。治疗组完全缓解率明显优于对照组（$P<0.05$）。（中原医刊，1999，4：25）

8. 治疗慢性肾功能不全 用丹参注射液（每毫升含生药1.5克）每次16～20毫升，加入5%葡萄糖液500毫升中静脉滴注，每日1次，14日为1疗程。共治48例，以1疗程后临床症状基本消失，尿素氮、肌酐比原来数值下降50%以上为显效。结果：轻度肾功能不全者显效率为40%，总有效率80%；中度损害者显效率为12.5%，有效率62.5%；重度损害者显效率为12.5%，总有效率65.6%。丹参除改善肾功能，降低氮质血症外，在消肿、增加尿量、降低血压和改善消化道症状等方面的作用也较明显。（上海中医药杂志，1981，1：17）

9. 治疗糖尿病肾病 在治疗糖尿病使血糖控制在5.7～8.8mmol/L的基础上，用复方丹参注射液10～16毫升（每毫升含丹参、降香各2克）加入100～250毫升生理盐水或5%葡萄糖液内静脉滴注，每日1次，15日为1疗程，间歇2日再行1疗程。治疗期间不用利尿剂、降压药、血制品，不输血。共治23例，全部有持续性蛋白尿，其中伴有高血压16例，肾功能不全9例，贫血11例。分别测定患者治疗前后的血压、肌酐、血尿素氮和血红蛋白的变化，采用t检验。结果：16例高血压者，血压由治前的163±5/103±5mmHg降为144±9/87±5mmHg（$P<0.01$）；9例肾功能不全者，血尿素氮由治前的10.1±2.3mmol/L降为8.70±1.5mmol/L（$P<0.05$），肌酐由治前的253.4±113.1μmol/L降为160±104.9μmol/L（$P<0.01$）；11例贫血者的血红蛋白由

治前的76.7±13.1g/L升为87.2±13.2g/L（$P<0.01$）。（南京中医学院学报，1994，2：14）

10. 治疗脑梗死 用复方丹参注射液，每次20毫升，加入10%葡萄糖液静脉滴注，15日为1疗程。共治15例，均经CT及MRI确诊。经过1～2个疗程的治疗，头痛、头晕症状全部缓解；8例语言障碍伴一侧肢体瘫痪者，语言全部恢复，7例肢体恢复功能，1例症状减轻；3例双下肢无力者全部恢复正常；血液流变学指标得以改善。（山西医药杂志，1993，2：100）

11. 治疗脑血栓形成 用复方丹参注射液（每2毫升含丹参、降香各2克）16毫升加入低分子右旋糖酐500毫升中静脉滴注，每日1次，14日为1疗程。共治128例，以瘫痪肢体的肌力较治前提高Ⅲ级以上为显效。结果：显效55例，总有效率75%。与128例用尿激酶治疗者作对照，总有效率差别无显著性；起效时间复方丹参慢于尿激酶，但可避免用尿激酶时需对凝血机制进行监测。（徐州医学院学报，1987，1：50）

12. 治疗蛛网膜下腔出血 治疗组24例，以丹参注射液8～10支（每支含生药2克）加入10%葡萄糖液500毫升中静脉滴注，10日为1疗程，并予20%甘露醇250毫升和50%葡萄糖液100毫升，每日3～4次，交替静脉注射3～5日；对症处理给予降血压及软化血管药物。对照组24例，应用止血、镇痛、降颅内压药物及激素等。以神智清楚，临床症状基本消失，生活自理为痊愈。结果：治疗组痊愈16例，显效5例，有效2例，死亡1例；对照组则分别为10例、5例、5例和4例。（河北中医，1988，1：6）

13. 治疗神经衰弱 丹参30克，每日1剂，水煎，早晚分2次服。1个月为1疗程。共治100例，对失眠、头痛、头晕等症状均有一定疗效，而对失眠的疗效最为明显，痊愈及显效者高达75%，但对记忆力减退、注意力不集中及耳鸣疗效较差。（山西医药杂志，1988，6：367）

14. 治疗神经系统病疾病 以丹参注射液16毫升加入10%葡萄糖液500毫升中静脉滴注，每日1次。2～3周为1疗程，间隔1周，开始第2疗程。以临床主要症状消失，肌力增强，肌张力改善，括约肌功能好转为显效。共治82例，其中腰神经根受压症45例，颈神经根受压症25例，脊髓压迫症6例，脊髓肿瘤切除术后4例，脊髓侧索硬化症2例。结果：显效分别为9例、7例、1例、2例和0例，总有效率92.6%。（上海中医药杂志，1987，2：28）

15. 治疗红斑性肢痛症 以丹参与川芎注射液各2毫升，上、下午各肌内注射1次，5日为1疗程。共治8例，皆为女性，红斑均在双足足尖、足底、蹠趾关节，其中1例并累及双膝关节，但比足部轻。疼痛呈刀割样、针刺样或灼热样，夜难入睡，每次发作短则十几分钟，长则2小时，渐转持续性阵痛。除1例血沉略快外，其余指标皆正常。结果：症状消失最快1日半，最迟5日，其中1例5日后仍觉足底部有麻木感，又连用2日而消失。（新医学，1981，5：280）

16. 治疗瘙痒性皮肤病 用丹参针（每支2毫升，含生药20毫克）4毫升，每日肌内注射1次，15日为1疗程。共治26例，其中湿疹样皮炎8例，神经性皮炎5例，湿疹4例，皮肤划痕症、慢性荨麻疹、瘙痒症、皮肤淀粉样变各2例，色素紫癜性苔藓样皮炎1例。以皮疹及瘙痒全部消失为基本痊愈，结果：基本痊愈5例，总有效率

73.1%。有效病例见效最快3～4日，最慢15日。（中医杂志，1985，7：47）

17. 治疗酒渣性及囊虫性痤疮 用丹参酮片0.25克，每次3～5片，每日3次口服，连用10日～6个月，平均用药32日。治疗23例，痊愈8例，显效13例，好转2例。（中华皮肤科杂志，1980，3：156）

18. 治疗阻塞性输卵管炎 口服复方丹参片，每次3片，每日3次，月经期停用。共治30例，其中伴月经不调者18例，宫颈糜烂、白带增多者15例，慢性盆腔炎者13例，盆腔两侧可触及条索状输卵管者18例，可扪及包块者12例，双侧输卵管积水者12例，一侧积水对侧粘连者8例。以腹痛消失，月经正常，B超检查输卵管积水完全消失，子宫输卵管通畅试验证实畅通或妊娠为治愈。结果：治愈10例（其中3例妊娠），有效13例，无效7例。除3例妊娠者服药3～4个月经周期外，其余病例均连续服药6个月经周期。（中国中西医结合杂志，1993，8：501）

19. 治疗小儿迁延性肺炎 所观察的13例，为用过多种抗菌素、丙种球蛋白、输过血浆或新鲜血，部分加用过理疗及皮质激素，病程超过1月，但均未收到明显效果者。在原治法不变的情况下加用丹参素（从丹参中提取的水溶性单体）静脉滴注，用量为每次40～60毫克，每日2次，疗程5～9日。以呼吸道症状及肺部啰音消失，胸部X线复查炎症吸收为痊愈。结果：痊愈7例，好转6例。（中医杂志，1982，12：27）

20. 治疗小儿急性感染中毒性心肌炎 治疗组36例中24例确诊后即单纯用丹参注射液治疗，另12例经西药治疗5～16日后因疗效不佳加用丹参治疗。剂量：婴儿每日4毫升（每毫升含丹参生药1.5克），大于1岁每日每千克0.3～0.4毫升，最大剂量≤10毫升，加入10%葡萄糖液100～250毫升内静脉滴注，每日1次，7～14日为1疗程。对照组14例予相应的抗生素等常规治疗，部分给予吸氧、强心、利尿及激素治疗等。以症状消失，心电图、心脏X线检查、心肌酶测定正常为临床痊愈。结果：治疗组全部治愈；对照组临床痊愈6例，显效4例，好转2例，死亡2例。治疗组治愈病例平均住院日明显短于对照组。（中国中西医结合杂志，1993，11：665）

21. 治疗中心性浆液性脉络膜视网膜病变 用复方丹参注射液18～20毫升，加入5%葡萄糖液500毫升内静脉滴注，每日1次。10日为1疗程，疗程间间隔3日。同时给予地巴唑等常规治疗。治疗30例，作为治疗组，并与28例单用常规治疗者作对照。结果：治疗组治愈23例，好转6例；对照组治愈15例，好转6例。两组总有效率分别为96.7%和75.0%。（中国中医眼科杂志，1994，4：248）

22. 治疗过敏性鼻炎 取复方丹参液（每毫升含丹参、降香生药各1克）注射于双侧下鼻甲黏膜下，双侧各1毫升，每周2次，6～8次为1疗程。第1疗程后疗效不满意者，隔1周后行第2疗程，药量每侧增至1.5毫升。注射后用1%麻黄素棉片压迫注射部位以防出血。共治50例，以2周内临床症状消失，功能障碍恢复，鼻腔检查正常或好转，3～6个月内鼻腔分泌物涂片阴性，发作次数显著减少或偶有发作但症状明显减轻为显效。结果：显效33例，好转10例，无效7例，总有效率86%。（中医杂志，1984，9：43）

临证参考

［**古法借鉴**］

1. 汤火伤 治汤火灼伤成疮，丹参细切，以羊脂煎成膏，敷疮上。此经验见载于《补辑肘后方》下卷。

本方《本草纲目》卷12引《肘后方》作“热油火灼，除痛生肌，丹参8两剉，以水微调，取羊脂2斤，煎三上三下，以涂疮上”。

2. 五色丹 治五色丹，枣树根4两，丹参3两，菊花1两半。剉细，每用2两，以水5升，煎至3升，候冷热适宜，避风洗浴。此经验见载于《太平圣惠方》卷91枣根汤。

五色丹，小儿丹毒之一。因风毒之热及盛衰变化不同，其丹色之改变亦异，故名。

3. 产后虚喘 人参3两，附子5钱（童便制），丹参5钱（盐水炒）。水5碗，煎2碗，徐徐进之。此经验见载于《本草汇言》卷1引缪仲淳方。

上系缪氏为《本草汇言》作者倪朱谟妻看病开的处方。据原案记述，倪妻产后5日，食冷物，怒伤肝，又作泄，又作嗽。又3日泄不止，手足冷，卒然发喘，觉神气飞荡不守。一医以丹参2钱，人参3钱，附子2钱，煎服如故。缪氏接诊，用药不变，但加大剂量，处以上方，半日许，喘即霍然而定。名医临证的识见与经验，于此可见一斑。

［**论治备参**］

1. 丹参主入手少阴心经、手厥阴心包经，为心与心包络血分药。善治血分，去滞生新，为调经顺脉之药。书载能入心包络破瘀一语，已尽丹参功效矣。仅可佐使，非君臣之药。用之补则补，用之攻则攻。丹参虽有参名，但补血之力不足，活血之功有余，为调理血分之首药。其所以疗风痹去结积者，亦血行风自灭，血行积自消耳。

2. 丹参药性，《神农本草经》谓之微寒，陶弘景已疑其误，缪仲醇亦疑之，至张石顽乃改作微温。详审《神农本草经》、《名医别录》所主心腹邪气，肠鸣幽幽，痼疾结气，无一非寒邪为病，当无用寒药主治之理，而积聚癥瘕，又非温运不通，故本品药性“微寒”当是“微温”之误。

3. 丹参性温性寒，历来众说纷纭，实际上本品是一味以活血功能见长的平和之品，寒温之性并不明显，只要配伍合适，无论偏寒或偏热的血滞病证均可应用。

4. 《妇人明理论》说：“一味丹参，功同四物，能补血活血。”其实丹参活血祛瘀作用甚佳，补血之力则较弱。故现代治疗妇科等疾病，每与补肾养血理气之品相配，很少单用。

5. 常用丹参配白茅根治疗流行性出血热。丹参能活血化瘀，疏通微循环，降低血小板黏附性，预防弥漫性血管内凝血的发生，对沉积在毛细血管壁的免疫复合物有清除作用；白茅根能降低血管壁的通透性，减少血浆外渗，缩短出、凝血时间。

6. 治疗子宫下垂、胃下垂，用补中益气汤加丹参、枳壳同用，可提高疗效，增强有关组织的收缩功能，恢复筋膜的张力和韧性，此配伍较仅用补中益气汤加枳壳高出一筹。

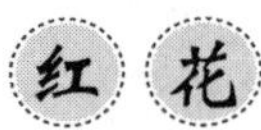

红花

红花，其药用始见于《金匮要略》，原作“红蓝花”，是菊科越年生草本植物红花的花，当夏季花色由黄转为鲜红时采摘，晒干或阴干后供药用。本品味辛，性温，归心、肝经。

临证应用

［**配用简说**］

1. 红花是常用的活血通经、散瘀止痛药，妇科应用尤为普遍，适用于血瘀闭经、经行腹痛、行经有血块、经期后延，或产后瘀滞腹痛等，常配合当归、川芎、桃仁、牛膝等同用。宿瘀久积成块，可加用三棱、莪术、炙鳖甲等，以消散癥积。

2. 胸痹心痛、脘腹疼痛因血瘀气滞所致者，用红花均为适宜。临证常配丹参、桂枝、瓜蒌治疗胸痹心痛，配柴胡、白芍、枳壳治疗胁痛，配香附、山栀治疗胃脘痛，配当归、白芍、吴茱萸治疗腹痛等。

3. 红花常用于中风偏瘫，肢体麻木疼痛，每与黄芪、当归、赤芍、桃仁、川芎、地龙、牛膝、丹参等同用。现代常配用本品治疗急慢性关节、肌肉、神经痛。

4. 红花是伤科常用药物，治跌打损伤，皮下血肿不退，可配桃仁、大黄、白芷、没药等研末外敷；内伤瘀痛，可配合苏木、当归、川芎、乳香等煎汤内服。

5. 治热郁血瘀，斑疹色暗不透，可以红花配合当归、紫草、大青叶同用。

［**一般用法**］

入煎剂 3～10 克；用于养血和血，一般用 1.5～3 克。孕妇、月经过多及有出血倾向者忌用。

临证推广

［**古用发微**］

1. 治疗吐血　治肺心热盛，吐血不止，伏龙肝 1（合）分，红蓝花 2 两，生甘草半两。上药为细末，每于食后，煎竹茹汤，调下 2 钱。一方名红蓝花散，治心热吐血不止，用红蓝花 2 两，伏龙肝 1 升（以水 2 升半，浸滤取汁），乱发灰 1 两，甜竹茹 3 合。用时为散，每服 3 钱，以伏龙肝水 1 中盏，煎至 6 分，去滓，频频温服。或用红花散方：红花 1 两，诃黎勒 3 枚（兼核生用），川朴硝 5 两。为散，每服 3 钱，以水、酒各半中盏，煎至 6 分，去滓，入赤马通 1 合，不计时候温服。上 3 方均见载于《太平圣惠方》卷 37。

红花适用于瘀血或瘀热所致的吐血症，若用藏红花，效果更佳。

2. 治疗肿毒 红花治肿毒，既可内服，又可外用。如治肿毒初起，肿痛不可忍，用红花、穿山甲（炒）各5钱，归尾3钱。黄酒2盅，煎上药至1盅，调阿魏5分、麝香5厘服。方见《外科大成》卷1。治赤游肿半身红，渐渐展引不止，以红蓝花末，醋调敷之。方见《小儿卫生总微论方》卷20。

红花有“活血”“止痛消肿”（《本草纲目》）的功效，故能治疗肿毒初起。赤游肿又名赤游丹，为小儿丹毒之一种，多因胎中受热所致。

3. 治疗鸡眼 治鸡眼，地骨皮、鲜红花杵成膏，敷患处。或取地骨皮、红花各等份，研细，香油调敷。若已割者敷之，次日即痂落。方见《疡医大全》卷27金莲稳步膏。

现代有验证报道：取地骨皮6克，红花3克，共研细末，加适量麻油、面粉调成糊状，密封备用。外敷时先把鸡眼老皮削掉，然后把药摊于患部，用纱布包扎好，2日换药1次。治鸡眼25例，均痊愈。敷1次即愈者3例，2次者19例，3次者2例，5次者1例。（新中医，1974，4：39）又用上两药各40克，研成细末，加甘油100克搅匀，每取适量涂敷，治疗胼胝（手掌、足跖处皮肤增厚）亦有效。（江苏中医，1961，5：封3）

［**现代报道**］

1. 预防流行性出血热DIC 将流行性出血热发热期DIC阴性患者182例随机分为3组：红花泽兰组66例，潘生丁组50例，对照组66例。前两组除一般治疗外，红花泽兰组给20%红花、泽兰注射液各30毫升，加于10%葡萄糖液20毫升静脉注射，每日1次；潘生丁组给潘生丁0.1克口服，每日4次；对照组仅用一般治疗。治疗第3日及第7日各做DIC诊断指标1次。结果：对照组出现DIC阳性者8例（12.1%），潘生丁组3例（6%），红花泽兰组无1例出现DIC阳性者，经统计学处理，红花泽兰组DIC发生率显著低于对照组（$P<0.05$）；红花泽兰组DIC发生率虽较潘生丁组低，但没有显著差异（$P>0.05$）。（中医杂志，1981，1：17）

2. 治疗顽固性大咯血 治疗组25例，在治疗原发病的基础上，用红花鱼腥草注射液（每毫升含鱼腥草生药6克，红花1克）雾化吸入，每次15分钟，每日3~4次，2周为1疗程；在大咯血时用脑垂体后叶素加入5%葡萄糖液中静脉滴注1次。对照组21例，原发病治疗与治疗组相同，同时用脑垂体后叶素、止血敏、止血芳酸、维生素K_1加入10%葡萄糖液中静脉滴注，每日1~2次；并口服云南白药0.5克，每日3次，必咳平片16毫克，每日3次，10日为1疗程。以治疗1~2疗程，咯血止，症状消失，随访半年无复发为治愈。结果：治疗组治愈22例，无效3例，止咳有效率100%，无1例死亡；对照组治愈2例，好转13例，无效6例（其中死亡3例），止咳有效率75.4%。两组疗效差异显著（$P<0.01$）。（中国中西医结合杂志，1994，4：251）

3. 治疗冠心病 用红花注射液15毫升（每毫升含生药0.5克）加入5%葡萄糖液200毫升内静脉滴注，每日1次，半个月为1疗程，1疗程后间隔5日，再开始第2疗程。共治60例。结果：治疗后血沉、血沉方程K值、红细胞电泳、红细胞压积、全血黏度、全血还原黏度、血浆黏度、体外形成血栓长度重量所测数据均下降（P<0.05），而血小板黏附率、纤维蛋白下降非常明显（P<0.01）；心绞痛总有效率76.7%；心电图改善总有效率65.0%。（中医药研究，1991，5：33）

4. 治疗早搏 调律片为红花、苦参、炙甘草按1：1：0.6比例制成的浸膏片，每片重0.5克，每次服3片，每日3次，4周为1疗程。共治45例，其中室性早搏31例，房性8例，交界性6例。以早搏消失，自觉症状好转为显效。结果：显效15例，其中室性11例，房性3例，交界性1例；有效18例，其中室性12例，房性3例，交界性3例；无效12例。（浙江中医杂志，1983，1：29）

5. 治疗糖尿病性视网膜病变 除常规控制饮食与规范化糖尿病全身治疗外，应用50%红花注射液5毫升加入250毫升生理盐水中静脉滴注，每日1次。如无不适逐日增加到20毫升，2小时内滴完，20日为1疗程，间隔1周，进行第2个疗程。共治30例59只眼，其中早期46只眼，中期12只眼，晚期1只眼。结果：2个疗程后所有病例视力均有不同程度改善。病变早期46只眼视力基本恢复，眼底镜检查，扩张的毛细血管收缩，静脉端毛细血管瘤明显变小或消失；中期12只眼，黄斑区周围毛细血管分布的圆点状出血吸收或消失，黄白色蜡样点状渗出物缩小，眼底清晰度增加，视力明显提高；晚期1只眼，视乳头及附近新生血管明显抑制，玻璃体出血逐渐吸收，视力有所改善。（山西中医，1993，6：23）

6. 治疗糖尿病性外周神经炎 治疗组30例，用50%红花注射液15毫升加入5%葡萄糖液500毫升中静脉滴注，每日1次；2周为1疗程，停1周，再行第2疗程。对照组16例，以654-2注射液30~50毫克加入5%葡萄糖液500毫升中静脉滴注，每日1次，疗程同治疗组。以自觉症状明显好转或消失，膝、腱反射明显好转或恢复正常，肌电图神经传导速度较治前加快4.9米/秒以上者为显效。结果：治疗组显效15例，有效14例，总有效率96.7%；对照组显效5例，有效7例，总有效率75%。两组疗效有显著差异（P<0.05）。（安徽中医临床杂志，1997，5：229）

7. 治疗脑血栓 治疗组137例用50%红花注射液15毫升（含生药75克）加入10%葡萄糖液500毫升中静脉滴注，每日1次；对照组50例用4%碳酸氢钠100毫升加入10%葡萄糖液500毫升中静脉滴注，每日1次。均以15日为1疗程。两组病人同时口服烟酸，剂量相同，其间不用其他治疗。以各自1个疗程前、后症状比较判断疗效。结果：治疗组总有效率94.2%，对照组总有效率72%，差异非常显著（P<0.01）。治疗组对轻、中型患者治愈率比对照组高（P<0.01）；对重症患者，两组疗效均不明显。（山西医药杂志，1983，5：297）

8. 预防褥疮 红花30克，浸泡在100毫升自来水中，冬天浸泡2小时，夏天浸泡半小时，待浸出液呈玫瑰红色后即可使用。用时每次取4毫升浸出液于手掌上，轻轻揉擦褥疮好发部位，每次揉擦10~15分钟。观察506例，无1例发生褥疮及其他并发症。（新医药学杂志，1975，8：24）

9. 治疗静脉炎 取红花、甘草各半研粉，用50%酒精调匀后敷患处，纱布包扎，每日换药1次，干后可在纱布外倒入少量酒精加湿，外敷1~3次。共治69例，以红肿

热痛消失，局部静脉变软，恢复弹性为显效。结果：显效43例，有效26例。（浙江中医杂志，1988，6：277）

10. 治疗扁平疣 红花12克，开水冲泡代茶饮，每日数次，至水无色时将药渣反复涂擦疣部，以患处略呈红色为度。10日为1疗程。共治90例，以皮损全部消退为痊愈。结果：痊愈70例，显效12例，无效8例。孕妇及妇女月经期忌用。（中国皮肤性病学杂志，1997，4：254）

11. 治疗青少年假性近视 用潼蒺藜、红花制成颗粒冲剂，每包12克（相当原生药11克）。治疗组150例285只眼，10岁以下者每次服6克，10岁以上12克，每日2次，温开水冲服；对照组31例62只眼，服用外形相似的安慰剂。均以15日为1疗程，共服3个疗程。服药期间停用其他治疗近视的药物及疗法，以视力达到1.0或以上者为痊愈。结果：治疗组治愈76只眼，显效52只眼，好转141只眼，有效率达94.4%；对照组视力几乎无变化。（陕西中医学院学报，1990，2：46）

12. 治疗突发性耳聋 用红花注射液2～4克作肌内注射，每日3次，8～10日为1疗程；疗程间停止肌内注射3～5日，改用口服；妇女经期暂停用药。共治感音神经性耳聋20例，疗程最短8日，最长60日；轻度、中度聋各2例，中重度聋4例，重度聋8例，深度聋4例；治疗1个疗程3例，2个疗程9例，3个疗程和4个疗程各4例。以治疗后自觉听力恢复，其他症状减轻或消失，250～4000赫兹5个频率的听阈平均值在22分贝以内者为痊愈。结果：痊愈6例，显效3例，进步5例，无效6例。3周以后开始治疗者全部无效；听力在55分贝以内者全部治愈；全聋者除1例进步外其余无效；伴有眩晕症状者疗效较差；年轻患者疗效较年迈者为佳。（中华耳鼻咽喉科杂志，1982，1：41）

临证参考

［古法借鉴］

1. 胃脘痛 治胃脘血气痛方：红花1大撮，水2盅，煎1盅服。此经验见载于《奇方类编》卷上。

红花适用于瘀血所致的胃脘痛。

2. 噎膈 治噎膈拒食，端午采头次红花（无灰酒拌）、血竭（瓜子样者）各等份。为末，无灰酒1盏，隔汤炖热，徐徐咽下。初服2分，次日4分，第3日5分。此经验见载于《本草纲目》卷15引《杨起简便方》。

3. 臂痛 治臂痛，用红花（炒）、神曲（炒）为末，酒调下。此经验见载于《赤水玄珠》卷12花曲散。

4. 妇人风证 治妇人六十二种风，及腹中血气刺痛，用红蓝花（即红花）1两，以酒1大升，煎减半，顿服一半，未止再服。此经验见载于《金匮要略·妇人杂病脉证并治》。

妇人血虚，最易感风。此言六十二种风，是谓风之致证多端。红花养血活血，血行气行，则风邪自散。

5. 胞衣不下 治产妇胞衣不下，红花1两（炒），清酒5爵，沃之温服。此经验见载于《医方考》卷6红花酒。

胞衣不下者，气弱而瘀血盈于胞也。故用清酒壮其气，红花败其瘀。红花亦能用于“胎死腹中”（《开宝本草》）。取红花适量，以酒煮汁二三碗服之，可下死胎。方见《灵验良方汇编》。

6. 聤耳 治聤耳，累年脓水不绝，臭秽，红花1分，白矾1两（烧灰）。细研为末，每用少许纳耳中。此经验见载于《太平圣惠方》卷36。

7. 喉痹 治喉痹壅塞不通，红蓝花捣，绞取汁1小升服之，以瘥为度。如冬月无生花，以干者浸湿，绞汁煎服。此经验见载于《本草纲目》卷15引《海上方》。

［**论治备参**］

1. 红花，破血、行血、和血、调血之药，凡临产诸证、产后诸证、一切气血不和之证，红花皆恃为要药。

2. 红花走而不守，迅利四达，不宜大剂独任。一说本品兼血药用之，斯能行血养血，而有补血之功。

3. 伤寒家有发热表汗不出者，营虚血燥，不能行汗也。用红花3～6克，入解表药中，行血助汗最妙，用当归入解表药中亦妙。

4. 红花同苏木逐瘀血，合肉桂通经闭，佐归、芍治遍身或胸腹血气刺痛。

5. 红花多用则破血通经，酒煮方妙；少用则入心养血，水煎却宜。

6. 晨泄久延，不独气虚下陷，血亦随之损伤，每见血虚、血瘀之变，治当补气养血活血，于治气虚泄泻方中加用红花，屡屡建功。

7. 郁病日久，常由气及血，红花与理气药相辅相济，气血并调，能收良效。如气郁化火者，可用越鞠丸加红花，甚者用调胃承气汤加红花；湿郁者，用升阳散火汤加红花。

8. 红花因能行血散瘀，故可用治心脏及脑血管、神经、肌肉等疾病。如有弥漫性血管内壁凝血症，处方要用红花，如加用桃仁，则功效更大。又本品配合丹参、川芎、赤芍、延胡索、桃仁等药同用，对脑血栓、闭塞性脉管炎等，有良好的溶解血栓效果。

9. 对于瘀血不去，新血不得而行所致的血崩，用大剂量红花，童便拌炒，屡获良效。两药配伍，既能化瘀，又能止血，故能止血崩。对于无瘀之血崩，用本品一味为引，亦有良效。

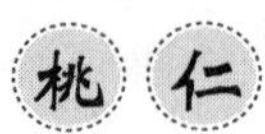

桃仁

桃仁，始载于《神农本草经》，原作“桃核仁”，是蔷薇科落叶小乔木植物桃或山桃的成熟种子。本品味苦、甘，性平，归心、肝、大肠经。

临证应用

［**配用简说**］

1. 桃仁为活血化瘀的要药，适应范围较广，妇科疾病尤为常用。治疗血瘀闭经、痛经、产后瘀滞腹痛、妇科慢性炎症腹痛，以及子宫或其附件手术后，经期不准，腹痛隐隐难除，常配合生地、当归、红花、川芎等同用；炎症腹痛明确者，可加配败酱草、红藤等。瘀血留滞体内，形成积块，中医称之为癥瘕积聚，包括肝脾肿大、妇女子宫肌瘤及卵巢囊肿等。治此常以本品配合桂枝、赤芍、丹皮、茯苓、鳖甲、海藻等同用，以活血软坚消癥，有相当效果。

2. 桃仁是治疗蓄血证的常用药物。外感热邪入里，与血相搏，而致瘀热蓄结于内的证候，中医称为伤寒蓄血证。主要症状为小腹胀痛，大便色黑，小便自利，甚则出现谵语、身黄、发狂等。此时桃仁可与桂枝、大黄、芒硝等配伍，破血下瘀，兼泻实热；病重者需加配水蛭、虻虫等药，以增强逐瘀之力。蓄血证也泛指多种瘀血郁结于内的证候，桃仁是必用药，并需根据蓄血所在部位及症状，辨证选药，分别论治。

3. 桃仁功能活血化瘀，治疗肢体痹痛和跌打伤痛，常配合当归、红花、乳香、没药等同用，也可在祛风湿药和治伤药中加用。

4. 桃仁可用于痈疡肿毒，治肺痈（肺脓疡）咳吐脓血痰，胸中隐痛，常配合芦根、冬瓜子、薏苡仁等清肺逐瘀，排脓消痈；治肠痈（阑尾炎）初起，右少腹疼痛，常配合大黄、芒硝、丹皮等泻热破瘀，散结消肿。桃仁配合金银花、连翘、赤芍、红花、白蔹、白芷、乳香、没药等，又能治疗疮疡肿毒初起。

5. 桃仁含有油质，能润肠通便，适用于年老体弱、久病血虚津亏或产后失血过多所致的便秘，常与杏仁、火麻仁、柏子仁、瓜蒌仁、生地、当归等配用。

［**一般用法**］

入煎剂 5～10 克，宜捣碎煎，不可过量服用。孕妇忌服；血小板减少，有出血倾向者慎用。

临证推广

［**古用发微**］

1. 治疗咳喘　治卒得咳嗽，用桃仁（去皮杵）3 升，置器中密封，蒸熟日干，绢袋盛，浸 2 斗酒中。7 日可饮，日饮四五合。治上气咳嗽，胸满气喘，用桃仁（去皮尖）3 两，以水 1 大升研汁，和粳米 2 合，煮粥食之。上两方均见于《本草纲目》卷 29。《圣济总录》卷 67 双仁丸，治上气喘急，用桃仁、杏仁（两药并去双仁、皮尖，炒）各半两。上为细末，水调生面少许为丸，如梧桐子大。每服 10 丸，生姜汤送下，微利为度。若急劳咳嗽，烦热，可用桃仁（汤浸去皮尖、双仁）3 两，童便 5 升，猪肺 2（1）枚。先取桃仁于砂盆内研，入童便、猪肺，以慢火煎桃仁烂、童便尽为度。用木杵臼捣，入蒸饼同和，丸和梧桐子大。每服不计时候，以温水下 30 丸。方见《太平圣惠方》卷27。

桃仁能“止咳逆上气”（《名医别录》），“兼主上气咳嗽、喘急”（《医学入门·本草》）。但现代临床治咳喘，桃仁常作辅助之品，较少单用。《中国药典》（2015版）言桃仁有“止咳平喘”功效，治疗“咳嗽气喘”。

2. 治疗心痛　治卒心痛方：桃仁（去皮尖，熟研）7枚，水合顿服，良。方见《肘后备急方》卷1。

桃仁适用于血滞不畅所致的心痛和胸痛。现代有报道，用桃仁、栀子研末，以炼蜜或蛋清调成糊状，敷于心前区，治疗冠心病心绞痛有良效。详见本药下述［现代报道］第1条。

3. 治疗胃脘痛　治食郁久，胃脘有瘀血作痛，用生桃仁连皮细嚼，以生韭菜捣自然汁1盏送下。方见《万病回春》卷2。治诸般心腹气痛，或瘀血作痛，亦可用《寿世保元》卷5桃灵丹：桃仁、五灵脂（火煨裂）各5钱。上为末，醋糊为丸，如梧桐子大。每服20丸，用酒或醋汤送下。

桃仁活血散瘀之力较强，有推陈致新之功，适用于瘀血所致的胃脘痛，不论新瘀久瘀，均可配伍应用。《症因脉治》卷1：“（胃脘痛）遇夜痛甚，逢冷即痛，按之有形，或饮食入胃，从半边而下，此瘀血痛也。”《医学三字经》卷1则称：“瘀血作痛，痛如刀割，或有积块，脉涩，大便黑。”二说皆可供临床辨证参考。

4. 治疗魇寐　治人多魇寐，用桃核仁21个，去皮研如泥，以白汤调服。方见《本草汇言》卷15。

睡眠时常有惊怪恶梦，或自觉有重物压身，因此而突然惊觉，称作魇，亦称梦魇、魇寐。魇寐之人，血脉多有瘀血，以桃仁活血化瘀是治本之法。

5. 治疗疝气痛　治诸疝气，胡芦巴、桃仁（去皮尖，炒）各等份。上为末，每服2钱，食前酒调下。方见《普济方》卷247胡桃散。若气血凝滞，疝气、膀胱小肠气痛不可忍，可用《景岳全书》卷54引《百一》桃仁膏：桃仁（炒，去皮尖）、大茴香（炒）各等份。上为细末，每服2钱，先以葱白2寸煨热，蘸药细嚼，空心以热酒下。或用《普济方》卷249引《卫生家宝》通圣散：桃仁（去皮尖）6两，硇砂（去砂石，研）1两半。上药生用为末，每服1钱，煎生葱酒调下。治小儿吊疝，用木馒头（切碎，用葱炒）、桃仁（盐炒）各等份。上为细末，每服2钱，温酒下。方见《类编朱氏集验医方》卷11桃仁汤。

桃仁是“止疝痛”（《医学入门·本草》）的要药，对瘀血内结少腹而致的“血疝”（主症为小腹结痛，硬满有形，甚或大便秘结而黑），尤为适宜。

［现代报道］

1. 治疗冠心病心绞痛　栀子、桃仁各12克，共研成末，加炼蜜或蛋清30克调成糊状。将药摊敷在心前区，长约7厘米，宽15厘米，盖以纱布，胶布固定。开始3日换药1次，2次后7日换药1次，6次为1疗程。共治50例，除严重心绞痛发作可含服硝酸甘油外，其他治疗冠心病的中西药物均停用。症状及心电图疗效均按1974年冠心病、高血压普查预防座谈会修订的标准评定。结果：症状疗效显效22例，改善22例，

无效 6 例；心电图疗效显效 7 例，改善 18 例，25 例无改变。（中级医刊，1981，4：19）

2. 治疗血吸虫病肝硬化 治疗组 20 例，用桃仁中提取的有效成分苦扁桃仁苷注射液 500 毫克，加入 5% 葡萄糖液 500 毫升中静脉滴注，隔日 1 次。对照组 20 例，仅用 5% 葡萄糖液 500 毫升静脉滴注，隔日 1 次。两组总疗程均为 90 日。结果治疗后，治疗组肝脏缩小 3 厘米以上者 11 例，占 55%，对照组 3 例，占 15%；治疗组脾脏体积缩小者 58.1%，对照组为 12.6%。两组疗效有显著性差异（$P<0.05$）。（中医杂志，1986，6：24）

3. 治疗精神分裂症 桃仁 20 克，大黄、赤芍各 40 克，提取制成浸膏糖衣片 50 片。治疗组 186 例每次服 10～15 片；若无腹泻，病情又见好转，可逐渐加至每次 25～30 片。每日 2 次，在上午 9 时、下午 3 时服用。同时配服少量西药，多用氯丙嗪（每日小于 300 毫克）、氟哌啶醇（每日小于 20 毫克）、氯氮平（每日小于 250 毫克）。对照组 100 例，单用大剂量西药（药同上）。两组均以 6 周为 1 疗程。以精神症状消失，自知力恢复为治愈。结果：治疗组治愈 73 例，显著进步 55 例，进步 42 例，无效 16 例，显效以上率 68.8%；对照组治愈 42 例，显著进步 25 例，进步 27 例，无效 6 例，显效以上率 67%。两组显效以上率相似，但治疗组副反应明显小于对照组。（中医杂志，1986，9：31）

4. 治疗唇风 唇风与剥脱性唇炎相似，在儿科较常见，好发于春、秋季，临床表现为唇部红肿、痒痛、干燥，日久出现干燥流水，口唇瞤动等见症。用桃仁 20 克，研细末；在锅内炼猪大油，取油汁 20 毫升，乘热纳桃仁细末，搅匀，放冷成膏。用时涂患处，每日 3 次。共治 20 例，病程 5～10 日。治愈 17 例，平均用药 3 日。（中医外治杂志，2001，3：40）

临证参考

［**古法借鉴**］

1. 伤寒䘌病 治伤寒狐惑䘌病，桃仁（去皮尖、双仁，炒）、槐子、艾各 1 两。上剉如麻豆大，每服 5 钱匕，水 1 盏半，加大枣（擘破）3 枚，煎至 8 分，去滓温服。治伤寒䘌疮，齿无色，舌上白，喜睡眠，愦愦不知痛痒处，或下痢，桃仁 25 枚，苦酒 2 升，盐 1 合。煮取 6 合，服之。上述经验见载于《圣济总录》卷 29 桃仁汤及《外台秘要》卷 2 引《肘后》桃仁苦酒汤。

伤寒狐惑䘌病是外感热病后，湿热不化，或感染虫毒而致的以目赤眦黑、口腔咽喉及前后阴部腐蚀溃疡为特征的一种疾患，类似于西医的白塞氏病。

2. 霍乱转筋 治霍乱转筋不止，桃仁 1000 枚（汤退皮尖、双仁，研如面）。上以牛乳 5 升，解如浆水，于铜器内盛，放重汤内煎，瓷器中盛。每服 2 匙，空心温酒调下。此经验见载于《圣济总录》卷 40 桃仁煎。

3. 冷劳 治冷劳气，不能饮食，渐加黑瘦，桃仁 500 颗（大者），吴茱萸 3 两。同入铁铛中，微火炒一炊久，取桃仁 1 颗，捻去皮，看似微黄色，即渐加火，令极热，铛中微烟出，即乘热取出，用新瓷瓶子盛，厚纸封瓶口，勿令泄气。每日空心，只取桃仁 20 颗，捻去皮，烂嚼，以温酒下，至重者服 500 颗即愈。此经验见载于《太平圣惠方》卷 28 桃仁方。

虚劳病之属虚寒者，称为冷劳。

4. 风劳毒肿 治风劳毒肿，挛痛，或牵引小腹及腰痛，桃仁（去皮尖）1 升，熬令黑烟出，热研如脂膏，以酒 3 升搅和服，暖卧取汗。此经验见载于《本草纲目》卷 29 引《食医心镜》。

风劳，又称肝劳，指虚劳病而复受风邪者。

5. 骨蒸 治骨蒸，毛桃仁（去皮及双仁，留尖）120 枚，捣令可丸，平旦以井花水顿服使尽。服讫，量性饮酒使醉，仍须吃水，能多最精。隔日又服 1 剂。百日不得食肉。此经验见载于《外台秘要》卷 13 引《救急》。

《医方考》卷 3："骨蒸日久者，此方主之。骨蒸日久，则络有留血，不去其瘀，诸药不效。《外台》此方，以桃仁独味为丸，所以消留瘀也，亦是超人之见。"

6. 偏风不遂 治偏风不遂及癖疾，用桃仁（去皮尖、双仁）2700 枚，以好酒 1 斗 3 升浸 21 日，取出晒干杵细，作丸如梧子大。每服 20 丸，以原酒吞之。此经验见载于《本草纲目》卷 29 引《外台秘要》。

偏风，偏枯的别称，即半身不遂。现代临床治脑血栓形成，亦常主配本品。

7. 奔豚气 治奔豚气上冲心腹，桃仁（去皮尖、双仁）4 两（汤浸，研细取汁 3 升），京三棱（煨剉）2 两，鳖甲（去裙边，醋炙）3 两。捣（后）2 味为末。先煎桃仁汁至 2 升，次下药末，不住手搅，良久更入好醋 1 升，同煎如饧，以瓷器收。每服半匙，空心温酒调下。此经验见载于《圣济总录》卷 71 三神煎。

8. 疟疾 治疟疾寒热，桃仁（去皮尖）100 枚，乳钵内研成膏，不得犯生水，入黄丹 3 钱，丸梧子大。每服 3 丸，当发日温酒吞下。又截疟方：桃仁、独蒜等份，捣入黄丹适量，为丸如蚕豆大，阴干。于临发日五更时，桃枝煎汤送下 1 丸。上述经验见载于《本草纲目》卷 29 引唐慎微《本草》及《灵验良方汇编》。

9. 阴肿、阴疮 治男子阴肿作痒，用桃仁炒香为末，酒服方寸匕，日 2 次；仍捣敷之。治卵癞肿大，桃仁（去皮尖）杵，为膏，敷之。治妇人阴中生疮，桃仁（捣烂）3 两，蛇床子（为末）1 两。绢绫做一长袋如势大，泡湿，将药装入袋中，纳入阴户内。上述经验见载于《本草纲目》卷 29 引《外台》、《小儿卫生总微论方》卷 17 胜金桃仁膏及《洞天奥旨》卷 16 护阴丹。

卵癞，病名。多因过劳所致。《医学入门》卷 5："卵癞，玉茎肿硬，引脐绞痛，甚则阴缩肢冷，囊上生疮生痈。"

10. 风瘖瘤 治风毒赤胗，浮肿成瘖瘤，桃仁（去皮尖、双仁，炒，生用）、杏仁（去皮尖，生研）各 3 两，胡麻（生研）、凝水石（研如粉）各 2 两。上 4 味，各研细，别研芸苔菜绞取汁，和以白蜜，入前研药，搅为稀膏。用涂患处，干即易之。此经验见载于《圣济总录》卷 11 桃仁涂方。

风瘖瘤俗称风疹块，相当于西医的荨麻疹。《本草纲目》卷 29 引李东垣经验称，桃仁能“除皮肤血热燥痒”，“行皮肤凝聚之血”。

11. 崩漏 治崩中漏下不止者，桃核烧存性研细，酒服方寸匕，日3次。此经验见载于《本草纲目》卷29引《千金方》。

桃仁适宜于瘀血阻滞所致的崩漏。

12. 产后身热 治产后身热如火，皮如粟粒者，桃仁研泥，同腊猪脂敷之，日日易之。此经验见载于《本草纲目》卷29引《千金方》。

13. 小儿尿卒闭 治小儿暴不得小便，桃仁（去皮尖）20个，以酒1升，煮3沸，去滓，量儿与之。此经验见载于《幼幼新书》卷30引《婴孺方》桃仁汤。

14. 小儿尸疰 治小儿尸疰，劳瘦，或时寒热，用桃仁（汤浸，去皮尖，生研用）20枚，以水1中盏，煎至5分，去滓，量儿大小，分减与服，当吐为效。如不吐，即不是疰。此经验见载于《太平圣惠方》卷88。

尸疰亦称尸注，古病名，见《诸病源候论·尸注候》。主要表现为寒热淋沥，沉沉默默，腹痛胀满，喘息不得，气息上冲心胸，挛引腰脊，举身沉重，精神错杂，恒觉惛谬，每逢节气改变，辄致大恶，积月累年，渐就顿滞，以至于死。死后复易旁人，乃至灭门。以其尸病、注易旁人，故名尸注。

15. 耳鸣 治耳鸣，巴豆（去皮熬）、桃仁（去皮熬）各2枚，松脂取大豆许大。上药捣，作2丸，绵裹塞耳中。此经验见载于《外台秘要》卷22引《广济方》。

16. 聤耳 治聤耳，出脓血，桃仁（汤浸，去皮尖、双仁，炒）捣如泥，拈如枣核大，谷叶裹，塞耳中，或以故绯帛裹亦佳。此经验见载于《圣济总录》卷115桃仁方。

17. 唇干裂痛 治冬月唇干坼出血，用桃仁捣，以猪脂和，敷之。此经验见载于《备急千金要方》卷6。

18. 辟瘴疠 治山岚气，桃仁1斤，吴茱萸、青盐各4两。上药同入锅内炒，候桃仁熟为度，以瓷瓶贮，密封。7日后取出，去茱萸并盐，只将桃仁去皮尖，时嚼一二十枚。此经验见载于《圣济总录》卷37炒桃仁方。

上方《串雅内编》卷3名法制桃仁，用于辟瘴疠。

19. 养颜润肤 去风，令人光润，桃仁5合，用粳米饭浆水研之令细，以浆水捣取汁，令桃仁尽即作，微温用，洗面时常用极妙。又单用桃仁研如泥，用蜜少许，以温开水化开，涂摩患处，治皮肤皲裂。上述经验见载于《外台秘要》卷32引《延年秘录》桃仁洗面方及《御药院方》卷10桃仁膏。

［**论治备参**］

1. 桃仁其功有四：治热入血室，泄腹中滞血，除皮肤血热燥痒，行皮肤凝聚之血。

2. 夫血者，阴也，有形者也，周流一身，一有凝滞，则为癥瘕、瘀血、血闭，或妇人月水不通，或击扑伤损积血，及心下宿血坚痛，皆从足厥阴肝脏受病，以其为藏血之脏也。桃仁苦能泄滞，辛能散结，甘温通行而缓肝，故主如上等证。一说桃仁苦以泄滞血，甘以生新血，故凝血须用，又去血中之热。

3. 桃仁得香附为使，行气破血；得红花，行瘀通月经；得吴茱萸，治冷劳减食；

得延胡索、川楝子，治肝厥胃脘痛。

4. 大黄䗪虫丸一方，桃仁、杏仁并用，桃仁入血分而通气，杏仁入气分而通血。一说桃仁与杏仁润大肠功同，但杏仁治气秘，桃仁治血秘。桃仁虽说苦以去滞，甘以生新，然必竟破血之功多，而益血之力少，但走血分而性滑润，佐麻仁、当归治燥结如神。

5. 若遇血枯之症，必须以滋血补血之药为主，再以桃仁佐之，则濡润而无闭结之患。

6. 桃仁治大便燥结、血燥，宜同陈皮服。

7. 桃仁除有止咳化痰作用外，还有活血化瘀功效，能改善肺部血循环，故对咳喘有很好的治疗作用。

8. 桃仁对脑血管意外引起的中风半身不遂，有治疗效果。如脑出血恢复期用桃仁，能使溢出血管外的瘀血逐渐消散，促使瘫痪恢复。对脑血栓症初起者，桃仁有溶血功能。桃仁又能治疗心绞痛，常与红花、赤芍、丹参、川芎同用，化瘀止痛功效显著，常服且能稳定血压，降低胆固醇含量。此外，对于闭塞性脉管炎，用桃仁疏通血管闭塞，消除炎症，亦是临床上必用的。

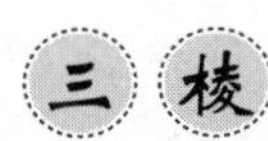

三棱

三棱，始载于《本草拾遗》，是黑三棱科多年生草本植物，药用块状根茎。本品味辛、苦，性平，归肝、脾经。

临证应用

［**配用简说**］

1. 三棱有破血行气的功效，凡因血瘀气滞引致的腹中积块，包括肝脾肿大等，可单用本品破瘀消积，也可与莪术、鳖甲等活血软坚药同用。体质弱者，要配扶正药攻补兼施，缓图取效。

2. 三棱有止痛之效，适用于瘀血阻滞严重的闭经、痛经及产后瘀滞腹痛，常与莪术、当归、川芎、香附、延胡索等活血行气止痛药同用。辨证属瘀热者，可酌加生地、赤芍、丹皮；属寒瘀者，可酌加桂枝、吴萸、乌药。

3. 治跌打损伤，三棱常配当归、三七、乳香、没药等浸酒服；外用可与桃仁、红花、大黄配伍，以醋调敷患处。

4. 三棱功能行气消积，用于食积腹胀，常配莪术、陈皮、青皮同用。脾胃虚弱者，当配健脾药，使积渐消；体质强壮的食积重症，需暂配通下之品。幼儿疳积，可以三棱汁液作羹、粥等与乳母食，通过乳汁对患儿进行施治。

［**一般用法**］

入煎剂 5 ~ 10 克。外用适量，醋调敷。一般生用，醋制可增强止痛效用。孕妇、月经过多及有出血倾向者禁用。

临证推广

［古用发微］

1. 治疗头痛 《苏沈良方》卷7有胡芦巴散，治寒瘀气攻，头痛如破，用三棱配胡芦巴、炮姜为末，以温生姜汤或酒调下。

三棱适用于瘀滞头痛。

2. 治疗反胃恶心 《圣济总录》卷47镇脾饮治胃反恶心，粥药不下，用三棱1两半，丁香3分。为散，每服1钱匕，沸汤点服，不拘时候。

“胃反”即“反胃”，亦称翻胃，因其食入反出，故名。此类证候若见于胃癌患者，则须根据辨证，酌情配伍解毒、散结、扶正等药，或与其他疗法配合同用。

3. 治疗肺痈、肠痈 《疡医大全》卷21有治肺痈方，其法用真麻油浸三棱、白果，封藏2年，用时服白果五六枚。若是肚内痈疽，脓成难出者，用三棱、穿山甲、红蜀葵根各等份。为末，每早服2钱，生酒送下。方见《本草汇言》卷2引《窦氏方》。

三棱适用于气血凝滞，郁积成毒的脏腑内痈。红蜀葵为锦葵科植物蜀葵的根，功能清热凉血，利尿排脓，常用治淋病、肠痈等。

［现代报道］

1. 治疗晚期恶性肿瘤 发掘古代治疗胸腹部肿块的经验方，用穿破石100克，三棱、马鞭草各50克，制成100毫升“复方破石合剂”。消化道癌肿每次内服30毫升，每日3次；食管癌日服100～150毫升，不拘时少量频服；其他肿瘤每次服50毫升，早晚各1次。1至1个半月为1疗程。共治31例，疗效按“全国中医中药治疗恶性肿瘤疗效判断标准”评定。结果：显效5例，有效19例，近期总有效率77.42%。（浙江中医学院学报，1983，3：31）

2. 治疗溃疡性结肠炎 用三棱、莪术各10～20克，番泻叶10～30克，加水600毫升，煎至400毫升，分2次服，每日1剂。适用于溃疡性结肠炎属脾虚湿阻、气滞食积者，以舌苔厚腻为辨证要点。共治32例，以临床症状消失，结肠镜复查黏膜正常，6个月无复发为近期治愈。结果：近期治愈18例，占56.3%；有效6例，占18.7%，总有效率75%。认为治本病宜先用上方消除积滞，荡涤肠胃，再用参苓白术散等方药调理善后。（河南中医药学刊，2002，1：56）

3. 治疗白细胞减少症 将15例原因不明的白细胞减少症患者随机分成3组，每组5例。当归补血汤组用当归6克，黄芪30克，文火水煎，每日1剂，分2次服。三棱补血汤组是在上方基础上加入三棱10克，煎服法同。对照组则不服中药。从开始治疗日起，每周检查末梢血液白细胞计数1次，连续3次，计算各组治疗前后白细胞计数。经各组自身比较，经统计学处理，当归补血汤组有显著性差异（$P<0.05$），三棱补血汤有极显著性差异（$P<0.01$），对照组无显著性差异（$P>0.2$）。治疗后白细胞均数

差3组间比较，亦有显著差异（$P<0.05$）。（中医杂志，1985，12：7）

临证参考

［古法借鉴］

1. 小儿疝气 治小儿阴疝核肿，三棱煨后研末，3岁服半钱，空心盐汤调下。此经验见载于《普济方》卷399引《全婴方》三棱散。

2. 鼻出血 治鼻衄，山棱湿纸裹，慢火中煨熟，为细末，醋煮面糊调，贴背第3椎上。此经验见载于《圣济总录》卷70贴背膏。

［论治备参］

1. 三棱从血药则治血，从气药则治气。治陡然腹胁疼痛，由于气血凝滞者，可但用山棱、莪术，不必以补药佐之；若治瘀血积久过于坚硬者，原非数剂所能愈，必以补药佐之，方能久服无弊。又补剂用三棱为佐使，则有瘀者瘀可徐消，即无瘀者亦可借其流通之力，以行补药之滞，而补药之力愈大。

2. 三棱为化瘀血之要药，性非猛烈而建功甚速，配莪术用治女子瘀血，虽坚如铁石亦能徐徐消除，而猛烈开破之品反不能建此奇功。若以本品能消坚开瘀，转疑为猛烈之品而不敢轻用，实在是埋没了良药。

3. 三棱、莪术主治略同，常常同用。细核两药区别，化血之力三棱优于莪术，理气之力莪术优于三棱。

4. 三棱与参、术、芪诸药并用，大能开胃进食，调血和血。

5. 三棱尚有下乳的作用，可用于因气滞血瘀所致的乳汁不畅。

6. 儿科病证见到肝脾肿大而有瘀滞者，必用三棱、莪术。两药煨制各用4.5克，配大腹皮、川楝子、连翘各9克，青皮、鸡内金各6克，煨木香3克，茵陈20克，治新生儿阻塞性黄疸，肝脾肿大；配炒神曲、使君子各9克，醋炒五谷虫、青皮、佛手各6克，广木香3克，胡黄连2克，治小儿重度疳积，腹满，按之硬，兼有虫积者。煨三棱、煨莪术各6克，配生地、墨旱莲、冬青子各9克，当归、赤芍、桃仁各6克，红花4.5克，甘草3克，治小儿血小板减少伴肝脾肿大，血虚夹瘀。临证用三棱、莪术要掌握尺度，中病即止，待积散瘀化，即撤去两药，以调扶脾胃元气之品善后。虚中夹积之证，宜与参、术、芪诸药合用。

7. 三棱、莪术可治慢性增生性喉炎。指征：室带肥厚超越，甚至覆盖声带。配用法：三棱、莪术各6~10克，配穿山甲、土鳖虫、鳖甲、昆布、海藻、落得打各10克，红花6克，蝉蜕3克。

8. 古人谓三棱消积，须用醋浸1日，炒或煮熟焙干，入药乃良。现代研究发现，三棱不同炮制品均有显著的抑制血小板集聚作用，而醋炒制品抑制率最高，约高出生品11%。此结果与临床结论一致，即三棱经醋制成后活血消瘀作用为最佳。实验研究又表明，三棱生品和炮制品都有镇痛作用，其中醋炙三棱镇痛作用强而且持久。

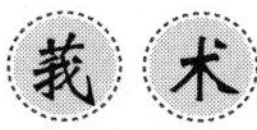

莪术

莪术，始载于《雷公炮炙论》，又名“蓬莪术”，是姜科多年生草本植物蓬莪术、广西莪术或温郁金的根茎。本品味辛、苦，性温，归肝、脾经。

临证应用

［配用简说］

1. 莪术功擅行气止痛，破血祛瘀，适用于经闭不通、血瘀痛经、产后瘀滞腹痛、肝脾肿大、腹部痞块，以及跌打损伤引起的血瘀肿痛等，每与三棱、当归、川芎等药配用。现代临床用其治疗卵巢囊肿、子宫肌瘤、早期宫颈癌等，收到较好效果。本品在配合三棱消瘤块时，宜与补气健脾药同用，使得在破瘀消伐之中，不致损伤元气。

2. 莪术有行气消积止痛的作用，凡饮食积滞，脘腹胀痛，可选配厚朴、陈皮、木香、槟榔、谷芽、麦芽等同用。寒凝气滞引起者，加配高良姜；气滞血瘀明显者，加配延胡索；脾胃虚弱者，加配党参、黄芪、白术等。

［一般用法］

入煎剂 6 ~ 9 克，或入丸散。孕妇及月经过多者忌用，有出血倾向者，也不宜应用。

临证推广

［古用发微］

1. 治疗心疝　治心疝，冷痛不可忍，附子（炮裂，去皮脐）、蓬莪术（煨，剉）各 1 两。上剉散，每服 1 钱，用热酒调下，不拘时候，妇人醋汤下。方见《普济方》卷 248 二温散。上书卷 184 引《卫生家宝方》蓬莪术散，治一切冷气抢心切痛，发即欲死，或久患腹痛，时复发动者，蓬莪术（酽醋炙煮）2 两，木香（煨）1 两。上为末，每服半钱，淡醋汤送下。

心疝，古病名，出《素问·脉要精微论》。阴寒之气上冲于心，心痛如锥刀所刺，或阴阴而痛，唇口变青，四肢逆冷，谓之心疝。现代借鉴古人经验，常配用本品治疗寒凝气滞，心脉瘀阻所致的冠心病心绞痛，效果良好。

2. 治疗小儿盘肠气痛　治小儿盘肠，内吊，腹中极痛，干啼后偃，蓬莪术半两，真阿魏 1 钱。先用温水化阿魏，浸蓬莪术一昼夜，焙干，为细末。每服一字或半钱，煎紫苏米饮，空心调下。方见《阎氏小儿方论》魏香散。

盘肠气痛又名盘肠痛，多由小儿脾气不足，感受寒邪风冷，搏于肠间所致。症见腹痛曲腰、叫哭不已、不乳、面色青白、两眉蹙锁等。蓬莪术善“破痃癖冷气”（《药性论》)，能止“心腹冷痛”(《药性能毒》)，故用于上证，颇为适宜。

［现代报道］

1. 治疗恶性脑肿瘤 ①治疗组 40 例，其中原发性脑肿瘤 29 例，脑转移瘤 11 例，采用榄香烯乳注射液（系从莪术挥发油中提取的抗癌活性物质），经皮颈总动脉穿刺或插管，注射泵注入；静脉滴药或（和）经泵静脉持续灌注，每日 0.4～1.2 克，以 6～12 克为 1 疗程，共用 2～6 个疗程，2 个疗程间间隔 1～1.5 个月。对照组 29 例，其中原发性脑肿瘤 22 例，脑转移瘤 7 例，采用化疗方法（亚硝脲类、鬼臼类、卡铂单用或联用），常规剂量，介入动脉灌注或静脉给药，2～3 日为 1 个疗程，用 2～3 个疗程，2 个疗程间间隔 1～1.5 个月。以肿瘤病灶消失为显效，缩小 50% 以上为有效。结果：治疗组原发脑瘤中显效 3 例，有效 19 例，有效率 75.9%；转移脑瘤中显效 1 例，有效 7 例，有效率 72.7%；总有效率 75%。对照组原发脑瘤显效 1 例，有效 8 例，有效率 40.9%；转移脑瘤显效 1 例，有效 2 例，有效率 42.9%；总有效率 41.4%。2 组总有效率比较，治疗组显著为优（$P<0.05$）。另治疗组平均生存期为 25.4 个月，对照组为 17.4 个月，差异有显著性（$P<0.01$）；体能状态评分亦以治疗组为优。（中国中西医结合杂志，2000，9：645）②观察病例中，颈内动脉供血区病变 26 例，用榄香烯（从莪术中提取的抗癌活性物质）600 毫克颈动脉灌注与静脉给药隔日交替应用；椎基底动脉供血区肿瘤 1 例，单纯静脉用药，每日 600 毫克静脉滴注；伴囊性病变者 3 例，局部根据每次抽取囊液量低容积注入药液，并对周围的实质肿瘤行多点注入少量药液，每周 2～3 次，并予静脉用药，剂量同上。均以 1 个月为 1 疗程。如脑水肿严重，可在注药前 30 分钟快速静脉滴注 20% 甘露醇 250～500 毫升，并可暂时开放血脑屏障。共治 30 例，单发肿瘤 20 例，多发肿瘤 10 例（8 例转移癌）。疗效按 WHO 1979 年制定的国际通用 5 级标准评定。结果：肿瘤完全消失 8 例，缩小 50% 以上 11 例，缩小 25%～50% 1 例，病灶缩小 25% 以下或增大 25% 以下 4 例，肿瘤增大 25% 以上或出现新病灶 6 例，总缓解率 63%。治疗后肿瘤平均缩小 43.1%（$P<0.01$）。（中华神经外科杂志，1994，4：225）

2. 治疗急性上呼吸道感染 将 182 例患者分成 2 组。治疗组 85 例给予莪术油葡萄糖注射液，按每千克体重 25 毫升的比例静脉滴注；对照组 97 例给予病毒唑，按每千克体重 10 毫克的比例加入到 5% 葡萄糖液（每千克用 10 毫升）中静脉滴注。均每日 1 次，3 日为 1 疗程。结果：治疗组总有效率 83.5%，对照组总有效率 61.9%，治疗组疗效显著为优（$P<0.01$）。治疗组退热起效时间和体温降至正常时间也均优于对照组，并发现疗程越短莪术油效果越好。（广东药学院学报，2001，3：225）

3. 治疗冠心病 用莪红注射液（由莪术和红花经加工提取制成的复方制剂）40～60 毫升，加入 5% 或 10% 葡萄糖液 500 毫升内静脉滴注，每日 1 次，12 次为 1 疗程。一般治疗 2 个疗程，个别病人治疗 3 个疗程，疗程间休息 2～3 日。共治 50 例，其中心绞痛 33 例，陈旧性心肌梗死 9 例，心律失常 8 例。疗效判定按上海市冠心病防治会议标准分显效、改善、无效、加重 4 类。结果：心绞痛显效 23 例，改善 7 例，无效 3 例；心律失常者显效、改善各 1 例，无效 6 例；陈旧性心肌梗死均无效。治疗前心电图异常者43例，经治疗2个疗程后，显效11例，改善17例，总有效率65.1%。血液流变学复查，治疗后明显改善。（河南中医，1988，3：2）

4. 治疗缺血性脑血管病 用复方莪术注射液20～40毫升（含莪术生药20～40克，红花生药1～2克）加入5%葡萄糖液500毫升中静脉滴注，每日1次，10～15次为1疗程，休息3～5日可重复应用。共治47例，其中有意识障碍者10例，有感觉障碍者35例；偏瘫者46例，偏瘫肢体肌力0～Ⅰ级者15例，Ⅱ级14例，Ⅲ级8例，Ⅳ级9例。以语言感觉恢复正常，肌力恢复到Ⅳ～Ⅴ级，生活能自理，可参加一般家务劳动为痊愈。结果：痊愈25例，显效12例，好转9例，无效1例。显效时间最短1天，最长5天。（天津医药，1984，5：298）

5. 治疗皮肤溃疡 创面消毒后，取2%莪术液，用略大于创面的消毒纱布4层浸透，贴皮损处，外加纱布包扎，隔日换药1次。共治157例，痊愈155例，显效1例，无效1例，有效率99.36%。平均治愈时间3.8次。10次以上治愈者12人，皆为久治不愈的下肢静脉瘀塞性溃疡。（临床皮肤科杂志，1988，1：44）

6. 治疗银屑病 以5%莪术油霜剂，每日2次外搽患处；个别较大斑块（大于2厘米×2厘米）者加以封包，每日1次。除4例进行期患者同时服银屑灵冲剂外，其余患者不合用他药。共治35例，均为寻常型银屑病，其中静止期31例，进行期4例。所有病例用药前近1个月内未接受皮质类固醇激素、免疫抑制剂及光化疗法等治疗，以治疗后皮损完全消退为治愈。结果：治愈10例，显效21例，有效4例，未见局部及全身不良反应。（中华皮肤科杂志，1998，2：124）

7. 治疗尖锐湿疣 治疗组33例，用0.5%β榄香烯注射液，从湿疣蒂部向皮下注射至略隆起，再向肿物注射至肿物隆起。对照组28例，用10%氟脲嘧啶注射液以同样方法注入肿物处。均4日治疗1次，以3个月为限，以肿物完全消退呈正常肤色为痊愈。结果：治疗组痊愈28例，显效1例，有效2例，痊愈率85%；对照组痊愈14例，显效2例，有效3例，痊愈率50%。两组痊愈率有非常显著性差异（$P<0.01$）。（中华皮肤科杂志，1992，6：402）

8. 治疗宫颈癌 观察用药有5种：1%莪术总油；2%莪术乳剂；1%莪术油1～4馏分；0.5%莪术结晶Ⅰ号（莪术醇）；0.5%莪术结晶Ⅰ、Ⅱ号混合液。以上任选1种，每次5～10毫升，用扁桃体注射器将药液均匀地注入瘤体组织内，每日1次。每次注射后，病灶局部置莪术栓剂1枚，或用棉球蘸上述注射液局部外涂。同时用0.25%莪术油20毫升静脉注射，或0.25%莪术油100毫升加等量5%葡萄糖液静脉滴注。共治165例，结果：临床近期治愈52例，显效25例，有效41例，总有效率71.5%。近期治愈病例随访43例，有4例复发。（新医药学杂志，1977，3：13）

9. 治疗宫颈糜烂 用4%莪术软膏或3%莪术乳剂涂蘸于消毒棉球或纱布条上后，置于宫颈患部。每日上药1次，个别严重者每日2次。共治116例，轻度糜烂24例，中度28例，重度64例。结果：治愈66例，好转48例，无效2例，总有效率98.2%。轻度者平均上药6次，中度11次，重度16次。未见全身不适反应。（新医药学杂志，1976，3：20）

10. 治疗真菌性阴道炎 用莪术油阴道栓剂，每晚睡前置入阴道深部1枚。连续用药5次后，取白带涂片镜检真菌。10次为1疗程，一般治疗1~3疗程，在治疗中不伍用其他药物。共治73例，以外阴瘙痒和阴道黏膜充血消失，白带减少，停药2周后反复作白带镜检未查到真菌为治愈。结果：治愈60例，显效3例，有效5例，无效5例。（辽宁中医杂志，1985，12：37）

11. 治疗小儿急性上呼吸道感染 治疗组38例，用0.04%莪术油葡萄糖注射液静脉滴注，6个月以上患儿用250毫升，6个月以下婴儿用150毫升。对照组23例，6个月以上患儿用10%葡萄糖液250毫升加入青霉素320万单位及病毒唑2毫克静脉滴注，6个月以下婴儿用10%葡萄糖液150毫升加入青霉素240万单位及病毒唑1毫克静脉滴注。均每日1次，疗程均为3~5日。结果：治疗组退热时间（日）和呼吸道症状消失时间（日）分别为2.12 ± 1.60和3.1 ± 1.62，对照组分别为3.16 ± 2.56和5.0 ± 2.31，$P<0.05$。（白求恩医科大学学报，1993，4：383）

12. 治疗小儿病毒性心肌炎 用莪术油注射液，按每千克体重10毫克的剂量，加入葡萄糖液内静脉滴注，每日1次，连用7~10日为1疗程。同时采用一般治疗措施（休息、对症治疗、能量合剂等）。共治24例，并与单用一般治疗措施的24例作对照。以1个月内症状、体征消失，心肌酶谱及心电图恢复正常为显效。结果：治疗组显效20例，有效4例；对照组显效10例，有效14例。两组显效率分别为83.3%和41.7%，差异有显著性（$P<0.05$）。（泰山医学院学报，1995，4：340）

13. 治疗婴幼儿秋季腹泻 治疗组42例，用0.04%莪术油葡萄糖注射液，按每千克体重20~25毫升的剂量静脉滴注，每日1次。对照组36例，给予庆大霉素静脉滴注或肌内注射，并口服病毒灵、消食片等药物。治疗3日后判断疗效。以体温正常，脱水完全纠正，大便恢复正常为显效。结果：治疗组显效27例，有效12例，总有效率92.9%；对照组显效8例，有效16例，总有效率66.6%。两组疗效有显著差异（$P<0.01$）。（中国中西医结合杂志，1994，6：374）

临证参考

［古法借鉴］

1. 郁滞气短喘急 治气不接续，气短，兼治滑泄及小便数，蓬莪术1两，金铃子（去核）1分。上为末，更加硼砂1钱，炼过，研细和匀。每服2钱，空心盐汤或温酒调下。治上气喘急，蓬莪术5钱，酒1盏半，煎8分服。上述经验见载于《传家秘宝》卷下正元散及《本草纲目》卷14引《保生方》。

《本草图经》：蓬莪术“治积聚诸气，为最要之药”，故本品适宜于气机郁滞引起的气短喘急，气不接续因元气虚怯者忌用。又《本草纲目》引《孙用和秘宝方》正元散，金铃子用1两。

2. 瘫痪 治瘫痪不经针灸者，蓬莪术（醋煮）不拘多少，为细末，每服2钱，温酒送下，每日三五次，不拘时候。服3日后，再用淋渫药。此经验见载于《普济方》

卷93引《海上名方》独胜散。

淋渫药，泛指煎汤外洗的温经通络药，如桂枝、附子、细辛、五加皮等。

3. 尿卒闭　治小便暴不通，蓬莪术、茴香、生茶各等份。上为细末，每服2钱，水1大盏，盐2钱，葱白2寸，同煎至7分，和滓空心温服。此经验见载于《鸡峰普济方》卷10蓬莪散。

本方适用于气滞血瘀引起的小便暴闭不通。

4. 浑身燎泡　治浑身燎泡，如棠梨状，每个出水，有石一片，如指甲大，其泡复生，抽尽肌肤肉，即不可治。药用荆三棱、蓬莪术各5两，为末，分3服，酒调连进。此经验见载于《本草纲目》卷14引危氏《得效方》。

此不知何病，录以备考。

5. 漆疮　治漆疮，以蓬莪术、贯众煎汤洗之。此经验见载于《普济方》卷277。

6. 小儿疳病　治小儿疳热久蒸，肌肉消瘦，形容憔悴，神情不乐，饮食虽多，不生肌肉，宜服此方，大有功效。药用蓬莪术（炮）、赤芍药、川当归、鳖甲（米醋炙焦为度，去裙）等份。上为细末，煮面糊为丸，麻子大。1岁20丸，熟水送下。量儿大小，加减服之。此经验见载于《普济方》卷380神妙宜气丸。

小儿疳病是一种因脾胃失常所引起的慢性营养障碍性病证，多见于5岁以内的儿童。蓬莪术有"开胃消食"（《日华子本草》）、"治虫积"（《药性能毒》）等功效，故适宜配用治疗。

7. 初生儿呕吐　治初生儿不饮乳，吐不止，目呆面青，不得啼哭，蓬莪术少许，盐2粒黄米大。上以奶汁1合，煎三五沸。去滓，即加牛黄末2粒粟米大，分减服之。此经验见载于《普济方》卷361盐黄散。

古人认为本证因患儿腹内有"恶血"所致，故用蓬莪术"开胃""消瘀"（《日华子本草》）主之。

［**论治备参**］

1. 治积聚诸气，蓬莪术为最要之药，与荆三棱同用之，良。妇人药中亦多使。但虚人须得参、术相助为妙。

2. 莪术与人参、白术、黄芪诸药并用，大能开胃进食，调血和血。

3. 莪术得木香疗冷气攻心，得阿魏治小儿盘肠气痛。

4. 莪术乃攻坚之药，可为佐使，而不可久用。

5. 莪术得酒、醋良，故其行气消积多以酒或醋磨。

6. 莪术是很好的活血化瘀药，也是一味作用明显的理气散滞药，同样擅长治疗与血分病无关的"气病"。明代以前，莪术更多地用在治气滞诸疾上，如《本草纲目》莪术条下有10首附方，其中9首均为治"气病"之方。

7. 莪术治乙型肝炎疗效很好，凡有腹胀满可较长时间应用莪术、三棱，防止肝脏纤维化。但肝病见舌红无苔，虽肝脏明显肿大者也不可用莪术化瘀，否则营血更伤，形体更弱。

8. 莪术可治冠心病，应用指征为痛处不移、舌有瘀斑、脉沉涩。对于胸闷、心绞痛，常与菖蒲相伍，颇有效果。其活血化瘀之力较桃仁、红花大，于辨证方中加用此药，可提高疗效。治妇女子宫肌瘤，可于桂枝茯苓丸中加莪术。

9. 莪术30克，配生黄芪30～60克，当归12克，蜈蚣2条等，治带状疱疹后遗神经痛有良效。

10. 莪术30克，配生黄芪60克，板蓝根、大青叶、马齿苋各30克等，治寻常疣、跖疣、扁平疣有良效。用法：第1、第2煎内服，第3煎外洗患处，并轻轻按摩。

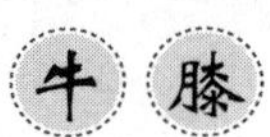

牛膝

牛膝，始载于《神农本草经》，是苋科多年生草本植物，药用根部。本品味苦、甘、酸，性平，归肝、肾经。

临证应用

[**配用简说**]

1. 牛膝有行血逐瘀、通经止痛的功效，治疗瘀血阻滞，闭经痛经，产后腹痛，常配合当归、川芎、红花、桃仁、生地、延胡索、益母草等同用。

2. 牛膝常用治跌打损伤，每与当归、红花、乳香、没药等同用，以活血疗伤止痛。

3. 牛膝有补肝肾、强筋骨的作用，是治疗腰腿酸痛及瘫痪的要药。治肾虚腰痛，常与桑寄生、杜仲、续断配用，并可根据阴阳偏衰情况，随证加味。治风寒湿邪所致的下肢关节疼痛，屈伸不利，可配独活、桑寄生、细辛等同用；治湿热下注，关节红肿热痛，足膝痿软，可配苍术、黄柏、薏苡仁同用。

4. 牛膝有散瘀利尿通淋的作用，治疗尿路感染或结石，小便淋沥涩痛，常配合瞿麦、车前子、蒲公英、金钱草等同用；若伴有尿血，可再加配琥珀、小蓟、白茅根等药。

5. 传统经验认为，牛膝能引血下行，减轻上部充血。血热吐血、鼻出血、牙龈出血及火热头痛、虚火牙痛等，都是上部充血，邪火上炎的表现，此时可用牛膝配合凉血止血药或滋阴清热药来治疗，牛膝还常用于肝阳上亢引起的高血压。

6. 牛膝能引药下行，故常用治下肢足部的疾患。近代配金银花、赤芍等药，治疗脱疽（血栓闭塞性脉管炎），有良好效果。

[**一般用法**]

入煎剂5～12克，或浸酒服。外用适量，捣敷。补肝肾宜酒制用，其余生用。滑精、大便溏泄及孕妇、习惯性流产、月经过多患者忌服。

临证推广

[**古用发微**]

1. 治疗气火上炎的偏正头痛、口疮、齿痛、咽喉肿痛　牛膝有引血（火）下行的功效，故可用于上述诸症。清《汇编验方类要》卷1治偏正头风，用川牛膝3钱，白芷2钱。为末，取黄牛脑子1个，和药在脑子内，加酒炖熟，乘热和酒食之，以微醉为度。治口疮久不愈，牛膝、生蘘荷根各3两，黄柏1两。剉细绵裹，酒3升，浸一宿，微火煎一二沸，含漱，冷吐之。方见《备急千金要方》卷6。《圣济总录》卷121牛膝散，治牙齿风龋疼痛，取牛膝1两，烧灰为末，以少许着齿间含之。生牛膝还能用于“双蛾”（急性扁桃体炎发于双侧喉核者）。《孙真人海上方》称：牛膝生根取汁擂，男左女右鼻中吹，不怕双蛾来势急，酒调一服自然回。治喉痹乳蛾，也可用新鲜牛膝根1握，艾叶7片，捣和人乳，取汁灌入鼻内。或鲜牛膝捣汁，和陈醋灌之。方见《本草纲目》卷16。

《本草正义》：“（牛膝）近又用以治咽喉、口舌诸疮及胃火齿痛，皆有捷效，则皆实热壅塞，气火上炎，取其开泄宣通，导之下达耳。”但单用本品尚嫌力薄，编著者临证常配合生地、丹皮、栀子、酒大黄等药同用，则开泄宣通、引火下行之功更佳。

2. 治疗久疟 《外台秘要》卷5载，治劳疟积久不断，众疗无效，可用长牛膝一握，切，以水6升，煮取2升。分2服，未发前一食顷服1次，临发时服1次。《痎疟论疏》牛膝汤治疟病久不愈，取牛膝剉碎与黄精同拌蒸，去黄精，晒干。每用4两，用水4升，煮取2升。分2次温服，未发时、临发时各服1次。若疟疾邪散已透，而气微虚者，用牛膝2钱，当归、陈皮各3钱。好酒1盅浸一宿，次早加水1盅，煎至8分，温服。方见《景岳全书》卷51牛膝煎。

未经根治的间日疟或三日疟很容易复发，疟疾反复发作，则耗伤气血，导致血瘀痰凝，蕴结胁下，形成疟母。牛膝有补益活血作用，故可治疗久疟。

3. 补益延年，驻颜黑发 牛膝在古代是抗衰延年的常用药物。《神农本草经》说：“久服轻身耐老。”《名医别录》亦称它能“补中续绝，填骨髓”，“益精，利阴气，止发白”。牛膝用于抗衰延年，常配合生地黄、何首乌等药同用。如《太平圣惠方》卷41三倍丸，能补益明目，壮气延年，乌髭发。药用川椒（取红）1斤，牛膝3斤，生地黄（捣绞取汁）30斤。前两药为末，用生地黄汁拌湿，晒干再拌，以地黄汁尽为度。晒干为细末，和丸如梧桐子大。每日空心及晚饭前服40丸，以温酒送下。忌生葱、萝卜、大蒜。《御药院方》卷6二灵丹，用牛膝半斤，何首乌1斤。为末，炼蜜和丸，如梧桐子大。每服60丸，半月后加至70到80丸，服至1月，加至100丸，空心温酒或米汤送下。谓能补暖脏腑，祛逐风冷，利腰膝，强筋骨，黑髭发，驻容颜，久服延年不老。若衰老之态毕现，出现发落齿槁，脊痛不能久立，面肿垢黑，气衰喜唾等症，可用鹿角2两，川牛膝（酒浸，焙）1两半。为细末，蜜丸如梧桐子大。每服70丸，空心盐汤送下。方见《重订严氏济生方·诸虚门》鹿角丸。

现代研究证实，牛膝确有抗衰老作用。

［**现代报道**］

1. 治疗乳糜尿 牛膝90~120克，芹菜种子45~60克。水煎两次，混匀，分2~3次服。体质壮实者宜用川牛膝；久病体弱，腰膝酸痛者改用怀牛膝。共治21例，结果：控制症状者14例，显效4例，无效3例。（山东中医杂志，1989，6：40）

2. 用于妊娠高危产妇引产 选择直径大于0.3厘米的怀牛膝，切成4厘米长，放入铝盆中，按注射器消毒标准，高压蒸气消毒。术前常规清洁灌肠，外阴消毒，计插入5～6根以上不等的消毒牛膝，放入宫颈管内，经3～24小时后取出，平均19.76小时。共治122例，结果：1次引产成功93例，2次7例；引产成功后阴道分娩78例，剖宫产22例。（中国中西医结合杂志，1994，4：245）

3. 治疗功能性子宫出血 每日取川牛膝30～45克，水煎频服或分2次服。病程较长者，血止后应减量续服5～10日。共治23例，除2例合并子宫内膜炎配用抗生素外，余均单用上法治愈。一般连服2～4日后血即可止。服药最少2剂，最多9剂，以3剂为多，随访3月未见复发。（浙江中医杂志，1982，2：86）

4. 治疗麻疹合并喉炎 牛膝20克，甘草10克，加水150毫升，煎至60毫升。每次服4～6毫升，20～40分钟服1次。共治119例，以声音嘶哑、呛咳、喉鸣音消失及其他症状消失或好转为痊愈。结果：治愈117例，占98.32%。认为上方可改善局部微循环，使血供充盈，促进炎症吸收，以解除喉部水肿所致的阻塞现象。（中级医刊，1987，9：48）

临证参考

［古法借鉴］

1. 消渴 治消渴不止，下元虚损，牛膝5两为末，生地黄汁5升浸之，日晒夜浸，汁尽为度。蜜丸梧子大，每空心温酒送下30丸。久服壮筋骨，驻颜色，黑发，津液自生。此经验见载于《本草纲目》卷16引《经验后方》。

《本草汇言》卷4以两药各5两，水煎徐徐服，治同。

2. 肠蛊痢 治肠蛊痢，牛膝2两捣碎，酒1升浸一宿。每服一二杯，日3服。此经验见载于《本草纲目》卷16引《肘后方》。

肠蛊痢指痢下先赤后白，或纯下瘀血而经久不愈者。此病在现代慢性菌痢、阿米巴痢疾、慢性血吸虫病及慢性非特异性溃疡性结肠炎中可以见到。

3. 偏瘫 治半身不遂，牛膝3两藏鸭肚内，重汤煮，去牛膝，食鸭肉，每日常服。此经验见载于《奇方类编》卷上。

4. 疮疡痈疖 治卒得恶疮，人不识者，牛膝根捣敷之。痈疖已溃，牛膝根略刮去皮，插入疮口中，留半寸在外，以嫩橘叶及地锦草各一握，捣敷其上，随干随换。治箭疮、火疮、灸疮不能瘥者，牛膝为末，以热水调涂。上述经验见载于《本草纲目》卷16及《圣济总录》卷140。

5. 风瘖瘤 治风瘙瘾疹及风瘖瘤，牛膝为末，酒服方寸匕，日3服。此经验见载于《备急千金要方》卷22。

6. 经来尿痛 治月经来小便痛，大牛膝3两，麝香1分，乳香1钱。水1盏半，煎牛膝至1盏，临服磨麝香、乳香入内，空心服。此经验见载于《竹林女科证治》牛膝汤。

7. 小户嫁痛 治小户嫁痛，牛膝5两，以酒3升煮，取半去滓，分3服。此经验见载于《备急千金要方》卷3。

小户嫁痛指妇女阴户小，性交时疼痛。

8. 产后身痛 治产后遍身青肿疼痛，瓦罐内填一层麦芽，一层牛膝，如此填满，用盐泥固济，火煅赤，放冷，研末。每服2钱，热酒调下。此经验见载于《赤水玄珠》卷21大全牛膝散。

牛膝长于散瘀消肿，麦芽善于疏肝宣气，两药配伍，使气血和顺，则遍身青肿疼痛可愈。

9. 产后尿血 治产后尿血，川牛膝水煎频服。此经验见载于《本草纲目》卷16引《熊氏补遗》。

［**论治备参**］

1. 牛膝，疏利泄降，所主皆气血壅滞之病。凡属痿痹，有湿阻、血衰两层，湿阻者，惟在驱邪而使之流通；血衰者，必滋养而助其营运。逐邪者，可倚牛膝为君；养正者，亦赖以辅佐，所以痿弱痹著，骨痛筋挛诸证，皆不可一日无此药。

2. 牛膝善引气血下注，是以用药欲其下行者，恒以之为引经。筋骨痛风在下或病在腰腿间，必兼之而勿缺。

3. 牛膝补肝肾、强筋骨，领苍术、黄柏入下焦而祛湿热。一说牛膝同补肾药，去湿热，理下焦痿弱。

4. 牛膝用以治脑充血证，伍以赭石、龙骨、牡蛎诸重坠收敛之品，莫不随手奏效，治愈者不胜纪矣。

5. 牛膝不仅能降上行之血，而且能降上逆之气。若肺疾日久，气机升降失常，加用牛膝治之，每获良效。

6. 近世视牛膝为下肢疼痛之专药，此不尽牛膝之长也。牛膝之用，在祛瘀，在通淋，女子月闭，男子淋疾恒用之。

7. 小便淋痛，或尿血，或砂石胀痛，用川牛膝1两，水煎服，有效。或入麝香、乳香尤良。一说五淋诸证，极难见效，怀牛膝1两，入乳香少许煎服，连进数剂即安。

8. 治石淋，一般以冬葵子60克，牛膝15～30克，与清热化瘀药同用。当结石已至膀胱，两药均用120克煎服，使结石滑利而下。

9. 治疗肝硬化腹水时，活血药应与利水药汉防已同用，以疏脉络。增强利水药的作用，重点选用川牛膝，既有活血之功，又有利水之效，每次用30～45克。

10. 以川牛膝30～45克，水煎顿服或分2次服，治疗功能性子宫出血，疗效满意，一般连服2～4日后血即可止。

11. 治疗经期肝郁气滞头痛，用四逆散时，必加川芎、牛膝两药，头痛可愈。

12. 治室女乳溢，用牛膝配荆芥炭，能引血归经，随证配伍四物汤、二至丸及柴胡、香附、麦芽等同用，有较好的效验。

13. 牛膝合麦芽用于回乳，多3剂见效，6剂收功。

14. 治疗蛛网膜下腔出血，必须首先止血。但血液流出后，留于颅内，便变为瘀血，因此还须配以活血祛瘀药，如牛膝、赤芍等，否则病不易痊愈。牛膝引血下行，还有减轻颅内压增高的功能。

15. 牛膝虽可引血下行，但有破血作用，尤其川牛膝，不宜用于鼻衄。

16. 牛膝性专下注，凡脏寒便滑、下元不固、梦遗失精诸证，皆忌之。

17. 牛膝有川牛膝与怀牛膝之分。川牛膝有下行之功，凡血、水、热上犯，并有肝肾亏虚之象，重用川牛膝30克确有疗效；怀牛膝下行之力不如川牛膝，但滋补肝肾之功为优。

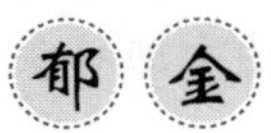

郁金

郁金，始载于《药性论》，是姜科多年生草本植物温郁金、姜黄、广西莪术或蓬莪术的块根。本品味辛、苦，性寒，归肝、心、肺经。

临证应用

［配用简说］

1. 郁金长于行气解郁，活血止痛，治疗胸闷胁痛，脘腹胀痛，常配合柴胡、香附、陈皮、枳壳等同用。郁金又为调经要药，凡气血郁滞所致月经不调、痛经闭经，常配合当归、川芎、香附、白芍等同用。若治癥瘕痞块（如子宫肌瘤、卵巢囊肿、肝脾肿大等），郁金又常配合丹参、泽兰、鳖甲等药同用，以活血软坚消癥。

2. 郁金能清心开窍，治高热神昏，常配牛黄、石菖蒲、连翘、山栀等同用；治气郁痰阻，蒙蔽心窍所致的癫狂惊痫，常配合白矾同用。

3. 郁金能入血分，有解郁散瘀、清热凉血之功，治疗肝郁化火，气火上逆，血热妄行所致的吐血、衄血、咳血及妇女倒经等，常与生地、丹皮、山栀、牛膝、三七等药配伍。

4. 郁金能利胆退黄，治疗湿热黄疸，常与茵陈、山栀等同用；治疗胆结石，常与金钱草、鸡内金等同用。

［一般用法］

入煎剂3～10克；研末吞服，每次1～3克。孕妇忌服。

临证推广

［古用发微］

1. 治疗热毒血痢　治一切热毒痢下血不止，生干地黄、郁金、蒲黄各等份。上为细末，每服1钱，食前以车前子叶汤或酒调下。方见《普济方》卷215郁金散。或用《太医院经验奇效良方》卷13郁金散：川郁金、槐花（炒）各半两，甘草（炙）1分。上为细末，每服一二钱，食前用豆豉汤调下。

郁金是治疗血热妄行的常用药物。治气火上逆之吐血、衄血，常配合生地、丹皮、栀子等同用；治血热下结之血淋、尿血、便血、血痢，常配合生地、槐花、蒲黄等同用。

2. 治疗痔疮 治痔疮肿痛，郁金为末，水调涂之。方见《本草纲目》卷14引《医方摘要》。虚弱之人已用枯痔药，痔上忽有些小疼痛，可用黄连、郁金各等份。上为细末，用蜜水调敷痔头上。方见《魏氏家藏方》卷7引《李防御五痔方》。若系翻花痔，肿溃不堪，可用《杂病源流犀烛》卷28木鳖子散：木鳖子、郁金为末，入冰片少许，水调敷之。

郁金长于活血凉血、解郁散滞而止痛，故外用于痔疾颇为适宜。翻花痔者，肛门四周翻出，形若翻花，肉色紫黑，乃痔之较重者。

［**现代报道**］

1. 治疗黄疸型病毒性肝炎 治疗组20例，其中急性黄疸型肝炎（AIH）9例，慢性活动性肝炎（CAH）4例，慢性重症肝炎（CHG）4例，肝炎后肝硬化（PHC）3例（均有腹水），用郁金注射液200毫升静脉滴注，每日1次，CHG配合支持疗法，PHC适当应用利尿剂以及抗生素防治腹水感染。对照组20例，其中AIH 10例，CAH 3例，CHG 4例，PHC 3例（均有腹水），口服复方益肝灵2克，每日3次，同时10例静脉滴注强力宁60毫升，3例静脉滴注复方丹参注射液20毫升，7例静脉滴注肝安注射液250毫升，CHG、PHC的配合疗法同治疗组。两组疗程均为1个月。结果：两组症状治愈率为82.14%和53.40%，$P<0.001$；两组体征治愈率为46.00%和28.25%，$P<0.05$，特别在乏力、食少、恶心、黄疸消退、肝区叩痛方面，治疗组疗效明显优于对照组。疗程结束后，治疗组谷丙转氨酶、血清胆红素的复常率分别为85%（17/20）和75%（15/20）；对照组则均为55%（11/20），两组比较有显著差异（$P<0.05$）。（白求恩医科大学学报，1998，4：396）

2. 治疗早搏 将川郁金研粉或制成片剂，初服5～10克，每日3次；无不适反应加量至10～15克，每日3次，治疗期间未用其他影响心律的药物。3个月为1疗程。共治56例，均经心电图和心电示波证实，其中室性早搏52例，房性和交界区性早搏各2例。以早搏完全消失，停药3个月以上未复发为基本治愈。结果：52例室早基本治愈14例，显效11例，好转9例，总有效率65%；交界区性早搏2例中，1例基本治愈，1例无效；2例房早均无效。（北京中医，1984，3：18）

3. 治疗高脂血症 白金丸（由白矾、郁金组成），每次6克，每日3次，餐后口服，20日为1疗程，连服2～3个疗程。服药期间不用其他降脂药物，饮食习惯和运动量照旧不变。共治344例，均排除肝、肾疾患和糖尿病等继发的高脂血症及有严重脏器疾患不宜观察药物作用者；其中胆固醇高于指标者267例，均值7.56±0.23mmol/L，甘油三酯高于指标者222例，均值2.49±0.13 mmol/L，β－脂蛋白高于指标者165例，均值6.27±0.19 g/L。结果：治疗后血清胆固醇、甘油三酯、β－脂蛋白的均值分别为5.32±0.17 mmol/L、1.72±0.10 mmol/L和4.5±0.16 g/L，治疗前后比较均有非常显著性差异（$P<0.001$）。23例患者服药初期出现轻微的恶心或胃部不适等症状，6例有

口干涩感，5 例便秘，但均未见心、肝、肾功能异常改变。（江西中医药，1981，1：3）

4. 治疗自汗证 广郁金 30 克，五倍子 9 克，为细末，每次用 10～15 克，用蜂蜜调成药饼（以不流动为度）2 块，贴在两乳头上，用纱布固定，每日换药 1 次。治疗自汗症 45 例，结果：用药 2 日内汗止者 9 例，3～5 日 19 例，6～10 日 10 例，11～15 日 7 例。全部有效。（中医杂志，1983，11：52）

5. 治疗精神分裂症 郁金、石菖蒲、丹参各 40 克，香附 20 克，制成片剂 50 片（名金蒲丹片，每片含生药 2.8 克），每次 15～25 片，每日 2 次，口服。同时服用下列一种西药：氯丙嗪（<300 毫克/日），三氟拉嗪（<20 毫克/日），舒必利（<500 毫克/日）或氟奋乃静（<20 毫克/日），疗程为 6 周。治疗 204 例，作为治疗组。对照组 100 例单用上述西药之一种，各药剂量折算后相当于氯丙嗪 585 毫克/日。结果：治疗组治愈（精神症状消失，自知力恢复）64 例，显著进步 70 例，进步 49 例，无效 21 例；对照组治愈 44 例，显著进步 24 例，进步 25 例，无效 7 例。两组显效率（显著进步以上）分别为 65.7% 和 68%，差异无显著性（$P>0.05$），但治疗组西药用量大大减少，避免了大剂量西药引起的副作用。（中西医结合杂志，1987，9：529）

6. 治疗急性胆囊炎 观察病例属湿热型，均为发病 24 小时内入院，不包括急性坏疽性胆囊炎、急性梗阻化脓性胆管炎及胆囊穿孔腹膜炎。治疗组 42 例，口服胆宁胶囊（由黄柏、广郁金、猪胆汁等组成，每粒含生药 0.25 克），每次 4 粒，每日 2 次；对照组 48 例，口服消炎利胆片，每次 6 片，每日 3 次。两组均进食低脂半流质，并注意适当补液，维持水、电解质及酸碱平衡。以服药 5～10 天，症状、体征完全消失，体温、血象恢复正常，B 超胆囊影象正常为临床治愈。结果：治疗组临床治愈 8 例，显效 28 例，总有效率 95.24%；对照组分别为 5 例、29 例和 81.25%。两组疗效有显著性差异（$P<0.05$）。（江苏中医，1997，12：11）

临证参考

［古法借鉴］

1. 痰火哮喘 治痰火哮喘方：郁金（为末）7 两，明矾（为末）3 两。用白果捣汁冲水泛为丸，每日服 1 钱。此经验见载于《汇编验方类要》卷下。

2. 头痛眩晕 治头痛眩晕，郁金、滑石、川芎各等份。上为细末，每服一二钱，空心用薤汁调服，此"木郁达之"之法也。治痰饮眩晕，痰厥头痛，也可用涌吐法：瓜蒂、郁金各等份。每服 1 钱或 2 钱，韭汁调下，用鸡翎探吐。上述经验见载于《太医院经验奇效良方》卷 25 郁金散及《证治准绳·类方》卷 5 独圣散。

3. 自汗 止自汗，郁金为末，卧时调涂乳上。此经验见载于《串雅外编》卷 2。

4. 诸疮 治杖疮、金疮、颠扑皮破、汤火伤、久年恶疮，川郁金 3 两，生地黄 2 两，粉甘草 1 两，腊猪板脂 1 斤。上剉细，入脂内煎焦黑色，滤去滓，入明净黄蜡 4 两，熬化搅匀，以瓷器贮之，水浸之，去水收。用时先以冷水洗疮拭干，却敷药在疮上，外以白纸贴之。止血定疼，且无瘢痕，治冻疮尤妙。治髭须疮，有脓窠，郁金、绿豆粉各半两，白蔹1分。上为末，用朴硝水和作饼贴之。上述经验见载于《证治准绳·疡医》卷6灵异膏及《圣济总录》卷132金粉饼。

郁金除能活血止痛外，《新修本草》谓其还有“生肌止血”的功效，故可用治上述诸疮。

5. 腮痈 治大人、小儿蚀透腮颊，初生如米豆，名金腮疮，用郁金、鸡内金（焙）各等份。上为散，先用盐浆盥漱，后贴之。此经验见载于《圣济总录》卷132二金散。

金腮疮即腮痈。

6. 产后败血冲心 治产后心痛，血气上冲欲死，郁金（烧存性，为末）2钱，米醋1呷，调灌即苏。此经验见载于《本草纲目》卷14引《袖珍方》。

《本草求真》卷5：“如败血冲心，加以姜汁、童便。”可从。

7. 耳内作痛 治耳内作痛，郁金末1钱，水调，倾入耳内，急倾出之。此经验见载于《本草纲目》卷14引《圣济总录》。

8. 鼻息肉 治鼻中息肉，郁金、猪牙皂角各1两。上用水同浸一宿，火煮透，郁金烂为度。去皂角，留郁金焙干，次用北细辛半两同为末，入麝香、硇砂各1钱或半钱拌匀，炼蜜为丸如茶子大。食后煎茶下。此经验见载于《类编朱氏集验医方》卷9郁金散。

9. 喉风、喉痹 治喉风，川郁金、巴豆肉各1钱。一半生用，一半用猪油熬成炭，俱研为末，吹喉。治缠喉风，喉闭，巴豆7粒（3生4熟，火烧存性），雄黄皂子大，郁金1枚。上药各为末，和匀。每服半字，茶两呷调下。如口噤，用竹筒纳药在内，吹入喉中，须臾吐利为度。治喉肿、喉风，也可用郁金3钱，藜芦2钱，巴豆（炒）1钱。上为末，每服1钱，喉肿以热茶点服，喉风以薄荷茶下。上述经验见载于《外科百效全书》卷2二虎丹、《杏苑生春》卷6郁金散，及《医方类聚》卷74引《澹寮》一捻金散。

喉风泛指咽喉部的多种疾患，常有咽喉肿痛、痰涎壅盛、语声难出等见症。若咽喉肿痛连及胸前，项强如蛇缠绕，并伴吞咽、呼吸困难，则称缠喉风。喉风多因风热搏结于外，火毒炽盛于内，痰火邪毒停聚咽喉所致。

10. 牙痛出血 治牙齿出血疼痛，郁金、白芷、细辛各等份。上为细末，擦牙龈疼处，噙少时，有涎吐去。此经验见载于《太医院经验奇效良方》卷62郁金散。

11. 砒霜中毒 治中砒霜毒，郁金末2钱，入蜜少许，冷水调服。此经验见载于《本草纲目》卷14引《事林广记》。

［**论治备参**］

1. 郁金，清气化痰散瘀血之药，其性清扬，能散郁滞，顺逆气，上达高巅，善行下焦，为心肺肝胃、气血火痰郁遏不行者最验。故治胸胃膈痛、两胁胀满、肚腹攻疼、饮食不思等症，又治经脉逆行，吐血衄血，唾血血腥。此药能降气，气降则火降，而痰与血亦各循其所安之处而归原。

2. 郁金，又能开郁通滞气，故治郁需之，然而终不可轻用。因其气味寒凉，有损胃中生气，郁未必开而胃气先弱，殊失养生之道。又郁金开郁，全恃补剂，无补剂则郁不能开，多补剂则郁且使闭，故郁金可暂用于补之中，而不可久用于补之内。一说郁金，能开肺金之郁，故名。今医用此开郁，罕效。近日郁证，多属血亏，用破血之药开郁，郁不能开而阴先败，致不救者多矣。一说解郁二字，不见经传，切不可惑此邪说，若错认此药为解郁而频用之，十不救一。

3. 郁金佐槐花，解热毒；冲淡竹沥，降痰火。

4. 治吐血、衄血、唾血、血腥及倒经，并宜郁金末加韭汁、姜汁、童尿同服，其血自清；痰中带血者，加竹沥。又鼻血上行者，郁金、韭汁加四物汤服之。

5. 郁金有显著的恢复胆功能和消退黄疸作用。茵陈30克，郁金、栀子各9克，是退黄的基本方。郁金所含的姜黄素能促进胆汁分泌趋于正常，减少尿内的尿胆元，配合茵陈、栀子，退黄作用更强。又本品配合金钱草、鸡骨草、茵陈、柴胡等，有消散结石功效，可用治胆囊结石。

6. 郁金对于若干癥瘕病，如子宫瘤肿、妇女生殖器官囊肿，以及肝脾肿大等有效。肿瘤可配合抗癌药同用；囊肿配伍活血化瘀、解毒利湿、理气止痛药；肝脾肿大可配合丹参、牡蛎、檀香、沉香、香附等同用。

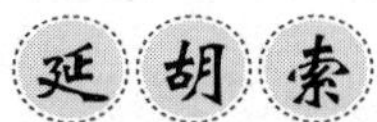

延胡索

延胡索，始载于《本草拾遗》，又名“玄胡索”，是罂粟科的多年生草本植物，药用地下块茎。本品味辛、苦，性温，归肝、脾经。

临证应用

［配用简说］

1. 延胡索为活血行气止痛的要药，既入气分行气散滞，又入血分活血化瘀，止痛作用广泛，效果显著。李时珍称它“专治一身上下诸痛，用之中的，妙不可言”。如配川楝子、黄连、山栀，可治胃脘热痛；配干姜、肉桂，可治腹中冷痛；配瓜蒌、薤白、丹参，可治胸痹心痛；配小茴香、乌药、吴茱萸，可治寒疝腹痛；配川芎、乳香、没药，可治跌打瘀痛；配当归、白芍、香附，可治妇女经行腹痛。又气滞作痛可配香附、木香，血瘀作痛可配桃仁、红花，上肢疼痛可配桂枝、姜黄，下肢疼痛可配牛膝、续断，等等。上仅为举例，临证用时要注意辨证，灵活加减。

2. 治腹中尤其是下腹部因气滞血瘀形成的积块，可用延胡索配当归、桃仁、红花、三棱、莪术、大黄等药同用。

［一般用法］

入煎剂3~10克；研末吞服每次1.5~3克，每日1~2次。孕妇禁服，血热气虚者也不宜用。

临证推广

［古用发微］

1. 治疗痢疾 治痢无问赤白，延胡索不以多少，新瓦上炒过，为细末，每服2钱，米饮调下。方见《是斋百一选方》卷8引韩月卿传。本方《赤水玄珠》卷8用治血痢腹痛，饮食不进，名延胡止痛散。

延胡索理气、活血、止痛，适用于痢疾腹痛明显者。《本草纲目》卷13“延胡索”条下有李时珍一则医案，可资印证：“华老年五十余，病下痢腹痛垂死，已备棺木。予用此药三钱，米饮服之，痛即减十之五，调理而安。”

2. 治疗小便不通 治小儿小便不通，延胡索、川苦楝子各等份。为细末，每服5分或1钱，食前捻头汤调下；如无捻头汤，即汤中滴油数滴代之。方见《小儿药证直诀》卷下捻头散。

延胡索辛散苦降，能行气血，助疏泄，适用于气血郁滞所致的小便闭结。这一功效，后为李时珍《本草纲目》、张景岳《本草正》著录。对于上方方义，《本事方释义》云：“此苦辛泄降之方也。凡小儿小便不通，亦是厥阴为病，肝不疏泄，故必用疏肝之法。”又《小儿药证直诀类证释义》云：“捻头汤中捻头，又名寒具。其制法：以糯米粉和面，搓成细绳，盘曲如环形，入油煎之，可以久藏。捻头汤即用寒具煎成之汤。”

［现代报道］

1. 治疗心律失常 延胡索粉（丸）口服5～10克，每日3次；房颤患者复律期间曾服用15克。治疗期间未用其他影响心律的药物，个别伴心功能不全者未停服洋地黄片。疗程4～8周。共治48例，其中频发房早13例，阵发房颤13例，房早伴阵发房颤2例，伴短阵房性心动过速1例，阵发室上速2例，计31例，治疗后显效（心律失常完全消失）15例，总有效率84%，起效时间一般在1～10日。另有持续性心房颤动17例，服药后心室率均明显减慢，有6例心律转为窦性。其中10例冠心病患者的房颤，有5例复律；而5例风心病者均未能复律。研究表明，延胡索对房性异位心律有较好的控制作用，用量5～10克对房早有较好的治疗作用，10克以上能控制阵发性房颤的发作，并能减弱心房颤动的心室率，进而使一些持续性房颤转复为窦性心律。（北京医学，1984，3：176）

2. 治疗急性心肌梗死 治疗组74例除常规治疗外，加用脱氢延胡索碱5～10毫克，每日3次，口服；对照组74例只采用一般常规治疗。住院治疗一般为4～8周。结果：两组病死率及泵功能情况无差别；治疗组心律失常的发生率为62.16%，对照组为71.62%，其中房性心律失常发生率治疗组显著低于对照组。实验表明，脱氢延胡索碱无镇痛与镇静作用，却对冠心病有效，在缺氧条件下能明显延长动物生存时间，提高存活率，增加小鼠心肌营养性血流量，并对垂体后叶素引起的大白鼠急性心肌缺血有一定的保护作用。（天津中医，1989，4：3）

3. 治疗痛证 生延胡索或炒延胡索加工成粉，每服1.5～2.0克，白开水送下；产后或痛经病人可用黄酒送服。每隔4～6小时服1次。共治84例，其中胃痛24例，显效16例，好转8例；肝区痛25例，显效14例，好转11例；痛经20例，显效17例，好转3例；产后腹痛15例，显效14例，好转1例。（中药通报，1981，4：38）

4. 治疗原发性枕大神经痛 患者取坐位，以第2颈椎棘突与茎乳突之间联线中点的压痛处为封闭点，用一般注射器及针头抽取延胡索乙素针剂2毫升（100毫克）及2%奴夫卡因1毫升，进针深度抵达骨膜后稍后退，最好刺中枕大神经（患者有麻胀感），抽无回血及脑脊液，将药液注射到枕大神经周围即可。一侧痛者只封闭痛侧，两侧痛者封闭两侧；1次未愈者可隔2～3日再封闭1次。共治151例，以临床症状完全缓解，压迫枕大神经无压痛为痊愈。结果：痊愈138例（91.4%），封闭1次痊愈者128例，2次痊愈者10例，2次有效13例，总有效率100%。（中西医结合杂志，1990，9：562）

5. 治疗肠粘连 三七、醋制延胡索各6克，丹参9克，研成细末，分2次开水冲服。每日1剂，10日为1疗程，一般服药1～2个疗程。共治30例，其中阑尾炎切除术所致者26例，子宫切除术3例，腹腔引流术1例。以自觉症状消失，局部无压痛、包块，半年内无复发者为痊愈。结果：痊愈21例，好转7例，无效2例。（中国中西医结合杂志，1994，1：32）

6. 治疗急、慢性扭挫伤 醋制延胡索、广木香、郁金等份研细末，混匀，每服15克，温开水送服，每日3次。共治321例，急性153例，慢性168例，均获治愈。用药最多600克，最少120克，病程短者用药量较少。（浙江中医杂志，1988，3：114）

临证参考

［**古法借鉴**］

1. 头痛 治头痛，猪牙皂角1钱，延胡、青黛些少。为末，吹鼻中取涎。一方治头痛不可忍，用延胡索7枚，青黛2钱，肥牙皂（去皮子）2斤。为末，水调，圆成饼子，如杏仁大。令病者仰卧，以水化开，灌入男左女右鼻中，闻见药到喉少酸，令病者坐，却咬定铜钱1个于当门齿上，当见涎出成盆而愈。上述经验见载于《丹溪心法》卷4不卧散及《永类钤方》卷11。

《奇方良方》用后方治牙痛、赤眼、脑泻、耳鸣。

2. 咳嗽 治大人小儿诸般咳嗽，延胡索1两，枯矾2钱半，为末。每服2钱，用软饴糖1块或蜜和药含化。小儿每服1钱。此经验见载于《世医得效方》卷5宁肺散。

3. 尿血 治溺血，延胡索1两，朴硝3分，为末。每服4钱，水2盏，煎至8分，温服。一方用延胡索3钱，水煎，入芒硝3分服。上述经验见载于《普济方》卷215引《活人书》及《简明医彀》延胡索散。

《赤水玄珠》用上述两药治“尿血作痛”。《医方考》谓治“阳邪陷入下焦，令人尿血”，并解释说：“阳邪者，热病、伤寒之毒也；下焦者，阴血所居，阳邪入之，故令尿血。”

4. 疟疾 治疟疾，芫花（醋煮干）半两，延胡索（炒）1两半。为细末，每服1钱，乌梅汤调下。此经验见载于《太医院经验奇效良方》卷15二圣散。

5. 眼癣、烂眼弦 治眼癣、烂眼弦，大黑枣（去核）1枚，糠青（炭上炙，以烟尽为度）1钱，延胡5钱。上为极细末，以人乳拌敷。倘远年者，不能即效，再加胆矾5分，同研，楮树汁同人乳调敷。此经验见载于《千金珍秘方选》青粉散。

眼癣指眼圈红赤，痒痛难忍；烂眼弦又名眼弦赤烂，指眼睑边缘红赤溃烂，痒痛并作。两者相当于西医的睑缘炎。

6. 鼻出血 治鼻衄，延胡索为末，绵裹塞耳内，左衄塞右，右衄塞左。此经验见载于《本草纲目》卷13引《普济方》。

7. 牙宣 治牙宣，延胡索（生）为末，先用蒺藜汤漱过，后以此敷之。此经验见载于《外科大全》卷3延胡散。

牙宣是指牙龈日渐萎缩，牙根宣露，齿缝中常渗出血液或脓液的一种病症，相当于西医的慢性牙周炎、牙龈萎缩等。

［**论治备参**］

1. 延胡索，能行血中气滞，气中血滞，故专治一身上下诸痛，用之中的，妙不可言。盖延胡索活血化气，第一品药。

2. 延胡索与当归、肉桂配用，治一身上下诸痛及经癸不调。

3. 延胡索有麻醉性，用以止痛甚效，尤以胃神经痛及月经痛为最，与香附同用更佳。至于治周身痛，近世罕用。

4. 产后血虚，或经血枯少不利，气虚作痛者，延胡索大非所宜。

5. 凡用延胡索，虚人当兼补药同用，否则徒损无益。

6. 治疗冠心病、心肌炎胸痛气滞血瘀征象明显时，可用人参、三七、延胡索3药，共研细末，每次服0.6克，每日3次，疗效较好，对控制早搏也有帮助，能起到疏其血气，令其条达的功用。

7. 延胡索为镇静药，配贝母、苏子、款冬花、百部等，可治痉咳喘急、百日咳等。

8. 延胡索不但善于止痛，而且有一定的安神功效，与酸枣仁同用，在镇静催眠方面有协同作用，随着剂量增大，其协同作用尤为明显。取炒延胡、炒枣仁研粉，各用6克，开水送服，或用夜交藤、鸡血藤煎汤送服，每日服2～3次，有良好的安神之效；患者伴有的头昏、头痛症状也能迅速缓解。

9. 延胡索能活血止痛和镇静止痛。安神作用在于镇静止痛，其成分为四氢帕马丁（颅痛定）。本品镇静安神作用较酸枣仁、茯神等传统安神药明显为好，凡胃脘疼痛或不眠者必配用之，用量为10～15克。

10. 慢性胆囊炎、胆结石，胆囊反复绞痛，配用延胡索，止痛作用颇佳；加乳香、郁金、柴胡，能消炎并缓解胆道痉挛。

11. 延胡索宜以酒煮服，或用酒磨服亦可。

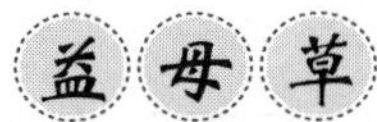

益母草

益母草，始载于《神农本草经》的“茺蔚子”条下，原作“益母”，是唇形科一年或二年生草本植物的地上部分（全草），其果实叫茺蔚子。本品味苦、辛，性微寒，归肝、心包、膀胱经。

临证应用

［配用简说］

1. 益母草是妇科经产良药，功能化瘀血，生新血，调月经。治月经不调、痛经，可配合当归、白芍、地黄、川芎、香附等同用；月经闭止不行，或腹中有包块，可配桃仁、牛膝、川芎等同用；产后出血或恶露不绝，腹部胀痛，单服益母草膏即有效，也可配香附、当归、川芎、山楂炭等煎服，使子宫收缩正常，起到止血、止痛和除恶露的效果。

2. 益母草有利尿消肿作用，与白茅根、车前子、淫羊藿等配伍，可用于肾虚尿少浮肿。现代临床常用本品治疗肾炎水肿和血尿，对急性者效果尤好。

3. 益母草有清热散瘀解毒的功效，与蒲公英、金银花、连翘等配用，可治疗疔疮、乳痈等疾病。

［一般用法］

入煎剂 9 ~ 30 克，也可熬膏服。外用适量，煎水洗或捣敷。孕妇慎用。

临证推广

［古用发微］

1. 治疗皮肤瘙痒症 治遍身瘙痒，益母草熬浓汤服，并洗浴数次。方见《验方新编》卷 10。

益母草“主隐疹痒”，在《神农本草经》中就有记载，内服外洗均可，疗效较为可靠。煎水洗浴，常与浮萍、土茯苓等同用。

2. 治疗赤白带下 治赤白带下，恶露不止，取益母草（开花时采），为细末，每服 2 钱，空心温酒下，每日 3 次。方见《证治准绳·女科》卷 1 益母散。

益母草适用于血瘀所致的赤白带下。

3. 润白泽面 治面皯黯，用益母草灰 1 升，以醋和为团。以炭火煅 7 度后，入乳钵中研细，用蜜和匀，入盒中。每至临卧时，先浆水洗面，后涂之。方见《圣济总录》卷 101 益母草涂方。唐天后炼益母草泽面法：5 月 5 日采根苗具者，勿令着土，暴干捣罗，以面水和成团，如鸡子大，再暴干。仍作一炉，四旁开窍，上下置火，安药中央。大火烧一炊久，即去大火，留小火养之，勿令火绝。经一复时出之，瓷器中研治，筛再研，3 日收用。如澡豆法，日用。一方每 10 两加滑石 1 两，胭脂 1 钱。此法见载于

《本草纲目》卷15引苏颂曰。

面皯黯，即面部黧黑斑。一复时，亦作一伏时，即一昼夜。澡豆，古代供洗涤的粉剂，用豆末合诸药制成，以洗手面，令皮肤光润。《本草拾遗》曰："（益母草）苗、子入面药，令人光泽。"

［**现代报道**］

1. 治疗冠心病心肌缺血 用益母草注射液8支（每支含生药4克）加入5%葡萄糖液500毫升中静脉滴注，每日1次，2周为1疗程，有效者给予第2疗程，无效者改用其他药物。共治100例，临床症状疗效以治疗结束后胸闷、心悸、心前区疼痛、气短消失，或其中3项但包括心前区疼痛好转为显效。心电图疗效以休息时心电图恢复正常或大致正常，或运动试验由阳性转为阴性为显效。结果：临床症状疗效显效45例，改善39例（其中35例心前区疼痛好转），总有效率84%；心电图疗效显效28例，好转33例，总有效率61%。胸阳痹阻及心脉瘀阻型疗效较好，肾阳虚弱型疗效较差。（中医杂志，1985，3：29）

2. 治疗肠易激综合征 治疗组200例用益母草50克，文火煎至水沸后半小时，每日服1剂。对照组200例服心痛定和丽珠肠乐。疗程均为10日。以治疗后每日大便1~2次，成形，无黏液，腹痛、腹胀等症状均消失为痊愈。结果：治疗组痊愈180例，显效12例，总有效率98%；对照组痊愈110例，显效35例，总有效率95%。两组疗效相仿，但治疗组无明显不良反应，对照组出现不良反应较多。（中医杂志，1999，11：696）

3. 治疗急性肾炎 益母草60克，大蓟、小蓟各30克。有感染症状者，加金银花、板蓝根各9~12克；蛋白尿严重者，加桑螵蛸30克。每日1剂，水煎，分2次服。一般在蛋白尿消失后继服2~3周停药。共治32例，以症状与体征消失，血非蛋白氮、胆固醇及红细胞沉降率恢复正常，尿常规蛋白、红细胞及管型消失，随访3个月未再复发者为完全缓解。结果：完全缓解29例，不完全缓解2例，无效1例。26例治疗前存在水肿者治疗后均消失，消退日数平均为14.5日。（中西医结合杂志，1983，6：338）

4. 治疗高黏血症 用益母草注射液12~15毫升，加入5%葡萄糖液250毫升中缓慢静脉滴注，每日1次，连用15日为1疗程。治疗前后观察血液流变学和血脂各指标的改变，以及头晕、头痛、近期记忆力减退、失眠及肢体麻木等临床症状的改善情况。共治105例。结果：一般经5~7日治疗后便有明显效果，头晕、头痛、失眠、肢体麻木的有效率分别为91.3%、73%、81%和82%；单腿闭目直立试验96.6%的试验者都有不同程度改善。有100例患者的血黏度降低及其他血液流变学指标改善；观察65例，血小板聚集率均有不同程度降低；73例β－脂蛋白降低。（山西医药杂志，1989，1：13）

5. 治疗急性脑梗死 治疗组53例，用益母草注射液20毫升（每毫升含5克生药提取物）加入生理盐水250毫升中静脉滴注，每日1次，15~21日为1疗程，必要时隔3~7日进行第2疗程治疗。对照组32例用低分子右旋糖酐500毫升静脉滴注，每日1次，疗程与治疗组同。如出现颅内高压，或原系糖尿病或高血压患者，两组均采用对症治疗措施，但均不用抗凝、溶栓、降黏及活血化瘀药。结果：治疗组痊愈12例，显效26例，总有效率88.7%；对照组治愈2例，显效10例，总有效率62.5%。两组疗效有明显差异（$P<0.01$）。通过对治疗前后血液流变学及血脂的变化对比发现，治疗组8项指标全部下降，其中6项有统计学意义；而对照组有7项指标下降，仅有2项有统计学意义。（中级医刊，1994，2：53）

6. 治疗尿路结石 益母草100克，大黄6克，枳壳、泽泻各12克。并可酌情随证加味。水煎，每日1剂，早晚各服1次。治疗期间每日饮开水1.5～2升，并多活动，配合跳跃。2周为1疗程，疗程间间隔3～5日。治疗尿路结石横径0.6～1.0厘米者30例，排石22例（占73.3%），结石下移3例（占10%），总有效率83.3%。（成都中医学院学报，1985，2：16）

7. 治疗妇产科出血性疾病 马齿苋、益母草各30克。每日1剂，水煎服。血止后再改用其他药物调整月经周期或治疗原发病。共治100例，均排除妇产科恶性肿瘤所致的子宫出血。以服药不超过9剂，阴道出血完全停止为痊愈。结果：痊愈83例（服药1～3剂血止者55例，4～6剂18例，7～9剂10例），好转13例。痊愈率83%，总有效率96%。（中医杂志，1990，7：47）

8. 辅助早期妊娠药物流产 米非司酮配伍米索前列醇用于49日内的早孕药物流产，应用广泛，效果肯定，但与人工流产相比，存在完全流产率相对较低及出血时间较长的不足。将192例无药物流产禁忌症患者随机分成2组，治疗组、对照组各96例。2组均于早、晚9时各服米非司酮25毫克，连服3日，第4日早晨空腹服米索前列醇0.6毫克。治疗组从第1日晚上开始加服三草汤（紫草50克，益母草30克，仙鹤草10克），每日1剂，上、下午水煎分服，连服5日。结果：治疗组完全流产93例（96.88%），不完全流产3例（3.12%）；孕囊排出时间为66.00±10.88小时；流产后出血时间为14.1±4.4日。对照组则为68例（70.83%）和28例（29.17%）；74.00±4.17小时；16.9±5.7日。上述3项指标比较，2组均有显著性差异（P均<0.01）。（中医杂志，2003，8；605）

临证参考

［古法借鉴］

1. 痢疾 治赤白杂痢困重者，益母草（晒干）、陈盐梅（烧存性）各等份。上为末，每服3钱，白痢，干姜汤下；赤痢，甘草汤下。治小儿疳痢垂死者，用益母草嫩叶，同米煮粥食之，以瘥为度。上述经验见载于《本草纲目》卷15引《卫生家宝方》二灵散及《广济方》。

2. 尿血 治尿血，益母草捣汁，服1升。此经验见载于《本草纲目》卷15引《外台秘要》苏澄方。

3. 紫癜风 治紫癜风，桑枝（剉）10斤，益母草（剉）3斤。上以水5斗，慢火煎至5升，滤去滓，入小铛内，熬为膏。每服半合，夜卧时以温酒调服。此经验见载于《太平圣惠方》卷24桑枝散。

原书谓："夫紫癜风者，由皮肤生紫点，搔之皮起，而不痒痛者是也。此皆风湿邪气客于腠理，与血气相搏，致荣卫否塞。"桑枝疏风利湿，益母草活血以助散邪，荣卫畅通而病可愈。

4. 不孕症 治妇人不孕，脉涩滞者，香附米（童便浸透，取出，水洗净，露一宿，晒干，再浸再露再晒，如此2次，用好醋浸透过宿，晒干为末）1斤，益母草（东流水洗净，烘干为末）12两。另用香附4两，北艾1两，煮汁3分，醋7分，将前2味药末和合为丸，如梧桐子大。每服五七十丸，空心、临卧淡醋汤送下。治妇人脾胃虚弱，冲任损伤，血气不足，经候不调，以致无子者，白毛乌骨鸡1只（糯米喂养7日，勿令食虫蚁野物，用绳吊死，去毛与肠杂，以1斤为率），益母草1两，小黑豆1茶杯。上药共放鸡腹内，加水、酒各半，蒸熟，空心食鸡与汤。上述经验见载于《古今医鉴》卷11引徐宪副神仙附益丹及《易简方便医书》卷六乌鸡汤。

《医略六书》卷27对神仙附益丹有论述：血凝于络，气滞于经，故天癸不调，不能媾精而孕子焉。香附理血中之气，力能解郁调经；益母调冲任之血，性善生新去宿。艾汤以丸之，温酒以行之，使子宫温暖，则血活气行而经脉融和，天癸如度，岂有不孕之妇乎？

5. 预防疮疥 新生小儿用益母草5两，煎水浴之，不生疮疥。此经验见载于《本草纲目》卷15引《简要济众》。

6. 喉痹 治喉闭肿痛，益母草捣烂，新汲水1碗，绞浓汁顿饮，随吐愈。冬月用根。此经验见载于《本草纲目》卷15引《卫生易简方》。

［**论治备参**］

1. 益母草行血而不伤新血，养血而不滞瘀血。

2. 益母草，性滑而利，惟血热、血滞及胎产艰涩者宜之。若血气素虚兼寒及滑陷不固者，皆非所宜，不得以其益母之名，谓妇人所必用也。盖用其滑利之性则可，求其补益之功则未可得也。

3. 益母草得山楂炭，治产后血不止；入凉血药，治血热贯瞳仁；佐当归，去风热。

4. 产后诸疾，因血滞气脉不和，用益母草相宜，若执益母之名，施于胎前之证，血虚营怯，营阴不足者；肝虚血少，瞳仁散大者；血脱血崩，阳竭阴走者，概而与之，未尝不取咎也。

5. 益母草有行血、活血、下水、解毒、消肿作用，可治浮肿、尿血、二便不通等症。对于严重的急性肾炎早期，有肉眼血尿或镜检红细胞满视野，出现尿少、浮肿等症，可在萍（浮萍）翘（连翘）四苓汤基础上，加用益母草煎剂（益母草120克，加水800毫升左右，文火煎至300毫升，去渣，分3~4次温服。儿童剂量酌减），连用6~26日，血尿可以消失，血压亦可降至正常，疗效比较满意。

6. 益母草能治血尿，急慢性都有效。急性血尿配白茅根、大蓟、小蓟，病情重者加入琥珀、石韦；慢性血尿加泽泻、牡丹皮。

7. 益母草治高血压常用，对产后高血压尤有效验，肾性高血压和顽固性蛋白尿必用，尿少水肿亦常用。配川芎、草决明、槐米、玄参、丹参，治高血压病；配杜仲、桑寄生、草决明、磁石，治肾性高血压；配黄芪、石韦、薏仁根、金樱子，治反复蛋白尿。治高血压用量一般大于30克，消肿时30～40克，治蛋白尿一般用20～30克。

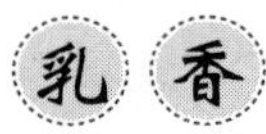

乳香

乳香，始载于《名医别录》，是橄榄科矮小灌木或乔木乳香树、鲍达乳香树或野乳香树等植物皮部渗出的油胶树脂。本品味辛、苦，性温，归心、肝、脾经。

临证应用

［**配用简说**］

1. 乳香有活血祛瘀、行气散滞的功效，止痛作用显著，是治疗各种瘀滞疼痛病证的要药。临证每与没药配伍，有相得益彰之妙。两药配延胡索、五灵脂、草豆蔻各等份，研末，每服3～6克，以酒或温开水送服，治气血瘀滞胸腹痛有捷效。治风湿侵袭肌肉、经络而致的痹痛，可用乳香配羌活、川乌、秦艽、当归等同用；妇女痛经及产后瘀滞腹痛，可配没药、当归、桃仁、红花等同用。对于跌打损伤，瘀肿疼痛，乳香尤为常用，每配没药、血竭、红花、骨碎补等内服外敷，祛瘀止痛作用显著。此外，疮疡肿毒初起，红肿疼痛较甚，也可以本品配合金银花、连翘、赤芍、白芷、皂角刺、穿山甲等同用，以消肿止痛。古人认为，配用乳香治疮毒，能托里护心，使毒气外出，不致内攻。

2. 乳香有活血去腐、生肌敛疮的功效，凡疮疡溃破，久不收口者，可配没药、血竭、儿茶、炉甘石等研末调敷。

［**一般用法**］

入煎剂3～5克，或入丸、散。外用适量，研末调敷。孕妇及无瘀滞者禁用，胃弱者内服宜慎。

临证推广

［**古用发微**］

1. 治疗泻痢腹痛　治泻痢腹痛，乳香每恃为要药。脾胃阳虚，不化水谷则泄泻，寒凝气血则腹痛，对此类脏腑泄泻不调，可用《瑞竹堂经验方》卷8乳豆丸：乳香（别研）、肉豆蔻（面裹煨熟，为末）各2两。为细末，和匀，用陈米粉糊为丸，如梧桐子大。每服五七十丸，空心米饮汤送下。若脓血泻痢遍数颇多，腹痛欲绝，用精明乳香5钱，没药半两。上为粗末，每服抄1钱半，水1盏，煎三四沸，和滓稍热服，不拘时候。方见《医方类聚》卷141引《烟霞圣效》奇命散。本方重在止痛救急，待腹痛缓解后，仍须辨证治本。

乳香能“止大肠泄澼”（《本草拾遗》），泄澼即泻痢。泻痢腹痛多兼气滞血瘀，用本品治之，正合调气行血之义。《本草正》说：“（乳香）通血脉，止大肠血痢腹痛。”《要药分剂》则谓：“赤白痢腹痛不止者，加入乳香无不效。”

2. 治疗痔疮 乳香有活血行气、消肿止痛、敛疮生肌之功，善治痈疽肿毒，亦能治痔疮，既可内服，也可外用。治五痔，年深不愈，乳香2钱，没药1钱。两味同研为细末，用乌鸡子1个，打开去黄，以清拌药，再入鸡子壳中，以纸封，饭锅中蒸熟，空心服尽。如年深者，服十数个全安。方见《圣济总录》卷143乳香散。也可用外熏法：乳香、没药、血竭各等份。上为末，用葱根须、鸡子清共捣如泥，将薄砖1片，置火箱上，前药铺在砖上，下用火烘热，药之周围作布圈1个，四周药气，用草纸垫定，疮洗净，坐于药上，熏3炷香久，如此3次。方见《疡科选粹》卷5乳没散。

乳香配没药治疗痔疮的经验，现代临床亦有验证报道：治疗血栓性外痔，用乳香、没药各20克，大枣20枚。将3药捣成膏，并完全融为一体，备用。用时取上药适量做成饼状，敷贴于外痔表面，再外敷纱布，用胶布固定，每日换药1次。治疗42例，均治愈。血栓较小者，2至4日即愈；较大者，5至8日痊愈；特大者，9至12日痊愈。（中国肛肠病杂志，1991，3：35）

3. 治疗妇人吹乳 乳香辛香走散，具活血消肿功效，用于妇人吹乳（乳痈初起），颇为适宜。妇人乳儿之际，为儿口气所吹，致令乳汁不通，壅滞肿痛，不急治，即成乳痈，速服瓜蒌散，敷以香附饼，立见消散。亦有儿饮不尽，余乳停蓄，以致肿痛，名曰妒乳，速宜吮通，并敷服前药，免成痈患。若妇人郁怒而乳肿者，于瓜蒌散内，更加柴胡、赤芍、甘草、橘叶之属。瓜蒌散方：瓜蒌1个，明乳香2钱，酒煎服。香附饼方：香附（细末，净）1两，麝香2分。上两味研匀，以蒲公英2两煎酒，取渣，以酒调药，炖熟，敷患处。上2方均见《医学心悟》卷5。

治乳痈初起，《校正妇人良方》内服瓜蒌散，外敷南星；《证治准绳》则用乳香末1钱，瓜蒌根末1两，研匀，温酒调服2钱。

［**现代报道**］

1. 治疗急性阑尾炎 取生乳香、生没药各等量研末，用陈醋和75%乙醇各半，调上药为药泥，敷痛点处，范围大于病灶，约3厘米厚，盖以油纸，纱布固定。每日换药1次，一般敷1~3次。共治30例，以症状、体征消失，体温及白细胞计数恢复正常为治愈。结果：治愈22例，好转6例，总有效率93.3%。（湖南中医杂志，1988，6：15）

2. 治疗硬皮病 用乳香、没药、川郁金等制成蜜丸，每丸10克，每次服2丸，每日3次。共治188例，系统性硬皮病104例，局限性硬皮病84例。系统性硬皮病以硬化皮肤基本变软，皮肤附件功能恢复或仅残留末梢及手指末端未恢复，雷诺氏现象消除或显著减轻，体力增强，全身情况明显好转，各脏器症状改善为显效；局限性硬皮病以皮损面积显著缩小，仅残留少量皮损未痊愈为显效。结果：系统性显效30例，有效72例，无效2例；局限性显效40例，有效44例。（中西医结合杂志，1989，1：19）

3. 治疗脓疱疮 乳没膏由乳香、没药、猪油（熬熟去滓）按1：1：4的比例熬制而成。涂药前先用3%双氧水清洗疮面，以除去脓痂为度，然后将乳没膏涂一层，无需包扎，每日早晚各1次，渗液多者每日可用4次。3日为1个疗程。治疗期间不用其他疗法。共治102例，以脓痂消失，皮损恢复常态为治愈。结果：1～3日治愈14例，4～6日治愈50例，7～9日治愈35例，总有效率97.06%。（中医杂志，2002，4：284）

临证参考

［**古法借鉴**］

1. 阴寒呃逆　治阴寒呃逆不止，乳香、硫黄各2钱。为细末，用好酒1盅，煎数沸，乘热气，使病人鼻嗅之；外捣生姜擦胸前。此经验见载于《伤寒全生集》乳香硫黄散。

本方在《验方新编》卷4多陈艾2钱，主治、用法相同。

2. 呕吐　治呕吐，服药不效，硫黄、乳香各等份。每用适量，水煎，急令嗅热气。此经验见载于《仙拈集》卷1鼻嗅散。

3. 血淋　治血淋及五淋，用乳香（中夹石者）为细末，以米饮或麦门冬汤调下。每服以饥饱适中时服，空心亦可。此经验见载于《世医得效方》卷8乳石散。

《本草纲目》卷34引本方，用米饮服1钱，治淋癃溺血。

4. 梦遗　治梦中遗精方：取乳香如大拇指大1块，临卧时放口中烂嚼，至半夜即吞下，不二三次病愈。治心气不足，小便白浊，梦遗不禁，坚白茯苓2两，乳香一字（研）。上为末，蒸饼为丸，如梧桐子大。每服30丸，食后、临卧麦门冬水送下。上述经验见载于《太医院经验奇效良方》卷34及《卫生家宝方》乳香茯苓丸。

据《宝庆本草折衷》记载，乳香定神止遗，是因其柔黏，有收敛心绪之功。

5. 剧烈头痛　治气攻头痛，不可忍，乳香1钱，蓖麻子14粒。上同捣烂，作饼，贴太阳穴上。痛定急去之，解开头发出气。治偏头痛不可忍，取乳香如皂子大，高良姜如指头大。将上两味于火上烧，迎烟熏鼻，随痛左右用之。上述经验见载于《经验良方》乳香炼及《圣济总录》卷16乳香散。

此取乳香活血行气、通络止痛之功。

6. 癫痫　治癫痫，用乳香（别研），朱砂（细研，水飞）。上用乳香熔化，拌和朱砂为剂，丸和龙眼大。每服1丸，侧柏叶浸酒磨化，温服，不拘时候。此经验见载于《重订严氏济生方·癫痫门》乳朱丹。

乳香此效用至清代本草仍被重视，《本草备要》即谓本品能“治癫狂”。

7. 口眼㖞斜　治口目㖞斜，乳香烧烟熏之，以顺其血脉。此经验见载于《本草纲目》卷34引《证治要诀》。

8. 疝气　治膀胱疝气，外肾肿胀，痛不可忍，乳香（乳钵坐水盆中研）、硇砂各3钱（飞），黄蜡1两。上乳香研细，硇砂同研匀，熔蜡为丸，分作108丸，以线穿之，露一夕，次日用蛤粉为衣。每服1丸，用乳香汤吞下。治小肠疝气，阴囊肿痛，乳香1钱，蝎梢2钱，川乌头（去皮，生用）3钱。上为细末，每服1钱，水1盏，煎至7分，入盐少许，空心连滓热服，立效。治寒疝气上冲，中脘筑痛，乳香末、生姜自然汁各2钱。水1大盏，同煮三五沸，通口服。上述经验见载于《普济本事方》卷4念珠丸、《重订瑞竹堂经验方》香蝎散及《赤水玄珠》卷15乳姜汤。

乳香本效用，与其主治心腹疼痛，理出一辙，皆辛散温通之力，行气活血之功。

9. 玉茎肿 治玉茎作肿，乳香、葱白等份，捣敷。此经验见载于《本草纲目》卷34引《山居四要》。

玉茎，即阴茎。

10. 甲疽 治甲疽，胬肉裹甲，脓血疼痛不愈，用乳香（为末）、胆矾（烧研）等份，敷之，内消即愈。此经验见载于《本草纲目》卷34引《灵苑方》。

甲疽又称“嵌甲”，多因剪甲伤肌，或因穿窄鞋甲长侵肉所致。即今所说的甲沟炎。

11. 赤白带下 治赤白带下，草果1个（去皮），乳香1小块（面裹，火炮焦黄留性，取出和面用之）。上为细末，每服2钱，重者3钱，陈米饮调下。此经验见载于《活法机要》乳香散。

12. 难产 治难产，乳香1两（别研），用猪心血和，作10丸。每服1丸，煎乳香汤化下。此经验见载于《杨氏家藏方》卷16乳香丸。

乳香治难产在古代流传较广，除单用外，也常与丹砂配用。至明代，李时珍将这一经验作为乳香的主治病症之一，记载于《本草纲目》中。

13. 小儿惊风 治小儿急、慢惊风，乳香、甘遂各半两。同研细，每服半钱，用乳香汤或小便调下。治小儿慢惊风，心神闷乱，烦懊不安，筋脉拘急，胃虚虫动，反折啼叫，乳香（盏子内熔过，研）半钱，胡粉1钱。上为细末，用白颈蚯蚓生捏去土，烂研和为丸，如麻子大。每服7至10丸，煎葱白汤送下。上述经验见载于《本草纲目》卷34引《博济方》及《圣济总录》卷170乳香丸。

14. 小儿夜啼 治小儿夜啼，乳香1钱，灯花7枚。上为散，每服半字，涂奶母乳头上令服。此经验见载于《圣济总录》卷170立效散。

15. 鼻出血 治鼻衄，真明净乳香1块（皂子大），用倒流水于砚瓦中，以墨同研，约半盏，碎尽香为度。顿服，止。此经验见载于《鸡峰普济方》卷10救暴散。

16. 酒渣鼻 治肺风酒渣鼻，用生硫黄、乳香、生白矾，上为末，每用手微抓动患处，以药擦之。此经验见载于《世医得效方》卷10白矾散。

17. 鼻毛粗长疼痛 治鼻毛粗长异常，痛不可忍，乳香（灯草拌炒）、硇砂各1两。为末，饭为丸，如梧桐子大。每服10丸，空心临卧滚开水送下，自然褪落。此经验见载于《串雅内编》卷4伐毛丹。

18. 诸骨梗喉 治一切骨梗，乳香2钱，研细，水调徐咽下。此经验见载于《卫生易简方》卷7。

19. 牙痛 治牙齿疼痛，乳香少许，荆芥穗3穗，咬在病牙上。或用乳香（研）半钱，蜀椒（炒红，为细末）1钱。为散，每用半字或一字，揩贴痛处。良久，温荆芥汤漱口，立效。或用露蜂房1枚，乳香三四块，剉细，用水煎漱。治蛀牙痛，乳香（另研）1钱，巴豆3个。上为末，以黄蜡熔化为丸，如麻子大。每用1丸，塞蛀孔中。或用乳香（研）、胡椒、阿魏各等份。上为末，煎皂荚子胶为丸，如绿豆大。每用绵裹

1 丸，安在蛀牙内。吐涎，以愈为度。或用透明乳香、川乌头尖各等份，上滴水为丸，如梧桐子大，安在牙窍子内。如无窍子，旋用药末擦敷牙缝。食顷涎多吐出，温水漱口。如此用药三二次即愈。或用光明白矾（枯过）、滴乳香各等份。上为细末，熔蜡量多少和成膏，看蛀牙孔子大小填之，其痛立止。上述经验见载于《鸡峰普济方》卷 21 香乳散、《圣济总录》卷 119 乳香散、《普济方》卷 66 乳蜂散、《古今医统大全》卷 64 乳香丸、《圣济总录》卷 120 乳香丸、《魏氏家藏方》卷 9 香乌丸及《是斋百一选方》卷 8 乳香膏。

列举上述 7 方，说明古代用本品治疗牙痛，十分普遍。

20. 口疮 治赤口疮，乳香、没药各 1 钱，白矾半钱，铜绿少许。研为末，掺之。此经验见载于《医学发明》乳香散。

21. 辟秽避瘟 天行瘟气，人多遘疾。每年腊月二十四日五更取井花水，平旦第一汲者，盛净器中，计家中人口多少浸乳香，至元旦五更，暖令温，自幼小起，至长老，每人以乳香 1 小块，饮水 3 口咽下，则不染时症。此经验见载于清·褚人获《坚瓠余集》卷 2。

《名医别录》谓乳香能“去恶气”。恶气者，时令不正之“戾气”也。

22. 祛风养颜 祛风养颜，真乳香 2 斤，白蜜 3 斤，瓷器中合煎如饧，每旦服 2 匙。此经验见载于《本草纲目》卷 34 引《奇效方》。

23. 醉酒 解酒方：樟树子、乳香各适量研汁，滴入口中。此经验见载于《攒花易简良方》卷 1。

［**论治备参**］

1. 乳香，活血去风，舒筋止痛之药。痈疡、产后瘀血留滞及折伤筋骨等病症恒用此，咸取其香辛走散、散血排脓、通气化滞为专功也。

2. 或问诸痛皆属于火，而乳香性温，似与痛病不相合，何以定诸经之卒痛？盖乳香气虽温，而味实苦。温为热而苦为寒，气温则先入于火之中，相合而不相碍；味苦则后居于痛之内，相制而不相违，此所以定诸痛而无不宜也。

3. 乳香气香窜，味淡，故善透窍以理气；没药气则淡薄，味则辛而微酸，故善化瘀以理血。其性皆微温，二药并用为宣通脏腑、流通经络之要药，故凡心胃胁腹肢体关节诸疼痛皆能治之。又善治女子行经腹疼、产后瘀血作疼，月事不以时下。其通气活血之力，又善治风寒湿痹、周身麻木、四肢不遂及一切疮疡肿疼或疮硬不疼。外用为粉以敷疮疡，能解毒、消肿、生肌、止痛。虽为开通之品，不至耗伤气血，诚良药也。又乳香、没药不但流通经络之气血，诸凡脏腑中有气血凝滞，二药皆能流通之。

4. 乳香得没药，大止诸痛。乳香活血，能去风伸筋，没药能散瘀血，生新血，两药并能消肿止痛，故每相须而行。一说乳香活血，没药散血，皆能止痛、消肿、生肌，故两药每每相兼而用。

5. 乳香入脾、肺、心、肝、肾五脏。一说入心，通行十二经。

6. 乳香佐枣仁，治胆虚不寐；佐枳壳，令胎滑易产。

7. 乳香与川芎同用，能调血催生；并羌活、独活、秦艽、防风同用，散风湿于血滞；并川芎、白术、白芷、甘草同用，排脓溃以生肌。

8. 凡人筋不伸者，敷药宜加乳香，其性能伸筋。

9. 乳香、没药两药既能使皮肤溃疡收口，当对体内胃肠溃疡也有佳效。用法：精制乳香、没药各等份，研成粉末，装入胶囊，每次服5颗（约1.5克），每日2~3次。

10. 乳香可缩小肝脏肿大，软化肝硬化。凡见腹胀、胁痛、面色萎黄黯黑、唇舌紫黯，可用乳香9克，配合白芍、丹参、赤芍、牡蛎同用，能增强行血散瘀作用。一般用药5日，停药3日再服。

11. 乳香外用功效胜于内服。治外伤药酒、药丸、膏药，种类繁多，乳香是常用药。治损伤局部肿痛，乳香加没药粉、生南星粉、生川乌粉，醋调外敷，绷带固定，3日换药1次。又凡关节、韧带扭伤，腰脊劳损，病程长者多为瘀血留滞，用乳香配三七、赤芍、当归、桑寄生、杜仲等浸酒内服或外搽（搽时并在疼痛处局部按摩），有效验。

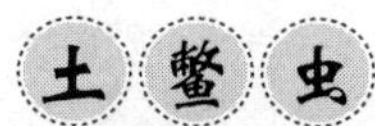

土鳖虫

土鳖虫，始载于《神农本草经》，原书名“䗪虫”，又名地鳖虫，俗称土元，是鳖蠊科昆虫地鳖或冀地鳖的雌虫干燥体。本品味咸，性寒，有小毒，归肝经。

临证应用

［配用简说］

1. 土鳖虫有破血逐瘀、通经消癥、软坚散结的功效，治疗血瘀经闭、癥瘕痞块、产后腹痛，可配合桃仁、大黄、鳖甲、当归、生地等同用。本品现常用于子宫肌瘤、宫外孕有包块和蓄血，以及肝脾肿大等病症。

2. 土鳖虫是伤科要药，有化瘀血、续筋骨、消肿痛的作用。跌打损伤轻者可将本品炒黄后研末吞服，每次1~1.5克，每日1~2次；重者可用土鳖虫、血竭各6克，乳香、没药各9克，三七15克，共研细末混匀，每服1克，每日3次，温酒送服。跌伤骨折复位后，局部肿胀不消，亦可用上方调敷。

［一般用法］

入煎剂3~10克；炒黄后研末吞服，每次1~1.5克，每日1~2次。外用适量，研末调敷。孕妇及有出血倾向者禁服。

临证推广

［古用发微］

1. 治疗血臌　治血臌腹大，腹皮上有青筋，桃仁8钱，大黄5分，䗪虫3个，甘遂5分（或8分，为末冲服），水煎服。与前膈下逐瘀汤（桃仁4钱，当归、生地、红花、牛膝各3钱，枳壳、赤芍、甘草各2钱，桔梗、川芎各1钱半，柴胡1钱）轮流服之，安。方见《医林改错》卷下古下瘀血汤。

血臌，臌胀病之一种。《石室秘录·内伤门》："血臌之症，其由来渐矣。或跌闪而瘀血不散，或忧郁而血结不行，或风邪而血蓄不发，遂至因循时日，留在腹中，致成血臌。"《血证论·血臌》："血臌之证，胁满，小腹胀满，身上有血丝缕，烦躁漱水，小便赤，大便黑，腹上青筋是也。"治宜活血行瘀，健脾利湿为主。血臌可见于门脉性肝硬化、血吸虫性肝硬化及腹腔内肿瘤并发腹水等病症。

2. 治疗瘀血痛经 治月经来绕脐痛，上冲心胸，往来寒热如疟疰状，桃仁50枚，䗪虫20枚，桂心5寸，茯苓1两，薏苡仁、牛膝、代赭各2两，大黄8两。为末，宿勿食，温酒服1钱匕，日3次。方见《备急千金要方》卷4桃仁散。上书同卷又列治月经往来，腹肿，腰腹痛方：䗪虫4枚，蜀椒、干姜各6铢，大黄、女青、桂心、芎䓖各半两。为末，取1刀圭，先食酒服之，日3次。10日微下，善养之。

土鳖虫除用于闭经外，也常配桃仁、大黄等治疗瘀血痛经。此类痛经，常伴寒热往来，正与《神农本草经》所谓"主心腹寒热洗洗"相吻合。现代有报道称，本品用治胎盘残留、闭经和早期妊娠流产，有一般活血祛瘀药所不具备的特殊良效（浙江中医药，1983，4：177），值得临床重视。

［**现代报道**］

1. 治疗高血压 治疗组32例，口服水蛭土鳖虫粉胶囊4粒（两药比例为1：1，每粒含生药0.25克），每日3次。对照组22例，给予开搏通25～50毫克，每日3次。均4周为1疗程。以舒张压下降≥10mmHg并达到正常范围，或虽未降到正常范围，但下降≥20mmHg为显效。结果：两组显效率分别为37.50%和27.27%，有效率分别为53.13%和45.45%，总有效率分别为90.63%和72.73%，差异无显著性（$P > 0.05$）。（中国中西医结合杂志，1992，1：38）

2. 治疗缺血性中风 水蛭、土鳖虫等份。上药研末，过100目筛，装胶囊，每粒0.25克。每次1克，每日3次口服，4周为1疗程。治疗86例，作为治疗组。对照组50例用维脑路通针剂400毫克，每日1次静脉注射；2周后改片剂200毫克，每日3次口服，共服4周。结果：治疗组与治前作自身对照，其全血黏度、血浆黏度、红细胞电泳、血小板黏附率、血脂均有改善（P均<0.05）；治疗后，治疗组红细胞电泳、血小板黏附率、血脂改善均优于对照组（P均<0.05）。（中国中西医结合杂志，1995，3：150）

3. 治疗坐骨神经痛 活土鳖虫7个（不去头足），用沙锅焙干研末过筛，黄酒适量送服，2～5日服1次。服7～8次无效则放弃此法，有效继续巩固治疗2～3月。共治25例。结果仅2例无效，且获效者5～18年未曾复发。（河北中医，1993，6：23）

4. 治疗带状疱疹 土鳖虫用40%乙醇浸提2次，浓缩成稠膏，加适量辅料制粒，干燥整粒后装胶囊。每次4粒，每日2次，早晚服，3日为1疗程。共治32例。结果：全部治愈，1疗程治愈27例，2疗程3例，3疗程2例。（中成药，1993，8：45）

5. 治疗外伤血肿 取活土鳖虫（干的也可以，用量视肿块大小而定）放入冷水中漂洗2次，置容器中捣烂，再加入热黄酒250毫升左右，加盖放饭窝内焖15分钟左右，取出用纱布过滤，渣敷患处，绷带固定。滤下之黄酒趁热饮之，以醉为度，卧床盖被，微汗为佳。经治50余例，均获卓效。（实用中医内科杂志，1988，2：91）

6. 治疗腰扭伤 治急性腰扭伤，以土鳖虫、红花（藏红花更佳）各10克，加入白酒和水各200毫升，文火煎半小时，分3次温服；治慢性腰扭伤，以土鳖虫、红花各10克，混研为细末，用白酒分2~3次送服。共治49例。结果均治愈。服1剂治愈16例，2~3剂20例，4~15剂13例。（陕西中医，1990，7：321）

临证参考

［**古法借鉴**］

1. 淋证 治五淋，䗪虫5分（熬，一作虻虫），斑蝥2分（去翅足，熬），地胆2分（去足，熬），猪苓3分。为末，每服4分匕，日进3服，夜2服。但少腹有热者，去猪苓。服药2日后，以器盛小便，当有所下。肉淋者下碎肉；血淋者下如短绳，若如肉脓；气淋者下如羹上肥；石淋者下石或下砂。剧者10日即愈。禁食羹、猪肉、生鱼、葱、盐、醋。以小麦汁服之良。此经验见载于《外台秘要》卷27引《范汪方》。

斑蝥有毒，须慎用。4分匕即0.4钱匕。

2. 瘘疮肿 治瘘疮肿，干地鳖（末）、麝香（研）各少许。上研匀，干掺或贴，随干湿治之。此经验见载于《圣济总录》卷127地鳖散。

3. 夜啼 治小儿夜啼如腹痛方：䗪虫（熬令烟尽）、芍药（炙）、芎䓖（熬）各等份。为末，每服1刀圭，日3次，以乳服之。此经验见载于《外台秘要》卷35引《古今录验方》。

4. 走马牙疳 治走马牙疳，牙落鼻崩，久不愈，土鳖49个（煅存性），山豆根、人中白（煅）、辰炒（飞）各2钱。为细末，先割净腐肉，用麻油通口噙漱，觉无油气，吐之，如此六七次；次以百沸汤入盐、醋，漱吐三四次；再次以绵胭脂拭干，然后用药末干掺之。此经验见载于《外科大成》卷3再生散。

走马牙疳，指患牙疳而发病急速，势如走马者。多见于小儿。

［**论治备参**］

1. 土鳖虫，善化瘀血，最补损伤，《金匮要略》鳖甲煎丸用之治病疟日久，结为癥瘕；大黄䗪虫丸用之治虚劳腹满，内有干血；下瘀血汤用之治产后腹痛，内有瘀血；土瓜根散用之治经水不调，少腹满痛，都是用其消癥而破瘀。

2. 土鳖虫得中和之性，其特点为破而不峻，虚人亦可应用。临床上见到瘀血停留，疼痛较剧之病症，即使平素体质虚弱，但病情需要仍可用少量。

3. 土鳖虫用于消化道肿瘤、骨肉瘤或肿瘤骨转移，有一定的止痛作用。

4. 土鳖虫对肝脏肿大有消散软化作用。凡慢性肝炎、肝肿大或早期肝硬化，肝区隐痛，时轻时重，肝功能不正常，可用本品3克，加党参、白术、郁金、姜黄各9克，鸡内金、三七各15克，共研细末，每服1.8克，每日3次，饭前服。此方能调补身体，使肝脏肿大渐消。

5. 土鳖虫能化瘀活络，对肝脾肿大、肝硬化腹水有效。与补骨脂、炒蒲黄同用，可治艾迪生病（阿狄森病）、柯兴氏综合征、瑞尔斯黑变病。

6. 土鳖虫有活血止痛功效，每次服2.4克，每日3次，连服10日，可试用于顽固性血管性头痛、脑震荡后遗症头痛、坐骨神经痛、三叉神经痛等病症。脑血管栓塞轻症，用本品研末，以2.4~3克的剂量进服，可改善血管栓塞状况。用药5日后病情好转，可以酌情停药。

7. 土鳖虫、水蛭配伍，破血逐瘀、接骨续筋力强。临证用土鳖虫10克，水蛭5克，研末吞服，每日1次，治疗骨折后瘀血内阻，断骨难以接续及慢性骨髓炎，具有较好疗效。另外，本品用辨证中药汤剂送服，可用治子宫肌瘤。

8. 土鳖虫可治疗慢性喉炎、声带炎、增生性喉炎所致的失音。喉部检查声带水肿应属增生性，充血应属暗晦型，且表面光滑，才是应用本品的适应证，不符者，不用。喉部顽僵木然者，每与九香虫同用，一以破瘀，一以利气，相得益彰。另外，治前宜作活体组织病检，以排除喉癌、声带癌。

LINZHENGBENCAO

16 化痰止咳平喘药

化痰、止咳、平喘药，就是能祛除痰液或制止咳嗽、平定气喘的一类药物，主要用于痰多、咳嗽或气喘等症。使用本类药物，必须注重对寒、热、虚、实的辨证，而配合适当的药物同用，才能收到较好效果。本类药除能化痰、止咳、平喘外，各药都还有其他的效用，这一点需要注意。

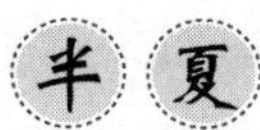

半夏

半夏，始载于《神农本草经》，是天南星科多年生草本植物半夏的块茎。李时珍引《礼记月令》说："五月半夏生，盖当夏之半也，故名。"本品味辛，性温，有毒，归脾、胃、肺经。

临证应用

［配用简说］

1. 半夏功能燥湿化痰，有显著的化痰止咳作用，能增加支气管分泌，排除痰液。治湿痰壅滞，常配陈皮、茯苓；寒痰清稀，常配干姜、细辛；热痰质稠，常配黄芩、瓜蒌；风痰阻络，常配天南星、天麻。而于湿痰，尤为要药。凡急慢性支气管炎及肺部其他疾患，如肺脓疡、渗出性胸膜炎、矽肺等，见到痰多咳嗽，或痰如脓液，或胸腔积液，半夏均属适宜药物。

2. 半夏和胃降逆，为止呕要药，对痰饮或胃寒呕吐尤宜，每与生姜配用，相得益彰。胃气虚者，加配人参；胃热或寒热错杂呕吐，加配黄连。现代治疗各种呕吐，包括放疗、化疗引起者，均主用半夏。

3. 半夏功能散结消痞，治胸阳不振，痰浊壅滞所致的胸痹心痛，常配瓜蒌、薤白、桂枝；痰热结胸，常配瓜蒌、黄连；寒热互结，胃脘痞满，常配干姜、黄连、黄芩。根据上述功用，本品现代在治疗冠心病、慢性胃炎、功能性消化不良等疾病中有较多的应用机会。

4. 痰湿头痛的特征是头痛而重，痰湿眩晕的特征是头晕眼黑，两者严重时均可伴见呕吐痰涎。此时，半夏可配白术、天麻、生姜等同用。现代常用本品治疗痰湿型偏正头痛、耳源性眩晕及眉棱骨痛等病证。

5. 因气滞痰凝，咽中似有物阻，吐之不出，吞之不下者，中医称之为梅核气。治梅核气，半夏常配厚朴、紫苏叶等同用。

6. 半夏功能化痰散结，治瘿瘤、痰核、瘰疬，常以生半夏、南星为末，姜汁调敷。

[一般用法]

入煎剂用制半夏3～9克，或入丸、散。外用生品适量，研末，用水、酒或醋调敷。生半夏有毒，不能研末内服。阴虚燥咳、血证及津液不足者忌服；孕妇慎用。

临证推广

[古用发微]

1. 治疗失眠 半夏治疗失眠并不单用，而是有较为固定的配伍。如治厥气客于脏腑，卫气不得入于阴而目不瞑，用秫米1升，治半夏5合。以千里流水8升，扬之万遍，澄取5升煮之，徐炊令竭为1升半。去其滓，饮汁1小杯，每日3次。稍益，以知为度。方见《灵枢经》卷10半夏汤。后世习以上方治疗痰湿内阻，胃气失和所致的夜不得卧。治大病愈后，虚烦不得眠，腹中疼痛，懊侬，半夏（洗）3两，秫米1斗，茯苓4两。以千里流水1石，扬之万遍，澄取2斗半，合煮诸药得5升，分5服。方见《肘后备急方》卷2。明·徐树丕《识小录》中以半夏配百部治疗失眠。该书卷3载："半夏一名守田，一名水玉，能治夜不寐。姑苏张濂水，名康忠，常（尝）治董尚书浔阳不眠，用百部一两，半夏一两，董即得美睡，酬之百金。"《冷庐医话》卷3引《医学秘旨》云："余尝治一人患不睡，心肾兼补之药遍尝不效。诊其脉，知为阴阳违和，二气不交。以半夏三钱，夏枯草三钱，浓煎服之，即得安睡，仍投补心等药而愈。盖半夏得阴而生，夏枯草得至阳而长，是阴阳配合之妙也。"今人朱良春对半夏与夏枯草的配伍甚为赞赏，认为若加珍珠母30克入肝安魂，则立意更为周匝，并可用治多种肝病所致的顽固性失眠。（上海中医药杂志，1983，3：31）

阴阳违和，二气不交引起的不寐，临床比较多见。编著者体验，其脉象多表现为浮大而不耐按。此时可以半夏、夏枯草、秫米3药同用，或增配熟枣仁、丹参、夜交藤组成基本方，或据病情酌合甘麦大枣汤、越鞠丸、交泰丸、归脾丸、六味地黄丸等化裁应用，每获良效。吴鞠通通过一个病例观察到，半夏治失眠的疗效与其用量似有关。《吴鞠通医案》卷4载："秀氏，23岁。产后不寐，脉弦，呛咳。与《灵枢》半夏汤。先用半夏一两不应，次服二两得熟寐，又减至一两仍不寐，又加至二两又得寐，于是竟用二两。服七八贴后，以《外台秘要》茯苓饮收功。"

2. 治疗噎症 关于噎症，古有"五噎"之说，即指气噎、忧噎、食噎、劳噎、思噎。治疗噎症，半夏每与生姜相须为用。如《太平圣惠方》卷50半夏散，治五噎，药用半夏（汤泡）、甜葶苈（隔纸炒令紫色）各半两，芦根（剉）1两。上为散，以水2大盏半，加生姜半两，同煎至1盏半。去滓，不拘时候服。治气噎，饮食不下，腹中雷鸣，大便不通，用半夏（汤洗7次）1两，桂心3分，木香半两。上为散，每服2

钱，以水1盏，加生姜半分，煎至6分。去滓温服，不拘时候。方见《普济方》卷205半夏散。《种痘新书》卷12生姜汤治噎气，用半夏（法制）、生姜各等份，水煎服。

半夏治疗噎症，与其开宣滑降功能有关。根据半夏这一性能，现代有试用其治疗食管癌、贲门癌梗阻等。

3. 治疗疟疾 半夏是治疗疟疾的常用药物。如治暑疟，半夏不拘多少为细末，生姜自然汁为丸，如梧桐子大。每服30丸，于未发之先以白汤送下。方见《增补内经拾遗方论》卷3引《海上方》玉龙丸。治疟疾三四发，有痰有食，误服补药，以致不愈者，橘红、半夏（姜制）各4两。上为末，神曲为丸，每于未发前3个时辰许吞1~2丸。方见《医家心法》二妙丸。治感触山岚瘴毒之气所致的瘴疟，可用陈皮（去白）、半夏（汤泡7次）各等份。上为粗散，每服4钱，加生姜7片，水煎服，不拘时候。壮实人每日3~4次，虚弱人每日2次。方见《瘴疟指南》卷下陈皮半夏汤。

现代民间仍习用半夏治疟。据江苏地区经验，生半夏6克，捣烂置于胶布上，于疟疾发作前3~4小时贴于脐部，可控制发作。此法在缺医少药的地区仍有其实用价值。

［**现代报道**］

1. 治疗食管、贲门癌梗阻 用新鲜半夏，剥去外皮，捣糊制丸。每次用2克，置于舌根部咽下，每日3~4次。若能使梗阻缓解，可继续用药，一般不超过30日。如食管黏膜有炎症反应者，用10%链霉素液口服；食管、贲门痉挛者用1%~2%奴夫卡因液口服。治疗食管癌25例，贲门癌5例。以患者从滴水不入转为能进半流质，或从进流质转为能进普食，巩固10日以上者为显效。结果：食管癌患者中，显效9例，有效12例，无效4例；贲门癌患者中，显效2例，有效3例。（新中医，1988，1：34）

2. 治疗冠心病 用生半夏、生南星等份研成细末，水泛为丸，每次服3.5克，每日3次。共治50例，结果：对心绞痛显效率为38.7%，总有效率为71%，心电图改善率为30.8%。显效者以痰阻型最多，心律失常型亦有一定疗效。副作用主要为胃肠道反应，以食欲减退、上腹不适为多，少数有恶心、舌麻、上腹隐痛、腹胀、轻度腹泻或稀便、大便隐血试验阳性、白细胞或血小板计数下降等，但均在治疗结束后恢复。全部病人治疗前后的肝、肾功能均无异常。（中草药，1989，4：10）

3. 治疗病毒性心肌炎 按“心下支饮”认识论治，以小半夏加茯苓汤治疗11例。药用半夏18克，生姜24克，茯苓12克，水煎服。结果：所有患者临床自觉症状均完全消失，10例患者心电图恢复正常。服15剂以下治愈者5例，30~40剂治愈者5例，1例并发心包炎，系奔马律，左心房扩大，计服药150剂，临床自觉症状消失，但左心房仍扩大。（上海中医药杂志，1983，9：26）

4. 治疗功能性消化不良 治疗组22例，给予半夏枳术胶囊（每粒含姜半夏、炒枳实各1克，炒白术1.8克），每次2粒，每日3次，口服。对照组20例，给予吗丁啉20毫克，每日3次，餐前半小时口服。疗程均为14日。以上腹症状消失或明显改善，进食改善，6个月内无复发为显效。结果：治疗组显效15例，总有效率86.4%；对照组显效11例，总有效率70%。两组治疗前胃排空1/2时间与正常对照组相比呈显著延

缓（P<0.01），而治疗后均与正常对照组无显著差异。（南京中医药大学学报，1996，6：18）

5. 治疗失眠 清半夏12克，秫米60克。胸膈胃脘满闷，舌红苔黄腻者加鲜莱菔120克。水煎，以米熟为度，取汁200毫升，轻者每日1剂，睡前服；重者每日3剂，早中晚各服1剂。共治20例。药后可熟睡6～8小时者11例，能睡4～6小时者7例，无效2例。（中西医结合杂志，1983，5：299）

6. 治疗眉棱骨痛 鲜生姜30～50克，生半夏30～60克，武火煎半小时后频服。治疗108例，全部治愈。服1～3剂治愈者59例，4～6剂32例，8剂以上17例。32例复发，仍按原方治愈。（新中医，1991，5：56）

7. 治疗急性乳腺炎 取新鲜半夏洗净，去外皮，削成适当大小，塞入患侧或对侧鼻孔，1～2小时后取去，每日或间隔7～8小时再塞1次，连续3次无效，改用他法。共治40例，36例痊愈，4例无效。（浙江中医杂志，1982，1：35）

8. 治疗乳房肥大症 用生半夏蘸取陈醋于细磨石上磨擦，以磨出药液涂患侧乳房，早晚各1次，用药2～4周。治疗12例（新生儿4例，男性乳房肥大症8例），结果：肿块消失9例，肿块缩小3例。（中医外治杂志，1995，6：9）

9. 治疗宫颈糜烂 用生半夏研成细粉，备用。患者取膀胱截面位，将宫颈糜烂面分泌物拭净，用带线棉球蘸生半夏粉适量，对准宫颈糜烂处置入并紧贴糜烂面，线头露于体外，1日后令患者取出。每周上药1～2次，8次为1疗程。共治1347例，以宫颈糜烂或充血完全消失，肥大的宫颈缩小，表面光滑为痊愈。结果：痊愈603例，显效384例，好转322例，总有效率97.18%。生半夏有刺激性物质，上药时应避免撒在阴道壁上，如不慎撒上，应立即用生理盐水棉球擦去，否则有烧灼感，甚至引起水泡。（陕西中医，1984，5：11）

10. 治疗重症妊娠恶阻 清半夏30克，文火煎45分钟，去渣取药液约100毫升，调入生山药细末30克，再煎三四沸，成粥糊状，调入白砂糖适量，稍冷后频频食之。每日1剂。烦躁、口干、舌红者，以鲜芦根60克加入半夏中共煮。共治18例，均治愈。服药最短1日，最长6日，平均3日。（江苏中医，1987，3：16）

11. 治疗喉痹 制半夏砸碎500克，食醋2500毫升。上药浸泡24小时后，煮三四沸，捞出半夏，加苯甲醇适量，过滤，分装备用。每次10毫升，加白开水适量，每日2～3次口服，疗程8～25日。治疗564例，阳虚喉痹294例，帘珠（滤泡）喉痹152例，虚火喉痹81例，风热喉痹37例，结果：治愈342例，好转170例，总有效率90.8%。发现对阳虚、帘珠者疗效较佳，虚火、风热者次之。（辽宁中医杂志，1981，3：21）

12. 治疗实证失音 制半夏15克，加水400毫升，煎20分钟，去渣，入米醋70毫升，待半冷时再加鸡子清2个，搅匀，徐徐含咽，不拘时，每日1剂。治疗痰火互结、咽部充血水肿之实证失音患者33例，一般服药2～3日痊愈。（湖北中医杂志，1985，5：39）

13. 预防造影剂副反应 取半夏、生姜各250克，加水5000毫升，文火煎1小时，煎取2500毫升，供25个患者服用。每人每次100毫升，在作CT增强扫描前半小时口服。共观察800例。对照组800例在增强前10分钟静脉注射10毫克地塞米松。结果：应用半夏、生姜的观察组副反应率为6%，对照组为11.2%。两组比较，差异显著（$P<0.05$）。（中国中西医结合杂志，1992，5：299）

临证参考

［**古法借鉴**］

1. 暴卒证 治因一时气闭不通而致卒死者，半夏捣为末，如豆许大，吹其鼻中。此经验见载于《太平圣惠方》卷56。

从晋代至清代的许多医书都记载了用半夏研末，吹鼻中取嚏，救治多种暴卒症的经验。如《肘后备急方》用治"产后晕绝"，《经史证类备急本草》卷10引《子母秘录》用治"五绝"：自缢、墙壁压、溺水、魇魅和产乳。"魇魅"，指患者在恶梦中自觉有物压住躯体，欲动不能，欲呼不出，以致闷绝者。"产乳"，指产妇恶血冲心暴绝。上述暴卒，唯心头温者可试用之。但此法仅适用于因一时气闭不通所致的暴绝，且仅供临时救急用，见效后一般还须采用相应的救治措施。若系脑血管意外等引起的暴绝不省人事，则不宜使用本法，以免贻误病情。

2. 中暑 治中暑，半夏半斤（酽醋1斗浸3日，入银器中慢火熬醋尽，取出，新汲水洗，晒干），甘草1两。为末，生姜自然汁为丸，如梧桐子大。每服三五十丸，食后以新汲水送下。治中暑忽然昏倒，也可以用制半夏（醋炒）4钱，茯苓、甘草各2钱。为末，每服2钱，开水调下。上述经验见载于《是斋百一选方》卷7黄龙丸及《不知医必要》卷1茯苓半夏汤。

暑多夹湿，中暑湿盛者，重用半夏燥湿化浊，颇为适宜。

3. 便秘 治肾阳衰微，阴寒内结，命门火衰，阳气不运所致虚人、老人虚冷便秘，或湿阻三焦，二便不通，半夏（汤浸7次，焙干，为细末）、硫黄（明净好者，研令极细，用柳木槌子杀过）各等份，以生姜自然汁同煎，加干蒸饼末入臼内杵为丸，如梧桐子大。每服15丸至20丸，空心温酒或生姜汤送下；妇人醋汤送下。治大便不通，也可用半夏（汤洗7遍去滑，麸炒）1两，牵牛子4两（一半生，一半炒），青橘皮（汤浸去白，焙）、木通（剉）各半两。上为末，炼蜜为丸，如梧桐子大。每服40丸，夜卧时淡生姜汤送下。上述经验见载于《太平惠民和剂局方》卷6半硫丸及《圣济总录》卷97半夏丸。

《本草纲目》记载半夏有"行湿而通大便"的功效。日人矢数道明《汉方临床治验精粹》介绍，以半夏末1小匙，用米纸包后服用，治1例72岁女性便秘患者获效。

4. 痢疾 治痢疾，生半夏1斤，用好烧酒1斤泡透，阴干为末，老米饭浓汁为丸，如绿豆大，朱砂为衣。每服60丸，赤痢，清茶送下；白痢，姜汤送下。治噤口痢，呕不纳食，或痢疾吐食，用半夏4钱，人参8钱。加生姜，水煮干，焙，为末，以姜粉入香附丸服。上述经验见载于《奇方类编》卷上二妙丸及《脉因证治》卷上噤口丹。

生半夏有毒，须慎用。

5. 黄疸 治黄疸，小便色不异，欲自利，腹满而喘者，半夏（汤洗7次）剉为散，每服3钱，水2盏，姜10片，煎7分，去滓，不拘时服。此经验见载于《三因极一病证方论》卷10小半夏汤。

本方适用于痰湿所致的黄疸。《圣济总录》半夏汤，在上方基础上加配人参、葛根，证治同。

6. 痹证 治痹证、历节，用生半夏（为末）、广胶各等份。先用姜汁将广胶煎烊，调入生半夏末，涂患处。此经验见载于《兰台轨范》卷2拔痹膏。

半夏治痹证，也可内服。《医学衷中参西录》中册"半夏解"后附张锡纯所治一例验案："偶有邻村王姓童子，年十二三岁，忽晨起半身不能动转，其家贫无钱购药，赠以自制半夏，俾为末，每服钱半，用生姜汤送下，日两次，约服二十余日，其病竟愈。盖以自制半夏辛味犹存，不但能利痰，实有开风寒湿痹之力也。"

7. 梦遗 治肾气闭，则一身之精气无所管摄，故梦遗出不时。药用半夏1两（破如豆大），木猪苓4两（先将2两炒半夏至黄色不令焦，地上出火毒半日，取半夏为末，糊丸如梧子大，候干，再用前猪苓末2两，炒微裂，同用不泄沙罐养之）。空心温酒盐汤下三四十丸。（亦）常服于申未间，冷酒下。此经验见载于《普济本事方》卷3猪苓丸。

申未间，指十三时至十七时。方后许叔微记道："此古方也，今盛行于时，而人多莫测其用药之意。盖半夏有利性，而猪苓导水，盖导肾气使通之意也。予药囊中尝贮此药，缓急以与人，三五服皆随手而验。林监丞庇民，亦数服而愈。"本方后世流传较广，如《圣济总录》卷185名半夏丸。亦有用鸡子清或白羊肾为丸者，故又名鸡清丸（《仁斋直指方论》卷10）或白羊肾丸（《普济方》卷180）。

8. 头汗 治中焦闭塞，周身不能敷布，但头有汗，可用熟半夏、白茯苓煎服。此经验见载于《伤寒大白》卷3半夏茯苓汤。

《神农本草经》记载半夏有"止汗"作用。

9. 乳痈 治乳痈初起，生半夏1个为末，葱白半寸，捣和为丸。绵裹塞鼻，左乳病，塞右鼻；右乳病，塞左鼻。此经验见载于《仙拈集》卷3半夏丸。

上述经验已经现代临床验证有效。又据《中国民间单验方》记载，此法在我国湖北、陕西、四川等地民间仍在传用。

10. 诸骨梗喉 治诸骨梗喉，用半夏（汤洗7遍）、白芷各半两。上为散，每服1钱匕，水调下，即呕出。此经验见载于《圣济总录》卷124半夏白芷散。

11. 痔疾 治痔疾初生，先以生姜汁浴谷道，次以生半夏末泡汤洗。若痔疾下部发肿如梅李大，痛硬不能行者，用半夏1枚研极细末，入龙脑1小皂子许，同研匀，用津唾于手心调令稀稠得所，摊软纸上贴之，即冷如冰，良久有渍水出则渐消。如未痊愈，再贴，去根本为妙。上述经验见载于《普济方》卷296引《卫生家宝》半夏散，及《圣济总录》卷141神白散。

12. 斑秃 治斑秃，用柏枝（干者）、椒红、半夏各3两，为粗末，用水2碗，煎至半碗，入蜜少许，再煎一二沸。用时入生姜汁少许，调匀，擦无发处，每日2次。

此经验见载于《杨氏家藏方》卷20。

13. 癣证 治一切癣，半夏2两为末，以陈酱汁调和如糊，涂摩癣上，每日二三度。此经验见载于《圣济总录》卷137半夏散。

14. 眉发脱落 治发眉堕落方：生半夏茎杵出涎汁，涂秃处即生。此经验见载于清抄本《家用良方》卷1。

上法在宋代就有传载。苏轼《格物粗谈》卷下云："眉发落者，生半夏擦之，复生。"

15. 跌打损伤 治打扑伤痕紫黑，瘀血流注，无热者，半夏为末，姜汁调敷伤处。此经验见载于《证治准绳·疡医》卷6一白散。

16. 妊娠呕吐 治妊娠呕吐不止，干姜、人参各1两，半夏2两。为末，以生姜汁糊为丸，如梧桐子大。饮服10丸，每日3次。此经验见载于《金匮要略》干姜人参半夏丸。

半夏为妊娠忌用之品，但妊娠脾胃虚弱，痰饮内停，浊阴上冲，呕吐不止者，可依《内经》"有故无殒"之旨，选配本品治疗。除上方外，治妊娠呕吐也有以半夏配人参为末，和面粉，加调料，做成面点服食，如《圣济总录》卷190半夏拨刀。张锡纯则用清半夏配青黛、赤石脂同煎，调入蜂蜜徐服，方见《医学衷中参西录》上册安胃饮。

17. 胎衣不下 治胎死腹中，其母面赤舌青，半夏（汤洗7遍，切薄片，姜汁浸3日，炒干）为末，每服1钱，温酒调下。不能饮酒者用汤下。亦治横生逆产。治胎衣不下，或子死腹中，或血冲上昏闷，或血暴下，或胎干而不能产，用半夏、白蔹各2两。上为细末，滴水为丸，如梧桐子大。每服二三丸，食后用半夏汤送下，续渐加至五七丸。上述经验见载于《全生指迷方》卷4半夏散及《素问病机气宜保命集》卷下下胎丸。

18. 小儿暴腹胀 治小儿暴腹满欲死，半夏（微火炮）为末，酒和为丸，如粟米粒大。每服5丸，每日3次。此经验见载于《备急千金要方》卷5半夏丸。

《千金方衍义》："半夏一味专涤顽痰，火炮酒服治腹痛，全在炮治得宜。"《圣济总录》卷170用上方治小儿腹中卒痛，啼呼闷绝。此条可与半夏治"暴卒症"条参看。

19. 喉疮失音 治少阴病，咽中伤生疮，不能语言，声不出，半夏（洗，破如枣核）14枚，鸡子1枚（去黄，纳苦酒著鸡子壳中）。纳半夏著苦酒中，以鸡子壳置刀环中，安火上令三沸，去滓，少少含咽之。不差，更作3剂。此经验见载于《伤寒论》苦酒汤。

《医宗金鉴》卷7："半夏涤涎，蛋清敛疮，苦酒消肿，则咽清而声出。"苦酒即米醋，《名医别录》说其"消痈肿"；《日华子本草》说鸡子"开喉声失音"，《神农本草经》说半夏主"喉咽肿痛"。审此，可知本方对咽喉肿痛生疮，声音嘶哑者，有消肿、敛疮、清咽等功效。

20. 重舌 治重舌满口，半夏20枚，水煮炮热，用好酒1升浸，密封。良久，取酒乘热含之，冷即吐掉，又含热者，以愈为度。此经验见载于《太平圣惠方》卷36半夏酒。

本方在《圣济总录》卷199以苦酒煮，并先溃出恶血，后用上法。

［**论治备参**］

1. 半夏，散风寒、利痰涎、开结气、燥脾湿、温内寒之药。风、寒、暑、湿四气相搏，郁滞不清，非半夏不能和；七情、六郁、九气所为，结塞于中，非半夏不能散。

2. 后人只知半夏为消痰主将，而《神农本草经》却无一字谈及痰饮，然后知本品之长，全在于“开宣滑降“四字，初非以治痰为专长，其所以能荡涤痰浊者，即为其开泄滑下之作用。

3. 竹叶石膏汤、麦门冬汤、温经汤3证，亦未可以半夏劫液者，乃其所伍为竹叶、石膏、人参、麦冬、甘草、粳米、阿胶、丹皮之属，是亦化半夏之燥而展其开降之能，所谓化而裁之存乎变也。

4. 半夏同苍术、茯苓治湿痰，同瓜蒌、黄芩治热痰，同南星、前胡治风痰，同白芥子、姜汁治寒痰，惟燥痰宜瓜蒌、贝母，非半夏所能治。一说本品同芩、连、瓜蒌、海粉，治火痰、老痰；同姜、附、苍术、陈皮，治寒痰、湿痰；同皂角、南星，治风痰卒中昏迷；同竹沥、白芥子，治痰核延生肿突。

5. 男子夜数如厕，以生姜1两碎之，半夏汤洗与大枣各30枚，水1升，瓷瓶中慢火烧为熟水，时时呷服，数日后有效。

6. 半夏入温燥药中则燥，入清润药中则下气化痰，胃气开通，逆火得降，与徒用清凉者，有霄壤之别。

7. 生半夏入药煎用，辛散之力较强，治疗有形痰结或瘀结，包括一些肿瘤、囊肿、炎性包块或某些增生性疾病，有良好疗效。若与逐血痹之生地黄同用，一燥一润，一温一凉，相得益彰，且无伤津之弊。

8. 曾用半夏粉治疗癫痫12例，年龄2～16岁，痊愈（随访2年以上未再发作）5例，显效5例，无效2例。半夏粉制法：秋天采挖鲜半夏若干，浸入冷水中半个月，每日换水1次，去除上浮之泡沫，然后置砂锅内煮沸，立即取出以冷水冲洗淘净，连续煮沸3次，晒干研末后装入胶囊，每粒胶囊含半夏粉1克。服法视病情及年龄，每次1～2粒，每日2～3次，连服1～2年。

9. 治腰肌劳损，制半夏（生者断不可用）研末，每次用开水吞服3克，每日3次，一般连服3～4日，有良效。

10. 痰涎为水湿化生，脾主涎，脾胃虚则湿浊聚，湿浊盛则痰涎生。半夏有燥湿化痰、健脾和胃作用，在辨证方中加用本品，治口水涌动，频频流涎效佳。

11. 凡咽喉部有溃疡，化湿不宜选用半夏、厚朴之类，用之会促使溃疡恶化，一般可用苡仁、茯苓、泽泻。

12. 半夏生用制用，疗效相差甚大，炮制后毒性虽去，药力亦大为减弱。故治疑难重症，主张应用生半夏，常用量6～9克，并先煎半小时以去其毒。《伤寒论》中用半夏，无论内服外用，概取生半夏，用水外洗，即可入药，实为后学之楷模。生半夏用治顽固性呕吐，每能获效。如治慢性肾炎尿毒症，朝食暮吐，证属中阳不足，痰浊上逆，用镇逆法往往无效，可取生半夏与干姜、人参等同用；若痰湿弥漫，舌苔白腻者，则配以玉枢丹芳香辟秽；痰湿化热，舌苔黄腻者，则加入左金丸辛开苦降，并佐以伏龙肝煎汤代水，频频少饮，则呕吐自止。生半夏与竹茹配伍，辛开苦降，可使胶结难化之湿热得以分解，气机得以调畅，用于湿热气滞者，最为合拍，若佐以枳壳、桔梗，一升一降，调理气机，则收效更佳。生半夏又为化痰妙品，每与葶苈子相配，宣肃并施，能使顽痰倾囊而出。症见痰热为患者，则与麻杏石甘汤同用；寒痰为患者，则合以麻黄附子细辛汤。本草虽有乌头、附子反半夏之说，然生半夏化痰之力有余而温化之功不足，故配以附子补半夏温化之不逮，相反相成，效更显彰。生半夏与菖蒲同用，药效入心，专化蒙蔽心窍之痰证，善治癫狂痫属痰气郁结者。若系哭笑无休，烦躁不寐，口干唇燥，痰结如胶，脉洪等癫狂证，则佐以黄连、胆南星、大黄之类；对于风痰所致的癫痫频作，兼有眩晕头痛，胸膈痞闷，胃纳不馨者，则加以天麻、白术、陈皮之属。

13. 临床用生半夏，有如下体会：其一，半夏生食，确有较强毒性，但伍药入煎，则成熟品，其毒性大减，虽用量较大，却未发现中毒现象。其二，生半夏的毒性可能就是它的某些有效成分，所以有时用姜半夏、法半夏无效而改用生半夏时却有显效。其三，生半夏用之散结仍须辨证，以痰结之象为要。配伍时与生地黄同用有相得益彰之妙，两药一燥一润，一温一凉，且《神农本草经》谓生地黄能“逐血痹”。如此配伍，则大可不必泥于“津伤、渴者忌之”之说。其四，从单味生半夏治疗不寐、腹痛有效，可知该药尚有止痛、安神之功效。其五，生半夏用于散结时量宜大，反之则用量宜小。

14. 生半夏入煎剂用常规煎法内服是安全无毒的；大剂量重用时宜遵仲景久煎之法，切勿快火急煎。制半夏效力大逊于生半夏，无论是降逆止吐、化痰镇咳，还是辛开泄痞等方面；用制半夏效力不佳者，改用生半夏效即显。

15. 半夏小量（6～9 克）可降逆和胃，中量（15 克）可化痰开结，大量（30 克）可镇静止痛。

16. 古人认为，半夏碍胎之性通过炮制能有所纠正。如《寿世保元》介绍半夏“用杏仁炒过，不伤胎气”。《本草正》说：半夏“性能堕胎，孕妇虽忌，然胃不和而呕吐不止，加姜微炒，但用无妨”。

17. 半夏，古人立三禁，谓血家、渴家、汗家。

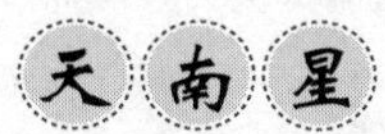

天南星

天南星，始载于《本草拾遗》，是天南星科多年生草本植物天南星、异叶天南星或东北天南星的地下块茎。生南星有毒，内服要用生姜、明矾制过，以解除毒性，处方名称叫制南星。临床还常用胆南星（或称制胆星），是用制南星研细，与鲜牛胆汁（或猪、羊胆汁）拌和后制成。本品味苦、辛，性温（胆南星味苦，性凉），有毒，归肺、肝、脾经。

临证应用

［配用简说］

1. 天南星善祛经络中的风痰。治风痰眩晕，可配半夏、天麻；痰蒙清窍，卒发癫痫，可配半夏、全蝎、僵蚕；中风痰壅，可配石菖蒲、钩藤、地龙，病程长者加配活血通络药；风中于络，口眼㖞斜，可用本品研细末，姜汁调，摊纸上，贴患侧；破伤风，牙关紧急，可配羌活、防风、白附子等。

2. 制南星能燥湿化痰，治痰湿咳嗽，每与姜半夏、陈皮、生姜同用。夹热者用胆南星，并酌加瓜蒌、黄芩。

3. 生南星外用能散结消肿。治痈肿初起，可用生南星为末，醋调敷；痈肿已大，热毒较盛，可选加大黄、黄柏、天花粉等药。治瘰疬，可用生南星配生半夏、生川乌、浙贝母等研末，以蜂蜜、茶汁调涂。

4. 治跌打瘀肿，生南星可配半夏、降香研末，醋调敷；骨折复位后，局部遗留青紫肿块，本品可配骨碎补、红花、桃仁研末，醋调外敷。

5. 治毒蛇咬伤，可单用鲜南星或配合半边莲、蛇莓等捣烂外敷。

［一般用法］

炮制后入煎剂 3～9 克。外用生品适量，研末，以醋调敷。生南星外用对皮肤有轻度刺激，若用醋浸泡 1 小时后应用，可减轻或避免。阴虚燥痰及孕妇忌服。生南星有毒，一般不作内服。

临证推广

［古用发微］

1. 治疗痰瘤结核　天南星功能化痰散结，除常用治瘰疬外，对头面及皮肤生痰瘤结核，大者如拳，小者如栗，或软或硬，不痛不痒，也可应用。其法用生天南星大者 1 枚，研烂，滴醋调如膏；无生者以干者为末，醋调。先用针刺病处，令透气，将膏摊贴纸上如瘤大，贴之；觉痒即换药，日三五次。方见《重订严氏济生方·瘿瘤瘰疬门》南星膏。《外科大成》卷 4 治痰核，用天南星、贝母各等份，鸡蛋清和米醋调敷，方名二白散。《外科证治全书》取生南星为末，用醋或玉簪花根汁调敷，治瘿瘤。

2. 治疗疣子　治疣子，醋调天南星末涂之。方见《本草纲目》卷 17 引《简易方》。

疣子是指生于头面、手背等皮肤上的一种赘生物，小如黍米，大如黄豆，突出表面，状如花蕊。又名千日疮、瘊子。相当于西医的寻常疣。

3. 治疗乳痈将成　治妇人乳赤肿，欲作痈者，天南星为末，以生姜汁调涂之，有预防之功。方见《魏氏家藏方》卷 10 消毒膏。

4. 治疗小儿口疮　治小儿口疮，大天南星去皮，只取中心，如龙眼大。为细末，醋调涂脚心。方见《阎氏小儿方论》。《活幼心书》卷下除涂脚心外，并涂囟门上，中间留一小指大不涂，用治小儿鹅口疮，满口白屑如粟谷，糜烂作痛，不能乳食，昼夜烦啼。或用天南星1两，雄黄2钱，湿纸包裹，慢火煨焦，取出候干。每用适量，以指蘸药敷患处，每日三四次。方见《古今医鉴》卷14天黄散。

《本草纲目》称天南星能治“口舌疮糜”。

5. 治疗偷针眼及眼胞痰核 清抄本《集验平易方》载治眼生偷针方，用生南星、生地黄各等份，同研成膏，贴两太阳穴，称肿能自消。天南星也能治眼胞痰核：生半夏、胆南星各3钱，米醋调涂。方见《眼科临证笔记》。

针眼俗称“偷针眼”，即西医说的睑腺炎。眼胞痰核，西医称之为睑板腺囊肿（旧称霰粒肿）。编著者曾单用陈胆星，配少量冰片为细末，每用适量，米醋调成厚糊状，夜卧时涂患处，次晨洗去，连用几次。共治睑板腺囊肿近10例，均有效。

［**现代报道**］

1. 治疗冠心病 生南星、生半夏等份研粉，水泛为丸。每次服3.5克，每日3次。共治50例，服药时间平均62日。结果：心绞痛显效率38.7%，总有效率71%；心电图改善率30.8%。显效者以痰阻型最多。对心律失常及高血压、高血脂亦有一定疗效。主要副作用为胃肠道反应，疗程中出现大便隐血阳性者占40%，少数病例白细胞和血小板计数下降，但均在治疗结束后恢复。（中草药，1989，4：10）

2. 治疗足跟痛 生南星、生半夏、生草乌各等份。上药研末过筛制成粉剂，名三生散，备用。每用以凡士林适量薄摊于敷料上，取三生散1.5～1.8克均匀撒其上，贴患处，3日换药1次；同时每日煎服丹参10克或每次口服六味地黄丸3克，每日2次。治疗328例，痊愈248例，良好68例，总有效率96.34%。（新医学，1987，4：191）

3. 治疗疥疮 取生天南星50克，捣碎，浸于陈醋500毫升中1周备用。用时先以温水清洗患部，然后将棉球蘸药液外涂；若患处有化脓感染，用双氧水消毒清洗后，再涂药水。药水涂到患处，有痒痛感，约3～5分钟即可消失。每日涂2次，连用3～10日。共治100例，痊愈86例。（湖北中医杂志，2001，3：31）

4. 治疗小儿口角流涎 据《串雅外编》中成方，用天南星30克研末，醋调后，晚间敷足心涌泉穴，男左女右，外以布条缠扎，每次敷12小时。共治60余例，一般2～4次痊愈。对口疮引起流涎者无效。（中医杂志，1964，9：15）

临证参考

［**古法借鉴**］

1. 胃反、呕吐 治胃反、呕吐，大天南星（炮）为末，每服3钱，加生姜3片，粟米1撮，水煎，去滓温服。此经验见载于《普济方》卷36引《指南方》大白散。

天南星适用于痰饮内停的胃反、呕吐。

2. 痃癖 治老人、小儿痃癖，往来疼痛，用天南星、香附各等份为末，生姜汁为丸。每服二三十丸，生姜汤送下。此经验见载于《杂病源流犀烛》卷14星附丸。

痃癖，指脐腹偏侧或胁肋部时有筋脉攻撑急痛的病症，多由痰气郁结所致。

3. 痰迷心窍 治心胆被惊，神不守舍，或痰迷心窍，恍惚健忘，妄言妄见，用天南星（酒气熏制）1斤，琥珀1两，朱砂2两。为末，生姜汁打面糊丸，如梧桐子大。每服三五十丸，煎人参、石菖蒲汤送下，每日3服。此经验见载于《本草纲目》卷17引《太平惠民和剂局方》。

4. 痰湿臂痛 治痰湿流注经络，右臂痛，制南星、苍术各等份，加生姜3片，水煎服之。此经验见载于《本草纲目》卷17引《摘玄方》。

5. 酒积、酒毒 治酒积、酒毒，天南星切片，姜汤泡浸1日，焙干为末，红曲打糊为丸，如梧桐子大。每早晚各服百余丸，开水送下。此经验见载于《本草汇言》卷5引《杨氏家藏方》。

6. 吐血 治吐血，天南星1两，剉如豆大，以炭灰汁浸一宿，洗焙研末。每服1钱匕，酒磨自然铜调下。此经验见载于《圣济总录》卷68天南星散。

7. 肠风泻血 治肠风泻血，诸药不效，天南星用石灰炒焦黄色，为末，酒糊为丸，如梧桐子大。每服20丸，食前温酒送下。此经验见载于《圣济总录》卷143保应丸。

8. 疯狗咬伤 治疯狗咬伤，先用浆水、葱白、槐枝熬汤洗净疮口，然后取生天南星、防风为细末，干贴疮口上，用膏药盖之，每日2次。此经验见载于《永乐大典》卷1036引《保婴集验名方》灵圣散。

9. 干癣 治干癣不愈，生天南星、生草乌各1枚，为细末，以羊蹄根捣绞取汁调涂。此经验见载于《圣济总录》卷137一抹散。

干癣的特征是患处皮损界限清楚，肥厚干燥，裂口瘙痒，抓之有白屑脱落，与现代医学的神经性皮炎相类似。

10. 痰湿崩漏 治妇女脂肥痰多，占住血海，因而崩漏下多者，用天南星（制）、苍术（泔浸）、川芎、香附（童便浸炒）各4两，蒸饼糊为丸，如绿豆大。每服百丸，开水送下。此经验见载于《明医指掌》卷9星芎丸。

11. 小儿流涎 治小儿口内流涎，天南星1个，为末，醋调敷两足心，过夜洗去。此经验见载于《串雅外编》卷2。

12. 小儿重腭 治小儿上腭层叠肿硬，甚则上腭成疮如黄粟，口中腥臭，取天南星研细末，醋调涂脚心，厚皮纸贴；如干，再用醋润之。此经验见载于《保婴易知录》卷下天南星散。

13. 脑风 治邪风入脑，鼻内结硬，流髓涕，用天南星切片，沸汤泡2次，焙干。每用2钱，枣7个，甘草5分，同煎服。三四服后，其硬物自出，脑气流转，髓涕自收。然后以大蒜、荜茇末作饼，隔纱贴囟前，熨斗熨之；或以香附、荜茇末频吹鼻中。此经验见载于《仁斋直指方论》卷21南星饮。

［**论治备参**］

1. 天南星专走经络，欲下行，以黄柏引之；欲上行，以桔梗载之。

2. 天南星、半夏皆治痰药。天南星主风痰多，半夏治湿痰多。天南星专走经络，故中风麻痹以之为向导；半夏专走肠胃，故呕逆泄泻以之为向导。

3. 天南星得防风治麻木；配苍术、生姜治痰湿臂痛；配荆芥、姜汁治风痰头痛；

配石菖蒲涂口㖞、舌糜；佐天麻疗吐泻、惊风。

4. 天南星前人以牛胆制之，名叫胆南星。牛胆苦寒而润，有益肝镇惊之功，能制南星之燥而使之不毒。若风痰、湿痰、急闭涎痰，非南星不能散；如小儿惊风、惊痰、四肢搐搦，大人气虚内热，热郁生痰，非胆星不能疗。

5. 治疗久喘、虚喘，常用金匮肾气丸改汤剂加陈胆星一味，疗效甚好。若再加地龙 10 克，雄黄粉 0.6 克（另煎），则可治疗嗜酸性细胞增多症之气喘。

6. 天南星对各种关节疼痛效果甚好，且每多与半夏配伍，皆重用至 60 克，确有止痹证骨痛之效，然量小则无效。

7. 现临床用的制南星，为减轻其毒性，在炮制时用清水浸漂，加生姜、明矾腌拌后淘洗，直至入口无麻涩味为止。但经过这样处理后，有效成分丧失殆尽，药效亦随之减低。临床实践证明，生南星的药效比制南星好，且通过数以万计的人次实践，从未发生过中毒现象和其他副作用。

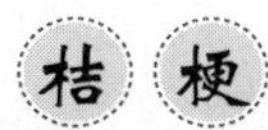

桔梗

桔梗，始载于《神农本草经》，是桔梗科多年生草本植物，药用其根。本品味苦、辛，性平，归肺经。

临证应用

[**配用简说**]

1. 桔梗为宣肺祛痰的要药，能帮助痰液咳出，适用于咳嗽痰多，咳痰不爽之症。外邪犯肺，肺气失宣的咳嗽，不论风寒、风热均可应用。治风寒咳嗽，常配紫苏叶、杏仁；风热咳嗽，常配荆芥、桑叶。如咳嗽痰多，偏寒者配伍半夏、陈皮、生姜；偏热者配伍瓜蒌、贝母、黄芩。其他脏腑功能失调，影响到肺气失宣、引起咳嗽者，也可在辨证基础上，配用本品宣肺止咳。

2. 桔梗除祛痰外，还有排脓治痈的作用。如治肺痈（肺脓疡）发热，咳嗽胸痛，咳吐脓血样痰，或脓痰如米粥，其味腥臭，可配合生甘草、金银花、连翘、贝母、桃仁、冬瓜子、生米仁、芦根等同用。现代临床常与鱼腥草、金荞麦等药配伍，有较显著的清肺排脓效果。

3. 桔梗宣肺利咽，善治咽喉疼痛，每与生甘草相须为用。治热毒较盛，咽喉红肿者，可再加射干、山豆根、牛蒡子、马勃等药；若属阴虚火炎而咽喉疼痛（没有明显红肿），可加生地、玄参、丹皮、山栀等药，以滋阴降火，利咽止痛。治声带充血水肿，声音嘶哑，咽干不适，可用桔梗、诃子各 6 克，杏仁 9 克，蝉衣、薄荷各 3 克，煎服；歌唱家为保护嗓音，可以桔梗、生地、玄参、麦冬、玉竹、胖大海、石斛各 6 克煎服，有良效。

4. 桔梗功能开肺利气，常配合枳壳以升降气机，宽胸利膈，用治气滞胸闷之症。

临床根据桔梗善开肺气郁结的功效，还将其用于治疗痢疾腹痛及癃闭不通等症。治痢方药中配伍本品，是基于肺与大肠相表里，散肺气之郁结而畅通大肠之气，以缓解腹痛和里急后重的症状；通利小便方药中加入本品，则有“提壶揭盖”之妙用。

［**一般用法**］

入煎剂3~10克。内服过量容易引起恶心呕吐，故对食欲不佳或有胃病者，用量宜小。咳血或有咳血倾向的患者，不宜服用。

临证推广

［**古用发微**］

1. 治疗音哑失音　治声音哑，甘草、桔梗、乌梅、乌药各等份，水煎服。方见《仙拈集》卷2回音饮。《圣济总录》卷48三味丸治肺虚声音不出，药用桔梗（切，用蜜拌，于饭上蒸3日）1两，诃黎勒（去核）4个（2个炮，2个生用，趁热捣），甘草（半生半炙）1两。上为末，每服2钱匕，用马勃同砂糖少许拌和为丸，含化咽津。若咳嗽声音不出，用诃子（去核，半煨半生）、木通各3钱，甘草（半炒半生）2钱，桔梗（半炒半生）5钱。水1盏半，煎至8分，加生地黄汁1小盏搅匀，临卧徐徐咽下。方见《丹溪心法附余》卷5诃子散。治感寒语声不出，可用《卫生宝鉴》卷11三奇汤：桔梗（蜜拌甑蒸）3两，甘草（半生半炒）2两，大诃子4个（去核，2个炮，2个生用）。上为末，每服10钱匕，入砂糖1小块，水5盏，煎至3盏。时时细呷。1日服尽，其声速出。若心肺风热，攻冲会厌，语声不出，咽喉妨闷肿痛，则可选《御药院方》卷9增损如圣汤：桔梗2两，甘草（微炒）1两5钱，防风半两，枳壳（汤浸，去瓤）2钱半。上为细末，每服3钱，水1大盏，煎至7分。去滓，入酥如枣大，搅匀，食后温服。

桔梗是治疗失音的要药，不论风寒、风热或肺虚引起者均可应用。《本草纲目》卷12引王好古《医垒元戎》：“（治）失音加诃子，声不出加半夏。”临证则以本品合诃子（又名诃黎勒）、甘草为基本方，随证加味，确有良效。

2. 治疗疮痈、肠痈　《金匮要略》中有排脓散、排脓汤两方，虽然没有明确记载其主治何病，但根据其列入的专篇看，当为治疗疮痈、肠痈而设。疮痈是外科中的常见疾病，一般有内痈和外痈之分；肠痈即内痈的一种。排脓散方：枳实16枚，芍药6分，桔梗2分。上3味杵为散，取鸡子黄1枚，以药散与鸡黄相等，揉和令相得，饮和服之，日1服。排脓汤方：甘草2两，桔梗3两，生姜1两，大枣10枚。上4味，以水3升，煮取1升。温服5合，日再服。

桔梗有良好的排脓作用，不但常用于肺痈，也可用治外痈及肠胃之痈。排脓散方，用枳实、桔梗开气化滞，芍药和血活血，气血畅行，脓可随之排出。至于用鸡子黄，意在补血分之虚。《张氏医通》谓“排脓散治内痈，脓从便出”，可以参考。排脓汤中用甘草、桔梗，即《金匮要略》“肺痈篇”中的桔梗汤，功能排脓解毒；用姜、枣，是在调和营卫中寓有辛甘发散之意，对于上部痈脓，尤为适宜。邹澍《本经疏证》说：

“排脓散即枳实芍药散加桔梗、鸡子黄也。排脓汤即桔梗汤加姜、枣也。……枳实芍药散本治产后瘀血腹痛，加桔梗、鸡子黄为排脓，是知所排者结于阴分、血分之脓。桔梗汤本治肺痈、喉痛，加姜、枣为排脓汤，是知所排者阳分、气分之脓矣。二方除桔梗外，无一味同，皆以排脓名，可见排脓者必以桔梗，而随病之浅深以定佐使。是桔梗者，排脓之君药也。”近人陆渊雷也认为本品“专于排脓”，“上之在气管、支气管，下之在肠，凡不当有的半流动体，皆谓之脓，而桔梗皆有本领把它排除掉”。并体会到，凡痢疾黏冻多，在治痢药中加桔梗钱半至3钱，能使黏冻下得很多很爽，随之大便渐趋正常，痢疾渐趋痊愈。(《陆氏论医集》卷4)

［现代报道］

1. 治疗抗精神病药物所致的排尿困难　给服大黄桔梗汤，年老体弱，形体消瘦，阴性症状为主者，用大黄50克，桔梗30克；青壮年，形体强壮，阳性症状为主者，用大黄100克，桔梗50克。用沸开水1500毫升浸泡10分钟，倒出药液，再用暖瓶中的热开水1000毫升浸泡1次，将2次药液合并，为1日量，饭前分2次服下。共治68例，以1日内症状消失，无反复为痊愈；2日内症状消失，无反复为显效。结果：痊愈25例，显效29例，好转10例，总有效率94.1%。其中阳性症状为主者44例，痊愈17例，显效20例，总有效率100%；阴性症状为主者24例，痊愈8例，显效9例，总有效率83.3%。两型间疗效有显著差异（$P<0.01$）。(中国行为医学科学，2001，1：50)

2. 治疗黄褐斑　将当归、川芎、桔梗饮片煎煮2次，合并药汁，煎煮浓缩后用醇提法制取精提液，再加入基质制成乳霜剂。每用适量，擦面部黄褐斑皮疹处，每日2～3次，连用1～3个月以上，不用其他药物。共治37例，以面部色斑消退面积大于2/3以上为显效。结果：显效2例，有效24例，总有效率70%。(医药导报，1992，6：35)

3. 治疗慢性咽炎　取法半夏、生甘草、桔梗各30克，研细末，放入1000毫升醋中浸泡1日，兑入鸡蛋清4枚搅匀服用。每次30毫升，每日3次，噙咽之。10日为1疗程。共治180例，以用药10日内症状消失，1年未复发为治愈。结果：治愈170例，显效8例，无效2例。(浙江中医杂志，1992，7：310)

4. 治疗慢喉喑　慢喉喑是指声音不扬，甚至嘶哑失音之症，属现代医学慢性咽炎。用桔梗10克，芦根15克，荆芥、甘草各6克。每日1剂，水煎，早晚分服，6日为1个疗程。共治57例，以治疗1疗程后声嘶症状明显改善为显效。结果：显效38例，有效15例，总有效率93%。(甘肃中医，2003，6：15)

临证参考

［古法借鉴］

1. 消渴　治消渴，荆芥穗、桔梗各1两半，甘草半两。为粗末，加生姜，水煎服。此经验见载于《普济方》卷177三神散。

2. 腹胀、腹痛　治伤寒腹胀，阴阳不和，桔梗、半夏、陈皮各3钱，姜5片。水2盅，煎1盅服。治被打击，瘀血在肠内，久不消，时发动者，桔梗为末，每服1刀圭，米饮送下。治霍乱吐利已定，汗出厥冷，四肢拘急，腹中痛不解，脉欲绝，桔梗（剉炒）、干姜（炮）各1两，甘草（炙）、附子（炮裂，去皮脐）各2两。上4味，剉如麻豆，每服3钱匕，水1盏，煎至7分，去滓温服。治妊娠中恶，心腹疠痛，用桔梗（细剉）1两，以水1中盏，入生姜半分，煎至6分，去滓温服，不拘时候。上述经验见载于《本草纲目》卷12引《南阳活人书》桔梗半夏汤和《肘后要方》、《圣济总录》卷38桔梗汤及《太平圣惠方》卷77。

桔梗能治“心腹胀痛”（《日华子本草》）、“除腹中冷痛”（《药性论》），于治痢方药中加入本品，亦可缓解痢疾腹痛及里急后重的症状。

3. 中蛊毒 治中蛊吐血，生桔梗不拘多少取汁，每服1小盏，每日3次。治卒中蛊毒，下血如鸡肝，昼夜不止，脏腑悉损，用桔梗、伏龙肝各等份。上为散，每服2钱匕，以温酒调下，每日3次。不能下药，斡开口灌之，心中自定。服7日止，食猪肝臛补之。上述经验见载于《圣济总录》卷147桔梗汁方及桔梗散。

《新修本草》引陶弘景注：“桔梗疗蛊毒甚验。”蛊毒，古病名，其症状复杂，病情较重，可见于现代的恙虫病、急慢性血吸虫病、重症肝炎、肝硬化、重症菌痢等危急病证。又《岭南卫生方》卷中桔梗散，单用本品为末，每服3钱，米饮调下，日二三服，治中蛊服药吐利之后，犹觉前后心刺痛，拘急，咽中如有茅刺者。

4. 乳汁不下 治产后乳汁不下，桔梗（炒）1两，漏芦（去芦头）、钟乳粉各半两，蛴螬（炙干）3分。上4味为粗末，每服3钱匕，水1盏，煎6分，去滓温服，不拘时。此经验见载于《圣济总录》卷166桔梗汤。

5. 小儿客忤 治小儿客忤，死不能言，桔梗烧研3钱，米汤服之。仍吞麝香豆许。此经验见载于《本草纲目》卷12引《张文仲备急方》。

6. 肝风眼疾 治太阳经卫虚，血贯瞳仁，睑重，头中湿淫肤脉，睛痛，肝风盛，眼黑肾虚，桔梗1斤，牵牛（头末）3两。上为末，炼蜜为丸，如梧桐子大。每服四五十丸，加至百丸，食前温水送下，每日2次。此经验见载于《素问病机气宜保命集》卷下桔梗丸。

血贯瞳仁又称血灌瞳仁，指瞳仁内溢出鲜血。多因肝胆风热或阴虚火炎，血受热迫，破络灌瞳，可见于西医的玻璃体前部积血等病证。治血灌瞳仁，亦可以本品配合栀子、大黄等同用。

7. 鼻出血 治鼻衄，桔梗为末，水服方寸匕，日4服。此经验见载于《本草纲目》卷12引《普济方》。

8. 口齿病 治口舌生疮，用桔梗1两，甘草2两。水3升，煮1升，分服。治齿䘌肿痛，用桔梗、薏苡仁等份，为末服。治骨槽风痛，牙根肿痛，用桔梗为末，枣瓤和丸皂子大，绵裹咬之，仍以荆芥汤漱之。上述经验见载于《本草纲目》卷12引《伤寒论》、《永类方》及《经验后方》。

［**论治备参**］

1. 桔梗主利肺气，通咽膈、宽中理气、开郁行痰之药也。凡咳嗽痰喘，非此不除，以其有顺气豁痰之功；头目之病，非此不疗，以其有载药上行之妙。中膈不清，胁肋刺痛，或痰或气之所郁，剂用二陈，佐以枳壳、桔梗治之无有不愈；咽喉口齿，腹满肿结，或火或热之所使，剂用荆、翘，佐以甘草、桔梗治之无有不愈。所以桔梗配于枳壳，有宽中下气之效；桔梗配于甘草，有缓中上行之功。

2. 桔梗性浮，载药上升，入肺、胆、胸膈、上焦。载散药表散寒邪；载凉药清咽痛喉痹，亦治赤白肿痛；载肺药解肺热肺痈、鼻塞、唾脓咳嗽；载痰药能消痰止呕，亦可宽胸下气。清气既得上升，则浊气自克下降，下气之说，理根于此。

3. 桔梗有止痛效用，首见于《神农本草经》。不但可治胸痛、胁痛，还可治胃痛、腹痛、癥积结痛，其机理与其有宣气、调气、运血、安神功能有关。现代药理研究证实，粗桔梗皂苷具有镇痛作用。

4. 古方表剂多用桔梗，盖其开提气血、通窍宣滞，与羌、防、橘、半等为伍，殊有捷效，鼻塞尤宜。

5. 桔梗配甘草，名甘桔汤，通治咽喉口舌诸病，宋仁宗加荆芥、防风、连翘，名如圣汤，极言其验。又王好古《医垒元戎》有配伍法，载之颇详：云失音加诃子，声不出加半夏，上气加陈皮，涎嗽加知母、贝母，咳渴加五味，酒毒加葛根，少气加人参，呕加半夏、生姜，唾脓血加紫菀，肺痿加阿胶，胸膈不利加枳壳，心胸痞满加枳实，目赤加栀子、大黄，面肿加茯苓，肤痛加黄芪，发斑加防风、荆芥，疫毒加牛蒡子、大黄，不得眠加栀子。

6. 桔梗引大黄可使上升，引青皮平肝止痛。又本品入治痢药，开肺气之郁于大肠；入治嗽药，散火邪之郁于肺中。

7. 桔梗得牡蛎、远志，疗恚怒；得消石、石膏，疗伤寒。

8. 桔梗配紫菀，有畅利肺气、通利三焦、宣通窒滞之功，对消除肝性腹胀有较好效果。

9. 桔梗用至 9 克以上，具有排脓作用，故凡大便溏泻夹有黏冻或痢下脓血者，用之甚效。

10. 桔梗，凡头面部疾病如咽痛、咳痰、声带病、鼻病、耳病等均可辨证应用。其升中有降，能引药直达病所。治衄证时不必顾忌其升腾助逆，可配合收涩、降逆止血药同用，常用量 3 ~6 克。

11. 若专用降剂，桔梗不宜同用。又本品功著于肺脏，攻补下焦药中不宜配用。

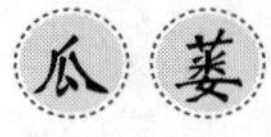

瓜蒌

瓜蒌，始载于《神农本草经》，原名“栝楼”，是葫芦科多年生攀援藤本植物栝楼或双边栝楼的成熟果实。采下后剖开，挖取瓤，将皮洗净晒干，就是瓜蒌皮，挖出的种子就是瓜蒌仁；两者合用，处方叫全瓜蒌。瓜蒌的根除去外皮，也供药用，叫天花粉。本品味甘、微苦，性寒，归肺、胃、大肠经。

临证应用

[**配用简说**]

1. 瓜蒌有清热涤痰，润肺止咳的功效，尤宜于肺热咳嗽，咳痰黄稠，咯吐不爽者，常配合黄芩、贝母、枳实同用。若咳吐稠黏白痰为主，可与麻黄、杏仁、半夏同用。与养阴清肺药配伍，可治疗肺燥阴伤，干咳痰少。

2. 瓜蒌常用于胸膈痞闷作痛之症，能使气分通畅，胀闷消除。治痰热互结的结胸证，常配合黄连、半夏同用；治痰瘀交阻的胸痹心痛（如冠心病心绞痛），常配合桂枝、薤白、半夏等同用。

3. 瓜蒌仁富含油质，有润肠通便的作用，治疗大便燥结不通，常配合火麻仁、桃仁、生地等同用。本品既能降血脂，开胸痹，又能润滑大便，故对冠心病兼有便秘的患者尤为适宜。

4. 瓜蒌用于痈肿初起，有清热消肿散结的功效。常配合鱼腥草、桔梗等治疗肺痈，配合金银花、穿山甲等治疗乳痈，配合蒲公英、丹皮等治疗肠痈，配合金银花，生甘草、牛蒡子等治疗疮疡肿毒初起。

[**一般用法**]

入煎剂 9～15 克。外用适量，捣敷。瓜蒌包括瓜蒌皮及瓜蒌仁，处方写瓜蒌或全瓜蒌，药店付 1/3 瓜蒌皮，2/3 瓜蒌仁。如只需要用皮或仁，则需注明。传统认为不宜与乌头同用。

临证推广

[**古用发微**]

1. 治疗胁痛　治胁中痛如钩摘之状，皮肤红色及半身发水疱疮，夜重于昼，脉数而弦，用大瓜蒌（重一二两者，连皮捣烂）1 枚，粉甘草 2 钱，红花 5 分，水煎服。方见《医旨绪余》卷下引黄古谭方。本方在《医学心悟》卷 3 名瓜蒌散，用治肝气燥急而胁痛，或发水泡。

上方系从黄古谭治孙一奎之弟的胁痛一案中提炼出来，后世流传较广，有因此称本方为“胁痛煎”的（《仙拈集》卷 2）。黄古谭为汪石三弟子，也是孙一奎的业师。孙氏在记述诊治经过后按：“栝楼味甘寒，经云泄其肝者缓其中。且其为物，柔而滑润，于郁不逆，甘缓润下，又如油之洗物，未尝不洁。考之本草，栝楼能治插胁之痛，盖为其缓中润燥以致于流通，故痛自然止也。”又《重庆堂随笔》卷下说：“栝楼实润燥开结，荡热涤痰，夫人知之，而不知其舒肝郁、润肝燥、平肝逆、缓肝急之功，有独擅也。”

2. 治疗酒嗽、酒痰、酒癖　饮酒伤肺所致的咳嗽，称作酒嗽；酒湿积聚而成的痰证，称作酒痰；饮酒过度，水饮搏聚于胸膈、胁肋而形成的癖病，称作酒癖。治酒嗽、酒痰，用青黛、瓜蒌为末，姜、蜜丸，噙化。方见《丹溪心法》卷 2。上方研膏，日食数匙，亦可治饮酒发热。此经验见载于《本草纲目》卷18引《摘玄方》。治酒癖，痰吐不止，两胁胀痛，气喘上奔，不下饮食，可用瓜蒌仁1两，神曲末（微炒）半两。上为细末，每服2钱，以葱白酒调下。方见《太平圣惠方》卷49。

瓜蒌有涤垢开郁，化痰散结之功，故可用于上症。治酒痰咳嗽，还可以加杏仁、贝母、黄芩等同用；治酒癖，还可加枳实、黄连、葛根等同用。

3. 润肤美容 治面黑令白，用瓜蒌1个，杏仁（去皮）1两，猪胰1具。同研如膏，每夜涂之，令面光白，冬月不燥。方见《本草汇言》卷6引《圣济总录》。《御药院方》卷10载有临睡前使用的淖（nào，湿润，滋润）手药，药用瓜蒌（连子皮剉细）1个，土瓜（连子皮剉细）5个，杏仁（去皮尖）20个。上剉细，用绵包于器盒内，酒浸。临睡洗手讫，涂淖手。

瓜蒌用于润肤，古代本草早有记载。如《名医别录》称其能"悦泽人面"，《本草蒙筌》说它有"悦皮肤，去皱"的功效。在宋代，民间亦有传用者。如宋·庄季裕《鸡肋编》卷上记载："冬月以瓜蒌涂面，谓之佛妆。但加傅而不洗，至春暖方涤去，久不为风日所侵，故洁白如玉也。"

［**现代报道**］

1. 治疗冠心病 口服瓜蒌片，每次4片（每片相当于生药2.6克），每日3次。观察时间为2周~14个月。个别患者在心绞痛发作较重时曾同时含服硝酸甘油片或冠心苏合丸。共治100例。结果：心绞痛疗效显效9例，改善67例，总有效率76%。85例心电图随访结果：显效5例，改善40例，无改变35例（包括治疗前正常，治疗后未见改变的10例在内），加重5例，总有效率52.9%。研究显示，本药对左室前壁供血不足有一定的改善作用，其次为S－T段及T波同时有改变者，但对单见T波有改变者效果稍差，对完全性束支传导阻滞及房扑均无效。（新医药学杂志，1974，3：20）

2. 治疗乳房纤维腺瘤及乳腺小叶增生 将全蝎160克分装于25个开孔的瓜蒌内，放瓦上焙存性，研细末。每次3克，每日3次，温开水调服，连服1个月。治疗乳房纤维腺瘤11例，痊愈10例；治疗乳腺小叶增生243例，均痊愈。（江苏中医，1982，5：21）

3. 治疗掌指皲裂 瓜蒌瓤2500克，钾肥皂（软皂）500克。上药混合搅拌后，制成扁圆状，每份约50克，作洗手用。先以温水浸泡皲裂的手（足），后用瓜蒌皂少许，揉搓洗涤，用水冲净，擦干，每日2~3次，洗后用少许润滑油则显效更快。治疗200例，7日后基本治愈，疗效显著。（山西医药杂志，1980，4：56）

4. 治疗带状疱疹 瓜蒌100克，红花10克，水煎2次，共取汁300~500毫升，分2~3次服。每日1剂，服药4~15剂。共治54例，结果全部治愈。个别患者初服药大便溏泄，继服则转正常。一般服药2剂后疼痛得到缓解。随访无1例后遗神经痛。（山东中医杂志，1993，6：40）

5. 治疗肋软骨炎 用瓜蒌、浙贝母、桂枝按4：2：1的比例共研细末，每服10克，每日2次。共治27例，除1例失访外，全部治愈。一般服药3日后疼痛逐渐减轻，7~15日痊愈；最长1例服药21日（辽宁中医杂志，1987，9：39）

6. 治疗产后尿闭 全瓜蒌30~60克，加水5000毫升，煎至4000毫升，待温度适宜后坐浴，时间为30分钟，以汗出为佳。共治35例，均为初产妇，病程3~8日。结果：坐浴1次自行排尿者30例，2次5例。（国医论坛，1992，4：30）

临证参考

［古法借鉴］

1. 热病头痛、热痰头痛 治热病头痛，发热进退，用瓜蒌（大者取瓤）1枚剉，置瓷碗中，用热酒1盏沃之。盖之良久，去滓顿服，不拘时候。未效再服。治热痰头痛方：瓜蒌1个，牛蒡子（焙）4两。共为末，每服3钱，食后酒冲服，忌食动风发热之物。上述经验见载于《太平圣惠方》卷17及《验方新编》卷1。

热病头痛，多伴见壮热、胸膈壅滞、脉浮数；热痰头痛，多伴见头面烘热、痰色黄稠等。

2. 吐血 治吐血，瓜蒌（取端正者，纸筋和泥包裹，于顶间留一眼子）煅成性，地坑内放一宿，去泥，捣罗为散。每服3钱匕，糯米饮调下。此经验见载于《圣济总录》卷68黑神散。

《医学衷中参西录》："（瓜蒌）若与赭石同用，善止吐衄。"

3. 肺痿咳血 治肺痿咳血不止，瓜蒌（连瓤瓦焙）、乌梅肉（焙）各50个，杏仁（去皮尖炒）21个。为末，每用1捻，薄切猪肺1片，掺末入内炙熟，冷嚼咽之，日2服。此经验见载于《本草纲目》卷18引《圣济总录》。

4. 肠风下血 治肠风下血，瓜蒌（烧灰）1个，赤小豆半两。为末，每空心酒服1钱。此经验见载于《本草纲目》卷18引《普济方》。

《要药分剂》称瓜蒌治"泻血"，《得配本草》则称本品"得赤小豆，治肠风下血"。

5. 痢疾 治久痢五色，大熟瓜蒌1个，煅存性，出火毒，为末，作1服，温酒服之。胡大卿一仆，患痢半年，杭州一道人传此而愈。此经验见载于《本草纲目》卷18引《本事方》。

6. 黄疸 治瘟疫发黄，心狂烦热，用大瓜蒌（黄者）1个，以新汲水浸淘取汁，入蜜半合，朴硝8分，和令匀，待消尽服之。治小儿黄疸、脾热眼黄及酒黄，用瓜蒌（青者，焙）为末，每服1钱，水1盏，煎7分，去滓临卧服。五更初泻下黄立可。上述经验见载于《松峰说疫》卷2蒌汁消蜜饮及《普济方》卷386逐黄散。

瓜蒌善泄郁热、化痰浊，故可用于湿蕴热郁所致的黄疸。

7. 癃闭 治腹胀，小便不通，瓜蒌不拘多少，焙干，研为细末。每服3钱，热酒调下；不能饮者，以米饮调下。频进数服，以通为度。此经验见载于《是斋百一选方》卷6。

原书方后有验案1则佐证之。

8. 口眼㖞斜 治中风，口眼㖞斜，以瓜蒌绞取汁，和大麦面作饼子，炙令热熨之。熨正便止，勿令太过。此经验见载于《太平圣惠方》卷19。

《秘方集验》卷1的用法为“炙热熨心头”。

9. 阴囊烂 治肾囊破烂，下疳，用瓜蒌（杵碎）9个，没药（研）1钱。上为末，用甘草酒煎，去滓取液，调服。此经验见载于《青囊秘传》乌金散。

10. 阴蚀 治䘌虫及蛲虫侵蚀下部，瓜蒌4两，葶苈子4分。为细末，艾汁浸，绵裹，纳下部，日3易。此经验见载于《医心方》卷7引《令李方》。

11. 痔疮 治牝痔及一切内外痔疮，疼痛不可忍，取瓜蒌（新黄大者）1枚，上以刀开下顶子，不去瓤，选不蚛皂荚子填满，不用下顶子盖，别用纸筋泥固济约3指厚，以炭火簇合烧令红，放一地坑内出火毒，一宿取出，加麝香末1钱，研令极细，入瓷器盛。每服1钱匕，米饮调下，温酒亦得。治肠痔下血，或用瓜蒌实（大好者）1个，乌梅肉10个。先将瓜蒌切下盖，少取瓤，以乌梅肉实其中，却盖定，用黄泥固济，候泥干，以火煅存性，取出，去泥细研为散。每服2钱匕，空心温酒调下。上述经验见载于《圣济总录》卷141瓜蒌麝香散及卷142瓜蒌散。

12. 风疮疥癞 治风疮疥癞，生瓜蒌（打碎）一二个，酒浸一日夜，热饮。此经验见载于《本草纲目》卷18引臞仙《乾坤秘韫》。

13. 助孕 助孕，不拘月经过与不及，用陈瓜蒌（连皮瓤实，新瓦焙干）5个，为末，每服1钱，早、晚好酒送下，服一二个月。此经验见载于《墨宝斋集验方》卷上五瓜蒌散。

14. 月经不调 治妇人形瘦，有时夜热痰嗽，月经不调，用青黛、瓜蒌仁、香附（童便浸，晒干），为末，姜蜜调，噙化。此经验见载于《丹溪心法》卷2。

《本草纲目》卷18引本方，瓜蒌仁用1两，青黛、香附用1两5钱。

15. 乳汁不下 治产后乳汁不下或少，瓜蒌（黄大者，剉碎）1枚，熟捣令烂，用好酒5盏，煎取3盏，去滓。每服1小盏，暖服，不拘时候。此经验见载于《备急千金要方》卷2。

16. 产后骨节、肌肤痛 治产后骨节、肌肤热痛，用瓜蒌末1两，乳香1钱。上为末，温酒调2钱，不以时服。此经验见载于《鸡峰普济方》卷16瓜蒌散。

本方适宜于产后热瘀互结之骨节肌肤痛。

17. 慢惊风 治小儿慢惊风，用瓜蒌2钱，白甘遂1钱。上药以慢火炒焦黄色，为细末研匀。每服一字，煎薄荷麝香汤调下。此经验见载于《小儿药证直诀》卷下瓜蒌汤。

《幼科释谜》卷5称本方适用于“慢惊，脉有力，湿痰聚于胸中，风火蕴结者。”

18. 赤游丹 治热游丹肿，用瓜蒌子仁末2大两，酽醋调涂。此经验见载于《本草纲目》卷18引杨氏《产乳集验方》。

赤游丹是小儿丹毒之一种，多因胎中受热所致。欲发之时，先身热啼叫，惊搐不宁，次生红晕，皮肤赤肿，由小渐大，其色如丹，游走无定。一般以起于腹背，流散四肢者为顺；起于四肢，流入胸腹者为逆。

19. 小儿脱肛 治小儿大肠随肛带出，转久不能收之，以生瓜蒌取汁涂之。此经验见载于《小儿卫生总微论方》卷11。

20. 赤眼痛 治赤眼痛不可忍，小团瓜蒌（曝干）、槐花（炒）、赤芍药各等份。为末，每服2钱，临卧温酒下。此经验见载于《卫生家宝方》。

21. 咽痛烦闷 治咽痛烦闷，咽物即痛，不宜用寒凉药过泄之。此烦闷，乃虚热也。药用瓜蒌1枚，白僵蚕（微炒）5分，桔梗7钱半，甘草（炒）3钱。上为细末，少许干掺。咽喉中若肿痛，左右有红，或止一边红紫，长大，水米难下，用此1钱，朴硝1钱，和匀掺喉中，咽津。如喉中生赤肿，或有小白头疮，用前散1钱匕，白矾细研5分，干掺。此经验见载于《赤水玄珠》卷3引《三因》发声散。

[**论治备参**]

1. 瓜蒌舒肝郁，润肝燥，平肝逆，缓肝急，功有独擅。

2. 瓜蒌若但用其皮，最能清肺、敛肺、宁嗽、定喘；若但用其瓤，最善滋阴、润燥、滑痰、生津；若但用其仁，其开胸降胃之力较大，且善通小便。

3. 瓜蒌实之长，在导痰浊下行，但其性柔，非济之以刚，则下行不力。因此小陷胸汤则配伍黄连、半夏，瓜蒌薤白等汤则配伍薤白、白酒、桂枝、厚朴，皆伍以苦辛迅利之品，用其所长，又补其所短也。

4. 瓜蒌根（即天花粉）主升，瓜蒌实主降。夫升则寓补，降则寓泻。故仲景用瓜蒌实，多治结、治痛、治痹阻、治逆抢，隐然一下药也；瓜蒌根则专治渴，凡阴虚火炽，肺肾津液不相交济者咸用之，此不可为一补一泻之验乎？一说瓜蒌性味与天花粉相同，惟润降之功过之。

5. 瓜蒌与山甲同用，善治乳痈；与赭石同用，善止吐衄。一说瓜蒌配青黛、香附，治妇人夜热。

6. 瓜蒌质体油润黏腻，能行善守，守多行少，以守为主，容易助湿碍胃恋邪；枳实气味辛散，能行善走，破气行滞，以走为要，易于耗气伤正。故以瓜蒌之黏腻制枳实之行散，又以枳实之行散制瓜蒌之黏腻，两药配用，能互相制约，互相促进，以增疗效。

7. 风化硝、全瓜蒌配用，治疗习惯性便秘以及各种原因引起的大便硬结、腑行不畅等症，均有良效。瓜蒌、薤白伍用，古人善治胸痹，然胸痹一证，以痰浊、血瘀两者较为常见。属痰浊者，二药宜再合二陈汤之辈治之；属血瘀者，宜再配丹参、葛根、降香为治。

8. 瓜蒌能解毒降酶，用于慢性肝炎胁痛，大便溏而不爽，脘腹及腑气多有通畅之感。全瓜蒌功能通络，无滑肠之弊。

9. 瓜蒌仁新炒，定喘之力始大，陈久者不良。

10. 治疗病毒性皮肤病首选瓜蒌。瓜蒌直接入肺经，宣发肺气，消痈肿疮毒，使病毒更易透发于外。临床常以之配合生薏苡仁、黄芩、土茯苓、龙胆草、茯苓等药，治疗病毒引起的带状疱疹、单纯疱疹、水痘等，有良好疗效。

11. 大瓜蒌1枚连皮捣，加红花4.5克，生甘草9克，水煎服，治疗带状疱疹，效果显著。

川贝母

贝母一般分川贝母与浙贝母两种，但在明代以前，统称贝母，并不区分。川贝母的名称，始载于《滇南本草》，是百合科多年生草本植物川贝母、暗紫贝母、甘肃贝母或棱砂贝母的地下球形鳞茎。本品味苦、甘，性微寒，归肺、心经。

临证应用

［**配用简说**］

1. 川贝母有清热润肺、化痰止咳的作用，多用于阴虚燥热咳嗽、肺虚久咳及肺痨病（肺结核）的咳嗽，一般可与沙参、麦冬、知母、百合等配用。症轻者，民间习用本品与生梨、冰糖炖服。

2. 川贝母能清热开郁，散结消痈，配伍玄参、牡蛎可治疗瘰疬痰核；配伍蒲公英、连翘、金银花、鱼腥草可治疗乳痈、肺痈等。

［**一般用法**］

入煎剂 3～10 克，研末吞服每次 1～1.5 克。外用适量，研末撒或调敷。寒湿所致的痰饮咳嗽不宜用。传统认为不能与乌头同用。

临证推广

［**古用发微**］

1. 治疗哮喘　《寿世保元》卷 3 二母丸用治哮喘，药用川贝母、知母各 2 两，百药煎 1 两。为细末，将乌梅肉蒸熟捣烂为丸，如梧桐子大。每服 30 丸，临卧或食后用连皮姜汤送下。

2. 治疗疟疾　《重订通俗伤寒论》有半贝丸方，治疗风痰暑湿疟疾，咳嗽多痰，饮食无味，痫眩，药用生半夏、生川贝母各 3 钱。为细末，每服三五厘，生熟汤送下。《良方合璧》卷上白雪丹专治疟疾，药用川贝母 6 两，生半夏 4 两。研末，铜锅内微水炒至嫩黄色。每服 1 分 5 厘，生姜汁二三匙调和，隔水炖热，于疟疾未发时先服 1 次，重者再服 1 次。

半夏辛温，能燥湿化痰，消痞散结；川贝母苦凉，能润燥化痰，开郁散结。两味成方，辛苦相合，温凉相佐，燥润相济，化痰散结之力大，故用于痰湿所致的疟疾及癫痫眩仆之重症，可收良效。

3. 治疗妇女经来咳嗽　妇女经来，常作咳嗽，与气郁上冲有关。可用川贝母 4 两，配莱菔子 1 升，开郁下气，止咳化痰。两药共为末，炼蜜为丸，如梧桐子大。每服 50 丸，开水送下。方见《竹林女科证治》鸡苏丸。

《本草别说》：川贝母“能散心胸郁结之气，治心中气不快，多愁郁者，殊有功”。

［现代报道］

1. 治疗慢性支气管炎 将野生川贝母与家种川贝母（暗紫贝母）分别制成片剂，每片含原生药0.5克，每次服4片，每日3次，一般服药1～5日。共治急慢性支气管炎、上呼吸道感染所致的咳嗽、咳痰67例，其中野生川贝片组31例，家种川贝片组36例。以咳嗽消失，咯痰基本消失，脉搏、呼吸、白细胞总数及分类等恢复正常为控制。结果：野生川贝组控制20例，显效5例，好转4例，无效2例；家种川贝组分别为24例，7例，4例和1例。两组疗效无显著差异。（四川医学院学报，1978，2：23）

2. 治疗前列腺肥大 用贝母、苦参、党参各25克，煎服。共治35例，Ⅰ°肥大10例，Ⅱ°15例，Ⅲ°10例。一般连服3～5剂后即见效，前列腺逐渐缩小，排尿通畅。个别排尿困难或急性尿潴留者先导尿或作膀胱穿刺排尿后，再服用上药。结果：治愈27例，随访有2例复发接受手术治疗，余25例5年未见复发，排尿通畅；无效8例，其中Ⅰ°2例，Ⅱ°3例，Ⅲ°3例。（辽宁中医杂志，1986，9：29）

3. 治疗婴幼儿消化不良 取川贝母粉碎，过80～100目筛后，分装备用。每日按每千克体重0.1克的剂量分3次服用。共治10例，均以腹泻、腹痛为主要症状。结果：2日痊愈4例，3日3例，4日3例。（黑龙江中医药，1991，3：38）

临证参考

［古法借鉴］

1. 痰热不眠 治伤寒心虚，内热有痰，烦躁，心神不宁，不能安睡，用川贝母研细末，每服2钱，灯心汤调下。此经验见载于《本草汇言》卷1引《方脉正宗》。

2. 刀斧伤 治刀斧伤，用川贝母为末，填满伤口。此经验见载于《亟斋急应奇方》卷2。

3. 蜘蛛、蛇蝎咬伤 川贝母能治蜘蛛咬伤。先缚定咬处，勿使毒行，然后用川贝母粉5钱，以酒调服。良久毒水自疮而出，水尽将疮口敷好。本方亦治蛇蝎咬伤。此经验见载于《本草汇言》卷1引《直指方》。

4. 难产 治难产，用川贝母（去心）、槐子各1两半。为散，每服3钱匕，开水调下。未生更服。此经验见载于《圣济总录》卷159贝母散。

《药性论》记载川贝母有治难产、下胞衣之功。

5. 乳汁不下 治产妇乳汁不下，用川贝母、知母、牡蛎3物为细末，以猪蹄汤调服。此经验见载于《汤液本草》卷中二母散。

［论治备参］

1. 川贝母为治郁要药，善治郁痰，尤适宜于心中气不快、忧郁不伸、胸膈不宽等症。

2. 川贝母既可解郁，又可清虚中有热之痰，故对精神烦躁，证属阴虚痰热者颇有效用。因其善开心经气郁，故凡心胸气机郁结之胸闷、胸痛、心悸、少眠、善忘、郁郁不乐等，均宜选用。

3. 川贝母配知母，可以清气滋阴；配芩、连，可以清痰降火；配芪、参，可以行补不聚；配归、芍，可以调气和营。一说配连翘可解郁毒，治项下瘿核；配二陈汤代半夏用，可以补肺消痰，和中降火。又本品得厚朴，化痰降气；得瓜蒌，开结痰；得白芷、白蒺藜，治郁症乳痈。

4. 川贝母，味甘微寒，凉心散郁，清肺而化热痰；象贝母，形坚味苦，去时感风痰，泻热功胜，不能解郁；土贝母，形大味苦，解痈毒，破癥结，消实痰，敷恶疮，为外科专药。

5. 对于乙型肝炎经久不愈，脏腑失和而生痰浊，痰浊黏滞难去，而致毒骊于痰，痰积化毒的病理变化，予贝母粉吞服，可驱邪渗化，提高乙肝表面抗原的转阴率。

6. 乌贝散系用乌贼骨与浙贝母（川贝母亦可）研细成末，其中乌贼骨占85%，浙贝母占15%。每次5克，每日3次，饭前服，以1~2个月为1疗程，用治胃及十二指肠溃疡患者，有明显效果。

7. 用川贝母60克，配天竺黄、蝉衣、琥珀各40克，共研极细粉，分50包，每日1包，分2次吞服，用治癫痫、精神分裂症、老年痴呆症，以及失眠、神经官能症等具有“痰浊为患”表现者，有效。

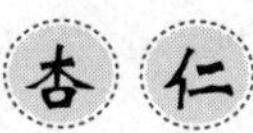

杏仁

杏仁，始载于《神农本草经》，原作“杏核仁”，是蔷薇科落叶乔木植物杏、山杏、西伯利亚杏或东北杏的成熟种子。本品味苦，性微温，有小毒，归肺、大肠经。

临证应用

［**配用简说**］

1. 杏仁有宣肺止咳的功效，配合麻黄、紫苏叶用于风寒咳嗽，配合桑叶、菊花用于风热咳嗽，配合半夏、陈皮用于痰饮咳嗽，配合沙参、贝母用于燥热咳嗽，配合枇杷叶、紫苏子用于肺气上逆咳嗽。

2. 杏仁降气化痰，能减轻肺气壅塞，使呼吸通畅而起到定喘作用，每配麻黄同用，相得益彰。肺热明显者加石膏，一般的热喘可加黄芩、白果、桑白皮等。

3. 肺与大肠相表里，因肺气郁闭而致大肠燥结，可用本品宣肺开闭，润肠通便，常配合瓜蒌仁、桃仁、枳实等同用。本品富含油质，凡年老体弱便秘、产后便秘不宜用泻药时，用杏仁9克捣烂，加火麻仁9克，文火煎水进饮，连服2~3日，可使大便润滑。治习惯性便秘，杏仁亦可选用。

［**一般用法**］

入煎剂5~10克。不宜过量服用，小儿用量尤不宜大，婴儿慎服，以免中毒，引起呼吸麻痹。大便溏泻者不宜服用。

临证推广

[古用发微]

1. 治疗胸痹 治胸痹，胸中气塞，短气，仲景有茯苓杏仁甘草汤：茯苓3两，杏仁50个，甘草1两。上3味，以水1斗，煮取5升。温服1升，日3服，不差更服。治心气痛，闷乱，也可用山杏仁（炒令香熟，去皮尖、双仁）2两，吴茱萸（汤洗，焙干，炒）12钱。为末，丸如弹子大。发时每服1丸，温酒化下；如不饮酒，即用热汤。方见《圣济总录》卷55山杏煎。又《仙拈集》卷2有杏姜酒，治一切胸膈结实，药用姜汁、杏仁汁煎成膏，酒调下。

胸痹有轻重之分，重者胸中急痛，胸痛彻背，轻者以气塞短气为主。杏仁一般用于胸痹之轻症。凡饮邪上乘，影响及肺，胸中气塞、短气，或兼见咳逆吐涎沫者，用之最宜，常配伍陈皮、生姜、茯苓、瓜蒌、枳实等同用。

2. 治疗失音 治风寒束肺，音哑咳嗽，用桂心6铢，杏仁18铢。两味为末，蜜丸如杏仁大。含之，细细咽汁，日夜勿绝。方见《备急千金要方》卷6。《鸡峰普济方》卷11用桂末、杏仁各等份制丸服，名通声丸，用治肺伤风冷，气不流通，咳嗽失声，语音不出。治失音也可用杏仁1升（泡，去皮尖），酥油1两，炼蜜为丸，如梧桐子大。每服15丸，米汤送下。方见《仙拈集》卷2杏仁丸。若久咳语声不出，可用《济生方》卷2诃子饮：诃子（去核）、杏仁（泡，去皮尖）各1两，通草2钱5分。为粗末，每服4钱，水1盏，加煨生姜（切）5片，煎至8分。去滓，食后温服。

失音多因外感风寒、风热，或肺有蕴热，复感外寒，肺气失于宣畅所致。杏仁功擅宣肺利气，故能治之。临证每与桔梗、诃子、肉桂等配用。

3. 治疗妇人阴痒 治妇人阴痒不可忍，杏仁烧存性，乘热绵裹纳阴中，每日2次。方见《济阴纲目》卷7引崔氏方。

《古今医统大全》卷83另加麝香少许，名杏仁膏，治同。现代报道，取杏仁90克，炒枯研成细粉，加麻油45克调成糊状。用时先取桑叶煎水冲洗外阴、阴道，然后用杏仁油糊涂搽，每日1次，或用带线棉球蘸杏仁油糊塞入阴道，24小时后取出。治疗136例，有效率约90%，平均用药4~7次痒止。（湖北中西医结合资料选编，1970：152）另有报道，用带皮杏仁捣烂，加水2倍，搅匀绞汁，以纱布浸透，填塞阴道，每次3~4小时，每日1次。治疗阴道滴虫病6例，均获近期治愈。（医药学习参考资料，1963，2：9）

[现代报道]

1. 治疗晚期癌症 给予苦杏仁苷（广泛存在于杏仁等中药内）0.1~1.2克，每日1~3次，口服，或用苦杏仁苷3~6克溶于葡萄糖液中静脉滴注，每日1次，同时口服维生素A、维生素E等。共治34例，结果：肿瘤病灶未见明显缩小，但症状均有不同程度的缓解，以减轻疼痛和控制癌性胸水的疗效较为显著。如药量较大，用至2~4周时常出现毒性反应，以消化系统多见，停药或减量后随即消失；用药过程中，造血系

统未见明显变化，肝功能未见损害。（肿瘤，1984，6：273）

2. 治疗老年性慢性支气管炎 用带皮苦杏仁及去皮炒熟苦杏仁研碎，各加等量冰糖分别制成苦杏仁糖。早晚各服9克，10日为1疗程。共治180例，用带皮苦杏仁糖治疗124例，有效率96.8%；去皮苦杏仁糖治疗56例，有效率75.1%。带皮苦杏仁糖对咳、痰、喘都有良好作用，去皮苦杏仁糖有镇咳祛痰作用，但止喘效果较差。（山东医药，1971，2：5）

3. 治疗上消化道上皮异型增生 观察病例均为经病理组织学确诊的食管上皮细胞中度至重度异型增生患者。治疗组60例，用苦杏仁素口服，每次0.1克，每日2次；对照组30例，常规服胃乐宁、三九胃泰。疗程半年。结果：内镜复查，治疗组黏膜粗糙、红肿、隆起、糜烂、溃疡减轻或消失的有效率分别为81.48%、73.33%、80%、80%和66.67%，与对照组相比，第1项 $P<0.05$，后4项 $P<0.01$；原病变处取材复查，治疗组异型增生消失、减轻、稳定、加重的例数分别为41例、10例、7例和2例，对照组为7例、5例、9例和9例（早癌2例）；治疗组治疗后上腹部疼痛、嗳气、腹胀减轻或消失的有效率及食欲增加率均明显高于对照组。（江苏医药，1993，10：553）

4. 治疗蛲虫病 取连皮杏仁30粒研泥，加入沸水淹药面一指深，文火煎成浓液备用。患者夜间自觉肛门发痒时，用脱脂药棉浸湿药液塞入肛门内，次晨取出。一般用3~6次。共治50余例，80%的患者均取得满意疗效，20%的患者因肛门脓肿、脱肛、痔漏无效。（四川中医，1984，4：53）

5. 治疗足癣 苦杏仁100克，陈醋300毫升，煎沸后文火煎15~20分钟，浓缩至150毫升，冷却装瓶备用。用时将患处洗净拭干，再涂药液，每日3次。共治31例，有效30例，中断治疗1例。一般治疗3日，最长7日。（广西中医药，1986，5：45）

临证参考

［古法借鉴］

1. 风气头痛 治风虚头痛如破，用杏仁8两，去皮研末，水1斗，研滤汁，煎如腐状，取和粥食。食完数日后，大汗出，诸风渐减。慎风冷、猪、鸡、鱼、面及一切发气食物。此经验见载于《本草汇言》卷15引《千金方》。

《本草纲目》记载杏仁善“去头面诸风气”。

2. 风肿 治头面风肿，杏仁捣膏，鸡子黄和杵，涂帛上，厚裹之，干则又涂，不过七八次。亦治伤折风肿。治风水浮肿，气喘脉浮者，用杏仁3钱（去皮），麻黄1钱半，炙甘草8分。水煎，去滓温服。治气喘促，浮肿，小便涩，亦可用杏仁1两（去皮尖）熬研，和米煮粥极熟，每空心吃2合。上述经验见载于《本草纲目》卷29引《千金方》、《圣济总录》卷144杏仁膏、《医略六书》卷20杏子汤，及《经史证类备急本草》卷23引《食医心鉴》杏仁粥。

《名医别录》谓杏仁主“风气去来”，《医学入门·本草》称其善治“头面风邪。”

3. 食积 治食狗肉不消，心腹胀急，发热多语，用杏仁1升（去皮尖），以水3

升，煎取汁，分为3服，下肉为度。此经验见载于《普济方》卷171陷坚散。

杏仁能“消宿食”（《医学启源》引《主治秘要》），《药性切用》认为杏仁“炒黑能解郁消积”。

4. 泻痢 治大人、小儿暴下水泻及积痢，用杏仁（汤浸，去皮尖）、巴豆（去心核，油令尽）各20粒，研细，蒸枣肉为丸，如芥子大，朱砂为衣。每服1丸，倒流水下，食前。此经验见载于《杨氏家藏方》卷7朱砂丸。

章次公治痢之积滞而里急后重者，习用大剂杏仁。

5. 癃闭 治卒不得小便，用杏仁（去皮尖、双仁）27枚（炒黄），为细末，米饮调下。此经验见载于《圣济总录》卷95杏仁散。

本方《济阴纲目》卷9用于妊娠卒不得小便。

6. 补益 补肺气，用杏仁2两（去皮尖，研），猪肺1具（去管和研，令烂如糊）。用瓦瓶煮粥令熟，却将瓷碗放火上炙令热，以猪肺糊在碗内，便泻粥盖之，更以热汤抵令热后服之。或取杏仁（泡，去皮，研末，水沉去毒）、胡桃肉（去皮）各等份。捣磨作屑，和水下筛，取汁煮，入粳米粉少许，作粥，调清蜜，任食之。入夏后禁用。有通经脉、润血脉、令肥健、止咳嗽、聪耳目的作用。治男妇五劳七伤，用杏仁1斗2升，童便煮7次，以蜜4两拌匀，再以童便5升于碗内重蒸，取出，日晒夜露数日，任意嚼食。上述经验见载于《寿亲养老新书》卷4杏仁粥、《济众新编》卷7杏桃粥及《本草纲目》卷29万病丸。

唐·孙思邈有将杏仁与粳米粉制成杏子丹，杏仁与蜂蜜制成杏仁酥作为养性服饵方，可参见《千金翼方》卷12。

7. 诸疮 治风疮、烂疮深久，用杏仁70粒，半夏半粒。为细末，以浓茶同甘草煎洗患处，将药塞之。候肉长平，用掺药收功。治臁疮，经年累月不愈，用杏仁（去皮尖，纸压去油，取霜）5钱，轻粉5分，黄柏（炒末）1钱，将脊髓捶和匀。用时先以黄柏数钱煎水，洗疮口干净，然后将药敷上，外以绢包之。上述经验见载于《解围元薮》卷4二圣膏及《洞天奥旨》卷15杏霜丹。

据古代文献记载，杏仁外用还可治疗妇人阴疮（杏仁烧存性，为末，和麝香少许，纳阴内）、癞头疮（杏仁烧存性，入葱白、蜂蜜捣烂外敷）、小儿疮毒（杏仁、薄荷叶研末，以麻油调涂）及鼻中生疮（杏仁捣烂，乳汁调和，搽之）等。

8. 痔疮 治老人五痔，泄血不绝，四肢衰弱，不能食，杏仁2两（去皮尖，细研，水浸），粳米4合（淘）。以杏仁汁相和，煮作饮，空心服，每日1次。治痔漏不问久新，也可用杏仁4两（去皮尖并双仁，砂盆研，滤候滓尽），放入银石器慢火熬，更用大枣29枚同煎，枣熟剥去皮核，再熬候稠，入萆薢末2两，更熬候可丸，即丸如梧桐子大。每服三四十丸，空心食前剉散下，日2服。上述经验见载于《养老奉亲书》杏仁饮及《鸡峰普济方》卷17如圣丸。

9. 破伤风 治破伤风发热红肿，杏仁（去皮研）、飞罗面各等份，新汲水调敷。此经验见载于《外科大成》卷4杏仁膏。

10. 狗咬伤 治狗咬伤，杏仁烂嚼敷之。一方杏仁去皮尖，同马兰根研细。先以葱汤洗之，然后涂之。此经验见载于《是斋百一选方》卷17。

11. 虫咬伤 治蜈蚣伤，杏仁烂嚼敷之。治蝎螫，用肥杏仁7个，葱白3根，口嚼为泥，涂伤处。上述经验见载于《普济方》卷308杏仁膏及《外科百效全书》卷6引合东泉二神散。

12. 润肤美容 治面上皯疱，杏仁去皮，捣和鸡子白，夜涂之，旦以暖酒洗去。令手光润，冬不粗皱，用瓜蒌瓤、杏仁（汤浸去皮）各1两，同研如膏，以蜜调令稀稠适宜，每夜涂手。上述经验见载于《经史证类备急本草》卷23引《食疗本草》及《太平圣惠方》卷40手膏。

《敦煌古医籍考释》引《不知名医方第十种》有“治令女人面白”方，组成用法与前方略同。

13. 翳膜遮睛 治眼有翳膜，杏仁1个（去皮尖），研细，滴热乳二三滴，浸片刻，绞去滓，点眼角内。数次效。此经验见载于《嵩崖尊生全书》卷6杏仁膏。

14. 耳疾 治耳卒肿，杏仁半两（汤浸去皮，微炒），捣如膏，拈如枣核大，绵裹，塞于耳内，每日2次。治耳痛方：杏仁炒焦黑，研成膏，以绵裹，塞耳中。治耳聋，杏仁10分，桂2分，为丸，如鼠屎大，绵裹塞耳中，每日3次。上述经验见载于《太平圣惠方》卷36、《是斋百一选方》卷10及《医心方》卷5引《效验方》杏仁丸。

15. 口舌疮 治口舌疮，杏仁4枚（汤浸，去皮尖、双仁，烂研），腻粉半钱。上为丸，如皂荚子大，绵裹。每服1丸，含咽津。此经验见载于《太平圣惠方》卷36杏仁丸。

上书同卷另有杏仁丸方，多浮萍草一味，治同。

［**论治备参**］

1. 杏仁气温而润，散寒结壅闭成疾。盖肺主气，若肺气不利而咳喘急，肺受风寒而咳嗽有痰，肺气郁逆而大肠燥结，是皆气滞于肺之证，用杏仁有理气润肺、开结润燥之功，然其甘苦而温，又善能解肌，开达腠理，故仲景麻黄汤用之，亦取其通皮毛，有发散之效。

2. 麻黄汤、大青龙汤、麻杏石甘汤、麻黄加术汤、麻黄薏甘汤、厚朴麻黄汤、文蛤汤，皆麻黄、杏仁同用。盖麻黄主升散，其力悉在毛窍，非借杏仁伸其血络中气，则其行反濡缓而有所伤，可谓麻黄之于杏仁，犹桂枝之于芍药，水母之于虾矣。

3. 仲景方中杏仁、麻黄同治喘，而有其别：胸满不用麻黄，身疼不用杏仁。其二物等用者，以有胸满、身痛二证。

4. 杏仁下喘，用治气也；桃仁疗狂，用治血也。桃仁、杏仁俱治大便秘，当以气血分之。一说杏仁未尝不治血，桃仁未尝不治气，如大便秘结，气闭者桃仁亦能用，血闭者杏仁亦能下，惟真阳真阴虚者，二物不能通。

5. 杏仁佐半夏、生姜，散风邪咳嗽；佐麻黄，发汗，逐伤寒表邪；同门冬，乳酥煎膏，润肺，治咳嗽极妙；同轻粉，研匀油调，敷广疮肿毒最佳。

6. 虚人便秘，不可过泄，脉浮者属气，用杏仁、陈皮。一说用杏仁以治便秘，须用陈皮为佐，则气始通。又虚损大便燥者，用杏仁、枳壳、苏梗，则能去宿粪。

7. 杏仁得五味，则止嗽；合紫菀，利小便。

8. 消化性溃疡及其出血、慢性胃炎、胃神经痛、胃痉挛等，不论寒、热、虚、实、气滞、血瘀、湿阻、食积，只要病机相宜，配伍得当，均可选用杏仁治疗，其效甚验。杏仁能降胃气之逆，油滑之性能保护胃黏膜，弛缓痉挛，润肠通便。杏仁佐大黄，有润胃肠、消食、开滞气之功，能疏利开通、破壅降逆而缓胃痛，用量多在 20 ~ 30 克之间。

9. 治中风偏瘫，在辨证方药中加杏仁、麻黄各 9 克，有良效。取其一宣一降，加强肺的宣发、肃降和主治节功能。

10. 治白疕（生于皮肤，形如疹疥，可发遍身，色白脱屑，瘙痒异常），可用苦杏仁捣烂，布包外擦患处，有一定效果。

11. 《温热经纬》云“耳聋治肺”。以杏仁配麻黄，宣降得宜以调气机，用治耳咽管阻塞所致耳聋有较好疗效。对突发性耳聋伴有恶寒头痛、流涕，用上两药佐甘草、葛根、僵蚕、防风、路路通，可奏效。

12. 杏仁能治嗓音病。声带充血、水肿，出现声音嘶哑、干燥、作痒、微痛，可用杏仁配合薄荷、桔梗、玄参、麦冬清咽化痰。又歌唱家以本品配麦冬、薄荷、石斛、冰糖煎服，3 ~5 日服 1 次，能保护声带，使声音清扬悦耳。

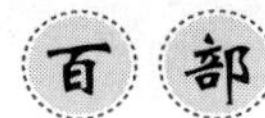

百部，始载于《名医别录》，原作“百部根”，是百部科多年生草本植物直立百部、蔓生百部或对叶百部的块根。本品味甘、苦，性微温，归肺经。

临证应用

［**配用简说**］

1. 百部是润肺下气止咳的常用药物，治一般咳嗽，常配合紫菀、桔梗、杏仁同用。寒咳加配麻黄、干姜，热咳加配桑白皮、黄芩，燥咳加配麦冬、川贝母，痰饮咳嗽加配半夏、陈皮。治疗小儿百日咳所表现出的痉挛性咳嗽，可单味应用，也可配合白前、紫菀、川贝母等同用。本品用治肺痨久咳，常选配沙参、麦冬、贝母、知母、阿胶、白及等药，能改善症状，控制病灶发展。

2. 百部有灭虱杀虫的作用，单用 120 克，加水 1000 毫升，煎成 500 毫升，候温洗发，每日 2 次，能有效杀灭头虱。配合苦楝根皮、乌梅浓煎，临睡前作保留灌肠，用治蛲虫病，有良效。治妇女滴虫性阴道炎，瘙痒异常，可用百部 60 ~ 100 克，加水浓煎，取药液坐浴，每晚 1 次，连用 10 日。本品煎水洗或以酒精浸泡外搽，对疥癣亦有效果。

［**一般用法**］

入煎剂 3 ~9 克。外用适量，煎水洗或灌肠，或酒浸取汁外搽。脾胃虚弱者慎用。

临证推广

［古用发微］

1. 治疗绣球风 治绣球风，百部根、赤螺（烧存性）、露蜂房（烧存性）各等份。为细末，用醋并酱相和涂之。方见《新本草纲目》第8章。

绣球风又名肾囊风，相当于阴囊湿疹（包括神经性皮炎和阴囊瘙痒症）。赤螺，或作赤琥珀螺，为琥珀螺科动物赤琥珀螺的全体。杨则民《潜厂医话·述药》："余云岫谓，此药（指百部）在我国用于皮肤病洗涤之剂，用于肺病内服之剂，以为有消毒杀微生物之功。余用此膏（指百部水煎为膏）以敷于急性、亚急性之皮肤湿疹之非有强度分泌者，殊有卓效。"

2. 治疗喉癣 治喉癣，百部、款冬花各1两，麦冬2两，桔梗3钱。各为细末，蜜炼为丸，如芡实大，噙化，日3丸。方见《洞天奥旨》卷16引仓公治喉癣方。

喉癣，指咽喉生疮如苔癣，故名。上书同卷"治喉生癣疮，先痒后痛，久不愈"的"化癣神丹"亦用百部，可互参。又《本草拾遗》谓百部主"癣疮"，民间亦以本品作为治疥癣的要药。

［现代报道］

1. 治疗肺结核 取净童雌鸡肉500克，加水适量，反复煎煮4~5次，至鸡肉完全无味时去肉不用，共煎成鸡汁375克，入百部粉500克调匀，杵为小丸，晒干贮存备用。每服10丸，每日2次，早晚空腹各服1次。20日为1疗程，服药1~1.75疗程。共治153例，结果：服药后临床症状消失、显著减轻或减轻者139例，经X复查72例，有效56例，占77.7%。（中医杂志，1959，3：32）

2. 治疗蛲虫病 生百部30克，加水200毫升，煎成20~30毫升浓缩液，于夜间11时左右作保留灌肠，连续治疗10~12日为1疗程。临床观察177例，治愈134例（75.7%），未愈43例（24.3%）。但如辅以使君子粉和大黄泡水口服者，疗效可以提高，其治愈率为88%（51/58）。（中医杂志，1957，3：145）

3. 治疗慢性气管炎 百部20克，水煎2次合并药液约60毫升，每次20毫升，每日3次，口服。10日为1疗程，连用3个疗程。共治110例，结果：近控36例，显效35例，好转25例，总有效率87.27%。（陕西中医，1986，10：439）

4. 治疗酒渣鼻 将百部洗净，按每克配2毫升的比例浸泡于95%酒精中，5~7日后搽用，每日2~3次，1个月为1疗程。共治13例，Ⅲ°10例，Ⅱ°3例；镜检毛囊虫均为阳性。以红斑、丘疹、脓疱等皮损全部消退，无新疹出现为痊愈。结果：痊愈5例，显效7例，好转1例。随访3个月，效果稳定。（中医杂志，1981，4：33）

5. 治疗面部螨病 治疗组15例，取百部30克，蛇床子10克，地榆10克，放入75%酒精100毫升中密封浸泡1周，去渣过滤，加入二甲基亚砜5毫升混匀，每日分3次涂擦患处。对照组14例，取灭滴灵10克，研成极细粉末，与100克霜剂基质混匀，每日分3次涂擦患处。均以30日为1疗程。疗程结束3个月后，在鼻部、双面颊及前额等4处作蠕形螨镜检，以全部阴性及临床症状消失为痊愈。结果：治疗组痊愈12例，好转2例，总有效率93.3%；对照组则为10例、2例和85.7%。（临床皮肤科杂志，1988，2：104）

6. 治疗阴虱病 用白酒150～200毫升浸泡百部70克，24小时后药液即可外用。涂药前剃掉阴毛，每日涂药3～4次，连用3日为1疗程。治疗期间每天煮沸消毒内衣裤及床单。共治54例，结果：用药1～2日后阴部瘙痒消失，疗程结束后1～2周复诊，53例症状全部消失，均未再找到阴虱和虱卵；1例未愈者，再如上法治疗3日而愈。（中国皮肤性病学杂志，1993，1：62）

7. 治疗百日咳 采用百部糖浆（用百部生药150克制糖浆100毫升）治疗百日咳95例，2岁以下每次服10毫升，2岁以上每次服15毫升，每日3次，观察期为1个月。结果：治愈42例（44.2%），有效39例（41%），无效14例（14.7%）。治愈日程最快者3日，最慢者19日，平均12日。一般于服药后第4日起即有显效，未发现副作用。（上海中医药杂志，1959，4：39）

8. 治疗外耳道炎 取生百部100克，用75%乙醇500毫升浸泡1周后备用。用时先以3%双氧水清洗患处并擦干，然后将百部浸泡液滴入或均匀涂于患处，每日3次，连用5日。共治包括真菌感染在内的外耳道炎94例106耳。结果：全部获效，治愈率76.4%，显效率23.6%。（山东中医杂志，1999，6：262）

临证参考

［**古法借鉴**］

1. 黄肿 治遍身黄肿，用新鲜百部8两，洗净挂干，捣烂，罨脐上；再以糯米半升，酒煮作饭，盖药上，以帛包住。待2日后，口内作酒气，则水从小便中出，肿自消。此经验见载于《本草汇言》卷6引《杨氏经验方》。

2. 虫入耳 治百虫入耳，百部炒研，生油调一字于耳门上。此经验见载于《本草纲目》卷18引《圣济总录》。

3. 鼻塞不闻香臭 治肺实，鼻塞不闻香臭，百部2两，款冬花、贝母（去心）、白薇各1两。为末，每服1钱匕，米饮调下。此经验见载于《圣济总录》卷116百部散。

［**论治备参**］

1. 以百部治暴嗽者，宜于肺气素虚之人，而随分寒热有以佐之，如寒则生姜，热则和蜜。一说百部汁合生姜汁煎服2合，疗卒嗽；捣取汁，和蜜煎如饴，治30年嗽。一说百部清痰利气，为治骨蒸劳嗽之圣药；倘系痨病，须用地骨皮、沙参、丹皮、熟地、山茱萸共用为妙。

2. 百部所含生物碱能降低呼吸中枢的兴奋性，抑制咳嗽反射而奏止咳之效，不论新咳、久咳、寒咳、热咳、百日咳，均可应用。

3. 治疗神经性皮炎，用百部15克，配白矾30克，木鳖子9克，研末浸泡于75%酒精1周后使用。每日2～3次，涂患处，有消炎止痒功效。又皮肤湿疹初起，用百部

30 克，加金银花 15 克，煎水洗涤患处，每日 2 次。肛门及阴囊湿疹加苦参、黄柏，外阴湿疹加蛇床子。

4. 百部可作防腐剂。夏秋之交，药水常服之二三十日者，每易变味，用百部煎膏入药水中，有防腐作用。

5. 百部味苦，脾虚胃弱人宜兼保脾安胃药同用，庶不伤胃气。

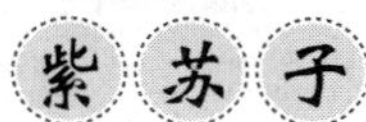

紫苏子

紫苏子，始载于《名医别录》，原作“苏子”，是唇形科一年生草本植物紫苏的成熟果实。本品味辛，性温，归肺经。

临证应用

［配用简说］

1. 紫苏子有止咳、祛痰、降气、平喘的功效，适用于痰涎壅盛、胸膈满闷、气逆咳喘等症，可配合半夏、陈皮、前胡、厚朴等同用。若食滞夹痰，咳喘痰多，气滞胸痞，食少难消，可配合白芥子、莱菔子同用。

2. 紫苏子富含油质，有润肠通便作用，配合火麻仁、瓜蒌仁等药，可用于肠燥便秘。

［一般用法］

入煎剂 3～10 克，或入丸、散。肠滑气虚者不宜服用。

临证推广

［古用发微］

1. 治腹内冷气 治腹内冷气，可单用紫苏子研，不拘多少，煮粥食。煮时入葱、豉、姜并得，无所忌。方见《外台秘要》卷 7 引《广济方》苏子粥。治一切冷气，亦可用紫苏子、高良姜、橘皮各等份，蜜丸梧子大。每服 10 丸，空心酒下。方见《本草纲目》卷 14 引《药性论》。若冷气心腹痛，妨闷，不能下食，用紫苏子 1 合（微炒），桂心（末）2 钱。捣碎紫苏子，以水 2 大盏，绞滤取汁，入米 2 合，煮粥候熟，入桂末食之。方见《太平圣惠方》卷 96 紫苏粥。

“除寒中”（《名医别录》）、“治冷气”（《药性论》）是紫苏子的主要效用之一，临证常配干姜、肉桂等同用。煮粥食能养胃和中，且使药效持久。

2. 治疗梦中失精 治梦中失精，苏子 1 升，熬杵研末，酒服方寸匕，日再服。方见《本草纲目》卷 14 引《外台秘要》。

《红炉点雪》卷 1 在列治遗精品类时云：“苏子，梦中失精，炒研末服。”在龙骨条下云：“治多寐泄精，小便泄精，同远志丸服，亦同苏子末服。”

[**现代报道**]

1. 治疗顽固性咳嗽 用紫苏子、白芥子、莱菔子制成口服液，每次 10 毫升，每日上下午各服 1 次，7 日为 1 疗程。共治 40 例，以服药 3～5 日咳嗽停止，自觉症状消失为显效。结果：显效 25 例，有效 15 例，总有效率 100%。（中药通报，1986，8：56）

2. 治疗蛔虫病 取生紫苏子捣烂或咬碎嚼食，4～10 岁每次 20～50 克，成人每次 50～70 克，每日 2～3 次，空腹服下，连服 3 日。若蛔虫引起胃痛、胆绞痛及呕吐者，用花椒 3 克，米醋 250 毫升，熬水，稍温后 1 次顿服，待蛔安痛止，再吃紫苏子。共治 100 例，服药后排出蛔虫者 92 例，排虫少者 2 条，最多者 147 条；服药后无 1 例出现副作用。（四川中医，1986，8：47）

临证参考

[**古法借鉴**]

1. 久嗽失音 治久嗽失音，真苏子 2 两，杏仁 30 枚，诃子 3 枚，百药煎 2 两。为末，热酒调下 1 钱。此经验见载于《赤水玄珠》卷 7。

2. 肠腹胀气 治风顺气，利肠宽中，用紫苏子 1 升，微炒杵，以生绢袋盛，于 3 斗清酒中浸三宿，少少饮之。此经验见载于《本草纲目》卷 14 引《圣惠方》。

3. 消渴后成水病 治消渴后变成水气，萝卜子 3 两（炒令黄），紫苏子 2 两（微炒）。上为细散，每服 2 钱，煎桑根白皮汤调下，每日三四次。此经验见载于《太平圣惠方》卷 53。

水气，此指水饮、痰饮。消渴后变水气，是指消渴多饮后导致水饮内积。本方在《圣济总录》中，紫苏子、萝卜子各用 3 两，为末，每服 2 钱，每日 2 次。

4. 风寒湿痹 治风寒湿痹，四肢挛急，脚肿不可践地，紫苏子 2 两，杵碎，以水 3 升，研取汁，煮粳米 2 合，作粥，和葱、椒、姜、豉食之。此经验见载于《本草纲目》卷 14 引《圣惠方》。

本方在《养老奉亲书》中名“紫苏粥”，治老人脚气毒闷，身体不任，行履不能。

5. 产后郁冒 治产后郁冒，汗多，大便闭，苏子、火麻仁（去壳）各半合。拣净洗，研极细，用水再研，取汁 1 杯，分 3 次煮粥食之。此经验见载于《寿世保元》卷 7 二子饮。

紫苏子长于降气顺气，润肠通便，不使虚气上逆，与火麻仁伍用，润降之力倍增，故郁冒可解，汗出可止，大便可通。

6. 食蟹中毒 食蟹中毒治之方：紫苏煮汁饮之 3 升，紫苏子捣汁饮之亦良。此经验见载于《金匮要略·禽兽鱼虫禁忌并治》。

[**论治备参**]

1. 诸香皆燥，惟苏子独润，为虚劳咳嗽之专药，性能下气，故胸膈不利者宜之。与橘红同为除喘定嗽、消痰顺气之良剂。

2. 苏子主下气，与橘皮相宜同疗。

3. 苏子散气甚捷，若气虚而胸满者，须同补剂兼施。本品与人参同用，能降逆气之因虚而逆。

4. 紫苏叶、茎、子俱能和气，但苏叶和而散，苏梗和而通，苏子乃和而降，用者宜细审之。

5. 治子宫功能性出血及上节育环后子宫出血，可取紫苏子、白芥子、莱菔子各10克，研细炒微黄，开水冲，炖服，渣再炖服。止血作用迅速，安全可靠，大多1剂见效。若2剂后血仍不止，可改用其他治疗方法或作进一步检查，以排除器质性病变。使用时无需辨证，不管何种证型，均有确实的“塞流”效果。但一般未能去除病因，故血止后还须用治本之法善后，如虚者补之、瘀者消之、热者清之等。本方治崩漏的机制有待进一步研究。

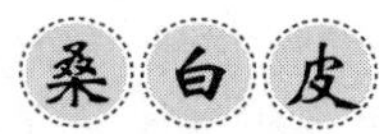

桑白皮

桑白皮，始载于《神农本草经》，原名“桑根白皮”，是桑科落叶灌木或乔木桑树的根皮，简称桑皮。本品味甘，性寒，归肺经。

临证应用

[配用简说]

1. 桑白皮主入肺经，以泻肺热、平咳喘为专长，适用于肺热咳喘、身热心烦、吐痰黄稠等症，常配合地骨皮、黄芩、贝母、枇杷叶、瓜蒌等同用。

2. 桑白皮能肃降肺气，通调水道而利水消肿。肺失清肃，影响到水液的正常排泄而致水停肌肤，令身体面目悉肿，小便不利，古人称为“皮水”。治皮水，可以桑白皮配合大腹皮、茯苓皮、生姜皮、陈皮同用；治水饮停肺，胀满喘急，小便不利，可以本品配葶苈子等同用。现常用本品治疗急性肾炎所致的浮肿及过敏等引起的血管神经性水肿。

[一般用法]

入煎剂6~12克。泻肺、利水用生桑白皮；蜜炙桑白皮，其凉泻之性减缓，而润肺止咳作用增强，适用于肺虚有热的咳嗽。咳嗽和水肿属于寒者一般不宜用本品。

临证推广

[古用发微]

1. 治疗咳血唾血 治咳嗽吐血，甚者殷鲜，用桑根白皮1斤，米泔浸三宿，刮去黄皮，剉细，入糯米4两，焙干为末。每服1钱，米饮下。方见《本草纲目》卷36引《经验方》。若久咳唾血，亦可用白前3两，桑白皮、桔梗各2两，甘草（炙）1两。上切，以水2大升，煮取半大升，空腹顿服。重者服十数剂。方见《外台秘要》卷9

引《近效方》。

《名医别录》记载桑白皮能治“唾血”。本品性寒降泄，能泻肺热，主要适用于肺有燥热或肝火犯肺引起的咳血、唾血，现临床常配桑叶、地骨皮、生地、黛蛤散等药同用。

2. 治疗消渴 用桑白皮治疗消渴小便多，葛洪最早记载。其谓单用桑根白皮，以新掘入地三尺者佳，炙令黄黑色，切，以水煮之，无问多少，但令浓，随意饮之无多少。亦可纳少量粟米，勿用盐。方见《补辑肘后方》卷4。《千金翼方》卷19桑根汤，亦以桑根白皮一味浓煎，治日饮一石水者。治三消渴利，也可用糯谷（旋炒作爆蓬）、桑根白皮（厚者切细）等份。每用秤1两许，水1大碗，煮取半碗，渴则饮，不拘时。方见《三因极一病证方论》卷10梅花汤。《太平圣惠方》卷96神效煮兔方，介绍用桑白皮与兔肉同煎治消渴。取兔1只，新桑根白皮半斤（细剉）。剥去兔皮及肠胃，与桑根白皮同煮，烂熟为度，尽力食肉，并饮其汁，即效。

桑白皮性寒能泻肺热，味甘能补肺气，主要适用于烦渴多饮，口干舌燥，小便频多的上消证。口干烦渴是因为内热耗伤肺阴，肺津不能敷布所致。小便频多是因燥火内燔，渴欲饮水以自救，但饮水虽多，亦不能化为津液，肺失治节之权，致水液直趋于下，皆从小便而出。治消渴尿多，用本品配合生地、枸杞子、麦冬、知母、天花粉等药同用，则收效更捷。现代报道用桑白皮12克，枸杞子15克，煎汤服，用治糖尿病，有一定效果。

3. 治疗滞颐 滞颐，是指小儿口涎流出而留滞于颐间的一种证候。治小儿脾热，乳食不下，胸膈痞闷，涎溢不收，用新桑根白皮不以多少，细剉，取其自然汁，涂于儿口内。如无新桑根白皮，取干者1两，细剉，用水1盏，煎至半盏，放温，涂儿口内。方见《圣济总录》卷181桑白汁方。

滞颐的致病原因，可分脾胃积热与脾胃虚寒两种，本方适用于脾胃积热引起者。现代临床报道，取桑白皮20克（不足1岁用10克），加水适量，中火煎，每日1剂，分2至3次服，连服3至7日，治小儿流涎有效。（云南中医杂志，1987，1：37）滞颐若属脾胃虚寒，不能收摄，当用温运脾阳法。

4. 治疗小儿口舌疮 治小儿舌上疮，取桑白（皮）汁涂之即瘥。方见《敦煌古医籍考释》引《单药方》。《本草纲目》卷36引苏颂：“（桑根白）皮中白汁，主治小儿口疮白漫漫，拭净涂之便愈。”又引《子母秘录》方：“小儿鹅口，桑白皮汁，和胡粉涂之。”均与上方雷同。治小儿口疮，亦可采用《圣济总录》卷180地黄汤内服：生地黄汁、桑根白皮汁各1合，入蜜半合，同煎十余沸。每服2分，每日3次。

《名医类案》卷12记载：“江应宿治小儿口疮，以桑树（桑根白皮）汁涂之，得愈，吞咽亦无妨。以此治数小儿及大人，俱效。”

［现代报道］

1. 治疗小腿慢性溃疡 用鲜桑树根白皮（根肥肉厚汁多者，洗净泥土，刮去表皮）、生石膏粉、生桐油各适量，共捣烂拌匀，摊贴患处，大小视创面而定，以覆盖患处为度，用绷带固定，每日换药1次。共治25例，均痊愈。3～5日创面愈合7例，6

~7日12例，8~12日6例。随访2年未见复发。（浙江中医杂志，1988，6：254）

2. 治疗鼻衄 取桑白皮30~100克，加水煎2次，每次煎煮20分钟，取两次煎汁500~800毫升混匀，每次服100~200毫升，1日服完。共治数十例，一般服1剂鼻衄即止，连服3~5剂可根除。（四川中医，1991，10：48）

临证参考

［**古法借鉴**］

1. 五膈气 治五膈气，心胸痞塞，用半夏1两（洗7次），干桑皮2两。上为末，每服3钱，加生姜3片，醋水1盏，煎至7分，稍热服。此经验见载于《普济方》卷204二妙散。

《日华子本草》称桑白皮能“调中下气”。

2. 胁痛 治肺金盛，克肝木，致患胁痛，地骨皮、杏仁（去皮）、桑白皮（炙）为散服。此经验见载于《盘珠集》卷下泻白散。

桑白皮性寒降泄，能泻肺，使肺金不克肝木，则肝之疏泄功能复常，气机顺畅，胁痛能止。

3. 腰腿痛 治腰脚疼痛，筋脉挛急，不得屈伸，坐卧皆难，用桑根白皮（剉）、酸枣仁（微炒）、薏苡仁各1两。上为散，每服4钱，以水1中盏，煎至6分。去滓，食前温服。此经验见载于《太平圣惠方》卷44桑根白皮散。

《本草求原》谓桑白皮“治脚气痹挛”。

4. 淋证 治患淋积年，桑白皮6分，通草、百合各8分，白茅根1分。上药细剉，以水4升，煮取2升，去滓，温下前散药。口干渴，含之亦得。此经验见载于《外台秘要》卷27。

桑白皮治淋证，主要取其利水之功。

5. 虫证 治腹中虫多，大便见虫，桑根白皮（细剉）2两，为粗末，分3服。每服3钱匕，用水1盏半，煎至8分。去滓，空腹顿服。此经验见载于《圣济总录》卷99桑根白皮汤。

6. 石痈 治石痈坚硬，不作脓，蜀桑白皮阴干为末，烊胶和酒调敷，以软为度。此经验见载于《本草纲目》卷36引《千金方》。

《诸病源候论》卷32曰：“石痈者，亦是寒气客于肌肉，折于血气，结聚所成。其肿结确实至牢有根，核皮相亲，不甚热，微痛，热时自歇。此寒多热少，鞕如石，故谓之石痈也。久久热气乘之，乃有脓。”

7. 金疮出血 治金疮出血，将桑白皮汁涂于金疮上，血便止；如不止，更取桑白皮裹疮上，使汁得入疮中。此经验见载于《圣济总录》卷139桑皮汁方。

8. 火烧伤 治大人、小儿火烧破皮肉，新桑皮烧作灰，麻油调涂上，变色生肌，即敛。此经验见载于《医方类聚》卷194引《烟霞圣效》拔毒散。

9. 蜈蚣咬伤 治蜈蚣咬伤，蒜细切，研，用桑根白皮汁调和，涂于咬伤处。此经验见载于《普济方》卷308引《十便良方》桑根散。

《本草纲目》卷36："（桑根白皮汁）涂蛇、蜈蚣、蜘蛛伤，有验。"

10. 蜂螫 治蜂螫，桑根白皮（生者）捣汁，涂敷螫处。此经验见载于《圣济总录》卷149桑白皮涂方。

本效用宜与上条治蜈蚣咬伤互参。

11. 脱发、发枯 治脉极虚寒，鬓发堕落，用桑白皮2升（细切），以水淹渍，煮五六沸，去滓，洗沐鬓发，数数为之，有牢发、生发、润发功效。治发槁不泽，用桑根白皮、柏叶各1斤，煎汁沐之即润。上述经验见载于《外台秘要》卷16引《删繁方》桑白皮沐头方及《本草纲目》卷36引《圣惠方》。

12. 坠伤 治坠马拗损，桑根白皮5斤为末，水1升煎膏，敷之。愈后无宿血，终不发动。此经验见载于《本草纲目》卷36引《经验后方》。

13. 小儿痢渴 治小儿痢，渴不止，腹胀，用诃黎勒1两半（煨，用皮），桑白皮2两半（炙微黄）。上为粗散，每服1钱，以水1小盏，煎至5分，去滓，放温服，不拘时候。此经验见载于《太平圣惠方》卷93诃黎勒散。

诃黎勒皮行气调中，涩肠止痢；桑白皮理肺调肠，除腹胀。两药配用，可用于气滞泄痢腹胀之证。痢止则津不伤，口渴亦止。

14. 小儿惊痫、客忤 治小儿天吊、惊痫、客忤，家桑东行根取研汁服。此经验见载于《本草纲目》卷36引《圣惠方》。

天吊，又称天钓，惊风的一种证型，临床以高热惊厥，头目仰视为特征。

15. 小儿丹毒 治小儿火丹，桑根白皮煮汁浴之；或为末，羊膏和涂之。此经验见载于《本草纲目》卷36引《千金方》。

16. 目赤 治火眼，并老年红花眼，皮硝6钱，桑皮8分。上药用水1盅半，煎8分。冷定洗眼，每日数次。治眼目年深日久，赤脉贯睛，泪出如倾，用桑皮、茯苓、黄芩（炒）为细末，每服2钱，灯心汤送下。上述经验见载于《仙拈集》卷2桑硝散及《异授眼科》泻肺散。

17. 鼻不闻香臭 治鼻不闻香臭，桑白皮（炒）8钱，水煎，早、晚温服。此经验见载于《仙拈集》卷2桑皮煎。

18. 重舌 治重舌，桑根白皮适量煮汁，涂舌上。此经验见载于《攒花易简良方》卷2。

19. 中蛊毒 治中蛊毒，取桑白皮汁1合服之，须臾吐利蛊出。此经验见载于《肘后备急方》卷7解百毒散。

［**论治备参**］

1. 桑白皮，清而甘者也。清能泻肝火之有余，甘能补肺气之不足，且其性润中有燥，为三焦逐水之妙剂。故上部得之清火而滋阴，中部得之利湿而益土，下部得之逐水而散肿。凡虚劳证中，最忌喘、肿二候。金逆被火所逼，高而不下则为喘；土卑为水所侮，陷而失堤则为肿。此证惟桑白皮可以调之，以其降气，故能清火气于上焦；以其折水，故能奠土德于下位。

2. 桑白皮，长于利小便，乃实则泻其子也，故肺中有水气及肺火有余者宜之。罗天益言其泻肺中伏火而补正气，泻邪所以补正也。

3. 桑白皮同甘菊、扁豆，通鼻塞热壅；合沙参、黄芪，止肠红下血。一说本品得苏子则止喘，得茯苓则利小便。

4. 桑白皮是降压的常用药，降压作用虽缓慢，但较持久。单味用 15 ~ 24 克，复方常与菊花、钩藤、桑叶配用。若高血压属肝阳上亢者，则配夏枯草、决明子等同用。又情绪紧张，动辄发怒，或有血压升高，头痛头昏，可用桑白皮 30 克，柴胡 6 克，水煎服。

5. 桑白皮具有明显的降血糖作用，消渴病见咳喘或水肿者必用。

6. 妇女倒经属肝火冲逆者，可用桑白皮、白芍，能养阴清肺宁络，使逆行之血，顺势而下，取效较著。经验方：桑白皮、白芍各 15 克，黑山栀 10 克，治肝火冲逆倒经。其症为月经来潮，周期性鼻衄如注，头晕目眩，舌质红，脉带数。

LINZHENGBENCAO

17 安 神 药

安神药，是具有镇静、安神、催眠作用的一类药物，适用于失眠、健忘、心悸、头晕、烦躁不安等症。本类药除能安神外，各药都还有其他的效用，这一点需要注意。

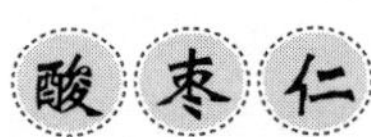

酸枣仁

酸枣仁，始载于《神农本草经》，原作“酸枣”，简称枣仁，是鼠李科落叶灌木或小乔木植物酸枣的成熟种子。本品味甘、酸，性平，归肝、胆、心经。

临证应用

［**配用简说**］

1. 酸枣仁是滋养性的安神药，适用于体虚、用脑过度或神经衰弱引起的心烦失眠、多梦易醒、心悸怔忡、健忘头晕等症，常与人参配伍。初服虽不能立刻达到安眠效果，但连服数日后，宁心安神的作用逐渐显现。治肝阴不足，阴虚阳亢之虚烦不眠，可与生地、川芎、知母、茯苓等同用；治思虑过度，劳伤心脾之失眠健忘、心悸头晕，可与党参、黄芪、龙眼肉、当归等同用。另本品配伍远志、菖蒲、珍珠母、龙齿等药，能改善睡眠不熟、易惊易醒的状态。

2. 酸枣仁味甘而酸，具收敛之性，故可用于体虚引起的自汗盗汗，但需随证配伍益气固表药（如黄芪、党参）或滋阴养血药（如白芍、山茱萸），以及其他收涩敛汗之品（如煅牡蛎、五味子），方能收到明显效果。

［**一般用法**］

入煎剂 10～15 克，打碎煎服；研末吞服每次 2～3 克，睡前服。有实邪及泄泻者不宜服用。

临证推广

［**古用发微**］

1. 治疗神志恍惚 治心神恍惚，自语自笑，举止不正常，用丹砂（研）、乳香

（研）、酸枣仁（去皮，研）各半两。上为末，酒面糊为丸，如梧桐子大。每服 10 丸，冷水送下，不拘时候。方见《普济方》卷 18 引《博济》丹砂丸。

心神恍惚，自语自笑，皆心气不足，心血瘀滞，神明失守之兆。本方功能宁心安神，活血养心，故治之当效。

2. 治疗肝虚多泪　治肝脏风虚，目视䀮䀮，常多泪出，酸枣仁、五味子、蕤仁（汤浸，去赤皮）各 1 两。上为细散，每服 1 钱，食后以温酒调下。方见《太平圣惠方》卷 32。

酸枣仁入肝经，能"益肝气"（《名医别录》），与五味子、蕤仁相配，有养肝疏风、明目止泪的功效。

［**现代报道**］

1. 治疗不寐症　①治疗组 202 例，服枣仁胶囊（主要含酸枣仁、延胡索等，每丸重 0.5 克，相当于原生药 5 克），每次 1 丸；对照Ⅰ组 85 例，服朱砂安神丸，每次 10 克；对照Ⅱ组 87 例，服安眠酮（每片 0.1 克），每次 1～2 片。各药均于睡前半小时，用温开水吞服，连服 3 日为 1 疗程，一般用 1～2 疗程。治疗期间停服其他镇静安眠的中、西药物。以睡眠显著改善，入睡持续时间连续 3 夜每晚延长 2 小时以上，伴随症状消失或显著减轻，次日精神健旺为显效。结果：治疗组显效 100 例，有效 70 例，总有效率 84.15%；对照Ⅰ组为 16 例、41 例和 67.06%；对照Ⅱ组为 28 例、43 例和 81.61%。治疗组疗效与对照Ⅰ组相比，$P<0.05$；与对照Ⅱ组相比，$P>0.05$。表明枣仁胶囊疗效优于朱砂安神丸，而与安眠酮相仿，枣仁胶囊对不同原因及各证型失眠症的疗效相仿。（中西医结合杂志，1989，2：85）②每日清晨 8 时前，取绿茶 15 克，用开水冲泡饮服 2 次，8 时后禁饮茶水；晚上就寝前冲服酸枣仁粉 10 克。治疗期间停用其他中西药物，有心动过速、习惯性便秘者慎用。共治 39 例，病程在 1 个月以内者 27 例，3 个月以上者 12 例，所有病例每夜睡眠均不足 3 小时。结果：睡眠恢复正常者 34 例，改善 4 例，无改善 1 例。经 3～10 日治愈者 30 例，10 日以上治愈及好转者 8 例。总有效率达 96% 以上。茶叶苦寒，最能降火，火降则头目清。茶叶所含咖啡碱，能使大脑皮层兴奋，血流加快，早晨饮浓茶，可以助阳之不足，除头晕脑胀、神疲乏力等症。早 8 时后忌茶，使咖啡碱的作用由强渐弱，有利于阳交于阴。酸枣仁味甘而酸，养心阴、益肝血、宁心安神，就寝前冲服可助夜间阴之不足。两药合用，使阴阳调，心火清，达到"阴平阳秘"之目的。据临床观察，无论虚证或实证之不寐，均可用上法治疗。（湖北中医杂志，2000，5：35）

2. 治疗偏头痛　川芎 35 克，枣仁 30 克。每日 1 剂，文火煎熬，早晚各服 1 次。5 日为 1 疗程。共治 62 例，均排除颅内病变，以头痛完全消失为治愈。结果：3 疗程后治愈 41 例，显效 11 例，有效 3 例，总有效率 88.7%。随访 46 例，半年内复发 2 例，1 年内复发 4 例。（河南中医药学刊，1995，5：44）

3. 治疗子时发病虚证　酸枣仁 30 克，生甘草 10 克。腹满甚者加陈皮，咳嗽哮喘甚者加川贝母，胃痛兼食积者加炒莱菔子。水煎 1 杯，夜间 10 点钟顿服。共治 105 例，包括心悸、惊恐、胃痛、汗出、哭泣、抽搐、腹痛、少腹痛等 20 余种在半夜子时症状

突出，以虚为主的病症，经服药 1 ~ 12 日，均收到满意效果。（山东中医杂志，1988，1：17）

临证参考

［**古法借鉴**］

1. 水肿 治水气浮肿，无问久新老少，用枣仁、赤茯苓、桂心各等份。上为末，每服 2 钱，米饮调下，禁盐。此经验见载于《三因极一病证方论》卷 14 枣仁散。

《本草再新》谓酸枣仁有“理气”“温中利湿”的功效。

2. 嗜睡 治胆风毒气，虚实不调，昏沉睡多，酸枣仁（研，生用）1 两，腊茶（以生姜汁涂，炙令微焦）2 两。上为粗末，每服 2 钱匕，水 7 分，煎至 6 分。去滓温服，不拘时候。此经验见载于《经史证类备急本草》卷 12 引《简要济众方》。

《本经逢原》：“酸枣仁……生则导虚热，故疗胆热好眠，神昏倦怠之证。”

3. 金疮烦闷 治金疮烦闷，酸枣仁（微炒）、川芎、甘草（炙微赤，剉）各 2 两。上为细散，每服 2 钱，用温水调下，每日 4 次。此经验见载于《太平圣惠方》卷 68 酸枣仁散。

4. 洁白牙齿 令牙白，酸枣仁、蘑菇不拘多少，煅过，加麝香少许，刷牙。此经验见载于《普济方》卷 70 白牙散。

［**论治备参**］

1. 酸枣仁，均补五脏。如心气不足，惊悸怔忡，神明失守，或腠理不密，自汗盗汗；肺气不足，气短神怯，干咳无痰；肝气不足，筋骨拳挛，爪甲枯折；肾气不足，遗精梦泄，小便淋沥；脾气不足，寒热结聚，肌肉羸瘦；胆气不足，振悸恐畏，虚烦不寐等症，是皆五脏偏失之病，得酸枣仁之酸甘而温，安乎血气，敛而能运者也。

2. 酸枣仁性虽收敛而气味平淡，当佐以他药，方见其功。如佐归、参，可以敛心；佐归、芍，可以敛肝；佐归、术，可以敛脾；佐归、麦，可以敛肺；佐归、柏，可以敛肾；佐归、苓，可以敛肠、胃、膀胱；佐归、芪，可以敛气而灌溉营卫；佐归、地，可以敛血而营养真阴。

3. 治疗失眠心悸，枣仁与远志有相须之理。

4. 凡服固表药而汗不止者，用酸枣仁炒研 1 两，同地黄、白芍、麦冬、五味、龙眼肉、竹叶煎服，多服取效。

5. 酸枣仁得人参、茯苓，治盗汗；得生地、五味子，敛自汗（心火盛不用）；得辰砂、乳香，治胆虚不寐；配地黄、粳米，治骨蒸不寐。

6. 酸枣仁药性平和，是慢性而有效的安神良药，既无麻醉性，亦无化学性安眠药不服不能入睡的反效果，故久服亦无成瘾性。

7. 酸枣仁不仅是治疗失眠不寐的要药，而且具有滋补强壮作用，久服能健脑养心，安五脏，强精神。用量一般要用 30 克。对多种病证，尤其是功能性疾病，若酌情伍用本品，多能应手取效。

8. 生、熟枣仁均有镇静安神作用，但以熟枣仁，尤其是新炒熟枣仁的安眠作用为佳。炒枣仁粉配合炒延胡粉同服，在镇静催眠方面有协同作用，如再用夜交藤、鸡血藤煎汤送服，则疗效更好。

9. 一般只知酸枣仁养心安神，而魏之琇应用于一切阴虚血少之症，常配熟地、枸杞，其效卓著。

10. 酸枣仁配附子有强心样作用，常在辨证方中加用。重用制附子 18 克，酸枣仁 30 克，有较好的温养强心作用，却无洋地黄的副作用。

11. 酸枣仁味酸入肝胆，为肝胆家之正药。以生枣仁 30 克为君，配甘草酸甘化阴，缓急止痛，用治半夜子时胃痛，每收良效。

12. 酸枣仁，其奏功者，全仗芳香之气，以入心、入脾也。必须临用方炒熟研碎，入剂方效，炒久则油臭不香，若碎久则气味俱失，便难见功。

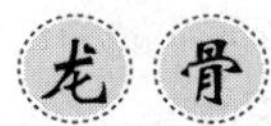

龙骨

龙骨，始载于《神农本草经》，是古代哺乳动物如三趾马、犀类、鹿类、牛类、象类等的骨骼化石或象类门齿的化石。上述动物的骨骼化石多数呈白色或灰白色，故习称白龙骨；象类门齿的化石，断裂面多数有花纹，叫五花龙骨，一般认为品质比白龙骨好。本品味涩、甘，性平，归心、肝、肾、大肠经。

临证应用

［**配用简说**］

1. 龙骨质重，能镇静安神，定惊痫、躁狂。治神志不安，心悸怔忡，常配远志、石菖蒲、朱砂同用。若心气不足、心血虚而出现心慌、头晕、失眠、睡时易惊醒、记忆力减退等症，常配合生脉饮（人参、麦冬、五味子）及酸枣仁、柏子仁等药同用。在发热病过程中，如有惊痫或躁狂表现，也可在辨证用药基础上，加入龙骨、牡蛎，有镇定作用。现代常用本品治疗神经衰弱、更年期综合征、躁狂型精神病及中枢神经系统感染性疾病而见到惊厥抽搐者。

2. 龙骨有平肝潜阳作用，治阴虚阳亢，头痛眩晕，烦躁易怒，或阳亢化风引起的口眼㖞斜、半身不遂之症，常配合牡蛎、代赭石、白芍、生地、龟甲等同用，以平肝潜阳，滋阴熄风。现代常用于阴虚阳亢型的高血压病及内耳性眩晕症等。

3. 龙骨煅用有较好的收敛固涩作用，适用范围很广，常用于敛汗、固精、止血、涩肠及生肌敛疮等。本品配煅牡蛎，为止汗的有效药对。阴虚盗汗，可加生地、白芍、山茱萸、黑大豆，或配入当归六黄汤中应用；阳虚自汗，可加黄芪、白术；心气不足，汗出不止，可加人参、酸枣仁、茯苓；汗出亡阳，肢冷脉微，可加人参、附子；汗出亡阴，汗黏稠，脉细数，可加人参、麦冬、五味子。治体虚汗多，也常以本品配煅牡蛎、糯米研粉外扑，或配五倍子研末敷脐。此外，本品配煅牡蛎、金樱子、沙苑子等可治疗遗精；配桑螵蛸、覆盆子、益智仁等可治疗遗尿；配煅牡蛎、白术、煅乌贼骨等可治疗妇女崩漏；配白术、山药、薏苡仁等可治疗妇女带下；配赤石脂、诃子等可治疗泻痢日久；配炉甘石、儿茶、煅乌贼骨等研末外敷，可治疗疮疡久不收口、外伤出血及水火烫伤。

［**一般用法**］

入煎剂 10～20 克，打碎先煎；或入丸、散。外用适量，研末扑撒或调敷。镇静安神、平肝潜阳宜生用，收敛固涩宜煅用。火旺遗精、湿热泻痢及腐肉未尽的疮疡等均忌用。

临证推广

［**古用发微**］

1. 治疗痰饮、喘逆 《神农本草经》最早记载龙骨主“咳逆”，但未引起后世医家的广泛重视。至清代陈修园，才对龙骨这一效用作了进一步的阐发。他在《神农本草经读》中说：“龙骨能敛火安神，逐痰降逆。”又说：“痰，水也，随火而生，龙骨能引逆上之火、泛滥之水而归其宅；若与牡蛎同用，为治痰之神品，今人只知其涩以止脱，何其浅也。”张锡纯认为陈修园的见解是“见道之言”，故在其《医学衷中参西录》“龙骨解”中说：龙骨“其性又善利痰，（可）治肺中痰饮咳嗽、咳逆上气”，并通过自己临床实践作了印证。如他自拟的治痰饮方“龙蠔理痰汤”，就将龙骨、牡蛎作为方中的主要药物。他说，“此方所主之痰，乃虚而兼实之痰”，“能开痰亦能补虚，其药乃为对证，若此方之龙骨、牡蛎是也”。他治虚证的喘逆上气也恒用生龙骨、生牡蛎两药，如治大病后阴阳不相维系引起喘逆的“既济汤”，配熟地、山萸肉、山药等同用；治寒温外感诸证瘥后不能自复，伴见喘逆或气虚不足以息的“来复汤”，配野台参、山萸肉等同用；治阴阳两虚，喘逆迫促，有将脱之势的“参赭镇气汤”，配野台参、生赭石、山萸肉等同用。这些方中生龙骨、生牡蛎少则用 6 钱，多则用 1 两，每有良好疗效。如“参赭镇气汤”后，张氏记述曾治一妇人，年三十余，劳心之后兼以伤心，忽喘逆大作，迫促异常，前医误用补敛元气药及小青龙汤后，喘亦甚，后给予参赭镇气汤，一剂病愈强半，又服数剂痊愈。

2. 治疗出血证 从古代医家的经验来看，龙骨除用于妇女崩漏外，也可用治尿血、衄血、金疮出血等。如《本草纲目》卷 43 引《千金方》治男妇溺血方，单用龙骨为末，水服方寸匕，每日 3 次。《医略六书》卷 28 固下丸，治孕妇溺血，久不能止，脉虚涩，药用龙骨（煅）、蒲黄（炒黑）各 8 两。上为末，炼蜜为丸。每服 3 钱，生地汁送下。治吐血衄血、九窍出血，可配用龙骨末，吹入鼻中。方见《本草纲目》卷 43 引《三因方》。治九窍及指（趾）歧间出血，也可用蒲黄（微炒）、龙骨（烧赤）各 1 两。上为细散，每服 2 钱，糯米粥饮调下。方见《太平圣惠方》卷 37。治脏毒，便血不止，可选龙骨饼子，方见《圣济总录》卷 97，药用龙骨、乌贼鱼骨（去甲）各等份，为末。每服 1 钱匕，加鸡子清 1 枚，用白面同和，捏作饼子 3 枚，煻火内煨熟，空心食前细嚼，用温米饮送下。治金疮出血，龙骨可研末外用，也可内服。内服方如《普济方》卷303神仙止血方，药用龙骨、诃子各1两，白石脂、苎麻叶各半两，为细末，水调服之。

龙骨性质黏涩，长于摄血止血，治疗各种出血证，可单用或配入其他止血剂中同用。张锡纯用龙骨止血，别有见地。他说："龙骨、牡蛎最能摄血之本源。……况龙骨善化瘀血，牡蛎善消坚结，二药并用，能使血之未离经者，永安其宅；血之已离经者，尽化其滞。"（《医学衷中参西录》上册）他自拟的名方"补络补管汤"，即由生龙骨、生牡蛎、萸肉各1两，三七2钱组成，专治咳血、吐血久不愈，有良效。

［**现代报道**］

1. 治疗重度褥疮 凤凰膏由鸡子黄、龙骨、没药等组成。用时对褥疮创面常规消毒，用手术剪剪去腐肉，然后用消毒棉签蘸凤凰膏涂布疮面，再用消毒凡士林纱布覆盖，每日或2～3日换药1次。共治20例，均痊愈。（广西中医药，1988，3：22）

2. 治疗痔疮 煅龙骨、枯矾、黄柏各30克研细，入麝香0.9克，冰片10克，研成极细末，装瓶备用。或用猪油、凡士林配成30%油膏。使用前用1：5000高锰酸钾液坐浴或用中药熏洗，然后将上药撒敷患处，或用消毒棉条与油膏制成药条置入肛内，每日换药1～2次。治疗炎性内外痔、混合痔、嵌顿型内痔、肛窦炎、肛乳头肥大、术后肛门水肿等301例，有效率96%。（中国肛肠病杂志，1989，3：11）

3. 治疗中耳炎 煅龙骨、枯矾各等份，分别研碎、过筛，拌匀，装瓶密盖，备用。用药前先用3%双氧水把耳道内脓液及分泌物洗净，患耳周围用75%酒精常规消毒，2～3分钟后用消毒棉签把耳道拭干，然后取塑料管或麦秆蘸取药粉轻轻吹入患耳耳道内。每日1次，严重者早晚各1次。共治58例，急性32例，慢性26例。结果：全部治愈，用药1～2日者23例，3～4日35例。（四川中医，1991，9：37）

临证参考

［**古法借鉴**］

1. 疟疾 治老疟不止，用龙骨末方寸匕，于疟发前一时，以酒1升半，煮三沸，及酒热服尽，温覆取汗，即效。此经验见载于《本草纲目》卷43引《肘后》。

《本草纲目》称龙骨"止阴疟"。

2. 脐疮 治脐疮，龙骨烧灰为末，敷之。也可用龙骨（煅）、轻粉各半钱，黄连（去须）1钱半，为极细末，每用少许掺脐。上述经验见载于《太平圣惠方》卷82及《证治准绳·幼科》卷1龙骨散。

脐疮，即脐中生疮，多因脐湿，局部皮肤破损，复感邪毒所致。上方适用于轻症，重症须内外兼治。

3. 瘰疬 治瘰疬朝夕发热，用龙骨7分，牡蛎3分（一方两药各等份）。为细末，每服5分匕，食前服，每日3次。此经验见载于《医心方》卷16引《范汪方》龙骨散。

龙骨、牡蛎合用，有软坚、散结、潜阳、清热作用，故能治之。

4. 痔漏 治痔漏，龙骨（火煅）1两，诃子（炮，取肉）2钱。为细末，加轻粉3钱，和匀。先洗疮拭干，敷上，每日2次。此经验见载于《古今医统大全》卷74生肌散。

此取龙骨收湿敛疮之功。

5. 阴囊湿痒 治阴囊湿痒，龙骨、牡蛎为粉，扑之。此经验见载于《本草纲目》卷43引《医宗三法》。

6. 目生珠管 治目生珠管，龙骨1两为末，每点少许珠管上，每日三五次。此经验见载于《圣济总录》卷110。

《圣济总录》卷110曰："肝气受病，为风热熏蒸，痰饮渐渍，使血气壅阏，上冲于目，津液结聚，状如珠管，故以名焉。"

7. 耳流脓水 治耳有脓水不干，用枯矾4分，龙骨1钱5分。上为末，先用绵杖搅尽脓水，然后将药少许吹入，每日二三次。此经验见载于《不知医必要》卷2白龙散。

《本草汇言》治两耳湿烂，久不收敛，用龙骨（火煅）、赤石脂（火煅）、海螵蛸（水煮过）各3钱，共为细末。先用绵纸条拭干脓水，后将药末适量吹入，治法与上方相同。现代临床用上法治疗中耳炎有效。

[论治备参]

1. 咳逆因阳虚而气不归元者，可用龙骨。气得敛摄而归元，则咳逆自止。

2. 仲景方中龙骨主治脐下动。凡脐下有动感而惊狂，或烦躁，或失精者，用龙骨有良效；上症若无脐下动者而用之，则未见其效。

3. 凡伤寒、温病热实脉虚，心中怔忡，精神骚扰者，恒以龙骨与萸肉、生石膏并用，即可随手奏效。又龙骨、牡蛎与萸肉并用，大能收敛心气之耗散。

4. 忽然中风，肢体不遂，其脉甚弦硬者，系肝火、肝风内动，恒用龙骨同牡蛎加于所服药中以敛戢之，至脉象柔和，其病自愈。

5. 龙齿与龙骨性相近，而龙齿镇降之力较佳，故它以镇惊安魂魄为长，《神农本草经》谓主惊痫癫疾狂走，心下结气，不能喘息。又龙骨功与牡蛎相同，但牡蛎咸涩入肾，有软坚化痰清热之功；龙骨甘涩入肝，有收敛止脱安魂之妙。

6. 龙骨之用，重可镇怯，涩以固脱，八字尽之矣。龙骨、牡蛎，近世每并用。论潜镇之功，则牡蛎优于龙骨；收敛之功，则龙骨优于牡蛎。

7. 龙骨敛正气而不敛邪气，所以仲景于伤寒之邪气未尽者亦用之。

8. 龙骨一般皆生用，惟治女子血崩，或将流产，至极危时恒用煅者，取其涩力稍胜，以收一时之功。

9. 对心肾亏虚、肺肾不足之喘促不宁、汗多厥脱，或咳喘痰饮、心悸不宁、颜面娇红等，均宜用龙骨配牡蛎。两药为治疗痰饮之神品，其治痰作用主要在引逆上之火及泛滥之水归宅，有调和、摄敛阴阳等作用。

10. 龙骨配韭菜子，对梦遗属肝肾不足者有较好疗效，对阳痿、精冷不育也可选用。

11. 治崩漏，用龙骨配牡蛎，取其重镇肝肾、固摄奇经之功，随证加减，常获良效。

12. 因惊恐而致暴聋者，可以龙骨配牡蛎治之，能获良效，但对病久者无效。

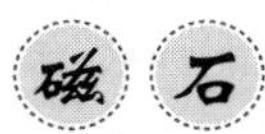

磁石

磁石，始载于《神农本草经》，是氧化物类矿物尖晶石族磁铁矿，因其具有磁性，所以又称灵磁石或活磁石。它的吸铁性能，好像慈母招引她的孩子，所以在古代又称做“慈石”。本品味咸，性寒，归肝、心、肾经。

临证应用

［**配用简说**］

1. 磁石平肝潜阳，有聪耳明目之功，治肝肾不足，虚阳上扰而出现头痛头晕、面赤心悸等症，可配合生地、白芍、天麻等同用；治肾虚内障，视物模糊，可与朱砂、神曲制丸服，也可与地黄、枸杞子、菊花等配用；治肾虚耳鸣、耳聋，可与猪腰子煮羹服，或配合熟地、山茱萸、五味子等制丸服。

2. 磁石质重，有镇惊安神作用，治心神不安，惊悸失眠及癫痫惊风等，可配合朱砂、珍珠母、龙齿、酸枣仁、茯神等同用。

3. 磁石又有纳气平喘的功效，治疗肾虚摄纳无权，气逆喘息之症，可与代赭石、五味子、熟地、山茱萸、胡桃肉等药同用。

［**一般用法**］

入煎剂 9~30 克，须打碎先煎；或入丸剂。使用本品时，宜适当配伍神曲、鸡内金等助消化药，以免碍胃。脾胃虚弱者不宜多服、久服。

临证推广

［**古用发微**］

1. 治疗痈疮肿毒　《外台秘要》卷 30 引《古今录验》疗丁（疔）肿方，取磁石捣为粉，碱、醋和封之，拔根出。治疔疮，也可用磁石研细，葱头 14 根取汁，入蜜少许调匀，敷患处。方见《疡医大全》卷 34 散疔膏。除疔疮外，金疮（即金创，指金属器刃损伤肢体所致的创伤）和肿毒，也可用磁石治之。治金疮，用磁石为末敷之，有止痛、断血的功效。方见《备急千金要方》卷 25。上法也可治金疮烦痛，见《圣济总录》卷 139 磁石散。治诸般肿毒，可用吸铁石（即磁石）3 钱，金银藤 4 两，黄丹 8 两，香油 1 斤。如常熬膏，贴之。方见《本草纲目》卷 10 引《乾坤秘韫》。

磁石能治“痈肿”，《名医别录》已有记载。磁石用治痈疮肿毒，一般均是研末外敷，但也偶有内服方。如治消渴后成痈疽，用磁石（性紧者）4 两，杵碎，以水 5 升，瓷器中煮取 4 升，候冷，多少旋饮之，不拘时候。方见《圣济总录》卷 59 磁石饮。

2. 治疗脱肛、子宫脱垂 治脱肛，用磁石 4 两（用米醋煎沸，将磁石蘸七次），为细末，每服 1 钱，空心麝香米饮调下。次用铁片烧红放冷，同葱根煎汤，洗净托上。方见《杨氏家藏方》卷 20 磁石散。或用磁石 4 两（好者），桂 2 两，猬皮 1 枚。上为细末，汤泡蒸饼为丸，如梧桐子大。每服 50 丸，空心食前米饮送下，每日 2 次。方见《鸡峰普济方》卷 25 磁石丸。《本草纲目》卷 10 引《简便方》用外治法：取磁石末，面糊调涂囟上，（肛门）入后洗去。产妇平日气虚，临产时努挣，浑身气血下注，以致肠随儿下，儿下后肠仍不收，中医称为“盘肠生”或“推肠生”，即产妇直肠脱出。《丹台玉案》卷 5 磁石汤治盘肠生，用磁石 4 两煎汤，先用磨刀水润其肠，再服磁石汤，即入。根据同一机制，磁石亦用于子宫脱垂。治子宫不收，痛不可忍，用磁石（酒浸，煅）研末，米糊丸如梧子大。每卧时滑石汤下 40 丸，次早用磁石散，米汤服 2 钱。磁石散方：磁石（酒浸）半两，铁粉 2 钱半，当归 5 钱，为末。方见《本草纲目》卷 10。

《玉楸药解》记载磁石可治“脱肛”。

3. 治疗鼻衄 清代医家顾金寿，字晓澜，善用磁石治鼻衄。他认为“磁石既可重镇，又能补水，为上实下虚之圣药”。指出“犀角地黄汤但治标，磁石六味丸则治本。人知鼻衄为血热妄行，不知所以血热妄行者，皆因水亏火旺，阴虚阳越之故”（《吴门治验录》卷 2 程案）。

今人徐荣斋曾撰文，谓顾氏这一经验，曾实验多次，可法可传。

[**现代报道**]

治疗幻听 ①磁朱丸（主要由磁石、朱砂组成），每次服 6～10 克，每日 1～2 次。一般服 1 个月为 1 疗程。共治 7 例，以治后幻听消失或大部分消失为显效。结果：显效 3 例，好转 3 例，无效 1 例。服药最短 7 日，最长 90 日。（上海中医药杂志，1981，7：40）②观察 436 例患者，按就诊顺序随机分为 2 组。观察组 218 例枕用磁石枕（磁石枕放置在床头侧，供患者卧床休息及睡眠时枕用。枕芯侧朝上，不可倒置，以免影响磁感应强度），对照组 218 例枕用与磁石枕外形相同，内放荞麦皮的枕头。2 组均同时口服原服用的抗精神病药物，观察 3 个月为 1 疗程。以幻听完全消失且持续 3 个月以上未出现者为治愈；幻听每日最多出现 1 次，每次不超过 10 分钟，声音内容分辨不清，不影响正常行为情绪者为显效。结果：观察组显效以上率为 75.23%（164/218），对照组为 15.14%（33/218），差异非常显著（$P<0.01$）。又观察组治后听觉诱发电位检测趋于正常，而对照组治疗前后无明显改变，说明磁石枕的疗效与听觉诱发电位的改善有密切关系。（中国民政医学杂志，2002，5：266）

临证参考

[**古法借鉴**]

1. 虚损痹痛 治老人虚损，风湿腰肢痹痛，用磁石 30 两，白石英 20 两，捶碎瓮盛，水 2 斗浸于露地。每日取水作粥食，经年气力强盛，颜如童子。治肾气虚损，磁石 8 两，白石英 10 两（细研），阳起石 6 两。上药并捣碎，以水淘清后，用生绢袋盛，以酒 1 斗浸。经 5 日后，任意暖服，其酒旋取旋添。补肾脏，明目，暖丹田，用磁石 2 两（紧者），硇砂半两（去石）。同捣为末，于瓷盒子内固济，烧令通赤，候冷，细研为末，以酒煮羊肾子细切，研，糊丸如梧桐子大。每服 20 丸，空心、食前盐酒、盐汤送下。上述经验见载于《本草纲目》卷 10 引《养老方》、《太平圣惠方》卷 95 三石浸酒，及《医方类聚》卷 9 引《简要济众方》磁石丸。

《神农本草经》曰："（磁石）主周痹风湿，肢节中痛，不可持物，洗洗酸痟。"《名医别录》："（磁石）养肾脏，强骨气，益精除烦，通关节。"《本草衍义》："（磁石）养益肾气，补填精髓。"

2. 阳痿 治阳事不起，磁石 5 斤（研），清酒渍二七日。每服 3 合，日 3 夜 1。治阴痿，囊下湿，或有疮，虚乏无力，紫石英、白石英各 4 两，磁石 8 两（捶碎，淘去赤汁）。上药捶碎，布裹，以水 5 大盏，煮取 2 盏，去石，下米 3 合，作粥食之。其石每日煎用之，经 3 个月即换之。上述经验见载于《本草纲目》卷 10 引《千金方》及《太平圣惠方》卷 97 三石水煮粥。

阴痿指阴茎萎软不举，即阳痿。《得配本草》："（磁石）配人参，治阳事不起。"

3. 石淋、膏淋 治沙石淋，用真定磁、赤芍药各等份。上为细末，每服 2 钱，浓煎灯心汤调下，不拘时候。治膏淋，小便肥如膏，磁石（火煅醋淬三七遍）、肉苁蓉（酒浸，切，焙）、泽泻、滑石各 1 两。上为末，炼蜜丸如梧桐子大。每服 30 丸，温酒下，不拘时。上述经验见载于《鸡峰普济方》卷 18 定磁散及《圣济总录》卷 98 磁石丸。

4. 瘴气 治瘴气，用磁石 3 两（煅，醋淬 7 遍），为末，醋煮面糊为丸，如梧桐子大。每服 30 丸，新汲水送下，临卧 1 服。此经验见载于《圣济总录》卷 37 磁石丸。

5. 误吞铁针 治误吞铁针，用透活磁石生研，再用黄蜡和捻如丸，凉水送下，裹针从大便出。此经验见载于《种福堂公选良方》卷 3 吸针丸。

《冷庐医话》卷 1："张景岳治小儿吞铁钉入腹内，用活磁石一钱，朴硝二钱，并研末，熬熟猪油加蜜和调，与之吞尽，遂裹铁钉从大便解下。"

［**论治备参**］

1. 磁石治肾家诸病，而通耳明目。治肾虚目昏暗，常配朱砂、神曲同用，此即《备急千金要方》之神曲丸，又名磁朱丸。方中磁石入肾，镇养真精，使神水不外移；朱砂入心，镇养心血，使邪火不上侵；神曲消化滞气，生熟并用，温养脾胃发生之气。

2. 磁石引肺金之气入肾而补肾益精，镇坠虚热，为阴虚火炎镇坠之专药。

3. 《名医别录》谓磁石治喉痛。喉痛者，足少阳、少阴虚火上攻所致。磁石咸以入肾，其性重坠而下吸，则火归原而痛自止。

4. 治年高肾气逆上而耳不聪者，当以磁石镇之。但其性主下吸，不能制肝木之上逆，须佐以地黄、山药等群阴之药辅之，令阴气自旺于本宫，不上触于阳窍，自然空旷无碍而能听矣。

5. 磁石得朱砂、神曲，交心肾，治目昏内障；配人参，治阳事不起；佐熟地、萸肉，治耳鸣、耳聋。一说磁石，柴胡为之使。

6. 磁石配少量柴胡（1～2 克），治头目眩晕，耳鸣耳聋；配桂枝，治骨痹；配紫河车、胡桃肉、怀牛膝，治肾虚咳喘；配生石膏，治大热。常用量 30～100 克。

7. 编著者据业师经验，用磁石 30 克，配合生脉散、甘麦大枣汤、生龙骨、生牡蛎、丹参、丹皮同用，治疗心跳快的心悸怔忡或窦性心动过速，屡屡收效，对室上性心动过速或快速房颤反复发作，也有预防作用。

8. 对顽固性失眠，叠进养阴镇静药无效时，恒用温补镇摄法，药用磁石配仙灵脾，收效较佳。

9. 对高血压病人，尤其是第Ⅱ、第Ⅲ期病人，表现为上盛下虚时，常以磁石配附子、石决明、二至丸，或黄芩、地龙，以温下引火归原，镇静平肝，常取得较好疗效。

10. 磁石有镇静功效，能降低血压。凡因血压升高而见头昏目眩、耳鸣、面红耳赤，用磁石最为适宜，常配龙胆草、钩藤等同用。

11. 治糖尿病，取磁石配白术，加大剂量，降血糖效果良好。

12. 磁石配合朱砂、枣仁、乳香，制成散剂或丸剂服，能预防癫痫发作。磁石得朱砂、枣仁，镇静安神功效加倍，即使复发，程度亦较轻；乳香活血化瘀，对病程较长者，有助于消除病灶。

13. 头颈肩臂疼痛是颈椎病的主要见症，可以制草乌、磁石为主药治之。草乌宣通血脉、搜风胜湿、散寒止痛，磁石古医籍记载有“强肾气、通关节、消肿痛”的作用，且可制约草乌之峻烈，两药配用，相辅相成，相得益彰。

14. 月经先期量多，其机制或因中气虚弱，血失统摄；或因热搏于血，迫血妄行；或因瘀血阻滞，血不归经。对此，均可在辨证施治的同时，重用磁石、代赭石等镇肝潜阳之品，常能收到理想效果。

LINZHENGBENCAO

18 平肝息风药

平肝息风药，就是具有平肝、息风、镇痉等作用的一类药物，适用于肝阳上亢引起的头晕、头胀、目眩及肝风内动引起的手足痉挛、抽搐等症。使用平肝息风药，常须根据辨证，配合合适的药物同用。如因热引起的，与清热泻火药同用；因风痰引起的，与祛风痰药同用；因阴虚引起的，与滋阴药同用；因血虚引起的，与养血药同用。本类药除能平肝息风外，各药都还有其他的效用，这一点需要注意。

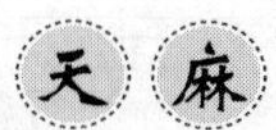

天麻，始载于《神农本草经》，原名“赤箭”，是兰科多年生腐生草本植物，药用块茎。天麻为共生植物，无根无叶，须依靠蜜环菌供给营养，才能生长繁殖。本品味甘，性平，归肝经。

临证应用

［**配用简说**］

1. 天麻能散外风，善息内风，并有祛风痰作用，是治疗眩晕、头痛的要药。治一般的偏正头痛，常配合川芎、蔓荆子；肝阳上亢，血压升高，头痛眩晕，常配合石决明、钩藤、牛膝；风痰上扰，眩晕眼黑，走路不稳，类似耳源性眩晕（梅尼埃病），常配合半夏、白术、茯苓等。

2. 治中风偏瘫，言语不利，天麻常配合丹参、赤芍、姜半夏、地龙、川芎等同用。

3. 天麻主入肝经，为息风止痉的要药。常配合全蝎、钩藤、羚羊角、石菖蒲、远志，治疗小儿急惊风与癫痫引起的抽搐、牙关紧闭、眼吊等症；配合党参、白术、僵蚕，治疗小儿慢惊风，抽搐时作，体弱神疲；配合制南星、白附子、防风，治疗破伤风引起的抽搐痉挛，角弓反张等。

4. 天麻有祛风通络止痛作用，治风湿痹痛，肢体麻木不仁，常配合羌活、独活、秦艽、川芎、当归、牛膝等药同用。

［**一般用法**］

入煎剂 3～10 克；研末吞服每次 1～1.5 克，每日 1～3 次。天麻伪品甚多，当注意鉴别。

临证推广

［古用发微］

1. 治疗风痰 天麻有治风痰，通血脉的功效。《本草纲目》卷 12 引载的《普济方》天麻丸，功能消风化痰，清利头目，宽胸利膈，可用于心忪烦闷，头晕欲倒，项急，肩背拘倦，神昏多睡，肢节烦痛，皮肤瘙痒，偏正头痛，鼻齆，面目虚浮等。药用天麻半两，川芎 2 两，为末，炼蜜丸如芡实大。每食后嚼 1 丸，茶酒任下。

风痰，多指痰扰肝经的病证。《医学入门》卷 5："（痰）动于肝，多眩晕头风，眼目瞤动昏涩，耳轮瘙痒，胁肋胀痛，左瘫右痪，麻木蜷跛奇证，名曰风痰。"《医宗必读》卷 9："在肝经者，名曰风痰，脉弦面青，四肢满闷，便溺秘涩，时有躁怒，其痰青而多泡。"由此可见，天麻主治风痰，不应囿于眩晕一端。

2. 治疗阳痿 据《敦煌古医籍考释》引《黑帝要略方》记载，治男子阳痿不起，取天麻末，蜜和为丸如梧子，日服 10（丸），益健。亦可捣取汁，酒送服。

《本草纲目》卷 3"阴痿（即阳痿）"门，认为天麻是治疗因虚弱而致阳痿的药物，称其能"益气长阴，助阳强筋"。

3. 治疗产后血晕 产后血晕是指孕妇分娩后突然头晕，不能起坐，或心中满闷，恶心呕吐，或痰涌气急，甚则口噤神昏，不省人事。多因产后气血暴虚，虚阳上冒清窍；或恶露不下，内有停瘀，上攻心胸所致。治产后血晕，可用天麻、诃子、木香各 1 两，芸薹子半两（微炒）。为粗末，每服 2 钱匕，水 1 盏，煎至 7 分。去滓温服，相次再服。方见《圣济总录》卷 160 天麻汤。

芸薹子即油菜籽，有活血化瘀，治疗产后恶露不尽的功效。上方以天麻平肝息风止晕为主药，配合诃子下气消痰，木香理气宽胸，芸薹子活血化瘀，用于产后血晕颇为适宜。

［现代报道］

1. 治疗血管神经性头痛 用天麻注射液（每毫升含生药 6 克）作穴位注射。主穴：风池、太阳、阿是穴、合谷等。配穴：攒竹、印堂、安眠$_2$、翳风等。每次用药 1 毫升，注射 1～3 个穴位，每日或隔日 1 次，10 次为 1 疗程。共治 35 例，以治疗后临床症状完全消失，神经系统检查阴性，脑电阻图恢复正常为痊愈。结果：痊愈 20 例，占 57.1%；显著进步 8 例，占 22.9%；进步 7 例，占 20%。（中医杂志，1981，3：31）

2. 治疗偏头痛 将 90 例每月发作频率在 3 次以上的患者随机分为 3 组，每组各 30 例。3 组性别、年龄、病程及程度比较，差异无显著性（$P>0.05$）。A 组给予天舒胶囊（主要成分为天麻、川芎，每粒 0.34 克），每次服 4 粒，每日 3 次；B 组给予西比灵胶囊（每粒 5 毫克），每日 1 粒，睡前服；C 组合用上述两药，剂量、服法不变。3 组均连服 3 个月后评定疗效。以疗程结束后无发作性偏头痛症状，1 个月不发病为完全控制。结果：A 组完全控制 4 例，显效 12 例，有效 12 例，显效以上率 53.33%，总有效率93.33%；B组为3例、13例、10例、53.33%、86.67%；C组为10例、15例、4例、83.33%、96.67%。3组总有效率无显著性差异（$P>0.05$），但C组显效以上率明显高于A组和B组（$P<0.01$），而A、B组间显效以上率无显著性差异。（中国中西医结合杂志，2003，10：786）

3. 治疗神经衰弱 用合成天麻素注射液2毫升（200毫克）肌内注射，每日1次，2次为1疗程。共治50例，结果：治疗后头痛、头昏的改善十分显著。双盲交叉对照21例，将生理盐水2毫升、天麻素注射液2毫升（200毫克）、维生素$B_1$2毫升（100毫克）分别编为Ⅰ、Ⅱ、Ⅲ号，先以Ⅰ号液每日肌内注射1次，连续6日，间歇1日，按编号顺序改换另一种。结果表明，天麻素注射液与生理盐水对照组比较有显著差异，与维生素B_1对照组比较有十分显著差异。（中华神经精神科杂志，1985，2：76）

4. 治疗脑外伤综合征 用天麻素注射液200毫克作肌内注射，每日2次，以5次为1疗程；经用2个疗程后改为每日1次，约5～10日后停用。共观察66例，以主要症状头痛、头晕消失或明显减轻，睡眠改善，恢复工作为显效。结果：显效31例，占47%，好转33例，占50%，无效2例，占3%；总有效率97%。（新药与临床，1985，2：8）

5. 治疗面肌痉挛 用栽培或野生的天麻制成5%天麻注射液（每支2毫升，含生药0.12克）肌内注射，每次2～4毫升，每日1次，连续治疗2～3个月。共观察94例，栽培天麻组71例，野生天麻组23例。结果：两组显效率和总有效率分别为32.39%、61.97%和26.09%、69.56%，两组疗效无明显差异（$P>0.05$）。（中医药研究，1989，1：34）

6. 治疗感音－神经性耳聋 用天麻素注射液1～2毫升（含合成天麻素100～200毫克）作肌内注射，每日1次，14～20日为1疗程，可连用2个疗程，不用其他治疗方法。治疗19例，以临床症状消失，听力基本恢复正常为痊愈。结果：痊愈8例，好转9例，总有效率89.5%。（广州医药，1985，1：14）

临证参考

［古法借鉴］

1. 头白屑 治诸风，头多白屑，用天麻、川芎、白芷各5两。为细末，炼蜜和匀，每1两分作30饼。每服1饼，细嚼，茶汤送下。此经验见载于《圣济总录》卷101天麻饼。

西医的干性皮脂溢出性皮炎，常可见到头皮干燥、脱落白屑、瘙痒等症。

2. 癞风 治风疾癞病，遍身生疮，用天麻7钱半，荆芥、薄荷各3钱半，白花蛇4两（酒浸）。为细末，好酒2升，蜜4两，熬成膏子。每服1盏，温服，每日3次，煎饼压下。服后急于暖处令汗出。或用天麻1斤，天蓼木3斤，剉如大豆粒，以水3斗，煎至1斗2升，滤去滓，慢火煎如稀饧。每于食前，用荆芥薄荷酒调下半匙。上述经验见载于《医垒元戎》及《太平圣惠方》卷24天麻煎。

癞风是一种慢性传染性的皮肤病，又名“疠风”“白癞风”等，即麻风病。天蓼木的正名叫木天蓼，是猕猴桃科木天蓼的枝叶，有祛风除湿等作用。

3. 风毒疮 治肺脏风毒，外攻皮肤，瘙痒生疮，用天麻、蝉衣各1两，皂荚（去皮，酥炙令黄焦，去子）3两。为末，用精羊肉研烂和捣为丸，如梧桐子大。每服20丸，荆芥汤送下。此经验见载于《普济方》卷28天麻丸。

此取天麻祛风通络之功。

［**论治备参**］

1. 眼黑头眩，风虚内作或风痰滞伏，非天麻不能治。天麻乃定风草，故为治风之神药。又外邪甚盛，壅塞经络血脉之间，必用天麻引经，使气血攻补之味，直入于受病之中。

2. 天麻不独能治风，亦是补肝肾之药，血虚生风者宜之。妇人肝热生风，头眩眼黑者，四物汤中加用多效。

3. 天麻既能息风，又能祛痰。一般祛风、化痰药均有燥性，惟天麻辛润不燥，通和血脉，治疗肝风内动，风痰上扰之头痛、眩晕，疗效卓著。

4. 天麻15克，配川芎15克，牛膝10克，或配葛根、夏枯草各15克，治高血压、脑动脉硬化、脑供血不足、帕金森病；配酸枣仁20克，知母10克，治因心阴不足引起的失眠；配刺蒺藜15克，珍珠母30克，治心肝火旺的失眠；配郁金10克，远志、夜交藤各15克，治老年忧郁证。临床上，老年人脑软化、脑萎缩所致的痴呆、吞咽障碍、大便困难、思维混乱等，也均可配用天麻治疗。

5. 天麻性懦力缓，用须加倍或以别药相佐，然后见功。

白僵蚕

白僵蚕，始载于《神农本草经》，是蚕蛾科昆虫家蚕的幼虫在未吐丝前，因感染或人工接种白僵菌而发病致死的干燥虫体。本品味咸、辛，性平，归肝、肺、胃经。

临证应用

［**配用简说**］

1. 白僵蚕能息风止痉，化痰定惊，适用于肝风内动之惊痫抽搐及小儿因高热或痰热引起的手足痉挛、抽搐，常选配全蝎、牛黄、钩藤、胆南星、蝉衣等同用。小儿因脾虚久泻而致的慢惊抽搐，则可配合党参、白术、天麻等同用。

2. 白僵蚕治疗风中经络之口眼歪斜（面神经瘫痪）有效，特别是对初起的周围性面瘫效果显著，常配合全蝎、白附子等同用。

3. 白僵蚕治疗破伤风和小儿脐风（即新生儿破伤风，多因断脐不洁，感染外邪所致），可单用研末服并外敷脐部，也可配合蝉衣、全蝎、天麻等同用。

4. 白僵蚕入肝经，能发散肝经之风热。治肝风及风热上扰之头痛，可配菊花、白蒺藜、白芍、钩藤；风热目赤，迎风泪下，可配桑叶、木贼、荆芥；风热咽喉肿痛，声音嘶哑，可配桔梗、甘草、牛蒡子。

5. 白僵蚕功能化痰散结解毒，治瘰疬痰核，常配夏枯草、浙贝母、连翘；治痄腮（腮腺炎）及疮痈肿毒，常配合金银花、连翘、板蓝根、黄芩、大黄等同用。

6. 白僵蚕有祛风止痒的作用，治疗风疹瘙痒，常配合薄荷、蝉衣等同用。

［**一般用法**］

入煎剂 5～10 克，研末吞服每次 1～3 克。外用适量，煎水洗或研末调敷。疏散风热、散结解毒宜生用，其余炙用。

临证推广

［**古用发微**］

1. 治疗瘟疫 瘟疫一作温疫，是触冒疫疠之气而发生的急性流行性传染病的总称。治温疫头面肿大疼痛，喉痹，用僵蚕 1 两，大黄 2 两。为末，姜汁为丸，如弹子大。每服 1 丸，井水入蜜少许研，徐徐食后呷服。方见《古今医鉴》卷 9 姜黄丸。

僵蚕配大黄是古人治疗瘟疫病较为固定的有效配伍，比例大致为僵蚕 1 份，大黄 2 份。《仙拈集》卷 1 普济丹用生大黄、熟大黄、僵蚕各 3 两制丸服，治一切瘟疫，发热头痛，疟痢；《古方汇精》中本方用法为：以真菊花叶 5 钱，捣汁冲汤调服；《杂病源流犀烛》卷 23 用本方治疗耳后腮边忽然肿痛及发颐，类似于西医的流行性腮腺炎。

2. 治疗咳喘 治小儿风壅痰盛，咳嗽气急，壮热颊赤，昏愦呕吐，面目浮肿，乳食减少，白僵蚕 5 两（净洗，去丝头足，焙干），玄胡索（去皮）3 两。为末，每服一字或半钱，淡韭汁温调服之；婴孩每服半字，乳汁调下，不拘时候。方见《小儿卫生总微论方》卷 14 款肺散。同书卷 7 一捻金散多甘草一味，治同。治喘嗽，喉中如锯，不能睡卧，可用《瑞竹堂经验方》僵蚕汤：好末茶、白僵蚕各 1 两。为细末，放碗内，用盏盖定，倾沸汤 1 小盏。临卧，再添汤点服。《串雅内编》卷 4 治哮喘，用一味僵蚕方：僵蚕 7 条，焙黄为末，用米汤或茶酒送下。《外科十三方考》本方用法为：上作为 1 次量，每日 1 次；病重者加服 1 次。另《本草纲目》卷 39 引《怪证奇方》治酒后咳嗽方：白僵蚕焙研末，每服 1 钱，茶水送下。

僵蚕有祛风化痰的功效，主要适用于风痰或痰涎壅肺的咳喘。

3. 治疗诸癣 白僵蚕是治疗癣病的常用药物，内服外搽均可。治诸癣，用干蝎、白僵蚕各 7 枚，为末，每服三字，用好酒 1 盏，入羊蹄根汁并蜜少许调服。晡时一浴，仍用羊蹄根滓揩浴。方见《圣济总录》卷 137 七星散。同书同卷另有僵蚕散一方，治一切干湿癣，用白僵蚕（炒去丝）40 枚，斑蝥 20 枚（全者，生用），腻粉 1 钱。为细末，干癣用生油调涂，湿癣只干揩贴之，并候黄水出，及数数痒痛，永除根本，亦无瘢痕。治一切疥癣，也可用白僵蚕 24 枚（炒去丝嘴），蝎梢 5 枚（去毒微炒），地龙 3 条。研令极细，分作 2 服，小儿作 5 服，温酒调下。服完药，然后澡浴。方见《杨氏家藏方》卷 12 三神散。治小儿乳癣，症类疥癣，起于手足，次遍腹背，缠绵不已，可用《奇方类编》卷下涤垢汤：僵蚕不拘多少（去嘴，研末），煎汤浴之。每日 1 次，或 2 日 1 次，毒必发出。

斑蝥外用治癣，涂敷时间不宜过久，涂的面积亦不宜过大，以防皮肤吸收中毒。

［**现代报道**］

1. 治疗高脂血症　白僵蚕末 3 克，每日服 3 次，2 个月为 1 疗程。共治 21 例，所有患者甘油三酯均大于 1.32mmol/L（120 毫克%），其中伴胆固醇大于 2mmol/L（200 毫克%）者 7 例。以血清胆固醇和甘油三酯降到正常水平以下为有效。结果：21 例均有效，其中 12 例经治 1 疗程，6 例 2 疗程，3 例 3 疗程，未见副作用。（湖北中医杂志，1987，3：43）

2. 治疗糖尿病　取僵蚕末，每次 5 克，每日 3 次，饭前白开水送服。2 个月为 1 疗程，休息半月，再进行第 2 疗程。服药时配合饮食疗法，停服降糖药。共治原发性成人型非胰岛素依赖性糖尿病 52 例，治前尿糖（＋＋＋）19 例，（＋＋）28 例，（＋）5 例；血糖 10.08～13.44mmol/L 29 例，13.44～19.6mmol/L 17 例，19.6mmol/L 以上者 6 例。以服药 2 疗程后，症状消失，尿糖转阴，血糖降至 6.72mmol/L 以下者为显效。结果：显效 21 例，总有效率 98.1%。服药时间最短 2 个月，最长 7 年，平均为 2 年；临床症状消失时间平均为 45 日；尿糖阴转时间平均为 3 个月；血糖降至正常时间平均为 4 个月。本方法又可对幼年型胰岛素依赖性糖尿病进行辅助治疗。（湖南中医杂志，1990，5：37）

3. 治疗多发性疖肿　僵蚕粉 10 克，每日 2 次，温开水送服，易呕恶者装胶囊服。较大疖肿辅以金黄散软膏调适量冰片粉外敷，忌食辛辣。共治 35 例，全部治愈，平均用药 7.4 日。随访 1 年以上，仅 2 例复发，经再次服用治愈。（广西中医药，1983，4：5）

临证参考

［**古法借鉴**］

1. 肠风下血　治肠风下血，僵蚕（炒）、乌梅肉各 1 两。为末，薄糊为丸，如鸡头子（芡实）大。每服 100 丸，食前用开水送下，每日 3 次。此经验见载于《东垣试效方》卷 7 乌梅肉丸。

《得配本草》：“（僵蚕）得乌梅治肠风下血。”

2. 疔疮　治疔肿，白僵蚕半两（炒）为散，刮开疮头上，敷之，根烂即出。一方水调封之。或用蝉蜕壳、僵蚕各等份，为末，醋调涂四周，留疮口。候根出稍长，然后拔根出，再用药涂疮。一方不用醋，只用油调涂。上述经验见载于《普济方》卷 373 僵蚕散及《袖珍方》卷 3 蝉蜕散。

《本草秘录》：白僵蚕“拔疔毒极效，肿危者急敷”。

3. 风痔肿痛　治风痔肿痛，发歇不定，白僵蚕 2 两，洗剉，炒黄为末，乌梅肉和，丸如梧桐子大。每服 5 丸，空心姜蜜汤送下。此经验见载于《本草纲目》卷 39 引《胜金方》。

4. 面黯、面皯 治面上黑黯，白僵蚕为末，水和搽之。治粉滓面皯，白僵蚕、黑牵牛、细辛各等份，为末，如澡豆，日用之，能令人面色好。上述经验见载于《本草纲目》卷39引《圣惠方》、《斗门方》。

面皯，又作面奸，指面色枯焦黝黑。澡豆，古代洗沐之品。

5. 崩中下血 治妇女崩中下血不止，用白僵蚕、衣中白鱼等份。为末，井花水服之，日2次。此经验见载于《本草纲目》卷39引《千金方》。

6. 乳汁不通 治乳汁不通 ，用白僵蚕末2钱，酒服；少顷，以脂麻茶1盏热投之，梳头数十遍，奶汁如泉。此经验见载于《本草纲目》卷39引《经验后方》。

7. 小儿淋证 治小儿小便赤涩不通，亦治血淋、砂淋，用白僵蚕（炒，去丝嘴）、当归（去芦，洗净）各等份。为细末，每服半钱或1钱，煎车前子汤调下；砂淋者，煎羊蹄草汤调下，不拘时候。此经验见载于《小儿卫生总微论方》卷16僵蚕散。

8. 小儿龟胸 治小儿龟病，胸腹凸硬如砖，用白僵蚕4两（炒）研末，以毛马尿1碗和拌晒燥，再用半夏曲1两研末，和匀，打糊为丸如梧子大。每服1钱，白开水化下。此经验见载于《本草汇言》卷17引《普济方》。

小儿龟病，亦称龟胸、鸡胸，可见于成骨发育不全或佝偻病。

9. 小儿项软 治小儿久患疳疾，体虚不食，以及诸病后天柱骨倒，用白僵蚕为末，3岁儿每服半钱，薄荷酒调下。后用生筋散贴。此经验见载于《世医得效方》卷12健骨散。

天柱骨即颈椎。天柱骨倒是指小儿颈项软弱无力，头向下垂，不能抬起。此症多见于胎禀不足，或病后阴虚及督脉空虚的患儿。现代研究发现：僵蚕富含蛋白质及人体生长发育所需的多种氨基酸和微量元素，故推测其治疗本症的物质基础即在于此。若同时配用滋肾益髓药，可提高疗效。生筋散方：木鳖子6个（去壳），蓖麻子60个（去壳），研细。先抱起患儿头颅，摩项上令热，然后用津唾调药末贴之。

10. 小儿蛇皮肤 治小儿皮肤如蛇皮鳞甲之状，白僵蚕1斤，蛇蜕4两，共为末，夏月每日取1撮，煎汤浴之。此经验见载于《本草汇言》卷17引《保幼大全》。

原书称，此由气血否涩所致，亦属胎毒。

11. 眼癖风 治眼癖风，生僵蚕、白芷各等份，为末，姜汁调涂。此经验见载于《青囊秘传》姜芷散。

眼癖风，其症眼眶红赤，痒痛难忍，多由风热上攻所致。

12. 牙痛 白僵蚕有祛风散结之功，研末揩齿，可治牙痛，风毒壅滞者尤宜。治风毒壅滞，齿龈虚肿出血，宣露疼痛，白僵蚕8两（盐末8两炒令黄，去盐，为细末），麝香（细研）半两。为末，每用少许揩齿，良久以荆芥汤稍热漱口，冷吐去。治风壅牙疼，也可用僵蚕、藁本、白芷各等份。为细末，每以少许揩疼处，用盐水灌漱。或以本品配生姜或蚕退纸研末外擦，主治用法同。若齿痛蚛孔，可用白僵蚕（炒）、白矾（熬枯）各半两，为细末，以腊月猪脂为丸，纳于蚛孔中。上述经验见载于《圣济总录》卷121白僵蚕散、《普济方》卷69僵蚕散、《本草纲目》卷39引《普济方》、《直指方》，以及《圣济总录》卷120二白丸。

蚕退纸为家蚕的卵壳，善治牙痛、牙宣、牙疳、牙痈及吐衄等。齿痛蚛孔，即龋齿（蛀牙）疼痛。

13. 重舌、木舌 治重舌、木舌，僵蚕为末吹之，吐痰甚妙。或用僵蚕1钱，黄连（蜜炒）2钱，为末掺之，涎出为妙。上述经验见载于《杏林碎锦》卷下及《本草纲目》卷39引《陆氏积德方》。

重舌、木舌多因心脾积热，复感风毒所致。张景岳《本草正》记载本品主“重舌、木舌”。

14. 解药毒 解毒药方：取白僵蚕身直者，火上焙黄色，放地少时，于臼中捣为末。每服1钱，用酒、醋、水三般同为1盏，煎至7分，温服。可以吐出，甚者下之。此经验见载于《传信适用方》卷4。

下之，指服药后腹泻，药毒从大便排出。

［**论治备参**］

1. 白僵蚕，祛风痰、散风毒、解疮肿之药，善治一切风痰相火之疾。凡诸风、痰、气、火、风毒、热毒、浊逆结滞不清之病，投之无有不应。

2. 白僵蚕能胜风祛瘟，退热散结。瘟疫之风湿，若用苍术、羌活、防风等药，则烦躁愈甚，而热毒愈炽。若兼大头发颐、咽喉症，更宜加入白僵蚕。

3. 小儿惊痫夜啼，是肝热生风，又为痰湿所痼而阳不得升，是以入夜更甚。白僵蚕祛痰湿而散肝风，故主之。

4. 白僵蚕和蝉衣均入肺经，且具疏风泄热、解痉平喘、化痰散结之功，故伍用后在治疗支气管哮喘及喘息性支气管炎方面能协同增效，对于咽喉肿痛及感冒发热也有较好疗效。另外两药均有疏风透疹止痒作用，故此药对又能治疗湿疹、神经性皮炎、银屑病等皮肤病。两药入煎剂的用量各为10～15克。

5. 白僵蚕能入血分搜浊，消痰通络，清凉祛风，对肝风暗动，浊邪壅盛者甚宜。与桑叶相伍，用治痰浊瘀血闭络之头痛、肢麻、胸闷有效验。

6. 治疗痰湿入络，症见局部满肿疼痛或筋结筋块，酸楚麻痹，活动不利，或有身热；痰湿入于筋骨，症见头、胸、脊、腰皆痛，手足牵引隐痛，可以白僵蚕配牛蒡子化痰通络，驱风开痹，再酌情配伍他药，疗效卓著。

7. 治直肠息肉、声带息肉、宫颈息肉，可取僵蚕（炒）、乌梅各15克煎服，每日1剂。

8. 在辨证方中加入白僵蚕，能加速紫癜的消退。白僵蚕有化瘀滞达肌表之效。

9. 服用治疗精神病症及安眠药物后，常会引起一系列的神经症状，如手足颤抖、周身肌肉跳动等，用白僵蚕10～12克，配蝉衣6克治疗，效果良好。

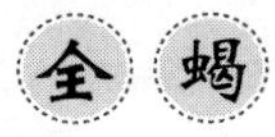

全蝎

全蝎，其入药见于《蜀本草》，俗称“全虫”，是钳蝎科动物东亚钳蝎的干燥体。本品味辛，性平，有毒，归肝经。

临证应用

［配用简说］

1. 全蝎有良好的息风止痉作用，每与蜈蚣配用，相得益彰。常配牛黄、钩藤、羚羊角，治疗小儿高热惊风，神昏抽搐；配党参、白术、半夏、天麻，治疗小儿吐泻后引起的慢惊风；配白附子、僵蚕治疗风中经络，口眼㖞斜；配蜈蚣、天南星、蝉蜕，治疗破伤风痉挛抽搐。

2. 全蝎能引风药直达病所，故在用祛风通络、活血化瘀药治疗风湿痹痛时，加入本品能加强通络止痛功效。

3. 头痛日久，用一般治头痛药效果不显时，可加用全蝎、蜈蚣各等份，研末吞服，每次 1.5 克，每日 2 次。

4. 全蝎功能攻毒散结，治疮疡肿毒，可用麻油煎全蝎、山栀，加黄蜡制膏外敷；治瘰疬痰核，可配马钱子、半夏、五灵脂等为细末，制成片剂服用。

5. 治毒蛇咬伤，可用全蝎末内服外敷。

6. 活全蝎入食用油中浸泡，取油外搽，治烧伤有效。

7. 全蝎有祛风止痒的作用，配甘草为末，温酒调服，能治疗风疹瘙痒，及皮肤如鳞甲云斑等症。

［一般用法］

入煎剂 3～6 克；研末吞服，每次 1～1.5 克，研末吞服的功效要比水煎服好。儿童剂量减半。外用适量，研末掺敷；或入膏药中用；或浸油中，取油外搽。

临证推广

［古用发微］

治疗腹胀　治腹胀，胡椒 1 两，蝎尾半钱（去刺）。为末，面糊为丸，如粟米大。每服五至二十丸，陈米饮送下。方见《类编朱氏集验医方》卷 4 蝎梢散。上方《小儿药证直诀》治虚胀，名塌气丸；《小儿卫生总微论方》治脾虚腹胀，或面目四肢发肿；《万氏家传片玉心书》治因寒积郁结而胀，手足厥冷，面青气急；《张氏医通》治肝气乘脾腹胀。

全蝎性善走窜，功能散结通络，用治腹胀，可辨证配用之。

［现代报道］

1. 治疗偏头痛　炙全蝎、钩藤、紫河车各 18 克，共研细末装胶囊（每粒含生药 0.3 克），每服 0.9 克，每日 3 次。痛定后药量酌减，每日或隔日服 0.9 克，以巩固疗效。共治 26 例，其中 17 例曾服用过麦角胺类药物及中药羊角冲剂、羚羊角粉等无效。结果：偏头痛均在服药后 12 小时内逐渐缓解，48 小时后明显减轻，继则疼痛消失。1 年后随访 18 例，除 1 例复发 2 次（继服原方依然有效）外，余均未复发。（江苏中医，1988，4：10）

2. 治疗癫痫 用全蝎1只焙干研粉，新鲜韭菜250克，两者混揉捣烂滤汁，放入红糖50克调匀，于锅内蒸熟，空腹1次服下。大发作型，每月发作5次以下者，每周服药3次；6~10次者，可每日服1~2次；10次以上者，每日服2~3次。癫痫持续状态，每日服3~4次。局限性癫痫、头痛型、腹痛型及精神运动性癫痫，根据每月发作次数，服药次数控制在每周1~3次。癫痫发作控制后，维持量由每周1次逐渐减少到每月2次或1次，维持半年到1年。共治110例，疗效判定按1979年青岛会议癫痫疗效评定标准。结果：显效78例，总有效率95%。（四川中医，1991，11：12）

3. 治疗颈淋巴结核 全蝎，蜘蛛各6个（均用滚开水烫死后阴干），蛇蜕1克（剪碎）。共捣碎后，调入2只鸡蛋，煎成鸡蛋饼。每晨空腹食用1次，7日为1疗程。共治12例，7例在1周后获愈（个别病例曾用过抗结核西药），5例于服药2周后见效。治愈病例随访3~5年未见复发。（中医杂志，1981，5：58）

4. 治疗乳腺炎 全蝎2只（捣），馒头1个。用馒头将全蝎包入，饭前吞服。共观察365例，用上方治疗308例，治愈307例；用青霉素治疗57例，治愈48例。（中医杂志，1986，1：40）

5. 治疗乳腺增生病 用全蝎、瓜蒌皮各45克，研粉混匀，分成20包。于月经净后开始服，每次半包，温开送服，每日2次，20日为1疗程。共治112例，以乳腺疼痛及肿块消失为痊愈。结果：痊愈95例，显效12例，有效3例，无效2例。在治愈的95例中，1疗程治愈59例，2疗程36例。病程愈短疗效愈好，而绝经后的患者疗效较差。（河南中医，1990，4：26）

6. 治疗血栓闭塞性脉管炎 制松香1.2克，水蛭1克，全蝎0.8克，以上为1次量。共为细末，或装胶囊内，冷开水送服，每日3次，30日为1疗程。另用松香220克研细末，以100毫升生桐油调成糊状，先用10%食盐水洗净创面，清除坏死组织，然后将药糊摊敷在创面，纱布包扎，每日换药1次。共治20例，疗效评定按1985年7月南京脉管炎临床研究交流会议制定的标准。结果均治愈。随访1~2年，仅1例于1年3个月复发，仍用上法治愈。（新中医，1987，2：34）

7. 治疗大面积烧伤后期残余创面 全蝎45只，蟾蜍7~10只，小麻油1000克，鲜蛋黄500克。煎后去渣，制成“生肌油”，装瓶备用。先用生理盐水洗干净创面脓性分泌物，用生肌油纱布按创面的大小敷贴，行半暴露或包扎法。对无脓性分泌物的创面，一般不换药；对脓性分泌物较多的创面，每日换药1次至创面愈合为止。共治450例，肉芽创面400例，脱痂创面50例。结果：创面全部愈合，其中9厘米×9厘米脱痂创面7日愈合，后期8厘米×4厘米残余肉芽创面21日愈合。创面愈后很少形成瘢痕。（中医杂志，1989，5：29）

8. 治疗银屑病 取全蝎7克（最好用野生活蝎），香油100克，文火煎炸黄酥，睡前嚼碎食下，接着喝黄酒250克，然后发汗（每次服药必须发汗）。每隔7日服1剂，一般用4~8剂。成人每次服全蝎7克，11~16岁用5克，11岁以下酌减。忌白酒，驴、马、羊、猪、鹅肉，鱼虾海味及辣椒等。共治63例，进行期48例，静止期15例，以皮损全部消退为临床治愈。结果：临床治愈38例，显效10例，有效9例，无效6

例。一般用药2～3次开始好转，进行期疗效优于静止期。（中国皮肤性病学杂志，1993，2：114）

9. 治疗慢性荨麻疹 取鸡蛋1只，在顶部开1小孔，将洗净的1枚全蝎塞入，破口向上，放容器内蒸熟，弃蝎食蛋。每日2次，5日为1疗程。共治73例，以疹块消失，无瘙痒感为痊愈。结果：痊愈58例，显效13例，无效2例。疗程最短5日，最长34日。（浙江中医杂志，1987，8：370）

10. 治疗骨结核 蜈蚣、全蝎各40克，土鳖虫50克。研末混匀，分成40包。每日晨5点、晚9点各服药1次。每次用1包放入鸡蛋内搅拌均匀后蒸服，也可煎或炒服。20日为1疗程，一般服3～6个疗程，每疗程后需停药1周，服药期间停用一切抗结核药。共治10例，以临床症状消失，肢体与关节功能基本恢复，X线摄片其病理改变完全消失为痊愈。结果：痊愈8例，显效1例，无效1例。痊愈者随访1年均无复发。（中西医结合杂志，1988，6：379）

11. 治疗痛证 全蝎（连尾）50克，蜈蚣（去头足）30克，丹参100克。共晒干研末，每次10克（小儿用量按年龄递减），用白糖调成糊状，开水送服，每日2次。治疗急性发作型疼痛60例（包括头痛、肩周痛、手足或腰痛），服药后，7日内疼痛消失者46例，15日内疼痛减轻者11例，21日后仍不能缓解者3例。（湖南中医学院学报，1989，3：166）

12. 治疗百日咳 取全蝎1只，炒焦为末，鸡蛋1个煮熟，用鸡蛋蘸全蝎末食之，每日2次，3岁以下酌减，5岁以上酌增。共治74例，全部治愈；治疗时间最长7日，最短4日，平均5日。（浙江中医杂志，1990，3：114）

13. 治疗泪道阻塞、泪囊（管）炎 全蝎适量，焙干研末，成人每次6～9克，小儿减半，以温酒或开水送服，每日1～2次，3日为1疗程。共治19例，以症状、体征消失，3年以上未复发者为治愈。结果：非炎性泪道阻塞8例，痊愈3例，好转3例；泪小管炎4例，痊愈1例，好转2例；慢性泪囊炎4例，痊愈3例，好转1例；急性泪囊炎3例，痊愈1例，好转2例。（中级医刊，1987，7：50）

临证参考

［**古法借鉴**］

1. 肠风下血 治肠风下血，干蝎（炒）、白矾（烧）各2两。为末，每服半钱，米饮下。此经验见载于《本草纲目》卷40《圣惠方》。

2. 气瘿 治气瘿，全蝎30个（去头足），猪、羊靥各30个（炙枯），枯矾5钱。为末，炼蜜为丸，如梧桐子大。每服50丸，饴米糖拌吞，或茶送下。此经验见载于《扁鹊心书·神方》消瘿散。

气瘿为瘿病的一种，多因情志抑郁或水土因素所致。其症为颈部生肿物，边缘不清，皮色如常，按之柔软，随喜怒增大或缩小，相当于西医甲状腺肿大的一类疾病。猪、羊靥为猪、羊的甲状腺体。

3. 子肠不收 治妇人子肠不收，全蝎不拘多少。为末，口噙水，鼻内搐之。此经验见载于《卫生宝鉴》卷18蛜蝌散。

子肠不收又名阴脱，即子宫脱垂。“蛜蝌”，全蝎之别名，见《蜀本草》。

4. 鹅口疮 治小儿鹅口不能乳，用全蝎7枚，先用薄荷汁浸过，后用薄荷7叶裹之，文武火炮过，焙令干，研末，更入黄丹，同研匀细，熟蜜和为膏，敷病处。此经验见载于《小儿卫生总微论方》卷1。

鹅口疮指口腔、舌上满布白屑，状如鹅口，其色白如米粒的一种口腔疮疡，多发于新生儿及久病体弱、营养不良的婴幼儿。现代长期应用广谱抗菌素，也可继发此病。

5. 夜啼 治小儿夜啼，用全蝎（去足、翅）不拘多少，青薄荷（焙干），为末，每服半钱，薄荷汤调下。此经验见载于《保婴撮要》卷4。

6. 舌肿硬 治舌肿强硬，用蛇蜕（烧存性）、全蝎各等份。为细末，每用少许，敷舌上。此经验见载于《古今医统大全》卷64蛇蝎散。

舌肿强硬，为风痰毒气互结，络脉不通所致。全蝎既能攻毒散结，又能祛风通络，故能治之。

［**论治备参**］

1. 全蝎，专入足厥阴肝经，为治风要药，一切风木致病，无乎不疗，且能引风药达病所，以扫其根，故治风宜加而用之。

2. 全蝎，攻风痰、风痫之药，主小儿惊风抽搦，痰涎壅盛，或诸痫证，或大人中风，口眼㖞斜，或头风眩痛，耳鸣耳聋，或便毒横痃，风毒痈疮，或遍身风癞，皮肤如鳞甲云斑及风癣诸证，都宜用之。

3. 治小儿惊风，全蝎不可缺也，有用全者，有只用蝎尾者，蝎尾功尤大。

4. 全蝎得胡桃同煅共研，黄芪金银花汤下，治横痃不收口。又治漏疮用全蝎，必配蜈蚣、穿山甲，使之相制而相成。

5. 治慢性喘息型支气管炎或哮喘急性发作，可用全蝎1.5~2克，配蜈蚣1~2克，研末冲服或装胶囊口服。此类祛风解痉药有抗过敏及缓解支气管痉挛的作用，对于顿咳也有一定疗效。

6. 心绞痛用常规中西药少效或无效时，可在调养气血基础上，加全蝎粉1.5克，蜈蚣1条研末，混匀，于痛发时1次服下，止痛效果较好。全蝎、蜈蚣合用为止痉散，虫蚁搜剔，善于通幽，且可止痉，其功用不等同于活血止痛药。

7. 治肾病综合征或慢性肾炎患者，尿蛋白持续不消，可在辨证方基础上加用全蝎，或取全蝎6~15克（因多为盐制，用时须反复冲洗，浸泡，烘干研粉），以黄芪、白花蛇舌草各30克，地龙、僵蚕各20克，水煎送服。有肝功能损害者不用。

8. 全蝎用治痹证多是针对关节肢体肿痛变形，且属顽固难治、经久不愈之症。临床体会：同穿山甲配伍则增强搜剔络邪之力，同乌头配伍则镇痛之效倍增。

9. 全蝎配钩藤、地龙、紫河车等份研末，每服3.5克，每日2次，治血管神经性头痛；取生全蝎30克，炮穿山甲45克，共研细末，每服4.5克，每日1次，治丹毒有速效。全蝎散剂用量每次一般为1克，少则乏效，大量每次不宜超过2克。全蝎含有异种蛋白质，应以散剂或丸剂内服，入煎剂则影响疗效。个别过敏体质的患者，服用后皮肤瘙痒，应停用。

10. 全蝎软坚活络，能消除淋巴结肿大，对血丝虫病形成的粗腿，配合大量柴胡有卓效。

11. 以全蝎30克研末，分为10包，早晚各服1包，对于缓解缠腰火丹（带状疱疹）之疼痛有卓效。盖全蝎能剔解毒邪，毒解络通，故能止痛。若带状疱疹发于头面部，可配菊花、蔓荆子、钩藤等药。

12. 全蝎细研为末，每服3克，每日1～2次，治疗各种疮疖肿毒，有效验，尤其对西医所称的毛囊炎或多发性麦粒肿，疗效甚佳。

13. 全蝎用治某些眼病，常有奇效。取全蝎3克，研末吞服，配合补益明目剂同服，能增强补益药的明目作用；有时单用全蝎一味，亦有恢复视力之功。全蝎以止痛见长，用于眼目胀痛，亦有卓效。辨证方中加入全蝎3克研末吞服，不仅缓解眼目胀痛甚佳，且有助于降低眼压。本品对头目胀痛发生于久视之后，以及因远视、近视、散光等屈光不正所致的视疲劳症，亦有较好效果。又眼皮跳，甚者同侧面部肌肉抽搐掣动及小儿劄目（俗称“鬼眨眼”）之症，在辨证基础上加入全蝎治疗，也有良效。

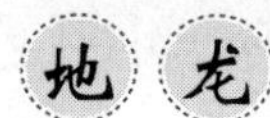

地龙，始载于《神农本草经》，原名“白颈蚯蚓”，习称“蚯蚓”，是钜蚓科动物参环毛蚓、通俗环毛蚓、威廉环毛蚓或栉盲环毛蚓的除去腹内肠杂和泥土的干燥体。前一种习称“广地龙”，后三种习称“沪地龙”，一般认为广地龙的药效较好。因本物形体似龙，而又生活在地下，所以叫地龙。本品味咸，性寒，归肝、脾、膀胱经。

临证应用

［**配用简说**］

1. 地龙功能清热定惊，息风止痉，治疗温热病高热烦躁，狂言乱语，惊痫抽搐，常与黄连、大青叶、羚羊角、钩藤等同用。痰热盛者，可酌加贝母、竹沥、胆南星，以涤痰定惊。治躁狂型精神分裂症，用鲜地龙洗净，加白糖同研化水服，有镇静安定之效。

2. 地龙味咸性寒，配合天麻、钩藤、夏枯草、石决明等，能平降肝阳，适用于肝阳上亢的头痛眩晕。现治疗肝阳上亢的高血压症，每多用之。

3. 地龙长于通络止痛，适用于风湿阻络，经脉不利，肢体疼痛。热痹宜配赤芍、忍冬藤，寒痹宜配桂枝、乌头。如与黄芪、当归、桃仁、红花等配伍，又可用于气虚血滞所致的中风偏瘫，半身不遂。

4. 地龙性寒入肺，能平喘咳，对肺热哮喘尤宜。可研末，装入胶囊内服，每次3克，每日2次，也可配合麻黄、杏仁、石膏、黄芩、姜半夏等药煎服。

5. 治热结膀胱，小便不通，可单用鲜地龙捣烂，加冷开水滤取浓汁服；治湿热停聚，下肢浮肿，可配合猪苓、茯苓、车前子、泽泻等，以清热利尿消肿。

6. 活地龙捣敷或加白糖化水涂敷，用治急性乳腺炎、慢性下肢溃疡、烫火伤，以及肿毒疮疡等，有一定疗效。

[**一般用法**]

入煎剂 5～10 克，研末服每次 1～2 克，或取鲜品加糖同研化水服。外用适量，捣敷或加糖化水涂敷。本品味腥，研末吞服易致呕吐，故宜装入胶囊服。孕妇及脾胃虚寒者忌用。

临证推广

[**古用发微**]

1. 治疗外肾肿大 治小儿外肾肿硬成疝，干蚯蚓为细末，用唾液调涂，常避风冷湿地。方见《阎氏小儿方论》。本方《普济方》卷 399 引《仁斋直指方论》名地龙膏，用法为：先以葱椒汤于避风处洗，次用津唾调敷其上。外肾热者，鸡子清调敷，或加牡蛎少许亦可。治阴囊肿大，亦可用《外科大成》卷 4 地龙散：甘草、地龙为末。用甘草煎汁，调地龙末涂之。若劳复卵肿，或卵缩入腹，腹中绞痛，身体重，头不能举，小腹里急，热上冲胸，四肢拘急欲死，用蚯蚓 24 枚，水 1 斗，煮取 3 升，顿服取汗，或以蚯蚓数升绞汁服之，并良。方见《本草纲目》卷 42 引《肘后备急方》。

外肾指阴囊及睾丸；卵肿指睾丸肿大。

2. 治疗跌打损伤 治打伤至重者，用白颈蚯蚓（洗净）焙干为末。每服 2 钱，姜葱汤送下，盖被出汗即愈。痛止后，以松节温酒服之。如打伤筋缩痛甚者，急取白颈蚯蚓二三条，捣烂冲酒服。方见《文堂集验方》卷 4 蚯蚓散。治打扑损伤，或从高处坠下，令人腰脊或胫、腨、臂、腰中痛不可忍，亦可用地龙配当归尾、苏木、桃仁等水煎服。方见《证治准绳·疡医》卷 6 地龙散。

地龙通经活络而止痛，可用于跌打损伤导致的瘀血内停，血脉不畅，局部肿痛，活动受限等。

3. 治疗鼻息肉 治鼻内息肉，白颈蚯蚓 1 条，猪牙皂荚 1 挺。上药纳于瓷瓶中，烧熟研细。先洗鼻内令净，以蜜涂之，敷药少许在内，令清水下尽。方见《太平圣惠方》卷 37 敷鼻蚯蚓散。

上述经验后被李时珍载入《本草纲目》，并作为地龙的主治病症之一。

[**现代报道**]

1. 辅助食管癌、肺癌的放射治疗 放疗组 183 例，食管癌 122 例，肺癌 61 例，接受钴 60γ 射线或直线加速器的 10 毫伏 X 线治疗，每次 1.7～2.0Gy，每周 5 次，总吸收剂量 60～70Gy。用药组 303 例，食管癌 209 例，肺癌 94 例，在上述放疗的基础上，早、晚饭前各服地龙胶囊 2～3 粒（每粒含蚯蚓提取物 60 毫克），温开水送服，8 周为 1 疗程。近期疗效评定，按卫生部颁发的抗癌药物临床研究指导原则规定的实体肿瘤客观疗效评定标准。结果：用药组和放疗组食管癌的总缓解率分别为 90.0% 和 80.4%，肺癌的总缓解率分别为 84.0% 和 70.5%，两组疗效差别显著（$P<0.05$）。（第四军医大学学报，1992，3：165）

2. 治疗腮腺炎　取活蚯蚓 10 斤，洗净晾干，置瓷罐中，加入白糖适量，密封存阴凉处 1 月，成棕色液。用时取大黄粉适量加入地龙汁调成糊状摊于纱布上，外敷患处。共治 52 例，除 4 例敷药 1 次未复诊外，其余病例敷 1 次即症状减轻，2～4 次痊愈。（浙江中医杂志，1993，3：138）

3. 治疗冠心病心绞痛　治疗组 40 例给予蚓激酶胶囊（从赤子爱胜蚯蚓中提取的一组蛋白水解酶，每粒 200 毫克）2 粒口服；对照组 30 例给予丹参片 3 片口服，均每日 3 次，连用 8 周。两组病例心绞痛发作时均可给予硝酸甘油。症状疗效以同等劳累程度不引起心绞痛或心绞痛发作次数减少 80% 以上，硝酸甘油消耗量减少 80% 以上为显效；心电图疗效以静息心电图恢复正常，次极量运动试验心电图由阳性转为阴性或运动耐量上升 2 级为显效。结果：症状疗效治疗组显效 36 例，总有效率 98%；对照组显效 9 例，总有效率 50%，差别有非常显著意义（$P<0.01$）。心电图疗效治疗组显效 10 例，总有效率 70%；对照组显效 1 例，总有效率 37%，差别也有非常显著意义（$P<0.01$）。（中国新药与临床杂志，1999，1：17）

4. 治疗消化性溃疡　观察 78 例，随机分成治疗组 40 例，对照组 38 例。两组的溃疡类型、溃疡数分布均基本一致。治疗组用地龙烤干研末过筛，每次服 2 克，每日 3～4 次，饭后 1 小时服，服第 4 次者于每晚睡前加服。对照组以辨证论治为主，虚寒型用黄芪建中汤加减，胃阴不足型用沙参麦门冬汤加减，寒热夹杂型用左金丸加减。以症状消失，胃镜复查溃疡愈合只留瘢痕者为治愈。结果：治疗组平均治疗 36.44 日，治愈 34 例，显效 6 例，治愈率为 85%；对照组平均治疗 44.08 日，治愈 24 例，显效 12 例，无效 2 例，治愈率为 63.2%。两组治愈率比较差异显著（$P<0.05$）。（中医杂志，1988，7：21）

5. 治疗原发性肾小球疾病　口服蚯蚓提取物 150 毫克，每日 3 次，饭后服用，连用 7～14 日。共治 9 例，慢性肾炎普通型 4 例，高血压型 1 例，肾病综合症Ⅱ型 4 例；2 例合并肾功能不全。结果：治疗前凝血指标 KPTT（秒）、PT（秒）、TT（秒）均值分别为 42.8 ± 10.0、13.7 ± 1.8、17.1 ± 4.1，治疗后分别为 55.7 ± 8.9、19.1 ± 5.6、21.3 ± 7.3，P 均 <0.01。抗凝指标 AT－Ⅲ：C（%）均值治疗前为 54.6 ± 15.0，治疗后为 67.8 ± 13.1，$P<0.05$；FDP（mg/L）均值治疗前为 13.3 ± 5.0，治疗后为 23.3 ± 11.0，$P<0.05$。尿蛋白定量（克）均值治疗前为 2.14 ± 0.42，治疗后为 1.05 ± 0.36。（中华肾脏病杂志，1993，1：26）

6. 治疗高脂血症　治疗组 40 例，用地龙注射液 4 毫升（相当于生药 4 克）加入 5% 葡萄糖盐水 250 毫升中静脉滴注，每日 1 次；对照组 28 例予多烯康胶囊口服，每次 3 粒，每日 3 次，同时用复方丹参注射液 12～16 毫升加入 5% 葡萄糖盐水 250 毫升中静脉滴注，每日 1 次。两组均以 3 周为 1 疗程。以胆固醇下降≥20% 或甘油三酯下降≥40% 者为显效。结果：治疗组显效 24 例，总有效率 92.5%；对照组显效 12 例，总有

效率67.9%。两组疗效有非常显著差异（$P<0.01$）。（实用中医药杂志，1999，5：26）

7. 治疗脑血栓形成 口服蚯蚓酶150毫克，每日3次，连服1周。共治19例，均为轻、中型病例。结果：凝血指标KPTT（秒）、PT（秒）、TT（秒）治疗前均值分别为38.5 ± 7.4、14.5 ± 1.5、17.1 ± 2.1，治疗后为58.6 ± 16.2、19.0 ± 5.6、19.6 ± 4.1，表明蚯蚓酶有抗凝作用。治疗前神经功能缺损积分为10.5 ± 8.8，治疗后为6 ± 7.7，$P<0.01$。（中国急救医学，1992，4：3）

8. 治疗外伤性局限性癫痫 在服用苯妥英钠、安定、地塞米松、维生素B_1等西药抗癫痫的同时，加用干地龙3～6克，水煎服，每日1次。儿童可将地龙与黄豆同煮后只吃豆粒。服药1～2个月后，如发作次数减少可逐渐停用西药，单独服地龙2～12个月。共治20例，均有明显头部外伤史及典型的癫痫发作症状。以治疗后，半年内无癫痫症状出现，学习、工作、生活正常为基本治愈。结果：基本治愈16例，好转3例，总有效率95%。（河北医药，1983，3：48）

9. 治疗精神分裂症 取地龙60克，白糖10克，水煎，分早晚2次服，每日1剂，每周6剂，60剂为1疗程。经治30例，病程3月至11年。结果：近期治愈2例，显效7例，好转8例，无效13例。据临床观察，不论病型及病程长短，有效病例均属瘀实证（脉象洪数有力，舌光绛或青紫，苔黄或腻），而虚寒证（脉沉细弱，舌淡苔白，边有齿痕）者无效。（浙江中医药，1979，12：44）

10. 促进混合痔手术后创面愈合 观察病例均采用痔结扎术，创面环绕肛周。治疗组71例，手术后至痔脱落前使用0.1%雷夫奴尔溶液，每日2次局部湿敷，痔脱落时开始局部喷洒创愈新（鲜地龙制成的溶液），每次0.5～1毫升，每日2次，至创面愈合，此期间不使用其他药物。对照组65例，在痔脱落前治法同治疗组，痔脱落后用紫草药条，每日换药1次，至创面愈合。结果：治疗组创面愈合时间为16.5 ± 1.8日，对照组为21.2 ± 2.8日，差异有显著性（$P<0.01$）。观察到用药后3日内，创面表皮生长速度，治疗组明显较对照组为快（$P<0.01$）。创愈新制剂价廉，易保存，在使用过程中未见肉芽过度增生及其他副作用。（中国中西医结合杂志，2000，12：899）

11. 治疗感染性褥疮 取鲜地龙100克，用清水洗净捣烂，加入白糖300克拌匀，置于8℃～10℃低温处备用。治疗时先将患处按常规清洗消毒，清除坏死组织，然后用消毒棉签将地龙液敷上，外覆一层塑料薄膜，再用消毒纱布包扎，每日换药1次。共治25例，结果：换药3日，脓性分泌物减少；换药5日，溃烂表面长出新生肉芽组织；换药7日，Ⅰ～Ⅱ期褥疮痊愈；Ⅳ期坏死性脓腔性褥疮换药30日痊愈。（山东中医杂志，1997，6：261）

12. 治疗皮肤皲裂 珍珠粉4份，广地龙粉20份，煅月石6份，白凡士林70份，调匀备用。每用以温开水洗净皲裂处，并擦干，然后取药脂少许，涂于患处，每日2次。共治42例，治愈41例，无效1例。1周内治愈24例，2周内17例。（中医杂志，1983，11：6）

13. 治疗带状疱疹 取活蚯蚓洗净泥土，加入等量白糖，使其溶化，用棉签蘸蚯蚓液敷涂患处，每日5～6次。共治83例，全部治愈。治疗时间最长11日，最短3日；

有溃烂者疗程较长。（黑龙江中医药，1991，6：32）

14. 治疗慢性荨麻疹 用100%地龙注射液，每次2~3毫升肌内注射，儿童酌减。每日1次，10次为1疗程，两疗程间隔3~4日，同时辅以适当的抗组织胺类药物。共治50例，病程均在3年以上，有的长达20多年，均为经过各种抗过敏、中药、针灸等治疗而疗效欠佳的病例。以用药1~3疗程，皮损迅速消失，治疗期间无新发疹，停药1年后仍未复发为痊愈。结果：痊愈15例，显效24例，有效9例，总有效率96%。（重庆医药，1980，2：36）

15. 治疗滴虫性阴道炎 治疗组95例，用阴道窥镜暴露阴道，用消毒干棉球擦拭阴道，去除分泌物，将肤康宁膏（主要成分为蚯蚓提取剂，每次用量约含生药量2克）挤于棉签上，涂于阴道穹隆，每日1次，5次为1疗程；其夫每日口服灭滴灵0.6克，共5日；用药期间禁止同房。对照组20例，常规擦拭阴道后，用灭滴灵0.2克装入胶囊中，置于后穹隆，每日1次，5次为1疗程，其他方法同治疗组。以自觉症状消失，阴道分泌物量及性质恢复正常，阴道黏膜色泽恢复正常，阴道分泌物化验未见滴虫为痊愈。结果：治疗组痊愈77例（81.1%），好转10例（10.5%），总有效率91.6%；对照组分别为13例（65%）、6例（30%）和95%。（中西医结合杂志，1990，10：633）

16. 治疗百日咳 取新鲜地龙500克，置净水中1小时左右，洗涤干净后放干净盆内，撒上白糖150克，搅拌，约1~2小时后以纱布过滤，得浸出液500毫升，高压消毒，冷却备用。1~3岁每次10毫升，4~6岁20毫升，7岁以上30毫升，每日2次口服，连服7~10日。共治16例，多是经抗生素、止咳药等治疗无效的病例。结果：治愈15例（7日内治愈14例，9日治愈1例），显效1例。疗程与病程长短、年龄大小及性别无明显关系。（中西医结合杂志，1990，4：23）

17. 治疗化脓性中耳炎 取肥大活蚯蚓30~40条，用水洗净置于消毒的容器内，再放入白糖50克，用消毒镊子轻轻搅拌，约20~30分钟后，白糖溶化，蚯蚓萎缩，渗出黄白色黏液，纱布过滤后装瓶备用。先用3%双氧水清洗耳内脓性分泌物，消毒棉球擦干，滴入蚯蚓白糖液3~4滴，每日2~3次，滴药后在外耳道塞一无菌干棉球。共治50例，急性31例，慢性19例。结果：均在1周内治愈。（吉林中医药，1986，5：19）

临证参考

［古法借鉴］

1. 霍乱 治霍乱，腹胀，烦闷不止，手足厥逆，用地龙（焙干）、蛤粉各等份。为细末，每服2钱匕，蜜水调下。此经验见载于《圣济总录》卷38救命散。

2. 手足肿痛 治手足肿痛欲断，取蚯蚓3升，以水5升，绞汁2升半，服之。此经验见载于《本草纲目》卷42引《肘后备急方》。

3. 疟疾 治瘴疟、诸疟，大热烦躁，生地龙3条，研细，加生姜汁、薄荷汁、生蜜各少许，新汲水调下。如热炽，加脑子（冰片）少许。此经验见载于《仁斋直指方论》卷12地龙饮。

《理瀹骈文》本方用法是涂胸口。

4. 酒醉 治恣饮烧酒，大醉欲死，身体臭秽，蚯蚓20条，葱40根，同捣烂如泥，以井水2碗漉过。取汁1碗，灌入醉人口中。此经验见载于《辨证录》卷10地龙汤。

5. 疮毒 治对口毒疮，已溃出脓，用蚯蚓捣细，凉水调敷，日换三四次。治丹毒敷方：紫浮萍1碗，中等活地龙7条，研细敷。治一切远年疮毒起管成漏，脓水时流，久不收口，蛐蟮（即地龙）1斤（酒洗，炙研末），蜣螂8个（炙研末），刺猬皮（连刺）5钱（炙）。上为末和匀，炼蜜为丸，桐子大。每服8分，开水下。管自逐节推出，以剪子剪去败管，效。上述经验见载于《本草纲目》卷42引《扶寿精方》、《仁斋直指方论》卷24及《鲟溪单方选》。

6. 代指 治代指疼痛，用猪脂和蚯蚓捣如泥，敷之，日四五度易之。此经验见载于《太平圣惠方》卷65。

7. 乳痈 治乳痈痛不可忍，地龙一二条，入生姜以乳钵内，研如泥，涂四旁，纸花贴之。此经验见载于《普济方》卷325。

8. 阳证脱肛 治阳证脱肛，干地龙（蟠如钱样者佳，略去土）1两，风化朴硝2钱。上剉，焙研为细末，和匀。每用二三钱，肛门湿润干涂，干燥用清油调涂。先以见毒消、荆芥、生葱煮水，候温浴洗，轻与拭干，然后敷药。此经验见载于《活幼心书》卷下蟠龙散。

阳证脱肛，是指气虚下陷而兼有湿热下注所致的脱肛；见毒消又名紫葛，为葡萄科植物异叶蛇葡萄的根皮，有清热补虚、散瘀通络、解毒等功效。

9. 烫火伤 治烫火伤方：自落梧桐叶适量，瓦上焙干为末，麻油调搽。固皮用蚯蚓焙干为末，麻油调搽。此经验见载于《杏林碎锦》卷上。

10. 蛇咬伤 治蛇咬，毒气攻心迷闷，地龙5枚，蜈蚣1枚（赤足者）。相和捣烂，敷患处。此经验见载于《圣济总录》卷148二虫膏。

毒已攻心，宜同时内服治蛇毒药，可免救治不及。

11. 阴蚀 治阴蚀，蚯蚓三四条（炙干为末），葱数茎（火上炙干为末），蜜1碗（煮成膏），将药搅匀，纳入阴户。此经验见载于《串雅内编》卷2。

阴蚀又称阴疮，指妇女外阴部或阴内生疮，溃烂，或痛或痒，多伴赤白带下。

12. 难产 治难产，地龙（洗去土，新瓦上焙令微黄）、陈皮、蒲黄各等份，各自为末。如经日不产或二三日难产者，各抄1钱，新井水调下便产，母子全安。此经验见载于《产宝诸方》极验黄龙散。

13. 风热目赤 治风热赤眼，地龙10条（炙干），为细末，夜临卧时，以冷茶调下2钱。此经验见载于《太平圣惠方》卷32。

14. 耳聋 治耳聋，蚯蚓（去土）、川芎各等份。为细末，每服2钱，食后临卧茶清调下。治耳卒聋闭，蚯蚓入盐，安葱内，化水滴之。上述经验见载于《鸡峰普济方》卷18蚯蚓散及《本草纲目》卷42引《胜金方》。

15. 鼻出血 治鼻衄良方：大蚯蚓十数条捣烂，井花水和稀。患轻澄清饮，重则并渣汁调服。此经验见载于《古今医鉴》卷7。

16. 咽喉肿痛 治咽喉卒肿不下食，地龙14条，捣涂喉外；又以1条，着盐化水，入蜜少许，服之。治喉痹塞口，用地龙1条研烂，以鸡子白搅和，灌入。若用白头蚯蚓7条，滚水泡澄，候冷去泥，和荸荠汁饮之，能消咽喉红肿，以防蛾患。上述经验见载于《本草纲目》卷42引《太平圣惠方》及《喉科金钥》地龙饮。

蛾患即乳蛾，相当于西医的急性扁桃体炎。

17. 缠喉风 治缠喉风，用地龙（白颈者）5条，白梅肉2个，朴硝2钱，同研成膏，挑入喉中，含化。此经验见载于《普济方》卷60地龙膏。

缠喉风类似于西医的咽旁脓肿及脓性颌下炎等。

18. 口舌生疮 治老人、虚人口疮，吴茱萸（炒）、地龙（炒）各为细末，每用药末各5钱，醋调，涂两脚心，外用油纸盖，纱布固定。此经验见载于《医方类聚》卷77引《澹寮方》二圣散。

《经验秘方》卷1治舌头溃烂方：鲜地龙10条，吴茱萸5分，研和，入飞面少许，醋调敷两足心。

19. 木舌 治木舌肿满，蚯蚓1条，以盐化水涂之，良久渐消。此经验见载于《普济方》卷59蚯蚓方。

20. 唇菌 治唇翻突肿起如菌，症极危急，宜速灸两手少商穴，并以蚯蚓10条，吴茱萸2钱，研末，加灰面少许，热醋调敷两足心，以布包裹，二三时更易，以愈为度。此经验见载于《华佗神医秘传》。

唇菌，古病名。指口唇肿起，翻突如菌状者，多由心脾热毒所致。

［**论治备参**］

1. 地龙至微之物，实至神之物，大热发狂之证，与其用白虎汤以泻之，不如用地龙浆以疗之。盖石膏虽泻火而能伤胃，地龙既泻火而又不损土。或问地龙治发狂如神，此何故？曰地龙善泻阳明之火，而又能定心中之乱，故一物而两治之也。

2. 地龙，性寒下行，能解热疾而利小便，治天行热病，烦渴狂言。本品得寒水之气，由心经引热下行自小便而出，此釜底抽薪之法。

3. 地龙干者熬末用之，去蛔虫甚有验。

4. 脚气药必须以地龙为使。

5. 地龙配麻黄、五味子，可治疗变态反应或其他过敏因素所致的支气管哮喘。上述配伍取五味子酸敛、麻黄辛温、地龙咸寒，辛酸咸合伍，能宣肺、敛肺、止痉，以缓解支气管痉挛，而收平喘之效。

6. 地龙有良好的抗风湿和消炎止痛效果，对慢性风湿性关节炎反复发作，可在辨证方中加地龙9克；如疼痛较剧，可再加赤白芍各9克，桃仁6克，镇痛效果更好，而且作用持久。治疗单纯性风湿性坐骨神经痛，无脊柱病变者，用地龙效果显著，不论急慢性都适宜，急性期止痛更佳。一般取地龙15克，加赤芍、威灵仙、川芎各9克；如痛剧者，用地龙15克，制川草乌各6克，乳香、没药各6克，能令止痛作用更迅速。

7. 地龙有良好的抗癫痫作用，配丹参蜜制成丸，每次3克，每日服3次，服1个月，或会延长发病间隔时间和减轻症状。如果疗效甚好，应较长期服用。

8. 治疗早泄，活地龙 10 条，剖开洗净，和韭菜汁捣烂，热酒冲服，每日 1 次，连服数日即可见效。

9. 治疗脑震荡后遗症之头痛，通窍活血汤优于血府逐瘀汤，因通窍活血汤中有麝香开通诸窍。麝香药源紧张，临证可以地龙配陈酒代之，其通窍活血之力虽不及麝香，但亦每能奏效。

10. 治红眼病，用新鲜地龙化水点眼，有良效。方法是挖取鲜地龙数条，洗净泥土，放在碗中，加糖少许，上盖一碗，24 小时后地龙化为水液，用其水液点眼，每小时点 1 次，一般 2 ~ 3 日获愈。

11. 地龙味腥，内服易致呕吐，配少量陈皮入煎剂或炒香研末装胶囊服，可减少此反应。

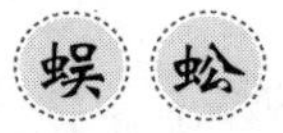

蜈蚣

蜈蚣，始载于《神农本草经》，是蜈蚣科动物少棘巨蜈蚣的干燥体。本品味辛，性温，有毒，归肝经。

临证应用

［**配用简说**］

1. 蜈蚣具有祛风止痉，息风镇惊的功效，适用于高热惊风、中风癫痫、破伤风等引起的痉挛、抽搐及口眼㖞斜等症。治惊风及破伤风发作，口噤项强，角弓反张，可配合全蝎、僵蚕、钩藤等同用；治癫痫抽搐，可配合黄连、天竺黄、贝母等清热化痰之品同用；治外风卒中经络，口眼㖞斜（面神经瘫痪），可配合白附子、僵蚕、防风等同用。

2. 蜈蚣有良好的祛风通络止痛作用，治顽固性偏正头痛（抽掣痉挛状头痛尤宜），常配合全蝎、川芎、地龙、僵蚕等同用；治风湿日久引起的神经痛、肌肉痛、关节痛，常配合羌活、独活、威灵仙、乳香、没药、白花蛇等同用。

3. 蜈蚣又常用于疮疡肿毒、疔疮、瘰疬、毒蛇咬伤等，有攻毒散结、消肿止痛的功效，可单味研末，用麻油或醋调敷，也可配合乳香、没药、儿茶、雄黄等外用。治疮疡、瘰疬，也可配入复方内服。

［**一般用法**］

入煎剂 1 ~ 3 条，或 3 ~ 5 克；研末吞服，每次 1 ~ 1.5 克，每日 1 ~ 2 次。研末吞服较入煎剂效果好。前人认为蜈蚣入药宜带头足，去之则药力不全。本品有毒，用量不宜过大。孕妇忌服，体虚慎用。

临证推广

［**古用发微**］

治疗臌胀　治一切腹胀大如筲箕者，蜈蚣（炙干，研末）三五条，鸡子 2 个。先将鸡子打开少许，每次以蜈蚣末1钱加入鸡子内，用棒调匀，用纸封糊，以沸汤煮食之。每日1次，连进3服。方见《活人心统》卷下内消散。

《医学衷中参西录》曰："蜈蚣走窜之力最速，内而脏腑，外而经络，凡气血凝聚之处皆能开之。"筲指古时盛饭的竹器，后称淘米器为筲箕。

［现代报道］

1. 治疗急、慢性肾炎 取蜈蚣1条，生鸡蛋1个。将蜈蚣去头足焙干研末，纳入鸡蛋（先在蛋壳上打开1个小孔）内搅匀，外用湿纸及黄土泥糊住，放灶内煨熟食，每日1个，7日为1疗程。不愈者隔3日再进行下1个疗程。治疗中嘱患者休息，减少食盐量；不配服他药。共治36例，治愈35例（用药2个疗程者18例，3个疗程12例，4~6个疗程5例），无效1例。上方对浮肿、尿蛋白消退有较好效果。（中医杂志，1979，8：32）

2. 治疗血管神经性头痛 蜈蚣3~5克，全蝎0.5~2克。共研末，混匀，每日分2次开水送服，一般服1~3日。共治102例，以治疗后头痛消失为痊愈。结果：痊愈96例，无效6例。痊愈者用药1~2日36例，2~3日43例，4~5日17例。（江西中医药，1992，6：54）

3. 治疗周围性面神经麻痹 每日用全蜈蚣2条，研为细末，晚饭后以防风30克煎汤送服，10日为1疗程，药后避风寒。儿童用量酌减。病程长者加当归、川芎。共治26例，以症状全部消失，面肌活动正常为痊愈。结果：痊愈16例，显效6例，好转3例，总有效率96.16%。（山东中医杂志，1986，3：26）

4. 治疗阳痿 取当归、白芍、甘草各60克，晒干研细，过90~120目筛，再取蜈蚣18克研细，将两者混匀，分为40包。每次半包至1包，早晚各1次，空腹用白酒或黄酒送服。15日为1疗程。忌食生冷，戒气恼。共治737例，以阴茎勃起坚而有力，同房能成功为近期治愈。结果：近期（指半年内）治愈655例，好转77例，无效5例。起效时间一般3~7日，最迟在25日后。伴前列腺炎者，一般需同时治疗。见效后仍需服药巩固10~15日，愈后仍要忌食生冷，戒气恼。（中医杂志，1981，4：36）

5. 治疗无名肿毒 取活蜈蚣2条，红花5克，浸入75%乙醇500毫升内，浸泡7日后即可使用。用棉签蘸药液涂患处，已溃烂流脓者涂四周，每日3~5次，3~10日为1疗程。共治600例，手指炎236例，毛囊炎168例，急性乳腺炎35例，外痔12例，痈26例，蛇咬伤3例，虫咬伤92例，牙髓炎23例，外伤感染5例。以炎症完全消退，无复发为痊愈。结果：痊愈560例，显效23例，好转12例，无效5例（均属外伤引起）。（中西医结合杂志，1988，9：566）

6. 治疗急性乳腺炎 蜈蚣3条，全蝎3个，梅片0.5克。研为细末，过筛，装瓶备用。未破溃者将上药用米醋调敷患处，已破溃化脓者可将上药直接撒于创面。每日或隔日换药1次，一般治疗3~5日。共治15例，均治愈。（中原医刊，1986，3：47）

7. 治疗手足顽癣 全蝎63只，蜈蚣9条，梅片20克。先将凡士林1000克加热，炸2味虫药，至焦枯，去渣入梅片溶解，冷置成膏。先用温水浸泡患处20分钟，使角质层软化，然后擦干皮肤，涂上药膏；皲裂严重者加用局部封包固定疗法，每日1~2

次。共治30例，以症状消失，皮损完全恢复为治愈。结果：治愈21例，有效9例，有效率100%。治愈病例用药1周者15例，2周4例，3周2例。（中医药信息，1992，5：35）

8. 治疗鸡眼、胼胝、跖疣 观察病例分2组。治疗组214例，鸡眼139例，胼胝33例，跖疣42例；对照组135例，鸡眼87例，胼胝21例，跖疣27例。治疗组取蜈蚣、骨碎补各10克，糯米粉12克，冰片2克，研细，加冰醋酸适量，充分调匀成膏，装瓶备用。患处常规消毒后，用刀片削去表面角化增厚的皮肤，并用胶布保护周围皮肤；将适量药膏涂患处，盖以胶布，有明显痛感时弃除药物。隔日换药1次。对照组用市售鸡眼膏外敷患处，用法同上。两组均连续用药3～5次。以鸡眼、跖疣根部枯萎、坏死，胼胝角质层软化脱落为痊愈。结果：治疗组痊愈147例，显效67例；75例随访1～2年，69例未复发。对照组痊愈28例，显效39例，无效68例；52例随访1～2年，16例未复发。两组疗效有显著性差异（$P<0.05$）。（中国皮肤性病学杂志，1993，4：245）

9. 治疗骨结核 蜈蚣、全蝎各40克，土鳖虫50克。共研粉末，混匀，分成40包（每包重3.25克）。每日晨5点、晚9点各服药1次。每次将上药1包放入鸡蛋内搅匀后蒸服，也可煎服或炒服。20日为1疗程，一般服3～6个疗程，疗程间停药1周，服上药期间停用抗结核药。共治10例，以临床症状消失，肢体与关节功能基本恢复，X线摄片结核病理改变完全消失为痊愈。结果：痊愈8例，显效1例，无效1例。有效9例随访1年，均未复发。服药期间无任何不良反应。（中西医结合杂志，1988，6：379）

10. 治疗小儿颈部淋巴结炎 取蜈蚣若干条，去头足，80℃烘干，研成细粉，过4号筛，密闭封装。每次取鲜鸡蛋1只，将蜈蚣粉撒入混匀的鸡蛋糊内搅匀，加水少许，蒸至半流体鸡蛋羹口服。每日早晚饭后各1次，连服7日为1疗程。蜈蚣剂量：4～7岁每次0.6克，个别患儿视病情可递增至1.0克；8～12岁每次1.0克。共治45例，急性41例（发病7天内），慢性4例；病程最短3日，最长34日；轻度7例，中度36例，重度2例；体温在37.5℃～39.0℃之间。以肿大之淋巴结消失，完全恢复正常，无压痛，半年内无复发为痊愈。结果均痊愈，其中连服4日者12例，7日者24例，10日者6例，14日者3例。（时珍国药研究，1993，8：13）

临证参考

［古法借鉴］

1. 蛇瘕 治蛇瘕，以赤足蜈蚣（炙）1条研末，酒送服。此经验见载于《本草纲目》卷42引《卫生易简方》。

蛇瘕，古病名，瘕病之一种，腹中时伴胀痛，按之能移动，或有聚散无常的结块，称为瘕。《诸病源候论》卷19曰："人有食蛇不消，因腹内生蛇瘕也。亦有蛇之精液误入饮食内，亦令病之。其状常若饥，而食则不下，喉噎塞，食至胸内则吐出。其病在腹，摸揣亦有蛇状，谓蛇瘕也。"

2. 脚肚转筋 治脚肚转筋，蜈蚣烧，猪脂和敷。此经验见载于《本草纲目》卷42引《肘后》。

3. 杨梅疮 治杨梅大疮，蜈蚣、僵蚕、全蝎各1两。上为末，曲糊为丸，如米大，每服3分。此经验见载于《青囊秘传》金蜈丸。

杨梅疮即梅毒。

4. 丹毒、瘤肿 治丹毒、瘤肿，用蜈蚣（干者）1条，白矾1皂子大，雷丸1个，百部2钱。研末，醋调敷之。此经验见载于《本草纲目》卷42引《本草衍义》。

5. 初生儿口噤 治初生儿口噤不开，不收乳方：赤足蜈蚣半枚，去足，炙令焦，末研之，绢筛，以猪乳2合和之，分三四服与之。此经验见载于《外台秘要》卷35引《崔氏方》。

6. 聤耳 治聤耳出脓，蜈蚣为末，吹之。此经验见载于《本草纲目》卷42引鲍氏。

［**论治备参**］

1. 蜈蚣入肝祛风，入心散瘀，旁达经络，去毒杀虫。

2. 蜈蚣走窜之力最速，内而脏腑，外而经络，凡气血凝聚之处皆能开之。性有微毒，而转善解毒，凡一切疮疡诸毒皆能消之。其性尤善搜风，内治肝风萌动，癫痫眩晕，抽掣瘈疭，小儿脐风；外治经络中风，口眼歪斜，手足麻木。为其性能制蛇，故又治蛇症及蛇咬中毒。外敷治鸡眼。用时宜带头足，去之则力减，且其性原无大毒，故不妨全用。

3. 近年发现蜈蚣具有抗癌作用，能抑制癌细胞生长。配合三棱、莪术、枳实治胃癌及肝癌；配合海藻、昆布治甲状腺癌；配合白矾、百部外敷治皮肤癌；配合蚤休、雄黄外敷治子宫颈癌。

4. 全蝎1.5～3克，蜈蚣1条，研末分冲，此为止痉散，适用于顽固性心绞痛，自觉痛发时先由牙龈发作，然后引及胸背者，或痛时如有人扼杀喉间，痛及胸中者，用之多效。

5. 蜈蚣善治瘫痪，配合赤芍、桃仁、川芎等，能疏通经络，改善血循环。又本品用于脊髓病变之痉挛性瘫痪，配合白芍、生地、伸筋草，止痉治瘫效果良好。

6. 蜈蚣配全蝎、僵蚕、地龙等份研末，每服3克，每日3次，治面瘫、癫痫；配甘草等份研细末，每服2克，每日3次，治百日咳；配全蝎等份研末，每服1.5克，每日2次，治顽痹。蜈蚣散剂一般每次用量为1克，少则乏效，大量每次不宜超过2克。

7. 蜈蚣治阳痿，本草不载，今用于血脉瘀滞所致的阳痿不举，或举而不坚，坚而不久，甚效，常配合当归、白芍、红花、露蜂房、炙甘草同用。

8. 用蜈蚣2条，九香虫15克，研末装胶囊，黄酒送服，每日1次，善治因肝气郁滞，脾气虚弱，肾阳亏损，下焦瘀血阻络之阳痿。两药若配以制何首乌、淫羊藿共研粉为丸，黄酒送服，疗效更佳。诸药合用，具有改善血液循环、促进精子生成、兴奋性功能等作用。

9. 蜈蚣在试管内有抑制结核菌生长的作用。单用蜈蚣研末调油或调鸡蛋清外敷，同时配入辨证复方内服，治颈淋巴结核、骨结核、关节结核，有效，有助于消除病灶。

10. 宫外孕的保守治疗，其关键是有效及时地杀灭孕卵（即杀胚）。受《名医别录》记载蜈蚣"疗心腹寒热结聚，堕胎，去恶血"的启发，以单味蜈蚣研制成杀胚胶囊（每粒含蜈蚣0.4克），每次口服4粒，每日3次，治疗非休克型宫外孕30例，结果：成功率83.7%，总有效率90%。实践证明，蜈蚣功效之妙在于集杀胚、去恶血、散结聚为一体，是保守治疗宫外孕的一味安全、有效的药物。

11. 蜈蚣1条，全蝎5克，配僵蚕、油松节、木瓜、络石藤、丝瓜络、鸡血藤各10克，治疗甲状腺、纵隔肿瘤术后所造成的声带麻痹，效果较理想。

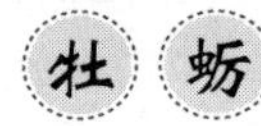

牡蛎

牡蛎，始载于《神农本草经》，是牡蛎科软体动物长牡蛎、大连湾牡蛎或近江牡蛎的贝壳。本品味咸，性微寒，归肝、胆、肾经。

临证应用

［配用简说］

1. 牡蛎功能平肝潜阳，凡肝阳上亢，血压升高，出现头晕耳鸣、头痛头胀、面赤心烦等症，常配合生龙骨、生白芍、代赭石、牛膝等同用。

2. 治疗热病后期，真阴亏损，肝风内动，手指蠕动，甚或瘛疭，可以生牡蛎配合生龟甲、生鳖甲、生地、白芍、阿胶等同用，以育阴潜阳，息风止痉。

3. 牡蛎有重镇安神之功，常与生龙骨、酸枣仁配用，治疗心悸烦躁，失眠。心气虚加黄芪、党参，心血虚加当归、白芍，阴虚火旺加黄连、玄参。

4. 牡蛎味咸，功能软坚散结，用治痰火郁结之瘰疬（如颈淋巴结核）、瘿瘤（如甲状腺腺瘤），常配合玄参、浙贝母同用；用治胁下痞块（如肝脾肿大），常配合丹参、鳖甲、泽兰等活血软坚药同用。良性肿瘤早期用本品亦有效。

5. 牡蛎煅用有较好的收敛固涩作用，配黄芪、麻黄根、浮小麦可用于虚汗不止，配莲须、金樱子、沙苑子可用于肾虚遗精，配益智仁、山药、乌药可用于虚寒性遗尿尿频，配煅龙骨、白术、黄芪、山茱萸可用于体虚所致的崩漏带下。

6. 煅牡蛎能中和胃酸而止痛。胃脘痛伴见胃酸过多，常见于消化性溃疡。治此，可用本品配合煅瓦楞子、黄连、吴茱萸、甘草同用。

［一般用法］

入煎剂9～30克，须先煎。外用适量，研末调敷。用于收敛固涩煅用，其余生用。大便秘结者慎用。

临证推广

[古用发微]

1. 治疗心脾痛 治脾痛气实，牡蛎煅为粉，用酒调一二钱服。方见《丹溪心法》卷4。若心脾痛，诸药不效，可用乳香半两（研细），牡蛎1两（火煅）。上为末，和匀，每服3钱，温酒或沸汤调下。方见《医方类聚》卷94引《经验良方》乳蛎散。

上述脾痛、心脾痛，即指胃脘痛。牡蛎煅后，具碱性，能中和胃酸而制酸止痛。治胃酸过多引起的胃脘痛，单用或在辨证用药基础上加用本品，均有良效。1986年《吉林省药品标准》所载“胃痛片”制剂，即按牡蛎：大黄：龙胆为100：1：1的比例制成，用于胃痛胃胀，吞酸吐酸。

2. 治疗尿浊 治膏淋，小便精自出，多因惊而得，可取牡蛎煅令熟，以豮猪脏近腹头处二三尺，洗净，翻过，恐油太多可略去些，如不甚多则不须去，亦洗令净，去翻脂在内，旋旋入牡蛎末，候满扎定两头，慢火水煮，令脏烂以指甲掐得软为度，款款取出，莫教取破，候冷批开脏，取出药末，将脏切细，于砂盆内研成膏，和药末为丸，如梧桐子大。每服四五十丸至百丸，米饮送下，日进三四服。初服七八日或十余日，小便所出状如凝脂，或如败血，或如细脓条，若曲蟮粪不断，每小便时必出三五次或十数次，切莫疑惑，此是败精出也。服至半月，病势已减七八分；至月余，病已瘳矣；更服至百日，永久不复发动。方见《魏氏家藏方》卷4固精丸。治小便白浊，亦可用《鸡峰普济方》卷16牡蛎散：厚朴（去皮姜制）、牡蛎、白术各半两。上为细末，每服2钱，日二三次，空心米饮调下。《小儿卫生总微论方》卷16玉粉丹，用治寒淋、膏淋，药取牡蛎粉4两（研），干姜末2两（炮）。上为末，面糊为丸如麻子大。每服一二十丸，米饮送下，不拘时候。

尿浊有赤、白之分。赤浊多因湿热下注，累及肾与膀胱，损伤血络而成；白浊多因肾虚有寒或嗜欲过度，肾失固摄所致。临证以白浊多见。尿浊在西医的泌尿系感染、乳糜尿、前列腺炎等多种疾病中可见到。据《本草纲目》记载，牡蛎能治“赤白浊”，但本品一般适用于肾虚不能蒸化制约脂液所致的尿浊虚证，若系湿热下注的尿浊实证，则非所宜。

3. 治疗男子阴囊湿痒、潮汗 治男子阴下湿痒，用牡蛎、干姜各3分。上为末，以粉敷之，每日2次。方见《医心方》卷7引《效验方》。治阴囊潮汗，可用牡蛎粉、枯白矾各1两。上为极细末，过重绢罗为面。通洗后，用面扑肾囊潮汗处。方见《慈禧光绪医方选议》扑汗方。若阴囊两旁生疮，或阴湿水出，甚痒甚苦，夜则抓之无足，后必自痛，可用《普济方》卷301牡蛎散：枯白矾4两，黄丹（炒）、牡蛎粉各2两。上为细末，遇夜睡，手捏药于痒处痛擦之，不一时又擦之，三四次后顿减，次夜再擦，虽大减又擦，后日自然平复。

牡蛎咸涩微寒，有收敛燥湿、固涩止汗之功，故用于阴囊湿痒、潮汗颇为适宜。上述方药亦可治疗腋汗、脚汗。

［现代报道］

1. 治疗胃及十二指肠球部溃疡 生龙骨、煅牡蛎各30～50克。疼痛明显加延胡索10克；睡眠差，梦多加夜交藤15克。水煎，每日分2次服。服6剂停1日，10～20剂为1疗程，1疗程结束后可继服。共治20例，以主要症状、体征消失及X线钡餐透视龛影消失为治愈。结果：治愈6例，显效5例，好转6例，无效3例。（中医杂志，1983，3：36）

2. 治疗尿毒症 治疗组38例，在去除诱发因素，调整饮食和采用西医常规非透析疗法的基础上，加用生大黄30克，牡蛎60克，熟附子10克，水煎成200毫升，保留灌肠，每日1次（重症2次）。对照组37例除不用保留灌肠外，其余治疗同治疗组。均以7日为1疗程，休息3日，再行第2疗程，平均治疗6个疗程。以主要症状、体征明显减轻或消失，尿素氮和肌苷下降>50%，酸中毒纠正为显效。结果：治疗组显效12例，好转22例，有效率89.5%；对照组为6例、9例和40.5%。两组疗效差异非常显著（$P<0.01$）。（福建中医药，1994，4：40）

3. 治疗过敏性紫癜 随机分为2组，每组30例。治疗组单用生牡蛎90克，加水2000毫升，煎成600毫升，每次200毫升，分3次温服，儿童酌减；对照组用赛庚啶4毫克、维生素C 0.2克，每日3次，儿童酌减。以皮疹消失，血、尿常规正常，随访半年无复发为治愈。结果：治疗组治愈26例，治愈时间平均为7.93日；对照组治愈21例，治愈时间平均为15.07日。两组治愈率无显著性差异（$P>0.05$），而平均治愈时间治疗组为优（$P<0.01$）。（临床皮肤科杂志，1992，4：212）

4. 治疗子宫脱垂 用升麻6克，牡蛎12克，为细末，每日1剂，分2～3次空腹服。Ⅰ°脱垂服1个月，Ⅱ°服2个月，Ⅲ°服3个月为1疗程，宜连用3个疗程。服药期间不能从事重体力劳动。少数患者服药1周以上自觉下腹部有轻微痛感，不必停药，不要减量。共治723例，Ⅰ°313例，痊愈253例，好转55例，无效5例；Ⅱ°220例，痊愈152例，好转53例，无效15例；Ⅲ°190例，痊愈124例，好转48例，无效18例。总痊愈率73.1%，总有效率94.7%。（浙江中医杂志，1987，8：368）

临证参考

［古法借鉴］

1. 渴证 治一切渴，大牡蛎（黄泥裹，煅通赤，放冷，去泥）为细末，每服半钱，取活鲫鱼煎汤调下，只一二服愈。治百合病，渴不瘥者，用栝蒌根、牡蛎（熬）等份。上为细末，饮服方寸匕，日3服。上述经验见载于《小儿卫生总微论方》卷15神蛎散及《金匮要略》栝蒌牡蛎散。

牡蛎能引热下行，使热不致炎上而消烁津液。如此，则渴当自解。现代临床亦常以本品用于消渴病治疗。据《金匮要略》原文分析，治百合病渴不瘥者，当与百合地黄汤（百合、生地）同时服用。

2. 温病下后便溏 治温病下后，大便溏甚，一昼夜三四次，脉仍数者，用生牡蛎

2两（研细），水8杯，煮取3杯，分温3服。此经验见载于《温病条辨》卷3一甲煎。

上方有清余热、存阴、涩大便等功效。

3. 痢疾 治痢疾窘急胀痛，牡蛎（生捣）1两，大黄（酒煮）5钱，枳壳（麸炒）1两。3味共为极细末，红曲打糊为丸，如黍米大。每服1钱，白汤送下。此经验见载于《本草汇言》卷19。

原方方后云："牡蛎火煅则涩而止泄，生捣则行而消积，不可不知。"

4. 小便不利 治不渴而小便失利，取牡蛎末，以患人小便煎服。治小便淋闭服血药不效者，用牡蛎粉、黄柏（炒）等份为末。每服1钱，小茴香汤下，取效。上述经验见载于《世医得效方》卷7牡蛎散及《本草纲目》卷46引《医学集成》。

5. 衄血 治大病愈后，小劳便鼻衄，牡蛎10分，石膏5分。上为末，每服方寸匕，每日三四次，酒调下。亦可蜜丸服。上方亦治大衄，口耳鼻俱出血。治鼻衄日夜不止，头痛心烦，石膏（细研）、牡蛎（烧为粉）各1两。上为细散，以新汲水调如稀面糊，候血滴间断时，便点三五滴于鼻中，同时以新汲水调2钱内服。治小儿衄血，日夜不止，头痛心烦，用寒水石（煅）、牡蛎（煅）各等份。上为末，3岁半钱，冷水调下，连进2服。上述经验见载于《肘后备急方》卷2、《圣济总录》卷70牡蛎散、《太平圣惠方》卷37，及《普济方》卷389石粉散。

6. 水癞 治水癞，上下不定，用煅熟牡蛎粉2两，炮裂干姜末1两。上为末，拌匀，冷水调，稀稠得所，涂患处，以小便大利即愈。治外肾肿大，茎物通明，亦可单用牡蛎粉。先以津唾涂肿处，次以牡蛎粉掺敷。若肾囊偏坠疝气，可取牡蛎（煅）2两，良姜1两。上为细末，以津唾或水调服。小便处须臾如火热，略痛即平安。上述经验见载于《小儿卫生总微论方》卷17玉粉散、《世医得效方》卷12牡蛎散及《普济方》卷247引《经验良方》二神膏。

水癞，古病名，指阴囊肿大，不痛不痒，或肿胀坠痛的疾患，多因水湿内积而成。临证如同时服用疏肝利水药，则效果更好。

7. 外肾喘 治外肾喘，左顾牡蛎（文片色白者）2两，鲫鱼1条（4两重者）。将牡蛎杵为粗末，以甘锅子盛，火烧通赤，放冷，为细末。每服1钱，浓煎鲫鱼汤（煎时不得动）调下，不拘时候。此经验见载于《鸡峰普济方》卷12肾喘汤。

8. 乳痈、乳痞 治乳痈初发，肿痛结硬，欲成脓者，牡蛎取脑头厚处生用，为细散。每用2钱匕，每日3次，研淀花，冷酒调下。如痈盛已溃者，以药末敷之，仍更服药。治乳汁不通，或经络凝滞，将成痈肿者，用牡蛎（炒）3钱，川贝母（去心）2钱，胡桃肉1个。水煎，加酒服。治乳痞，用白芷3钱，牡蛎粉5钱，上等冰片2分。上为细末，搽患处。上述经验见载于《圣济总录》卷128牡蛎散、《外科医镜》通乳汤及《外科真铨》卷上白芷散。

9. 痈疽疔毒 治一切痈肿未成脓者，白牡蛎为末，以水调涂，干则更涂。治便痈肿毒，大黄、牡蛎（炒）各1两。上为细末，每服3钱，酒2盏，煎至6分，和滓温服，以利为度。另以水调，涂肿处。治甲疽，胬肉裹甲，脓血疼痛不愈，牡蛎取脑头厚处生用，为细散，每用2钱，研淀花，冷酒调下。如痈盛已溃者，以药末敷之，仍更服药，每日3服。治天蛇毒，初起闷肿无头，色红，痛如火燎，用牡蛎（煅）4钱，明雄黄2钱。上研细，和匀，蜜水调浓，重汤炖温，涂于患指，日用五六次，有消肿止痛之功。上述经验见载于《类编朱氏集验医方》卷12牡蛎膏、《普济方》卷286宣毒散、《经史证类备急本草》引《胜金方》及《医宗金鉴》卷68雄黄牡蛎散。

甲疽，又名嵌甲，嵌指。多因剪甲不慎，或因穿窄鞋甲长侵肉所致。天蛇毒即发于指头上的蛇头疔。

10. 疮口不收 治金疮出血，可单用牡蛎粉敷之，也可用牡蛎（熬）2分，石膏1分，共为末，敷疮上。肉皮损伤破裂者，用牡蛎（煅成性）、赤石脂（生研）、国丹（即铅丹）各等份。上为细末，香油调涂疮口。待消肿散血合口，再加血竭干掺之。治臁疮久不收口，牡蛎煅研为末，拌飞过枯白矾末少许，敷疮口上。上述经验见载于《本草纲目》卷46引《肘后方》、《外台秘要》卷29引《古今录验》牡蛎散、《古今医统大全》卷79封口药及《世医得效方》卷19牡蛎散。

11. 破伤湿 治破伤湿，口噤，强直，牡蛎为末，敷疮口，同时服牡蛎末2钱，煎甘草汤调下。此经验见载于《三因极一病证方论》卷7牡蛎散。

破伤湿，病名，因皮破肉伤，水湿浸入所致。症见口噤、不能吞咽、项背强直、疮口流黄水等。

12. 紫癜风 治紫癜风，牡蛎、胆矾各半两。上生用为散，酽醋调摩患处。此经验见载于《圣济总录》卷18牡蛎散。

紫癜风，是指皮肤出现紫斑的癣病。《圣济总录》卷18："紫癜风之状，皮肤生紫点，搔之皮起而不痒痛是也。"大多因风邪夹湿，客于腠理，荣卫壅滞，不得疏泄所致。

13. 筋骨折伤 治打扑闪肭，损伤筋骨，牡蛎少许，为末，用糯米粥调之，涂伤折处，再以杉木板夹之。或用牡蛎（烧）、青蛤粉各1两，木鳖子仁5钱。上为细末，醋糊（小黄米粉糊尤佳）调2钱摊纸上，涂损处，绵裹。上述经验见载于《医方类聚》卷187引《经验良方》白膏子及卷188引《施圆端效方》小接骨散。

14. 乳汁不下 治乳汁不下，知母、牡蛎、贝母为细末，猪蹄汤调下。此经验见载于《汤液本草》卷中二母散。

15. 小儿疳积 治小儿疳膨食积，面黄肌瘦，目生翳障，肥厚左牡蛎5斤，好香醋七八斤。将牡蛎用醋煅，以酥为度，放干净凉地土上去火气，拣起净肉，为极细末，收贮听用。每岁1分，每服用不落水鸡软肝1个，用银簪挑去筋膜，干布抹去血水，竹刀划开，将药掺上，放饭镬上蒸熟，不加盐，淡吃。轻者二三服，重者亦不过四五服。此经验见载于《梅氏验方新编》卷3疳积珍珠散。

16. 小儿暴惊 治小儿暴惊啼绝死，或有人从外来，邪气所逐，令儿得疾，蜀椒、牡蛎（碎）各6铢。上药以酢浆水1升，煮取5合，每服1合。此经验见载于《备急千金要方》卷5千金汤。

方中蜀椒，《千金翼方》作"蜀漆"。《海药本草》称牡蛎能"补养安神，治孩子惊痫"。

17. 小儿口疮 治小儿口疮，用牡蛎（煅）、甘草（炙）。上为细末，时时抄少许掺患处，或咽或吐皆无害。此经验见载于《三因极一病证方论》卷18牡蛎散。

18. 皯黯面皱 令面光白腻润，去皯黯面皱，用牡蛎3两（烧为粉），土瓜根（末）1两。上药研令匀，以白蜜和，夜后涂面，旦以温浆水洗之。治面色黧黑，也可用牡蛎研粉，蜜丸梧子大。每服30丸，白汤下，日1服，并炙其肉食之。上述经验见载于《太平圣惠方》卷40及《本草纲目》卷46引《普济方》。

苏颂《本草图经》云："南人以其（牡蛎）肉当食品，其味尤美好，更有益，兼令人细肌肤，美颜色。"

［**论治备参**］

1. 鳖甲、牡蛎之清热软坚，人每视为一例，漫无区分，不知此当明辨而不容忽者。《神农本草经》于鳖甲主心腹癥瘕坚积，于牡蛎主惊恚怒气拘缓。仲景用鳖甲于鳖甲煎丸，所以破癥瘕；加牡蛎于小柴胡汤，所以除胁满。由此以观，凡鳖甲所主阴蚀、痔核、骨蒸，不能以牡蛎代之；而牡蛎所主之盗汗、消渴、瘰疬颈核，也不能以鳖甲代之。

2. 牡蛎配鳖甲，消胁积；和贝母，消痰结。

3. 牡蛎咸寒固涩，虽能止汗，但属顽钝之物，非防风、白术引之，不能达于肌表。

4. 牡蛎同熟地，固精气，禁遗尿；同麻黄根，敛阴汗；同杜仲，止盗汗；同白术，燥脾利湿；同大黄，善消痈肿；同柴胡，治胁下硬痛；同天花粉、茶，消上焦瘿瘤结核。一说本品合玄参，治瘰疬最效。

5. 仲景方中牡蛎、黄连、龙骨同治烦躁，而各有所主治部位。膻中黄连所主；脐下龙骨所主；而部位不定，胸腹烦躁者，牡蛎所主。

6. 胁肋痛用芳香理气药而其痛益甚者，当改用养血柔肝药，并重用牡蛎。盖牡蛎具有镇静之功，故治之有效。

7. 牡蛎有镇静作用，如出现头昏目眩、烦躁不安、少眠易醒、惊慌、神志恍惚、血压起伏不稳定等症，均可在对证方中加用生牡蛎15克~30克。

8. 治盗汗，常以牡蛎配杜仲、麻黄根同用，取其补肾固涩止汗的作用，每获显效。

9. 牡蛎含有钙质，与苍术等配伍，可用于小儿钙质缺乏的佝偻病。

10. 牡蛎若专取其收涩，可以煅用；若用以滋阴，用以敛火，或取其收敛而兼取其开通者，皆不可煅；若作丸、散，亦可煅用，因煅之则其质稍软，与脾胃相宜，然宜存性，不可过煅；若入汤剂仍以不煅为佳。

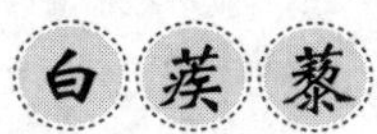

白蒺藜，始载于《神农本草经》，原名"蒺藜子"，是蒺藜科一年生草本植物蒺藜的成熟果实，因果实上长刺而呈白色，所以叫刺蒺藜或白蒺藜。本品味辛、苦，性微温，有小毒，归肝经。

临证应用

[**配用简说**]

1. 白蒺藜主入肝经，能平肝散风，适用于肝阳上亢，肝风上扰所致的头晕、头痛、目眩等症，常配合白芍、菊花、钩藤、天麻、夏枯草、决明子等同用。现常将上述配伍用于高血压病有头晕头痛见症者，取效迅速，作用持久。

2. 白蒺藜能疏肝解郁，适用于多种肝气郁结病症。治疗精神忧郁引起的情绪低落，忧愁多虑，可配合柴胡、郁金、白芍、枳壳同用。若忧郁与月经来潮有关，或气郁引起的月经不调，可再加香附、当归、延胡索等，以解郁调经。肝气郁滞所致的胸胁或乳房胀痛，可选配柴胡、香附、郁金、橘叶、青皮等同用。另外，本品配柴胡、香附、漏芦等可治疗产后气郁，乳汁不通；配当归、川芎、红花等可治疗瘀滞闭经；配丹参、鳖甲、桃仁等可治疗癥瘕积聚。

3. 白蒺藜功能疏风明目，止痒，常配合菊花、桑叶、木贼、决明子等，治疗风火目赤，羞明流泪，眼生翳膜；配荆芥、蝉衣等，治疗风疹瘙痒。现代常在养血祛风化湿药中主用本品，治疗荨麻疹、慢性湿疹及神经性皮炎等皮肤疾患。

4. 白蒺藜有散结消肿的作用，治疗疮肿、瘰疬及乳房小叶增生，常配合蒲公英、连翘等同用。

[**一般用法**]

入煎剂 6~10 克。外用适量，水煎熏洗或研末调敷。体虚及孕妇慎用。

临证推广

[**古用发微**]

1. 治疗气肿 治气肿痛，蒺藜子（熬令黄）1 升为末，以麻油和之如泥，炒令焦黑，以敷故熟布上，如肿大小，勿开孔，贴之。方见《备急千金要方》卷 22 蒺藜散。治气肿，其状如痈，虚肿色不变，皮上急痛，可用《圣济总录》卷 136 蒺藜涂敷方：蒺藜子（炒，去角）、赤小豆各 1 两。上为散，用鸡子白调如糊，涂敷肿上，干即易之。

气肿有二义：一指水肿以气滞为主者，一指皮肤局部肿痛。此指后者。《诸病源候论·气肿候》：“气肿者，其状如痈，无头，虚肿色不变，皮上急痛，手才着，便即痛，此风邪搏于气所生也。”白蒺藜长于祛风邪、散滞气，故能治之。

2. 治疗胸痹疼痛 治胸痹，膈中胀闷不通或作痛，用刺蒺藜（带刺炒）1 斤，磨为细末，每早、午、晚各服 4 钱，白汤调服。方见《本草汇言》卷 4 引《方龙潭家秘》。

白蒺藜有宣通行散的功效，故能治之。现代临床用蒺藜皂苷胶囊治疗冠心病心绞痛，对改善症状和心电图，有较可靠的疗效。(中西医结合杂志，1990，2：85)

3. 治疗诸癣 治一切癣，蒺藜子（炒）、海桐皮（剉）、草乌头（盐炒熟，去盐不用）各1两。上为细末，面糊为丸，如绿豆大。每服10丸至15丸，温酒、盐汤任下。方见《圣济总录》卷137三神丸。治身面一切恶癣，苦参8两，白蒺藜4两，黑丑2两。用皂角1斤，水煎成膏，和药为丸（或少加蜂蜜），如梧子大。每服2钱，酒、水任下。方见《外科大成》卷4二合丸。

白蒺藜主“癣疥”（《本草正》）。治癣病证属风邪偏盛者，常配荆芥、蝉衣等同用；属风邪夹湿热者，常配苦参、黄柏等同用。

［**现代报道**］

1. 治疗脑梗死、脑动脉硬化 治疗组40例，脑动脉硬化15例，脑梗死25例，服用白蒺藜皂苷片（每片22.5毫克）。对照组32例，脑动脉硬化13例，脑梗死19例，服用卡兰片（每片5毫克）。均每次2片，每日3次，12周为1疗程。服药期间停用一切活血化瘀中草药、扩血管药物、钙离子拮抗剂，原用降压药不变。以临床症状消失或明显改善，症状积分较前减少70%～90%，实验室检查（包括血液流变学、血小板聚集、血脂等检查）正常为显效。结果：治疗组显效15例，有效20例，无效5例；对照组分别为13例、14例和5例。两组疗效无显著性差异（$P>0.05$），但在改善血脂方面，治疗组较优。（中医杂志，1995，5：289）

2. 治疗乳腺炎、疖痈 取鲜蒺藜果或干蒺藜去刺，粉碎为面，加红糖等量，用醋调成糊状敷患处，盖以塑料布或油纸，包扎固定。药糊干后再敷，至炎症消失为止，但局部溃破则不宜使用。共治31例，乳腺炎7例，疖肿21例，痈3例。结果：除1例乳腺炎加服中药外，余均单用上方外敷收效。一般用药3～7日痊愈，不需使用抗生素。（中西医结合杂志，1983，1：51）

3. 治疗白癜风 服用白蒺藜冲剂（每包30克），每次半包，每日2次，温开水冲服。血压偏低者及孕妇慎用。共治27例，以白斑完全消失，不留痕迹，无新皮疹出现为痊愈。结果：痊愈4例，显效7例，好转11例，总有效率81.5%。（河北医药，1981，2：45）

4. 治疗手部脱屑发痒症 生甘草、白蒺藜各100克，浸入75%酒精300毫升内，7日后过滤备用。用时擦患部，每日2～3次，一般用3～7日。共治40例，除1例因故中断治疗外，余39例均治愈。半年后随访30例，仅1例复发，再用本法治愈。（湖南医药杂志，1982，3：11）

5. 治疗寻常疣 取嫩白蒺藜（以不扎手为好）反复揉擦患处，以疣体轻微潮红为度，每日1次，擦药后勿立即用水洗患处。共治36例，结果：疣体3～5日开始萎缩，7～20日全部脱落。（山东中医杂志，1999，5：232）

6. 治疗小儿秋季腹泻 2岁以下者用刺蒺藜30～40克，2岁以上者40～60克，加水煎至500毫升左右，温洗双下肢以下部位（水温以能耐受为度），并不断搓揉足底、足背及腓肠肌，每次温洗15～20分钟，每日早晚各1次。共治30例，除有脱水现象补液外，未用其他药物。结果：止泻时间平均为3.11日，退烧和腹胀消失时间分别为2.31日和3.51日。（山东医刊，1990，9：25）

7. 治疗牙齿过敏 白蒺藜10份，葶苈子1份。上药研粉，加水煎成糊剂，待冷加酒精少许。每用先以探针寻找牙敏感区，将牙隔湿，拭干，用小棉球蘸药糊反复涂擦约1分钟，每日1次，10次为1疗程。治疗154例，以过敏症消失，对冷刺激无感觉为痊愈。结果：痊愈130例，显效13例，有效4例，总有效率95.4%。(四川中医，1997，4：52)

临证参考

［古法借鉴］

1. 肺痈、肺痿 治肺痈、肺痿，咳吐脓血腥秽，用刺蒺藜（带刺炒）5两，百合（炒）、川贝母（炒）各1两。共为细末，每早晚各服3钱，白汤调下。此经验见载于《本草汇言》卷4引《方龙潭家秘》。

《名医别录》谓白蒺藜主“咳逆伤肺，肺痿”及“痈肿”，《药性论》称其能“疗吐脓”。

2. 痞积 治痞积，马料豆、白蒺藜（去刺）各1斤。炒，磨末，炼蜜为丸，如梧桐子大。每服二三钱，开水送下。功能开胃消食，健脾补肾。此经验见载于《本草纲目拾遗》卷8引《百草镜》黑白丸。

从“开胃消食”一语看，此痞积当指饮食积滞。

3. 风秘、风泄 治风入肠间，或秘或利，用蒺藜（炒赤黑色，去刺）3两，酸枣仁（炒令香）1两。上为粗末，每服3钱，水1盏，煎至7分，去滓温服。此经验见载于《妇人大全良方》卷8蒺藜汤。

风为阳邪而善行，入肠耗津则便秘，趋下则下利。本品善祛肠风，故皆能治之。

4. 黄疸 治黄疸，用刺蒺藜（带刺炒）5两，茵陈草（炒）4两。俱为末，每早晚各取5钱，水2碗，煎汤饮。此经验见载于《本草汇言》卷4引《方龙潭家秘》。

白蒺藜主入肝经，与茵陈配伍，能疏肝解郁而退黄。

5. 浮肿 治水结四体虚浮，或膨胀喘急，用刺蒺藜（带刺炒）1斤，葶苈子（炒）3两，白茯苓（炒）4两。共为末作散，每早、午、晚各服3钱，白汤调服。又杜蒺藜日日煎汤洗之，对通身浮肿亦有效。此经验见载于《本草汇言》卷4引《方龙潭家秘》及《本草纲目》卷16引《圣惠方》。

倪朱谟曰：“刺蒺藜，去风下气，行水化癥之药也。”（《本草汇言》）

6. 腰腿痛 治腰痛，白蒺藜为细末，每服3钱，空心、食前温酒调下。治腿膝疼痛，不能举步，可用山楂肉、白蒺藜各等份（蒸晒）。上为末，炼蜜为丸，如梧桐子大。每服3钱，白汤送下。上述经验见载于《御药院方》卷8白蒺藜散及《仙拈集》卷2步利丸。

此取白蒺藜宣通行散、去滞生新之功。

7. 脚气 治一切脚气，不问虚实寒热，刺蒺藜（带刺炒）8两，木瓜（炒）5两。共为末，每早服5钱，白汤调服。此经验见载于《本草汇言》卷4引《方龙潭家秘》。

8. 疝气痛 治寒束湿热疝痛，脉弦数者，用蒺藜（去刺，炒）3两，乌头（姜汁炮）1两，山栀（姜汁炒）2两。上为末，淡盐水捣为丸。每服3钱，沸汤送下。此经验见载于《医略六书》卷24蒺藜丸。

此分解之剂，蒺藜疏厥阴之经，乌头逐外来之寒，山栀清内蕴湿热，合而用之，治疗寒束湿热之疝痛甚为适宜。

9. 虫证 治蛔虫攻心，其痛如刺，吐出清水，蒺藜子不拘多少（阴干）为散，每服半钱或1钱，以饮调服，每日3次，不拘时候。治蛲虫，并治诸虫，蒺藜子并苗叶阴干，烧存性。上为细末，每服2钱，食后煎芜荑酒调下，每日3次。上述经验见载于《小儿卫生总微论方》卷13三角散及《普济方》卷239蒺藜散。

白蒺藜治蛔虫心腹痛的效用，后被李时珍作为其“发明”内容之一，载录于《本草纲目》。

10. 面上瘢痕 治面上瘢痕，用蒺藜子、山栀子各1合，为末，醋和，夜涂旦洗。此经验见载于《本草纲目》卷16引《救急方》。

11. 胞衣不下 治难产胞衣不出，子死腹中，蒺藜子、贝母各4两。上为末，每服1匙，米饮下，如人行5里，再服。此经验见载于《产宝诸方》子母散。

《药性论》谓白蒺藜“主难产”，《日华子本草》称其有“催生并堕胎”的功效。

12. 耳聋 治耳聋，用白蒺藜（炒，去刺）适量研末，蜜丸空心服。此经验见载于《汇编验方类要》卷3。

13. 鼻塞 治鼻塞，多年不闻香臭，清水出不止，用蒺藜1把（取当道车碾过者捣），以水3升，煎取熟。先仰卧，使人满口含饭，取1合药汁灌鼻中，不通再灌之。大嚏，必出一二个息肉，似赤蛹虫，即愈。此经验见载于《备急千金要方》卷6。

上述效用后被《医学入门·本草》收载，谓白蒺藜能“治鼻久塞”。

14. 喉痹 治喉痹不通，用刺蒺藜（带刺）4两，磨为粗末，煎汤徐徐饮之。此经验见载于《本草汇言》卷4引《方龙潭家秘》。

白蒺藜此效用，最早见载于《神农本草经》。

15. 牙痛 治风虚牙齿疼痛，龈肿动摇，生白蒺藜为末，擦牙，或水煎，入盐1捻，带热时时漱之，久则大效。亦治牙衄。治一切牙痛风疳，北地蒺藜不拘多少（阴干），为细末，每用刷牙，以热浆水漱牙外，用粗末熬浆水刷牙，大有成效，不可俱述。上述经验见载于《医学入门》卷7蒺藜散、《外科大成》卷3蒺藜汤及《兰室秘藏》卷中独圣散。

16. 唇口疮 治伤寒后脾胃热壅，唇口常有疮，用蒺藜子（炒，去角）、白扁豆（炒）各1两。上为散，每服1钱匕，如茶点服，不拘时候。此经验见载于《圣济总录》卷30蒺藜散。

此取白蒺藜苦泄辛散之功，热泄壅散，则无口疮之患。

［**论治备参**］

1. 蒺藜子，沙苑者为上，白蒺藜次之，种类虽异，而明目去风则一。但白蒺藜善破癥结，而沙苑蒺藜则不能；沙苑蒺藜善止遗精、遗溺，治白带，消阴汗，而白蒺藜则不能。沙苑蒺藜补肝肾而明目，乃补虚火之目，而不可补实邪之目；白蒺藜补肝肾而明目，乃泻实邪之目，而又可补虚火之目。二者相较，用沙苑蒺藜以明目，反不若用白蒺藜之明目为佳。一说白蒺藜今止用于泄散风热，而沙苑蒺藜则为滋填肝肾之药，两者形质不同，不可因其同有蒺藜之名，而混为一例。

2. 白蒺藜，善行善破，专入肺、肝，宣肺之滞，疏肝之瘀，故能治风痹、目疾、乳痈、积聚等证。本品系温苦辛散之品，以祛逐为用，无补药之功。

3. 《临证指南医案》用白蒺藜开郁，凡胁上、乳间横闷滞气，痛胀难忍者，炒香入气药，服之极效，屡试屡验。

4. 白蒺藜同当归身，治月经不通；同杞子、菟丝子，治肝虚；同五味子、淫羊藿、杞子、海螵蛸，治肝虚阳痿。

5. 白蒺藜为泄肝和胃之佳品，凡肝郁犯胃所致的胃痛、呃逆、脘胀等症，用之皆有明显效果。

6. 治疗肝炎胁痛时，常在辨证汤药中，加用白蒺藜9～12克，同时配用皂角刺4.5克或片姜黄6～9克，能收到较好效果。

7. 治疗肾亏肝旺之高血压及高脂血症，以白蒺藜配首乌，降压消脂，疗效殊佳。

8. 白蒺藜配合威灵仙、全蝎，可治疗风毒湿浊内伏所致的各种顽固性瘙痒性皮肤病。

9. 治疗肾虚齿痛，尤其是下齿痛，可用白蒺藜配骨碎补治疗，取其补肾活血、祛风止痛之功。

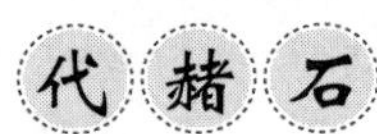

代赭石

代赭石，始载于《神农本草经》，原作“代赭”，是氧化物类刚玉族矿物赤铁矿矿石。本品味苦，性寒，归肝、心、肺、胃经。

临证应用

[配用简说]

1. 代赭石质重沉降，功擅平肝潜阳，治肝阳上亢，血压升高，头痛眩晕，目胀耳鸣，可配合生龙骨、生牡蛎、白芍、牛膝同用；治肝火上冲，烦躁易怒，头胀失眠，可配合黄连、栀子、夏枯草、珍珠母同用。若兼肝肾阴虚，可酌加生地、龟甲等药。

2. 对风痰上扰所致的癫狂、惊痫，代赭石有豁痰宣窍、镇静安神的作用，常与郁金、菖蒲、胆南星、远志、大黄等药同用。

3. 代赭石善降肺胃上逆之气，治痰阻热壅引起的肺气上逆，咳喘不止，可配瓜蒌、桑白皮、苏子；肺肾两虚所致的气逆喘息，可配人参、山萸肉、山药；胃气上逆之呕吐呃逆，嗳气不止，可配旋覆花、党参、半夏、生姜等。

4. 代赭石有凉血止血作用，可用于血热妄行的各种出血证。治吐血、衄血，可配合生地、白芍、丹皮等同用；治崩漏下血，可配合茜草、蒲黄、赤石脂等同用。

[一般用法]

入煎剂9～30克，须打碎先煎。平肝降逆生用，止血煅用。虚寒证及孕妇慎服。

临证推广

［古用发微］

治疗难产　《名医别录》记载代赭石主“产难”。治产难，可用野党参、当归各1两，生赭石（轧细）2两，水煎服，用卫足花子炒爆1钱作引，或丈菊花瓣1钱作引皆可，无两物作引亦可。不可早服，必胎衣破后，小儿头至产门，然后服之。方见《医学衷中参西录》上册大顺汤。

卫足花子即冬葵子，丈菊花瓣即葵花瓣。上方原系张锡纯为其族侄荫棠媳所拟之方，后因屡用皆效，遂定名“大顺汤”以传世。

［现代报道］

1. 治疗支扩咯血　肉桂3克，生大黄、代赭石各6克，研末分6包，每次1包，每日3次。3日后若咯血仍未止，即倍用。3日为1疗程，一般用1～3个疗程。共治36例，均排除肺结核引起的咯血。以1疗程治疗后咯血停止，伴随症状亦消失为显效。结果：显效26例，有效7例，总有效率91.6%。（陕西中医，1995，4：147）

2. 治疗高血压性脑出血　治疗组128例，口服脑宁浓缩液（由代赭石、怀牛膝等药制成），神识不清者鼻饲，每次25毫升，每日2次，疗程30日，并配合辅助治疗措施。对照组56例，用西医常规疗法，辅助治疗措施同治疗组。疗效评定按1986年中华全国中医学会修订的“中风病中医诊断疗效评定标准”。结果：治疗组基本痊愈28例，显效57例，总有效率86.7%；对照组基本痊愈11例，显效14例，死亡1例，总有效率58.9%。（新中医，1997，11：36）

3. 治疗痫证　巴豆霜5克，杏仁20克，赤石脂、代赭石各50克，共为细末，蜜丸如小豆大。成人每服3粒，不得超过5粒，每日3次，饭后服，儿童酌减。发作频繁，间隙时间短者以1个月为1疗程；发作次数少，间隙时间长者以2个月为1疗程。孕妇忌用。共治324例，以症状完全消失，追访1年以上未复发者为治愈。结果：治愈247例，总有效率94.44%。属原发者治愈率明显高于继发者。（吉林中医药，1988，1：10）

4. 治疗内耳眩晕症　生代赭石45克，车前草、夏枯草各18克。每日1剂，水煎，分2次服。共治86例，以症状控制后未见复发为治愈。结果：治愈58例，好转20例，有效4例，总有效率95.3%。（中草药通讯，1972，4：5）

5. 治疗青年早老性脱发　生代赭石3克，研细末，白开水送服，每日2次，或装入胶囊服。连用2～3个月。治疗5例，重复验证5例，均获满意效果。（新医学，1976，5：249及1978，9：封3）

6. 治疗经行吐衄　大黄、肉桂各3克，研细末，和匀，用生赭石细末18克煎汤送下，每日1剂，分早晚2次服。共治37例，经行时单纯吐血者3例，单纯鼻衄者21例，吐衄并见者13例；均为肝经郁热，血热妄行所致。结果均治愈。（山东中医杂志，1987，6：20）

7. 治疗小儿幽门痉挛呕吐　代赭石、牛膝各10克，研成微细粉末，分为24等份，每次口服1份，每日2～3次。一般呕吐停止2～3日后可停服。共治19例，痊愈13

例，明显好转5例，无效1例。（云南中医学院学报，1983，3：16）

临证参考

［**古法借鉴**］

1. 臁疮、丹毒　治结毒臁疮，日久紫色，用土朱、松香各等份，为末，香油调敷。治丹热诸毒，用土朱、青黛各1分，软滑石、荆芥穗各半分。每服1钱半，蜜水调下，兼以扑身。上述经验见载于《青囊秘传》紫金膏及《仁斋直指方论》卷24朱黛散。

土朱，即代赭石。

2. 风热瘙痒　治风热发痒，用代赭石适量研末，每服1钱，酒调下，空心服。此经验见载于《验方新编》卷10。

［**论治备参**］

1. 代赭石虽能旋转逆气，然非旋覆花助之，亦不能成功，二味并用为佳。

2. 除五脏血脉中热，是代赭石彻始彻终的功能。

3. 喘逆大作，迫促异常，脉浮而微数，按之全无，是气欲上脱之症，可急用人参救脱，但必与代赭石配用，方能引气归原，事半而功倍。

4. 治吐衄之证，当以降胃为主，而降胃之药，实以代赭石为最效。因热者，宜降之以赭石，而以瓜蒌仁、白芍诸药佐之，其热而兼虚者，可兼佐以人参；因凉者，宜降以赭石，而以干姜、白芍诸药佐之，其凉而兼虚者，可兼佐以白术；有因下焦虚损，冲气不摄，上冲胃气不降，致胃中血管破裂，其证久不愈者，宜降以赭石，而以龙骨、牡蛎、三七诸药佐之。无论吐衄之证种种病因不同，疏方皆以赭石为主，而随证制宜，佐以相当药品，吐衄未有不愈者。

5. 代赭石对溃疡病的止痛作用甚好，机制尚不明确。曾对某些病人有意识地在同一基本方中加或不加代赭石，其止痛效果大异。

6. 临床见到胃脘胀痛患者，常伴口苦口干、脉弦之症，此为肝胆郁热，横逆犯胃，胃气不降，肝火随胃气上逆所致。在辨证方中加入代赭石，稍佐茵陈，则每获良效。

7. 以镇惊降逆息风之代赭石与皂角、陈胆星、龙骨、牡蛎等合用，治疗癫痫可获良效。

8. 代赭石有养血、生血作用，治疗缺铁性贫血，以代赭石为主，每次用50～100克，配合归脾丸或逍遥丸等辨证施治，每获良效。

9. 代赭石临证配伍妙用：一为安心神，常配酸枣仁、龙骨、茯神等，治疗不寐证。二为通结燥，每用承气之类加入生赭石，其通便之力尤著，治疗大便燥结过甚，难以排出。三为平癫狂，常与黄芩、天竺黄、生大黄、生铁落、连翘心、郁金等同用，作为治疗癫狂证的常用方。

LINZHENGBENCAO

19 开　窍　药

开窍药，是气味芳香浓烈，具有辛散走窜、开窍醒脑作用的一类药物，适用于热病、痰热神昏，或其他疾病引起的突然昏厥、神志不清等。开窍药辛香走窜，只可暂用，不宜久服；对于大汗亡阳的虚脱及肝阳上亢所致的昏厥，必须慎用。本类药除能开窍外，各药都还有其他的效用，这一点需要注意。

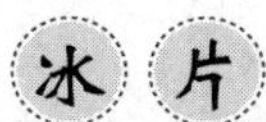

冰片，始载于《新修本草》，原名“龙脑香”，简称“龙脑”，是龙脑香科常绿乔木龙脑香树脂的结晶体。因它白莹如冰，成薄片状，故叫冰片；品质好的冰片象梅花瓣，所以又称梅花冰片，简称梅片。现大多用松节油、樟脑等为原料，经化学方法制成，称“机制冰片”“合成龙脑”。本品味辛、苦，性微寒，归心、脾、肺经。

临证应用

［**配用简说**］

1. 冰片是芳香清凉性的开窍要药，内服有清心醒脑、开窍回苏的作用，常常与麝香同用，治疗神昏痉厥、昏迷不醒等症。对高热神昏、痰热内闭、暑热卒厥等辨证属热闭者，可再加入牛黄、郁金等；若中寒气闭，心腹卒痛，或寒痰壅阻，突然昏仆等辨证属寒闭者，可再加入苏合香、安息香等。治疗小儿急惊风及癫痫抽搐等，本品亦可随证配用。

2. 冰片有清热止痛之功，常用于咽喉肿痛、口舌生疮、鼻耳发炎等。内服常配牛黄、黄连、黄芩、大黄、玄参、连翘等制丸服，外用则每与硼砂、元明粉、朱砂等制成散剂，吹、涂患处。

3. 冰片常用于眼病，治风火上攻所致的目赤肿痛、睛生云翳等症，可配炉甘石、熊胆、麝香、珍珠等精制成滴眼剂点眼，有退赤消翳、明目止痛的功效。

4. 冰片也常外用于疮疡肿毒及痔疮，治疮毒肿痛，常配黄连、雄黄、麝香等涂敷，能消肿止痛；治疮疡溃烂，常配乳香、没药、轻粉、儿茶、炉甘石等调敷，能拔毒祛腐，敛疮生肌。

［一般用法］

入丸、散内服 0.15～0.3 克，不入煎剂。外用适量，研末吹、涂、掺用或调敷。本品芳香走窜，故孕妇慎用。

临证推广

［古用发微］

1. 治疗风热或痰热头痛 龙脑香（即冰片）性善走窜，散热止痛，开窍辟邪，古人常以鼻窍给药，治疗风热头痛之症。如《御药院方》卷 10 龙脑硼砂散，治头目风热，用龙脑半两，南硼砂 1 两。上为极细末，每用少许，两鼻内搐之。头痛鸣响、面起核块的病证，古人称之为雷头风。孙一奎认为“此病未有不因于痰火者。盖痰生热，热生风故也。核块疙瘩皆有形可征。痰火上升，壅于气道，兼于风化，则自然有声。轻则或如蝉之鸣，重则或如雷之响，故以声如雷而为名也，或以其发如雷之迅速也”（《赤水玄珠·头痛门》）。治雷头风，《眼科锦囊》卷 4 有“梅花熏”方，药用半夏 1 钱，片脑 3 分。上和匀，置于纸捻中烧之，就鼻内搐之，口含冷水，吐痰涎者再含用之，即效。治头痛，也可生萝卜取自然汁，入生龙脑少许调匀，昂头，使人滴鼻孔，左痛灌右，右痛灌左，俱痛并灌之，即效。方见《串雅外编》卷 2。

2. 治疗小儿重舌、木舌 治婴孩重舌、木舌、弄舌，用朱砂、冰片各少许，蜜调，鹅翎刷口内，咽下无妨。方见《婴童百问》卷 4 一字散。

舌下血脉肿胀，形如小舌，谓之重舌；舌体肿胀木硬，谓之木舌；舌伸口外，左右吐弄，谓之弄舌。三者皆可由心脾积热引起。上方功专清泻心脾火热，故能治之。“一字散”者，言用药少许即可，不可过量。

3. 治疗牙痛 古人治牙痛，常用冰片配他药研末外揩，每有捷效。兹举 4 方，以见一斑。1 方用梅花脑、朱砂末各少许，揩之立止。2 方治牙根肿痛，用丁香、川椒（取红）等份，冰片少许，为末敷痛处。如无川椒以荜茇代之亦可。3 方用冰片 1 分，樟脑、蟾酥各 2 分，共研细，点痛处即愈。4 方用冰片半分，白蒺藜 1 钱，研末，痛时擦之。上述经验分别记载于《本草纲目》卷 34 引《集简方》《景岳全书》卷 51 三香散、《集验平易方》及《秘方集验》。

牙痛因郁热所致者，尤宜用本品治之。

［现代报道］

1. 治疗晚期癌症疼痛 将冰片 50 克加入 75% 酒精 100 毫升中，配成 50% 冰片醇溶液。用时以棉球蘸药液，在皮肤表面以疼痛部位为中心，向外行螺旋式涂搽至距离疼痛部位边缘 0.5 厘米处为止。肺癌病人可将药液涂在胸壁疼痛处。共治 50 例，肺癌 24 例，鼻咽癌 12 例，乳腺癌 7 例，肝癌 3 例，恶性淋巴瘤 4 例。以涂药后 2～5 分钟疼痛消失，维持时间达 6 小时为显效。结果：显效 25 例，有效 21 例，总有效率 92%，其中对肺癌及乳腺癌的止痛效果较好。（中华护理杂志，1991，3：114）

2. 治疗腮腺炎 冰片 8 克，青黛 12 克，芒硝 20 克。共为细末混匀，以食醋调成稀糊状备用。以毛笔蘸药涂敷患处，每日 4～6 次。共治 47 例，经敷药 4～6 日，均获痊愈。（江苏中医，1993，6：14））

3. 治疗一般外科感染 按病变范围取适当大小纱布一块，展平，取冰片、芒硝按 1：10 混匀研末，撒在中央，约 0.5 厘米厚，将纱布四边折褶包好，贴敷患处，胶布固定，2～3 日换药 1 次。共治 230 例，皆为未形成脓肿或表皮未破溃者，其中丹毒 25 例，急性乳腺炎 42 例，蜂窝组织炎 30 例，疖肿 40 例，淋巴管炎 38 例，静脉炎 27 例，阑尾周围脓肿 28 例。结果均治愈，平均换药 3 次。（中西医结合杂志，1984，5：272）

4. 治疗疮疡 取冰片末 1 份，蜂蜜 4 份，搅匀，高温消毒后备用。局部消毒后，先将分泌物洗净，清除其失活组织，将药膏放入伤口内；有瘘管或窦道者，用刮匙刮干净后用凡士林纱条蘸上药膏放入，盖上无菌纱布，每日或隔日换药 1 次。共治 128 例，窦道 30 例，瘘管 25 例，溃疡 38 例，褥疮 35 例。以分泌物明显减少，红肿明显消退，疼痛明显减轻，伤口迅速愈合为优。结果：优 64 例，良 51 例，中 8 例，差 5 例，优良率达 90%。愈合时间最短者 6 日，最长 29 日。（实用中西医结合杂志，1998，7：642）

5. 治疗早期烧伤创面 取冰片 2.5 克，枯矾 7.5 克，化学纯氯化钠 9.0 克，混合研细，加无菌蒸馏水 1000 毫升，充分摇匀后备用。烧伤创面用生理盐水充分清洗，并清除污物及坏死表皮，然后将冰片枯矾液盛入消毒喷雾器，向创面喷洒。首次用量宜足，以后约 1～2 小时喷洒 1 次。烧（烫）伤面积最小 3%，最大 25%，均于伤后 12 小时内就诊。结果：均于用药后 3～6 小时内创面渗出停止或减少，无明显继发性水疱；浅Ⅱ°创面 44 处均无感染，深Ⅱ°创面 17 处感染 2 处，Ⅲ°创面 6 处脱痂后感染，予抗感染措施及换药后治愈。平均治愈时间：浅Ⅱ°9.0±2.4 日，深Ⅱ°15.3±3.2 日。（中国中西医结合杂志，1993，7：44）

6. 治疗宫颈糜烂 经净后 3～5 日，对阴道进行常规消毒灌洗后，视糜烂面积大小，用带线尾无菌棉球，蘸取冰硼散（含冰片、硼砂等）敷于患处，每日 1 次，6～7 日为 1 疗程。共治 171 例，Ⅰ°12 例，Ⅱ°87 例，Ⅲ°72 例。以糜烂面完全消失，3 个月后复查未复发者为痊愈。结果：痊愈 144 例，显效 17 例，好转 6 例，总有效率 97.7%。用药最少 3 次，最多 10 次。（中国中药杂志，1989，9：51）

7. 治疗小儿海绵状血管瘤 将鸡蛋 1 个放入罐内，倒入米醋 500 毫升，将口封严，浸泡 7～8 日，待蛋壳溶化后取出，去其蛋黄，放入冰片、雄黄各 3 克，调匀备用。每用先以温水洗净患处周围，将药液涂于瘤体，每日 3 次。共治 21 例，以用药 3 个月内瘤体结痂脱落或完全萎缩为痊愈。结果：痊愈 16 例，显效 3 例，无效 2 例。用药最少者 1 剂，最多 7 剂。（中级医刊，1988，10：55）

8. 治疗细菌性角膜溃疡 冰片 1 克研末，放入猪胆汁 50 毫升内溶解过滤，经高压消毒制成 2% 冰胆滴眼剂。每次 1～2 滴，每日 4～6 次滴眼。共治 50 例 70 只眼，以患眼症状消失，球结膜充血水肿消退，角膜炎症控制，浸润吸收，脱落上皮再生修复，荧光素钠染色不着色，无斑翳遗留者为治愈。结果：治愈 68 只眼，无效 2 只眼；治疗时间平均 8 日。（中西医结合杂志，1987，7：402）

9. 治疗急性中耳炎 冰片 1 份，菜籽油 10 份，浸泡 1 周，装滴耳药瓶内备用。洗净耳道分泌物后每次滴耳3滴，每日3次，用药2~7日。共治82例，以症状消失，随访无复发为治愈。结果：治愈77例，无效5例。（国医论坛，1990，5：47）

10. 治疗慢性额窦炎 冰片、细辛各3克，丝瓜络24克（炒焦存性）。共研极细末，装瓶备用。用纸筒纳药少许吹鼻，每日2~8次。1周为1疗程，一般用药1~3个疗程。共治64例，痊愈49例，改善11例，无效4例。（湖北中医杂志，1991，4：3）

11. 治疗口腔黏膜溃疡 黄连、地榆各10克，捣成粗末，加水150毫升，煎至50毫升，加入冰片末0.5~1克，调匀装瓶备用。用药液涂患处，每日5~6次。共治536例，以用药3日内局部红肿减退，无疼痛症状，溃疡愈合为痊愈。结果：痊愈267例，有效237例，总有效率94%。（临床口腔医学杂志，1997，3：187）

临证参考

［**古法借鉴**］

1. 梦遗 治经络中火邪，梦漏恍惚，口疮咽燥，用龙脑3钱，黄柏3两。为末，蜜丸梧子大。每服用麦门冬汤送下10丸。此经验见载于《本草纲目》卷34引《摘玄方》。

《海药本草》称龙脑“镇心，秘精”，《本草元命苞》谓本品“善安神秘精”。

2. 脚底心烂 治脚底心烂，用辰砂1两，冰片、熊胆各2钱。为细末，鸡子白调搽，每日3次。此经验见载于《丹台玉案》卷6。

3. 小儿脱肛 治小儿脱肛，用冰片三四分为末敷上，肛自收实。此经验见载于清抄本《集验平易方》。

张洁古谓冰片“治大肠脱”（引自《本草纲目》）。大肠脱，即脱肛。

4. 漏睛疮 治睛漏疮（即漏睛疮），目大眦出脓汁，有窍，龙脑（研）、马牙硝各半钱，绿豆粉1钱。同研极细，用灯心粘药点之，每日四五次。此经验见载于《圣济总录》卷110龙脑散。

漏睛疮，症见大眦睛明穴附近隆起疮核，红肿疼痛，能波及胞睑及颜面部，甚至溃脓穿孔，或伴见发热，穿孔不愈者可为瘘。类似于西医的急性泪囊炎。

5. 耳痈 治耳痈，耳内闷肿出脓，取核桃仁研烂，拧油去滓，得油1钱，兑冰片2分。每用少许，滴于耳内。此经验见载于《医宗金鉴·外科心法要诀》卷65滴耳油。

耳痈指耳内漫肿，时流黑色臭脓的一种耳病，多由肝火、湿热上扰所致。类似于慢性化脓性中耳炎。

6. 耳卒聋 治耳卒聋，冰片半分（细研），椒目半两（捣末），杏仁1分（浸，去皮尖、双仁）。捣研令匀，绵裹似枣核大，塞耳中，每日换2次。此经验见载于《太平圣惠方》卷36。

7. 鼻息肉 治鼻中息肉垂下者，用片脑点之，自入。此经验见载于《本草纲目》卷34引《集简方》。

8. 酒渣鼻 治酒渣鼻赤，用龙脑、真酥频擦。此经验见载于《本草纲目》卷34引

《普济方》。

9. 伤寒舌出不收 治伤寒舌出寸余，连日不收，用梅花冰片为末，搽舌上，应手而效；重者须用1钱方收。此经验见载于《景岳全书》卷60应手散。

本法最早见载于宋·洪迈《夷坚志·丁志》卷13。又热甚舌出不收，也可用珍珠末、冰片各等份，为细末敷之，方见《嵩崖尊生全书》卷6龙珠散。

［**论治备参**］

1. 冰片，开窍辟邪之药，性善走窜，启发壅闭，开达诸窍，无往不通。其芳香之气能辟一切邪恶，辛烈之性能散一切风热。一说其善散气、散血、散火、散滞、通窍、辟恶、逐心腹邪气。一切卒暴气闭、痰结神昏之病，非此不能治。

2. 冰片脑大通利关膈热塞，其清香为百药之先，大人小儿风涎闭壅，及暴得惊热，甚济用。然非常服之药，独行则势弱，佐使则有功。用本品宜少而暂，多则走散真气，大能损人。

3. 冰片非常服之药，如大人小儿风涎闭塞，及暴得惊热者可用，如久病无虚，而成中风风痹之证，及吐泻后成慢惊者，不可用也；眼目系暴热成翳障者可用，如肝肾精血不足成昏暗者，不可用也；风痛在骨髓者可用，在血脉肌肉者，不可用也。世但知其凉而通利，未达其暖而轻浮飞越，喜其香而贵重，动辄与麝香同为桂、附之助，然人身之阳易动，阴易亏，不可不慎。

4. 朱丹溪说，冰片属火，世知其寒而通利，然未达其热而轻浮飞越。冰片性热，可作凉散用；说其性寒者，其用为凉而已。历代医家运用冰片治疗中风邪闭、高热惊风、热病神昏、心痛诸症的方剂甚多，至于外用作散剂，治疗痈疡、目疾、喉痹诸症的方剂亦不胜枚举。究其要旨，以冰片极具辛散之性，长于散郁热、行经气、开痹闭的缘故，此皆“性热用凉”之谓。

5. 对于小面积Ⅰ度烧、烫伤，可单用冰片末6克，调麻油涂敷创面，油干可反复涂敷。Ⅱ度烧、烫伤，冰片可与地榆末配伍，调麻油涂敷患处，或将油膏涂于纱布，覆盖创面，每日换药1次。用上法治烧、烫伤，能抗菌消炎，防止或减轻感染，避免败血症发生。

6. 化脓性中耳炎，脓多腥臭，可用冰片6克，硼砂、元明粉各9克，朱砂1.5克，共研细末，将耳内脓液卷拭干净，用喷雾器将药粉均匀喷入中耳腔，以腔内黏膜均匀沾满粉末为度，每日喷药2～3次。又冰片对单纯性鼻炎及肥厚性鼻炎也有较好疗效，能改善症状，抗过敏，制止黄绿色分泌物增多。用法可与石蜡油或麻油调涂，亦可单味研细末喷雾。

石菖蒲

石菖蒲，始载于《神农本草经》，原名“菖蒲”，是天南星科多年生草本植物，药用根茎。本品味辛、苦，性温，归心、胃经。

临证应用

［**配用简说**］

1. 湿温病见到高热，神昏谵语，苔腻痰多，中医认为是痰湿蒙蔽清窍。从现代医学观点看，是由于脑膜或脑实质受炎症刺激而引起，可见于“流脑”“乙脑”等疾患。此时可依据石菖蒲豁痰化湿、开通心窍的功效，将其与郁金、姜半夏、黄芩、连翘等配用进行治疗。

2. 石菖蒲对癫痫发作有预防和治疗作用，常配合远志、郁金、白矾等，镇静定痫，化痰止痉。现也用于有痰气郁结征象的精神分裂症。

3. 石菖蒲芳香清神，醒脑开窍，治健忘，常配合人参、茯苓、远志同用。

4. 治耳鸣耳聋，石菖蒲可配猪腰子、葱白、粳米熬羹，空腹常服，也可配柴胡、磁石，入六味地黄汤中应用。

5. 石菖蒲能化湿行气，对气郁或湿阻引起的胸腹胀痛，常配合郁金、半夏、陈皮、藿香等同用。

6. 噤口痢，指下痢而饮食不进，食即吐出或呕不纳食。治噤口痢，石菖蒲可配人参、黄连、陈皮等同用。

［**一般用法**］

入煎剂干品 3～10 克，鲜品 10～20 克；不宜久煎。阴虚燥热者慎服。

临证推广

［**古用发微**］

1. 救治暴厥　除痰厥外，石菖蒲也适用于因一时气闭不通所致的暴厥。如治人卒死，其脉如常，可用菖蒲末着口舌上。方见《敦煌古医籍考释》引《不知名医方第十种》。《三因极一病证方论》卷 7 治上症，以菖蒲末纳两鼻孔中，吹之令入，并以桂末安舌下，名纳鼻散。《全生指迷方》卷 3 谓卒然昏冒，无所致，或妄言语，此由暴惊，心无所倚，神无所归，久不治，阴阳相并，或阴气并阳，阳气并阴，令人九窍闭塞，状如尸厥，菖蒲散主之。药用石菖蒲 1 两，麝香（研）1 钱。为细末，每服 2 钱，以酒或饮调下。治中暑突然昏倒，不省人事，也可用生石菖蒲绞汁灌之。方见《圣济总录》卷 34。

暴厥是以突然昏倒，不省人事，四肢厥冷，移时逐渐苏醒为特征的一种疾病。因石菖蒲有利气豁痰，开窍醒神的功效，故可作为临时救急用。

2. 治疗失音　治小儿卒然音哑，噤口，心热不语，用菖蒲为末，每服 1 钱，麻油泡汤调下。服后或吐出风涎，佳。方见《普济方》卷 366 菖蒲散。《医方类聚》卷 10 引《简要济众方》石菖蒲丸，治肺寒不能发声，用石菖蒲、桂心各 1 两，为末，炼蜜为丸，如皂子大。每服 1 丸，含化。亦有在上方基础上加远志 1 味，或加生姜、白蜜炼成膏含化，主治相类。方见《小儿卫生总微论方》卷 15 菖蒲散及《太平圣惠方》卷

6 含化菖蒲煎。石菖蒲又可用于小儿惊风后及妇女产后失音不语。治惊风后音哑失音，用天南星（泡）、石菖蒲各等份，为末，豮胆汁调下；治产后不语，用人参、石莲肉（不去心）、石菖蒲各等份。每用 5 钱，水煎服。方见《医部全录》卷 432 通关散及《校注妇人良方》卷 18。

《神农本草经》称石菖蒲有“通九窍”“出音声”的功效。

［**现代报道**］

1. 治疗肺性脑病 治疗组 279 例次，用石菖蒲注射液（0.5% 总挥发油溶液），轻型肺脑患者一般用 10 毫升加入 25% 葡萄糖液 20 毫升中缓慢静脉推注，每日 2 次；中型肺脑者除上述用法外，另用 10 毫升加入 5% 葡萄糖液 250～500 毫升中缓慢静脉滴注，每日 1 次；重型肺脑者同中型者用法，但静脉滴注石菖蒲注射液量增加到 20 毫升。一般以 5～7 日为 1 疗程。治疗中除停用呼吸中枢兴奋剂外（重型例外），原来的基础治疗一般仍酌情进行。对照组 109 例次，不用石菖蒲注射液，其他治疗措施与治疗组相同。以治疗后神志转清，精神神经症状消失，紫绀消失为显效。结果：治疗组显效 128 例次，好转 81 例次，无效 37 例，死亡 33 例，总有效率 74.97%；对照组分别为 22 例次、41 例次、33 例、13 例和 57.79%。两组疗效有显著差异（$P<0.01$）。（中成药研究，1982，10：22）

2. 治疗慢性支气管炎 治疗组 105 例，服用石菖蒲挥发油中的有效单位 α－细辛醚制成的片剂，每片 30 毫克，每次服 60 毫克，每日 3 次。对照组 37 例，服野马追片，每片 0.3 克，每次服 1.2 克，每日 3 次。疗程均为 30 日。疗效评定按全国慢支会议制定的标准。结果：治疗组近控 33 例，显效 30 例，好转 39 例，无效 3 例；对照组分别为 5 例、12 例、20 例和 0 例。两组总有效率相似（$P>0.05$），而治疗组近控显效率及祛痰有效率高于对照组。（中西医结合杂志，1984，7：427）

3. 治疗中风 用远志、菖蒲、郁金各 15 克，丹参 30 克，采用鼻饲、灌肠及口服等多种途径给药。一般配伍：阳动化风型合天麻钩藤饮，痰湿内盛型合温胆汤。共治 20 例，脑出血 5 例，蛛网膜下腔出血 2 例，高血压脑病 1 例，动脉硬化性血栓性脑梗死 12 例。以神志、语言清楚，瘫肢功能恢复正常为痊愈。结果：痊愈 13 例，好转 7 例，平均住院 23 日，神志恢复正常时间平均为 8.8 日。（湖北中医杂志，1984，2：14）

4. 治疗神经性呕吐 石菖蒲 12～20 克为 1 日量，纱布包，加水 500 毫升，文火煮沸 15 分钟后取汁，少量频饮，每日服 10～30 次不等。共治 21 例，以呕吐消失，停药 2 周后呕吐无复发为显效。结果：显效 15 例，有效 5 例，无效 1 例。（中医杂志，1996，12：711）

5. 治疗癫痫大发作 自制石菖蒲煎剂，每 30 毫升含石菖蒲干品 9 克，每次服 10 毫升，每日 3 次，以 30 日为 1 疗程，可连续服用。如连续 2 年未再有癫痫大发作者，可停药观察。治疗 60 例，显效 17 例，有效 28 例，无效 15 例，有效率 75%。（中华医学杂志，1978，1：62）

6. 治疗小儿久咳 取菖蒲 6～9 克，加水约 250 毫升，武火煮沸后改文火煎 20 分钟，取汁 100 毫升；二煎加水约 200 毫升，取汁 100 毫升；两煎混合，分数次频服，每日1剂。咳嗽较甚，哭闹不安者加蝉蜕；痰多清稀者酌加白前。一般服药6~10剂。共治78例，以症状消失，半月内不复发为痊愈。结果：痊愈32例，有效38例，总有效率89.7%。（中医杂志，1996，10：583）

7. 治疗慢性咽喉疾患 石菖蒲每日用10~15克，切片泡水，小量频服，鲜品适当加量，亦可酌情伍用蝉衣、玄参、马勃等。共治10余例，均取得满意疗效。（中医杂志，1996，11：646）

临证参考

［**古法借鉴**］

1. 诸种风疾 治缓急风，四肢不随，行步不正，口急及四体不得屈伸，用枸杞根100斤，菖蒲5斤。细剉，以水4石，煮取1石6斗，去滓，酿2斛米，酒熟，稍稍饮之。治三十六种风，菖蒲3斤，薄切晒干，以绢囊盛之，置好酒一坛中，封闭100天，取视之，如绿菜色，以1升熟黍米纳于中，复封14日，开出饮酒。上述经验见载于《备急千金要方》卷7枸杞菖蒲酒及《串雅外编》卷3石菖蒲酒。

缓急风，亦称缓风，脚气痿证之类，多由阴虚湿盛，筋脉失柔所致。方中枸杞根即地骨皮。

2. 咳嗽 治咳逆上气因气道阻塞者，用石菖蒲3钱，木香1钱。共为末，开水调服。若咳嗽有痰，用石菖蒲、生姜末、白砂糖各5钱，研匀，每日服2钱。上述经验见载于《本草汇言》卷7引龚希烈方及清《汇编验方类要》卷2。

3. 心悸 治心悸不宁等心经病，可用煅龙齿3钱，石菖蒲1钱，水煎代茶，有宁心安神的功效。此经验见载于《慈禧光绪医方选议》安神代茶饮。

《神农本草经》称石菖蒲“开心孔，补五脏”，《重庆堂随笔》谓本品“舒心气，畅心神，怡心情，益心志”，这些论述可作为本品治疗心经病的参考依据。

4. 霍乱 治霍乱，心下痞逆似中恶状，生菖蒲1握，剉细，以水同捣，取汁1盏，煎熟，分为3服。此经验见载于《圣济总录》卷40菖蒲汤。

5. 积怒成疾 治积怒伤肝，愤恚成疾，用石菖蒲1两，红花5钱。共为末，每服3钱，开水调下。此经验见载于《本草汇言》卷7引莫上行方。

6. 肺损吐血 治肺损，吐血不止，九节菖蒲（末）、白面各1两，研匀，每服2钱匕，开水调下，未止再服。此经验见载于《圣济总录》卷68白金散。

7. 虚损 治脏真衰惫，面色萎黄，牙齿疏落，眼目昏暗，腰脚酸痛，四肢困乏，口苦舌干，用菖蒲（米泔浸，刮去黑皮）1斤，与黑豆1斗同蒸，候豆熟去豆不用。取菖蒲薄切，焙干为末，水浸炊饼为丸，如梧桐子大。每服30丸，空心温酒或盐汤任下。稍加丸数。或用菖蒲、苍术各等份，以米泔浸三宿，控干，再用酒浸一宿，焙，为末，炼蜜为丸，如梧桐子大。每服20丸至40丸，空心盐汤送下，每日3次。有补元气、强力益志的功效。治男子下元虚，妇人血海冷，用石菖蒲1斤（酒浸，冬三宿夏二宿），乳香1两（另研），远志半斤（酒浸）。为细末，用浸药酒煮糊为丸，如梧桐子大。每服三五十丸，空心温酒送下。有宁心养气、定魄安魂、疗诸虚不足、生元真气、补精枯髓竭、去夜梦鬼邪等功效。上述经验见载于《圣济总录》卷185菖蒲丸、卷186菖蒲丸及《普济方》卷217引《卫生家宝方》交泰丸。

8. 消渴 治消渴，日夜饮水，随饮即利，用石菖蒲1两，瓜蒌根2两，黄连半两。为散，每服2钱匕，食后、临卧以水调下。此经验见载于《圣济总录》卷59石菖蒲散。

9. 诸积 治食积、气积、血气（《太医院经验奇效良方》作血积），石菖蒲（剉如米大）半斤，斑蝥（去足翅）半斤。慢火同炒，候菖蒲黄色，拣去斑蝥，用小布袋盛菖蒲，两人牵掣，去尽斑蝥屑，止用菖蒲研为末，用米醋煮面糊为丸，如梧桐子大。每服二三十丸，随意加减，温酒或开水送下。如治蛊胀，加香附子末，汤调下，治肿尤快。此经验见载于《永类钤方》卷3万全丸。

上方取斑蝥同炒而后弃之，是藉斑蝥攻积之力而无毒害之虑。

10. 赤白带下 治赤白带下，用补骨脂、石菖蒲各等份。剉，炒，为末，每服2钱，用菖蒲酒调下。此经验见载于《妇人大全良方》卷7。

11. 产后血不止 治产后血不可止，用干菖蒲3两，以清酒5升渍，煮取3升，分2次服。此经验见载于《备急千金要方》卷3。

《千金翼方》卷8用菖蒲5两，以清酒5升，煮取2升，分2次服，治同。

12. 产后血晕 治妇人产后血气冲心，垂绝欲死，并败血不尽，用石菖蒲1两（米泔浸，切焙），当归1两（酒浸，炙）。为末，每服2钱，热酒调下。此经验见载于《产宝诸方》。

13. 产后腰痛 治产后劳伤，肾气损动，胞络虚而风冷外袭，血滞经络，腰痛，或恶露断绝，腰中重痛，下注两股，痛如锥刺，用当归、石菖蒲各等份，为末，每服2钱，温酒调下。猪、羊肾作羹食亦好。此经验见载于《女科指掌》卷5双仙散。

《类编朱氏集验医方》卷10名双俱散，用石菖蒲1两，当归半两，为末，每服3钱。治同。

14. 偷针眼 治眼生偷针方：独生菖蒲根，同盐研敷。此经验见载于清《集验平易方》。

偷针眼，即西医的麦粒肿。

15. 鼻内窒塞 治鼻内窒塞，不得喘息，用菖蒲、皂荚子（炙）各等份。为细末，每用半钱，以绵裹，夜临卧时，塞于鼻中。此经验见载于《太平圣惠方》卷37菖蒲散。

16. 解药毒 解大戟毒，用菖蒲1两，为散，每服2钱匕，温开水调下。解巴豆、大戟毒，也可以生菖蒲捣汁服。另有记载，石菖蒲、白矾等份为末，开水调下，解一切毒。上述经验见载于《圣济总录》卷146及《本草纲目》卷19。

[**论治备参**]

1. 石菖蒲能通心气，开胃气，温肺气，达肝气，快脾气，为通透五脏六腑、十二经、十五络之药。故本草主咳逆上气（肺）、人事昏迷（心）、两腰沉滞（肾）、恚怒气逆（肝）、肚腹饱胀、水土不和（脾）等证。又治一切风痰，如手足顽痹，瘫痪不遂；一切时行瘟疫，如瘴疟毒痢，噤口不食；一切气闭，如音声不清，耳窍不利，并喉胀乳蛾。大抵本品辛行上升，而苦行下降，香能通窍，而温则流行，可以散风，可以温寒，可以去湿，可以行水，可以和血。

2. 石菖蒲，清解药用之，赖以祛痰秽之浊而卫宫城；滋养药用之，借以宣心思之结而通神明。

3. 石菖蒲配补骨脂，治赤白带下；配蛇床子，搽阴汗湿痒；同熟地、黄柏，治肾虚耳聋；加沉香能益火以开心，治心气郁结；佐地黄、门冬之属，可资其宣通，臻于太和。

4. 下痢噤口不食，虽是脾虚，盖亦热气闭膈心胸所致。俗用木香则失之温，用山药则失之闭，惟真料参苓白术散加石菖蒲末，以粳米饮乘热调下；或用人参、茯苓、石莲子肉入些菖蒲与之，胸闭一开，自然思食。

5. 石菖蒲止可为佐使，而不可为君药。开心窍必须佐以人参；通气必须君以苍术；遗尿欲止，非加参、芪不能取效；胎动欲安，非多加白术不能成功；除烦闷，治善忘，非以人参为君，亦不能两有奇验。

6. 石菖蒲配佩兰芳香化浊而治脘痞不饥；配郁金解郁开窍、宣痹止痛可治气滞血瘀之心绞痛；配蝉衣启闭开窍可治耳鸣、耳聋；配远志交通心肾可治失眠、健忘；配生蒲黄化痰祛瘀可治中风舌謇；配辛夷宣肺通窍可治鼻塞不通；配羌活、路路通温通胞脉可治输卵管不通；配乌药化气启闭可治尿频不畅。

7. 菖蒲配郁金治气滞血瘀之胸痹心痛。菖蒲以开窍为主，郁金以解郁为要，两药配伍，互相为用，解郁开窍，宣痹止痛之效益彰。

8. 治疗老年性痴呆，常用菖蒲配蒲黄这对药对。菖蒲气味芳香，功能怡心情，舒肝气，化脾浊，宁脑神，《神农本草经》谓久服之能“不忘，不迷惑”，为治邪蒙清窍所致神昏、健忘等症的要药。蒲黄，其气亦香，主入血分，生用善于活血化瘀，与菖蒲合用，则能祛瘀浊以通脑络，醒心脑以复神明，而奏开窍安神、醒脑复智之功。

9. 菖蒲功效在治内脏发炎，胃肠炎、阑尾炎尤宜用之；对膀胱炎、妇女子宫发炎等，亦有效，常配合金银花同用。

10. 石菖蒲芳香入脑，具有醒脑、振奋的作用，据此试用于多寐病的治疗，取得较好效果。多寐有虚实两端，虚证多因气血两虚、中气虚弱、阴阳虚损；实证多因湿困、痰壅、热盛。无论虚证实证，菖蒲均可作为治多寐的专药配用。

11. 耳为空清之窍，空清之窍，以通为用。治耳鸣耳聋，不论虚证、实证，也不论采用宣肺散邪通窍、清肝开郁通窍、化痰降浊通窍、补益肝肾通窍，还是健脾升阳通窍，均可加用石菖蒲，屡见良效。耳窍空清，滥用滋补，最易闭门留寇。宁可失之于攻，不可误之于补。对一些顽症重症，经用常法套方无效者，可合菖蒲、升麻、葛根、柴胡等诸药之力，以升提上冲法治之。菖蒲辛温芳香，气味较浓，通窍作用较强，一般用3~8克即可；不仅可内服，而且还可外用。取新鲜菖蒲捣汁滴耳，具有散邪通窍作用。菖蒲用于耳鸣渐聋，贵在醒神防塞。醒神与改善中枢神经功能有关，神清方能窍通。渐聋多虚，用药多偏滋补，用菖蒲可防滋腻滞塞。菖蒲用于暴聋，重在除浊通窍。暴聋多由感受邪毒所致。邪毒侵犯耳窍，致耳窍黏膜肿胀、渗液，故用菖蒲除浊化湿，通窍聪耳。尤其对于风聋（相当于急性非化脓性中耳炎和听神经炎）或伴有中耳积液（相当于渗出性中耳炎）者，效果最佳。菖蒲尚有活血利气之功，如厥聋（相当于内耳血管痉挛）患者多因暴怒伤肝，气滞血闭耳窍所致，治宜疏肝药中加菖蒲，可缩短疗程。菖蒲治耳鸣耳聋，寒配川芎、白芷；热配菊花、赤芍、葛根；有渗液者配泽泻、木通；虚者配党参、白术、枸杞、当归；伴失眠者配生龙骨、生牡蛎、炒枣仁；耳鸣甚者配磁石；有瘀血者配丹参。寒湿明显菖蒲用量宜大，有热象者用量宜小。

12. 石菖蒲具有清咽利喉、启声发音之功效，治疗小儿麻疹后失音，常与蝉衣配伍，疗效较好。推而广之，将本品治疗以声音嘶哑、失音、咽喉不适、咳后则舒为主要表现的咽喉多种疾患，疗效亦满意。以鲜品为佳，无鲜品者，干品亦可。每日 10 ~ 15 克，切片泡水，小口频服；鲜品适当加量。可单用，亦可酌配蝉衣、玄参、马勃等清咽润喉之品。但本品对急性咽喉部感染所致的音哑及阴虚阳亢者应慎用。

13. 取石菖蒲通心气、开心窍和豁痰之功，配合远志、合欢皮一起加入温胆汤中，试用于安定类药物依赖性的戒断，显示出可喜苗头。

14. 历代医书多载菖蒲性温，但江南民间称其有清火作用。若目赤多眵、目热而糊、视物不清、咽喉疼痛、口舌生疮及有夜寐多梦、惊叫口干之症，可以鲜菖蒲煎水，候冷饮服，颇有效验。

15. 民间用鲜菖蒲洗净，除去根节坚硬部分，晾干，作枕芯，制成枕头，头置其上，清香松软，无比舒适，头稍转动，枕中即作沙沙草声响，极易使人入睡，对高血压、头晕、健忘患者亦有益。

16. 石菖蒲，利气通窍，若因痰火二邪引起的气不顺、窍不通者，服之适宜。若中气不足，精神内馁，气窍无阳气为之运动而不通者，屡见用十全大补汤奏功极多，石菖蒲不必问也。又阴虚火炎，吐血咳嗽之人，以及心劳神耗者，忌用石菖蒲。

17. 时医泥于石菖蒲“开心孔”一语，遇有阳明病之神昏谵语，则以为邪陷心包；中风跌仆，则以为痰迷心窍，谓用本品可以开泄心脏之闭，实则风马牛不相及。总之，本品成为知觉失常的点缀药。如本品辛香窜烈之性，古人所载不诬，则邪陷心包者，将使体温加倍亢进；中风跌仆者，愈使血液充溢，不能愈病，反能益病。

LINZHENGBENCAO

20 补　气　药

补气药，又称益气药，就是能治疗气虚病症的一类药物。气虚，是指人体元气的虚弱，也就是肌体各脏腑活动能力的衰退。如体力不足、少气懒言、走路气急、易出虚汗、四肢无力、疲乏困倦、食欲不振、大便溏稀，以及胃下垂、脱肛、子宫脱垂等症，就是气虚的病症。中医理论认为，气旺可以生血，所以补气药也常常可以用于血虚的病症。本类药除能补气外，各药都还有其他的效用，这一点需要注意。

人参

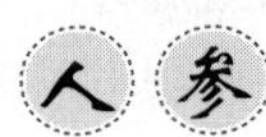

人参，始载于《神农本草经》，原名“人蓡”，是五加科多年生草本植物，药用根部。李时珍解释，“蓡”字从浸，浸渐之意，因它的根部像人形，浸渐（此指生长时期较长）长成，故名。本品味甘、微苦，性微温，归脾、肺、心、肾经。

临证应用

［**配用简说**］

1. 人参具有大补元气和强心的作用，凡重病、久病，以及大汗、大吐、大泻、大惊、大恐、大出血等引起元气将脱的危急病证，可单用一味人参浓煎灌服，进行救治。如见冷汗自出，手脚冰冷，脉搏微弱欲绝，可配附子同用；喘而汗出，气虚液脱，可配麦冬、五味子同用；大出血不止，可用童便兑人参浓汁灌服，或酌配养血止血药。现代常用上法救治心源性休克、严重心力衰竭等。

2. 人参功能补脾益气，治脾虚乏力，食少便溏，常与白术、茯苓、甘草配用。在此基础上，虚寒可加干姜，气滞加陈皮，呕恶加姜半夏，泄泻加炒山药，内脏下垂加黄芪、升麻、柴胡等。

3. 治肺虚咳喘，人参常配黄芪、五味子同用；病久及肾，表现为气短而喘，吸气困难，咳而无力等肺肾两虚之证时，可再加蛤蚧、胡桃肉同用。

4. 体弱气虚，疲倦欲眠而久久不能入睡者，可用人参补气安神，改善睡眠。轻者单味煎服，重者可配合酸枣仁、黄芪、丹参、茯苓等同用。

5. 治体虚多汗，人参单味应用就有效。如根据辨证，表虚汗出不止加黄芪、白术，阴虚盗汗加麦冬、五味子等，则效果更好。

6. 治血虚，人参配合熟地、当归等养血药同用，有阳生阴长之妙。治疗血虚证，补血药配人参等补气药同用，效果明显要比单纯用补血药好。

7. 人参有强肾起痿的作用，尤其对麻痹型和早泄型阳痿疗效较好，常泡酒服。若与鹿茸、冬虫夏草、巴戟天、枸杞子等药选配，效果更佳。

8. 人参有益气生津止渴的作用，治津伤口渴和消渴证，可单味服用，也可与他药配用。古代有四组经验对药方较为常用：即人参与麦冬配，与葛根配，与甘草配，与天花粉配，可以辨证选用。

9. 人参能补益元气，增强抗病能力，在正虚邪实的情况下，于祛邪方药中加配人参，可以起到扶正祛邪的作用。如古方人参败毒散在羌活、独活等祛风解表药中配入人参以扶正解表，黄龙汤在大黄、芒硝等攻下药中配入人参以扶正攻下，都是古代医家的宝贵经验。在这方面，人参大有用武之地，适用病证十分广泛，上仅为举例，可举一反三。

10. 人参是中国传统的延年益寿药物，年老体弱者，每日服1~2克，每周连服4~5日，停2~3日，坚持服用较长时间，有保健强身的功效。现代研究表明，人参可增强机体对各种应激的抵抗力，能调节机体内各系统间的平衡及物质代谢过程，使机体适应外界环境。服用人参能增强体力、改善智力和延缓衰老。

［**一般用法**］

隔水炖服 3~9 克，或另煎后兑入其他药汁内饮服；抢救气脱危证，可用 15~30 克，煎浓汁分数次灌服；研末吞服每次 1~1.5 克，每日 1~2 次；亦可切片含服，入丸、散，泡酒，熬膏或入药膳中食用，每日量掌握在 1~3 克。以上均为成人剂量。儿童除特殊病情外，一般不宜服用人参。实热病证忌用。传统认为不能与藜芦同用。

临证推广

［**古用发微**］

1. 治疗中暑　《圣济总录》卷 34 有消暑散，用人参（捣末）、白面各等份，和匀，每服2 钱匕，开水调服，用于中暑烦躁，多困乏力。若中暑热极，阴阳两衰，妄见妄言，宛如见鬼，但人不烦躁，口不甚渴，可用人参 2 两，麦冬 3 两，水煎服。方见《辨证录》卷6 人参麦冬汤。服后气阴得复，心神得养，上症可除。

人参适用于气液不足的病证。暑气通于心，又为阳邪，最易伤津耗气，故中暑可用人参治疗。

2. 治疗胸痹心痛　《圣济总录》卷55 人参汤，用人参配吴茱萸治疗心痛，药用人参1 两半，吴茱萸1 两。共为粗末，每服3 钱匕，加生姜、大枣水煎，早晨空腹及傍晚各服1 次。治胸痹，心中痞气，气结在胸，胸满，胁下逆抢心，可用人参、甘草、干姜、白术各3 两，水煎服。方见《金匮要略》人参汤。

《名医别录》说人参能“通血脉，破坚积”，现代常用人参治疗冠心病心绞痛。

3. 治疗中风脱症 叶天士说："凡中风症，有肢体缓纵不收者，皆属阳明气虚，当用人参为首药。"叶氏指的是中风脱症，除肢体缓纵不收外，还常伴见口开眼合，撒手遗尿等。此时可急用大剂参、附以回阳；恐纯刚难受，可配阴药，以挽回万一；病势退后，可合黄芪、白术、炙甘草培补元气，配当归、白芍兼养血络。上述经验见于《临证指南医案》卷1"中风"门。治中风涎盛，不省人事，也可用人参、诃子（炮，去核）、甘草各等份。为细末，每服2钱，白开水点服。方见《传信适用方》卷上人参诃子散。

4. 治疗便秘 治津亏或误发汗，阳泄于外，胃气不降，便秘不通，用人参、陈皮各1钱，水煎服。方见《产孕集》卷下降胃汤。《魏氏家藏方》卷7参诃散，用人参、生诃子皮各等份。为细末，每用适量，治疗体弱或产后大便不通。

人参适用于气虚液亏的便秘，临证用时酌加润下之品，则效果更好。又诃子生用偏于降泄，煨用偏于收涩，不可不知。

5. 治疗小便淋涩不利 凡老人、虚人小便淋涩或不通，可用人参适量煎汤，送服琥珀粉1钱。方见《古今医统大全》卷71琥珀散。《症因脉治》卷4人参车前汤，用人参配车前子煎服，治疗气虚小便不利，症见气怯神离，面色萎黄，言语轻微，里无热候，唇不焦，口不渴，欲小便而不能，右尺脉细。《风痨臌膈四大证治》有香参散，用人参1两，沉香2钱5分。共为末，每服4钱，水煎服。治疗脾虚胀满，小便癃闭，肺气壅滞引起的小便不利或癃闭不通，可以人参配麻黄同用。方见《时方妙用》卷4。治虚人血淋、石淋，疼痛不可忍，可用红皮萝卜切片，蜜浸炙，蘸人参、黄芪末服之，淡盐汤压下。方见《三因极一病证方论》卷9玉屑膏。

凡气虚引起的小便淋涩不利，可配用人参。

6. 治疗新生儿不吮乳 据《名医类案》卷12记载，汪机治一儿初生，未满月，乳媪抱之外出，感冒风寒，回来即啼哭不乳，时发惊搐。始用苏合香，继用惊搐药，不效。汪机说：小儿初生，血气未足，风寒易袭，此必风邪乘虚而入。其治在脾，脾土不虚，则风邪无容留矣。因煎独参汤。初灌二三匙，啼声稍缓；再灌三五匙，惊搐稍定；再灌半盏，则吮乳，渐有生意。又据《续名医类案》卷28记载，程世光也曾治一难产儿不吮乳。程说：此因难产，儿伤气也。遂用人参煎汤，灌半匙即吮。

新生儿或幼儿一般不宜服用人参，但如确属病情所需，也可酌情服用，惟须注意用量，中病即止。程案半匙已足，汪案从小量试服，见效渐加，皆名医用心处，尤当留意。

［**现代报道**］

1. 抢救危重病证 用参附注射液（每1000毫升含1等红参93.75克，黑附片、丹参各156.25克）40~100毫升，加入10%葡萄糖液250~500毫升内缓慢静脉滴注，每日用量80~200毫升，用药1~7日不等，个别患者用至10~20日。共治51例，为急性心肌梗死所致的休克及低血压状态患者，以及感染性、创伤性、中毒性休克和慢性病晚期极度衰竭病人。结果：患者舒张压与收缩压均显著升高（$P<0.001$），有效率为86.5%，并能调整心率，显著改善末梢循环和全身功能状态。（中西医结合杂志，1982，2：

88）

2. 治疗癌肿放、化疗反应 14例恶性肿瘤患者，在接受放疗、化疗（13例单用化疗，1例放、化疗合用）时出现白细胞减少，每日服人参5~15克后，血白细胞均有不同程度升高。观察到服用人参后还可减轻化疗导致的消化道和神经系统的不良反应。（中医杂志，1985，11：75）

3. 治疗慢性肝炎 服用以人参根废渣中提取的人参多糖，每次0.8克，每日3次，连服1~3个月（服药满1月，临床症状消失，肝功能恢复正常者即作为疗程结束，最多服药3个月）。观察102例，谷丙转氨酶（ALT）的近期下降率为87.1%，ALT复常率为66.7%。研究显示，人参多糖具有降低慢性肝炎病人的循环免疫复合物、恢复T淋巴细胞功能的作用。（中草药，1985，4：27）

4. 治疗慢性肝病血清蛋白异常 取人参、三七、琥珀，按2：2：1的比例，研为细末。每次服3克，每日3次。共治33例，结果：血清清蛋白（A）增高18例，无变化9例，减少6例；球蛋白（G）下降22例，无变化4例，上升7例；A/G比值提高22例（其中提高0.4以上并达到1.4：1标准者9例），无变化7例，下降4例。（中医杂志，1990，12：28）

5. 治疗冠心病心绞痛 治疗组116例，取人参、三七、琥珀按2：2：1的比例研成细末，每次服3克，每日3次。对照组116例服用复方丹参片，每次4片，每日3次。两组均以30日为1疗程，共观察3个疗程。治疗期间均停用其他扩血管药。结果：治疗组心绞痛显效率为45.7%，总有效率94.0%；对照组分别为27.6%和72.4%。治疗组心电图显效率为18.1%，总有效率60.3%；对照组分别为9.5%和31.1%。两组心绞痛与心电图疗效均有非常显著性差异（P均<0.01）。（中医杂志，1992，9：29）

6. 双向调节老年冠心病肾虚患者的性激素 用丽参注射液（为韩国红参提取液，内含10%原生药）4毫升，加入5%~10%葡萄糖液20毫升内静脉注射，每日2次；或将丽参注射液8~10毫升，加入5%~10%葡萄糖液30毫升内静脉滴注，每日1次。疗程为2周。观察62例老年冠心病肾虚患者（男性32例，女性30例）治疗前后血雌二醇（E_2）、睾酮（T）及E_2/T的变化。结果：治疗前与对照组比较，男性肾阴虚、肾阳虚组血T降低（$P<0.05$），肾阳虚组血E_2显著降低和肾阴虚组E_2、E_2/T显著升高（$P<0.01$）；女性肾阳虚组E_2、E_2/T明显降低，肾阴虚组则明显升高（$P<0.01$），表明老年冠心病肾虚患者性激素紊乱。治疗后，男女肾阳虚组E_2、E_2/T明显回升，肾阴虚组明显下降（$P<0.05\sim0.01$）；各组血T均有回升，男性患者升高显著（$P<0.01$）；各指标均接近对照组（$P>0.05$）。与此同时，肾阳虚与肾阴虚患者的症状也得到明显改善。（中医杂志，1997，11：672）

7. 治疗充血性心力衰竭 选择心脏功能Ⅳ级患者45例，随机分为地高辛（Ⅰ组）、红参（Ⅱ组）、地高辛加红参（Ⅲ组）3个治疗组，每组15例。Ⅰ组每日给予地高辛0.25毫克口服；Ⅱ组每日给予红参粉胶囊15粒，分3次口服，每粒胶囊含红参生药0.4克；Ⅲ组同时服用上述两药。3组均配服利尿剂，疗程均为15日。治疗后血液动力学及生化指标的改善率Ⅱ组、Ⅲ组高于Ⅰ组，而以Ⅲ组最为明显。提示红参对心力

衰竭有效而安全，无副作用，与地高辛有协同作用。（中国中西医结合杂志，1995，6：325）

8. 治疗心气虚证 用人参注射液6～10毫升（每支2毫升，含生药200毫克），加入10%～50%葡萄糖液20～40毫升中，每日缓慢静脉注射1次，10日为1疗程。病情较重者，每日注射2次。抢救时不必稀释，可重复多次用药。按1982年广州会议制定的《中医虚证辨证参考标准》中的心气虚证的诊断标准，治疗301例，心血管系统疾病262例，其他系统疾病39例。结果：显效率78.74%（237/301），总有效率85.72%（258/301）。在心血管病患者中，对冠心病的疗效最好，为95.43%，其次为风心病（90%）、心肌炎（89.34%）和肺心病（88%）。对高血压病、心包炎和原发性心肌病的疗效较差。本疗法能明显改善心气虚症状（$P<0.01$），对血瘀征象也有较好疗效（$P<0.05\sim0.01$）。又对本组心电图异常的101例进行了治疗前后的比较观察，结果：对ST－T波异常、左室肥大伴劳损者疗效显著，心电图恢复正常率分别为77.9%（53/68）、47.2%（17/36）；而对频发室性早搏、房颤、房室传导阻滞者疗效较差，心电图恢复正常率分别为12.9%（4/31）、4.2%（1/24）、和4.8%（1/21）。研究还证实，治疗后患者的低左心泵力、低心排出量状态，以及血液流变学、微循环等方面的指标也较治疗前有明显改善。（中医杂志，1992，2：43）

9. 治疗高脂血症 每日口服高丽参粉2.7克，连续服用3～24个月。共治67例，观察到患者服药3个月后，高密度脂蛋白胆固醇明显上升，血中总胆固醇、动脉硬化指数、甘油三酯、游离脂肪酸过氧化脂质均显著降低。（国外医学·中医中药分册，1984，2：56）

10. 治疗性功能障碍 用人参治疗27例阳痿病人，15例完全恢复性功能，9例明显好转，3例无效。又日服人参提取物500毫克，治疗老年性继发性阳痿和性交次数减少、勃起困难、早泄、射精不足或丧失性欲者，均有一定疗效。日本学者用人参提取物蛋白质合成促进因子，治疗24例精子缺乏或减少症，对精子缺乏症无明显疗效，但对精子减少症能明显增加精子数目，70%患者精子生成数增加，67%患者精子活动性增强，部分患者精子数和活动性恢复到正常生育水平。（吉林医学，1983，5：54）

11. 治疗新生儿硬肿症 将人参、熟附子各6克，枳实2克分别捣碎，先用水250毫升，文火煎附子90分钟，然后加入人参、枳实，再煎20分钟，至药液50毫升。重度患儿24小时内用滴管频频服尽，轻度患儿48小时内服尽。未愈者照前再服，病愈即止。共治56例，42例轻度患儿服药4小时后体温回升，硬肿渐消，48小时痊愈；14例重度患儿服药24小时后体温回升，硬肿渐消，3～4日病愈停药，其中3例有感染的患儿结合抗生素治疗6～8日痊愈。治疗中无不良反应，愈后无复发和并发他症的现象，如肺炎、败血症、出血等。（中医杂志，1994，4：214）

临证参考

［**古法借鉴**］

1. 水肿 治一切水气，通身肿满，用人参1两半，葶苈子4两（锅内铺纸炒黄），为末，枣肉为丸，如桐子大。每服15丸，桑白皮汤送下，空心、食前服，日3次。此经验见载于《卫生易简方》卷5。

本方适用于元气虚衰，土不制水，水气泛于肌肤的通身水肿。

2. 关格 治关格，人参、麝香、片脑各少许，为末，甘草汤调服。此经验见载于《医碥》卷7。

关格是指上见吐逆，饮食不入，下见两便不通的病证。关格属本虚标实者，可配用人参。

3. 风痫 治风痫，人参、蛤粉、朱砂等份为末，猪心血为丸，如梧桐子大。每服30丸。此经验见载于《卫生宝鉴》卷9参朱丸。

痫证发作时项强直视，不省人事，甚至牙关紧闭，称为“风痫”。《药性论》记载人参能治“痫疾”。

4. 内障 治真阴不足，阴涸内热引起的内障青盲，人参、珍珠等份为末，每用适量，用人参或莲肉汤送服。此经验见载于《银海指南》卷3珠参散。

内障主要指发生于瞳仁及眼内各组织的疾病，多因气阴虚亏，目失濡养所致。病情较复杂，除采用药物、针灸等疗法外，有的需手术治疗。《神农本草经》说人参有“明目”作用，《眼科全书》称人参能“治气虚内障”。

［**论治备参**］

1. 人参，凡人面白、面黄、面青黧悴者，皆脾肺肾气不足，可用也；面赤、面黑者，气壮神强，不可用也。脉浮而芤濡、虚大迟缓无力、沉而迟涩弱细、结代无力者，皆虚而不足，可用也；若弦长紧实、滑数有力者，皆火郁内实，不可用也。

2. 人参能入五脏六腑，无经不到，非仅入脾、心、肺而不能入肝、肾。世人以人参为气分之药，而绝不用之以养肝肾，此医道之不明。凡用参救绝，无非补肾，肾气不生，绝必难救。然救绝者，肾不至全耗，不必用参；肾若至绝，则不得不用参。人参气味阳多于阴，少用则泛上，多用则沉而下。但入肝肾须与熟地、山茱萸、牛膝等药同用，有补气生肾水之妙。

3. 人参不助火，但能助阳气。阴阳虽分气血，其实气中亦分阴阳，阴阳相根，原在气之中。人参助阳气者十之七，助阴气者十之三。于补阴药中，少用人参以生阳气，则阳生而阴愈旺；倘补阴药中，多用人参以生阴气，则阳生而阴愈亏。故用人参补阴，断宜少用，而绝非不可用。总之，人参用多用少，须辨阴虚、阳虚而区别之。阴虚者，宜于补阴之中，少用人参以补阴；阳虚者，宜于补阳之中，多用人参以补阳。

4. 人参有扶正祛邪之功，然用其攻邪，亦未可冒昧，须斟酌于多寡之间，审量于先后之际。邪之初入，宜少用参以为佐；及邪之深入，宜多用参以为君；及邪之将去也，宜专用参为主。邪之所凑，其气必虚，用人参于攻邪之中，始能万无一失。但邪之轻者不必用，人之壮实不必用，惟邪之势重而人之气虚，不得不加人参于攻药之内，不是助其攻，而是补其虚，补虚邪自退。

5. 人参，气虚、血虚俱能补。阳气衰竭者，此能回之于无何有之乡；阴血崩溃者，此能障之于已决裂之后。惟其气壮而不辛，所以能固气；惟其味甘而纯正，所以能补血。故凡虚而发热，虚而自汗，虚而眩晕，虚而困倦，虚而惊惧，虚而短气，虚而遗泄，虚而泄利，虚而头疼，虚而腹痛，虚而欲食不运，虚而痰涎壅滞，虚而咳血吐血，虚而淋沥便秘，虚而呕逆躁烦，虚而下血失气等证，是皆必不可缺。以气血比较，人参气味颇轻而属阳者多，所以得气分者六，得血分者四，总之不失为气分之药。而血分之所以不可缺者，是因为没有气不至而血能自至。

6. 阴虚用人参法：阴虚而火不盛者，用参为君；阴虚而火稍盛者，用参为佐；阴虚而火大盛者，暂忌人参，而惟用纯甘壮水之剂。

7. 人参，《神农本草经》止三十七字，无一字言及温补回阳，故仲景于汗、吐、下阴伤之证，用之以救津液，而一切回阳方中，绝不加此阴柔之品，反缓姜、附之功。

8. 人参亦有单用一味成功者，如独参汤，乃一时权宜，非可恃为常法。盖人气脱于一时，失血于顷刻，精走于须臾，阳绝于旦夕，他药缓不济事，必须用人参一二两或四五两作一煎服以救之，否则阳气遽散而死。一至阳回气转，急以他药佐之，才得保其不再绝，否则阴寒逼人，又恐变生不测。可见人参必须有辅佐之品，相济成功，未可专恃一味，期于必胜。

9. 人参宜同诸药共用，始易成功。如提气必加升麻、柴胡；和中必加陈皮、甘草；健脾必加茯苓、白术；定怔忡必加远志、枣仁；止咳嗽必加薄荷、苏叶；消痰必加半夏、白芥子；降胃火必加石膏、知母；消阴寒必加附子、干姜；败毒必加黄芩、黄连、栀子；下食必加大黄、枳实。用之补则补，用之攻则攻，视乎配合得宜、轻重得法而已。

10. 虚弱之人，必用人参入表药中，使药得力，一涌而出，全非补养之意。即和解药中，有人参之大力居间，外邪遇正，自不争而退舍。古今诸方，表汗用参苏饮、败毒散；和解用小柴胡；解热用白虎加人参汤、竹叶石膏汤；攻下用黄龙汤，领人参深入驱邪，即热退神清。从仲景至今，明贤方书，无不用人参，何为今日医家屏绝不用？殊不知误用人参杀人者，皆是与黄芪、白术、干姜、当归、肉桂、附子同行温补之误所致，不是与羌活、独活、柴胡、前胡、川芎、半夏、枳壳、桔梗等同行汗和之法所致也。

11. 人参、黄芪俱能补益，证属虚损，可同用建功，但人参惟补元气调中，黄芪兼补卫气实表。如患内伤，脾胃衰弱，饮食少进，怠惰嗜卧，发热恶寒，呕吐泄泻，以及胀满痞塞，力乏形羸，脉息虚微，精神短少等证，治宜补中益气，当以人参加重为君，黄芪减轻为臣；如属表虚，腠理不固，自汗盗汗，渐至亡阳，以及溃疡多耗脓血，一切阴毒不起之疾，治之又宜实卫护营，以黄芪倍用为主，人参少入为辅。

12. 人参善治短气，非升麻为引用，不能补上升之气；若补下焦元气，泻肾中火邪，茯苓为之使。一说人参用升麻为使，而佐以柴胡，则能引之上升而补上；与熟地同用，而佐以茯苓，则引入下焦而补肾。

13. 人参配代赭石，可使人参补益之力下行，而上焦之逆气浮火，皆随之顺流而下；更可使下焦真元之气，得人参峻补而顿旺，自能吸引上焦之逆气浮火下行。

14. 人参配龙齿，治精神不宁；配川朴，治虚人胀满；配葛根，治久病津液不行，上焦虚渴；配山楂，善于去滞消积。

15. 少量久服人参有保健作用。自光绪二十六年十一月二十三日起，至二十七年九月二十八日止，慈禧太后为保健身体，每日噙化人参1钱，连续服用331日。现代研究表明，人参可振奋精神，减轻疲劳，提高工作效率，有增强机体免疫功能和延缓衰老的作用。

16. 人参得莱菔子补而不滞，莱菔子得人参降气消痰而不耗散。治疗噎膈病人，中气虚而兼气道痰阻者，用此两药配伍，有益气化痰、开通噎膈之效。

17. 《得配本草》谓“人参配苏木治血瘀发喘”。临证常以两药随证配伍于真武汤、生脉散、麻杏石甘汤中，用治老慢支、肺心病属心肾亏虚，气阴不足，兼有肺热壅盛，瘀血阻滞之咳喘浮肿、口唇发绀等，皆可取得满意疗效。

18. 人参配大黄善治血证，治疗肌衄，每以两药配二至丸或归脾汤奏功；体虚夹实之经漏，用两药配入四物汤中可收事半功倍之效。对支气管扩张、肺结核咳血等，也可随证配用。

19. 对虚实夹杂重症，治疗要注意轻补、轻泄，旨在保护胃气。治其本虚可用吉林参须配石斛以生胃气，养胃阴，而不用白术、山药等守中补脾之品。

20. 痰多之人，治痰不效，多属中气不足不能运行，故虽能食而不能化，痰积滞而不舒。须重补中气，气盛自能运行，痰亦自散，人参乃首选之味。

21. 治疗尿毒症属脾胃衰败，浊气不降，可用六君子汤重用人参与半夏，加大黄少许，并配合真武汤，能减轻症状，延长寿命，降低尿素氮，对顽固性呕吐亦有较好疗效。

22. 治小儿咳喘胸闷日久，短气自汗，用人参1份，配伍紫苏2份，煎汤呷服，有卓效。

23. 编著者经验：动大手术前可用野山人参粉1~1.5克，三七粉2克，每日2次，开水送服，连服2日。手术当天如不能进水，可口含参粉，津液调润，慢慢咽下。此法对手术中减少出血，尽量避免输血，促进康复有明显效果。

黄芪

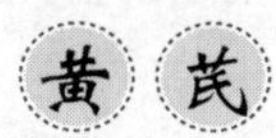

黄芪，始载于《神农本草经》，原名“黄耆”，是豆科多年生草本植物蒙古黄芪或膜荚黄芪的根。李时珍说：“耆，长也，黄耆色黄，为补药之长，故名。”本品味甘，性微温，归肺、脾经。

临证应用

［配用简说］

1. 黄芪是常用的补气强壮药物，具有补气升阳功效，适用于各种慢性虚弱证。凡见到气虚衰弱、气短懒言、行路气急、精神不振、四肢无力、气虚脱肛及胃下垂、子宫脱垂等症，黄芪都适宜应用。如与党参、白术等药配用，可增强补气功效；中气不足引起的脏器下垂，还需再加用柴胡、升麻、枳壳等药。

2. 黄芪有补气生血的作用，因气血互根，气旺则血旺。临床常以黄芪配当归等补血药，治疗气血两亏所致的头晕目眩、面黄气短、心悸失眠等。如骤然大出血造成血虚气脱，出现面白、汗出、气短、脉细而快等症，可用黄芪 60～120 克，当归 15 克，急煎顿服；虚脱严重者，还需加入人参、附子、麦冬、五味子等，进行抢救。

3. 黄芪有益气固表止汗之功，能治疗体虚多汗。治肌表不固自汗，可配合防风、白术、煅牡蛎、淮小麦、麻黄根等同用；治阴虚盗汗，可配合西洋参、黑大豆（或穞豆衣）、桑叶、煅牡蛎、淮小麦等同用，阴虚火旺症状明显者，可再加生地、黄连等药，以滋阴泻火敛汗。

4. 黄芪功能利水消肿，能治疗头面、肢体水肿，常配合防己、白术、桂枝、茯苓、猪苓等同用。现代临床单用本品浓煎，或与党参、山药、茯苓、巴戟天等药配用，治疗慢性肾炎水肿有效，且能加速消退蛋白尿，改善肾功能。黄芪配桂枝、北五加皮、椒目、防己等药，又能治疗心脏性水肿。

5. 根据中医“气行则血行”“治血先治气”的理论，凡气虚血弱、气虚血滞所致的肢体麻木、疼痛及中风瘫痪等，均可用黄芪治之。治血痹肢体疼痛或麻木，可配桂枝、姜黄、当归等同用；治中风半身不遂，可配当归、川芎、赤芍、桃仁、红花、地龙等同用。治风湿性关节、肌肉疼痛，在应用祛风湿药的基础上，加用黄芪、当归等益气活血药，能增强镇痛效果。

6. 黄芪有托毒生肌之功，古人称其为“疮家圣药”。气血虚弱之人患疮疡，因正气不足，不能托毒外出，致疮疡脓成不溃或久溃不敛。对内已成脓，因正气虚弱而无力穿破者，黄芪可配当归、穿山甲、皂角刺等同用；对溃后脓水清稀，久不收口者，黄芪可配党参、当归、肉桂等同用。据现代研究，黄芪可增强毛细血管抵抗力，扩张血管，改善血行，使久坏之肌细胞恢复活力，故可治疗慢性疮疡。

7. 黄芪在古代还用治消渴证，常配合生地、麦冬、瓜蒌等同用。现代以本品配合生地、山药、天花粉、五味子等，治疗糖尿病有效，能改善症状，降低血糖。

［**一般用法**］

入煎剂 9～30 克，大剂量可用至 60 克；或入丸、散、膏剂用。实热病症及阴虚阳亢者忌用。

临证推广

［**古用发微**］

1. 治疗气虚淋证　治尿血并五淋砂石，疼痛不可忍受，用黄芪、人参各等份。上为末。用萝卜大者，切 1 指厚、3 指大四五片，蜜腌少时，蘸蜜炙干，复蘸，尽蜜 2 两为度，勿令焦，炙熟。点黄芪、人参末吃，不拘时候，仍以盐汤送下。方见《三因极一病证方论》卷 9 玉屑膏。治老人溺尿，玉茎痛如刀割，不论年月深久，可用《医林改错》卷下黄芪甘草汤：黄芪（生）4 两，甘草 8 钱，水煎服。病重 1 日 2 帖。

黄芪功能益气摄血，且“善利小便”（《医学衷中参西录》），适用于气虚小便淋沥涩痛，或伴见尿血。编著者经验：以生黄芪 30～45 克，党参、白术、茯苓、生地、马鞭草各 15 克，蛇舌草、蒲公英、车前草各 30 克，三七 5 克，组成基本方，或随证稍作加减，治疗尿路感染，有较好效果。

2. 治疗小便不通 治小便不通，用绵黄芪 2 钱，水 2 盏，煎 1 盏，温服。小儿减半。方见《本草纲目》卷 12 引《小儿卫生总微论方》。《类编朱氏集验医方》卷 6 利气散，治老人小便秘涩不通，用绵黄芪、陈皮、甘草等份。为末，水煎服，自然通。若妇人转胞，小便滴沥不通，用生黄芪 5 钱，当归 4 钱，升麻、柴胡各 2 钱，水煎服。方见《医学衷中参西录》上册升麻黄芪汤。

黄芪益气而“善利小便”（《医学衷中参西录》）。转胞又称“妊娠小便不通”，是指孕妇因胎压膀胱，出现下腹胀而微痛及小便不通的一种病证，多与中气不足有关。

3. 治疗肺痈、乳痈 《重订严氏济生方·痈疽疔肿门》有排脓散方，谓治肺痈得吐脓后，宜以此药排脓补肺。取绵黄芪（去芦，生用）2 两，为细末，每服 2 钱，水 1 中盏，煎至 6 分，温服，不拘时候。《证治准绳·疡科》卷 2 的排脓散，则以本品与人参、五味子、白芷配用，治同。治乳痈，《普济方》收载两方均以黄芪为要药。一方出自卷 347 引《十便良方》，名三能散：绵黄芪、皂角刺（烧存性）各 1 两。为散，以酒调 2 钱服。能穿能散。一方出自卷 325 引《德生堂方》，名涌泉神应散：金银花、黄芪各 3 两半，当归、甘草（切）各 2 两。为粗末，每服 4 钱，水 1 盏，酒半盏，煎至 8 分。去滓，临卧服。滓再熬，连进数服。

黄芪“主痈疽”（《神农本草经》），有“排脓内托”（《本草备要》）的功效，主要适用于气血不足之疮疡、内痈。近人张宗祥《医药浅说》体会：“此药尚有消炎化脓之功，不独痈疽内陷者宜重用，即脏腑化脓亦宜重用。”

4. 治疗痔疮 治五痔下血不止，黄芪（细切）1 两，粳米 2 合。上以水 2 大盏，煎黄芪取 1 盏半，去滓，下米煮粥，空腹食之。方见《太平圣惠方》卷 96 黄芪粥。治痔疾，黄芪常配枳壳等药同用。如《圣济总录》卷 142 必效丸，治气痔脱肛不收，或生鼠乳时复血出，久不愈，用枳壳（去瓤，麸炒）、黄芪（剉）各 1 两。上为末，以陈米饭为丸，如梧桐子大。每服 30 丸，空心、食前米饮送下。同卷黄芪散治血痔下血，用黄芪（剉）、枳壳（去瓤，麸炒）各 3 两，防风（去叉）1 两半。上为散，每服 2 钱匕，空心米饮调下，日晚再服。《太平圣惠方》卷 92 黄芪散，则以黄芪配枳壳、侧柏叶为散服，治小儿痔疾，下血不止。治酒毒引起的五痔，《叶氏录验方》有小黄芪丸，药用绵黄芪 4 两，川芎、枳实（去瓤，麸炒）各 2 两。上为末，水煮面糊为丸，桐子大。每服 30 丸，食前米饮下，日进 3 服。治痔疾，也可用外治法：黄芪、甘草、地骨皮、防风各等份，焙干，为粗末。每用半两，水 3 升，煎三五沸，滤去滓，通手淋洗。方见《杨氏家藏方》卷 13 黄芪汤。

黄芪能治“五痔”，早见载于《神农本草经》。因本品有益气升阳摄血、托毒排脓止痛和敛疮生肌的功能，故用于痔肿疼痛、下血脱出之症，颇为适宜。

5. 治疗产后乳少或无乳 治产后无乳方：当归2钱，黄芪1两，葱白10根。水煎服。方见《济阴纲目》卷14当归补血加葱白汤。治乳少或无乳，也可服《达生篇》通脉汤：黄芪（生用）1两，当归、白芷各5钱。用七孔猪蹄1对，煮汤，吹去浮油，煎药1大碗服之。覆面睡，即有乳。或未效，再1服，无不通矣。新产无乳者，不用猪蹄，只用水、酒各半煎服。

《医林纂要探源》论上述“通脉汤”曰：是欲酿乳，补胃为本。黄芪充胃气而壮卫气，甘缓益土，生用则行，故能通也。乳本血也，当归辛润滋血，而惟血所归，又所以为乳之本。合生芪即东垣补血汤，气倡而血从，血充而乳足。白芷辛温色白，行阳明胃经，宣木气于土中，达血脉于经隧，除血中之壅滞，故用以为佐使。猪蹄，旧说须七孔者，然可不必，但要公猪前蹄，若后蹄则少力，母猪者不足用。盖前蹄为全身筋力所在，味甘咸平，能补气血，养虚羸，润肌肉。又水畜也，故善通经隧，能通乳汁，又以血气补血气，古人多用之。煮汤去油，恐油腻能滞经络，且滑肠。

［**现代报道**］

1. 防护大剂量顺铂化疗所致的肾毒性 在79例癌症患者中，将心功能2级及2级以上的6例单独观察，其他病例随机分为2组，黄芪组48例，水化对照组25例；均采用含顺铂的联合化疗方案，并且单次顺铂给入量不小于100毫克。黄芪组顺铂给入同时开始每日给予黄芪注射液40毫升（相当于黄芪生药80克）加入10%葡萄糖液250毫升中静脉滴注，共10日，但化疗前后每日输液总量均不超过1500毫升；水化对照组顺铂注射后按每日3000毫升输液量行正规水化治疗，共3日。于顺铂化疗后的第8日复查肾功能。结果：黄芪组治疗前血尿素氮（mmol/L）为5.54±1.56，肌酐（μmol/L）为80.5±17.9；治疗后分别为5.94±3.15，82.6±30.7，治疗前后无显著性差异，$P>0.05$。两组治疗后肾功能（血尿素氮、肌酐）比较及肿瘤缓解率比较亦无显著性差异，$P>0.05$。提示黄芪能有效防护因大剂量顺铂化疗所造成的肾毒性，且不影响顺铂的抗肿瘤活性，能替代或部分替代常规大剂量顺铂化疗的水化治疗。（中国肿瘤临床与康复，1999，3：9）

2. 治疗慢性肝炎 观察病例分2组。黄芪组67例，肝郁脾虚型38例，肝肾阴虚型26例，气滞血瘀型3例，用黄芪针剂（每毫升含生药2克）肌内注射，每次2克，每日1次，不用其他降酶或抗病毒制剂。对照组60例，肝郁脾虚型和肝肾阴虚型各30例，口服益肝灵加齐墩果酸或阿卡明为主。两组疗程均为2个月。以临床症状消失或基本消失，血清转氨酶恢复正常，胆红素正常为显著改善。结果：黄芪组肝郁脾虚型，临床显著改善17例，改善18例，总有效率92.1%，对照组分别为10例、11例和70%；黄芪组肝肾阴虚型，临床显著改善6例，改善17例，总有效率88.5%，对照组分别为5例、13例和60%；黄芪组气滞血瘀型3例治疗后，改善2例，无效1例。肝郁脾虚型和肝肾阴虚型两组总有效率比较有显著性差异（$P<0.05$），但两型临床显著改善率的组间比较，无明显差异（$P>0.05$）。（中西医结合杂志，1990，6：330）

3. 治疗晚期血吸虫病 治疗组80例，用黄芪注射液4毫升与丹参注射液4毫升交替肌内注射；对照组20例，用胎盘组织液4毫升肌内注射。均每日1次，2个月为1

疗程。结果：治疗组自觉症状及体征改善明显优于对照组；治疗组治疗后免疫功能增强，肝功能改善，对照组则均无明显变化。（南京医学院学报，1984，2：112）

4. 防治感冒 用黄芪不同剂型进行预防感冒的流行病学效果的对比观察，预防的重点对象是感冒易感者，共1000人。具体方法：Ⅰ组口服黄芪片（每片含生药0.5克），每次5片，每日3次，或隔日口服黄芪汤剂15克，10日为1疗程，停药5日后再进行第2疗程；Ⅱ组黄芪喷鼻（用50%的黄芪水煎液），隔日喷鼻1次，每次0.5毫升；Ⅲ组干扰素喷鼻〔滴度为（1~1.5）$\times 10^4$U/毫升〕，每日1次，每次0.5毫升，部分试验隔日1次；Ⅳ组黄芪加干扰素，隔日口服黄芪1次，每次15克，同时干扰素喷鼻1次，每日0.5毫升，或用黄芪干扰素混合液（相当于单独使用的浓度），隔日喷鼻1次，每次0.5毫升；Ⅴ组用干扰素甲$_3$型流感灭活疫苗混合液〔其中含黄芪50%、干扰素（1~1.5）$\times 10^4$U/毫升、甲$_3$型流感灭活疫苗280血凝单位/毫升〕，隔日喷鼻1次，每次0.5毫升；Ⅵ组用黄芪干扰素涂鼻油膏〔基质为90%白凡士林、10%羊毛脂，每克含黄芪生药0.5克、干扰素（1~1.5）$\times 10^4$U/毫升〕，每日1次，由消毒棉签涂鼻道深部。以上均随机分组，设同时间、同条件的对照组，对照组空白或用对照药代替，部分试验采用双盲法。用药期间一律每2日观察1次。结果：Ⅰ组单用黄芪，即有较好的预防感冒作用，预防指数为2.3，即可降低发病率56.5%。而低滴度干扰素〔（1~1.5）$\times 10^4$U/毫升〕也有预防感冒的作用，若黄芪与低滴度干扰素联合应用，比单纯用黄芪和低滴度干扰素之预防指数均为高。且单独使用干扰素喷鼻不能缩短感冒病程，而黄芪口服加干扰素喷鼻及黄芪加干扰素喷鼻，可以缩短感冒的病程（$P<0.05$）。黄芪局部应用不论在动物或人群中均证明对预防感冒有一定作用。随后的研究也进一步证明黄芪对细胞有明显的支持作用，并能提高细胞的干扰素诱生能力，提高SIgA的水平。（中国医学科学院毒性研究所．中药志，1980，1：71）

5. 治疗缺血性心脏病 观察病例分3组，3组患者的病种类型、伴发病症、主要症状及轻重程度、心电图异常情况等均有可比性。黄芪组92例，每日给黄芪50克，水煎，分3次服。丹参片对照组50例，每次服复方丹参片3片，每日3次。心痛定对照组68例，每次服心痛定10毫克，每日3次。3组均以30日为1疗程，均连续用药1个疗程以上，并停用其他扩冠药物。以1个疗程后症状消失，无早搏，静息状态下心电图恢复正常，经踏车运动试验ST段下移不超过0.05mV为显效。结果：黄芪组显效30例，有效54例，总有效率91.3%；丹参片对照组分别为11例、26例和74.0%；心痛定对照组分别为16例、38例和79.4%。黄芪组疗效显著（$P<0.05$）。黄芪组症状改善明显优于对照组（$P<0.05$）。黄芪组用药后心电图总有效率82.6%，心肌缺血有效率95.6%，心律失常有效率45.8%；两对照组用药后心肌缺血的有效率为60.5%，心律失常的有效率为37.9%，黄芪组与两对照组比较有显著性差异（$P<0.05$）。黄芪组用药前后心阻抗的各项参数对比均有明显的差异（$P<0.05$），对照组则变化不明显。黄芪组用药后除血浆比黏度外，其他血液流变学指标均有明显改善，其疗效明显优于对照组。黄芪组用药后血中过氧化脂质和超氧化物歧化酶分别显著降低和增高（$P<0.05$），而对照组则无明显变化。（中国中西医结合杂志，1995，2：77）

6. 治疗柯萨奇 B 病毒阳性心肌炎 观察病例分 2 组，每组 20 例，均符合急性病毒性心肌炎诊断标准，病程均在 3 个月之内。治疗组静脉滴注 5% 葡萄糖液 500 毫升合黄芪注射液 10 毫升（含生药量 20 克）；对照组静脉滴注 5% 葡萄糖液 200 毫升合维生素 C 8 克。均每日 1 次，连用 3 周。临床症状采用半定量积分统计；两组患者治疗前后分别做静息状态下核素心肌灌注显像与核素心血管造影测定左心室功能。症状疗效，以治疗后症状明显减轻，积分下降≥2/3 为显效；核素心肌灌注显像疗效，以治疗后静息状态下心肌灌注显像在稀疏或缺损区全部充填为显效。结果：治疗组症状显效 5 例，有效 12 例，总有效率 85%，对照组分别为 4 例、11 例和 75%；治疗组核素心肌灌注显效 6 例，有效 11 例，总有效率 85%，对照组分别为 3 例、3 例和 30%。两组症状疗效无显著性差异，但在改善心肌灌注显像上有显著性差异（$P<0.01$）。经核素心血管造影静态左室射血分数测定，显示黄芪能改善病毒性心肌炎的左心功能。（中国中西医结合杂志，1997，1：60）

7. 治疗肝纤维化 观察病例 167 例，分为 3 组，均为慢性乙型肝炎伴肝纤维化指标升高患者，处于无明显肝炎活动阶段。各组常规护肝治疗，均采用垂盆草冲剂、益肝灵、多种维生素等。Ⅰ组 50 例，加用黄芪口服液和丹参口服液各 10 毫升，每日 3 次；Ⅱ组 55 例，加用黄芪口服液 10 毫升，每日 3 次；Ⅲ组 62 例仅予常规护肝治疗。疗程均为 3 个月。观察血清Ⅲ型前胶原肽（PⅢP）、透明质酸酶（HA）和层黏蛋白（LN）的变化。结果：治疗完成后，Ⅰ组或Ⅱ组患者的血清 PⅢP、HA、LN 均显著下降，治疗前后比较，有显著或非常显著性差异（$P<0.05$ 或 $P<0.01$）；Ⅲ组治疗前后比较，上述指标无显著性差异（$P>0.05$）。在降低 HA、PⅢP 方面，Ⅰ组较Ⅱ组疗效更显著，$P<0.01$。（江苏中医，1998，6：15）

8. 治疗慢性肾炎 用北芪注射液 2 毫升（含生药 3 克）肌内注射，每日 1 次，30 日为 1 疗程。治疗期间不加用其他药物。观察病例分为慢性肾炎肾病型组（简称肾病组）、慢性肾炎普通型组（简称肾炎组）和慢性肾炎肾功能不全组（简称肾功不全组）。以 1 个疗程后 24 小时尿蛋白定量 <200 毫克者为显效。结果：肾病组 12 例，显效 3 例，有效 6 例，无效 3 例；肾炎组 25 例，显效 9 例，有效 10 例，无效 6 例；肾功不全组 10 例，显效 1 例，无效 9 例。总有效率 61.7%。肾功不全组 1 个疗程后血清肌酐均值由 371.28μmol/L（4.2mg/dl）下降为 298.79μmol/L（3.38mg/dl），血清尿素氮均值由 15.31μmol/L（42.88mg/dl）下降为 13.04μmol/L（36.53mg/dl），二者均有非常显著的意义（$P<0.01$）。（中国中西医结合杂志，1987，7：403）

9. 治疗白细胞减少症 观察病例 115 例，均为周围白细胞总数低于 4×10^9/L 者。Ⅰ组 58 例，用黄芪口服液浓制剂，每 10 毫升相当于黄芪生药 15 克；Ⅱ组 57 例，用淡制剂，每 10 毫升相当于黄芪生药 5 克。每次均 10 毫升，每日 2 次，疗程均为 8 周，皆不服用其他药物。以治疗后白细胞总数达到 4×10^9/L 以上，并能维持至停药后 2 周，症状显著减轻或消失为显效。结果：Ⅰ组显效 29 例，有效 19 例，总有效率 82.76%；Ⅱ组分别为 17 例、10 例和 47.37%。两组疗效有显著性差异（$P<0.01$）。两组共 37 例于治疗前后测定了免疫球蛋白，结果：IgG 和 IgA 无显著改变，而 IgM 有显著升高。

16例患者有上腹部不适和腹胀，但未发现其他毒副反应。（中国中西医结合杂志，1995，8：462）

10. 治疗急性脑梗死 观察病例随机分为治疗组30例，对照组29例，均为突发的有局灶性神经功能缺损症状及体征，且持续24小时以上的颈内动脉缺血性脑血管病患者，头颅CT示有与临床症状、体征相符的局灶性低密度影，无残留功能缺损及其他严重合并症（包括心梗、心衰、肺水肿、消化道出血、肾功能不全、痴呆等）。两组均静脉滴注低分子右旋糖酐，每日500毫升，共14日，并采取对症及非特异性治疗措施。治疗组在此基础上加用黄芪注射液24克静脉滴注：长程小剂量每日1次，用14日，短程大剂量每日2次，用7日。全部病例均在48小时内用药。根据改良爱丁堡与斯堪的那维亚研究组的评分标准，从病人的意识、水平凝视功能、面瘫、言语、上肢肩关节肌力、手肌力、下肢肌力、步行能力等8个方面进行评分，结果：在治疗后1、2、3、4周每个时点上两组评分均逐步增加，治疗组增加更多，但均无显著性差异。进行亚型分析时发现，起病24小时内开始用药者和病情分型为中型者，治疗组疗效优于对照组（$P<0.05$）。（临床神经病学杂志，1994，4：216）

11. 治疗重症肌无力 随机分为2组，每组30例。两组在口服抗胆碱酯酶药物的基础上，治疗组同时用黄芪注射液20毫升（相当于生药40克）加入10%葡萄糖液500毫升中静脉滴注，每日1次；对照组则同时用能量合剂500毫升静脉滴注，每日1次。均连用3周。以临床症状及体征明显好转，药物减量1/2以上，生活能自理为显效。结果：近期疗效治疗组显效5例，好转22例，有效2例，好转以上率90%；对照组分别为2例、18例、7例和66.7%。两组疗效有显著性差异（$P<0.05$）。治疗组与对照组比较，在眼睑下垂、上下肢无力、咀嚼无力的改善方面，治疗组显著为优（$P<0.05$），而在复视、吞咽困难的改善方面，两组差异无显著性。（上海医药，1999，2：23）

12. 治疗术后肠粘连 生黄芪、皂角刺各30克，加水1000毫升，文火煎之，去渣留汁，再加糯米50克和适量水，煮成药粥。每日1剂，早晚2次分服，2周为1疗程。共治125例，均为腹部手术后，时有腹痛、腹胀，腹部有包块者。以腹痛、腹胀和腹部包块消失为显效。结果：显效80例，有效29例，无效16例。疗程最短2日，最长4周，平均8日。（中西医结合杂志，1989，12：755）

13. 治疗寻常性银屑病 观察病例分3组。A组62例，用100%黄芪注射液和核酪注射液各4毫升隔日肌内注射，0.1%氯氟舒松霜外用，日2次。B组58例，除不用核酪注射液外，其余治疗同A组。C组42例，除不用黄芪注射液外，其余治疗同A组。3组疗程均为6周。结果：A组显效率明显高于B、C两组（$P<0.01$），而B组与C组间无明显差异（$P>0.05$）。（临床皮肤科杂志，1994，3：168）

14. 治疗脱发症 内治组100例，用复方黄芪针剂2毫升（含黄芪2克，当归0.4克）肌内注射，每日1次，30日为1疗程。一般治2～3个疗程。内外治结合组40例，在内治组基础上外搽乐斯生发精，每日早晚各搽脱发部位1次，搽前先按摩头皮2～3分钟。对照组40例，只用乐斯生发精外搽，方法同上。3组均连续治疗3个月后判断疗效。以脱发控制，有黑发生长，头屑及皮脂溢出明显减少，痒感明显减轻为显效。

结果：内治组显效43例，有效51例，有效率94.0%；内外治结合组为16例、22例和95.0%；对照组为12例、20例和80.0%。内治组及内外治结合组疗效与对照组比较有显著性差异。（中国皮肤性病学杂志，1993，3：157）

15. 治疗小儿支气管哮喘 黄芪组117例，用黄芪注射液2毫升（含生药4克），作右天府及左足三里，或左天府及右足三里注射，每穴注入1毫升，每周1次，左右交换注射。胎球组35例，用5%胎盘丙种球蛋白，每穴注射0.3毫升，穴位、注射方法和时间同上。两组均以注射34~38针为1疗程。在穴注期间，患儿如有哮喘发作者，均可酌加中西药治疗。结果：黄芪组轻型25例，显效16例，有效8例；中型44例，显效27例，有效15例；重型48例，显效21例，有效16例；显效率54.70%，有效率88.03%。胎球组轻型9例，显效3例，有效6例；中型11例，显效5例，有效6例；重型15例，显效4例，有效10例；显效率34.29%，有效率97.14%。两组显效率有显著差异（$P<0.05$）。（上海中医药杂志，1982，8：29）

16. 帮助视网膜脱离术后视力恢复 用黄芪注射液2毫升（含生药2克）肌内注射，每日1次，30次为1疗程。一般手术治愈1.5~6个月后开始注射，亦有长达13个月后开始注射者。大多数患者接受了3个疗程以上的治疗。共治32例32只眼，同时选择15例未经药物治疗，情况相同的15只眼作为对照组。结果：治疗组视力进步有效率为71.9%，视力表进步3行以上者为37.6%，而对照组为40%和0%，治疗组疗效显著为优（$P<0.05$）。观察结果提示，术前视网膜脱离时间长短与术后视力恢复有密切关系；屈光状态不影响治疗效果；术后开始治疗时间与疗效似无明显关系；停药后治疗效果巩固。（中草药，1981，3：23）

临证参考

［**古法借鉴**］

1. 亡阳脱证 治气虚而阳亡，一时猝倒，状似中风，自汗不止，懒于语言，人参1两，黄芪2两，附子3钱，当归1两，水煎服。1剂而自汗止，再剂而言语出，4剂而神气复矣。此经验见载于《辨证录》卷2参芪归附汤。

2. 咳脓血 治咳嗽脓血咽干，乃虚中有热，不可服凉药，用好黄芪4两，甘草1两。为末，每服2钱，点汤服。此经验见载于《本草纲目》卷12引席延赏方。

《本草汇言》卷1所引席延赏方，用嫩白黄芪4两，甘草8钱，真北沙参2两。共为末，每早、晚俱食前服3钱，白汤调下，治同。

3. 血虚肌肤燥热 治肌热燥热，困渴引饮，目赤面红，昼夜不息，其脉洪大而虚，重按全无，证象白虎（汤证），惟脉不长。……此病得之于饥困劳役。用黄芪1两，当归（酒洗）2钱，细切，作1服，水2盏，煎至1盏。去渣，空心、食前温服。此经验见载于《内外伤辨惑论》卷中当归补血汤。

本方《金匮翼》卷3用治血虚发热；《医学入门》卷7用当归1钱，黄芪5钱，名归芪汤，治虚火上攻头目，浑身胸背发热。《慎柔五书·虚损》认为，治肌表发热当用黄芪配附子："凡肌表发热，皆邪阳胜，正阳虚也，用黄芪、附子，所以助阳。盖阳气既虚，黄芪性缓，不能到表，须得附子雄壮之气，引芪直走于表，助之成功也。"又《本草纲目》卷12引李杲曰：黄芪与人参、甘草三味，为除燥热、肌热之圣药。

4. 肌肉瞤动 治风湿相搏，肌肉瞤动，用黄芪、当归、甘草各等份。为粗末，水1盏，加生姜、大枣水煎，空心服。此经验见载于《类编朱氏集验医方》卷1黄芪六一汤。

原书云：本方治上症，宜先服渗湿汤（原书未见，或可理解为先服渗湿药），次用是药。

5. 便秘 治年高老人大便秘涩，用绵黄芪、陈皮（去白）各半两。上为细末。每服3钱，用大麻仁1合烂研，以水投取浆1盏，滤去滓，于银、石器内煎，候有乳起，即入白蜜1大匙，再煎令沸，调药末，空心食前服。常服即无秘涩之患。治妊娠大便不通，黄芪（剉）、枳壳（去瓤，麸炒）各1两，威灵仙2两。上为末，用面糊为丸，如小豆大。每服30丸，温水送下，不拘时候。未通稍加之。上述经验见载于《太平惠民和剂局方》卷6黄芪汤及《圣济总录》卷157疏气黄芪丸。

6. 虚冷尿频 治膀胱虚冷，小便频数不禁，黄雌鸡（去毛羽肠脏）1只，粳米1升，黄芪（剉）1两，熟干地黄1两半。上同煮，令极熟，去药及擘去鸡骨，取汁并肉，和米煮粥，入酱，一如食法调和，空腹食之。作羹及馄饨任意食之亦得。此经验见载于《太平圣惠方》卷96黄雌鸡肉粥。

7. 伤酒恶寒 治酒郁，内热恶寒，黄芪1两，葛根5钱，水煎服，大汗而愈。此经验见载于《证治汇补》卷3黄芪葛根汤。

《医略六书》：此壮气解表之剂，为虚人伤酒恶寒之专方。

8. 酒疸黄疾 治酒疸黄疾，心下懊痛，足胫满，小便黄，饮酒发赤黑黄斑。由大醉当风入水所致。药用黄芪2两，木兰1两，为末，酒服方寸匕，日3服。此经验见载于《本草纲目》卷12引《肘后方》。

9. 黄汗 治黄汗病，身体肿，发热汗出而渴，状如风水，汗沾衣，色正黄如柏汁，脉沉，用黄芪5两，芍药、桂枝各3两，以苦酒1升、水7升相和，煮取3升，每服1升。此经验见载于《金匮要略》黄芪芍药桂枝苦酒汤。

《金匮要略心典》卷中："黄汗为水气内遏热气，热被水遏，水与热得，交蒸互郁，汗液则黄。"本方重用黄芪走表祛湿，桂、芍调和营卫，与苦酒同煮，可以引入营分，散水除湿。

10. 手汗 治手汗方：黄芪、葛根各1两，荆芥3钱，水煎汤1盆，热熏而温洗。此经验见载于《串雅外编》卷2。

本方简便，可以试用。

11. 阴汗痒湿 治阴汗痒湿，绵黄芪酒炒为末，以熟猪心点吃，妙。此经验见载于《本草纲目》卷12引赵真人《济急方》。

12. 癫痫 治痫症，俗名羊羔风，每晚先服黄芪赤风汤1付，临卧服丸药1付。吃1月后，不必服汤药，净吃丸药，久而自愈，愈后将丸药再吃一二年，可保除根。黄芪赤风汤：黄芪（生）2 两，赤芍、防风各 1 钱，水煎服。小儿减半。此经验见载于《医林改错》卷下。

《医林改错》著者王清任说，本方能使周身之气通而不滞，血活而不瘀。上面述及的丸药是指其自拟的“龙马自来丹”（地龙、马钱子），具体制服法，详见该书卷下。现代报道，以黄芪赤风汤为主方，运元气通脑，治疗痫症 10 例（其中单纯性 2 例单用本方；心虚型 3 例用本方加远志、菖蒲、五味子、酸枣仁、朱砂；脾胃不足型 2 例合四君子汤加减；肝肾俱虚型 3 例合知柏地黄丸或杞菊地黄丸）。近期治愈后，以河车大造丸和四君子汤加减善后。结果：治疗前每 3 日发作 1 次者 3 例，半个月发作 1 次者 5 例，1 个月发作 1 次者 2 例，治疗后随访 3 年，复发者仅 1 例。（福建中医药，1964，5：27）

13. 男性不育　治男子血少，面色萎黄，不能生子，用黄芪、熟地各 5 钱，当归 1 两，水煎服。治男子嗜欲不节，施泄太多，肾虚精薄，不能直射子宫，用黄芪（蜜炙）4 两，黄鱼鳔胶（蛤粉炒珠）2 斤，沙苑蒺藜（马乳浸，熏热，焙）8 两。上为末，炼蜜为丸。每服 80 丸，空心温酒送下。上述经验见载于《辨证录》卷 10 当归补血汤及《竹林女科证治》卷 4 楚熊丸。

14. 男子精血出　治男子精血出，用黄芪 10 分，桂心 2 分，为散，酒服方寸匕，日 3 次。此经验见载于《医方类聚》卷 134 引《隐居效验方》黄芪散。

本方功能益气温肾，气充则血摄，肾强则精固。

15. 白浊　治白浊，黄芪（盐炒）半两，茯苓 1 两，为末，每服一二钱，空心白汤送下。此经验见载于《普济方》卷 33 引《经验良方》黄芪散。

本方适用于脾虚湿困，运化失职，湿浊下注所致者。

16. 中风不能言　治中风不能言，脉沉而弱，防风、黄芪等份，水煎服。此经验见载于《古今名医方论》卷 2 引柯韵柏方防风黄芪汤。

《本草纲目》卷 12 引寇宗奭曰：防风、黄芪，世多相须而用。唐许胤宗初仕陈为新蔡王外兵参军时，柳太后病风不能言，脉沉而口噤。胤宗曰：既不能下药，宜汤气蒸之，药入腠理，周时可瘥。乃造黄芪防风汤数斛，置于床下，气如烟雾，其夕便得语也。

17. 鹤膝风　治鹤膝风，足胫渐细，足膝渐大，骨中酸痛，身渐瘦弱，属风湿者，用黄芪 5 两，防风 3 钱，肉桂 5 钱，茯苓 1 两，水煎服。服后拥被而卧，听其出汗，汗出越多，病去越速。属水湿者，用生黄芪 8 两，金钗石斛、薏仁各 2 两，肉桂 3 钱。水煎 2 碗，先服 1 碗，即拥被而卧，觉身中有汗意，再服第 2 碗，必两足如火之热，切戒不可坐起，任其出汗，至汗出到涌泉之下，始可缓缓去被，否则万万不可去也。上述经验见载于《辨证录》卷 10 散膝汤、蒸膝汤。

鹤膝风，因病后膝关节肿大，股胫变细，形如鹤膝，故名。常因经络气血亏损，风邪外袭，阴寒凝滞而成。《外科证治全书》蒸膝汤多牛膝 1 味。

18. 杨梅疮　治杨梅疮，大虚而毒深中，遍身毒疮，黄水泛滥，臭腐不堪，用生黄芪、土茯苓各 3 两，生甘草 3 钱，水煎服。或用土茯苓 4 两，黄柏、生黄芪各 2 两，生甘草1两，水煎服。上述经验见载于《辨证录》卷13二生汤及《医林纂要探源》卷10土茯苓汤。

19. 紫白癜风 治紫白癜风，用黄芪3两，苍耳子1两，防风3钱。水为丸，每服3钱，米饮送下。此经验见载于《疡医大全》卷28三味黄芪丸。

20. 妇人虚劳 治妇人虚劳，用黄芪（盐水浸，火炙）4两，北五味2两。上为末，米糊为丸，空心盐酒送下。此经验见载于《普济方》卷323芪味丸。

本方适宜于气阴不足的虚劳羸弱之证。

21. 胎漏、胎动不安 治胎漏下血，黄芪1两，糯米5合，煮粥食之即止。治胎动不安，腹痛下黄汁，糯米1合，用黄芪、川芎各1两。上细剉，水1大盏，煎至1盏3分，温服。治妊娠畏寒腹痛，有堕胎之虞者，用黄芪（生用）2两，当归（酒洗）1两，肉桂（去粗皮，研）5分，水煎服。上述经验见载于《经验秘方》卷1、《妇人大全良方》卷12黄芪汤及《傅青主女科》卷下黄芪补气汤。

22. 产后抽风 治产后抽风，两目天吊，口角流涎，项背反张，昏沉不省人事，用黄芪（生）8两，桃仁（研）3钱，红花2钱，水煎服。此经验见载于《医林改错》卷下黄芪桃红汤。

产后抽风，多因产后气血骤虚，虚极生风，或腠理不密，外邪乘虚侵袭所致。本方益气养血活血，为治本之举。

23. 小儿疳瘦 治小儿疳瘦，黄芪、人参、白茯苓各等份。上为末，每服1钱，水1盏，煎至6分，呷之，不拘时候。此经验见载于《中藏经·附录》玉柱杖散。

24. 慢惊风 治慢惊风，黄芪2钱，人参1钱，炙甘草5分。为粗末，作1服，水1大盏，煎至半盏，去滓，食远服。加白芍药尤妙。此经验见载于《兰室秘藏》卷下。

本方功能补中益气，适宜于小儿脾虚慢惊风。

25. 阴毒喉风 治阴毒喉风，自汗咽疼，脉沉细，属少阴证者，用黄芪3两，白芍药2两，桂枝1两6钱。上为末，每服3钱，醋3合煎，频服。此经验见载于《焦氏喉科枕秘》卷2苦酒方。

［**论治备参**］

1. 黄芪生用固表，无汗能发，有汗能止，温分肉，实腠理，泻阴火，解肌热；炙用补中，益元气，温三焦，壮脾胃。

2. 仲景方中黄芪主治肌表之水，故能治黄汗、盗汗、皮水，又能治身体肿或不仁。肿与不仁，亦皆肌表之水病。

3. 《神农本草经》谓黄芪主大风者，以其与发表药同用，能祛外风，与养阴清热药同用，更能息内风。

4. 参、芪同用，须别主辅。凡内伤脾胃，发热恶寒，怠惰嗜卧，呕吐泄泻，及胀满痞塞，形羸力乏，脉息虚微，精神短少，参为君，芪为臣；若表虚而自汗盗汗，渐至亡阳，诸溃疡多耗脓血，婴儿痘疹未灌全浆，一切阴毒不起之疾，治之又须实卫护营，当以芪为君，参为臣。

5. 尝权衡黄芪之热力，与知母之寒力，亦无轩轾，等份用之，可久服无寒热偏胜。

此论汤剂，作丸剂则知母寒力胜于黄芪热力。

6. 尝权衡黄芪之补力，与三棱、莪术之破力，等份用之，原无轩轾。尝用三棱、莪术各3钱，治脏腑间癥瘕积聚，恐其伤气，而以黄芪6钱佐之，服至数十剂，病去而气分不伤，且有愈服愈强壮者。昔遇甚虚者，才服数剂，即觉气难支持，必须加黄芪或减三棱、莪术，方可久服。盖虚极之人，补药难为功，而破药易见过。若其人气壮而更兼郁者，又必须多用三棱、莪术或少用黄芪而后服之，不至满闷。

7. 黄芪同人参则益气；同当归则补血，能使阳生阴长；同白术、防风则运脾湿；同防己、防风则祛风湿；同桂枝、附子，则治卫虚亡阳汗不止，为腠理开阖之总司。一说本品合人参、甘草，退劳疫发热；合白芷、连翘，排脓止痛消毒；同川连，治肠风下血；得白术，则止虚汗；得葛根，能升元气。

8. 黄芪固表益卫，得防风之善行善走者，相畏相使，其功益彰，则用黄芪自不虑其固邪，用防风亦不虑其散表，此散中寓补，补内兼疏。

9. 在玉屏风散中，黄芪与防风不宜等份用之，用黄芪七分，配防风三分，斯得之矣。

10. 黄芪补上焦元气，配以地骨皮之苦寒，则补气不补火。

11. 有些休克或严重心衰病人，汗出如洗，每天需更换内衣数次，疲惫之极。遇此危证，可用一味黄芪2～4两，1次煎服；严重者或日服2次。大多于1～2日内大汗即止，危象亦除。此类危候，用人参15克浓煎1次服下，亦可有效，但不如黄芪既可益气，又能固表止汗。

12. 冬天伤风连续不愈者，可服生黄芪燉黄雌鸡。1只鸡用芪60克，逐渐加增，如胃健者黄芪可增至180克，服至立春而止。本方对预防感冒，改善体质有效。

13，凡遇肝气虚弱，不能条达，一切补肝之药不效者，重用黄芪为主，而少佐以理气之品，服后覆杯之顷，即见效验。

14. 治疗肝硬化属中气虚惫者，每重用黄芪15～30克，白术30～60克，取“塞因塞用”之意，能防止肝昏迷，并能增强活血化瘀药物之功能。

15. 高血压病用黄芪，必须具有气虚的表现，如脉呈细软，舌质胖嫩，边有齿痕等，用量以40～60克为宜。如兼肝阳旺者，常配甘菊、白蒺藜、钩藤；兼肾阳虚者，常配二仙汤。黄芪久服须配理气之品，以免补气呆滞；气虚兼火郁者，必须随证加清火之品。

16. 黄芪轻用升压，重用降压。治气虚痰浊型高血压，可用黄芪合温胆汤，其中黄芪用量必用30克以上，方有良效。但肝阳上亢或有内热之高血压忌用。

17. 黄芪治疗心脑血管病，遇到血压有波动或偏高的患者，可配等量或小量的川牛膝，以引阳、热、血、水下行。

18. 黄芪治疗重症糖尿病、蛋白尿，用量常为30克，大剂量可用60～90克，以黄芪能紧腠理，固尿糖、尿蛋白之渗漏，非用大量不足以建功。

19. 黄芪配防己、防风、白术、茯苓、红花等，治肾病水肿；配太子参、白术、制僵蚕、全蝎、广地龙等，治肾病蛋白尿；配太子参、制苍术、薏苡仁、桑寄生、泽泻、益母草、六月雪、制大黄等，治肾功能不全。又肾病综合征“三高一低”：大量蛋白尿，高胆固醇血症，高度水肿，低蛋白血症，尤以清蛋白下降为明显。用大剂量黄芪和当归各30～50克，大剂量白芍、枸杞各30克以上，配紫河车10克，能提高血浆清蛋白及改善贫血。另每日可用黄芪注射液20～30毫升加入10%葡萄糖液250毫升中静脉滴注，15日为1疗程，对降低尿蛋白有效。

20. 黄芪用15～30克，利尿作用显著；用至50～60克，尿量反减少，故老年人气虚不摄，夜尿多或尿频清长，常需用30～50克。

21. 气阴虚弱是甲亢发病中重要的病理过程。通过大量的临床观察发现，乏力、自汗、便溏等属于气虚；口干、烦热、心悸、震颤及善饥等属于阴虚火旺；甲状腺肿大及肿块属痰凝气滞，故宜采用益气养阴为主，化痰疏气为佐的治则。在治疗中要特别注重补气的环节，因气能生津，亦能行津，通过补气以助化生阴津，即“阳中求阴”之意。黄芪为补气药之长，可用为君药，但必须重用，用至60克以上方有良效。

22. 外科用黄芪，宜生用。配金银花、连翘，扶正解毒；配桔梗、白芷，排脓解毒；配穿山甲、皂角刺，透脓外出；配党参、白术、茯苓，托里生肌。

23. 治痢疾后虚坐努责或痔疾脱肛不收，可以黄芪配防风、枳壳同用，名三奇散，能标本兼顾，每收卓效。所谓本是升下陷之虚气以治脱肛，所谓标是宽肠中滞气以治后重，祛肠中之风以治肠迫。

24. 黄芪常用于中气不足型脱肛及肛痈后期的托毒生肌。治脱肛，用黄芪20～30克，配党参10～15克，枳实6～10克；治慢性肛痈，用黄芪30克，配当归、皂角刺、牛膝各10克，川芎、赤芍、桃仁各6克。

25. 寻常疣、跖疣、扁平疣等系乳头瘤病毒所致，它的发生与机体免疫状态有关。治疗时当注重益气扶正，佐以清热活血。药用生黄芪60克，莪术、板蓝根、大青叶、马齿苋各30克等。第1、第2煎内服，第3煎外洗患处，并轻轻按摩，以达到内外并治的目的。

26. 治产后乳汁过多，日夜淋漓不断，气血大虚，用黄芪250克炖猪排骨或猪蹄，以补气摄血，有良效。

27. 黄芪生用量小走表，炙用量中入里温中，生用量大活血通经。

28. 黄芪功能实表，有表邪者勿用；能助气，气实者勿用；能内塞补不足，胸膈气闭闷、肠胃有积滞者勿用；能补阳，阳盛阴虚者忌之。另上焦热甚而下焦虚寒者忌之；病人多怒，肝气不和者勿服。

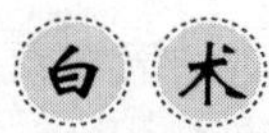

白术

白术是术的一种。术之名，始载于《神农本草经》。白术是菊科多年生草本植物，药用根茎。本品味苦、甘，性温，归脾、胃经。

临证应用

［**配用简说**］

1. 白术是健脾益气的要药，能增强消化吸收功能，适用于脾胃虚弱，消化不良，食欲减退，脘腹闷胀，四肢倦怠，慢性腹泻等症。用治食少乏力，常与人参（或党参）、茯苓、甘草配伍。脾胃虚寒，可再加干姜、附子；脘腹胀满，可加陈皮、枳实；便溏泄泻，可加山药、扁豆，若是气虚下陷之久泻，则还须加入黄芪、柴胡、升麻等，以升阳举陷，健脾止泻。

2. 白术健脾益气，能燥湿利水，杜绝生痰之源。治痰饮内停，胸胁满闷，咳嗽气短，眩晕心悸，常配合桂枝、茯苓、甘草同用；若水饮内停，上犯清窍，引起头昏目眩，常配合泽泻同用。

3. 脾虚水湿不运，可发为水肿，白术每与桂枝、茯苓、猪苓、泽泻同用；若为脾肾阳虚引起的水肿，常配合附子、生姜、茯苓等同用。

4. 白术健脾补气，有固表止汗之效，与黄芪、防风配用，不但能止汗，而且能提高肌表抵抗力，预防感冒。汗出较甚，可再加煅牡蛎、淮小麦；兼阴虚，再加穞豆衣及小量西洋参，效果很好。

5. 脾胃为气血生化之源，白术通过健脾益气，能发挥益气生血的效用。根据这一理论，常用其配合益气养血药，治疗各种贫血。

6. 白术功能健脾燥湿，适用于肢体重着，关节酸痛的湿痹（如风湿痛、慢性风湿性关节炎等），常与薏苡仁、木瓜、防己等同用。若痹证寒湿征象明显，须加用附子。

7. 白术有补中安胎之效，气虚兼内热者，每与黄芩配用；气滞可配苏梗、陈皮；血虚可配地黄、当归；气虚明显可配人参、黄芪；肾虚胎元不固可配桑寄生、杜仲；胎漏（俗称见红）可配苎麻根、生地炭。

［**一般用法**］

入煎剂6～12克，或入丸、散或熬膏服。燥湿利水、固表止汗用生白术，健脾和胃、补中安胎用炒白术，助消化、开胃口、止泄泻用焦白术。阴虚内热者不宜单独应用。

临证推广

［**古用发微**］

1. 治疗腰痛　白术是治疗腰痛特别是风寒湿腰痛的要药，单用即有效，也常选配薏苡仁、杜仲、肉桂等药同用。如《石室秘录》卷3伸腰散，单用白术两许，以酒1碗、水2碗，煎汤饮之，治腰痛不能俯仰。治腰湿痛，如系重物，用白术8钱，生薏苡仁7钱，水煎服。证属寒湿，去薏米，加干姜1钱。方见《不知医必要》卷2白术汤。治风寒腰痛不能挺直者，用白术9钱，杜仲5钱，酒煎服。可作为长治之法。方见《石室秘录》卷3利腰丹。治房劳力役，又感风湿，两腰重如带三千文，不能俯仰，兼腰痛者，用白术3两，肉桂3分，水煎服。方见《辨证录》卷2术桂汤。该卷还有治腰痛两方，均以白术为君药。一方名术桂加泽泻汤，治腰痛日重夜轻，小便艰涩，饮食如故，用白术1两，泽泻3钱，肉桂5分，水煎服。另一方名芪术防桂汤，治大病之后，湿气入于肾宫，误服补肾之药，腰痛如折，久而成为伛偻者。药用白术4两，黄芪2两，防己、肉桂各1钱，水煎服。若腰痛而重，诸药不效者，也可用白术（生用）、杜仲（生用）各5钱或1两，附子2至3钱，水煎，空心服。方见《医学从众录》卷6新定白术汤。

清·陈士铎善用白术治腰痛，上述《石室秘录》《辨证录》所载，即是他的临证经验。他认为“腰痛乃水湿之气侵入于肾宫”，而白术“尤利腰脐之气”“腰脐之气既利，而肾中之湿气何能久留，自然湿去而痛忽失也”（《本草新编》卷1）。除风湿、寒湿腰痛外，白术治脾虚腰痛，亦有良效。《古今医案按》卷9载：“一产妇腰痛，腹胀善噫，诸药皆呕。立斋以为脾虚血弱，用白术一味炒黄，每剂一两，米泔煎，时饮匙许。四剂后渐安，百余剂而愈。”

2. 治疗酒癖 治酒癖，食不消化，白术4两，桂心2两，干姜3分（炮裂，剉）。为末，炼蜜为丸，如梧桐子大。每服30丸，食前以粥饮送下。方见《太平圣惠方》卷49白术丸。《普济方》卷164载消饮倍术方，治胃虚酒癖，头痛眩，胃干呕，饮流肠间，动则有声，用白术5两，削术（指剖开曝干的优质白术）3两，桂心1两，干姜4两。为末，面糊为丸，如梧桐子大。每服30丸，食后温米饮送下。素体阳虚而又嗜酒无度者，则酒随寒化，容易结为酒癖痰饮，治此可用白术2两，附子（炮，去皮脐）1两。为粗末，分作3服，水1大盏，姜10片，煎至7分。去滓，空心服。脏腑微动即安。方见《是斋百一选方》卷5倍术散。

《圣济总录》卷73云：“胃弱之人，因饮酒过多，酒性辛热，善渴而引饮，遇气道否塞，酒与饮俱不化，停在胁肋，结聚成癖。其状按之有形，或按之有声，胁下弦急，胀满，或致痛闷，肌瘦不能食。但因酒得之，故谓之酒癖。”白术健脾化湿，为治酒癖要药，常配伍肉桂、干姜、茯苓、枳实等同用。

3. 治疗白带 治妇人终年累月下流白物，如涕如唾，不能禁止，可用白术1两，鸡冠花1两（鲜者3两），水煎服。方见《辨证录》卷11束带汤。

白术是治疗妇女带下的要药，除上述配伍外，也常配合山药、人参（或党参）、白芍、苍术等同用，如《傅青主女科》完带汤。

［**现代报道**］

1. 治疗5-氟脲嘧啶所致腹泻 将患者46例随机分为2组，每组23例。治疗组用炒白术15克，炒白芍20克，防风10克，陈皮8克，煎服，每日1剂；对照组服氯化钾、维生素B_6、维生素C。两组肿瘤类型相仿，化疗方案相同；腹泻严重者均给予输液。疗程为4日。以腹泻停止，无腹痛，大便镜检阴性为痊愈。结果：治疗组痊愈18例，有效3例，无效2例；对照组分别为4例、8例和11例。（江苏中医，2000，12：32）

2. 治疗肝硬化低蛋白血症 观察病例在采取常规限钠盐、水等措施外，给予重用白术为主药的消膨饮（生白术30～120克，并配伍党参、丹参、山药、枳壳、莪术、车前草、大腹皮、茯苓、泽泻、仙鹤草等），每日1剂，水煎浓缩成300毫升，分2次口服。腹水量多者加服双氢克尿噻，每次100毫克，隔日服用。2个月为1疗程。共治49例，肝硬化Ⅰ级26例，Ⅱ级19例，Ⅲ级4例；清蛋白≤20克/升者22例，>20克/升≤25克/升者24例，>25克/升≤35克/升者3例；A/G≤1者37例，>1≤1.25者12例。以疗程结束时，清蛋白≥35克/升，A/G≥1.25，腹水及肢体水肿消退为临床治愈。结果：临床治愈23例，占46.94%，显效10例，占20.41%，总有效率89.80%。观察到白术用量大于60克的病例，清蛋白恢复正常的时间短。（甘肃中医，2002，6：31）

3. 治疗便秘 ①生白术60克，生地30克，升麻3克，每日1剂，水煎服。一般服1~4剂。治妇产科手术后便秘50例，有效43例，无效7例。有效者中36例于服药1~2剂后开始肠鸣矢气，随后排便。又观察到，服药后开始排便的第1日，每日排便1次者34例，每日2次者6例，每日3次者3例，随后多数患者保持每日或隔日排便1次。（新医药学杂志，1979，6：27）②用生白术、枳壳、肉苁蓉水煎浓缩制成口服液，成人每次100毫升，2例4岁儿童每次30毫升。每日1次，睡前服。共治慢性便秘50例。结果：有效49例，占98%。服药1次有效者46例，2次3例；开始服药至排便时间平均为11.3小时。上方白术的用量是枳壳的6倍。（中医杂志，1996，4：221）③用单味白术60克，每日1剂煎服。治疗21例便秘患者（成人20例，儿童1例），结果：16例于服药第2日排便，大便质软通畅，但无腹泻；5例无效，其中1例儿童系蛔虫肠梗阻，后改用灌肠治愈。有效率76.2%。（福建中医药，1981，1：36）

4. 治疗慢性腰腿痛 白术30克，炙山甲6克，同置容器内，加入20~30度白酒100毫升（以浸没药材为度），加盖，加热使沸后，文火煎半小时，将煎液倾出，药渣照上法重煎，两次煎液合并，混匀后分早晚2次服，每日1剂，连服2~3日。共治24例，姿势不良引起的腰肌劳损22例，腰椎间盘突出2例。结果均获良效，一般服2剂后，腰肌活动自如，疼痛缓解，甚至消失。（中级医刊，1982，6：57）

5. 治疗小儿流涎 白术、茯苓各10克，共为粗末，纱布包后置瓷碗中，加冰糖10克，水100毫升，入锅蒸30分钟。去药取汁，分3次服。治疗13例，痊愈10例，好转2例，无效1例。（四川中医，1988，2：16）

6. 治疗小儿慢性及迁延性腹泻 新鲜黄土炒干后加入漂白术一起炒，待白术炒成褐色后，再用清水洗净。2岁以内每日30克，2岁以上50克，煎液分数次口服，疗程1~3日。共治50例，以腹泻止，食欲增加，精神好转为痊愈。结果：痊愈45例，显效5例。（江西中医药，2000，5：61）

临证参考

［古法借鉴］

1. 中寒危证 治严寒之时，忽感阴冷，直入于腑，手、足、身皆冷，面目色青，口呕清水，腹中雷鸣，胸肋逆满，体寒发颤，腹中觉有凉气一裹，直冲而上，猝不知人，用白术1两，肉桂、干姜各3钱，水煎服。此经验见载于《辨证录》卷1术桂干姜汤。

2. 虚寒便秘 治肾中火微，畏寒怯冷，喜饮热汤，大便闭结，小腹作痛，白术、肉苁蓉各1两，附子1钱，水煎服。此经验见载于《辨证录》卷9暖阳汤。

治脾虚便秘，常可加白术30克，脾气健运则大便自调。

3. 血虚肌热、脾虚蒸热 治妇人血虚肌热，白术、茯苓、白芍各1两，甘草半两。为散，姜、枣煎服。本方也可用于小儿蒸热，脾虚羸瘦，不能饮食。此经验见载于《本草纲目》卷12引《外台秘要》。

《医学启源》归纳白术有9个功效，“主肌热”即是其中之一。

4. 阴证黄疸 治寒湿阴黄，身痛腹胀，用白术2两，附子半两（炮裂，去皮脐）。上药剉如麦豆粒，每用4钱匕，水1盏半，煎至7分，去滓温服，每日3次，不拘时候。病势稍重，可多服数次；服尽而未知，可再制服。此经验见载于《普济方》卷147引《保生回车论》术附汤。

治阴证黄疸，可酌情加入茵陈、干姜等药，效果更好，如《医学心悟》卷2茵陈术附汤。

5. 脾虚口渴 治伤寒食少发渴，白术、茯苓水煎服。又夏日用白术1钱5分，麦冬1钱，水煎代茶服，有健脾止渴的功效。上述经验见载于《素问病机气宜保命集》卷中和胃白术汤及《摄生众妙方》卷4代茶汤。

白术适用于脾虚湿阻，清阳不升引起的口渴。

6. 遗精 治心肾气不足，漏精遗沥，白术6两，石菖蒲（一寸九节者，去毛）4两，补骨脂（入少酒炒）3两。为细末，炼蜜为丸，如梧桐子大。每服50丸，空心温酒、盐汤任下。此经验见载于《是斋百一选方》卷4。

7. 中风 治中风口噤不知人及产后中风，用白术4两，以酒3升，煮取1升，顿服之。也可用白术、黑豆（炒熟）各3两，酒煎，分4次温服。治妊娠中风，通身强直，口噤不开，用白术、独活各1两，酒煎，分2次温服。上述经验见载于《备急千金要方》卷8、《太平圣惠方》卷69白术酒及卷74白术酒。

8. 疟疾 治疟疾，白术（土蒸）、生姜（捣汁拌白术，滓晒干）各1斤，为末，将黑枣1斤，煮烂去皮核，为丸服。治产及1月，其人素虚而患疟者，用白术1斤，人参1两，水6碗，煎去其半，如法再煎，如此3次，去滓取汁，共9碗，慢火煎至1碗。每日服半酒杯，白开水送下。上述经验见载于《种福堂公选良方》卷2治诸疟代参丸，及《梅氏验方新编》卷4人参白术汤。

9. 痔漏、脱肛 治肠风痔漏，脱肛泻血，面色萎黄，积年不愈，用白术1斤（糯米泔浸3日，剉细，慢火炒焦为末），生地半斤（蒸烂细研）。两药和匀，如硬，滴好酒少许为丸，如梧桐子大。每服15丸，加至20丸，空心粥饮送下。此经验见载于《圣济总录》卷143香术丸。

白术配地黄，气血双补，气充则统摄有权，脱肛出血自愈；血旺则滋养脏腑，面无萎黄之色。本方《杂病源流犀烛》名白术丸，其服法为：每服15丸，每日3次。

10. 面皯黵 治面上皯黵如雀卵色，用白术1块，醋浸1日，晚时拭之。此经验见载于《本草汇言》卷1引《肘后备急方》。

面皯䵟，指面色枯焦黝黑。

11. 经闭浮肿 治月经不行，四肢虚肿，人参、茯苓各1两，白术2两。为粗末，水1盏半，加枣肉1个煎，食前服。此经验见载于《普济方》卷333三物汤。

12. 妊娠尿闭 治妊娠小便不通，以炒白术2两、炒砂仁数钱为主，水煎服。此经验见载于《折肱漫录》卷2。

妊娠小便不通多与中气不足有关。白术大健脾气，脾气足则胞举而小便自通。上述治法系明代名医贺岳的经验，后经黄承昊（《折肱漫录》作者）验证，确有良效。

13. 束胎助产 白术、枳壳（去瓤，炒）各等份，为末，烧饭为丸，如梧桐子大。临产月起，每日食前服三五十丸，温酒水下，服至产则停药，有使胎瘦易生的功效。此经验见载于《素问病机气宜保命集》卷下束胎丸。

14. 疳证 治小儿疳疾，白术、鸡内金各5钱，猪联贴1两。猪联贴焙干，和上药共为细末。每饭后服5分至1钱，汤水送服。此经验见载于《沈绍九医话》疳疾散。

猪联贴，即猪脾脏。

15. 慢惊风 治小儿慢惊风，白术1两，老米1合，拌山间净色黄土浸一宿，次早去石泥不用，新瓦焙干为末。每服5分，米饮或开水送下。此经验见载于《采艾编翼》卷2慢脾散。

慢惊风以缓慢抽搐、时作时止、面色淡白或青、神倦嗜睡、呼吸微缓等为主症。西医的结核性脑膜炎、脑积水、中毒性消化不良，以及脑炎后遗症等，都可能出现慢惊风的症状。

16. 小儿遗尿 治小儿遗尿，足寒，白术、土瓜根各半两，牡蛎粉3分。为粗末，每服1钱，以水1小盏，加生姜少许，大枣2个，煎至6分，去滓温服。此经验见载于《太平圣惠方》卷92白术散。

17. 小儿风痫 治小儿风痫，瘛疭，身体汗出，独头无汗，用白术5两，白米泔2升。煮3沸，适寒温洗儿头及身。此经验见载于《幼幼新书》卷12引《婴孺方》白术汤。

本方在《圣济总录》卷171名术汤浴方，在浴洗前，先灸顶上旋毛中小炷3壮。

18. 髓溢病 牙齿日长，渐至难食，名髓溢病，可用白术煎汤漱服。此经验见载于《本草汇言》卷1引《张氏备急方》。

19. 补养保健 古代习以白术制酒或熬膏服，用于补养保健。如用本品25斤，水2石5斗渍20日，去滓，纳汁大盆中，取以渍曲，如家酝法，酒熟取清，任性饮之，有除万病、白发返黑、齿落更生、久服延年的功效。或用白术1斤，人参4两，以水10大碗，熬汁2碗，又熬，取汁2碗，将两次药汁混和滤净，以文武火熬至2碗，加蜜半斤，再熬至滴水成珠为度。埋土3日取出，每日服三四次，米饮送下。功能扶元气，健脾胃，进饮食，润肌肤，生精脉，补虚羸，固真气，救危急。阴虚火动者去人参。上述经验见载于《千金翼方》卷13白术酒及《万病回春》卷2参术调元膏。

［**论治备参**］

1. 白术，乃扶植脾胃，散湿除痹，消食除痞之要药。脾虚不健，术能补之；胃虚不纳，术能助之。劳力内伤，四肢困倦，饮食不纳，此中气不足之证；痼冷虚寒，泄泻下利，滑脱不禁，此脾阳乘陷之证；久疟经年不愈，或久痢累月不除，此胃虚失治，脾虚下脱之证；痰涎呕吐，眩晕昏痫，或腹满肢肿，面色萎黄，此胃虚不运，脾虚蕴湿之证。以上诸疾，用白术总能治之。

2. 风寒湿痹、死肌、痉、疸，不得尽谓脾病，而以术为主剂者，则以湿为脾所主，湿能为患，固属脾气不治，一也；脾主肌肉，介在皮毛筋骨中，痹与痉，病在肌肉内，死肌及疸，病在肌肉外，旁病则当取中，二也；筋骨皮毛，均非驻湿之所，惟肌肉间可驻湿，三也。知此，则凡风寒湿痹、死肌、痉、疸之系乎风寒湿者，皆术主之矣。

3. 白术最利腰脐，腰痛乃水湿之气侵入肾宫，故用补剂，转足以助其邪气之盛，不若止用白术一味，无拘无束，有利腰脐之为得。夫二者之气原通于命门，脐之气通，而腰之气亦利，腰脐之气既利，而肾中之湿气何能久留？自然湿去而痛亦止。

4. 仲景方中白术主利水，能治小便自利、不利，兼治身烦疼、痰饮、失精、眩冒、下利、喜唾。凡小便不利而兼见上述见症者，用白术而小便通，诸证乃治。

5. 白术除湿之功为胜。有汗则止，无汗则发。味亦有辛，能消虚痰。

6. 心气不宁，稍作劳则动悸，证虽现于心，而其本在脾，脾虚则子盗母气故也，可用炒白术常服之，有验。

7. 凡欲补脾，则用白术；凡欲运脾，则用苍术；欲补运相兼，则相兼而用；如补多运少，则白术多而苍术少；运多补少，则苍术多而白术少。

8. 白术止虚泻，同白芍、肉豆蔻；治滑泻，同茯苓、山药、参、糯米；治久泻，同半夏、丁香，姜汁糊丸服；治暑湿泻，同车前子。

9. 白术与凉润药同用，又善补肺；与升散药同用，又善调肝；与镇安药同用，又善养心；与滋阴药同用，又善补肾，为其具土德之全，为后天资生之要药，故能于金、木、水、火四脏皆能有所补益也。一说白术兼参、芪而补肺；兼杞、地而补肾；兼归、芍而补肝；兼龙眼、枣仁而补心；兼芩、连而泻胃火；兼橘、半而醒脾土；兼苍、朴可以燥湿和脾；兼天、麦亦能养肺生金；兼杜仲、木瓜，治老人之脚弱；兼麦芽、枳、朴，治童幼之疳癥；黄芩共之，能安胎调气；枳实共之，能消痞除膨；君参、苓、藿、半，定胃寒之虚呕；君归、芎、芍、地，养血弱而调经。

10. 白术与干姜同用，去脾家寒湿；与黄连同用，去脾家热湿；得麻黄，并可行表里之湿。

11. 白术有助于发汗祛邪。邪居腠理间，必用汗药以泄之，若以白术为君，配合小剂量疏表和中药，如荆芥、防风、紫苏叶之类，收效甚捷。盖白术健脾，人之脾胃健，而后皮毛、腠理始得开阖自如。一说凡发散药内，不得用白术，白术性滞入脾，反能令邪气滞而不散。

12. 白术多服久服，亦有壅滞之弊，有鸡内金之善消瘀积者以佐之，则补益与宣通并用。

13. 枳壳为行气药，白术为益气药，灵活运用两药于胃癌的治疗配方中，获得良好的效果。若脾虚气弱，则健脾益气，重白术（15～24克）而轻枳壳（6克），使气旺而不壅滞；若脾胃气滞，则宽中理气，重枳壳（15～24克）而轻白术（6克），使气畅而不耗气；若湿浊中阻，祛湿运脾，枳壳、白术并重（各用15～24克），使湿化而中健；若胃津不足，益胃生津，枳壳、白术皆轻（各用6克），使纳开而食化。

14. 治便秘可重用生白术为主，少则30～60克，多则120～150克，便干结者加生地滋之，时或少佐升麻，乃升清降浊之意。若遇便难下而不干结，甚或稀软者，其苔多呈黑灰而质滑，脉亦多细弱，则属阴结脾约，又当选增肉桂、附子、厚朴、干姜等温化之药一二味，不必通便而便自爽。

15. 治疗慢性肝炎，常以白术配红枣。两药配伍能健脾养血护肝，增加清蛋白，纠正清蛋白与球蛋白比例倒置等。对脾虚明显者，白术可重用，枸杞、黄精、蚕蛹等可随证选配。

16. 重用白术治疗慢性迁延性肝炎（15～30克）、肝硬化腹水（30～60克）和原发性肝癌（60～100克）有较好的疗效，尤其在改善肝功能和消退腹水方面，功效显著。重用白术为主药治肝病是补而不滞，滋而不腻，化湿不伤阴，生津不碍湿，有益无弊。药理研究证实，白术具有增加清蛋白、纠正清球蛋白比例失调及有显著而持久的利尿作用，能促进钠的排出，堪为治疗肝硬化腹水的要药。舌苔黏腻为湿盛，宜生用；舌红苔少为阴虚，宜炙用；舌淡苔薄边有齿痕者为脾虚，宜炒用。

17. 《傅青主女科》所载100余首方剂中，应用白术达60多首，使用频率之高，占全书所载药物之冠；且用量较重，又常强调土炒，土炒后同气相求，更增加入脾补土之力。妇人体禀阴性，以血为用，经、孕、产、乳皆赖其血，又数伤其血。若脾胃失健，生化无源，则阴血益亏，常见经少经闭；脾气不足，失于统摄，则血行无常，易致崩中漏下。中气虚陷则升举无力，湿注于下则为带病，胞宫垂于下则为阴挺。其他诸如经行泄泻、妊娠恶阻、胎萎不长、子肿子满、产后缺乳等病，莫不与脾胃虚弱有关。傅氏频频重用白术，旨在健运脾胃，安定中州，以助气血生化之源；燥湿利水，以除带下肿满之因。中州安定，则五脏安和，冲、任、督、带各有所守，气充血足，循行有序，诸症自然消除。

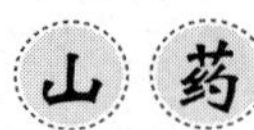

山药

山药，始载于《神农本草经》，是薯蓣科多年生缠绕草质藤本植物，药用块茎。原名“薯蓣”，因唐太宗名预，故避讳改为薯药；后又因宋英宗讳署，遂改称山药。本品味甘，性平，归脾、肺、肾经。

临证应用

［配用简说］

1. 山药有补脾养胃、益气止泻的作用，治脾虚乏力，食少便溏，可单味研粉或制成山药粥常服，也可配人参（或党参）、白术、茯苓、莲肉、扁豆、芡实等同用。

2. 山药能养肺益气，常配党参、黄芪、白术、陈皮、五味子等，用于肺气虚而致的气短乏力，懒言声低。如气阴两伤，劳嗽痰血，可选配西洋参、百合、麦冬、知母、生地、阿胶等同用；如肾虚不纳而喘者，可与熟地、山萸肉、人参、五味子等同用，以肺肾并补，纳气平喘。

3. 山药能益肺肾之阴而治消渴，可大剂水煎，代茶饮服；与黄芪、知母、葛根、天花粉同用，效果更好；若内热较甚，可酌加生石膏、黄连。根据上述经验随证加减，近年来用治糖尿病、尿崩症及有消渴表现的甲亢，取得了一定效果。

4. 山药有补肾涩精作用，治肾虚滑精，常配熟地、山茱萸、芡实、莲肉；治下元虚寒，尿频遗尿，常配乌药、益智仁。

5. 山药能健脾固肾止带，治妇女白带，常与白术、茯苓、芡实等同用。若带下黄稠腥臭，则与黄柏、苦参等同用。

[一般用法]

入煎剂 15～30 克，必要时剂量可用至 60 克或更大；亦可入丸、散或药膳中服用。外用鲜品适量，捣敷。本品一般生用，用其健脾止泻和补肾固涩时可炒黄用。湿阻脾胃，脘腹胀满或有积滞者，不宜单独应用。

临证推广

[古用发微]

1. 治疗风气头痛、眩晕 治风眩头痛，可用鲜山药磨如稀糊，和白面作拨粥，于豉汁中煮，入五味调和食之。方见《太平圣惠方》卷 96 薯蓣拨粥。治诸风眩晕，用薯蓣粉同曲、米酿酒服，或同山茱萸、五味子、人参诸药浸酒煮饮。方见《本草纲目》卷 25 薯蓣酒。

山药在古代用于风邪所致的病症较为普遍。《名医别录》说它“主头面游风，头风眼眩”；张仲景治风气百病，亦主用“薯蓣丸”。

2. 治疗虚劳、劳瘵 山药是治疗虚劳的一味较为常用而又稳妥的药物。《医述》卷 6 用山药配紫河车制丸服，治虚损瘦弱，名大造丸。《史载之方》卷下鹿茸丸，治疗精血皆虚，用血茸半两（酥微炙），山药、五味子各 1 两，青盐 3 钱（另研）。上为末，炼蜜和作一块，收瓷瓶中，临时为丸。每服 30 丸，食前温酒送下。虚劳骨蒸，久冷，是阴阳两亏，治此，可用山药、羊肉各 1 斤，煮熟研烂，以肉汤熬粥，空腹食用。方见《饮膳正要》卷 2 山药粥。虚劳以脾胃证候突出者，山药更为适宜，常配芡实、莲肉等同用。如治脾劳，胸前饱闷，食不消化，吐痰不已，时时溏泻，肚痛腹胀，毛发干耸，面色黄黑，气短难以接续，便如黑汁，痰似绿脓者，用山药、芡实约各 4 斤，万年青 4 大片。各炒，磨为细末，入白糖 1 斤，滚水调服。方见《辨证录》卷 8 二白散。治劳瘵也常用山药。如《医学衷中参西录》上册治劳瘵发热，或喘或嗽，或自汗或怔忡，或因小便不利致大便滑泻，及一切阴分亏损之证，制一味薯蓣饮。药用生山药4两，煎汁当茶饮。《寿世保元》卷4以山药配芡实、粳米煮粥服，治劳瘵失精，名神仙粥。若劳瘵见到潮热盗汗、咳嗽咯血、食少消瘦、疲乏无力等症，可用山药3两，芡实1两，鳗鱼1条，同煮烂，连汤食尽，隔7日再服，连服3次。方见《辨证录》卷8祛祟丹。

《本草述钩元》：“（山药）同羊肉、苁蓉作羹，扶衰老，补虚羸。”

3. 治疗痢疾 山药不但用治泄泻，也能治疗痢疾。下痢而饮食不进，或呕吐不能食者，称为“噤口痢”。可用山药（一半生用，一半炒黄用）为细末，米饮送服。方见《妇人大全良方》卷8。治久痢，不分赤白，干山药（炒黄色）、好莲肉（炒，去心）各1两，炒黄米1合。上为细末，和匀，热汤加砂糖调服，常服之。方见《万病回春》卷3实肠饮。《医学衷中参西录》上册有三宝粥方，用生山药1两轧细，煮粥一大碗，送服三七粉2钱、鸦胆子（去皮）50粒，治疗痢久脓血腥臭，肠中欲腐，下焦虚惫，气虚滑脱。

［现代报道］

1. 治疗Ⅱ型糖尿病 生山药100克，生南瓜150克，陈小米100克，枸杞子30克，莲子10克。加水1500毫升，武火煮沸后再熬30分钟成粥，分3次服用。每日1剂，3个月为1疗程。服药期间停服其他降糖药。共治80例，空腹血糖均≥7.8mmol/L。以临床症状消失，空腹血糖检查多次正常为治愈。结果：1疗程治愈2例，2疗程15例，3疗程17例，总有效率100%。（安徽中医临床杂志，1997，6：286）

2. 治疗带状疱疹 冰片10～30克研细末，山药适量去皮捣为泥状，两者充分调匀成药糊，外敷于患处，上覆塑料薄膜，并以胶布固定，干后取下，并擦净皮肤。每日3～4次，连用3～5日。共治30例，1～3日治愈40%，3～5日治愈53%，5日以上7%。（中国民间疗法，2001，4：31）

3. 治疗湿疹 用100%山药注射液20毫升，加入5%葡萄糖液500毫升中静脉滴注，每日1次，连用6～20日；或用100%山药注射液4毫升，肌内注射，每日1次，连用5～15日。共治11例，以皮疹全部消退，瘙痒消失为治愈。结果：治愈6例，显效4例，总有效率90.9%。（上海中医药杂志，1984，7：22）

4. 治疗婴幼儿单纯性消化不良 山药10克，车前子4克，煎服。6个月以下婴儿量减半，2岁以上幼儿加量1/3。伤食加炒麦芽，生冷伤胃加藿香，风寒外感加葛根，风热外感加芦根，腹疼哭闹加白芍，呕吐加灶心土。对脱水者另用山药30克，白糖或葡萄糖10克，食盐0.5克，用清水600毫升煎山药，剩约500毫升滤出，加入白糖和食盐混匀溶解，频服。同时配合针刺疗法。共治101例，属伤食者48例，湿热者41例，湿盛者10例，脾虚者2例。以症状及体征消失，大便次数及形色正常为痊愈。结果：痊愈96例，好转5例。（中医杂志，1984，5：9）

5. 治疗婴幼儿腹泻 治疗组104例，小儿秋季腹泻77例，肠炎7例，单纯性消化不良13例，婴儿腹泻7例，给予生怀山药粉，每人每次5～10克，加水适量调和后，加温熬成粥状，于奶前或饭前口服，每日3次，也可代替乳食。对照组32例，小儿秋季腹泻26例，肠炎3例，单纯性消化不良3例，按西医常规方法处理。疗程3日。以大便每日2次以下，性状正常，发热、呕吐、脱水等其他临床症状消失，食欲好转，大便镜检及培养阴性为痊愈。结果：治疗组痊愈75例，总有效率89.43%；对照组痊愈10例，总有效率78.13%。（北京中医学院学报，1989，6：24）

临证参考

［古法借鉴］

1. 盗汗、虚汗 治盗汗，山药为末，临卧服3钱，酒调下。病后身体虚而出汗，是阳虚，多食鲜山药自止。上述经验见载于《赤水玄珠》卷11引《济世良方》及《文堂集验方》卷2。

2. 房劳尿血 治房室劳伤，小便出血，用山药1两，鹿角5钱，发灰2钱，为末，苎根捣汁糊为丸，如梧桐子大。每服50丸。此经验见载于《不居集》上集卷14山鹿丸。

3. 腰脚痛 治腰脚疼痛，腹内冷病，薯蓣（即山药）1斤，杏仁1升（汤浸），生牛乳3升。杏仁研烂，入牛乳绞取汁，以杏仁尽为度，再入薯蓣相和，入瓷瓶中，密封瓶口，以重汤煮一伏时（一昼夜）。每日空心以温酒调1匙服之。此经验见载于《太平圣惠方》卷95九仙薯蓣煎。

4. 冻疮 治冻疮，生山药少许，于新瓦上磨为泥，涂疮口上。此经验见载于《儒门事亲》卷15。

5. 乳癖、乳岩 治乳癖，生山药、雄黄等份，捣烂敷。治乳岩，肿如覆碗坚硬，形如堆栗，用活鲫鱼肉、鲜山药各等份，捣如泥，加麝香少许，涂患处。7日换药1次。上述经验见载于《汇编验方类要》卷4及《医宗金鉴》卷66季芝鲫鱼膏。

6. 精寒不育 治精寒不育，糯米1升，水浸一宿，沥干，小火炒令极熟，磨粉，加炒山药粉20两，和匀。每日清晨用半盏，入白糖2匙、椒目少许，以沸开水调食。此经验见载于《仙拈集》卷3天仙面。

7. 妊娠恶阻 治妊娠恶阻，呕逆心痛，食物不下，用生山芋（此即生山药）1尺（研，绞汁），苎麻根1握（去皮，烂研）。为末，加大麦面3两，拌和细切，于葱、薤羹汁内煮熟食用。此经验见载于《圣济总录》卷190山芋面。

8. 习惯性流产 治习惯性堕胎，炒山药4两，炒杜仲3两，炒续断2两。为末，糯米糊为丸。每服3钱，米汤送下。此经验见载于《达生编》卷下保胎丸。

9. 产后瘀血留滞 治产后余血不尽结成病，吴茱萸1两，薯蓣（即山药）2两。为末，每服方寸匕，每日3次，酒送下。此经验见载于《医心方》卷23引《古今录验》吴茱萸散。

10. 虚聋 治两耳虚聋，炒山药3两，茯苓2两，杏仁1两半。为细末，以黄蜡2两溶化和丸，如弹子大。每服1丸，食后细嚼，盐汤送下。此经验见载于《太医院经验奇效良方》卷58蜡弹丸。

《外科大成》卷3蜡弹丸，杏仁用2两5钱，黄蜡用1两，治肺气虚引起的耳聋。

并谓少气咽干者，用生脉散煎汤嚼服。虚证耳聋发病缓慢，初起多先有听力减退，常伴见头晕腰酸、神疲乏力之症，故宜适当配伍益气补肾药。

11. 药物中毒 解药毒，用山芋（此即山药）3 两为散，每服 2 钱匕，水调下，每日 3 次。此经验见载于《圣济总录》卷 146 太白散。

［**论治备参**］

1.《神农本草经》说山药“主伤中，补虚羸，除寒热邪气”的意思是，山药能补伤中所致的虚羸，能除伤中所致的寒热邪气。

2. 山药 30 克，配黄芪、黄精、当归、熟地各 20 克，茯苓 15 克，山萸肉 10 克，烘干研末，每次服 10 克，每日 2 次，治身体虚弱或神经衰弱。山药无毒副作用，可作为保健品。山药霉变或味苦，均不可服用。山药可以提高自我适应的能力，当一个人身体不好时，总觉得体内这里或那里不适，对周围环境亦无法很好适应，这是自我对体内外的变异不适应的表现，此时可常服山药。

3. 用山药补脾，配茯苓去脾家之湿，则山药成补脾之功。又山药、薏苡仁都是清补脾肺之药，然单用山药，久则失于黏腻，单用薏苡仁，久则失于淡渗，配合应用，可久服无弊。

4. 山药气轻性缓，非堪专任，故补脾肺，必主参、术；补肾水，必君茱、地；涩带浊，须补骨脂同研；固遗泄，仗菟丝子相济。一说君参、术以补脾，君参、麦以补肺，君参、归以补心，君参、地以补肝，君参、杞以补肾。

5. 山药与芍药并用，大能泻上焦虚热；同羊肉、苁蓉作羹，扶衰老，补虚羸。

6. 治疗慢性肝炎，阴亏不耐刚燥，肝肾阴虚而便溏者，可用山药配鸡内金同用，每获良效。

7. 山药、生薏苡仁各 50 克，煮粥食用，每日 2 次，连服数月至半年，用治肝硬化腹水或肝硬化腹水伴低蛋白血症等，有明显疗效。

8. 湖南民间经验方：怀山药 500 克，人乳汁 200 毫升，混匀蒸熟晒干，研为细末。每次服 5 克，每日 3 次，开水冲服，能治劳淋。

9. 陕西民间经验方：糯米 100 克，山药 50 克，煮成粥，经常服用，能治滑胎。

10. 治遗尿，炒怀山药 120 克研末，每次服 6 克，每日早晚各 1 次，开水送服。遗尿较重者，加太子参 30 克，焙干研末，与怀山药调匀服用。本品治疗胃气虚弱型遗尿症，很有效。

11. 取怀山药、薏苡仁各 250 克，芡实 200 克，大米 500 克。上药分次下锅，用微火炒成淡黄色，混合研细备用。每日早晚用 1 汤匙冲服，20 日为 1 疗程。治疗小儿厌食症，效果良好。

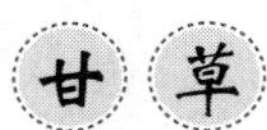

甘草

甘草，始载于《神农本草经》，是豆科多年生草本植物甘草、胀果甘草或光果甘草的根及根茎。因味甘，所以叫甘草。本品味甘，性平，归心、肺、脾、胃经。

临证应用

［配用简说］

1. 甘草有补中益气的作用，治脾胃虚弱，倦怠乏力，食少便溏，常配合人参、白术、茯苓同用；脾虚日久，中气下陷，表现为久泻脱肛、内脏下垂者，可再加黄芪、柴胡、升麻等药。

2. 甘草生用有清热解毒的作用，治疗咽喉肿痛，每与桔梗配用；治疗疮疡肿毒，可单味应用，也常配合金银花、连翘、蒲公英、紫花地丁等内外兼治。

3. 甘草功能润肺止咳，经过适当配伍，可用于各种咳嗽。风寒可配麻黄、杏仁，风热可配桑叶、菊花，肺热可配麻黄、杏仁、石膏，寒饮可配干姜、细辛、五味子，痰湿可配半夏、陈皮，痰热可配瓜蒌、贝母，燥咳可配沙参、麦冬。

4. 甘草有缓急止痛的作用，常与白芍相须为用。腹中虚寒，挛急作痛，可增配桂枝、饴糖、生姜、大枣；血虚筋脉失养，四肢挛痛，可增配当归、鸡血藤、木瓜等药。

5. 炙甘草是治疗气血不足，心动悸、脉结代（心律不整）的主药，常配合人参、桂枝、生地、麦冬、阿胶等同用，有较好效果。

6. 脏躁证多由心虚和肝郁所致，常有悲伤欲哭等神志失常的症状。治脏躁证，甘草每配合淮小麦、大枣同用。在此基础上，再作辨证加味，可提高疗效。

7. 根据传统经验，甘草有“调和百药”的功效：与大热、大寒及峻猛之品配用，能缓和其烈性、偏性；方中各药药性不和，加用甘草可起协调作用；方药味苦难于入口，适当配用甘草有一定的矫味作用。

8. 甘草有一定的解毒作用，药食中毒在无医疗条件或无特殊解毒药时，可重用生甘草浓煎顿服，也可配合黑豆、绿豆、蜂蜜等同煎饮服。另铅中毒，可试与杏仁同煎服；有机磷农药中毒，可试用生甘草 12 克煎汤，送服滑石粉 15 克，每日 3 次。凡中毒严重者，不能单用上法，而须及时采用其他急救措施。

［一般用法］

入煎剂一般用量 1.5～6 克，作为主药用量 9～12 克，中毒急救，可用 30～60 克。外用生品适量，煎汤洗渍或研末调敷。生甘草用于清热解毒，炙甘草用于补中益气。湿盛胀满者忌用。长期大量服用甘草，可引起水肿、血压升高等不良反应。传统认为不能与甘遂、芫花、大戟、海藻同用。

临证推广

［古用发微］

1. 治疗呕吐 甘草主入脾、胃经，有和中缓急之功，故治疗各种呕吐，常选用本品。如《金匮要略》治食已即吐者，用大黄甘草汤：大黄 4 两，甘草 1 两，水煎服。同书又载甘草粉蜜汤，治蛔虫之为病，令人吐涎，心痛发作有时，毒药（指用杀虫猛药）不止。药用甘草 2 两，粉（粉指米粉，能安胃缓痛）1 两，蜜 4 两。以水 3 升，先煮甘草取2升，去滓，纳入粉、蜜搅和，煎如薄粥。温服1升，瘥即停服。《惠直堂经验方》卷2国老散治上症，取生甘草3钱为末，以艾叶、乌梅煎汤，缓缓送下。治吐逆，水米不下，可用炮姜2分，炙甘草1分，水煎顿服。呕吐止后，以粥养之。方见《外台秘要》卷6。《医学妙谛》卷中单用大剂甘草治疗呕吐危症。其书载："痰涎呃逆，续呕黑汁倾囊，真西甘草四两浓煎服之。呃停呕止，可救。"用甘草主治呕吐的古方还可举出不少。如甘草配滑石、姜汁治疗实火及饮积翻胃，配阿胶、生地黄汁治疗忧恚呕吐，配炙甘草、朱砂、绿豆粉治疗（痈疽）毒气冲心呕吐，均可互参。其方见《济阳纲目》卷36姜汁六一丸、《太平圣惠方》卷37阿胶散及《赤水玄珠》卷29护心散。

2. 治疗便血 《惠直堂经验方》卷2国老丸，治内热便血，或痔疮下血，用生甘草为末，炼蜜为丸，如芡实大。每服7丸，开水送下。《医方易简新编》则用生甘草、炙甘草各等份，治同。《医学从众录》卷2用甘草青盐丸治大便下血。药用甘草1斤，青盐4两。甘草研细末，盐水为丸，如梧子大，早晚服之。

甘草功能补中益气，主要适用于劳倦过度，损伤脾气所致的便血。此类便血以下血紫黯、先便后血、面色无华、遇劳频发等为特征。

3. 治疗肺痈、胃痈 甘草生用有清热解毒之功，除常用于体表的疮痈肿毒外，也用治内痈。咳而胸满，振寒脉数，咽干不渴，时出浊唾腥臭，久久吐脓如米粥者，为肺痈，可用桔梗1两，甘草2两，以水3升，煮取1升，分2次温服，有吐脓血排毒的功效。方见《金匮要略》桔梗汤。《寿世保元》卷6治肺痈介绍一法：先用鸭1只缢死，去毛杂洗尽，破开，入蜜炙黄芪、防风、金银花、忍冬藤、金沸草、牛膝、桔梗各等份，用好酒煮烂。吃鸭，药滓晒干为末，酒调服。之后接服净脓汤：甘草4两，水煎顿服。治肺痈时吐脓血，胸中隐痛，或旁连胁下亦痛者，用甘草6钱，没药、丹参、知母各4钱，水煎服。病重者加三七2钱，捣细送服；脉虚弱者，酌加人参、天冬各数钱。这是张锡纯的经验，方见《医学衷中参西录》上册清凉华盖饮。《疡医大全》卷21治胃痈，痰气上壅，用甘桔汤：甘草、桔梗、麦门冬各1两，水煎服。

临证体验，治肺痈已成脓，在运用上述桔梗汤时，若与清肺化痰，逐瘀排脓的苇茎汤（苇茎、薏苡仁、冬瓜子、桃仁）合用，则疗效更好。

4. 治疗乳痈 治乳痈肿痛，甘草（半炙半生）半两，瓜蒌（去皮取瓤）1枚。先以酒2盏，煎甘草至1盏，入瓜蒌瓤同绞，和匀去滓，放温顿服。未愈再服。方见《圣济总录》卷128甘草饮。亦可取大黄、甘草各1两，为细末，以好酒熬成膏，摊纸上，贴患处。未贴时，先用温酒调服1大匙（可按体质强弱增减）。方见《妇人大全良方》卷23引《妇人经验方》。

上述后方，内外治法并用，内服清热毒，外贴消痈肿，当收效更捷。

5. 治疗木舌 治木舌，舌头强硬，或吐出不能收上，饮食不能进者，用甘草1两或5钱，浓煎汤润之，渐渐饮下。方见《医略》卷4。

木舌常由心脾积热上冲所致，多见于小儿，如新生儿舌炎等。另外，新生儿脱水时，其舌亦强硬似木，并略向上卷，塞满口中，经哺乳后，往往不药而愈。

［现代报道］

1. 治疗急性食物中毒 生甘草9～15克，煎成300～500毫升，2小时内分3～4次内服。轻度组一次给药；中度组加服复煎剂；重度组则连续3日给药，生甘草量可增至30克，浓煎成300～400毫升，每隔3～4小时胃管注入100毫升。极少数发热者加黄连粉1克；腹痛加耳针，针刺耳廓胆区、胰区；部分患者注射硫酸阿托品；少数脱水较重者予以补液。共治454例，乌桕蛋白中毒53例，山荔枝中毒197例，不洁烧鸭中毒204例。结果：均在48小时内治愈。（新中医，1985，2：34）

2. 治疗艾滋病病毒（HIV）感染 给予克艾可（从甘草中制得），每次服40毫克，每日3次，3个月为1疗程。共治60例，无症状携带者3例，艾滋病相关综合征13例，艾滋病（T_4细胞数＜200/mm^3）44例。以HIV抗体阴性，T_4细胞数＞200/mm^3，$T_4/T_8>0.8$，机会性感染基本消除，症状、体征恢复正常为显效。结果：显效2例，有效率35%。（中国中西医结合杂志，1993，6：340）

3. 治疗慢性活动性乙肝 共分2组观察。治疗组21例，每日以强力宁注射液80～100毫升（含甘草甜素160～200毫克），加入5%葡萄糖液500毫升中静脉滴注，第1月每日1次，第2至第3月隔日1次，第4至第5月每周2次。对照组19例，每日用门冬酸钾镁20毫升，加入5%葡萄糖液500毫升中静脉滴注4周，以后口服益肝灵等一般护肝药，疗程半年。谷丙转氨酶（ALT）以降到正常（＜40U）为有效；血清总胆红素（SB）治疗前＞171μmol/L者如下降＞50%为有效，＜171μmol/L者下降到＜17.1μmol/L为有效；清蛋白上升5g/L为有效；球蛋白＞30g/L者，下降5g/L为有效。结果：治疗组降ALT有效率为86%，降SB 78%，升清蛋白67%，降球蛋白50%；对照组分别为74%、60%、32%和0。治疗组HBeAg阴转率和抗－HBe阳转率为61%～73%和39%，对照组则为33%和7%。（中华传染病杂志，1991，4：208）

4. 治疗顽固性快速型心律失常 黄连、炙甘草各10克，每日1剂，煎汁后少量多次频服。7日为1疗程，间隔1周后再进行第2疗程。共治42例，阵发性心动过速36例，频发房早4例，频发室早2例，均排除心脏器质性病变。以症状完全消失或基本消失，心电图检查恢复正常为显效。结果：阵发性心动过速显效19例，改善12例；频发房早者显效2例，改善1例；频发室早显效1例。（中国中西医结合杂志，1992，10：606）

5. 治疗早搏 ①生甘草、炙甘草、泽泻各30克。上药水煎，每日1剂，分早晚2次服。连用3～12剂，平均用药6日。治疗室性早搏23例，结果：早搏均消失。其中6例兼有不定时烦躁自汗、自觉寒热无常、失眠等症，先服桂枝加龙牡汤，再服本方。（北京中医学院学报，1983，2：34）②红花5份，苦参5份，炙甘草3份。上药制成浸膏片，每片0.5克。每次服3片，每日3次，4周为1疗程。以早搏消失，自觉症状好转为显效。结果：治疗室性早搏31例，显效11例，有效12例，有效率74.2%；治疗房性早搏8例，显效3例，有效3例，有效率75%；治疗交界性早搏6例，显效1例，有效3例，有效率66.7%。（浙江中医杂志，1983，1：29）

6. 治疗胃及十二指肠溃疡 口服甘草流浸膏，每次15毫升，每日4次，连服6周，用药期间停止其他疗法。共治100例，治前全部有上腹部疼痛，结果：治后消失

58 例，改善 40 例，无变化 2 例；72 例体重增加；46 例大便隐血阳性者 45 例转阴性。另有 58 例于治疗后进行 X 线复查，10 例胃溃疡中，8 例溃疡病的 X 线征象消失，2 例壁龛缩小；48 例十二指肠溃疡中，14 例溃疡病的 X 线征象消失，26 例改善，8 例无变化。在治疗过程中，有 14 例服药后血压升高，12 例出现水肿，但较轻微。（中华内科杂志，1960，3：226）

7. 治疗糖尿病 将甘草、芍药按 1：5 比例制成浸膏片（每片相当于生甘草 0.67 克，生白芍 3.3 克），每次 4～6 片，每日服 3 次。随机抽取轻重各型患者 214 例，其中 180 例单用甘芍片，于饮食控制 1 个月左右，在病情相对稳定时给药，经 3 个月以上治疗，空腹血糖检测显示，显效 54 例，有效 67 例，进步 12 例，无效 47 例，有效率为 73.9%。另 34 例患者经饮食控制，口服降血糖药物或（和）注射胰岛素后，病情较稳定，空腹血糖波动不大时，开始递减降血糖药物或（和）胰岛素，以甘芍片替换部分西药，但仍要保持空腹血糖相对恒定；或饮食控制、口服降血糖药物或（和）注射胰岛素后，病情改善欠佳，血糖仍较高，加用甘芍片后观察其临床及空腹血糖的好转情况。经 3 个月以上治疗，显效 7 例，有效 18 例，进步 2 例，无效 7 例，有效率 79.4%。观察 200 例治疗前后血糖浓度的改变，其中单用甘芍片者 180 例，综合其他药物者 20 例，用药前空腹血糖均值为 11.962mmol/L（213.16mg/dl），用药后降至 9.333 mmol/L（166.66mg/dl），经统计学配对 t 检验提示有显著意义（$P<0.01$）。治疗结果表明：甘芍片具有改善症状、降低血糖及减少尿糖的作用。经 0.5～3 年应用，未发现明显副作用；个别患者在用药 2～4 周后出现轻度浮肿。（中西医结合杂志，1986，10：593）

8. 治疗艾迪生病（阿狄森病） 口服甘草流浸膏，每次 3～5 毫升，少数 8～10 毫升，每日 3 次，多数用药 25～40 日。共治 49 例，单用者 33 例，合用皮质激素者 16 例，均取得相当疗效。（白求恩医科大学学报，1978，4：54）

9. 治疗失眠 桂枝末 0.6 克，甘草末 0.3 克，混合，以水送服，每日 3 次，入睡困难者睡前约 30 分钟再服 1 次。2 周后判定疗效。共治 50 例。结果：失眠改善者 33 例。入睡困难者效果较好；诊病时腹诊见脐周悸动者 20 例的失眠改善率为 80%。（国外医学·中医中药分册，1997，1：24）

10. 治疗腓肠肌痉挛 成人服甘草流浸膏 10～15 毫升，每日 3 次。共治 254 例，显效 241 例，占 94.8%。疗程最短 3 日，最长 6 日。（中华外科杂志，1960，4：354）

11. 治疗痤疮 口服甘草锌胶囊 1～2 粒（每粒 0.25 克，含锌量 5%），每日 3 次，10 日为 1 疗程。共治 60 例，以皮疹消退 95% 以上为痊愈。结果：治愈 17 例，总有效率 95%。服完 1 个疗程者 49 例，2 个疗程者 11 例，平均治疗日数为 11.8 日。（中华皮肤科杂志，1987，1：4）

12. 治疗银屑病 服甘草甜素 25 毫克，每日 3 次；个别患者服 50 毫克，每日 4 次。4 周为 1 疗程，有的患者连续用药 3 个疗程以上。共治 18 例。结果：皮损消退 75% 以上者 7 例，50%～74% 之间 6 例，25%～49% 之间 3 例，24% 以下 2 例。（临床皮肤科杂志，1994，1：9）

13. 治疗小儿喘息性肺炎 随机分为 2 组，每组 75 例，均采用综合性治疗措施，包括止咳、用抗生素、镇静、吸氧，有心衰者应用洋地黄等。治疗组同时用强力宁注射液（主要含甘草甜素）20 毫升加入 10% 葡萄糖液内静脉滴注，每日 1 次；无喘憋，肺部哮鸣音消失后停用。以用药 2 日后喘憋明显减轻，呼吸平稳，肺部哮鸣音消失为显效。结果：治疗组显效 48%，总有效率 94. 7%；对照组则分别为 13. 3% 和 66. 6%。（实用儿科临床杂志，1993，3：165）

14. 治疗耳鼻部炎症 将甘草切片，倒入 75% 酒精，浸没为度，浸 2 周后压榨取液过滤；药渣再加酒精浸泡 2 周后榨取药液，将两次药液相混即得甘草酊。共治 108 例，急性外耳道炎 23 例及肉芽性鼓膜炎 34 例在治疗前以卷棉子清洁外耳道，必要时用 3% 双氧水洗耳，然后用甘草酊滴耳；鼻前庭炎 42 例、外耳湿疹 6 例及耳廓冻疮 3 例皆以甘草酊涂患处。均每日 3 次，5 ~7 日为 1 疗程。以局部红肿疼痛及分泌物或皮损消失，听力恢复正常为痊愈。结果：鼻前庭炎、肉芽性鼓膜炎、急性外耳道炎、外耳湿疹、耳廓冻疮，分别痊愈 39 例、29 例、20 例、5 例、1 例，总有效率 97. 22%。（中国中西医结合杂志，1992，6：372）

临证参考

［**古法借鉴**］

1. 伤寒发斑 治伤寒发斑，甘草（微炙）1 两，黄连（微炒）1 分。为粗末，每服 5 钱匕，水 1 盏半，煎至 8 分，去滓温服。此经验见载于《圣济总录》卷 28 化毒汤。

伤寒热毒内攻血分，结而不散，外发于肌表，则成发斑之症。热毒不甚，发斑较轻者，可用上方治之；热毒发斑重者，须加配凉血解毒之品。

2. 肺痿 治肺痿吐涎沫而不咳，遗尿或小便数，头眩，口不渴，用炙甘草 4 两，干姜（炮）2 两。为粗末，以水 3 升，煮取 1 升 5 合，去滓，分温再服。此经验见载于《金匮要略》甘草干姜汤。

肺痿是肺叶萎弱所致的病证，多继发于其他疾病之后，主要症状为咳吐涎沫等。肺痿有虚寒、虚热两种。本方所治为虚寒肺痿。上焦阳虚，肺中气冷，阳虚不能化气，气虚不能摄津，所以肺叶萎弱，频吐涎沫。甘草、干姜合用，为温肺复气之剂，故能治之。现本方还用治胃脘痛、肠鸣腹泻、胸背彻痛、眩晕、喘咳、尿频、遗尿及妇女经行腹痛等属寒证者。

3. 留饮 治留饮，炙甘草 2 分，瓜蒂 1 分。为末，蜜丸如梧子。欲下病，服 3 丸，日 1 次。3 丸不下，增之，以吐为度。此经验见载于《医心方》卷 9 引《效验方》。

水饮内蓄不散叫留饮。

4. 心悸 治伤寒心悸，脉结代，甘草 1 两，水煎服。此经验见载于《本草汇言》卷 1 引《伤寒类要》。《鲟溪单方选》用甘草 2 两，水 3 升，煮半服。

本方宜与《伤寒论》炙甘草汤参看。编著者体会，治心律失常，特别是病毒性心肌炎所致的心律失常，常主用炙甘草，一般用量为 10 克，必要时可酌情加大用量，并与生地、桂枝、苦参、黄芪等药配用，或再合生脉散、瓜蒌薤白半夏汤同用，有较好效果。

5. 口渴 治渴，口舌燥涩，用甘草3两，酥、蜜各1升。上药纳蜜中，煎如薄膏，含咽之。此经验见载于《鸡峰普济方》卷19濡咽煎。

6. 暴吐血 治暴吐血，陈皮、生甘草各5钱，为细末，每用1钱半，烧酒调服。此经验见载于《仙拈集》卷2陈甘散。

7. 泻痢 治赤白痢下，用甘草1尺，炙劈破，以淡浆水蘸三二度，又以慢火炙之，后用生姜去皮半两，两味以浆水1升半，煎取8合，服之。或用炙甘草1两，煨肉豆蔻7个剉，以水3升，煎1升，分服。治孕妇胎前泻痢，可用甘草5钱，炒川连、干姜各1钱，水煎温服。上述经验见载于《本草纲目》卷12引崔宣州衍所传方、《梅师方》及《宁坤秘籍》卷上甘连汤。

8. 筋疝 筋疝者，阴茎疼痛，挺胀不收，或出白物如精，随小便而下。治此可用生甘草梢2两，黑豆半斤，以5倍量的水煎去半，空心服。此经验见载于《医方考》卷5甘草梢黑豆汤。

筋疝多因房室劳伤所致。本方解毒缓急，且甘草梢有达茎中而止痛的功效，故能治之。

9. 淋证 治肝经气滞蕴热，小便淋痛，用甘草梢1味，水煎空心服。治小儿砂石淋，生甘草1寸，黑豆120粒，水煮，乘热入滑石末煎，食前服。上述经验见载于《鲟溪单方选》及《幼科证治大全》。

10. 预防痈疽 预防痈疽发生，用大甘草5斤，水1石煎至5斗，入磁砂锅内，慢火熬成膏，收贮。每服10茶匙，开水调下。微利无妨。此经验见载于《本草汇言》卷1引《外科精要》。

11. 痔疮 治痔疮，及痔疮经枯痔后已落，疮口将敛，其痒异常，用生甘草煎浓汤，熏洗患处。此经验见载于《魏氏家藏方》卷7引《李防御五痔方》国老汤。

12. 狗咬伤 治狗咬伤，用甘草、杏仁以口嚼烂，敷患处。此经验见载于《奇方类编》卷下。

13. 阴下湿痒 治阴下湿痒，甘草煎汤，日洗三五度。此经验见载于《本草纲目》卷12引《古今录验》。

14. 初生儿便闭 治初生儿大便闭结，甘草、煨枳壳各1钱，水半盏煎服。此经验见载于《本草纲目》卷12引《全幼心鉴》。

15. 遗尿 治小儿遗尿，大甘草头煎汤，夜夜服之。此经验见载于《本草纲目》卷12引《危氏得效方》。

16. 小儿尿血 治小儿尿血，甘草2两，炙黄为细末，炼蜜和丸如绿豆大。每服五七丸，温水下，日2次；或生剉，以水6合，煎取2合，去滓服。此经验见载于《小儿卫生总微论方》卷15。

17. 羸瘦 治小儿羸瘦，甘草3两，炙焦为末，蜜丸绿豆大，每温水下5丸，日2次。治大人羸瘦，甘草3两炙，每旦以童便煮三四沸，顿服之，良。上述经验见载于

《本草纲目》卷12引《金匮玉函》、《外台秘要》。

18. 惊风撮口 治小儿惊风撮口，生甘草1钱，浓煎，以棉球蘸之，令小儿吮出痰涎，再以猪乳点入口中。此经验见载于清《灵验良方汇编》。

撮口，是脐风（即新生儿破伤风）的主要见症之一，其状为口唇收缩，撮如鱼口，故名。

19. 慢肝风 婴儿目涩，月内目闭不开，或肿羞明，或出血者，名慢肝风。治此用甘草1截，猪胆汁炙为末，每用米泔调少许灌之。此经验见载于《本草纲目》卷12引《幼幼新书》。

20. 无辜疳 治小儿无辜（疳），面黄发直，时壮热，饮食不生肌肤，用甘草18分，为末，炼蜜为丸，如小豆大。1岁儿服20丸，每日3次。不妨碍乳食，服完再制丸。此经验见载于《普济方》卷393甘草丸。

21. 蛊毒 治小儿中蛊毒，大甘草生研为末半两，晋矾末1两，拌匀，每服1钱或半钱，温水调下。此经验见载于《小儿卫生总微论方》卷15神攻散。

中蛊毒症状复杂，变化不一，病情一般较重。蛊毒病包括射工病、沙虱病、水毒病、蛇蛊等。

22. 口疮 治太阴口疮，生甘草1寸，白矾1栗子大，放口内，含化咽津。此经验见载于《素问病机气宜保命集》卷下甘矾散。

［**论治备参**］

1. 甘草性能缓急，而又协和诸药，使之不争，故热药得之缓其热，寒药得之缓其寒，寒热相杂者，用之得其平。《伤寒论》、《金匮要略》两书中，共有250方，用甘草者120方，不是甘草主病多，而是诸方必用甘草，始能协调诸药，曲当病情。一说临证用甘草要避免滥用之误和不敢用之误。不问何方，必加甘草，以为能和百药，此动必用甘草之误。至于当用甘草之方，如炙甘草汤之类，用量只1钱，或8分、5分，不尽其力，此不敢用甘草之误。又速下者勿入甘草，恐其缓功，不可不知。

2. 甘草之味甘，甘宜于脾胃，然脾胃过受其甘，则宽缓之性生，水谷入之，必不迅予传导，而或至于停积瘀滞。水谷宜速化，宜速化而不速化，则传于各脏腑未免少失其精华，而各脏腑因之而不受其益者有之。世人皆谓甘草有益而无损，谁知其益多，而损亦有之，知其益而防其损可也。又甘草泻火，用于急症，可以多用，用于缓症，难以重加。盖缓症多是虚证，虚则胃气必弱，而甘草性过于甘，多用难以分消，未免有饱胀之虞，不如少用之。阴虚胃弱之症，不可多用。

3. 后世医家有"中满忌用甘草"之说，遇脘腹胀满者，不敢用甘草。实际上，《伤寒论》甘草泻心汤专治"心下痞硬而满，干呕，心烦不得安"，其方用甘草独重，可见仲景用大剂甘草治疗脘胀腹满。只要遵仲景配伍之意，用甘草非但无壅滞之虞，反而能使胀满消除。《本草备要》说"甘草得茯苓，则不资满而反泄满"，亦是此意。

4. 湿浊中阻引起脘腹胀满忌用甘草，而脾虚胀满不忌甘草。甘草为中宫补剂，《名医别录》云下气除满，甄权云除腹胀满，盖脾得补则善于健运。若脾土太过，误服则转加胀满，故曰脾病人毋多食甘，甘能满中，此为土实者言。世俗不辨虚实，每见胀满，便禁甘草，此不思之过。

5. 甘草虽与海藻、大戟、甘遂、芫花相反，但非绝对禁忌。如古时胡洽居士治痰澼，以十枣汤加甘草、大黄，乃是痰在膈上，欲令通泄，以拔去病根也。李东垣治项下结核，消肿溃坚汤加海藻；朱丹溪治劳瘵，莲心饮用芫花，二方俱有甘草。故陶弘景言古方亦有相恶、相反者，乃不为害。非妙达精微者，不知此理。

6. 甘草入和剂，则补益脏腑气血、一切劳伤虚损。

7. 甘草佐枳实、牛蒡子，可以清肺开咽，治咽喉肿痛；同苏子、二陈，可以消痰顺气，治痰涎咳嗽；得黄芩、白芍，止下痢腹痛；得连翘，散悬痈于垂成之际。一说本品得白芍则补脾，佐黄芪、防风能运毒走表，佐陈皮和气，佐茯苓泄胀。

8. 治阴虚火浮病，用酸味药物与大量甘草配合，有满意疗效。阴虚病理形成，大都是长期脾胃虚衰，津血素亏。重用甘草，取其温中益气之功，有助于精微的生充，阴液即能无缺。再以酸味药收敛上扰之浮火，火降阴润，病即可已。肝阴虚用生白芍为配，心阴虚用五味子为配，肺阴虚用乌梅为配，脾阴虚用木瓜为配，肾阴虚用熟地为配。根据阴虚的轻重，在两味配伍药物等量的基础上，酌情可将生甘草从30克渐加至60克、90克、120克不等。

9. 虚劳久延不复，气衰力惫，脏腑虚寒，恢复则须采用温补。单用辛温药物回阳、振阳，虽能取效一时，但难以持久。必与补中气之甘草配伍，方能阳热与气力并增，此即辛甘化阳之理。肾阳虚，附子与甘草相配；脾阳虚，干姜与甘草相配。一般辛甘两药用量相等。脾肾阳虚甚时，若加重甘草用量，则干姜、附子用量亦须随之增加。

10. 治脾虚气陷诸病，用甘草代替参、芪，疗效满意。如治内脏脱垂证，以大剂甘草配升麻，服后不惟症状得到改善，而且效果稳定。另有短气息促，并非哮喘，时呵欠，疲乏倦怠，虽饮食尚可，而舌淡，脉弱，已表现出脾肺不足及于心肾之证，用大量甘草，佐以苓、术，每能气续力增。

11. 对肾亏者，于补肾固本药中加入重剂甘草，则诸证立见好转，此乃振肾兼予温脾之效。况甘草的类皮质激素作用也属于温养肾阳者，故于各种疾病之依靠使用激素者，重用甘草于对证方药中，颇能代激素而获安。尤其慢性气管炎患者，已长期服用大量激素而不能或离者，将方药中的甘草用至60~90克，服后症状即能减轻；若服后出现浮肿，只需加入泽泻18克即可消除。

12. 甘草能和阴阳之气。《伤寒论》方以“四逆”为名者都有甘草，可见甘草有顺接阴阳之气的功能。

13. 治疗四肢厥逆，用附子必配甘草，甘草为治疗四肢厥逆之首选药。以“四逆”名方者，不论寒热虚实，方中都用甘草；虽不以“四逆”名方，而见四肢厥逆证者，方中多数有甘草。四逆汤以甘草居首列，绝非偶然，可见甘草一药是强心复脉之要药。

14. 炙甘草是治疗心律失常的一味重要药物，在应用时不要把它放在附属地位，而应当作君药，用量当重。

15. 甘草，一切消化系统病证均可应用，如消化性溃疡、慢性胃炎、幽门不全梗阻、食管贲门失弛缓症、肠痉挛、胆囊炎、胆石症、胆道蛔虫症等。消化系统的“痛证”，尤其是“痛而喜按”者，或有“挛急”现象，如剧烈的呕吐或腹泻而势甚急迫者，必用甘草。常用量10～30克。一般虚证用炙甘草，实证用生甘草。连续用甘草每日量在15克以上时，须配伍茯苓或车前子，以免出现排钾潴钠而导致水肿。炙甘草15克，配赤芍、白及各10克，茯苓、黄芪各30克，制乳香、制没药各3克，淡吴萸4克，治消化性溃疡；炙甘草10克，配赤芍、苏木、炒枳壳、炒苍术各10克，代赭石30克，干姜6克，淡吴萸4克，治幽门梗阻；生甘草10克，配赤芍、广木香、炒枳壳、制大黄各10克，蒲公英50克，虎杖30克，治胆囊炎、胆石症；炙甘草10克，配炒白芍15克，广木香、炒枳壳各10克，干姜5克，治肠痉挛疼痛。

16. 治疗消化性溃疡，甘草与白芍用量宜稍大，需各用15克，炙甘草有时可用至30克，取甘以缓之。现知甘草中有生胃酮，可使胃黏膜获得再生。如因甘草用量过大见有水肿或出现高血压时，可加茯苓、泽泻以利水排钠，即可止。

17. 治疗肝硬化腹水，用等量之甘草浓汁浸泡已打碎的甘遂3日3夜，然后取甘遂晒干为末，装胶囊。每服1～2克，可先从1克开始服用，于晨用米粥送服。1日之内可泻水几千毫升，翌日用纯人参或补中益气汤补之。约1周后腹水增加，可再行攻逐与补益，反复攻补，耐心治疗，有可愈者。据经验用甘遂攻水不会引起大出血，经水泻之后，舌下静脉曲张度往往减轻，足以证明。

18. 治疗各类紫癜，可在辨证论治汤药中加大剂量甘草，从20克开始逐渐加量，最多用100克。如有浮肿、高血压及低血钾症出现，须减量或停药，并对症治疗，副作用可消除。

19. 初步体会用甘草、龟甲各15～60克，羚羊角1～2克，对尿崩症有卓著功效。

20. 用甘草15克，配金银花30克，连翘、牛蒡子、桔梗、菊花各15克，水煎服，同时针刺足少阳胆经“完骨”穴，治疗药物中毒性和神经性耳聋，疗效显著。

21. 用生甘草30克煎水，药液热烫时先熏蒸阴部，温度适宜后坐浴，每日2次，连用1周，治疗老年性阴道炎数十例，每获良效。药理研究表明，甘草提取物有雌激素样作用，50毫克提取物相当于0.1毫升雌二醇的效力，且具有抗菌、消炎之功效。

22. 小儿夜啼证属心热者居多。治此，可用生甘草3～6克通治，取其甘缓之意。如舌红加栀子1.5～3克，伴惊加钩藤3克。

23. 炙甘草单独应用时并不降低巨噬细胞的吞噬功能，但与党参、白术、茯苓相配时，当甘草含量达到1/3时，即可见明显拮抗作用，而为1/5时则无拮抗作用。在四君子汤中甘草含量为1/7，故无拮抗作用。如期望应用四君子汤来提高脾虚患者的免疫功能，一方面可适当加大党参用量，另一方面要尽量减少甘草用量。

LINZHENGBENCAO

21 补 阳 药

补阳药，又称助阳药。这一类药物大都是温性，带有甘味、辛味或咸味，具有补肾、助阳、强壮筋骨等作用，适用于肾阳虚引起的肢冷畏寒、阳痿遗精、腰膝酸软、尿频遗尿、慢性腹泻或年老体虚患者的气喘等症。补阳药的药性多温燥，所以若见到口苦口干、咽痛便秘等热性症状时，不宜应用。本类药除能补阳外，各药都还有其他的效用，这一点需要注意。

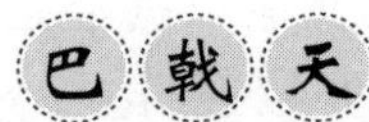

巴戟天

巴戟天，其名始载于《神农本草经》，但古今所用，不是同一品种。古代所载的巴戟天目前还难以确定其品种。现代所用的巴戟天，是茜草科多年生藤本植物，药用根部。根部肉质肥厚，故又称巴戟肉。本品味甘、辛，性微温，归肾、肝经。

临证应用

［**配用简说**］

1. 巴戟天是补肾壮阳的要药，药性柔润，没有燥性。治肾阳虚而致的性功能衰退，如阳痿、滑精、早泄等，可配熟地、淫羊藿、枸杞子、覆盆子等同用；阳痿严重，可加配鹿鞭、海狗肾。治肾元不足所致的女子不孕、男子不育，常配人参、枸杞子、肉苁蓉、山药等同用。

2. 巴戟天有强筋骨、祛风湿的作用，腰腿酸痛不论是肝肾不足还是风寒湿痹引起，本品均为适宜之药，可配合牛膝、桑寄生、肉桂、淫羊藿及蛇类药同用。

［**一般用法**］

入煎剂 3 ~10 克；也常浸酒、制丸或熬膏服。湿热内盛者忌用。

临证推广

［**古用发微**］

1. 治疗阳虚虚损　治一切阳虚气陷，似虚似实，逆气不降，清气不升，为眩晕，为倦怠，为痛，为麻，为泄利，大便不实，小便短涩，或气短声微，或腰脊痿弱，或因久劳形役，筋力衰疲，可取巴戟天酒炒过，每日用5钱，水煎空心服。方见《本草汇言》卷1引《林仲先医案》。《圣济总录》卷92补益椒红丸，治虚劳下元不足，小便白浊，药用蜀椒、巴戟天各等份。为末，醋面糊为丸，如梧桐子大。每服15丸，加至20丸，空心温酒或盐汤送下。

大凡元阳虚弱引起的各种病症，本品皆为适宜。

2. 治疗寒疝腹痛 巴戟天能补肾助阳，散寒除湿。治小肠疝气，盘肠气，偏坠阴肿（单侧睾丸肿痛下坠），小肠有形如卵，上下痛不可忍，或绞结绕脐，呕吐闷乱，可用巴戟天6两，胡芦巴1斤，同炒为末，酒糊为丸，如梧桐子大。每服15丸，空心酒、盐汤送下。方见《普济方》卷247引《鲍氏方》胡芦巴丸。《卫生易简方》卷6治偏坠方，用巴戟天、炒川楝、炒茴香等份为末，每服2钱，温酒调下。

3. 治疗健忘 肾精不足，脑髓失养，能致健忘。治此可用巴戟天、菟丝子各1两，水煎服。方见《辨证录》卷4天丝饮。

［**现代报道**］

1. 治疗支气管哮喘 用喘根治注射液（由巴戟天等3味中药提取而成）每次2毫升，于发作季节前2~3个月作肌内注射，每日1次，连用20日，间隔5日，再用20日。共治100例，疗效按《中药新药治疗临床指导原则》判定，随访期1年。结果：临床治愈22例，总有效率85%。（中医杂志，1997，9：541）

2. 治疗百日咳 甘遂、巴戟天各4克，面粉20克。前两药为细末，入面粉和匀。4个月~1岁每次服0.5克，1~3岁1克，3~6岁1.5克，6~10岁2克，每日3次，白开水送服。共治50例，以临床症状完全消失，周围血象正常为痊愈。结果：痊愈40例，显效9例，无效1例。痊愈者服药在10日内30例，10~15日8例，15~20日2例。（上海中医药杂志，1984，10：24）

3. 治疗抑郁症 观察病例18例，符合中国精神疾病分类与诊断标准，无严重躯体及脑器质性疾病，病期为7.5±9.0年。研究方法：开放式临床疗效评价。患者入组后停用各种精神药物3日，然后给予巴戟乐（巴戟天水提取物制成）胶囊口服，每日3次，固定剂量。第1日200毫克，第2日300毫克，第3至第13日600毫克，第14日根据抑郁量表减分率是否大于30%调整剂量，低于30%者，则第15至第42日可增至每日900毫克，否则维持每日600毫克至结束。治疗期间，必要时仅允许合用苯二氮卓类药。疗程为4周者5例，6周者11例，2例中断治疗（1例因性功能亢进，1例因家属要求出院）。以抑郁量表减分率≥80%为痊愈，50%~80%为显著好转，≤50%为无效。结果：痊愈率31.25%（5/16），显著好转率31.25%（5/16），无效37.5%（6/16），总有效率62.5%。副作用以口干、便秘最为常见，但程度较轻，耐受性较好；男性患者应注意性功能变化；出现1例ALT增高。以往动物实验也显示出巴戟天有抗抑郁的药理活性。（中国中药杂志，2002，1：75）

4. 治疗儿童肾病综合征 对2例因长期服用考的松呈典型柯兴氏症候群的儿童肾病综合征患者，用巴戟天、山萸肉各30克治疗半年（服法原文未作说明），治疗期间递减激素剂量，直至完全停用。患者恢复了本来面貌，观察2年病情稳定，情况良好。

小鼠实验证明，巴戟天似有促肾上腺皮质激素样作用。（上海中医药杂志，1985，11：46）

临证参考

［**古法借鉴**］

1. 脚气危症　治嗜酒所致脚气危症，用巴戟天半两（糯米同炒，米微转色，去米不用），大黄1两（剉炒）。同为末，熟蜜为丸，温水送服五七十丸。须禁酒。此经验见载于《本草衍义》卷7。

2. 虚寒口疮　治元脏虚冷上攻，致生口疮，巴戟天1两（陈粟米同炒令黄），白芷半两（微炒），高良姜1钱（炒）。为细末，每服2钱，用猪腰子1对，去筋膜，每只腰子入药末1钱，用湿纸裹，煨熟，乘热去纸，以口吸腰子热气，有涎即吐，候冷，细嚼服之。此经验见载于《博济方》卷5巴戟散。

［**论治备参**］

1. 巴戟天，据书称为补肾要剂，然其气味辛温，又能祛风除湿，故凡腰膝疼痛、风气脚气水肿等证，服之更为有益。观刘河间地黄饮子，用此以治风邪，义实基此，未可专作补阴论。

2. 巴戟天能健脾开胃。夫命门火衰，则脾胃虚寒，即不能大进饮食，用附子、肉桂以温命门，未免过于太热，不如用巴戟天之甘温，补其火而又无烁水之弊。本品虽入心肾而不入脾胃，然入心则必生脾胃之气，固肾则熏蒸脾胃之气，故脾胃受其益。汤剂中用之，其效易速，大开胃气，多能加餐及至多餐，而脾乃善消。又本品为补药之翘楚，用之补气之中，可以健脾以开胃气；用之补血之中，可以润肝以养肺阴。

3. 治男子夜梦鬼交泄精，强阴，病人虚损，宜加巴戟天用之。一说本品同鹿角、柏子仁、天冬、麦冬、远志、莲须、覆盆子、黄柏，治夜梦鬼交泄精。

4. 巴戟天同黄柏、知母则强阴；同苁蓉、锁阳则助阳。一说助阳，杞子煎汁浸蒸；去风湿，好酒拌炒；摄精，金樱子汁拌炒；理肾气，菊花同煮。

5. 巴戟天得纯阴药，有既济之功；得熟大黄，治饮酒人脚软。

6. 巴戟天与山萸肉共用，治疗肾病以代考的松颇有效。

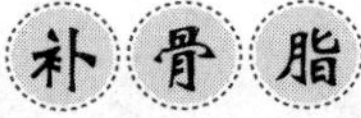

补骨脂

补骨脂，始载于《雷公炮炙论》，别名叫“破故纸”，是豆科一年生草本植物，药用成熟果实。本品味辛、苦，性温，归肾、脾经。

临证应用

［**配用简说**］

1. 补骨脂具有补肾助阳、固精缩尿的功效，治疗肾阳虚而致的阳痿遗精、早泄、性功能减退、女子性冷感，可配合菟丝子、枸杞子、淫羊藿、鹿茸等同用。这类药对男子精子缺少，活动能力不足者亦有效力。肾阳虚也可导致下元不固而出现遗尿、尿频、尿失禁等症，治此补骨脂可配合桑螵蛸、乌药、益智仁、菟丝子、杜仲等同用。

2. 补骨脂是治疗肾虚腰痛的要药，每与杜仲、胡桃肉、续断等配用。如腰膝冷痛明显，还可加入肉桂、制附子等。

3. 补骨脂是一种温脾止泻的药物，治单纯脾虚腹泻，泻下不消化食物，可单用微炒后研末，每服1.5～3克，温开水送下，有一定疗效。因本品既能暖脾又能温肾，故对脾肾两虚，泄泻出现在黎明时分的“鸡鸣泻”（又称“五更泻”）尤为适宜，常配合吴茱萸、五味子、肉豆蔻同用。

4. 补骨脂温肾阳而纳气平喘，常配合人参、胡桃肉等，用于老年人或体弱患者的肺肾虚喘。在哮喘好发季节前服用，还有一定的预防功效。

［**一般用法**］

入煎剂6～10克。外用适量，制成酊剂涂擦。如有口苦、口干、便秘等热性症状时，不宜服用。

临证推广

［**古用发微**］

1. 治疗脾肾虚弱，不思饮食 许叔微《普济本事方》卷2有首名方“二神丸”，专为脾肾虚弱，全不思食而拟。药用破故纸（炒香）4两，肉豆蔻（生）2两。上为细末，用大肥枣49个，生姜4两切片同煮。枣烂去姜，取枣剥去皮核用肉，研为膏，入药和杵，丸如梧子大。每服30丸，盐汤下。方后许氏有按：“有人全不进食，服补脾药皆不验。予授此方，服之欣然能食。此病不可全作脾虚，盖因肾气怯弱，真元衰劣，自是不能消化饮食。譬如鼎釜之中，置诸米谷，下无火力，虽终日米不熟，其何能化？黄鲁直尝记服菟丝子，净淘酒浸曝干，日抄数匙以酒下，十日外饮啖如汤沃雪，亦知此理也。”

此益火生土之法，亦许叔微“补脾不若补肾”之谓。证之临床，确有效验。或在上两药基础上再酌加木香少许，以顺其气，使之斡旋仓廪，仓廪空虚，则受物矣。又上方增入五味子、吴茱萸，即名方“四神丸”，为治脾肾阳虚，五更泄泻之常用效方。

2. 治疗寒湿脚气 治一切寒湿脚气，腿膝疼痛，行步无力，用胡芦巴（浸一宿）、破故纸（炒香）各4两。上为细末，用大木瓜一个，切顶去瓤，填药在内，满为度，复用顶盖之，用竹签签定，蒸熟取出，烂研，同前末填尽药末搜和为丸，如梧桐子大。每服50丸，空心、食前温酒送下。方见《杨氏家藏方》卷4胡芦巴丸。

寒湿脚气，多因寒湿外侵，经气不行，血脉不和所致，治宜温经除湿为主。

3. 治疗带下病 治妇人赤白带下，用破故纸、石菖蒲（并剉，炒）各等份。上为末，每服2钱，用菖蒲浸酒调，温服。方见《妇人大全良方》卷1破故纸散。亦可用《仙拈集》卷3药鸡蛋：破故纸（炒，为末）8分，鸡子1枚。将鸡子开一孔，入药末

8分，搅匀，用纸封固，饭上蒸熟，空心酒下。重者不过五六次愈。若妇人带下并脚弱，可用补骨脂（炒）、安息香（研）各1两，胡桃仁2两。上为极细末，炼蜜调如稀饧，每服半匙，空心温酒调下。方见《圣济总录》卷152补骨脂煎。

补骨脂能收敛“带下”（《玉楸药解》），适用于肾气虚寒，冲任不固所致者。带下因湿热下注引起者，则非其所宜。

［**现代报道**］

1. 治疗哮喘 第7颈椎至第5胸椎的每个椎体棘突下旁开1~1.5寸处，共5对穴位，每日轮取1对。每穴注射补骨脂注射液2毫升（每毫升含生药4克），30日为1疗程。后于好发季节前1个月开始，每年进行2~4个疗程，观察1~2年。共治35例，全部作体检及胸部X线、肺功能等检查；观察近期疗效33例，1年追踪随访28例，2年20例。以基本喘止，或程度减轻2个等级以上者为显效。结果：近期有效率81.82%；远期1年随访有效率71.43%，2年随访有效率55%。以肾阳虚者疗效较好，肾阴虚者疗效较差。另分2组观察即时平喘作用，均于哮喘发作时用药。治疗组35例45例次和对照组19例21例次，分别用补骨脂注射液4毫升和生理盐水4毫升作定喘（双）穴位注射。两组均于给药前及给药后1小时内，每隔5、10、30分钟，观察患者哮喘状态和进行听诊，并记录肺部哮鸣音变化，又于注药前后30分钟各作肺功能测定。结果：治疗组总有效率84.44%，对照组除2例主观症状稍有改善外，余无变化；治疗组患者肺活量、第1秒用力呼气量注药前后比较，均有明显改善（$P<0.01$），对照组无明显变化（$P>0.05$）。（广东医学，1984，11：29）

2. 治疗白细胞减少症 用补骨脂微炒，研为细末，炼蜜为丸，每丸约重6克。每服1~3丸，每日3次，盐开水冲服，4周为1疗程。效果不显者可停药10日，再开始第2疗程。观察19例，14例痊愈，4例好转，1例无效。（新医学，1975，10：497）

3. 治疗慢性湿疹 外搽10%补骨脂酊（补骨脂干馏取油制成），每日3~4次，7日为1疗程，以3个疗程为限。共治34例，以皮损及临床症状全部消失为痊愈。结果：痊愈23例，显效9例，有效2例。（上海中医药杂志，1989，9：22）

4. 治疗寻常疣 将补骨脂30克压碎，加入70%乙醇100毫升内，浸泡1周，滤过备用。用火柴梗蘸药少许滴在疣表面，每日数次。共治56例，其中31例曾分别用铋剂、维生素B_{12}和板蓝根等治疗无效。以用药后数日到3个月皮损完全消退为痊愈。结果：痊愈51例，好转5例，治愈率91.1%。（中华皮肤科杂志，1989，2：116）

5. 治疗银屑病 用100%补骨脂注射液作肌肉深部注射，每次4毫升，每日1次，10次为1疗程。1疗程未愈者，可间隔3日后继续下1个疗程治疗。共治800例，进行期368例，静止期402例，退行期30例。以皮损全部消退，自觉症状消失，仅残留色素沉着斑或色素减退斑者为治愈。结果：治愈125例，显效238例，进步381例，总有效率93%。疗效静止期最高，其次为进行期，退行期较差；治愈和显效病例获效时间，最短15日，最长78日，平均33.5日；治愈的125例，随访1年均未复发。（中医杂志，1982，9：31）

6. 治疗白癜风 用祛白素片（即补骨脂素及异补骨脂素的混合物，从未经炮制的补骨脂粉中提取制成)，每片含量5毫克，自每日15毫克分3次口服开始，无反应者逐渐加量，最高达每日120毫克，分3次口服。大部分患者同时加用1%祛白素药水外涂。有的患者加用紫外线或日光照射。共治31例，因外出等原因中断治疗4例，连续观察27例。以皮损处全部色素沉着为痊愈，结果：痊愈2例，显效9例，有效14例，总有效率92.8%。起效时间最短5日，最长50日，大部分为7~10日。本药的反作用表现有明显红肿、水疱者共11例，占40.7%，停用或加用皮质激素软膏即可消退。(皮肤病防治研究通讯，1978，2：102)

7. 治疗秃发 口服8-甲氧基补骨脂素，每次10~40毫克，服后2小时照射长波紫外线或日光；或将8-甲氧基补骨脂素配制成0.5%霜剂，涂于脱发处，涂后即照射长波紫外线或日光。每日或隔日1次。对毛发生长较慢者，可内服与外涂同时进行。共治21例，普秃2例，全秃4例，斑秃15例。以毛发全部长出，或仅残留少许脱发区为治愈或基本治愈。结果：治愈或基本治愈18例，显效2例，好转1例。治愈者平均治疗40~60次，平均治愈时间为80~100日。(中华皮肤科杂志，1981，1：56)

8. 治疗子宫出血 每日用补骨脂18克，水煎，分3次服，连服3日，必要时可延长服用时间。观察141例，包括上环后出血、服避孕药后出血及人工流产后出血等。以症状消失，出血停止为显效。结果：显效70例，总有效率90.3%。(陕西新医药，1975，3：26)

9. 治疗遗尿 补骨脂（盐炒）、益智仁（盐炒）各60克，研细末过筛，分作6包。每日早晨用米汤泡服1包，1次顿服，成人量加倍。6日为1疗程。共治60例，均痊愈，随访5年无1例复发。(湖南医药杂志，1984，1：34)

临证参考

［古法借鉴］

1. 虚损 治虚损，补骨脂（微炒，为细末）5两，胡桃肉（研）2两。以蜜4两与胡桃相合，熬如稀饧后，入药末和丸，如梧桐子大。每服30丸，空心温酒送下。妇女服之亦佳，有补筋壮骨，强健悦泽的功效。治男女虚劳，下元久冷，一切风病，四肢疼痛，补骨脂1斤，酒浸一宿，晒干，却用乌油麻1升和炒，令麻子声绝，簸去，只取补骨脂为末，醋煮面糊如梧子大。每服二三十丸，空心温酒、盐汤任下。能驻颜壮气，乌髭须。治诸虚百损，也可用金刚骨（菝葜的异名）半斤，补骨脂（酒浸一宿，微炒干）4两。上为细末，醋糊为丸，如梧子大。每服50丸，空心温酒送下，干物压之。或用破故纸（隔纸炒令香熟）3两，白茯苓（去皮）、没药（无灰酒浸）各1两。上候酒浸没药如饴糖样，用前两味为末，酒糊为丸，如梧桐子大。每服二三十丸，空心熟水下。不问老少，有疾皆效。破故纸补肾，茯苓养心，没药养血，三者既壮，自然身安。上述经验见载于《类编朱氏集验医方》卷8暖下丸、《本草纲目》卷14引《经验后方》、《医方类聚》卷153引《经验秘方》长春丹，及《医方类聚》卷153仙方三补丸。

据苏颂《本草图经》卷7载："补骨脂……今人多以胡桃合服。此法出于唐·郑相国自叙云：予为南海节度，年七十有五，越地卑湿，伤于内外，众疾俱作，阳气衰绝，服乳石补益之药，百端不应。元和七年，有诃陵国舶主李摩诃，知予病状，遂传此方并药。予初疑而未服，摩诃稽颡固请，遂服之。经七八日而觉应验，自尔常服，其功神验。十年二月，罢郡归京，录方传之：破故纸十两，净择去皮洗过，捣筛令细，用胡桃瓤二十两，汤浸去皮，细研如泥，即入前末，更以好蜜和，搅令匀如饴糖，盛于瓷器中。旦日以暖酒二合，调药一匙服之，便以饭压。如不饮（酒）人，以暖熟水调亦可服。弥久则延年益气，悦心明目，补添筋骨。但禁芸台、羊血，余无忌。此物本自外蕃随海舶而来，非中华所有，蕃人呼为补骨鸱，语讹为破故纸也。《续传信方》载其事，其义颇详，故并录之。"李时珍《本草纲目》卷14谓："此方亦可作丸，温酒服之。按白飞霞《方外奇方》云：破故纸属火，收敛神明，能使心包之火与命门之火相通，故元阳坚固，骨髓充实，涩以治脱也。胡桃属木，润燥养血，血属阴，恶燥，故油以润之，佐破故纸，有木火相生之妙。故语云：破故纸无胡桃，犹水母之无虾也。"录上两说，以供参考。

2. 白浊 治小便白浊，破故纸（炒）、青盐各4两，白茯苓、五倍子各2两。上为细末，酒煮糊为丸，如梧桐子大。每服30丸，空心用温酒或盐汤送下。此经验见载于《太医院经验奇效良方》卷34锁精丸。

白浊是指小便浊而色白为主症的疾患，有虚实之辨。实证多因痰湿下注所致，虚证有中气下陷、阴虚火动、下元虚寒等不同。补骨脂适用于肾气虚寒所致的小便白浊。

3. 肾漏 治肾漏，其状茎强不痿，精流不住，常如针刺，捏之则痛，家韭子、破故纸各1两。上为末，每服3钱，水煎服，每日3次，即住。此经验见载于《杂病源流犀烛》卷18韭子煎。

肾漏，古病名，又称肾满漏疾，多因色欲伤肾所致。

4. 疝气 治疝气方：补骨脂1斤，黑芝麻2两。拌炒，去芝麻，只将补骨脂磨末（忌铁器），以酒为丸。每服2钱，开水送下。治小肠气，膀胱气痛不可忍，破故纸（研细，炒）、黑牵牛（头末）各等份。先用酽米醋煮蒜瓣熟，研烂入前药搜成剂，为丸如梧子大。每服二三十丸，空心用淡醋或橘皮汤送下。治小儿气卵之疾，破故纸、萝卜子、牵牛、橘核各等份。炒，各令焦黄色为度。为细末，酒糊为丸如绿豆大。每服30丸，盐汤下。上述经验见载于《验方新编》卷6、《医方类聚》卷89引《必用全书》祛痛丸及《普济方》卷399。

小肠气、气卵，皆疝之俗称。

5. 痔漏年久 治痔漏多年不愈，白茯苓（去皮）、赤茯苓（去皮）、没药各2两，破故纸4两。上药俱不犯铁器，于石臼中捣成块。春、秋季酒浸3日，夏2日，冬5日，取出，木笼蒸熟，晒干为末，酒糊为丸，如梧桐子大。每服20丸，缓缓加至50丸，空心温酒送下。治肠风下血不止，变成痔疾，胡荽子、补骨脂各半两。上为散，每服2钱匕，食前陈米饮调下。上述经验见载于《寿世保元》卷5引徐学韦方及《圣济总录》卷143胡荽子散。

痔漏多年不愈是肾虚，故选用补骨脂为适宜。

6. 打扑伤损 治打扑伤损，用补骨脂（微炒）2两，为末，用醋煮黄米粥，摊在纸上，封裹损处。此经验见载于《圣济总录》卷145补骨脂裹方。

7. 血山崩 治妇人血山崩，破故纸（炒黄）、蒲黄（炒）、千年石灰、大黄各等份。为细末，每服3钱，空心用热酒调服。此经验见载于《重订瑞竹堂经验方》蒲黄散。

血山崩亦名血崩，指妇女不在经期突发的阴道大出血。

8. 肾虚耳聋 治肾虚耳聋，用破故纸10两。先用米泔水浸1夜，晒干；再用黄柏2钱煎水浸1夜，晒干；再用食盐2钱加水浸1夜，晒干；再用黑脂麻1斤，烧酒2斤，童便1斤，共煮干，再晒干炒香，取出故纸研末，不用脂麻，以陈米醋为丸，如绿豆大。每服2钱，食后用杜仲（炒去丝）1钱，知母1钱煎汤送下。此经验见载于《吉人集验方》耳聋故纸丸。

9. 牙痛 治牙齿疼痛久不已，补骨脂2两，青盐半两。上药同炒至微爆为度，候冷取出，为细末。每用少许，以指蘸药，擦于牙齿痛处，有津即吐，误咽无妨。或用补骨脂（细研）4两，生石膏1两，熟石膏、白盐（晒干）各2两。共研和匀，收贮听用。疼时以此擦牙。治牙疼蛀蚛，风虚上攻，连脑疼痛，可用乳香1分，补骨脂（炒）半两。上为散，每取少许，揩疼处；有蛀眼，则用软饭和药作梃子，塞蛀眼中，其痛立止。上述经验见载于《御药院方》卷9补骨脂散、《集验平易方》及《圣济总录》卷120乳香散。

补骨脂一般用于疼痛日久的肾虚牙痛，若同青盐、乳香研末外搽，亦用于“日久牙瘘”（《玉楸药解》）。

［**论治备参**］

1. 补骨脂补脾肾宜用盐酒炮制。治阳虚肾冷，精道不固而自流；或脾肾衰败，大便虚泻而久泄；或肝肾流湿，阴囊湿漏而浸淫；或风湿冷痹，腰膝不用而痿躄等证，用补骨脂辛香而热，以盐酒浸炒香熟，使盐入肾经，酒行阳道，香则通气，熟则温补，故四神、补肾诸丸内，加此药以治脾肾虚寒，用无不验。

2. 胡桃仁佐补骨脂，盐水糊丸服，治腰湿痛如神。但终以治虚寒湿阻者为宜，老人燥火之体不可用。

3. 补骨脂得肉豆蔻、大枣为丸服，治脾肾虚泄（或再加木香）；得山栀、茯神，治上热下寒；配茴香、肉桂，治血瘀腰疼；配胡桃、杜仲，治风寒腰痛。一说本品得菟丝子，治下元虚惫；得杜仲、胡桃，治肾虚腰痛；得茯苓、没药，能定心补肾；得茴香，治小便无度；得韭子，治肾漏茎举；得肉果，治脾肾虚泄；得粟壳，治洞泄久利。

4. 补骨脂配合肉苁蓉、巴戟天、菟丝子、淫羊藿为植物壮阳药的主方，再配合动物性壮阳药，适宜于肾阳虚所致性功能衰退、早泄，亦治女子性冷感。本品对男子精虫缺少，活跃能力不足者亦有效力，常与肉苁蓉、鹿茸、淫羊藿配用。

5. 补骨脂配伍黄连、益智仁，温清合用治疗泄泻，效果较好。补骨脂温肾涩肠，配黄连清脏腑“潜在”之热，使止泻不留邪，清热坚阴不致过寒；益智仁兼顾胃肠，温肾摄涎，可提高肠管对水分的吸收功能，服药后可使粪中水分减少。补骨脂用量10~20克，益智仁、补骨脂、黄连3药的比例为7：5：1，如此配伍，治泻功效尤著。

6. 用补骨脂30~60克，煎服或代茶饮，每日1剂，1~2个月为1疗程，治疗脾虚下陷、肾虚不固之无症状性蛋白尿（多属慢性隐匿性肾炎）26例，取得满意疗效。长期服用补骨脂易致便秘，如加用女贞子30克，可防止出现便秘。

7. 取单味补骨脂60克，加入50度以上白酒500毫升中，浸泡7日后，每次饮酒15~25毫升，每日3次，连服10~20日；或在辨证方中加用补骨脂15~30克煎服，连服5~10日，治疗风寒湿痹，效果较著，且无明显的副作用。

8. 用单味补骨脂研成细末加红糖口服，每次10克，每日3次，治疗颈椎病，对改善症状有良效。

9. 老年性跟骨退行性改变，常于晨起下床着地时，或多走路、站立过久时觉脚跟疼痛，局部无感染性炎症表现。如合并腰酸腿软等肾虚症状，一般都要用补骨脂。用补骨脂、骨碎补各10克，可治老年性骨质增生、骨质疏松症。

10. 补骨脂补肾壮阳，具有收涩之性，用其治疗功能失调性子宫出血，取得良好效果。对于肾阳虚者，单用即有效，对肾阴虚、气滞血瘀、血热者，在辨证基础上加用补骨脂10~20克于治疗方中，有协同作用。常用基本方：补骨脂10~20克，乌贼骨30~60克，阿胶10~20克，随症加味。现代药理研究表明，补骨脂有雌激素样作用，能调节内分泌，缩宫止血。本品对因内服避孕药而致月经过多亦有很好的疗效。

11. 以补骨脂为主药治疗小儿神经性尿频，每获良效。此病以白天无痛性尿频、尿急为主症，夜间睡眠则安然，晨尿清长；尿检无异常，无泌尿系统及全身器质性疾病；尿频、尿急多在精神紧张、生活不规律、疲劳和遇寒冷时发生或加重。中医认为此症主要由于小儿脏腑娇嫩，形气未充，脾肾不足所致。以补骨脂12克，黄芪10克，益智仁、菟丝子、乌药各8克，五味子、桑螵蛸、山药各5克为基本方，共治疗36例，均在1周内治愈。服药3~7剂，5剂以内痊愈者23例，未发现不良反应。

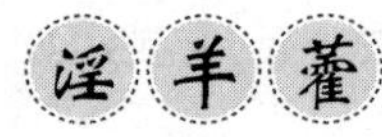

淫羊藿

淫羊藿，始载于《神农本草经》，又称“仙灵脾”，是小檗科多年生草本植物淫羊藿、箭叶淫羊藿、柔毛淫羊藿、巫山淫羊藿或朝鲜淫羊藿的地上部分。本品味辛、甘，性温，归肝、肾经。

临证应用

［**配用简说**］

1. 淫羊藿有补肾壮阳的作用，适用于肾亏阳痿、遗精、早泄，性功能衰退，以及肾阳虚衰引起的不孕不育症。治上述病症，可用本品30克，浸米酒20日后服用，或用

20% 淫羊藿酊，每次5毫升，每日3次，饭前服。除单味浸酒或制成酊剂服外，也常配合熟地、菟丝子、肉苁蓉、仙茅、山茱萸、巴戟天等煎服或制丸服。

2. 淫羊藿的补肾功效亦常用于肾虚所致的夜尿频多或小便失禁，常配合菟丝子、金樱子、覆盆子等同用；若治肾虚咳喘，则常配合补骨脂、胡桃肉等同用。

3. 淫羊藿有良好的补肝肾、强筋骨、祛风湿作用，是治疗腰膝冷痛、两腿酸软、肢体麻木、筋脉拘挛的要药。除单味浸酒饮外，常配合威灵仙、杜仲、肉桂、独活、桑寄生等同用。古人较多用于风湿痹痛、中风瘫痪等病症，近代用其配桑寄生制成注射液，或用其配桑寄生、黄芪、丹参、狗脊、肉苁蓉制成丸剂，治疗儿童因脊髓灰质炎引起的瘫痪（俗称小儿麻痹症），病程在1个月之内者，效果显著。

4. 淫羊藿浸酒服，或配合仙茅、仙鹤草、枸杞子等煎服，能治疗抑制型神经衰弱，对精神不振、神疲乏力、反应迟钝、记忆力减退等症，有明显的改善作用。

［**一般用法**］

入煎剂6～10克；也可浸酒、熬膏或入丸、散服。阴虚火旺、性欲亢进者忌服。

临证推广

［**古用发微**］

治疗目疾　治伤寒后青盲（日近者可治），仙灵脾1两，淡豆豉49粒。水1碗半，煎至1碗。露冷，令病人顿饮之。方见《是斋百一选方》卷9。治目昏生翳，仙灵脾、生王瓜（即小栝楼红色者）等份。为末，每服1钱，茶下，日2服。治小儿雀目，仙灵脾根、晚蚕蛾各半两，炙甘草、射干各2钱半。为末，用羊子肝1枚，切开掺药2钱，扎定，以黑豆1合，米泔1盏，煮熟。分2次食，以汁送之。上2方见于《本草纲目》卷12引《圣济总录》及《普济方》。治小儿疱疹入眼，可用《小儿卫生总微论方》卷8仙灵脾散：仙灵脾、威灵仙（去芦）等份。为细末，每服半钱，食后米汤调下。

淫羊藿通过不同配伍，用治多种目疾的经验，古代应用较多，这与它补肝肾和祛风湿的功效有关。

［**现代报道**］

1. 治疗慢性气管炎　取淫羊藿茎、叶适量（干品），以其总量的80%煎取浓汁，20%研粉，两者混合为丸。每日量相当于生药30克，分2次服，1个月为1疗程。共治1066例，经服药1个疗程，有效率74.6%，近期控制和显效率22.1%。其中镇咳有效率为86.8%，祛痰有效率为87.9%，平喘有效率为73.8%。经治2个疗程者，近期控制和显效率有明显提高。随访110例，半年后有效率为59.1%。（湖北卫生，1972，7：15）

2. 治疗高血压病　用淫羊藿制成浸膏糖衣片，每日用量相当于生药30克，分3次服用，疗程1个月。共治115例，有效率为78.26%。其中高血压Ⅰ期有效率为91.6%，Ⅱ期为70.3%。（浙江中医药，1977，6：11）

3. 治疗冠心病 口服组每次服淫羊藿片（每片相当于生药2.7克）4～6片，每日2次，1个月为1疗程，共用2个疗程，疗程间停药7～10日。肌内注射组，每次肌内注射200%淫羊藿注射液2毫升，每日2次，疗程1个月。两组治疗期间均停服其他扩冠、降脂药物。共治120例，有心绞痛症状者90例。结果：心绞痛疗效显效62例，改善15例，总有效率85.6%，两组比较无显著差异；有胸闷症状者94例，治疗后消失67例；心悸92例，治疗后消失66例；气短93例，治疗后消失66例；91例在睡眠深度及睡眠时间方面较治疗前有所增加，多梦、惊悸不安等症状均告消失。有心电图改变者104例，治疗后显效38例，改善42例，总有效率76.9%，组间疗效无显著性差异；对ST段异常者的疗效要比T波和ST－T段异常者明显。120例中伴高血压者71例，肌内注射组20例，1疗程后获显效14例，有效和基本无效各3例；口服组51例，1～2个疗程后获显效17例，有效23例，基本无效11例，肌内注射组疗效高于口服组。70例做了治疗前后的血脂测定，治疗前胆固醇增高3例，甘油三酯增高14例，治疗后分别有2例和7例恢复正常。半年随访表明，小剂量连续服药或间断服药者，大多数能维持疗效，而疗程结束后停药则疗效维持较差。（中医杂志，1990，3：36）

4. 治疗病毒性心肌炎 治疗组36例用淫羊藿浸膏片，每次7～10片（每片0.3克，相当于生药2.7克），每日3次，连续服2个月；同时用维生素C 3克加在10%葡萄糖液500毫升内静脉滴注或加在10%葡萄糖液30毫升内静脉注射，15次为1疗程，连用3个疗程。对照组25例，单用维生素C静脉滴注或静脉注射，剂量、方法、疗程同治疗组。两组合并感染者加用抗生素，严重心律失常者临时加用抗心律失常药。以症状与体征消失，心电图改变恢复正常并稳定半年以上者为显效。结果：治疗组显效25例，好转8例，有效率91.7%；对照组分别为10例、9例和76%。治疗组疗效显著优于对照组。两组治疗后心电图均有改善，组间比较差异不显著。（中西医结合杂志，1984，9：523）

5. 治疗血管性水肿 观察病例病灶多见于眼睑、口唇、外阴等部位（合并感染或病灶非皮肤者除外）。治疗组175例，以15～30%淫羊藿甲醇提取液（浓度根据年龄、体质、部位而异）浸透6层纱布后湿敷病灶，每次30分钟，每日3次，连用3日；对照组146例，以3%硼酸液湿敷，方法、疗程同治疗组。两组治疗前后均做组织胺皮试，以皮损及组织胺基本消失或正常为痊愈。结果：治疗组痊愈149例，显效17例，有效9例，总有效率100%；对照组痊愈108例，显效10例，有效19例，总有效率94%。（中医杂志，1999，11：647）

6. 治疗白细胞减少症 用箭叶淫羊藿制成冲剂，每包15克。第1周每日3包，第2周起每日2包，共用药30～45日。治疗期间停用其他药物及维生素制剂。共治有典型气虚症状者22例（其中粒细胞减少症11例），均为原因不明性、慢性白细胞减少症，其中白细胞计数最低者1.7×10^9/L，最高3.8×10^9/L。以治后症状消失，白细胞计数升至5.0×10^9/L以上为近期治愈。结果：坚持按要求服药者14例，治愈3例，显效4例，有效5例，无效2例。中医认为精气相关，补精化气以提高机体免疫功能，是治疗白细胞减少症的新尝试。（上海中医药杂志，1986，3：32）

7. 治疗Ⅱ型糖尿病 用淫羊藿40克，枸杞子30克，放暖水瓶内，开水浸泡2小时，代茶频服；第2日再泡服1次。对症状明显者可加服黄连素0.2～0.4克，每日3次。同时按常规控制饮食，30日为1疗程。用药期间可逐渐减少或停用降糖药。共治36例，皆有较好疗效。（中医杂志，1999，11：645）

8. 治疗神经衰弱 观察病例228例，分3组，均排除各种器质性病变，分别以3种淫羊藿制剂进行治疗。浸膏片组每次服4片（每片含生药2.8克），总黄酮苷片组每次服2～3片（每片相当生药3克），单体淫羊藿苷组每次服20毫克（药粉装入胶囊，相当生药10克）。均每日3次，30日为1疗程，停药后观察10～20日。以治疗后症状逐渐减轻直至完全消失者为显效。结果：浸膏片组138例，显效50例，减轻74例，总有效率89.86%；总黄酮苷片组61例，显效16例，减轻41例，总有效率93.44%；单体淫羊藿苷组29例，显效7例，减轻19例，总有效率89.66%。3种制剂均对失眠疗效最高，对改善记忆力效果较差。停药半年后随访42例，总有效率仍达90.46%，说明疗效比较稳定。（中医杂志，1982，11：70）

9. 治疗骨块梗塞食管 用淫羊藿15～20克，置锅内以文火焙焦，洒入饱和糖水150～200毫升，拌匀焙干，再加水400毫升，煎至350毫升，稍凉即服。症状较重者可先呷米醋20毫升，10分钟后服药。如连续服2次无效，应及时配合他法或用手术治疗。共治22例，1剂而愈者18例，2剂而愈者4例。（中医杂志，1985，3：12）

临证参考

［古法借鉴］

1. 气血不足 治气血不足，淫羊藿（去根梗，用叶，将麻布揩去背上毛，用酥油涂炙黄透）1斤，当归（酒洗，去须头）8两，仙茅（米泔水浸，去赤汁，用黑豆拌，蒸烂，去豆不用）4两，鹿茸（酥炙）2两。上药各为粗末，共入绢袋盛，悬坛内，用陈煮老酒五六十斤，打面封头并口，煮3炷香取起，埋地下7日夜，将药晒干为末，炼蜜为丸，如梧桐子大。每服二三十丸，清晨用原酒送下，半月以后见效。或加人参1两。忌房事1个月。有固精壮阳、强筋健骨、补精髓、广嗣延年的功效。此经验见载于《墨宝斋集验方》卷上引茅鹿门方药酒。

本方适宜于气血不足偏虚寒者。

2. 三焦咳嗽 治三焦咳嗽，腹满不欲饮食，气不顺，仙灵脾、覆盆子、五味子（炒）各1两。为末，炼蜜丸梧子大，每姜茶下20丸。此经验见载于《本草纲目》卷12引《圣济总录》。

3. 胎位不正 治生产不正及难产者，用山茵陈叶、仙灵脾叶各等份。上为细末，每服2钱，以童便并酒共半盏，温调下。此经验见载于《杨氏家藏方》卷16顺生散。

4. 牙痛 治牙痛，仙灵脾不拘多少为粗末，煎汤漱口。此经验见载于《太医院经验奇效良方》卷62。

淫羊藿适宜于虚性牙痛，火热上攻者忌用。

［**论治备参**］

1. 淫羊藿能治老年昏耄，中年健忘。

2. 膀胱者，州都之官，津液藏焉，气化则能出。淫羊藿辛以润其燥，甘温益阳气以助其化，故利小便也。但其利小便，指老人及虚寒人之肾阳不振，小便滴沥者言之，得其补助肾阳而小便自利，非湿热蕴结，水道赤涩者可比，读者慎弗误会。

3. 淫羊藿入补中益气汤，治气虚而阳道不兴，能引归元裕阳，还以同升，而真阳乃毕畅。

4. 一味仙灵脾酒，为偏风不遂要药。但止可治风寒湿痹之不遂，并不能治气血两虚之不遂，而血冲脑经之不遂，更万万不可误用。

5. 妇人用淫羊藿，不止温补命门，尤定小腹之痛，去阴门之痒，暖子宫之寒，止白带之湿。

6. 淫羊藿与肉苁蓉均为温柔平补之剂，与附子、肉桂刚燥之性不同。其性温而不燥，其效补而不峻，助阳但不伤阴，无论阳虚还是阴偏亏而火不旺者均可使用。两药不仅能补益肝肾，而且可调摄冲任，调节内分泌，适用于与月经有关的多种疾病以及内分泌紊乱，如痛经、经期乳胀、更年期综合征、经期易作的头痛、癫痫等。淫羊藿或肉苁蓉与大剂量生地（30～40 克）配伍，可平衡阴阳，提高机体免疫能力，有类似激素样作用，对于慢性肾炎蛋白尿、面神经瘫痪急性期及哮喘等疾病，在辨证同时加用，能显著提高疗效。两药作用基本相同，只是肉苁蓉尚能润肠通便，故便秘者选用肉苁蓉，便溏者选用淫羊藿，大便正常者，两药可以同用，亦可单用其一。两药使用剂量不必过大，一般淫羊藿 9 克，肉苁蓉 12 克，即可达到治疗效果。

7. 淫羊藿有益气安神之效。福建地区民间习俗遇劳累过度，体倦乏力，常自购淫羊藿 100～200 克，或加墨鱼，煎调红酒服，服后体力多能恢复。受此启发，常在补气方中加淫羊藿 10～15 克，效果相应提高。又凡治顽固性失眠患者，在相应方中加用淫羊藿 20～30 克，效果颇为理想。

8. 淫羊藿加巴戟天、菟丝子、附子等，能振奋精神，对防止精神衰退有效。治严重的神经衰弱，除用养血安神药外，加入淫羊藿、菟丝子，收效亦良好。程度不严重者，壮阳药可免用。

9. 淫羊藿配仙鹤草用治心肾不交诸证，如头晕、失眠、心悸、遗精、阳痿、精神萎顿等，颇有效验。

10. 治疗尿崩症，重用淫羊藿有效。

11. 系统性红斑狼疮为多系统、多脏器受损的自身免疫性疾病，西医多以免疫抑制剂及肾上腺糖皮质激素等治疗。长期大量服用激素者，在递减激素过程中，尤其是递减过快时，有不少病人出现反复。在滋阴补肾、清热解毒方剂中加淫羊藿 15～30 克，可以起到平稳递减激素而不发生病情反复，表明淫羊藿有类激素样的作用。

12. 用淫羊藿 9 克（便干者改用肉苁蓉 12 克），与生山楂 12 克，蒲公英、生薏苡仁各 30 克配为基本方，可调节内分泌，抑制皮脂腺分泌，消炎散结，用治痤疮，常可获效。

13. 用单味淫羊藿治疗妇女排卵期出血 12 例，疗效满意。用法：淫羊藿 10～15 克，温开水洗净，开水泡 10 分钟后饮用，一般泡饮 3～5 次。自月经第 9 日起，每日饮 1 剂，连用 1 周为 1 疗程，月经第 15 日后停用，下 1 个月经周期重复使用。一般 1 个疗程见效。

14. 淫羊藿配伍石楠叶常用治经前乳胀兼有不孕者，可促进排卵助孕，为促排卵要药，对属肾气虚者尤宜；亦为治疗性淡漠属肾阳不足者之要药。

肉苁蓉

肉苁蓉，始载于《神农本草经》，是列当科多年生寄生草本植物，药用带鳞叶的肉质茎。本品味甘、咸，性温，归肾、大肠经。

临证应用

[配用简说]

1. 肉苁蓉有补肾助阳、滋养精血的功效，是一种性质温和的滋补药。治肾虚阳痿、性功能减退、精血亏虚诸证，常配合巴戟天、菟丝子、山茱萸、淫羊藿等同用；甚者再加鹿茸、人参，以增强疗效。治遗精滑泄，小便频多或不禁，常配合菟丝子、金樱子、覆盆子、五味子等同用；治肾虚腰膝冷痛或酸软，常配合熟地、五味子、牛膝、菟丝子等同用。又本品与鹿茸、山药、茯苓等份制丸服，可治肾虚引起的小便白浊；配精羊肉合米煮粥常服，可治精败虚损，面黑劳伤。

2. 肉苁蓉质润多液，能滋养精血，润滑肠道，适用于体质虚弱或老年人肠津枯少的大便秘结。可单味大剂量煎服，或煮猪肉汤食用，或配当归、白芍、牛膝、枳壳等同用。

[一般用法]

入煎剂 6～10 克，或浸酒服，或入丸、散。阴虚火旺、腹泻便溏及实热便秘者忌服。

临证推广

[古用发微]

1. 治疗疲乏无力 肉苁蓉是益气增力的专药。如《经史证类备急本草》卷 7 引《本草拾遗》方记载：强筋健髓，用苁蓉、鳝鱼为末，黄精酒丸服之，力可十倍。此说出《乾宁记》。《集验良方》卷 2 有大增力丸，亦用肉苁蓉为主药，称服之气力倍增。药用大肉苁蓉（酒洗，去鳞甲）、土茯苓各 4 两，川牛膝、当归各 1 两，大鳝鱼重 2 斤者（炙干）。为末，以黄精自然汁为丸服。

肉苁蓉是补益精髓的要药，精髓盈则气充血旺，气力倍增。除常和鳝鱼配用外，也每可与淫羊藿、仙茅、仙鹤草等药同用，效果令人满意。

2. 治疗不育 肉苁蓉既能助肾阳，又可益精髓，故可通过配伍治疗男子不育。《折肱漫录》卷3介绍友人一奇方，用肉苁蓉、五味子各等份，为细末，蜜丸服，助阳种子。

《神农本草经》记载肉苁蓉有“强阴，益精气，多子”的功效。现代临床则常用本品配伍淫羊藿、巴戟天、菟丝子、枸杞子等药，治疗精子不足、精子活动力低下之男性不育。

［**现代报道**］

1. 治疗老年性多尿症 取肉苁蓉15克，清水洗净，与粳米30克同煮。米熟时可适当加入调料。傍晚1次服完，每日1次。共治数十例，一般连服1周，尿次即复常。（浙江中医杂志，1995，2：76）

2. 治疗高脂血症 肉苁蓉400克，山楂、金樱子各200克，共研细末，加蜂蜜900克，制成10克重蜜丸。每次1丸，每日3次，1个月为1疗程。共治28例，显效18例，好转9例，无效1例。（中医杂志，2003，2：91）

临证参考

［**古法借鉴**］

1. 尿血 治小便纯血，血下则凝，亦无痛处，惙惙短气，由阳气不固，阴无所守，五液注下。药用菟丝子（拣净，酒浸一宿，乘润捣烂，再焙）、肉苁蓉（洗，切，焙）、鹿茸（去毛，截片，酥炙）、干地黄各等份。上为细末，煮糊为丸，如梧桐子大。饮下30丸，空心服。此经验见载于《全生指迷方》苁蓉丸。

《日华子本草》谓肉苁蓉能止“尿血”。《现代实用中药》曰：“（肉苁蓉）对于膀胱炎、膀胱出血及肾脏出血时为止血药。”

2. 消渴 治消渴，苁蓉、五味子、山茱萸各等份。为细末，炼蜜为丸，如梧桐子大。每服30丸，用盐酒饮送下。此经验见载于《普济方》卷178引《指南方》苁蓉丸。

《本草经解》：“（肉苁蓉）同山萸、北味丸，治消中易饥。”

3. 柔风 治柔风，举体无力，四肢缓弱，不能行立，肉苁蓉（酒浸，切，焙）、牛膝（去苗，酒浸，切，焙）、菟丝子（酒浸，另捣）各1两。上药为末，用白面2两，附子（生，去皮脐，为末）1两，共同煮酒为糊，丸如梧桐子大。每服20丸，食前温酒下。此经验见载于《圣济总录》卷7苁蓉丸。

柔风，古病症名。指气血虚而风邪入中，表现为四肢缓弱、腹里拘急的一种病症。

4. 血少喜汗 治血少喜汗，肉苁蓉（酒浸一宿，刮去外皮，炙干）、鳖甲（酥炙黄）各1两，绵黄芪、何首乌各半两。上为细末，炼蜜为丸如黍米大。每服10丸，米饮送下，食前服。此经验见载于《小儿卫生总微论方》卷15苁蓉丸。

5. 健忘 久服至老不忘，肉苁蓉（酒浸）、续断各2钱半，远志（去心）、石菖蒲、白茯苓（去皮）各7钱半。上为细末，每服2钱，食后温酒调下。此经验见载于《证治准绳·类方》第5册苁蓉散。

6. 蜘蛛蛊 治蜘蛛蛊，肉苁蓉3两，青矾、红枣、香附各1斤，大麦芽1斤半。先将苁蓉、青矾入罐内，同煅烟尽，和前药为末，糊丸梧子大。每服20丸，食后酒下。此经验见载于《医学入门·杂病用药》诸蛊保命丹。

蜘蛛蛊，即单腹胀。《医学入门》卷5曰："单腹肿大而四肢极瘦者，名蜘蛛蛊。"

7. 破伤风 治破伤风，口噤身强，肉苁蓉切片晒干，用1小盏，底上穿定，烧烟于疮上，熏之，累效。此经验见载于《本草纲目》卷12引《卫生总微》。

8. 聤耳 治聤耳，累年脓水不绝，臭秽，肉苁蓉、龙胆、白茅根各1两。上药烧为灰，细研，以少蜜和匀后，入鲤鱼胆汁3枚，搅令稀，即以细绢捩取稀者，沥入耳中，捻作梃子，以薄纸裹塞耳。此经验见载于《太平圣惠方》卷36。

［**论治备参**］

1. 肉苁蓉乃平补之剂，温而不热，补而不峻，暖而不燥，滑而不泄，故有从容之名。

2. 肉苁蓉，滋肾补精血之要药。气本微温，相传以为热者误也。其味甘能除热补中，酸能入肝，咸能入肾。肾肝为阴，阴气滋长，则五脏之劳热自退，阴茎中寒热痛自愈；肾肝足，则精血日盛，精血盛则多子。

3. 肉苁蓉得沉香，治汗多虚秘；合菟丝子，治尿血泄精；佐精羊肉，治精败面黑。

4. 肉苁蓉与当归、赭石并用，其润便通结之功更著。

5. 对于心、脑、生殖器、肾、脊髓的衰退性疾病，以及年老体弱、病后体虚等，肉苁蓉是营养补身，增强抗病能力的理想药物之一，适当配合黄芪、党参、山萸肉同用，能充沛体力，振奋精神，预防疾病。

6. 治疗慢性肾炎蛋白尿，常以健脾固肾为大法。健脾常用四君子汤，补肾则首选肉苁蓉、淫羊藿。两药温柔而不刚燥，助阳但不伤阴，与芡实、金樱子等配合有很好的补肾固涩作用；与生地阴阳相伍，可以增强免疫功能，有类似激素样的效用。

7. 对脊髓性瘫痪，用肉苁蓉有一定的功效，但对脑血管破裂而致瘫痪者不甚有效。本品能促进脊髓神经反射功能，控制小便，疗效较好，可配合桃仁、牛膝、肉桂，重用白术。

8. 治疗痤疮，不论辨证如何，均予肉苁蓉12克（便溏改用淫羊藿9克），配生山楂12克，蒲公英、生薏苡仁各30克为基本方，随症加味。肉苁蓉或淫羊藿能调节内分泌，生山楂可抑制皮脂腺分泌，蒲公英消炎杀菌，生薏仁散结，寥寥数味小方，每每收到良效。

9. 妇女白带有肾虚、脾虚、湿毒之别。肉苁蓉是专治肾虚型白带的有效药物，单用煎服，即有良效。

10. 肉苁蓉入药，量少则不效。

菟丝子

菟丝子，始载于《神农本草经》，是旋花科一年生寄生蔓性草本植物菟丝子的成熟种子。本品味辛、甘，性平，归肝、肾、脾经。

临证应用

［配用简说］

1. 菟丝子补肾益精，助阴而不腻，温阳而不燥，是一味阴阳并补之药。治肾阳虚，阳痿早泄、腰背酸痛，可配合巴戟天、淫羊藿、鹿茸等同用；治肾阴虚，头晕耳鸣，腰酸遗精，可配合熟地、山茱萸、女贞子等同用；肾阴肾阳并虚，则可根据阴虚阳虚孰轻孰重，灵活配伍。菟丝子又是固精缩尿、养肝明目、填精种子的常用药物。治虚弱性尿多尿频，或小便失禁，可配合金樱子、覆盆子、益智仁、桑螵蛸等同用；治肝肾精血不足，两目昏暗，视力减退，可配合熟地、枸杞子、女贞子、菊花、决明子等同用，久服有较好疗效。本品现代用于早期老年性白内障、视神经萎缩及夜盲症等。对于肾虚精少，婚后久不生育者，菟丝子可配枸杞子、覆盆子、五味子、车前子同用，填精补髓，以助孕育。

2. 菟丝子有补肾安胎作用，治肾虚胎动，先兆流产，常配合杜仲、桑寄生、川断、阿胶等同用。

3. 菟丝子能治脾肾两虚的慢性泄泻，对过敏性结肠炎有一定效果，常配合莲子、炒山药、补骨脂、党参、白术、茯苓等煎服，或制成丸剂缓图。

［一般用法］

入煎剂 6 ~ 12 克，或制丸服。阴虚火旺、阳强易举及大便燥结者忌用。

临证推广

［古用发微］

1. 治疗食少不化　治虚弱枯瘦，食而不化，於术（酒浸，九蒸九晒）、菟丝子（酒煮吐丝，晒干）各 1 斤。共为末，蜜丸梧子大，每服二三钱。方见《本草纲目拾遗》卷 3 于术条下。

菟丝子为“补肾养肝，温脾助胃之药”，用治“饮食减少”（《本草汇言》），是益火生土之法。《得配本草》称其“配肉豆蔻，进饮食（胃暖则开）”，亦是常用配伍一法。《普济本事方》卷 2“二神丸”（破故纸、肉豆蔻），用治“脾胃虚弱，全不进食”有良效。方后许叔微记道：“有人全不进食，服补脾药皆不验。予授此方，服之欣然能食。此病不可全作脾虚，盖因肾气怯弱，真元衰劣，自是不能消化饮食。譬如鼎釜之中，置诸米谷，下无火力，虽终日米不熟，其何能化？黄鲁直尝记服菟丝子，净淘酒浸曝干，日抄数匙以酒下，十日外饮啜如汤沃雪，亦知此理也。”编著者临床治疗小儿厌食或食少不化，每以异功散加苍术、菟丝子、荷叶及小剂量川连、干姜，有较好疗效，可供验证。

2. 治疗房劳伤损 治男子房损，取菟丝子如拳大，捣取汁，和酒服之，日1度。方见《敦煌古医籍考释》引《黑帝要略方》。治女劳疸，石莲肉（陈久者）、白茯苓（蒸）各2两，菟丝子（酒浸，研）5两。上为细末，山药糊为丸，如梧桐子大。每服50丸，加至100丸，空心用温酒或盐汤送下；如脚膝无力，木瓜汤送下。晚食前再服。方见《种福堂公选良方》卷2小菟丝丸。若男子过于好色，入房屡战，……渐则阳事不刚，易于走泄，于是骨软筋麻，饮食减少，畏寒，可用《辨证录》卷8菟丝地萸汤：菟丝子、熟地各1两，山茱萸、巴戟天各5钱。水煎服。

菟丝子“续绝伤、补不足、益气力”（《神农本草经》），能“添精益髓”（《药性论》），用于房劳伤损，虚症迭起，颇为适宜。女劳疸，因女劳而成疸。《金匮要略·黄疸病脉证并治》曰：“额上黑，微汗出，手足中热，薄暮即发，膀胱急，小便自利，名曰女劳疸。”多因房劳伤肾，瘀血内阻所致，治宜补肾消瘀为主。

3. 抗衰延年 补益延年，真菟丝子洗净，用好酒入砂锅内，愈煮愈佳，吐丝为度。放竹器内晒干，磨粉，再用炒米粉拌和，加白砂糖调和，滚汤送服。大有补益。或用真怀山药打糊为丸，如梧桐子大亦可。方见《集验良方》卷2延年却病方。《太平圣惠方》卷94有神仙饵菟丝子方，用菟丝子（以酒1斗，浸良久，漉出晒干，又浸，令酒尽为度）1斗，为细末，每服2钱，温酒调下，后吃三五匙水饭压之，每日3次。至三七日更加至3钱。有令人光泽、三年后老变为少、去风冷、益颜色、久服延年的功效。

菟丝子有延年功效早见于《神农本草经》，故在古代治早衰方中颇为常用。如《太医院经验奇效良方》延生护宝丹、《本草纲目》引邵应节七宝美髯丹及《世补斋医书》首乌延寿丹等名方都含有本品。《谷荪医话》卷1曰：“黄山谷信服菟丝子，谓久服不令人老，服三两月其啖物如汤沃雪，半岁则大肥壮矣。而陆放翁《老学庵笔记》言：其族弟少服菟丝子数年，后发背疽。予谓菟丝子补肾，年少人肾气太盛，邪火内动，类能发疽，不得委过于菟丝也。”本品虽为平补之药，但其性仍偏助阳，故阴虚火旺者不宜服用。

［现代报道］

1. 治疗隐匿性肾炎 每日用菟丝子30克，水煎300毫升，分2次服，连服3个月。同时采用低盐、低脂饮食。治疗期间停用其他药物。共治13例，均符合1985年第2届全国肾病会议制定的诊断标准：尿蛋白+～++，尿红细胞-～+，24小时尿蛋白定量210～1480毫克，平均685毫克。治疗后以症状消失，尿液显微镜检查正常，24小时尿蛋白定量<100毫克为痊愈。结果：痊愈3例（23.08%），好转9例（69.23%），无效1例（7.69%）。（浙江中西医结合杂志，2000，7：439）

2. 治疗带状疱疹 取菟丝子50～100克，焙干研细粉末，加小麻油调成膏状。先用生理盐水棉球洗净患处，再将菟丝子膏涂上，每日早晚各涂1次。共治98例，全部治愈。涂药2日治愈者10例，3日45例，4日39例，5日4例。（四川中医，1993，7：38）

3. 治疗痤疮 取菟丝子30克，加水500毫升，煎取300毫升，待温，外洗或用纱布浸后外敷患处。每日1～2次，7日为1疗程，酌用1～2个疗程。共治50例，Ⅰ度20例，Ⅱ度18例，Ⅲ度10例，Ⅳ度2例。以丘疹基本平复，炎性丘疹消失为痊愈。结果：痊愈14例，显效21例，有效12例。（浙江中医杂志，1996，4：179）

4. 治疗小儿佝偻病 佝偻病糖浆主要由黄芪、菟丝子、白术等量制成。每次服10毫升，每日3次，每日服用量相当于上述3药各10克。疗程2个月，服药期间停用维生素D制剂。共治55例，结果：多汗、夜惊、烦躁、发稀枕秃的有效率分别为96.4%（53/55）、88.4%（38/43）、90.6%（29/32）和59.1%（26/44）。（上海中医药杂志，1987，6：9）

临证参考

［古法借鉴］

1. 消渴 治消渴不止，菟丝子煎汁，任意饮之，以止为度。或以菟丝子（拣净，水淘，酒浸三宿）不计多少，控干，乘润捣为散，焙干，再为细末，炼蜜和丸，如梧桐子大。食前饮下50粒，每日二三服。或作散，饮调下3钱。治三消渴利，也可用菟丝子（酒浸通软，乘湿研，焙干，别取末）10两，白茯苓、干莲肉各3两，五味子（酒浸，别为末秤）7两。上为末，别研干山药末6两，将所浸酒余者，添酒煮糊，搜和得所，捣数千杵，丸如梧子大。每服50丸，米汤下，空心食前服。上述经验见载于《本草纲目》卷18引《事林广记》、《全生指迷方》卷3菟丝子丸及《三因极一病证方论》卷10玄菟丹。

《药性论》记载菟丝子“主消渴热中”。

2. 大腹胀满 治大腹胀满，用菟丝子1升，酒5升，渍二三宿。每服1升，日3服。此经验见载于《肘后备急方》卷3。

《本草纲目》卷18引本方治“身面卒肿洪大”。

3. 四肢发热 治四肢发热，逢风如炙如火，由阴不胜阳，阳盛则热起于四末，少水不能灭盛火，而阳独治于外。药用菟丝子（先于臼内杵百下，筛去杂物）、五味子各1两，生干地黄（焙）3两。上为末，炼蜜为丸，如梧桐子大。每服30丸，食前米饮送下。此经验见载于《全生指迷方》卷2菟丝子丸。

本方在《普济方》卷236名“菟丝散”，用治骨蒸。

4. 健忘 治健忘，巴戟天、菟丝子各1两，水煎服。此经验见载于《辨证录》卷4天丝饮。

本方若配合人参、麦冬等益气养心药，补肾兼补心，并在服汤剂之后，以丸药继之，则效果更好。

5. 交通心肾 升降水火，令气血不偏胜，用菟丝子、茯神（茯苓亦可）各 4 两。上为末，以好酒煮面作稀糊为丸，如梧桐子大。每服 50 丸，以酒或汤下，不拘时候。此经验见载于《普济方》卷 219 交感丹。

水升火降则心肾相交，阴阳相济，气血平和。

6. 痔疮 治痔如虫咬及谷道赤痛，菟丝子熬黄黑，为末，鸡子白和涂之。此经验见载于《本草纲目》卷 18 引《肘后方》。

7. 粉刺 治粉刺，菟丝子浸数日，捣绞汁涂。此经验见载于《简明医彀》卷 5。

《神农本草经》记载，菟丝子捣汁涂，又能“去面皯”。

8. 眉炼癣疮 治眉炼癣疮，菟丝子炒研，油调敷之。此经验见载于《本草纲目》卷 18 引《山居四要》。

小儿因胎热上蒸，眉间生疮如癣，流脂成片，瘙痒不已，称为眉炼癣疮，简称眉炼。

9. 妇人横产 治妇人横产，菟丝子为末，酒服 2 钱。一方加车前子等份。此经验见载于《本草纲目》卷 18 引《圣惠方》。

［**论治备参**］

1. 菟丝子，补肾养肝，补而不峻。故入肾经，虚可以补，实可以利，寒可以温，热可以凉，湿可以燥，燥可以润。非若黄柏、知母，苦寒而不温，有泻肾经之气；非若肉桂、益智仁，辛热而不凉，有动肾经之燥；非若苁蓉、锁阳，甘咸而滞气，有生肾经之湿者比也。

2. 菟丝子善滋阴液，于滋补之中，又有宣通百脉，温运阳和之意，与其他滋阴诸药之偏于腻滞者绝异。

3. 他物补肾，补之而已，菟丝子则补中寓升。故其治精自出、溺有余沥，不得以涩剂目之；其治消渴，则是化肾中之阴以升其液，亦非滋阴之谓。

4. 菟丝子可以重用，亦可一味专用。遇心虚之人，日夜梦精频泄者，用菟丝子 3 两，水 10 碗，煮汁 3 碗，分 3 服，早、中、晚各 1 服，即止。此乃心、肝、肾三经齐病，水火两虚所致。菟丝子正补心、肝、肾之圣药，况又不杂别味，则力尤专，所以能直入三经以收全效也。他如夜梦不安、两目昏暗、双足乏力，皆可用菟丝子一二两，同人参、熟地、白术、山萸之类用之，多建奇功。

5. 菟丝子得玄参，补肾阴而不燥；配熟地，补营气而不热；配麦冬，治气虚瞳仁无神及白浊；配肉豆蔻，进饮食。一说本品君莲实、山药、人参，能实脾止泻，嗜食。

6. 菟丝子对肝肾不足的老年性习惯性便秘，疗效确切。临床观察发现，菟丝子用量超过 20 克，会导致大便稀烂，次数增多，肠鸣音亢进，而无腹痛。基本方：菟丝子 25 克，生地黄 15 克，槟榔 8 克。水煎服，每日 1 剂，连用 3 周。对于气虚排便无力者，可加适量黄芪，疗效更确切。但本方对大便干结难解，带有白色黏液的便秘，疗效欠佳。

7. 在辨证基础上重用菟丝子等补肾填精药，配合活血化瘀之品，治疗糖尿病性神经病变，收效较佳。因该病并非气血瘀滞、经络痹阻一种病机所能概括，消渴日久，肾精亏耗，经络失养，不通则麻木疼痛是其又一个重要病机。

8. 编著者经验，于辨证方中加用菟丝子、金樱子各12克，对于老年人虚弱性小便频多，特别是夜尿频多，有较好疗效。对严重的小便失禁者，可加配桑螵蛸、牡蛎、鹿茸等。

9. 菟丝子功能补肝肾、益精气。现代药理研究证实，本品能加强性腺功能，对下丘脑—垂体—性腺（卵巢）轴功能有兴奋作用。故凡治疗子宫发育不良所致的月经过少、痛经、不孕等症，每以菟丝子为主，配肉苁蓉、当归组成基本方，再辨证加味，常获良效。

10. 治疗功能性子宫出血、习惯性流产、再生障碍性贫血等，常在辨证方药中加入菟丝子，有较好疗效。

11. 菟丝子温而不燥，滋而不腻，善补而不峻，为治肾虚不孕之要药。凡不孕症属肾虚者，宜重用本品。

12. 菟丝子配决明子、谷精草、地黄、石斛、枸杞子，对提高视力有效；配决明子、枸杞子、菊花、钩藤，有降低眼压的作用。

13. 陶弘景说，菟丝子宜丸不宜煎，龚廷贤亦认为本品不堪作汤，此说当予重视。

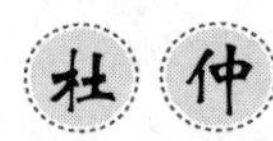

杜仲

杜仲，始载于《神农本草经》，是杜仲科落叶乔木杜仲的树皮。本品味甘，性温，归肝、肾经。

临证应用

［配用简说］

1. 杜仲温补肝肾，强壮筋骨，是治疗腰痛脚软的要药。临证常配合肉苁蓉、补骨脂、胡桃肉等，治疗肾阳亏虚的腰酸腰痛；配合肉桂、桑寄生、独活、秦艽等，治疗寒湿腰痛；配合续断、当归、红花、桃仁等，治疗跌打腰痛。对于腰脚无力之症，本品可与牛膝、续断、桑寄生、枸杞子等配合同用；腰腿喜暖怕冷明显的，还须选加附子、肉桂、淫羊藿等药。

2. 杜仲是药性温和的补养强壮药，可用于各种虚弱性疾病。治肾阳不足，阳痿尿频，或小便排出无力，可配合鹿角、肉桂、熟地、枸杞子等同用。本品配合养心安神、益气补血药，又可用于神经衰弱及病后、产后的调养。

3. 杜仲有补肝肾、固冲任、安胎的功效，治疗胎动不安，可配合续断、桑寄生、白术、苏梗、苎麻根等同用；治肾虚胎漏，可用杜仲炭配合当归、白芍、阿胶、续断炭、艾叶炭等同用。

［一般用法］

入煎剂6～10克，或浸酒服。阴虚火旺者慎用。

临证推广

［古用发微］

治疗虚汗　治大病瘥后多虚汗，杜仲、牡蛎等份，卧时服5匕，水送服。不止更作。方见《肘后备急方》卷2。治风虚多汗，夜卧尤甚，杜仲（去粗皮炙，剉）2两，黄芪（剉）、牡蛎（煅赤）各3两，麻黄根5两。为细散，每服2钱匕，煎败扇汤调下，食后服，日2次。方见《圣济总录》卷13杜仲散。同书卷29另有杜仲散方，治伤寒后未平复而行房事，阴阳相易，力劣汗出及鼻衄头痛，用杜仲（去粗皮炙，剉）1两，牡蛎（熬）2两。为细散，每服2钱匕，食后浓煎麻黄根汤调下，日3服。

治虚汗，杜仲每与牡蛎配伍，有相得益彰之妙。但阴虚火旺、湿热熏蒸之汗出，则不宜用杜仲。

［现代报道］

1. 治疗原发性高血压　①每日用生杜仲7～15克，开水浸泡代茶服，1个月为1个疗程。治疗前停用降压药，连测3次非同日血压，取均值作为治疗前血压。1个疗程后，连测3日血压，以最高值作为治疗后血压。共治16例，Ⅰ期8例，Ⅱ期、Ⅲ期各4例。以舒张压下降≥10mmHg并达正常范围，或尚未降至正常但已下降≥20mmHg为显效。结果：Ⅰ期显效7例，有效1例；Ⅱ期、Ⅲ期显效各2例，有效各5例。（实用中西医结合杂志，1994，8：484）②将107例患者分成2组。治疗组42例给服杜仲胶囊2粒，每日3次，波依定5毫克，每日1次；对照组65例单服波依定5毫克，每日1次。每周测血压1次，连服3个月。以舒张压下降≥10mmHg并降至正常或下降幅度在20mmHg以上为显效。结果：治疗组显效30例，总有效率88.09%，副作用发生率14.28%；对照组显效32例，总有效率70.77%，副作用发生率35.38%。治疗组疗效优于对照组（$P<0.05$），而副作用小于对照组（$P<0.05$）。（浙江中西医结合杂志，2002，3：151）

2. 治疗牛皮癣　生杜仲、生百部各100克，樟脑粉10克，用65%～70%的医用酒精或60°以上的白酒400毫升，密闭浸泡7日，每日摇动1～2次，制成杜百酊。每日早晚清水洗患处后涂搽。对白屑减少，皮损红斑者，或伴有红皮病并有少量出血点的牛皮癣，有明显的止痒作用。（中医药研究，1992，2：43）

临证参考

［古法借鉴］

1. 霍乱转筋　治霍乱转筋，杜仲（去皮，剉炒）1两1分，桂（去粗皮）1两，甘草（炙，剉）1分。为粗末，每服3钱匕，生姜3片，水1盏，煎至6分，去滓温服。此经验见载于《圣济总录》卷40杜仲汤。

2. 戒烟　断烟瘾，用炒杜仲4两，川贝母、甘草各2两，文火煎成浓汁，加好红糖半斤收膏。每于瘾来之前，开水冲服1茶匙。照常吸烟，不必间断，日久即能断瘾。

戒时毫无痛苦，并于身体有益。此经验见载于《温氏经验良方》戒烟方。

［**论治备参**］

1. 凡下焦之虚，非杜仲不补；下焦之湿，非杜仲不利；腰膝之疼，非杜仲不除；足胫之酸，非杜仲不去。色紫而燥，质绵而韧，气温而补，补肝益肾，诚为要剂。一说本品善祛逐下焦寒湿，邪去则肝得温养，以遂其生发之性；乙癸同源，子实则母不虚，故又能补肾。杜仲祛邪之力有余，补养之功不足。

2. 杜仲入滋补药，益筋骨之气血；入祛邪药，除筋骨之风寒。

3. 牛膝主下部血分，杜仲主下部气分，两药相须而用。

4. 腰痛不能屈者，杜仲同芡实、枣肉丸之神方；足疼不能践者，入黄芪、苍术煎之灵丹。又本品得羊肾，治腰痛；配牡蛎，治虚汗；配菟丝、五味，治肾虚泄泻；配糯米、山药，治胎动不安。

5. 杜仲治腰膝酸痛，肾虚火炽者不宜用，即用，当与黄柏、知母同入。一说本品与熟地同用则燥湿相宜，自然无火动之忧。

6. 杜仲可作为心脏、肾脏、大脑及生殖系统功能衰退的常用药物。凡患脑神经衰弱、性功能衰退、贫血、病后体虚、头昏目眩、失眠多梦、疲倦无力、畏冷、食欲不振，以及高血压、高血脂、动脉硬化等，用本品均甚适宜，随各病证象，配合各种适当药物。

7. 杜仲 9 克，配丹参 12 克，对休息后初走痛（骨关节内压增高痛）及晨僵痛有效。

8. 杜仲宜于肾脏虚寒，或下寒夹瘀，或跌仆所致的胎元不固，而不宜于气虚气陷而血不固之胎动不安。胎因气虚气陷而血不固，用杜仲益见血脱不止，以其气不上升，反引下降之故。

LINZHENGBENCAO

22 补　血　药

补血药，又称养血药，就是能治疗血虚病症的一类药物。血虚的患者常常是面色萎黄，嘴唇及指甲苍白，没有红润的颜色，并且有头晕、耳鸣、心悸、健忘、失眠等症，女子还有月经不调的见症。在应用补血药时，如遇到血虚兼气虚的，需配用补气药；血虚兼阴虚的，需配用滋阴药；血虚而同时又是脾胃虚弱，消化不良的患者，则需配合健胃消化的药物同用。另外，补血药中有些药还兼有补阴的功效，可以用治阴虚病证。本类药除能补血外，各药都还有其他的效用，这一点需要注意。

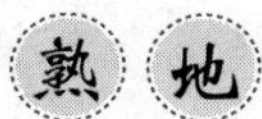

熟地

熟地黄，始载于《备急千金要方》，原名“熟干地黄”，简称熟地，是玄参科多年生草本植物地黄的块根，经晒干蒸熟制成。本品味甘，性微温，归肝、肾经。

临证应用

［配用简说］

1. 熟地是常用的补血药物，治疗贫血和以血虚为主要表现的病症，常与当归、白芍、川芎配伍。若气血两虚，伴神疲乏力、精神倦怠等症，则每与人参配伍，或与党参、白术、茯苓、甘草、当归、白芍、川芎组成八珍汤，以补益气血。贫血或血虚严重者，还常加入制首乌、阿胶、紫河车、鸡血藤等药。

2. 熟地是妇科调经及胎前产后的常用药物，如配合当归、白芍、川芎、柴胡、香附等，用于血虚经少或月经不调；配合生地、当归、白芍、阿胶、龟甲胶等，用于崩漏日久，阴血亏虚；配合当归、川断、桑寄生、白术、黄芩等，用于妊娠胎动不安；配合当归、肉桂、川芎等，用于产后血虚，瘀滞腹痛。

3. 熟地滋阴力强，尤以滋补肝肾之阴见长。治疗阴虚体弱，有潮热盗汗、腰酸遗精、咽燥口渴、舌尖红、脉细数等表现的患者，常配山茱萸、山药、茯苓、丹皮、泽泻组成六味地黄汤应用。若阴虚火旺明显，可在上述药物基础上增配知母、黄柏、龟甲等药。现代临床治疗阴虚型的高血压、糖尿病、慢性肾炎和神经衰弱等，常在六味地黄汤基础上随证加减，取得较好疗效。

4. 熟地有益精填髓的功效，常配合何首乌、女贞子、枸杞子、龟甲胶等，用于小儿发育迟缓、老人早衰或须发早白；配合牛膝、当归、肉桂、炙甘草等，用于肾虚喘促；配合菟丝子、金樱子、覆盆子等，用于肾虚膀胱不约，小便频多或失禁；配合白术、山药、补骨脂等，用于脾肾两亏，慢性腹泻；配合当归、半夏、陈皮等，用于肾虚水泛，咳嗽痰多。

5. 熟地配鹿角胶、肉桂、麻黄等，有养血温经、散寒通滞的作用，可治疗阴疽、贴骨疽、流注、鹤膝风等。现代据此用于慢性深部寒性脓疡、血栓闭塞性脉管炎、骨结核、肠系膜淋巴结核、关节结核、慢性骨髓炎等，均取得一定疗效。

［**一般用法**］

入煎剂 9～15 克，或熬膏、浸酒服，或入丸、散。根据古人经验，熟地用量较大或久服时，宜用砂仁拌制或佐用少量砂仁，以消除本品因药性滋腻可能造成的脘腹闷胀、食欲减退等反应。消化功能不良、腹胀便溏者慎用。

临证推广

［**古用发微**］

1. 治疗痿证 治阳明胃火，烁尽肾水，骨中空虚，久卧床席，不能辄起，熟地 2 两，玄参、麦冬各 1 两，牛膝 2 钱，水煎服。方见《石室秘录》卷 3 润阴坚骨汤。此方之妙，全不在治阳明，而直治肾经以补其匮乏。肾水一生，则胃火自然熄焰。况又有麦冬以清肺气，牛膝以坚膝胫，故以此方长治之，则痿废之状可免。《串雅内编》卷 1 起废神丹，专为痿证服药不效者拟订，用药与上方相类：熟地 1 斤，麦冬半斤，玄参 7 两，五味子 1 两。水 20 碗，煎成 6 碗，早晨服 3 碗，下午服 2 碗，夜半服 1 碗。连服 2 日。后改用熟地 8 两，玄参 3 两，牛膝 1 两，山茱萸 4 钱，五味子 3 钱。水 10 碗，煎 2 碗，早晚各服 1 碗。以药测证，本方所治，仍属水亏火旺，筋脉失润一类的痿证。治疗太阴脾火之痿，善用肥甘之物，食后即饥，稍不饮食，便觉头红面红，两足乏力，不能行走，可用熟地、玄参各 2 两，甘菊花 1 两，知母 3 钱，水煎服。方见《辨证录》卷 6 玄母菊英汤。痿证若无火证，而属元气败伤者，宜用《三因极一病证方论》卷 9 麋角丸：麋角 1 斤（镑，酒浸一宿），熟地黄 4 两，大附子 1 两半（生，去皮脐）。上用大麦米 2 升，以一半垫底，一半在上，用二布巾隔覆。炊 1 日，取出药与麦，别焙干为末，以浸药酒，添清酒煮麦粉为糊，搜和得所，丸如梧桐子大。每服 50 丸，温酒米饮任下，食前服。本方用治五痿，皮缓毛瘁，血脉枯槁，肌肉薄着，筋骨羸弱，饮食不滋，庶事不兴，四肢无力，爪枯发落，眼昏唇燥，疲惫不能支持。

痿证又称“痿躄”，是指肢体筋脉弛缓，手足痿软无力的一种病证，尤以下肢不能随意运动及行走者为多见。熟地“填骨髓，长肌肉，生精血”，专“补五脏内伤不足”（《本草纲目》），故为治疗痿证的要药。因肺主皮毛，心主血脉，肝主筋膜，脾主肌肉，肾主骨髓，故《内经》将痿证分为痿躄、脉痿、筋痿、肉痿、骨痿 5 种。痿证由于肺热熏灼所致者，多在温热病中或病后，突然肢体痿弱不用；由于肝肾亏虚者，多起病缓慢，渐见下肢痿弱不用；由于湿热浸淫筋脉所致者，多渐见两足痿软或微肿，痿弱程度较前二者为轻。西医的多发性神经炎、急性脊柱炎、进行性肌萎缩、重症肌无力、周期性麻痹、肌营养不良症、癔病性瘫痪和表现为软瘫的中枢神经系统感染后遗症等，可参照痿证治疗。

2. 治疗肾虚吐血、嗽血 对于肾虚火升之吐血、嗽血，非熟地之重不足以降之。《本草纲目》卷16引《圣惠方》治吐血咳嗽，单用熟地黄为末，每服1钱，以酒送下，每日3次。清代医家陈士铎于此更多心得。他体会：咯血血不骤出，必先咳嗽不已，觉喉下气不能止，必咯出其血而后快，此为肾气之逆，可用生地、熟地各2两，水煎服。方见《辨证录》卷3生熟二地汤。同卷还有3方，一方名壮水汤：熟地2两，生地1两，荆芥（炒黑）2钱，三七根末3钱，水煎服，治血犯浊道，久吐血，百计止之而不效者。一方名熟地麦冬汤：熟地2两，麦冬1两，水煎服，治劳伤虚损肾水而嗽血者。还有一方名三台救命汤：熟地半斤，麦冬3两，丹皮2两，水煎2碗，1日服尽，治肝肾不足，虚火上炎，吐血久而未止，或半月一吐，或一月一吐，或三月数吐，或终年频吐，虽未咳嗽，但吐痰不已。

临床遇到上部血证属少阴不足，阳明有余者，熟地又可配生石膏、知母、麦冬、牛膝同用，如《景岳全书》玉女煎。

3. 治疗骨骱疼痛 治手足骨骱疼痛，用熟地4两（捣汁），入滴花烧酒2斤，隔阳炖熟，竹筷搅匀。候冷定，随虚日饮至愈。方见《仙拈集》卷2熟地酒。

熟地功能补肾精，填骨髓，故用之有效。但此方无近功，久服才能显出效果。现代名医岳美中治老人骨节酸痛，属肾虚精亏，不能生髓养骨，用熟地一味，九蒸九晒，砂仁捣拌为丸，每服10克，早晚各1次，谓久用经年，自可收功，与此不谋而合。现代临床常见骨质疏松引起全身骨节疼痛，可用熟地等补肾药为主进行治疗。

［**现代报道**］

1. 治疗糖尿病酮症 用黄芪25克，人参10克，熟地75克，每日1剂，水煎服，同时嘱患者多饮水，以利酮体排出。共治17例，皆为糖尿病酮血症或酮症酸中毒患者（血酮均≥2mmol/L）。结果：在改善症状的同时，患者尿酮体均获转阴。（江苏中医，2000，1：33）

2. 治疗抗精神病药所致的便秘 用熟地150克，每日1剂，加水用文火煎煮3次，共滤取药液950毫升，兑入蜂蜜50克，煮沸，装瓶备用。每日晨服250毫升，午服250毫升，晚服500毫升，连服3日。共治300例，以服药3日内大便顺利排出，便秘解除为有效。结果：有效289例，无效11例。服药期间有短暂轻微腹痛3例。（山东中医杂志，1997，12：569）

3. 治疗银屑病 用50%熟地注射液2～4毫升（内含生药1～2克），每日或隔日1次肌内注射。治疗期间停用其他治疗银屑病的药物。共治41例，以皮损完全消退为痊愈。结果：临床痊愈13例，显效14例，有效4例，有效率75.6%。（临床皮肤科杂志，1989，1：42）

4. 治疗皮肤瘙痒症 取熟地、丹参、蝉蜕按1：1：1.5的比例，研成粉末，过80

~120 目筛，混匀备用。每次服 3 克，每日 3 次，15 日为 1 疗程，连服 2 个疗程。共治 35 例，以瘙痒完全消失，观察 1 个月无复发为治愈。结果：治愈 26 例，好转 8 例，总有效率 97%。（四川中医，1989，10：41）

临证参考

［古法借鉴］

1. 肾虚肺燥久咳 治肾虚肺燥，久咳不愈，口吐白沫，气带血腥，用熟地、麦冬各 2 两，水煎服，连服 4 剂。能除肺金之燥，解肾水之干。此经验见载于《辨证录》卷 4 子母两富汤。

《本草从新》曰：“（熟地）滋肾水……（治）干咳痰嗽。”

2. 反胃 治反胃，朝食暮吐，暮食朝吐，用熟地、山茱萸各 3 两，肉桂、茯苓各 3 钱，水煎服。1 剂而吐止，10 剂而病痊愈。此经验见载于《石室秘录》卷 6 定胃汤。

3. 肾虚便秘 治肾虚大便秘结，口干舌燥，咽喉肿痛，头目昏晕，面红烦躁，熟地 2 两，当归、肉苁蓉各 1 两。水洗，淡水浸，每日换水 5 次。水煎，空腹服，一连服数剂。或用熟地、当归各 1 两，升麻 5 分，牛膝 3 钱，水煎服。上述经验见载于《辨证录》卷 9 濡肠饮、濡肠汤。

据《本草从新》记载，熟地能用治阴虚便秘。

4. 关格 治关格，上吐下结，气逆不顺，饮食不得入，溲溺不得出，腹中作疼，手按之稍可，脉涩而伏，用熟地 2 两，肉桂 2 钱，水煎服。此经验见载于《辨证录》卷 5 化肾汤。

5. 肠风脏毒便血 治肠风下血，用生地黄、熟地黄（并酒浸）、五味子等份，为末，以炼蜜为丸，梧子大。每酒下 70 丸。治脏毒，熟干地黄 2 两（洗），黄连 1 两半（去须，瓦上炒），枳壳 8 两（去瓤，麸炒黄）。上为细末，炼蜜为丸，如梧子大。每服 50 丸，空心米饮送下。治肾水无济于大肠，故火旺而致大便出血者，或粪前而先便血，或粪后而始来，用熟地、地栗（即荸荠，捣汁）各 3 两，水煎服。上述经验见载于《本草纲目》卷 16 引《百一选方》、《魏氏家藏方》卷 7 地黄丸及《辨证录》卷 3 荸荠熟地汤。

一般而言，肠风之大便下血，血在便前，色多鲜红，每因外风入侵或内风下乘而致；脏毒之下血，血在便后，色多黯紫，多为内伤积久所致。

6. 不寐 治晨夕之间，时多怒气，不必有可怒之事而心烦意躁，不能自遣，至夜则口干舌燥，只有一更睡熟，余则终夜常醒，用熟地 2 两，山茱萸、白芍各 1 两，水煎服。治水火两衰，热极不能熟睡，日夜两眼不闭者，用熟地 3 两，肉桂 2 钱，菟丝子 1 两，水煎服。上述经验见载于《辨证录》卷 10 萸芍熟地汤及卷 6 水火两滋汤。

王孟英治张某之母久患痰嗽，碍卧，素不投补药。孟英偶持其脉曰：非补不可。予大剂熟地黄，一饮而睡。

7. 阴亏小便不利 治阴亏之至，小便不通，目睛突出，腹胀如鼓，膝以上坚硬，皮肤欲裂，饮食不下，独口不渴，熟地4两，生地2两，肉桂3分，水煎服。治阴分虚损，血亏不能濡润，小便不利，熟地1两，生龟甲（捣碎）、生杭芍各5钱，地肤子1钱，水煎服。上述经验见载于《辨证录》卷9加生化肾汤及《医学衷中参西录》上册济阴汤。

济阴汤原书后有方义分析：以熟地为君；辅以龟甲，以助熟地之润；芍药善利小便，以行熟地之滞；少加地肤子为向导药。

8. 砂淋 治砂淋，用熟干地黄（焙）、定州磁器。上等份为末，煎灯心通草汤调末2钱，热服，不拘时候。三两服立效。此经验见载于《叶氏录验方》通神散。

原方后云：曹少卿服，极有验。

9. 阳痿合房劳伤 治阴已痿弱，肾火燥，见色不举，若勉强入房，耗竭其精，则大小便牵痛，数至圊而不得便，愈便则愈痛，愈痛则愈便，用熟地2两，白术、巴戟天各1两，水煎服。此经验见载于《辨证录》卷6润涸汤。

熟地治阳痿及房劳伤，皆取其益精填髓之力。

10. 血精 治血精，熟地黄5两，人参2两，丹皮1两，水煎服。此经验见载于《辨证录》卷6三仙膏。

11. 病后虚汗 治病后虚汗，口干心躁，熟地黄5两，水3盏，煎1盏半，分3服，1日尽。此经验见载于《本草纲目》卷16引《圣惠方》。

滋阴补血为治病后虚汗之一法。若兼气虚，又当酌配益气固表药。

12. 肌衄 治肺肾两经之亏，火乘隙而外越，皮毛中出血，或标出如一线，或渗出如一丝，或出于头上，或出于身中，或出于两胫之间，用熟地2两，人参、麦冬各1两，三七根（末）3钱，水煎服。1服而血即止矣，再用六味地黄汤加麦冬、五味子，调服1月。此经验见载于《辨证录》卷3肺肾两益汤。

《证治要诀类方·诸血门》："血从毛孔而出，名曰肌衄。"肌衄多因阴虚火旺、气不摄血所致。本方熟地、麦冬滋养肺肾之阴以治本，佐以人参、三七益气止血，故收效较捷。血止后再用滋肾养阴剂调理善后，尤为妥贴，值得借鉴。肌衄可见于凝血酶缺乏、毛细血管病变及血友病等疾患。

13. 火升欲狂 治头面红肿，下身自脐下又现青色，口渴殊甚，似欲发狂，用熟地3两，知母1两，荆芥5钱，水煎服。此经验见载于《辨证录》卷6定狂汤。

14. 肾虚肝燥生风 治素多内热，肾水不足以养肝，肝木太燥，生风颠仆，目不识人，左手不仁，熟地2两，白芍1两，柴胡5分，天花粉3钱，水煎服。此经验见载于《辨证录》卷2润燥丹。

本证为肾虚所致的躁动、刚急、真气散失之象。张景岳说："阴虚而躁动者，非熟地之静不足以镇之；阴虚而刚急者，非熟地之甘不足以缓之……阴虚而真气散失者，舍熟地何以归源。"诚为精辟之论。

15. 历节风、闪挫瘀痛 治历节风，腰脚痛不得履地，及拗折伤肿，瘀血攻痛，用黑豆2两（连皮炒），当归（酒浸，切，焙）、熟干地黄（焙）各1两。上为细散，每服2钱匕，温酒调下，食前服。此经验见载于《圣济总录》卷10三神散。

《圣济总录》卷10：“历节风者，由血气衰弱，为风寒所侵，血气凝涩，不得流通关节，诸筋无以滋养，真邪相薄，所历之节，悉皆疼痛，故为历节风也。”

16. 胬肉突出 治一切恶疮怪毒，或生于横肉筋窠之间，因挤脓用力太过，损伤气脉，以致胬肉突出，如梅如栗，翻花红赤，久不缩入，大熟地（切片，烘干，炒枯）1两，乌梅肉（炒炭）3钱。上为极细末，掺膏药上贴之。不过三五日，其胬肉收进，用生肌散收口即愈。此经验见载于《集验良方拔萃》卷1黑龙丹。

17. 跌打伤腰 治跌打闪挫，腰折下，不能起床，状似伛偻，用熟地1斤，白术半斤，水数大碗煎服，一连数剂。此经验见载于《辨证录》卷2续腰汤。

原方后有方义分析：夫熟地原能接骨，不只补肾之功；白术善能通腰脐之气，气通则接续更易，但必须多用为神耳。使加入大黄、桃仁、红花之药，则反败事；如恐其腰痛而加杜仲、破故纸、胡桃等品，转不能收功矣。

18. 干血痨 治妇人经水不通，内热，干血痨症，用大怀熟地、锦纹大黄各3钱。此经验见载于《郑氏家传女科万全方》卷1二生丹。

干血痨是以经闭不行、羸瘦食少、骨蒸潮热、肌肤甲错、面目黯黑等为特征的一种妇女虚劳病证。本方制服法原缺。

19. 婴儿眼红肿 治婴儿眼红肿，熟地黄1两，以新汲水浸透，捣烂，贴两脚心，布裹住。此经验见载于《古今医鉴》卷14拔毒膏。

20. 耳衄 治耳中出血，涓涓不绝，熟地2两，麦冬1两，菖蒲1钱，水煎服。此经验见载于《辨证录》卷3填窍止氛汤。

21. 咽喉白腐 治咽喉白腐，音哑，用大熟地、大麦冬各1两，取长流水与井水各半煎浓，徐徐服之。如伴见打呛、气喘，用人参、熟地，长流水煎服；或加麦冬亦可。上述经验见载于《重楼玉钥续编》两富汤、两仪汤。

22. 肾火上炎咽痛 治肾火旺，眼目红肿，口舌唇烂，咽喉微痛，两胁胀满，熟地3两，麦冬2两，地骨皮1两，水煎服。治少阴肾火上炎，咽喉肿痛，日轻夜重，喉间亦长成蛾，宛如阳症，但不甚痛，而咽喉之际自觉一线干燥之至，饮水咽之稍快，至水入腹，而腹又不安，吐涎如水甚多，将涎投入清水中，即时化为水。人以为此喉痛而生蛾也，亦用泻火之药，不特杳无一验，且反增其重。亦有勺水不能下咽者，盖此症为阴蛾也。药用熟地3两，山茱萸1两，茯苓5钱，肉桂3钱，水煎冷服。上述经验见载于《辨证录》卷6止沸汤及卷3收火汤。

张景岳说：阴虚而火升者，非熟地之重而不足以降之，故上两方中，熟地均重用至3两。

［**论治备参**］

1. 补气以人参为主，而芪、术但可为之佐；补血以熟地为主，而芎、归但可为之佐。然在芪、术、芎、归，则又有所当避，而人参、熟地，则气血之必不可无。故凡诸经之阳气虚者，非人参不可；诸经之阴血虚者，非熟地不可。人参有健运之功，熟地禀静顺之德，此熟地之与人参，一阴一阳，相为表里，互主生成，性味中正，无逾于此，诚有不可假借而更代者矣。

2. 男子多阴虚，宜用熟地黄；女子多血热，宜用生地黄。生地黄能生精血，天门冬引入所生之处；熟地黄能补精血，用麦门冬引入所补之处。生地黄生血，而胃气弱者服之，恐妨食；熟地黄补血，而痰饮多者服之，思泥膈。生地黄酒炒则不妨胃，熟地黄姜汁炒则不泥膈，此皆得用地黄之精妙。

3. 夫痰有五脏之异，痰出脾肺，用熟地则助其湿，用之似乎不宜，倘痰出于心肝肾，舍熟地不能逐之。故人有吐痰如清水者，用二陈消痰化痰之药，百无成功，乃服八味汤，而痰气之汹涌者，顷刻即定，此心肝肾之痰用熟地之明验。更有一种朝夕之间，所吐即白沫，日轻夜重，甚至卧不能倒，用六味汤大加熟地、山茱萸，一连数服而痰即大减，再服数十剂，白沫尽消而卧亦安，此亦熟地消痰之明验。又熟地为补肾之正药，凡肾虚之痰湿证，用熟地不但不生痰，实能消痰，且用量宜多不宜少；大剂量熟地不但不腻膈，反有消痰开胃之良效。

4. 痰因火动，用熟地补其阴，则火降而痰自消；肾虚而水泛为痰者尤宜服。

5. 熟地兼散剂方能发汗，以汗化于血，而无阴不作汗也；熟地兼温剂始能回阳，以阳生于下，而无复不成乾也。

6. 张景岳用熟地配解表药同用，治虚人感冒兼血虚不能托邪外出者，如五柴胡饮用熟地配伍柴胡，大温中饮用熟地配伍柴胡、麻黄，都是培血气以逐寒邪之意，使邪从营解。

7. 用生熟地，宜以砂仁、陈皮、枳壳等药佐之，使有补血之功，而无碍胃之弊。

8. 如有气证当用熟地而不可无者，则用桂心少佐可也；痰证当用熟地而不可少者，则以姜汁拌炒可也。

9. 遇其人真阴太亏，不能支持外感之热者，于治寒温药中，放胆加熟地以滋阴，恒能挽回人命于顷刻。

10. 眼久昏暗，熟地、当归为君，羌活、防风为臣，甘草、甘菊之类佐之。一说熟地主坐而欲起，目𥇧𥇧无所见。

11. 熟地佐鹿角胶，极能补血。

12. 熟地得乌梅，引入骨髓；得砂仁，纳气归阴；得炒干姜，治产后血块；得丹皮，滋阴凉血；使玄参，消阴火；合当归，治胎痛；加牛膝，治胫股腹痛；和牡蛎，消阴火之痰。一说同砂仁，治胎动下血腰痛。

13. 张景岳擅长用熟地补阴血，认为诸经之阴血虚者，非熟地之守不足以聚之。熟地又有补阴制水邪泛滥、固真气散失、厚肠胃等功效，所以，张景岳在其新方补阵29方中，用熟地者有22方，占73.86%；未用熟地仅7方，而这7方中仍有3方在加减项中使用了熟地。

14. 治疗久喘急性发作，症见本虚标实，上盛下虚，常以熟地配麻黄，标本兼顾，宣通培补摄纳并行，随证加入辨证用药方中，有较好的宣肺补肾、止咳定喘功效。

15. 生地、熟地制炭后，既有补肾之功，又添涩肠、生血之效，且无滋腻滑肠之弊。治慢性泄泻，可用生地炭、熟地炭各15克，与焦山楂合用，辨证加入方中，补而不腻，止而不滞；治慢性失血，可用生地炭、熟地炭各20～30克，与炒当归并施，则共兼生血与止血之功。

16. 治失眠多梦、记忆力减退、心悸不安，熟地黄配酸枣仁、柏子仁、党参、当归，制丸或熬膏服均可。失眠若因发热病耗伤津液引起，用生地黄为佳，常配玄参、石斛、麦冬，以滋阴清热治本。

17. 妇人崩漏不止，用熟地4～5两，党参1两，浓煎予服，可以转危为安。又好学深思之士，用脑过度，头眩欲仆者，用熟地2～3两煎服，亦效。青年嗜色，老年常发哮喘，用普通定喘剂无效，必以熟地、肉桂同投，其势始杀，即所谓纳气归肾之法。

18. 麻黄合熟地，作为君药配对使用，能破寒凝痰滞，善治骨质增生。麻黄性主温动，熟地性主凝静，两药配伍，动静相兼，刚柔相济。麻黄得熟地，其向外宣透皮毛腠理变为入内搜剔积痰凝血；熟地得麻黄，其凝静之性得以调拨，药力易于流散而增强滋养肝肾经脉之功。如此配对，既能搜风涤痰治其标，又可填涩肾精固其本。

19. 熟地忌萝卜、葱白、韭白、薤白。

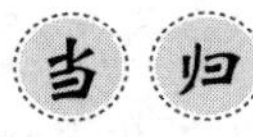

当归

当归，始载于《神农本草经》，是伞形科多年生草本植物，药用根部。本品味甘、辛，性温，归肝、心、脾经。

临证应用

［**配用简说**］

1. 当归是常用补血药，治疗面色萎黄、头昏目眩、心悸乏力、唇舌色淡等为主要见症的血虚证，可配合熟地、白芍、阿胶等养血药同用；兼气虚者，可加党参、黄芪。血虚引起的各种病症，当归亦恃为要药。如治血虚头痛，可配川芎、白芷；血虚不寐，可配酸枣仁、龙眼肉；血虚筋脉挛急，可配桂枝、鸡血藤；血虚化燥生风，皮肤瘙痒，可配生地、白芍；血虚肠燥便秘，可配何首乌、肉苁蓉。

2. 当归为女科调经要药，常配合地黄、芍药、川芎组成四物汤，治疗血虚或血瘀所致的月经不调、痛经、闭经及产后腹痛等症。偏寒者加配肉桂、艾叶；偏热者加配丹皮、赤芍；气血瘀滞者加配香附、红花；经行腹痛，加配香附、延胡索；月经过多，或崩中漏下，减去川芎，加配阿胶、丹皮炭；宿瘀形成癥瘕积聚，加配三棱、莪术。总之，女科经、带、胎、产各病，当归均可随证选用。

3. 当归补血活血，兼能散寒止痛，故可用治血虚、血瘀、血寒所致的各种疼痛。如配合桂枝、芍药、生姜、羊肉治疗虚寒腹痛；配合丹参、乳香、没药治疗跌打瘀痛及心腹刺痛；配合川芎、桃仁、炮姜治疗产后血瘀腹痛；配合地黄、桑寄生、独活、秦艽治疗肢体痹痛等。现代常用当归注射液治疗各种慢性肌肉痛、神经痛及风湿性关节痛。

4. 当归有补血活血、托毒消肿之效，所以也是治疗外科疮疡的常用药物。治痈疽初起肿痛，常配合金银花、天花粉、白芷等，以活血消肿止痛；痈疡脓成不溃，或溃而脓出不畅，或久溃不敛，常配合黄芪、党参、熟地、肉桂等，以补托透脓，敛疮生肌。

［**一般用法**］

入煎剂 6～12 克；研末吞服，每次 1～1.5 克，每日 2～3 次；或浸酒、熬膏服。外用适量，多入药膏中用。酒炒可加强活血作用。传统认为补血宜用当归身，活血破血宜用当归尾，和血（即补血活血）宜用全当归。大便滑泄者慎服。

临证推广

［**古用发微**］

1. 助阴解表 治营虚不能作汗，以及真阴不足，外感寒邪难解者，当归 1 两，柴胡 5 钱，炙甘草 8 分，水 1 盅半，煎服。或加生姜 3 至 5 片，或加陈皮 1 钱，或加人参。方见《景岳全书》卷 51 归柴饮。上书同卷又有归葛饮方，治阳明温暑时证，大热大渴，津液枯涸，阴虚不能作汗，药用当归 3 至 5 钱，干葛 2 至 3 钱，水 2 盅，煎 1 盅，以冷水浸凉，徐徐服之，得汗即解。

配伍当归解表是张景岳“求汗于血”的独到经验。他说：“营虚而表不解者，（当归）佐以柴、葛、麻、桂等剂，大能散表。”考其自制“散阵”新方 17 方中，用当归的就占了 7 方。《伤寒论》云：“尺中迟者，不可发汗，何以知然？以荣气不足，血少故也。”夫血少不可发汗，而病又非汗不解，治术不几穷乎？景岳以当归配解表药，求汗于血，助阴解表，正可补仲景所未备。

2. 治疗喘咳 治肺肾虚寒，水泛为痰，或年迈阴虚，血气不足，外伤风寒，咳嗽呕恶，多痰喘急，用当归、半夏、茯苓各 2 钱，熟地 3 至 5 钱，陈皮 1 钱半，炙甘草 1 钱。水 2 盅，加生姜 3 至 7 片，煎七八分，食远温服。方见《景岳全书》卷 51 金水六君煎。治气喘而脉微涩者，可用《石室秘录》卷 1 真元饮：当归 5 钱，熟地 2 钱，甘草 1 钱，水煎服。

《神农本草经》最早记载当归有止喘咳作用，称其“主咳逆上气”。对此，后世医家时有阐发。如王海藏说，当归其味辛散，乃血中气药，咳逆上气有阴虚阳无所附者，故用血药补阴，则血和而气降（见《本草纲目》卷 14）。《杂病源流犀烛》卷 1 云：“日轻夜重咳，血少也，宜二陈汤多加当归。”编著者在临床治咳嗽夜重者，也往往在辨证用药基础上加用当归一味，每收良效。说明当归“主咳逆上气”及“治诸病夜甚”（《医学启源》）的经验确有道理，值得重视。

3. 治疗风肿、水肿 治风肿，用当归（切，焙）2 两半，甘草（炙，剉）1 两半。为粗末，每服 5 钱匕，水 1 盏半，煎至 8 分。去滓温服，空心、午时、夜卧各 1 次。方见《圣济总录》卷 136 当归汤。治十种水气极甚，肿从脚起，入腹难忍，可用《鸡峰普济方》卷 19 陷水散：大戟半两，当归、陈皮各 1 两。为细末，每服 5 钱，水 1 大盏，煎至 5 分。去滓，临卧腹空时温服。

风肿是肿病的一种，主要表现为皮粗麻木，走注疼痛。一般面肿多为风热，脚肿多为风湿，亦有风热湿三气郁而为肿的。当归通过调和血脉而起到消肿效果，与其治疗痹痛的机制相同。

［**现代报道**］

1. 治疗支气管哮喘 当归精油丸（当归挥发油中分离得到，成分为藁本内酯），每丸50毫克，12岁以下每次服100毫克，成人150毫克，每日3次，连服7日。个别伴低热、白细胞总数增高者，加服强力霉素。共治51例，以呼吸困难和哮鸣音消失为临床控制。结果：轻型15例，临控11例；中型28例，临控11例；重型8例，临控2例。总有效率90.2%。（天津中医，1986，1：4）

2. 治疗心律失常 用25%～50%当归注射液60～120毫升静脉推注或滴注，每日1次，或用150%当归糖浆20毫升口服，每日3次，15日为1疗程，一般用药2个疗程。共治100例，发现对房性、室性、房室交界性早搏有效，对室性早搏的有效率达51.4%（36/70），其中对冠心病所致室性早搏的疗效达83.3%（25/30）；对房室及室内传导障碍无效。（中医杂志，1981，7：54）

3. 治疗贫血 用当归、黄芪制成当归补血口服液，每次服10毫升，每日2次。20日为1疗程，连用3个疗程。共治100例，均排除再障、骨髓增生异常综合征、白血病、肾性贫血、重度以上缺铁性贫血。以症状体征完全消失，血红蛋白恢复正常为痊愈。结果：痊愈11例，总有效率91%。（中成药，1999，3：132）

4. 治疗甲状腺功能亢进 用25%当归注射液200毫升静脉滴注，每日1次，连用1个月后改为每周1次，一般用药2个月。共治57例，以症状及体征消失，同位素碘摄取率、TT_3、TT_4等指标均恢复正常，1年随访未复发为完全缓解。结果：完全缓解49例，部分缓解3例，完全缓解率86%。（湖北医学院学报，1987，1：53）

5. 治疗糖尿病周围神经病变 观察组41例，用25%当归注射液250毫升静脉注射，每日1次；对照组28例，用维生素B_1和维生素B_{12}各100毫克肌内注射，每日1次。疗程均为20日，并采用降糖药或注射胰岛素控制血糖。以疼痛消失，神经传导速度每秒提高5米为显效。结果：观察组显效32例，总有效率92.7%；对照组显效7例，总有效率53.6%。（中国中西医结合杂志，1998，6：364）

6. 治疗急性缺血性中风 治疗组50例，用25%当归注射液200毫升静脉滴注，每日1次，20日为1疗程；对照组46例，用低分子右旋糖酐500毫升静脉滴注，每日1次，15日为1疗程。两组均于给药后第20日判断疗效。以治疗后各种神经症状和体征均消失为痊愈。结果：治疗组痊愈25例，显效13例，好转9例，总有效率94%；对照组分别为16例、13例、10例和84.8%，并有1例死亡。观察发现，当归注射液改善血液流变性的程度与临床神经症状和体征的好转程度有平行关系。（中医杂志，1982，10：42）

7. 治疗偏头痛 治疗组35例，口服当归素（主要含当归的有效成分阿魏酸）100毫克，每日3次，儿童酌减；对照组32例，口服淀粉片。连续观察4周。治疗组中20例同时用其他止痛药，但其中7例用量明显较以前减少；对照组18例同时用其他止痛药。以观察期间头痛完全消失为控制。结果：治疗组 2 例控制，总有效率 82.9%；对照组没有病例得到控制，有效率仅 26.3%。（北京医学，1988，2：95）

8. 治疗失眠症 用当归注射液 4 毫升，注入患者两“安眠”穴，左右各 2 毫升，每日或隔日 1 次，10 次为 1 疗程。共治 50 例，服各种安眠药物疗效不佳者 22 例；90%以上病人伴有神经衰弱症状。以失眠症状纠正，1 月内未复发者为痊愈。结果：痊愈 12 例，有效 32 例，无效 6 例。（中西医结合杂志，1983，5：319）

9. 治疗浅表静脉炎 用 3%碘酒和 75%酒精常规消毒皮肤，抽取当归注射液，按静脉穿刺方法，进入病变血管周围，沿血管壁边进针边注射。注射范围，深浅越过病变血管 2.0 厘米。每毫升注射长度约 1.5～2.0 厘米，每次用量可根据病变血管长度而定。1 次最大用量 20 毫升，每周注射 2 次。在急性红肿期，可先用消炎散加 33%硫酸镁外敷。共治 33 例，以红肿热痛消失，压痛消失；血管壁变软，恢复弹性，条索状、结节状改变消失；白细胞、中性分叶核细胞计数恢复正常，体温正常为治愈。结果：全部治愈，注射 4 次痊愈者 3 例，5 次 7 例，6 次 10 例，7 次 9 例，8 次 4 例。随访 1.5～12 年，复发率 9%。（中西医结合杂志，1990，11：666）

10. 治疗痤疮、黄褐斑、手足皲裂 治疗组 320 例，痤疮 154 例，黄褐斑 97 例，手足皲裂 69 例，以当归、白芷等提取物与聚乙烯醇等制成膏状体，涂于患处，要涂得略厚一些，待膏体干燥成膜，可揭去。一般 2～3 日使用 1 次。对照组 191 例，痤疮 101 例，黄褐斑 66 例，手足皲裂 24 例，分别用 5%硫黄霜、3%氢醌霜和 10%尿素霜外搽，每日 2 次。两组均以 6 周为 1 疗程。痤疮以炎症性丘疹消退，无新疹出现，自觉症状消失为近期治愈；黄褐斑以皮肤色素斑消失，不易辨认为痊愈；手足皲裂以裂缝愈合，疼痛消失，皮肤光滑如常为痊愈。结果：治疗组痤疮痊愈 121 例，总有效率 86.36%；黄褐斑痊愈 20 例，总有效率 90.72%；手足皲裂痊愈 25 例，总有效率 95.6%。对照组痤疮显效 9 例，总有效率 40.5%；黄褐斑显效 1 例，总有效率 34.8%；手足皲裂痊愈 1 例，总有效率 70.8%。（中西医结合杂志，1990，5：302）

11. 治疗剑突综合征 治疗组 50 例，用当归注射液 4 毫升于剑突痛点处深达骨膜并向周围浸润注射，7 日 1 次，3 次为 1 疗程。对照组 21 例，口服消炎痛 25 毫克，强的松 5 毫克，胃酶素 2 克，均每日 3 次，21 日为 1 个疗程。以自觉症状及剑突触痛消失，观察 1 年以上无复发为治愈。结果：治疗组治愈 40 例，显效 7 例，总有效率 100%；对照组治愈 3 例，显效 3 例，总有效率 66.7%。（中西医结合杂志，1991，5：307）

12. 治疗肋软骨炎 治疗组 34 例，用当归注射液 2 毫升注射于痛点达骨膜；对照组 20 例，用 1%普鲁卡因 2 毫升、维生素 B_{12} 1 毫升注射于痛点达骨膜。均 7 日 1 次，2 次为 1 疗程。以自觉疼痛及压痛消失，局部隆起恢复正常为治愈。结果：治疗 2 个疗程，治疗组治愈 30 例，显效 2 例，有效 2 例；对照组治愈 4 例，显效 3 例，有效 8 例，无效 5 例。（中西医结合杂志，1991，4：243）

13. 治疗痛经 当归精油（主要成分为藁本内酯）丸，每丸 50 毫克，每次服 150 毫克，每日 3 次，于痛经发作期服用，连服 3～7 日为 1 疗程。观察 112 例，总有效率为 76.79%。一般服药 2 小时后疼痛开始缓解。少数患者服本丸有恶心、头晕副作用，

但停药后即消失。(兰州医学院学报，1988，1：36)

14. 治疗小儿病毒性肺炎 用当归注射液20毫升（含生药20克）加入10%葡萄糖液160毫升、生理盐水40毫升中静脉滴注，每日1次，病情好转后改服其他中药。疗程为7～10日。共治30例，10例疑有继发性细菌感染或系病情危重，加用了抗生素，并酌情给予吸氧、超声雾化、强心等对症及支持疗法；1例DIC患者用了肝素。结果：退热及肺部体征恢复的平均时间分别为5.8日和12.1日。实验研究表明：当归注射液能改善微循环障碍，增加肺毛细血管血流灌注，增强肺的换气功能，减轻肌体乏氧；防止血小板聚集，从而减轻或防止DIC的发生；减轻红细胞瘀滞和白细胞阻塞；减轻肺泡毛细血管的损伤，从而减轻肺泡及间质水肿，有利于气体交换。(中西医结合杂志，1987，3：162)

15. 治疗小儿痿证 治疗组13例，属于格林巴氏综合征10例，小儿麻痹后遗症3例，以当归注射液2毫升加10%葡萄糖液2毫升作穴位注射，每穴1毫升，每次注射2～4穴，一侧肢体只注射2穴，每日1次。腰部选取肾俞、委中；上肢选取肩髃、曲池、外关、内关、合谷；下肢选取环跳、阳陵泉、足三里、三阴交。各部穴位交替使用。针灸组11例，属于格林巴氏综合征6例，小儿麻痹后遗症5例，取穴同上，急刺不留针，针而得气即出针，诸穴交替使用，每次一侧肢体可针4个穴位。两组均以15日为1疗程。以临床症状消失，肢体活动自如，无病理反应，肌力恢复正常为痊愈。结果：治疗组痊愈8例，好转5例，平均疗程30日，治愈病例平均疗程35.6日；针灸组分别为8例、3例、40日和47.5日。(中西医结合杂志，1990，7：409)

16. 治疗小儿遗尿 当归60克，车前子30克，炙麻黄10克，水煎至200毫升。每次200毫升（14岁以下100毫升），睡前1小时服，7日为1疗程。用药时间4～14日，平均9.1日。治疗100例，痊愈72例，显效13例，有效10例，总有效率95%。(江苏中医，1990，8：15)

17. 治疗早期突发性耳聋 用200%浓当归注射液20毫升，加30%葡萄糖液20毫升作静脉注射，每日1次，连用15～20日。共治105例，以治疗后500、1000、2000、3000赫兹听力水平均恢复到25分贝以内，耳鸣减轻以至消失为治愈。结果：治愈21例，总有效率75%。以听力曲线呈平坦型，不伴发眩晕者，疗效较好。(中西医结合杂志，1986，9：536)

临证参考

［**古法借鉴**］

1. 自汗、盗汗 治心气虚损，怔忡而自汗，人参（细切）、当归（取中段切）各半两，猪腰子1只。腰子用水2碗，煮至1碗半，将腰子细切，入两药同煎至8分，吃腰子，以汁送下。有吃不尽腰子，同上两药滓焙干，为细末，山药糊为丸，如梧桐子大，每服三五十丸。此药多服为佳。治产后自汗盗汗，胃气虚弱，服别药则呕吐不能入，用当归、黄芪各1两，麻黄根半两。为粗末，每服3钱，水煎服。治盗汗，用当归、生地、熟地、黄柏、黄芩、黄连各等份，黄芪加一倍。为粗末，每服5钱，水2盏，煎至1盏，食前服，小儿减半服之。上述经验见载于《寿亲养老新书》卷4参归腰子、《济阴纲目》卷13当归二黄汤及《兰室秘藏》卷下当归六黄汤。

“参归腰子”在《婴童百问》中名“团参汤”，谓此药收敛心气，可治小儿虚汗盗汗，或心血液盛而致的汗证；在《永类钤方》中加糯米、葱白同煮，治产后自汗、盗汗。

2. 怒气伤肝 治妇人怒气伤肝，血失常经，肌肤手足俱有血线路，用橘皮2两，当归1两。为细末，蜜丸，温酒送下。此经验见载于《类编朱氏集验医方》卷10橘归丸。

3. 出血证 当归除常用于妇女子宫出血证外，还可用于吐血、衄血、便血、尿血等。治吐血多者，觅三四两重大当归1只，全用切细，取好陈酒1斤，慢火煎至1满碗炖于锅中，以温为妙。候将要吐尚未吐，口中有血含住，取药一口连血咽下。亦可用当归2钱，川芎1钱5分，官桂3钱，水煎服。治七窍流血，死在须臾，用当归1两，沉香、降香各5钱。先将当归煎汤，后将二香磨入，童便和服。治鼻衄不止，用当归（切、焙）为末，每服1钱匕，米饮调下。治肠风大便下血，当归不拘多少，为细末，每服1大钱，浓煎赤小豆汁，取1盏，与当归同煎五七沸，食前空心通口顿服，每日3次。治小便出血，当归4两剉，以酒3升，煮取1升，空心顿服。或用白芷、当归各5钱，为末，每服2钱，米饮送下。上述经验见载于《百试百验神效奇方》卷下、《奇方类编》卷上、《医钞类编》卷7当归二香汤、《圣济总录》卷70当归散、《鸡峰普济方》卷10修善散、《古今医统大全》卷71当归一物汤及《仙拈集》卷2引《经验方》芷归散。

当归有逐瘀血、生新血和引血归经的功效，适用于内有瘀血，血脉阻滞，运行不畅，血不循经而致的出血证。然本品药性偏温，对于火旺或血热引起的各种出血证，则必须与清热泻火、凉血止血药同用，方能奏效。

4. 干血痨 治干血痨，用全当归5钱（酒洗），水、酒各半浓煎，分早、晚服。此经验见载于《古方汇精》卷3一味生新饮。

干血痨多因瘀血久结，新血难生，营血不能外荣所致。主症为闭经羸瘦、不思饮食、骨蒸潮热、肌肤甲错、面目黯黑等。

5. 虚损尿浊 治精血枯竭，面色黧黑，耳聋目暗，口干多渴，腰痛脚弱，小便白浊，上燥下寒，不受峻补等症效。药用鹿茸酒蒸，当归酒浸，各等份。为细末，用乌梅水煮去核，和前末捣匀和丸，如梧桐子大。每服六七十丸，空心米饮送下。此经验见载于《医学入门》卷7归茸丸。

6. 白黄 治白黄色枯，舌缩，用当归、白术各2两，水煎，入生地黄汁、蜜和服。恍惚若语乱者死。此经验见载于《本草纲目》卷14引《三十六黄方》。

白黄，古病证名，为三十六黄之一。《圣济总录》卷61：“病人颜色干枯，目下赤，口干舌缩，心中恍惚，四肢烦重，此是白黄。”

7. 手足厥寒 治手足厥寒，脉细欲绝，用当归、桂枝（去皮）、芍药、细辛各3

两，甘草（炙）、通草各2两，大枣25枚（劈）。以水8升，煮取3升，去滓，温服1升，日3服。此经验见载于《伤寒论》当归四逆汤。

本方现代用于血栓闭塞性脉管炎、雷诺氏病及冻疮等，取得显著疗效。方中通草即为现代用的木通。

8. 痔疮 治诸痔，当归半两，密陀僧2钱半。为末，酒调下。治诸痔热甚，大便闭结者，当归、赤芍药、甘草（炙）、大黄（蒸）各等份。为末，每服2钱，新汲水调下。治痔漏及脱肛便血，全当归、酒黄连各4两，防风、枳壳各2两。为末，用前浸黄连酒打糊丸桐子大。每服六七十丸，米饮下。忌羊、鱼、鸡、鹅、煎炒热物。上述经验见载于《普济方》卷296净固散、《杏苑生春》清凉饮子及《医学入门》卷8连归丸。

9. 乳硬痛 治乳硬痛方：没药1钱，当归、甘草各3钱。上作1服，水煎，入酒少许，热饮。此经验见载于《丹溪心法》卷5。

10. 水火烫伤 治汤泼火烧疮，疼痛甚，白蜡1两，麻油4两，当归1两半（生剉）。先将油煎当归令焦黑，滤去滓，次入蜡候消，相次急搅之，放冷入瓷盒中收。每用时，以故帛涂贴。治汤火烫伤，也可用当归、生大黄各1两，为细末，麻油调敷。上述经验见载于《太平圣惠方》卷68神效白膏及《外科全生集》卷4锦线油。

11. 小儿喜啼 治小儿喜啼，当归为末，如小豆大，以乳汁咽之，日夜三四次。此经验见载于《幼幼新书》卷7引《肘后方》当归散。

《本草纲目》卷14引本方治"小儿胎寒好啼，昼夜不止，因此成痫"。

12. 眼病 当归是治疗眼病的常用药物，既可内服，又可外用。如治眼睛疼痛，用当归、大黄各1两，乳香1钱。上剉碎，分作3服。每服7钱，水2盏，煎至1盏半。去滓，食后、临卧温服。治内虚人目暗不明，当归6两，制附子1两。为末，炼蜜为丸，如梧桐子大。每服30丸，温酒下。治风毒气攻眼目，连睑赤烂，及暴赤眼疼痛不可忍，当归（洗剉焙干）、赤芍药（洗剉）、黄连（去须剉）各1两。为散，每用1钱匕，沸汤浸，去滓，乘热洗。如冷放石器内再暖，洗二三遍。上述经验见载于《御药院方》卷10当归立效散、《本草汇言》卷2引《周简斋日得集》及《圣济总录》卷105当归散。

眼病虚者多因肝肾精血亏损引起，实者多为风毒、瘀血、痰湿阻滞血脉所致。当归既能滋养肝血，又能活血通脉散风，故对于眼疾，不论虚实，均可配用。常用的配伍药有生地、熟地、白芍、赤芍、川芎、黄连、黄芩、大黄、羌活等。

13. 蛊中毒 两广云贵，多有蛊毒，饮食后咀嚼当归即解。此经验见载于清·王士禛《香祖笔记》卷3。

［**论治备参**］

1. 当归其用有三：心经药，和血，治诸病夜甚。

2. 当归，其味甘而重，故专能补血；其气轻而辛，故又能行血，补中有动，行中有补，诚血中之气药，亦血中之圣药也。大约佐之以补则补，故能养营养血，补气生精，安五脏，强形体，益神志，凡有形虚损之病，无所不宜；佐之以攻则通，故能祛痛通便，利筋骨，治拘挛、瘫痪、燥涩等症。又同人参、黄芪则补气而生血；同牵牛、大黄则行气而破血；从桂、附、茱萸则热；从大黄、芒硝则寒。一说归、芍同用，可以养血而敛血；归、芎同用，可以养血而补血；归、术同用，可以养血而生血。用之凉血，非配生地、黄芩、黄连不能凉；用之止血，非配地榆、乌梅、姜炭不能止；用之破血，非配三棱、莪术、桃仁、桂枝不能破；用之清血，非配蒲黄、山栀不能清。

3. 当归与白术、白芍、生地同用，则能滋阴补肾；与川芎同用，则能上行头角，治血虚头疼，再入白芍、木香少许，则生肝血以养心血；同诸血药入以薏苡仁、牛膝，则下行足膝，而治血不荣筋；同诸血药入以人参、川乌、乌药、薏苡仁之类，则能荣一身之表，以治一身筋寒湿毒。

4. 诸疮以当归、黄连为君，连翘、甘草、黄芩为佐。

5. 妇人肥胖，是血化为痰，可用当归配大黄，皆用姜汁浸，并佐以利水道药，有效。

6. 白芍与当归均有补血、柔肝、止痛作用，两药相合，可谓相辅相成的相须关系，然而白芍与当归伍用，尚有相反相成、优势互补的配伍关系。白芍养阴，当归养血，两药合用阴血同补。另外，白芍性静主守，当归性动主走，养血敛阴不致于血滞，行血活血而又不致于动血劫阴，两药相合，补偏救弊，相反又相成。在古方逍遥散、芍药汤和温经汤中，均有当归与白芍这对配伍。

7. 以当归合桃仁、杏仁治疗胃脘痛及溃疡病，可促进溃疡病灶的修复，有较好的止痛效果，对胃脘痛已久，伴有瘀血者尤宜。

8. 治疗下痢日久，脾虚气弱，中焦寒湿阻滞者，常用当归配白芍。水泻最忌当归之滑，而痢疾最喜当归之滑。然当归用量宜大，一般用20～30克，重则用90～120克。

9. 治疗肝炎、肝硬化，当归为首选药物，可保护肝脏，促进肝细胞再生，预防肝恶变。

10. 当归50克，配黄芪30克，焦三仙20克，烘干研粉，早晚各服6克，治贫血、脱发（斑秃初起）；当归50克，配白芍30克，柴胡、茯苓、白术各10克，甘草5克，薄荷3克，烘干研末，早晚各服6克，治精神紧张，自主神经功能紊乱引起的神经官能症，以及对周围环境有轻度不正常感觉（类似癔病）。当归以新者、肥大者为佳，陈旧者（油当归）只能作润大便用；水煎当归宜当日服，隔夜不服；当归宜配焦三仙，特别是消化不良者，更宜配伍消食药；慢性病应坚持服药；若服药过程中感受外邪发烧者，应停药。

11. 对于水血互阻之月经病，如月经量少、闭经、经期浮肿等，均可以当归配泽泻，随证加减，可获显效。

12. 妇女排卵期，患者阴道涂片提示雌激素水平呈中、高影者，可用当归促排卵。

13. 当归，肥胖之人、痰湿重者不宜用；肝硬化有腹水者不宜用，用后水增多。

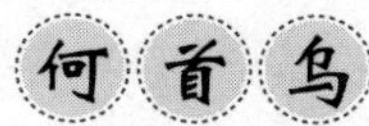

何首乌

何首乌，见载于《日华子本草》，是蓼科多年生蔓草植物，药用块根。相传古有何氏偶服本品，旧疾皆愈，须发转乌，获得延年益寿之效，以此得名。其蔓茎如藤，叫首乌藤，又称夜交藤，也供药用。本品味苦、甘、涩，性温，归肝、心、肾经。

临证应用

［**配用简说**］

1. 蒸熟的何首乌叫制首乌，是一种滋补强壮药，有补血和补益肝肾的功效，适用于血虚衰弱、肾亏遗精、头昏眼花、腰酸脚软及未老早衰，头发早白等症，常配合熟地、当归、枸杞子、山茱萸、菟丝子、女贞子、旱莲草等同用。制首乌又是治疗神经衰弱的要药，凡有睡眠不安、多梦、记忆力减退、注意力涣散、头昏头痛等见症，可配合酸枣仁、柏子仁、丹参、五味子等制丸常服，有良效。本品补而不腻，药性平和，可以久服，尤适用于虚不受补的患者。

2. 何首乌生用有润肠通便作用，适用于年老体弱、久病、产后因血虚津亏所致的大便秘结及痔血便难。可单味煎服，若与生地、当归、黑芝麻、火麻仁等配用，效果更好。

3. 何首乌生用，还有解毒消痈散结之功。治瘰疬，常配合夏枯草、土贝母、生牡蛎同用；治痈肿，常配合蒲公英、连翘、玄参等同用。

4. 何首乌有滋补和截疟双重功效，故对虚疟、久疟尤为适宜，常配合人参（或党参）、当归等同用。或用何首乌 30 克，甘草 3 克，配入小柴胡汤中随症加减用，亦有较好疗效。

5. 何首乌可用于荨麻疹及皮肤瘙痒症，一般生用，常配合当归、防风、白鲜皮等同用。其机制，前人认为与本品养血润燥的作用有关，现代研究则认为，其可能是通过类肾上腺皮质激素作用，而收到抗过敏的效果。

除上述用途外，近年来何首乌常与生山楂、女贞子、桑寄生、灵芝、丹参等药同用，以治疗高脂血症、高血压病及冠心病等。

［**一般用法**］

生首乌入煎剂 3～6 克，制首乌入煎剂 6～12 克，也可熬膏、浸酒或入丸、散服。补肝肾、益精血当用制首乌，截疟、解毒、通便、止痒宜用生首乌。大便溏泄及痰湿重者慎用。

临证推广

［**古用发微**］

1. 抗衰延年　《御药院方》卷 6 载述二灵丹有补暖脏腑、祛逐风冷、利腰膝、强筋骨、黑髭发和驻容颜的功效，久服轻身延年。药用何首乌（米泔浸，与枣共煮烂，去枣，焙干）1 斤，牛膝（酒浸，焙干）半斤。上药一处拌和，入石杵臼内捣罗为细末，炼蜜为丸，如梧桐子大。每日服 60 丸，空心温酒或米饮送下。服至半月，加至 70

~80 丸；又服至1月，加至100丸。或用何首乌（用铜刀或竹刀切如棋子大，木杵臼捣）3斤，牛膝（去苗，剉）1斤。以黑豆1斗，淘洗曝干，用甑一所，先以豆薄铺在甑底，然后薄铺何首乌，又铺豆，又薄铺牛膝，如此重重铺，令药、豆俱尽。安于釜上蒸之，令豆熟为度。去黑豆，取药曝干，又换豆蒸之，如此3遍。去豆取药，候干为末，蒸枣肉和丸，如梧桐子大。每服30丸，温酒下，食前服。忌萝卜、葱、蒜。久服轻身，延年不老。方见《太平惠民和剂局方》卷5何首乌丸。

何首乌是我国传统的延年益寿药物，除上述两方外，著名的抗衰延寿方七宝美髯丹（《积善堂经验方》）、首乌延寿丹（《世补斋医书》）等也均以本品为主药。现代研究表明，肾虚与衰老有密切关系，作为补肝肾药物的何首乌，不仅能改善老年人的衰老症状，而且能增强机体抗氧化能力，减少自由基损害机体的致衰作用，并通过降脂、抗动脉硬化、提高机体免疫力、增强造血功能、强心、增加冠状动脉血流量和周围血管流量、营养毛发等广泛的药理效用，达到延缓机体衰老的目的。

2. 治疗便血、痔血 治大肠风毒，泻血不止，用何首乌2两，捣细罗为散，每于食前，以温粥饮调下1钱。方见《太平圣惠方》卷60。治血痔，可用《圣济总录》卷142何首乌丸：何首乌（去黑皮）、威灵仙（去苗土）、枳壳（去瓤，麸炒）各等份。为末，浸蒸饼为丸，如梧桐子大。每服20丸，温水送下，早晚食前服。

何首乌适用于大肠风热引起的便血、痔血，一般生用，对伴有大便艰难者尤为适宜。清·潘名熊有这方面经验。其著《评琴书屋医略》卷3说：大肠受热之便血，用生地、丹皮、槐花、黄柏炭、地榆炭等药二三帖后便血仍见者，“必须用黑芝麻（洗净打破）、生首乌各四钱加入同煎”“若血下色淡者，另用四物汤加龟版、生首乌、制首乌煎服便合。倘便血流连，止而复发，用生首乌末，米糊丸，每服三四钱，甚效（用京柿、黑豆煎汤送下更佳）”。可资参考。

［**现代报道**］

1. 治疗疟疾 何首乌18~24克，甘草1.5~3克，小儿酌减，浓煎2小时后分3次食前服用。每日1剂，连服2日。共治17例，均为间日疟。结果：15例服药后症状全部消除，停止发作；2例发作显著减轻，续服2剂，96小时后控制发作。查得有疟原虫者12例，在症状控制后48小时复查，2例转为阴性，1周后复查5例转为阴性，最长于21日全部转为阴性。治愈者中有2例于4个月后复发，仍以本法治愈。（广东医学·祖国医学版，1964，4：31）

2. 治疗早期肾脏损害血瘀型高血压 口服首乌冲剂5克，每日3次，3个月为1疗程。服药前先停用各种降脂药、利尿药、β受体阻滞剂、保肾药物及影响血黏度、血小板聚集的药物，如阿司匹林、川芎嗪、丹参制剂、潘生丁、藻酸双酯钠等。共治28例，均伴有头痛、头昏、胸闷、夜寐欠佳、急躁善怒，舌暗或有瘀斑，脉弦或涩。结果：治疗后头痛、头昏、胸闷不适均有不同程度的改善。血压治疗前为135±22/82±8mmHg，治疗后为128±22/82±15mmHg。治疗后血胆固醇、低密度脂蛋白、载脂蛋白B较治疗前明显降低，血高密度脂蛋白/低密度脂蛋白及载脂蛋白A/载脂蛋白B明显升高，甘油三酯略有下降。治疗后血清蛋白、血IgG及血IgM略有增高，尿清蛋白、24

小时尿清蛋白、尿 IgG 、24 小时尿 IgG 及清除率均明显下降，尿 IgM 、24 小时 IgM 及清除率略有下降。（中国中西医结合杂志，1994，5：302）

3. 治疗高脂血症 口服首乌片，每次 5 片，每日 3 次，连服 4 个月，服药期间停服其他降血脂药物。以甘油三酯下降 0.55mmol/L（50mg/dl）以上，β－脂蛋白下降 1g/L（100mg/dl）以上，胆固醇下降 1.3mmol/L（50mg/dl）以上或降至正常范围为显效。结果：高甘油三酯血症 25 例，显效 5 例，有效率 28%；高 β－脂蛋白血症 35 例，显效 25 例，有效率 88.57%；高胆固醇血脂 36 例，显效 31 例，有效率 94.44%。观察发现，首乌片对甘油三酯增高的疗效不显，且大部分病例服药后甘油三酯有不同程度的升高，故对于单纯甘油三酯增高者不宜单独服用首乌片。（中成药，1990，10：26）

4. 治疗失眠症 用 20% 何首乌注射液肌内注射，每次 4 毫升，每日 1～2 次，15～30 日为 1 疗程，间隔 15～30 日，可进行第 2 疗程。或服复方何首乌片（每片 0.5 克，内含何首乌、丹参、五味子、黄连），每次 5～7 片，每日 2～3 次，或每晚睡前服 6～10 片。或先以注射液治疗 20～30 日，后服片剂治疗 20～30 日，交替连续治疗。共治 141 例，以治疗后睡眠能经常在 6 小时以上，伴发症状基本缓解，自觉精神好、情绪安定为临床治愈。结果：临床治愈率 53.9%（76/141），总有效率 98.6%（139/141）。（中草药通讯，1974，5：38）

5. 治疗扁平疣、寻常疣 口服首乌片，每次 5 片（儿童 3 片），每日 3 次，连续治疗 3～10 周。共治 55 例，扁平疣 52 例，寻常疣 3 例。以皮肤赘疣消失为治愈。结果：治愈 42 例，好转 10 例，无效 3 例均系服药 2 周，因未见效果而改用它法治疗者。（广西中医药，1982，3：48）

6. 治疗肛裂 生何首乌 60 克，枳壳 30 克。水煎沸后熬 15～20 分钟，放温，饭前半小时服。2 日 1 剂，连服 4 剂。服药期间乃至愈后禁食辣椒。共治 33 例，急性 6 例，慢性 27 例。以便秘、疼痛、出血均消失，裂隙愈合，半年内不复发为临床治愈。结果均获临床治愈。裂隙愈合最短 5 日，最长 8 日，平均 6.5 日。随访 2～15 年，复发 2 例，均伴有混合痔，续服本方 1 疗程，效果仍佳。（中国中西医结合杂志，1992，8：509）

7. 治疗女阴白色病变 在病变部位与上髎穴交替注射 40% 何首乌注射液，病变部位每次 2 毫升，上髎穴有针感后注射，每穴 1 毫升。每日 1 次，10 日为 1 疗程，1 疗程结束后间隔 7 日进行下一疗程，连用 3 个疗程。共治 29 例，以瘙痒症状消失，局部皮肤黏膜弹性及色泽恢复正常，病理组织学检查正常为痊愈。结果：痊愈 20 例，有效 8 例，无效 1 例。其中硬化性萎缩性苔癣 16 例，痊愈 14 例，有效 2 例，效果最好。（中国农村医学，1986，5：26）

8. 治疗小儿神经性尿频 每日用何首乌 20 克（剂量随年龄大小稍作增减），水煎 2 次，代茶频服，10 日为 1 疗程。共治 34 例，以尿急、尿频症状消失，小便次数正常为治愈。结果：治愈 32 例，无效 2 例。（湖南中医杂志，1995，2：28）

9. 治疗小儿遗尿 何首乌、五倍子各 3 克，研末，以普通食醋调成软膏状，临睡敷于脐部，上覆以纱布，胶布固定，次晨取下，连用 5 夜为 1 疗程。共治 60 例，痊愈 44 例，好转 14 例，总有效率 96.6%。无效者又经 2～3 个疗程治疗亦治愈。（湖北中医

杂志，1993，2：29）

临证参考

［古法借鉴］

1. 虚汗 治自汗，用何首乌末，津调封脐，妙。此经验见载于《丹溪心法》卷3。

何首乌适用于精血亏虚所致的汗出异常，除自汗外，也可用于盗汗（《万病验方》）。

2. 骨软风 治骨软风疾，腰膝疼，行步不得，遍身瘙痒，用何首乌（大而有花纹者）、牛膝各1斤，以好酒1升，浸七宿，曝干，木臼杵末，枣肉和丸如梧子大。每服三五十丸，空心酒下。此经验见载于《本草纲目》卷18引《经验方》。

本方主要适用于肝肾亏损，精血虚衰所致的腰膝痿软疼痛。

3. 外伤出血 治破伤血出，何首乌为末，敷之，即止。此经验见载于《本草纲目》卷18引《笔峰杂兴方》。

4. 麻风病 治大风癞恶疾，何首乌1斤（米泔浸7日，切碎，九蒸九晒），胡麻子4两（九蒸九晒）。为细末，每服3钱，食前以温酒下，荆芥、薄荷汤或茶调下亦得。此经验见载于《太平圣惠方》卷24何首乌散。

5. 白癜风 治白癜风，何首乌、荆芥穗、苍术（米泔浸一宿，焙干）、苦参各等份。上为细末，好肥皂片3片（去皮弦），盛于瓷器内，熬膏为丸，如梧桐子大。每服三五十丸，空心酒、茶任下。忌一切动风之物。此经验见载于《瑞竹堂经验方·补遗》追风丹。

6. 崩漏 治血崩，何首乌（切）5钱，甘草3钱，用黄酒1碗，煎至8分，取出，入刺刺芽汁1盏同服。此经验见载于《古今医鉴》卷11二圣汤。

何首乌能“除崩漏”（《药品化义》），适用于气血虚弱，固摄无权所致者。刺刺芽即小蓟，以汁为引，可增止血之功。

7. 产后腹痛 治产后恶露不下，腹痛，乍寒乍热，不时作晕，何首乌2两，玄胡索1两，荆芥5钱。上煎汁2碗，重滚热，用橘红1两置碗中，热汁泡入，盖少时，去橘红，取汁服。此经验见载于《简明医彀》卷7乌玄汤。

何首乌“为平补阴血之良药”（《药性切用》），擅治“产后诸疾”（《何首乌传》）。

8. 益智聪明 开聪明方：荷花梗晒干为末，同何首乌滚水冲服，当茶，久则令聪明。或用制首乌、补骨脂、杜仲、菟丝子各6两，戎盐、小茴香各3两。上6味，量用水，煎汁煮马料豆1斗，煮透收干药汁，渣再煎汁，去渣，煮豆收尽药汁，晒干收贮。每服3钱，淡盐汤送下，或干嚼亦可。老年人最宜长服。上述经验见载于《串雅外编》卷1及《良方合璧·内科杂病门》聪明豆。

［论治备参］

1. 何首乌苦涩微温，阴不甚滞，阳不甚燥，得天地中和之气。熟地、首乌虽俱补阴，但熟地专入肾而滋天一之真水，其兼补肝者，因滋肾而旁及也；首乌为阴中之阳药，专入肝经以为益血祛风之用，其兼补肾者，因补肝而兼及也。熟地为峻补真阴之药，故其功可立救孤阳亢烈之危；首乌系调补后天营血之需，以为常服长养精神、却病调元之饵。两药补先天、后天之阴不同，奏功之缓急轻重亦有大异。

2. 何首乌实有功效，久服乌须发，固非虚语。但其补力缓，如补气，不若黄芪、人参之捷；如补血，不若当归、川芎之速；如补精，不若熟地、山茱萸之易于见胜。所以在汤剂中宁用彼，而不用此。至于丸药之中，厚图缓治，何首乌正宜大用，不可轻视而弃之。

3. 何首乌性善收涩，故精滑者可用，痢泄者可止，久疟虚气散漫者可截。但倘属元阳不固而精遗，中气衰陷而泄痢，脾元困疲而疟发不已，则自当以甘温培养之剂治之，又不必假此苦涩腥劣、寒毒损胃之物所取效。

4. 生首乌治痰实有速效，治痞亦有神功，世人不尽知也。

5. 何首乌可用于久痢，宜温者与干姜、附子同用；宜凉者与黄芩、黄连同用。

6. 何首乌合牛膝，治骨软风，腰膝疼，行履不得，遍身瘙痒。又本品和艾叶煎浓汁，洗疥癣。

7.《开宝本草》记载何首乌有"止心痛"作用，受此启发，凡心痛患者伴见痰浊偏重，可在辨证方中加用本品，常可收到效果。另在应用炙甘草汤时，若痰浊偏重，可以何首乌易生地，不仅无滞邪之嫌，还能提高强心安神的效果。本品对痰瘀所致的内伤性眩晕、头痛、肢体麻木，肝肾阴虚型失眠、脱发（以本品为主，配熟地、当归、红枣、侧柏叶），以及荨麻症和瘙痒症（本品重用30克，配生地、当归、白芍、蝉衣、白蒺藜、白鲜皮、金银花、红花）等，也有良效。

8. 何首乌能降低血压及胆固醇。药理研究表明，本品能减少肠道对胆固醇的吸收，阻止胆固醇在肝脏内沉积，从而延缓动脉硬化进程。每日用10～15克煎服，连服2个月，降胆固醇作用稳定而持久，并无不良反应。

9. 何首乌能健脑安神，是治疗神经衰弱的要药。凡见睡眠不安、多梦、记忆力减退、注意力涣散、头昏脑痛，本品配合覆盆子、柏子仁、酸枣仁制丸常服有良效。编著者体会，何首乌有兴奋精神、充沛精力的作用，临证用制首乌、黑料豆各15～30克，配入对证方中，对精神萎靡、疲乏无力，有较好效果。

10. 治疗鹤膝风，取何首乌50克，加水300毫升，黄酒100毫升，微火煎成200毫升，顿服，药渣乘热敷于患部或膝眼，每日1剂，12剂为1疗程，效果较好。

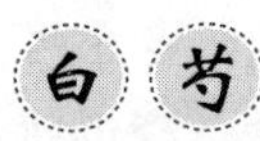

白芍

白芍是芍药的一种。芍药之名，始载于《神农本草经》。白芍是毛茛科多年生草本植物芍药除去外皮的根。本品味苦、酸，性微寒，归肝、脾经。

临证应用

［**配用简说**］

1. 白芍是常用的补血养阴药，治血虚面色萎黄、眩晕耳鸣，常与地黄、当归、川芎同用。若再加入制首乌、阿胶等药，补血之力更强。白芍有养血调经之效，常用于调理月经，配生地、当归、黄芩、阿胶等，用于经期超前或月经过多；配熟地、当归、川芎、红花、桃仁等，用于经期延后或经量过少；治经来腹痛，常在四物汤中重用白芍，再加制香附、延胡索等；治月经崩漏不止，可配合生地、当归、旱莲草、阿胶等同用。

2. 白芍有收敛止汗之效，配桂枝、生姜、大枣，用于风寒表虚自汗；表证发汗太过，汗出不止，须加配附子。治体虚自汗盗汗，可选配黄芪、太子参、穞豆衣、牡蛎、淮小麦等药同用。

3. 白芍有柔肝、缓急、止痛功能，是治疗痉挛性疼痛的要药。临证遇到胃痉挛、肠痉挛、腓肠肌痉挛、面肌痉挛、膈肌痉挛、脏器平滑肌痉挛等引起的疼痛，白芍是必用之药，且每与甘草配伍。又本品常配合柴胡、枳壳、甘草治疗胁痛，配合桂枝、当归、甘草、饴糖治疗虚寒腹痛，配合甘草治疗脘腹及四肢拘挛作痛（寒加肉桂，热加黄芩）。对脾虚肝旺所致的腹痛腹泻，本品常配合炒防风、白术、陈皮等同用；治湿热下痢，腹痛，里急后重，常配合黄芩、黄连、木香、槟榔等同用。

4. 白芍功能养阴平肝，治疗肝阳上亢的头痛眩晕，常配合生地、牛膝、代赭石、生牡蛎等同用。若肝经热盛，热极动风，症见高热神昏、痉厥抽搐者，又常配羚羊角、钩藤、鲜生地等，以清热凉肝，息风止痉。现代治疗阴虚阳亢型高血压，常配用本品。

［一般用法］

入煎剂 6 ~ 15 克，必要时可用 30 克。养阴平肝宜用生白芍，和中缓急宜用炒白芍。传统认为不宜与藜芦同用。

临证推广

［古用发微］

1. 治疗积聚 治久患腹内积聚，大小便不通，气上抢心，腹中胀满，逆害饮食，用大黄、芍药各 2 两，为末，蜜丸如梧桐子大。每服 4 丸，每日 3 次。不知，可加至 6 ~7 丸，以知为度。方见《备急千金要方》卷 11 神明度命丸。

“除血痹，破坚积”（《神农本草经》）、“散恶血、逐贼血”（《名医别录》）是白芍的重要功效，可惜后世对此重视不足，故特为拈出。时俗所谓“白芍补而赤芍泻，白芍收而赤芍散”，实为一偏之见，应予纠正。上方两药相辅相成，可度性命于危际，使神明安居，故名“神明度命丸”。

2. 治疗消渴 《类编朱氏集验医方》卷 2 有神宫散方，治消渴，用北白芍药 1 两半，甘草 1 两。为粗末，每服 3 钱，水盏半，煎六七分，无时服。《本草纲目》卷 14 引陈日华经验方：治消渴引饮，用白芍药、甘草等份。为末，每用 1 钱，水煎服，日 3 次。下附医案称：“鄂渚辛祐之患此九年，服药止而复作。苏朴授此方，服之七日顿愈。古人处方，殆不可晓，不可以平易而忽之也。”

古代消渴，包括西医的糖尿病在内。据现代临床报道，以白芍、甘草浸膏制成的甘芍降糖片，能稳定糖尿病患者的血糖水平，说明古人经验确实不可以平易而忽之。

3. 治疗水肿 治水气通身肿，其脉沉迟，芍药（剉炒）1两，桂（去粗皮）半两，黄芪（剉）3分。为粗末，每服5钱匕，用米醋1合，水1盏半，煎至1盏，去滓温服。心当烦勿怪，六七日即瘥，勿食盐。方见《圣济总录》卷80芍药汤。

白芍“利小便”的功效早见于《神农本草经》，《名医别录》亦记载其“去水气，利膀胱大小肠”，但后世较少言及。至近代张锡纯才重新予以重视，认为白芍是阴虚有热小便不利者的要药，能收敛上焦浮越之热下行，从小便泻出。并举两案，以资印证。其一为：“一妇人年三十许，因阴虚小便不利，积成水肿甚剧，大便亦旬日不通。一老医投以八正散不效，友人高夷清为出方，用生白芍六两，煎汤两大碗，再用生阿胶二两融化其中，俾病人尽量饮之。老医甚为骇疑，夷清力主服之，尽剂而二便皆通，肿亦顿消。后老医与愚睹面为述其事，且问此等药何以能治此等病？答曰：此必阴虚不能化阳，以致二便闭塞。白芍善利小便，阿胶能滑大便，二药并用又大能滋补真阴，使阴分充足以化其下焦偏盛之阳，则二便自能利也。”其二为：“长子荫潮，治一水肿证，其人年六旬，二便皆不通利，心中满闷，时或烦躁。知其阴虚积有内热，又兼有气分不舒也。投以生白芍三两，橘红、柴胡各三钱。一剂二便皆通，继服滋阴理气，少加利小便之药，全愈。”上述两案见载于《医学衷中参西录》中册“芍药解”后。

［**现代报道**］

1. 治疗病毒性肝炎 用“健肝乐”冲剂（每100克约含白芍生药21克，甘草生药14克），每次口服30克，每日2次；不满12岁者剂量减半。个别病情较重者，适量输液或加服维生素类药。共治148例，按1984年南宁病毒性肝炎会议制定的标准判定疗效。结果：急性黄疸型81例，临床治愈72例，平均治愈日数25.3日，好转5例；急性乙型无黄疸型46例，临床治愈37例，平均治愈日数23.7日，好转4例；慢性迁延性14例，临床治愈10例，好转1例；慢性活动性7例，好转5例；HBsAg阳性者63例，转阴19例。（上海中医药杂志，1989，6：4）

2. 治疗支气管哮喘、喘息性支气管炎 白芍30克，甘草15克。共为细末，每次用30克，加开水100～150毫升，煮沸3～5分钟，澄清温服。共治35例，以症状控制，哮鸣音、湿啰音消失或基本消失为显效。结果：显效8例，有效23例。在有效者中，服药后30分钟见效者1例，30～60分钟26例，1～2小时4例。（中医杂志，1987，9：66）

3. 治疗便秘 甘肃老中医杨作楳经验：用生白芍24～40克，生甘草10～15克，水煎服。一般不需加减。共治60多例，通常服2～4剂可畅排软便；顽固者每周续服1剂。适用于燥热、气滞、阴血虚所致的肠燥便秘。阴（血）虚液燥甚者，加阿胶9～15克；血虚而偏寒者，加当归9～15克；兼气滞者，加麦芽10克；血压高而肝旺者，去甘草，加代赭石20～30克；血压高而湿盛者，去甘草，加半夏、陈皮。（中医杂志，1983，8：79）

4. 治疗糖尿病 用甘芍浸膏片（由生甘草、生白芍组成，两药比例1：5）治疗180例，每次服4片，每日3次。显效标准为：空腹血糖基本恢复正常，或绝对值下降大于 2.8mmol/L（50mg/dl），或较用药前下降 25% 以上；临床症状消失或明显改善。结果：显效 54 例，总有效率 73.9%。但甘芍片奏效较迟，至少服 1 个月；重症患者，不可单独使用；Ⅰ型糖尿病患者不宜采用。（中西医结合杂志，1986，10：593）

5. 辅助治疗系统性红斑狼疮 白芍总苷（TGP）是由白芍根部提取的一种多苷成分，基础研究证明其有双向免疫调节作用。将 70 例病情处于活动期的患者，按随机双盲对照方法分为 TGP 组和安慰剂组各 35 例。为避免其他药物对观察指标的干扰，2 组患者在原西药治疗的基础上，规定在观察过程中不得增加糖皮质激素的剂量，但允许减量；进入观察前已使用免疫抑制剂的可继续使用；不加用其他抗本病的药物（包括中药制剂）。TGP 胶囊每丸 0.3 毫克，含白芍总苷 104 毫克。安慰剂胶囊外形与 TGP 胶囊完全相同，每丸含淀粉 0.3 毫克。服法均为每次 2 粒，每日 3 次，疗程均为 3 个月。在试验过程中，TGP 组失访 6 例，安慰剂组失访 4 例。以临床症状完全消失，本病活动指数积分为 0 为缓解。结果：TGP 组 29 例，缓解 6 例（20.7%），部分缓解 15 例（51.7%），总有效率 72.4%；安慰剂组 31 例，缓解 2 例（6.5%），部分缓解 9 例（29.0%），总有效率 35.5%。2 组总有效率比较，差异有显著性（$P<0.01$）。观察表明，TGP 与糖皮质激素合用治疗本病疗效显著，且可减少激素用量；TGP 有轻度胃肠道反应，但可耐受。（中国中西医结合杂志，2003，3：189）

6. 治疗三叉神经痛 白芍 50 克，炙甘草 30 克，酸枣仁 20 克，木瓜 10 克。水煎服，每日 1 剂。共治 42 例，服药 7～25 剂，疼痛全部缓解。随访 1 年未复发者 30 例；半年后复发，但发作次数减少，疼痛明显减轻者 12 例。（中医杂志，1983，11：9）

7. 治疗面肌抽搐 分 3 组治疗，每组 32 例。Ⅰ组用息风解痉法：白芍 45 克，炙甘草 10 克；Ⅱ组用化痰利湿法：生半夏 12 克，生苡仁 30 克；Ⅲ组用息风化痰法：白芍 45 克，炙甘草 10 克，生半夏 12 克，生苡仁 30 克。均水煎，每日 1 剂，分 2 次服，连服 2 个月。以症状消失，停药后 3 个月以上无复发为控制。结果：3 组控制例数分别为 2 例、1 例和 5 例，总有效率分别为 71.9%、62.5% 和 93.8%。（中西医结合杂志，1991，1：43）

8. 治疗腓肠肌痉挛 芍药 30 克，桂枝 15 克，木瓜 10 克，甘草 15 克。水煎服，每日 1 剂。共治 85 例，服药 3～5 剂后全部缓解。3 月后复发者 8 例，1 年后复发者 5 例，再服本药仍能缓解。（中医杂志，1985，6：50）

9. 治疗妇女高睾酮血症 芍药、甘草等份，研末混匀，每次 2.5 克，每日 3 次冲服，连服 6 周。治疗 110 例，78 例无排卵，15 例排卵稀少，17 例月经正常，作治疗前后自身对照。结果：用药后，血清睾酮均数逐渐下降，至服药 6 周时，52% 患者的血清睾酮指标恢复至正常范围；78 例无排卵患者中，33 例出现排卵（42.3%）；发现单用本方妊娠率有高于用西药者倾向。（国外医学·中医中药分册，1989，6：335）

临证参考

［古法借鉴］

1. 阴虚发热 治阴虚发热，用芍药、黄芪、甘草、青蒿各 1 两半。为粗末，每服 5

钱，水2盏，煎1盏，温服。此经验见载于《普济方》卷153芍药散。

白芍养血敛阴，能“退热除烦”（《日华子本草》），对发热而兼阴血不足者尤宜。现临床多用于热病后低热不退及内伤阴虚发热。除上述配伍外，也可与生地、知母、丹皮等同用。编著者经验，白芍与白薇配用，能增强退虚热的效果。

2. 劳风 治劳风，芍药、黄芪、川芎各3分。为粗末，每服5钱，水2盏，加生姜3片，大枣2个，同煎至1盏，去滓温服。此经验见载于《普济方》卷107引《指南方》。

劳风，亦名劳风咳，是指劳力伤风所致的咳嗽，其咳出青黄涕，形状如脓，大如弹丸。近人罗止园对白芍用于止咳有独到心得。《止园医话》卷2云：“若日久咳嗽不止，渐有虚象者，白芍一味实有特效，加入治嗽药中，百不失一。此药不但止嗽，而止血之力，更胜于西药中之麦角等；且又能止汗，故对于肺痨吐血而有虚汗（自汗、盗汗）者，实为无上妙品。……用量必须五六钱以上。”

3. 肺痿 治肺痿多涎唾，小便数，白芍药、炙甘草各1两半，干姜1两（炮裂）。为粗末，每服3钱，以水1中盅，煎至6分，去滓，不拘时候温服。此经验见载于《太平圣惠方》卷6。

4. 心痛 治肝气不足，损伤心气，心痛，白芍3钱，当归5钱，水煎服。此经验见载于《石室秘录》卷3心肝双解散。

5. 胆怯不寐 治胆气怯，夜不能寐，睡卧反侧，辗转不安，或少睡而即惊醒，或再睡而恍如捉拿，用白芍、炒枣仁各1两，远志5钱，水煎服。此经验见载于《辨证录》卷4肝胆两益汤。

白芍入胆，远志、枣仁既能入心，亦能入胆，3药合用，共走胆经。胆得补益，其气不怯，自能安睡。

6. 怒伤肝梦遗 治怒气伤肝，忽然梦遗，久而不止；凡增烦恼，泻精更多。其症两胁多闷，火易上升于头目，饮食倦怠，发燥发胀。药用白芍、山药、芡实各1两，炒栀子3钱，水煎服。此经验见载于《辨证录》卷8芍药润燥丹。

7. 咯血、衄血 治咯血及衄血方：白芍1两，犀角末（犀角现已禁用，可试以水牛角加大剂量代之）2钱半。为末，每服1钱匕，新汲水调下，血止为限。治衄血、汗血，白芍药2两半，生地黄汁3合，生藕汁1合，生姜汁少许。捣白芍药为末，先煎3物汁令沸，每以半盏，入熟水1合、白芍药末2钱匕，搅匀，食后温饮之。上述经验见载于《丹溪心法》卷2及《圣济总录》卷70白芍药散。

白芍适宜于血热妄行、肝阳上亢之咯血、衄血。

8. 脏毒下血 治脏毒，先血而后便，白芍药、黄柏、当归各等份。为细末，滴水为丸，如梧桐子大。每服五七十丸，煎甘草汤送下。治酒毒下血，芍药（炒）、白鸡冠花（炒）、陈槐花各等份。取青蒿根汁煮丸，米饮送下。上述经验见载于《医方类聚》卷140引《医林方》及《类编朱氏集验医方》卷6芍药丸。

9. 小便出脓血 治溲而便脓血，用芍药、黄柏各等份，为细末，醋糊为丸，如梧桐子大。每服五七十丸至二百丸，食前温水送下。此经验见载于《素问病机气宜保命集》卷中芍药柏皮丸。

溲而便脓血，由膀胱湿热所致，可用上方治疗。又《普济方》卷215将本方改为散剂，每服3钱，治小便出血。

10. 骨髓痛 治骨髓中痛，用芍药1斤，生干地黄5斤，虎骨（虎骨现已禁用，可试以相类动物骨代用）4两。为粗末，以清酒1斗，渍三宿，晒干，复入酒中，如此取酒尽为度。为末，每服方寸匕，酒送下，每日3次。此经验见载于《备急千金要方》卷19。

本方在《圣济总录》卷53名芍药虎骨散，主治骨髓虚冷，疼痛倦怠。

11. 疮痈 治诸疮痈肿不散者，白芍根捣烂敷贴，干则易之。无生者用末，水调涂之亦得。此经验见载于《普济方》卷272。

马王堆汉墓出土的帛书《五十二病方》中有“肾疽倍芍药”的记载，说明早在先秦时期就有用芍药治疗痈疽的经验。

12. 金疮出血 治金疮出血，白芍药1两，熬黄为末，酒或米饮服2钱，渐加之，仍以末敷疮上即止，良验。此经验见载于《本草纲目》卷14引《广利方》。

13. 妇人带浊 治妇人带下赤白，可用白芍炒黑研末，酒送服。或用白芍2两，干姜半两（一方用炮姜3两）。剉细，炒令黄色，为细末。每服1钱（一方用2钱，日2次），食前以米饮送下。治妇人肝经湿热，带下色青，甚则色绿，如绿豆汁，稠黏不断，其气亦腥，用白芍2两，茯苓1两，干鸡冠花5钱，炒栀子3钱，水煎服。能解肝中之火，利膀胱之水。上述经验见载于《本草纲目》卷14引《广济方》、《太平圣惠方》卷73白芍药散、《卫生宝鉴》卷18白芍药散，及《辨证录》卷11利肝解湿汤。

妇人肝脾不和，土壅木郁所致的赤白带下，不论新久，均可选配本品。

14. 产后诸疾 治产后血不止，白芍药5两，打碎，熬令黄色，捣筛。每日酒下方寸匕，空腹服。治产后血晕绝，不识人，可用芍药半两为末，乱发1两烧灰，相和研令匀。每服2钱，以热酒调服之。须臾再服。治产后诸积不可攻者，芍药1斤，黄芩、茯苓各6两。上为粗末，每服半两，水煎，去滓温服。治产后血气攻心腹痛，芍药2两，桂（去粗皮）、甘草（炙，剉）各1两。为粗末，每服3钱匕，水1盏，煎至7分，去滓温服，不拘时候。若产后虚烦不得眠，可用白芍、当归、栀子各5钱，香豉半合。用水2盅半，先煮前3味，得2盅，纳香豉煮取1盅半，去滓，分2次温服。上述经验见载于《敦煌古医籍考释》引《不知名医方第十种》、《普济方》卷348芍药汤、《素问病机气宜保命集》卷下芍药汤、《圣济总录》卷161芍药汤及《济阴纲目》卷13芍药栀豉汤。

白芍有养血和营、缓急止痛、敛肝平肝的功效，故可用于上述产后诸疾。《日华子本草》谓本品主“产前后诸疾”，是对白芍在这方面临床经验的概括，值得重视。

15. 惊风 治小儿惊风，用大黄、芍药各等份，为末，猪胆汁调，贴囟上。此经验见载于《幼幼新书》卷10引《惠眼观证》。

白芍有养阴、平肝、舒筋的作用，用于惊痫抽搐之症，颇为适宜。古方中有息风止痉功效的羚羊钩藤汤、大定风珠、二甲复脉汤等，均主配本品，可以佐证。

16. 咽喉肿痛 治咽喉肿痛，龙脑（即冰片）1 分，白芍 1 两。为末，炼蜜为丸，如芡实大。常含 1 丸，咽津。治出血后，脾阴虚，脉数身热，咽痛声哑，可用白芍 5 钱，甘草 3 钱，水煎服。上述经验见载于《太平圣惠方》卷 35 龙脑丸及《血证论》卷 7 甲己化土汤。

按运气学说，甲年、己年为土运之年，故有“甲己化土”之说。后方取以为名，乃言白芍、甘草合用，酸甘化阴，能资脾土生化之源。

［**论治备参**］

1. 白芍补血热之虚，泻肝火之实，退虚热，缓因热所致三消诸证，可止血虚之腹痛，敛血虚之发热，安胎热不宁。

2. 白芍为止腹痛要药，同甘草止气虚腹痛，同川芎、当归止血虚腹痛，同山楂、厚朴止积滞腹痛，同砂仁止胎孕腹痛，同黄芩、黄连止热痢腹痛，同干姜、附子、肉桂止阴寒腹痛。

3. 凡痢疾腹痛，必以白芍药、甘草为君，当归、白术为佐，恶寒痛者加桂，恶热痛者加黄柏。又白芍药酒浸炒，与白术同用则补脾，与川芎同用则泻肝，与参、术同用则补气。治腹中痛下利者必炒用，后重者不炒。

4. 白芍同人参补气，同当归补血，同黄连止泻痢，同甘草治消渴引饮，同黄芪治盗汗，同生地治失血。

5. 白芍与当归、地黄同用，则生新血；与桃仁、红花同用，则消瘀血；与甘草同用，则调和气血，善治腹疼；与竹茹同用，则善止吐衄；与附子同用，则翕收元阳，下归宅窟。一说本品同甘草同用，则为滋阴之品；与生姜、大枣、桂枝同用，则为和营之品；与附子、干姜同用，则能收敛元阳，归根于阴，又为补肾之品。

6. 白芍药合利水药则利水，合通瘀药则通瘀。一说芍药之性，善引诸药之力至膀胱。

7. 白芍同桂枝则敛风汗，同黄芪、人参则敛虚汗。

8. 白芍药益脾，能于土中泻木；赤芍药散邪，能行血中之滞。一说白芍味甘补性多，赤者味苦泻性多。

9. 熟地、白芍皆能补血，但熟地补血以入肾生精为主，白芍补血以入肝养阴为主。

10. 白芍一味，《神农本草经》称其味苦性平，《名医别录》称其味酸性微寒，由此引发了白芍“苦平开泄”与“酸寒收敛”之争。其实《名医别录》说白芍“酸寒”，正补充了《神农本草经》的不足，把二者结合起来，方能大致概括白芍能敛能泄、动静相因、可升可降之特性。

11.《伤寒论》用芍药，都是在芍药具有“通”的主导功用下发挥其不同药效的。如芍药在桂枝汤中是“通畅营气”，在四逆散中是“通调肝气”，在麻子仁丸中是“通便泄下”，在真武汤中是“通利水道”，在当归四逆散中是“通络行滞”。

12. 芍药“益气”，《神农本草经》有明文。《经史证类备急本草》记载服白芍满 300 日，能“登岭绝谷而不饥”。20 世纪 80 年代，广州兴建了一座以白芍为主要原料的饮料厂。该厂生产的“健力宝”饮料被列为我国运动员必备之品，其健身功能胜过美国同类产品，为白芍有益气作用提供了佐证。又安徽医科大学一项研究表明，白芍的药理作用和人参不相上下。科研人员对这两种中药进行了27种药理作用的对比研究，其中两者效用相当的有17种，白芍不及人参的有3种，优于人参的有7种。

13. 白芍是一种应用范围极广，临床效果很好的药物。对哮喘患者应用小青龙汤或其他肃肺降气平喘方药时，重点配用白芍可增强其平喘功效。这是因为白芍通过柔肝，加强肝木的疏泄作用，以助肃肺降气而奏平喘之效。虚喘患者在用补气益肺方药时，配以养血柔肝的白芍，也能提高疗效。治疗溃疡病，小建中汤是良方，如欲使其疗效更为显著，一定要重用白芍，甚至可用至60克。对食管、胃、肠痉挛以及过敏性结肠炎患者，也可用白芍配合白术、香附、木香等而获良效。对冠心病、心肌炎等患者，可用白芍配合丹参、党参、麦冬等药物，以加强补心活血、养血补气的功效。治腓肠肌痉挛或其他肌肉痉挛，可重用芍药甘草汤，若再配合地龙、全蝎等虫类祛风药，则效果更好。再如对偏头痛、妇女痛经、外科手术后疼痛等病证，都可应用白芍进行治疗。如果在处方中按常用量（6~15克）应用白芍效果不显著，则可重用至60克，疗效更佳，且没有发现不良的副作用。

14. 白芍入肝经，有解痉、缓急止痛、利小便、止血等作用。治疗泌尿系结石，在辨证用药基础上，加入大剂量白芍，能促进排石。

15. 白芍能缓急迫止血，用量在30克以上时，对吐血、呕血、咳血、鼻衄、便血、崩中下血等属肝气急迫所致者，有较好疗效。

16. 治高血压动脉硬化，经常头痛，烦躁，大便干结，辨证属阴虚阳亢，血分瘀滞者，可用赤芍、白芍各30克，水煎代茶饮，有降压、止头痛的功效。连续服用旬月或数月，疗效甚好。

17. 白芍适用于阴虚有热癃闭及水肿，但要注意两点：一是生用，二是用量要大，常需用至60克。

18. 白芍有镇静、镇痛及松弛平滑肌等作用，故是治疗三叉神经痛、骨质增生的必用之品，且须重用。白芍30~60克，配木瓜、威灵仙、骨碎补等，治骨质增生；白芍30克，配石决明、牡蛎、蜈蚣，治三叉神经痛。

19. 白芍有抗过敏作用，在抗精子抗体阳性时，是必用之品。

20.《傅青主女科》所载100余首方剂中，用白芍多达40余处，其目的在于平抑肝阳，安定阴血。肝藏血，体阴而用阳，阴血充足才能柔润以养肝。若肝阴不足，可致肝阳上亢，临床常见经行眩晕、月经不调、子晕子痫、绝经前后诸证等。女子一生，月经、妊娠、分娩、哺乳，均以血为用，故机体往往处于阴血不足而气分有余的状态。白芍味苦酸，性微寒，归肝、脾经，功能养血敛阴、平肝潜阳、缓急止痛，故对妇科病证有较多应用机会。

21. 白芍配荷叶能敛阴清肝、凉血止血，且能达到止血不留瘀和瘀血去、新血生的目的。两药各用30克，治疗血热型经多、崩漏，有较好止血效果。

22. 血虚寒人，忌用白芍。古人有减芍药以避中寒之说，不可忽视。

23. 白芍泻火生用，敛阴炒用，酒炒和血，醋炒止血。

23 补　阴　药

补阴药，又称滋阴药或养阴药。这一类药物大都药性寒凉，带有甘味，具有滋阴、生津的作用，能治疗阴虚证。阴虚患者常见体虚津亏，口干舌红，无舌苔或舌苔很少，头晕眼花，眼睛干涩，甚至有低热（虚热）、盗汗、干咳等症。有些补阴药的药性滋腻，不易消化，如有舌苔腻、胸闷、不思饮食或腹泻等症状时，不宜应用。对于阴虚而同时有脾胃虚弱、消化不良的患者，应配合健胃消化的药物同用。本类药除能补阴外，各药都还有其他的效用，这一点需要注意。

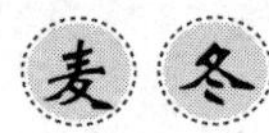

麦冬

麦冬，始载于《神农本草经》，原作“麦门冬”，是百合科多年生草本植物麦冬的块根。本品味甘、微苦，性微寒，归心、肺、胃经。

临证应用

［**配用简说**］

1. 麦冬有滋阴生津的功效，适用于热病后，体内津液消耗过多，出现口燥咽干等症，常配合生地、沙参、地骨皮等同用。若属内热消渴，饮水不解，可配合黄连、天花粉、生地、山药、石斛等同用。现用上述药物治疗糖尿病引起的消渴多饮有效，且能降低血糖。

2. 麦冬质润多汁，能养阴润肺，治肺燥干咳，痰少而黏，常配合沙参、玉竹、桑叶等同用；阴虚劳嗽，可配合天冬、知母、贝母等同用；若劳嗽日久，痰中带血，可配合贝母、知母、白及、阿胶等同用。

3. 麦冬入心经，有清心除烦的功效，治心中烦热，心悸失眠，常配合生地、玄参、丹参、酸枣仁、柏子仁等同用。

4. 暑热耗气或发热后气阴两伤，出现气短乏力、口渴汗多、脉搏微弱、血压降低等症，宜急用本品配合人参、五味子浓煎顿服，以益气、敛阴、生脉。

5. 治肺胃有热，灼伤阴津，咽喉干痛，麦冬可配合生地、玄参、黄连、桔梗、生甘草等药同用。

6. 麦冬养阴生津，有助于通便，常配合生地、玄参治疗津液不足引起的便秘。如大便秘结较甚，可酌加瓜蒌仁、枳实、生大黄等药。

7. 治燥热伤阴，吐血或鼻出血，可用麦冬捣汁和蜜服，也可与生地黄、大蓟、白茅根煎服。

［**一般用法**］

入煎剂6～12克，必要时可适当加量；或熬膏服。腹泻便溏、寒证咳嗽、湿浊中阻、消化不良者，均不宜用。

临证推广

［**古用发微**］

1. 治疗心气虚证、脘腹满饱 治结气，腹中伤饱，胃络脉绝，羸瘦短气，身重目黄，心下支满，虚劳客热，口干燥渴，用新麦门冬5斤（去心），捣熟，绞取汁，入白蜜半斤，于银锅中，以重汤煮，不住手搅，候如饴，即盛容器中。每服半匙，温酒调服。方见《太平圣惠方》卷95麦门冬煎。

《神农本草经》谓麦冬主“胃络脉绝”。此“胃络”当指“胃之大络”。《素问·平人气象论》：“胃之大络，名曰虚里。”虚里位于左乳下心尖搏动明显处，为古代脉诊部位之一。虚里脉绝，表明心气衰弱欲绝。麦冬主“胃络脉绝”，即说明本品治疗心气虚重症有效。这一点已为现代药理和临床所证实。药理研究表明，麦冬能提高心脏泵功能和耐缺氧能力，对实验性心肌缺血有明显的保护作用。临床研究也证实，麦冬口服液和注射液用治冠心病有效，对改善心电图也有一定作用。又本品治“结气，腹中伤饱”及“心下支满”等，是指麦冬能益胃生津，帮助脾胃恢复运化水谷的功能，亦即《名医别录》所谓“消谷调中”之意。

2. 治疗劳复发热 治劳复，气欲绝，麦门冬1两，京枣20枚，竹叶（切）1升，甘草2两。为粗末，以水7升，煮粳米1升令熟，去米纳诸药，煎取3升，分3服。不能服者，绵滴汤汁入口中。方见《备急千金要方》卷10麦门冬汤。《医学入门》用治劳复发热。

劳复指外感病愈后，余邪未清，因过度劳心、劳神、劳力而病复发者。

［**现代报道**］

1. 治疗顽固性休克 用参麦针（由人参、麦冬组成）10～20毫升加入5%葡萄糖液500毫升中静脉滴注，滴速为30～70滴/分。共治30例，感染性休克20例，心源性休克3例，低血容量休克7例。以收缩压>90mmHg，脉压差>30mmHg，脉搏<100次/分，四肢温暖，尿量>40毫升/小时，神志正常为度过休克。结果：感染性20例、低血容量7例均度过休克；心源性1例度过休克，2例死亡。（成都中医学院学报，1988，2：19）

2. 治疗慢性肺心病 对照组14例，采用西药治疗，包括低流量持续吸氧、应用抗生素、支气管扩张药、呼吸兴奋药、强心利尿药及采取纠正酸碱平衡失调等措施。治疗组15例，除停用呼吸兴奋药外，其他治疗措施同对照组，并配合用生脉针10支（每支2毫升，内含红参、麦冬等生药各0.2克）加入10%葡萄糖液250毫升中静脉滴注，每日1次，连用15日。结果：治疗组治疗前后的动脉血氧分压、动脉血氧饱和度及碱剩余等指标均有显著差异，而对照组则无显著差异，表明参麦针对慢性肺心病低氧血症的患者，具有较好的疗效。（中医杂志，1988，7：42）

3. 治疗急性心肌梗死 在心电图和压力示波监视下，经导管向右房腔缓速（10毫升/分）推注生脉液（每支10毫升，每毫升含生药0.57克，由红参、麦门冬、北五味子1：3：1.5组成）15～30毫升，连续观察45～60分钟。共治6例，广泛前壁心肌梗死（AMI）3例，下壁AMI 3例（其中1例合并广泛前壁）；均无心内分流和严重心律失常。结果：临床均表现精神稳定，无心绞痛发作，4例给药后面色好转，红润，出汗减少，四肢转暖，脉搏似较前充实有力，3例有全身温暖感，2例肺部啰音无明显改变。血流动力学指标药后明显改善，心输出量平均增加20%；每搏量平均增加19.5%；左室充盈压平均降低2mmHg；中心静脉压变化不明显；动脉压改变与原水平有关，若初始血压高者，药后降低均值为13.8mmHg，初始为低血压或休克者给药后升高均值为8.7mmHg；体循环血管阻力平均降低21.4%。（中华心血管病杂志，1984，1：5）

4. 治疗病态窦房结综合征 用参麦注射液（主要成分为人参、麦冬）80～100毫升，加入5%葡萄糖液250毫升中静脉滴注，每日1次。10～15日为1疗程，连用2个疗程，疗程间间隔3日。治疗20例，并与治疗前作自身对照。结果：心室率均数从51.82次/分升至58.26次/分，差异显著（$P<0.01$）。其窦房节恢复时间、校正窦房节恢复时间、总窦房传导时间，均较治疗前改善（P均<0.05）。（中西医结合实用临床急救，1997，5：236）

5. 治疗心力衰竭 在给予常规洋地黄、利尿药、扩血管药及敏感抗生素治疗的基础上，加用参麦注射液（每毫升相当于红参、麦冬各1克）80毫升加入10%葡萄糖液300毫升中静脉滴注2～3小时，同时给予辅酶Q_{10}60毫克加入5%葡萄糖液250毫升中静脉滴注2～3小时，均每日1次。对照组25例，给予常规洋地黄、利尿药、扩血管药及敏感抗生素治疗。两组均以15日为1疗程。以心功能提高Ⅱ级为显效。结果：治疗组显效11例，有效15例，总有效率83.9%；对照组显效2例，有效10例，总有效率48.0%。两组疗效有显著性差异，$P<0.05$。（中国中西医结合杂志，1999，3：185）

6. 治疗糖尿病 治疗组30例，用参麦注射液（主要成分为人参、麦冬）20～40毫升，加入生理盐水250毫升中静脉滴注，每日1次，连用20日为1疗程。同时给予常规治疗：达美康每次40～80毫克，每日2次口服，并作饮食控制。对照组30例，单用常规治疗。以卫生部《中药新药研究指导原则》制定的标准判定疗效。结果：两组显效分别为13例和7例，有效分别为14例和12例，总有效率分别为90.0%和63.3%，差异有显著性（$P<0.05$）。（江苏中医，1999，2：27）

7. 治疗急性脑梗死 治疗组36例，在西医常规治疗的基础上加用参麦注射液60～100毫升加入10%葡萄糖液中静脉滴注；合并糖尿病者以生理盐水代替葡萄糖液。每日1次，4周为1疗程。对照组34例，采用单纯西医常规治疗措施。以症状基本消除，患肢肌力提高Ⅱ级以上，语言恢复，生活能基本自理为显效。结果：治疗组显效19例，有效15例，总有效率94.4%；对照组显效9例，有效20例，总有效率85.3%。两组疗效差异显著（$P<0.01$）。（浙江中医学院学报，1997，3：29）

8. 治疗脑功能轻微障碍综合征 治疗组36例，用红参3克，麦冬6克，北五味子6克，煎水代茶，每日1剂；对照组28例，用左旋苯丙胺5～10毫克，早晨、中午分服。均以2个月为1疗程。以行为异常、注意力不集中、接受能力差、控制力薄弱、意识障碍等5项症状全部消失，并稳定正常者为痊愈。结果：治疗组痊愈8例，显效12例，好转16例；对照组显效7例，好转15例，无效6例。（中医杂志，1992，1：32）

9. 治疗小儿厌食症 由麦冬、玉竹、槟榔等组成小儿厌食合剂，4岁以内每次服10毫升，4～6岁15毫升，7岁以上20毫升，每日3次，饭前半小时或空腹服，连服1～2月。共治384例，以食欲明显改善，体重增加超过1千克或增加1千克而食量增加1倍以上为显效。结果：显效155例，好转184例，无效45例。认为胃津脾阴亏损是小儿厌食症的主要病机。（中医杂志，1988，6：44）

临证参考

［**古法借鉴**］

1. 哮证 治热哮，伤热伤暑而发，及盐哮、酒哮，用麦冬3两，桔梗3钱，甘草2钱，水煎服。不必加去痰之药，加则不效矣。此经验见载于《仙拈集》卷1引《汇编》虚哮汤。

2. 乳发 治乳发，麦冬2钱，茅根3钱，齐头蒿1把，水煎服。此经验见载于《万氏秘传外科心法》乳发消毒饮。

3. 子烦 治妊娠心惊胆怯烦闷，名曰子烦，用麦门冬（去心）、防风、白茯苓（去皮）各1两，人参半两。为粗末，每服4钱，水1盏半，生姜5片，入淡竹叶10片，煎至8分，去滓温服，不拘时候。此经验见载于《重订严氏济生方·妇人门》麦门冬汤。

《女科撮要》卷下竹叶汤无防风，多黄芩，治同。

4. 产后痢渴 治产后痢而渴饮无度，用麦门冬3两，乌梅20个。上细剉，水1升，煮取7合，细呷。此经验见载于《济阴纲目》卷5引《必效》。

5. 瞳仁痛 治肾火乘肺，两目生翳，其色淡绿，瞳子痛不可当，麦冬2两，天门冬5钱，生地、玄参各1两，水煎服。此经验见载于《辨证录》卷3益肺汤。

6. 音哑 治喉白腐音哑，大熟地、大麦冬各1两，取长流水与井水各半浓煎，徐徐服之。此经验见载于《重楼玉钥续编》两富汤。

麦冬适用于肺肾阴虚，津液不足所致的音哑。熟地滋养肾阴，麦冬补益肺阴，两药配用，金水相生，津升于喉，声音自鸣。

7. 口舌疮 治口舌生疳，久患不愈，天冬（去心）、麦冬（去心）、玄参各等份，研细末，为丸。置齿舌间，含化。此经验见载于《外科全生集》卷4二冬散（丸）。

《普济方》卷299麦门冬丸治口疮，以麦门冬青苗配生甘草、五味子制丸含化，并取麦门冬近根1寸许白者，煎水含漱。

8. 药物中毒 解一切毒药发，不问草石，始觉恶即服此方：生麦门冬、葱白各8两，豉2升。为粗末，以水7升，煮取2升半，分3服。治金石药发，麦门冬4两，甘草1两，绿豆3合。为末，蜜和为丸。每服3钱，灯心汤下。上述经验见载于《备急千金要方》卷24及《本草汇言》卷4引《本草图经》。

［**论治备参**］

1. 麦冬泻肺中之伏火，清胃中之热邪，补心气之劳伤，止血家之呕吐，益精强阴，解烦止渴，美颜色，悦肌肤，退虚热，解肺燥，定咳嗽，可持之为君，又可借之为臣使。

2. 麦冬，大抵古人治脾胃多，后人治心肺多。一说本品为纯补胃阴之药，后人以为肺药者，盖土能生金，肺气全恃胃阴以生，胃气润，肺自资其益。一说本品为清心润肺之药，主治心气不足，惊悸怔忡，健忘恍惚，精神失守，或肺热肺燥，咳声连发，肺痿叶焦，短气虚喘，火伏肺中，咯血咳血等症。其味甘气平，能益肺金；味苦性寒，能降心火；体润质补，能养肾髓，专治劳损虚热之功居多。

3. 麦冬为清凉润泽、凉金泻热之上品，但对中虚肺热者不宜。因为阳衰土湿，中气不运，胃胆上逆，相火刑金；金受火刑，失其清肃降敛之性，嗽喘吐衄，于是生焉。但服清润，阴旺湿滋，中气愈败，胃土更逆，上热弥增。此宜肺与脾胃同治，故仲景用麦冬必与人参、甘草同剂。

4. 古方多以麦冬治肺虚咳嗽，独徐灵胎谓咳嗽断不宜用。盖以麦冬汁浆胶黏太甚，肺中稍有客邪，即可留滞不散，惟济以半夏之辛燥开通，则不惟治嗽甚效，即治喘亦甚效。一说麦冬乃补肺之重剂，肺气虚极，气不能续，则用之以补肺气。然仲景往往与半夏同用，如麦门冬汤、竹叶石膏汤是也，盖防其窒腻耳。一说仲景将麦冬、半夏配用，燥湿同治，最有巧思，深得制方之理。

5. 麦冬与地黄、阿胶、麻仁，同为润经益血、复脉通心之剂；与五味子、枸杞，同为生脉之剂。一说本品同川连，治消渴饮水；同甘草、粳米、大枣、竹叶，治劳气欲绝；同乌梅，治下利口渴；同人参、五味、杞子，治虚热病暑；同沙参、五味，治心肺虚热。

6. 麦冬引甘草泻心中之火，加灯心则降火下行甚速。又本品同五味子，益元精而止渴。

7. 对一些久咳不已，疗效欠佳的顽固性咳嗽，可用麻黄配麦冬。麻黄辛温开泄，能宣畅肺气以止咳；麦冬甘寒清润，能润肺止咳。两药合用，一宣一润，既有协同作用，又能互相制约，相辅相成。

8. 患热病发汗太过，致心悸不安，神疲无力，脉沉细而数，用麦冬配玄参、炙甘草、石斛同用，能增加津液，安心定悸。

9. 肺胃津伤，横膈膜因燥而痉挛，呃逆不止，舌质焦燥无津，用麦冬、生地甘润，配竹茹、枇杷叶清降，有良效。

10. 麦冬有助于软化血管，降低血压，治动脉硬化性高血压，头痛头晕，手足麻痹，烦躁，睡眠不安，可配合生地、钩藤、菊花、白蒺藜同用。血压平稳后，改用麦冬、何首乌、女贞子、白芍等药，能使血压维持正常。

11. 全反式维甲酸对于急性早幼粒细胞白血病等恶性肿瘤有较好疗效，但也存在使口唇周围干裂、产生肝脏毒性等不良反应。尝试在维甲酸治疗中加用砂仁麦冬汤（砂仁5克，麦冬50克，玄参15～20克，菊花25克）代茶饮，以对抗维甲酸的副作用，取得较好效果。凡在服用维甲酸同时就服用了砂仁麦冬汤者，无1例出现肝脏毒性及口唇周围干裂等不良反应；如先服维甲酸已出现口唇周围干裂表现，则在饮砂仁麦冬汤2～3日后症状开始减轻，5～7日后完全消失。并观察到，砂仁麦冬汤对维甲酸的疗效无任何不良影响。

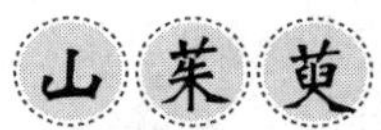

山茱萸

山茱萸，始载于《神农本草经》，是山茱萸科落叶灌木或乔木植物，药用成熟果实。本品味酸、涩，性微温，归肝、肾经。

临证应用

［**配用简说**］

1. 山茱萸是补益肝肾之阴的常用药物，对于肝肾不足而出现的腰酸头晕等虚弱症状，可配合地黄、山药、丹皮、茯苓、泽泻同用，即六味地黄汤的组成。在此基础上，治阳痿不举，精冷不孕，可去泽泻、丹皮，加菟丝子、枸杞子、鹿角胶等；腰痛较甚，加杜仲、续断；遗精明显，加金樱子、沙苑子、五味子；尿频遗尿，加益智仁、桑螵蛸、山药等。

2. 山茱萸是一味具有收敛性的强壮药，有止汗固脱作用。治阳虚自汗，配黄芪、附子；治阴虚盗汗，配地黄、知母；治大汗虚脱，血压急剧下降者，须配人参、附子、煅龙骨、煅牡蛎同用。

3. 山茱萸配黄芪、白芍、茜草等药同用，可用于脾肾不足，冲任不固的崩漏下血、月经过多。

［**一般用法**］

入煎剂6～12克，急救固脱可酌情加大用量。膀胱湿热，小便刺痛者忌服。传统认为山茱萸的核有滑精作用，故用时要去净核，只用果肉，所以处方名称叫“山萸肉”。

临证推广

［**古用发微**］

1. 治疗咳血、吐血　张锡纯体会：山萸肉善治内部血管或肺络破裂，以致咳血、吐血久不愈者。如他治马氏少妇，咳血3年，百药不效，处以山萸肉、生龙骨各1两煎服，2 剂咳血即愈。又用此方治张权吐血，3 剂痊愈。张氏说，如果吐血较甚，宜加代赭石五六钱同煎；若同时用药汁送服三七粉二三钱，则效果更好。上述经验见载于《医学衷中参西录》中册“山萸肉解”。

2. 治疗小便白浊 山茱萸固肾益精，能治小便白浊。取大萝卜1只，切下青蒂，当中挖成凹坑状，放入山茱萸，盖上蒂，竹签固定，于饭内蒸萝卜软烂为度。取出，不用萝卜，以山茱萸晒干为末，面糊为丸，如梧桐子大。每服三四十粒，空心、食前温酒、盐汤送下。方见《是斋百一选方》卷15 金锁丹。

《药品化义》记载山茱萸治“白浊”。

3. 治疗心腹、肢体疼痛 山茱萸主“痹”，《神农本草经》有明文。张锡纯认为：凡心腹、肢体疼痛，皆气血之痹而不行也，可配用山萸肉开痹。他介绍他的门生万泽东，曾治一壮年男子，因屡经烦恼之余，腹中常常作痛。诊其脉左关微弱，知道是怒久伤肝，肝虚不能疏泄。于是用山茱萸2两，佐以当归、丹参、柏子仁各数钱，连服数剂，腹痛遂愈。张锡纯制订的曲直汤，治肝虚腿痛，也重用本品，可以参看。上述论治经验见载于《医学衷中参西录》中册“山萸肉解”。

［**现代报道**］

1. 治疗脱证 山茱萸肉 90～120 克，水煎，取 200 毫升，首次服 1/3 量，剩余药汁视病情分多次服。共治脱汗、脱血、脱液、脱精致血压骤降者 57 例。以脱证消失，血压回升至正常为痊愈。结果：痊愈 52 例，好转 5 例，总有效率 100%。（中国中医急症，1994，5：214）

2. 治疗乳糜尿 取龙眼肉 20 克，山茱萸 10 克，大米 50 克。先用水煮米粥如常法，米将熟，放入两药煮熟，加少许盐作早餐。下午加泡龙眼肉 20 克当茶喝。忌食油。连服 1～3 个月。共治 16 例，全部治愈。（河北中医，2001，2：87）

3. 治疗肩关节周围炎 山茱萸（去核）35 克，随证酌加 1～2 味药，水煎，每日 1 剂，服 2 次。症情好转后山茱萸剂量减至 10～15 克，煎汤或代茶泡服。少数患者服用以山茱萸为主的 9 味药复方。共治 29 例，以治疗后肩关节活动、功能完全恢复正常，疼痛消失，半年以上未复发者为痊愈。结果：痊愈 20 例，显效 6 例，好转 3 例，总有效率 100%。一般服药 4～5 剂开始见效。（中医杂志，1984，11：35）

4. 治疗复发性口疮 每晚临睡前取山茱萸粉 10 克，用陈醋调成糊状，分别置于 2 块 3 厘米×3 厘米的干净纱布中央，敷贴于双足涌泉穴，次日晨起洗净。10 日为 1 疗程，连敷 4 个疗程，疗程间间隔 10 日。共治 92 例，均为单纯性口腔溃疡，有明显的周期性复发规律，病史 1～15 年不等。以治后溃疡愈合，3～5 年内不复发为显效。结果：显效 26 例，有效 54 例，无效 12 例。（新中医，1992，3：16）

临证参考

［**古法借鉴**］

1. 呕吐 治肾虚引起的朝食暮吐，暮食朝吐，熟地 2 两，山茱萸 3 两，水 5 碗，煎1碗，再加肉桂3钱，煎至7分。空心1次服完，食物下咽即吐者，去肉桂，加麦冬3钱煎服。愈后服六味地黄丸2个月，以善后。此经验见载于《仙拈集》卷1补肾汤。

《药性论》称山茱萸能“止呕逆”。

2. 产后抽搐 张锡纯称山茱萸能治“肝虚内风萌动”。如他治一产妇，产后10余日，周身汗出不止，引起肝风内动，四肢发搐，急用山萸肉、怀山药各2两煎服，2剂痊愈。此经验见载于《医学衷中参西录》中册“山萸肉解”。

［**论治备参**］

1. 山茱萸大能收敛元气，振作精神，固涩滑脱。元气将脱，脱有危在顷刻之势，重用山萸肉即可随手奏效。因人之脏腑惟肝之疏泄太过，重用萸肉以敛之，则其疏泄之机关可使之顿停，即元气可以不脱。此从临证实验而得，知山萸肉救脱之力十倍于参、芪。山茱萸收涩之中兼具条畅之性，故又能通利九窍，流通血脉，治肝虚自汗、肝虚胁疼腰疼、肝虚内风萌动，且敛正气而不敛邪气，与其他酸敛之药不同。

2. 山茱萸之性不独补肝也，凡人身之阴阳气血将散者，皆能敛之。对于肝肾本虚，阴阳之气行将涣散的虚喘欲脱，具有特效。

3. 山茱萸大剂量重用或配当归、生乳香、生没药同用，对于气血亏虚不能流通而引起的心腹肢体作痛者，疗效颇著。

4. 山茱萸配伍石韦，用治虚实夹杂型慢性肾炎蛋白尿，每获良效。两药合用有摄精泄浊、开合互济之妙。

5. 贵州民间经验方：治神经衰弱、失眠，山萸肉、桂圆肉、党参各50克，水煎服。

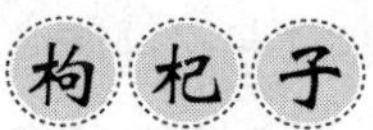

枸杞子

枸杞子，始载于《神农本草经》，原作“枸杞”，是茄科落叶灌木植物宁夏枸杞的成熟果实。枸杞的根皮也是一味常用中药，叫地骨皮。枸杞的嫩苗可作蔬菜，叫枸杞头，炒熟吃或煮汤服，有清凉、明目的功效。本品味甘，性平，归肝、肾经。

临证应用

［**配用简说**］

1. 枸杞子有补肾益精、滋阴养肝、明目等功效，药性平和，无寒热之偏，亦无碍胃之弊，体弱虚羸之人需缓补者，可以久服。服法既可单味煎服、蒸服、浸酒服、熬膏服，亦可加入粥、汤、菜肴、点心中，制成药膳服。治疗肝肾阴亏，腰膝酸痛，头晕目眩，可配合熟地、山茱萸、桑寄生、杜仲等同用；治疗肝肾不足，视物昏花，目暗不明，可与菊花相配，加入六味地黄汤中应用。枸杞子与熟地、山茱萸、肉桂、附子等配用，又可治疗肾阳不足所致的阳痿、滑精、便溏等症。此即善补阳者于阴中求阳的治法。

2. 枸杞子能滋阴生津止渴，蒸熟嚼食或煎汤饮，对内热津伤之消渴有效，若与生地、山药、天花粉、黄芪、麦冬、知母等药同用，效果更好。现代治糖尿病每选配本品，并证实其有降血糖作用。

3. 枸杞子滋阴润肺，又能用治疗阴虚劳嗽，常与生地、知母、贝母、百合、麦冬等配用。

[**一般用法**]

入煎剂 6～12 克，也可蒸服、浸酒或熬膏服。脾虚泄泻者慎用。

临证推广

[**古用发微**]

1. 增强男子性功能 《墨宝斋集验方》卷上有固精煮酒，功能助阳坚举，久服多子。药用甘枸杞 4 两，川当归（酒洗净）2 两，怀地黄 6 两。上为粗末，以绢袋盛，入坛内，用好头生酒五六大壶，煮 2 炷香为度。取起出火性，7 日后饮之。每日空心及将晚时饮三五杯，不可多饮。种子并治阳痿，也可用人参 2 钱，枸杞 5 钱，煎水酒 2 斤，作几次饮之。每饮酒，用猪腰子以刀划纵横纹，将破故纸（即补骨脂）5 钱为末，入腰子纹内，纸包煨熟，咽酒。方见《奇方类编》卷下。

枸杞子是“补益精气，强盛阴道”（《本草经集注》）的要药。明代治疗肾虚不育、阳痿早泄的名方“五子衍宗丸”也以它为主药。张景岳体会：“此物微助阳而动性，故用之以助熟地最妙。”（《本草正》）上述“固精煮酒”即如此配伍。现代亦有报道称，服用单味枸杞子，治疗因精液异常不能生育者有效。

2. 治疗短气 治卒短气，枸杞为粗末，每服 3 钱匕，水 1 盏，生姜（切碎）一枣大，煎至 7 分。去滓温服，每日 3 次。方见《圣济总录》卷 67 枸杞汤。

《重庆堂随笔》卷下曰：“《圣济》以一味治短气，余谓其专补心血，非他药所能及也。”《柳洲医话》：“余治肝肾亏损，气喘息促之证，必重投熟地、人参。无力之家不能服参者，以枣仁、杞子各一两代之，亦应如桴鼓。”王孟英按：“枸杞一味，专治短气，其味纯甘，能补精神、气血、津液诸不足。”

3. 保健补虚，抗衰延年 自古以来，枸杞子就是补虚延年的良药。如《肘后备急方》卷 4 有枸杞子酒方，主补虚，长肌肉，益颜色，肥健人，能去劳热。药用生枸杞子 5 升，好酒 2 斗，研搦匀碎，浸 7 日，漉去滓饮之。初以 3 合为始，后即任意饮之。《备急千金要方》卷 12 有枸杞煎，补虚羸，久服轻身不老。其方取枸杞子（9 月采）1 升，以清酒 6 升，煮五沸，取出研之熟，滤取汁，令其子极净，晒令干，捣为末，和前汁微火煎，令可丸。每服 2 方寸匕，每日 2 次，渐加至 3 匕，酒调下。亦可丸服，每服 50 丸。后世《医心方》《寿亲养老新书》《寿世保元》《遵生八笺》等书中类似方很多，大多以酒浸单味枸杞熬膏服，谓有“消除百病”“强健身体”“填精补髓”“延年益寿”等功效。除单用外，本品也常与地黄等药配伍同用。如《寿亲养老新书》卷 3 三妙汤方，用地黄、枸杞实各取汁 1 升，蜜半升，银器中同煎如稀饧。每服 1 大匙，用汤或酒调下。能实气养血，久服弥益人。《圣济总录》卷198二精丸以本品与黄精相配，称有助气固精、保镇丹田、活血驻颜的功效。其方取上两味各2斤，于八九月间采取。先用清水洗黄精一味，令净，控干细剉，与枸杞子相和，杵碎拌令匀，阴干，再捣罗为细末，炼蜜为丸，如梧桐子。每服三五十丸，空心、食前温酒下。《眼科秘诀》卷2有杞实粥方：芡实7钱，枸杞子3钱，粳米（晚熟者）大半茶盅。用砂锅一口，先将水烧滚，下芡实煮四五沸，次下枸杞子煮三四沸，又下大米，共煮至浓烂香甜。空腹食之，以养胃气。40日皮肤润泽，100日步履壮健，1年筋骨牢固，久服聪耳明目，延年益寿。杞圆膏也是古代著名的补膏，能安神养血、滋阴壮阳、益智、强筋骨、泽肌肤、驻颜色。药用枸杞子、桂圆肉各5斤。上药用新汲长流水50斤，以砂锅桑柴火慢慢熬之，渐渐加水，煮至杞、圆无味方去滓，再慢火熬成膏取起，瓷罐收贮。不拘时候频服二三匙。方见《摄生秘剖》卷4。

枸杞子“补益精气”（《本草经集注》），久服能“令人长寿”（《药性论》）。现代许多研究已证实，枸杞子能改善和提高机体的免疫功能，并有延缓衰老的作用。

［**现代报道**］

1. 辅助治疗原发性肝癌 口服枸杞多糖，每次50毫克，早晚各1次，共服2个月以上。共治20例，发现能改善症状和免疫功能低下状态，延长生存期，平均存活期达11个月。服药1~2周后精神好转者90%（18/20），食欲增加者80%（16/20），肝区胀痛不适减轻者45%（9/20），睡眠改善者65%（13/20），大便规律者70%（14/20）。服用2个月后进行免疫功能测定，OT试验由阴性转为阳性者8例（40%），LBT有不同程度的升高，Et-RFC有6例上升10%~20%，Ea-RFC有8例上升5%~10%；LBT、Et-RFC、Ea-RFC三项均升高者6例（30%）；AFP转阴者7例，ALT、γ-GT、ARP均转正常。同时可减少化疗药物5-Fu、喃氟啶对造血系统抑制等毒副作用，增强抗癌免疫监视系统。（中药药理与临床，1990，6：38）

2. 治疗慢性萎缩性胃炎 宁夏枸杞子烘干粉碎，每日20克，分2次空腹嚼服，2个月为1疗程。共治20例，症状疗效以临床症状消失为显效。结果：显效15例，有效5例。胃镜疗效以原黏膜萎缩明显缩小，肠腺化生消失，或黏膜颗粒状增生基本消失，或黏膜下血管透见不清楚者为显效。结果：16例作胃镜活检，显效7例，有效6例，无改变3例。（中医杂志，1987，2：12）

3. 治疗高脂血症 治疗组406例，服降脂冲剂（用女贞子、枸杞子、红糖制成），每次1包，每日2次，饭后30分钟冲服。对照组109例，服安妥明0.5克，每日3次。均以4~6周为1疗程。伴有高血压、糖尿病、冠心病等合并症者，可同时服用治疗原有疾病之药。以服药后血清总胆固醇下降>0.52mmol/L（20mg%）；甘油三酯下降>0.22mmol/L（20mg%）；β-脂蛋白下降>0.5g/L（50mg%）者为有效。结果：治疗组降胆固醇有效率74.24%（294/396），降甘油三酯有效率66.33%（199/300），降β-脂蛋白有效率67.22%（86/127）；对照组分别为58.00%（58/100），76.25%（61/80），60.47%（26/43）。降脂冲剂降甘油三酯及β-脂蛋白的疗效与安妥明相似，降胆固醇的功效优于安妥明，且无安妥明的诸多副作用。（中国中药杂志，1991，6：372）

4. 治疗男性不育症 每晚嚼食枸杞子15克，连服1个月为1疗程。一般精液常规正常后再服1个疗程，服药期间适戒房事。共治42例，结果：经服药1个疗程，精子常规转正常者23例，2个疗程转正常者10例，6例无精子者无效，3例效不佳。2年后随访，精液转正常的33例均已有后代。（新中医，1988，2：20）

5. 治疗银屑病等皮肤病 口服宁夏枸杞子粗提取物胶囊（每粒含粗提取物25毫克），每次2粒，早晚各服1次，2个月为1疗程。共治50例，结果：患者的T－淋巴细胞转化率和活性E花环均显著增高；对其中27例各型银屑病的疗效较为明显，有效率为73.5%，其细胞免疫指标亦有明显提高。（中药药理与临床，1988，2：45）

临证参考

［**古法借鉴**］

1. 肝劳 治肝劳，面目青，口苦，精神不守，恐畏不能独卧，目视不明，用枸杞子1斗，酒2斗，同煎或渍之，随量饮三五杯。此经验见载于《医方考》卷3枸杞酒。

2. 疰夏 治疰夏虚病，用枸杞子、五味子研细，滚水泡，封3日，代茶饮，效。此经验见载于《本草纲目》卷36引《摄生方》。

脾胃素虚，气阴不足，不能适应炎夏气候，每至春夏之交即出现体倦乏力、饮食少思、嗜卧脚软等症，谓之疰夏。湿阻明显者，如加藿香、佩兰等药，效果更好。

3. 血虚风证 治血虚变生一切风证，每日早晚只取枸杞子1两煎汤饮，并食其渣。此经验见载于《本草汇言》卷10引山西车经历传方。

4. 痈疽虚证 治一切痈疽恶毒，溃烂不已，及瘰疬结核，马刀肉瘿，延结不休，或风毒流注，上愈下发，左消右起，延串不止，或便毒鱼口，杨梅破烂，日久不合，只用枸杞子一味，每早晚1两，干嚼，以川萆薢5钱煎汤送服，百日全愈。此经验见载于《本草汇言》卷10引《外科全书》。

上述诸症属气血、精血亏虚者适用本方。

5. 面黯皯疱 治面黯皯疱，用枸杞子10斤，生地黄3斤。为末，每服方寸匕，温酒下，日3服。久则童颜。此经验见载于《本草纲目》卷36引《圣惠方》。

枸杞子有补益、美容功效。《药性论》谓其"能补益精气诸不足，易颜色，变白"。

6. 血崩 止血崩方：枸杞、白术各5钱，红枣50个。水2碗，煎1碗，连服数剂，止为度。此经验见载于《亟斋急应奇方》卷2。

本方适用于气血亏虚引起的崩漏证。

7. 耳卒聋 治耳卒聋闭，用广木香1两，枸杞子3两，共为末，每食后服2钱，白汤调服。此经验见载于《本草汇言》卷2引《外台秘要》。

8. 舌衄 治舌上出血方：枸杞子1两，水煎含漱口，慢慢咽下，勿断。此经验见载于《亟斋急应奇方》卷2。

本方适用于肾经虚火上炎所致的舌衄。

［**论治备参**］

1. 枸杞，味重而纯，故能补阴；阴中有阳，故能补气。所以滋阴而不致阴衰，助阳而能使阳旺。虽谚云离家千里，勿食枸杞，不过谓其助阳耳，似也未必然也。此物微助阳而无动性，故用之以助熟地最妙。其功则明耳目、添精固髓、健骨强筋，善补劳伤，尤止消渴，真阴虚而脐腹疼痛不止者，多用神效。

2. 枸杞子益阳而兼益阴，地骨皮益阴而不能益阳。二物均非君药，可为偏裨之将，枸杞佐阳药以兴阳，地骨皮佐阴药以平阴也。

3. 《本草汇言》卷10引《杨小江稿》："（枸杞）前古言生血气，强阴阳，耐寒暑，坚筋骨，止消渴，去风湿周痹，有十全之功。故甄氏方治内损不足，精元失守，以致骨髓空虚，腰脊无力，血亏眼花，虚蒙昏涩。又治骨间风痛，肾脏风痒，滋阴不致阴衰，兴阳常使阳举。俗云枸杞善能治目，非治目也，能壮精益神，神满精足，故治目有效。又言治风，非治风也，能补血生营，血足风灭，故治风有验也。世俗但治补气必用参、芪，补血必用归、地，补阳必用桂、附，补阴必用知、柏，降火必用芩、连，散湿必用苍、朴，祛风必用羌、独、防风，殊不知枸杞感天令至阳之气而兼地之至阴之气以生，四气全备，五精具存，能使气可充，血可补，阳可生，阴可长，火可降，风湿可去，有十全之妙用焉。"

4. 枸杞子、酸枣仁同用，有人参滋补之功而无人参温热之害。

5. 枸杞子与玄参、甘草同用，名坎离丹，可以交通心肾。

6. 枸杞并麦冬，同生地，入青葙子，治肾虚目疾如神；佐杜仲，同芡实，加牛膝，疗房劳腰疼甚捷。又本品同五味子，治疰夏；同熟地、茯苓、白术，治肾虚目暗。一说枸杞子得麦冬，治干咳；得北五味子，生心液；配川椒、青盐，理肾而除气痛；佐白术、茯苓，补阴而不滑泄。

7. 脾胃薄弱，时时泄泻者勿入枸杞，须先治其脾胃，俟泄泻已止，乃可用之。即用，尚须同山药、莲肉、车前、茯苓相兼，则无润肠之患。

8. 在辨证论治前提下，重用枸杞，能使肝肾阴虚型肝炎患者的转氨酶显著下降，既可在复方中应用，亦可单方服用。如伴见气阴虚证，则可和五味子、垂盆草等同用，疗效尤佳。一说治肝炎，在辨证基础上重用枸杞子30～60克，配龙胆草或一贯煎加减，对改善肝功能、降低转氨酶、减轻或消除症状有佳效。湿热重者，枸杞用量可酌减。

9. 肝肾精血亏损所致的非寒非热之失血，枸杞为最佳药选。临证配以白芍，对慢性肝炎、肝硬化之衄血、紫斑等均可随证选用，有较好疗效。

10. 枸杞子能软化血管、降低血压、降低胆固醇。冠状动脉硬化及有其他心脏病状者，常以枸杞子嚼食或炖服，能防止病情继续进展。50岁以上男女，每日服枸杞子6～9克，能防止或延缓动脉硬化，有助于血压及胆固醇保持正常。

11. 枸杞子能健脑安神，凡脑神经衰弱、失眠、心慌、记忆力减退，本品配酸枣仁、远志、柏子仁制丸内服，能增强脑力。又常服枸杞子可防止衰老，配何首乌、当归、菟丝子制丸进服，是强壮及防止衰老的良方。

12. 取枸杞子30克，红花5克，水煎服，每月服12剂左右，治疗血虚经闭效果显著。

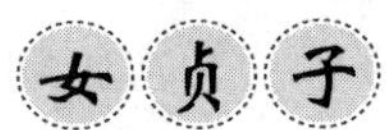

女贞子

女贞子，始载于《神农本草经》，原名“女贞实”，是木犀科常绿灌木或乔木女贞的成熟果实。本品味甘、苦，性凉，归肝、肾经。

临证应用

［配用简说］

1. 女贞子是性质平和的补益肝肾药，治疗肝肾阴虚，头晕目眩，腰酸脚软，须发早白，耳鸣潮热等，每与旱莲草配用。若加配熟地、枸杞子、何首乌等药，或配入六味地黄汤中应用，效果更好。本品补阴而不腻滞，适宜久服。

2. 女贞子是眼科常用药物，有养肝明目的作用，常与熟地、枸杞子、菟丝子、沙苑蒺藜等同用，治疗肝肾精血亏虚所致的眼目昏花。中心性视网膜炎，视力逐渐减退，用女贞子、决明子各15克，加沙苑蒺藜、菊花、夏枯草等煎服，有抗感染作用，能制止出血。早期老年性白内障及老年眼动脉硬化，视力减退，也可以常服本品配益肾养肝明目药进行防治。

3. 女贞子能清虚热，常配白薇、地骨皮、银柴胡、龟甲等同用。本品对慢性感染引起的低热有较好效果。

［一般用法］

入煎剂9～12克。清虚热宜生用，补肝肾宜蒸熟用。脾胃虚寒泄泻者忌服。

临证推广

［古用发微］

1. 治疗瞳仁缩小　治双目不痛，瞳神（仁）日益缩小，口干舌苦，女贞子1两，甘菊花、麦冬各5钱。水煎服。方见《辨证录》卷6菊女饮。

瞳仁缩小又名瞳仁紧小，可因肝胆火炽、风湿热邪、肝肾阴亏致虚火上炎等上犯清窍引起，也有的因外伤或某些白睛、黑睛疾病所致。西医的虹膜睫状体炎等病，可见到瞳仁缩小。

2. 治疗风热赤眼　女贞子有补益肝肾和明目的作用，除了能治疗肝肾亏虚的目暗不明外，也能用于风热赤眼。用法：女贞子捣汁熬膏，净瓶收固，每用点眼。方见《本草纲目》卷36引《济急仙方》。

［现代报道］

1. 辅助治疗急性白血病　将观察病例分成2组，治疗组45例，对照组30例。2组资料比较差异无显著性（$P>0.05$）。所有病例均采用常规化疗缓解后强化及维持化疗措施。治疗组加服贞芪扶正颗粒（由女贞子、黄芪组成，每袋15克），每次1袋冲服，每日2次；对照组不加用其他药物。用药3个月后统计疗效。结果：治疗组治疗后在细胞免疫功能增强程度、外周血白细胞恢复正常时间、感染至恢复正常时间及生活质量评分等方面，均显著优于对照组（$P<0.05$），且未见明显的不良反应。（中国中西医结合杂志，2003，11：869）

2. 治疗心律失常 用女贞子250克，加水1500毫升，文火熬至900毫升备用。每服300毫升，每日3次，4周为1疗程。治疗前停用抗心律失常药1周。共治43例，以心律失常消失为显效。结果：显效19例，总有效率79%。病程短者疗效较好，对伴心功能不全之心律失常疗效较佳，而对缓慢性心律失常疗效较差，对传导阻滞则无明显疗效。（中医杂志，1998，9：518）

3. 治疗慢性萎缩性胃炎 口服贞芪冲剂（主要由女贞子和黄芪组成），每次20克，每日2次，2个月为1疗程，治疗过程中停用其他有关药物。共治108例，均经纤维胃镜和病理活检确诊。临床症状疗效，以临床症状和体征基本消失，食欲正常为显效；胃镜疗效，以胃黏膜颜色基本恢复正常或灰白、灰黄基本消失，或灰色小凹基本消失，或血管透见不清楚为显效；病理活检疗效，以萎缩性病变由重度变轻度或转变为浅表性胃炎，或肠腺化生由重度变轻或消失，或不典型增生由重度变中度、中度变轻度或消失为显效。结果治疗后，临床症状疗效显效59例，总有效率94.4%；胃镜疗效显效14例，总有效率49.1%；病理活检疗效显效15例，总有效率58.3%。（中西医结合杂志，1989，7：424）

4. 治疗老年虚性便秘 女贞子30克，当归、生白术各15克，煎汤代茶饮服。共治32例，一般服药后3~7日大便趋于正常，其中25例在服药期间可保持每日大便，6例大便间隔日期较原来缩短一半以上，1例疗效不显，总有效率96.9%。（中医杂志，1998，9：520）

5. 治疗高脂血症 口服女贞子糖浆（每毫升含女贞子0.75克），每次30毫升，每日3次，4周为1疗程。于服药前后早晨空腹抽血检测血脂变化。共治42例，以疗程结束血清总胆固醇（T－ch）下降≥1mmol/L；甘油三酯（TG）下降≥0.3mmol/L；高密度脂蛋白（HDL）上升≥0.3mmol/L者为显效。结果：治前12例高T－ch患者，显效10例（83.3%），无效2例（16.7%）；42例高TG患者，显效22例（52.4%），有效14例（33.3%），无效6例（14.3%）；14例低HDL患者，显效8例（57.1%），有效4例（28.6%），无效2例（14.3%）。观察期间未见毒副反应。实验研究显示，家兔灌饲胆固醇、猪油后，女贞子可阻止其血清胆固醇、甘油三酯的升高，阻止或消减主动脉粥样硬化斑块的形成，减少冠状动脉病变数及减轻病变程度。（中医杂志，1993，8：493）

6. 治疗少精症 将五子衍宗丸改汤剂，加大剂量女贞子，入汤剂一般用30克以上，研末冲服，每日不少于10克，连用3个月。治疗15例，作为治疗组，并与单服五子衍宗丸改汤剂治疗的15例作对照。结果：治疗组精子质量与数量均有提高，与对照

组比较，差异有显著性（$P<0.01$）。（中医杂志，1998，9：520）

7. 治疗面部色素沉着 服女贞子浸膏，每次 15 克，每日 2～3 次，连用 3～6 个月，并辨证配合食疗和外用方。治疗 30 例，色素均减轻或消退。（中医杂志，1998，9：517）

8. 治疗口疮 治疗组 34 例，每次取女贞子 10 粒含于口中，使口津浸渍入药中，10 分钟后慢慢嚼碎，使药液充分浸润溃疡面，再徐徐咽下，如法每日 5～6 次；另用女贞子 25～30 克，细生地 20 克，黄柏 5 克，紫草 10 克，竹叶 5 克，煎服，每日 1 剂。对照组 20 例，口服维生素 $B_2$10 毫克，维生素 C 0.2 克，甲硝唑 0.2 克，每日 3 次。均以 6 日为 1 疗程。以治疗后口疮发作间歇期延长，半年至 1 年不复发为显效。结果：治疗组显效 27 例，总有效率 94.1%；对照组显效 9 例，总有效率 80.0%。（中草药，1997，4：252）

临证参考

［**古法借鉴**］

闭经、倒经 治妇女闭经、逆经、血疾，女贞子 2 斤，红花 3 两。为末，炼蜜丸，食后服。热重加天花粉、山栀各 2 两，或用 2 味煎汤送下。此经验见载于《医学入门》卷 7 女贞剪红丸。

《本草正》说女贞子有“养阴气，平阴火”的作用，《本草再新》称其能“通经和血”。

［**论治备参**］

1. 女贞子有变白发、明目之功，累试辄验，而《神农本草经》不载，为阙略也。

2. 女贞子其力甚微，可入丸以补虚，不便入汤以滋益。与熟地、枸杞、南烛、麦冬、首乌、旱莲草、黑芝麻、山药、桑椹、茄花、杜仲、白术同用，真变白发之神丹，然亦为丸则验，不可责其近效。又本品缓则有功，而速者寡效，故用之速，实不能取胜于一时，而用缓，实能延生于永，亦在人用之得宜耳。

3. 女贞子是治疗阴虚有火，不胜腻补患者的良药。

4. 女贞子治疗老年虚性便秘有良效，用女贞子 30 克，气虚加生白术 10 克，阴虚加生白芍 60 克、生甘草 15 克，阳虚加菟丝子 30 克、肉苁蓉 10 克，或再辨证加味，多获良效。

5. 女贞子配伍旱莲草，常用治慢性肝炎、迁延性肝炎属肝阴不足者，能消除症状，改善肝功能，对伴有出血者尤宜。药虽平淡，坚持服用，却有较好疗效。

6. 治疗类风湿关节炎，病重者在辨证复方中加入女贞子，病轻者，每日单用女贞子 30～60 克，水煎分服，30 日为 1 疗程，有良好疗效；对类风湿因子转阴，亦有明显促进作用。除个别体弱者服后便稀外，无明显毒副作用。

7. 安徽民间经验方：治白细胞减少症，用炙女贞子、龙葵各 45 克，煎服。又治口腔炎，用女贞子 9 克，金银花 12 克，煎服。

8. 浙江民间经验方：治神经衰弱，用女贞子1000克，浸米酒1000克，每日酌量服。也可用女贞子、旱莲草、桑椹子各15～30克，煎服。又治视神经炎，用女贞子、草决明、青葙子各1两，水煎服。

9. 四川民间经验方：治脂溢性脱发，用女贞子、何首乌、菟丝子、当归各10克，水煎服，每日1剂，连服2个月。

10. 治疗慢性苯中毒，用女贞子、旱莲草、桃金娘根各等量。共研细末，炼蜜为丸，每丸重6～9克。每服1～2丸，每日3次，10日为1疗程。

11. 女贞子酒蒸为佳。有研究表明，女贞子酒蒸品在升高白血球、抗炎和增强非特异性免疫功能等方面优于生品及其他炮制品，同时还减轻了滑肠的副作用。

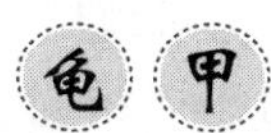

龟甲

龟甲，始载于《神农本草经》，是龟科动物乌龟的背甲及腹甲。传统用腹甲较多，又称龟板或龟版。本品味咸、甘，性微寒，归肝、肾、心经。

临证应用

［**配用简说**］

1. 龟甲滋养肾阴，适用于阴液亏损，虚火上炎所致的潮热盗汗、遗精、心烦等症，常配合熟地、知母、黄柏等同用。

2. 龟甲能滋阴潜阳，常配合生地、生白芍、生龙骨、生牡蛎等，治疗肝阳上亢，头痛头晕，烦躁易怒等。

3. 龟甲有养阴息风之功，治疗高热经久不退，阴液耗伤，虚风内扰，手脚微微抖动，可配合生地、麦冬、白芍、生鳖甲、生牡蛎等同用。

4. 龟甲富含钙质，凡肝肾不足所致的腰膝痿弱、行走乏力及小儿囟门不合等，可用本品补肾壮骨，滋肝强筋，常配合牛膝、杜仲、续断、鹿角、熟地等同用。

5. 龟甲入心经，能滋阴养心安神，治肾阴不足，心神失养而致的心悸怔忡、失眠健忘，常配合龙骨、远志、菖蒲同用。

6. 龟甲通过滋阴抑火能起到滋养止血、固经止崩的作用，常配合生地、丹皮等，用于阴虚血热而致的月经过多、崩中漏下等症。虚弱病人出血，用一般止血药收效欠佳或疗效不巩固时，加入本品能使止血迅速，不易反复。

7. 龟甲咸能软坚，治疗肝脾肿大及妇女癥瘕积块有效，常配合鳖甲、牡蛎、红花、桃仁、三棱、莪术等同用。现治疗肝硬化常配用本品。

［**一般用法**］

入煎剂9～24克，须打碎先煎；也常熬膏服，或入丸、散。孕妇忌服；舌苔腻，胃口不好者慎用。

临证推广

［古用发微］

治疗疮疡肿毒、乳疖乳痈 治肿毒或乳疖、乳痈初起，可单用龟甲1味，煅研为细末，每服三四钱，热酒调下，以醉为度。方见《本草纲目》卷45引《小品》、《疡科心得集》元寿丹及《古方汇精》益血和中散。又据古人经验，不但肿疡初起，即便疮疡将溃、已溃亦可应用龟甲。如治无名肿毒，对口疔疮，发背流注，无论初起、将溃、已溃，可用血龟甲1大个，白蜡1两。将龟甲安置炉上烘热，将白蜡渐渐掺上，掺完甲自炙枯，即移下退火气，研为细末。每服3钱，日服3次，黄酒调下，以醉为度。方见《梅氏验方新编》龟蜡丹。对已溃瘰疬、疮疡亦可采用外敷法。如《种福堂公选良方》卷2有瘰疬收口药方：用龟甲（煅过，埋地中49日，如要紧埋7日亦可）、青果（阴干，煅）为细末，敷用。治臁疮朽臭，可用生龟1枚取壳，醋炙黄，更煅成性，出火气，入轻粉、麝香；葱汤洗净，搽敷之。方见《本草纲目》卷45引《急救方》。

龟甲除了能滋阴补肾外，还有“破癥瘕”（《神农本草经》）、“消痈肿”（《本草纲目》）的功效，不可不知。

［现代报道］

1. 治疗肿瘤患者放、化疗后胃肠道反应 龟甲、龟肉、龟血制成全龟丸，每次服2粒，每日3次，疗程1个月。共治32例。结果：症状基本消失者15例，明显改善者9例，减轻8例。（中成药，1994，5：56）

2. 治疗烧伤 龟甲、地榆各等量，炒炭存性，各研极细末，混匀。每用取适量，加麻油调成稀糊状，涂患处，每日2次。第1次用药前先以温生理盐水洗净伤处，再用药糊涂患处，以后涂药前不要冲洗，以免破坏已形成的药膜。有较大水泡者，可用消毒针挑破，让渗出液流尽吸干后再涂药。治疗53例（其中29例加服中药2～4剂），用药6～26次，全部治愈。（赤脚医生杂志，1974，4：44）

3. 治疗小儿疳证 龟甲、鳖甲各12克，食醋泡1小时后放炭火中烧黄研末；穿山甲12克，土炒黄研末；鸡内金6克，生用研末。混匀过筛，装有色瓶内备用。上为1剂量，每服2～3克，每日2次。共治24例，服1剂量后均收到良好效果。（陕西中医，1984，1：45）

临证参考

［古法借鉴］

1. 便血 治便血方：龟甲胶适量，每日开水送服1钱。此经验见载于清《汇编验方类要》。

龟甲滋阴凉血而止血，适用于阴虚血热所致的大便下血。

2. 抑结不散 治抑结不散，龟下甲5两，侧柏1两半，香附3两。为末，姜汁浸地黄膏为丸，梧子大。每服 30 丸，空心白汤下。此经验见载于《医学入门》卷 7 下甲丸。

上述抑结不散，包括气血郁滞，食积等。

3. 筋骨疼痛 治筋骨疼痛方：龟甲（去两边，煅灰）半斤，血余半斤，羊脚骨 6 只。共煅灰，蜜为丸梧子大。每服二三十丸，酒下。此经验见载于清《汇编验方类要》卷 1。

4. 疟疾 治疟疾不止，龟甲烧存性，研末，酒服方寸匕。此经验见载于《本草纲目》卷 45 引《海上名方》。

5. 杨梅结毒 治远年近日杨梅结毒，筋骨疼痛，日久腐烂，臭败不堪闻，或咽喉唇鼻破坏，诸药不效，龟甲（放炭火上炙焦，用新安酒浆，浓笔蘸浆涂上，反复炙涂 3 次，以焦黄为末）2 两，石决明（用九孔大者，煅红，童便内渍 1 次）、朱砂（明亮者）各研末 2 钱。共再研极细，烂米饭为丸麻子大。每服 1 钱，量病上下，食前或食后服。筋骨疼痛酒下，腐烂者土茯苓汤下，至重者 40 日而愈。此经验见载于《外科正宗》卷 3 结毒紫金丹。

6. 绣球风 治肾囊皮发痒溃烂，用自死龟甲（瓦上炙灰存性，研细）1 个，加冰片少许，麻油调敷，即生皮复原。此经验见载于《百试百验神效奇方》卷上。

绣球风又称肾囊风，是指肝经湿热下注所致的阴囊皮肤瘙痒溃烂。

7. 产后阴脱 治妇人产后肠出不收，紫背浮萍（阴干）、龟甲（醋炙酥）各半两。上为末，每服 2 钱，空心温酒或白汤调下。甚者不过数服。此经验见载于《普济方》卷 357 败龟散。

产后阴脱，即产后子宫脱垂。

8. 精脱耳聋 治耳聋属精脱者，用龟甲胶、鹿角胶合煎服。此经验见载于《证治宝鉴》卷 3 龟鹿二仙膏。

[**论治备参**]

1. 龟甲、鳖甲，《神农本草经》所主大略相似。今人有喜用鳖甲，恶用龟甲者，皆一偏之见。两药都是至阴之物，鳖甲走肝益肾以除热，龟甲通心入肾以滋阴，用者须详辨。

2. 龟甲补阴之功力猛，而兼去瘀止血、续筋骨，治劳倦四肢无力。

3. 方家多以龟甲入补心药用，借其气以相通，且得水火既济之义。又下焦滋补丸药，多用为君。

4. 大凡滋阴降火之药，多是寒凉损胃，惟龟甲益大肠，止泄泻，使人进食。

5. 龟甲得侧柏叶、香附，治郁结；得枳壳开产门；配杜仲止泻痢。

6. 白芍敛阴泄热柔肝，龟甲滋阴潜阳柔肝，两药相伍，共奏敛阴潜阳，柔肝熄风之功效。阴虚阳亢属本虚标实证，阴虚为本，阳亢为标，白芍养血敛阴以治本，而龟甲育阴潜阳，既协助白芍育阴，又能填潜亢奋之阳，故龟甲、白芍药对，实为标本兼治的相使关系，临床多用于肝肾阴亏，风阳内扰之证。成方镇肝熄风汤、大定风珠和虎潜丸，都是以龟甲、白芍为核心的育阴潜阳方剂。

7. 龟甲可用治高血压，预防高血压引起的中风。心脑血管硬化，血压反复升高，用龟甲较适宜，常与何首乌、生地黄、牡丹皮、葛根同用。脑血管栓塞或脑出血后，半身瘫痪，血压升高，龟甲亦常用，每与牛膝、泽泻、远志、山茱萸配伍，能软化血管，降低血压。

8. 龟甲15克，配太子参15克，麦冬、五味子各10克，治甲状腺功能亢进；配龙齿（或龙骨）15克，远志、菖蒲各10克，治虚阳亢奋的不寐症屡用屡验，对高血压所致的失眠及睡眠不实也有效果。本品对良性肿瘤、乳腺增生、各种囊肿用之有效。

9. 常以龟甲配火鱼草治疗急慢性肾炎蛋白尿，每获良效。龟甲滋阴益肾，火鱼草收涩固肾，两药配用，相辅相成。

10. 龟甲是治脊髓疾病的常用药。脊髓炎初起，瘫痪由轻而重，龟甲可及早应用，每日剂量用30克以上，制丸口服较好，常配伍牛膝、肉苁蓉、续断、锁阳。病程超过1个月，瘫痪呈弛缓状态，恢复甚慢，龟甲需与鹿茸等壮阳药同用。一说用龟甲加黄柏为主药，配干姜、牛膝、川续断、陈皮，治脊髓炎瘫痪有效。

11. 龟甲配川芎，可用治脑萎缩、老年性痴呆等。龟甲常用量为15～50克。应用龟甲要注意煎法：先用文火单煎，每次煎4小时，滤出清液，再加水煎4小时，2次煎液合并，用于煎煮方中其他药物。

LINZHENGBENCAO

24 收 涩 药

收涩药即收敛固涩药。这一类药物大都是温性或平性，带有酸味，具有收敛的功效，适用于体虚滑脱的症状，如自汗盗汗、久泻久痢、尿频遗尿、滑精早泄、带下如水、大量或长时期的出血等。滑脱病症如伴见气虚或阳虚症状者，应配合补气药或补阳药来治疗；如伴见血虚或阴虚症状者，应配合补血药或补阴药来治疗。本类药除能收敛固涩外，各药都还有其他的效用，这一点需要注意。

五味子

五味子，始载于《神农本草经》，是木兰科落叶木质藤本植物五味子的成熟果实。五味子的皮肉甜中带酸，核仁苦辣，并有咸味，五味全备，以此得名。本品味酸、甘，性温，归肺、心、肾经。

临证应用

［配用简说］

1. 五味子是一味收敛固涩药，有敛肺止咳、补肾纳气的作用。治肺虚久咳，可配人参、黄芪、紫菀；病久及肾，气短虚喘，可配熟地、山萸肉。本品也可与干姜、细辛、半夏配伍，治疗寒饮咳喘。

2. 五味子性味酸收，有止汗作用。治表虚自汗，常配黄芪、白术、牡蛎；治阴虚盗汗，常配山萸肉、麦冬、生地。

3. 五味子酸能生津，治一般津伤口渴，可配党参、麦冬同用；对于糖尿病属于肾虚消渴证者，可配黄芪，入六味地黄汤中应用，若阴虚内热较甚，可再加知母、天花粉等药。

4. 五味子功能固涩，治肾虚所致的遗精、滑精、遗尿，可选配地黄、山萸肉、桑螵蛸、龙骨等药，以补肾固涩止遗；治脾肾虚寒泄泻，可配合补骨脂、吴茱萸、肉豆蔻同用。

5. 五味子又是一味滋养强壮药，能收养心气，健脑安神。凡神经衰弱，睡眠不佳，多梦易惊，精神涣散，记忆力减退，可以五味子加党参、酸枣仁、柏子仁、麦冬、茯神等药同用，能增强脑力，改善睡眠。

［**一般用法**］

入煎剂2～6克，用于救脱、安神，可用10克左右；研末吞服每次1～1.5克，每日2～3次。表邪未解，内有实热者不宜用。

临证推广

［**古用发微**］

1. 治疗咳嗽 五味子有敛肺固肾之功，故临床一般用它治疗肺虚或肺肾两虚的久咳虚喘。但实际上，除虚咳、久咳外，五味子配伍适当的药物，又能治疗暴嗽、火嗽、肝咳、三焦咳等，适应范围较广。《医学启源·主治心法》说："凡嗽，以五味子为君，有痰者半夏佐之……有热无热，俱用黄芩为佐，但分两多寡不同耳。"《本经疏证》也说："伤寒……无论其为太阳、少阳、少阴，凡咳者均可加入五味子、干姜。"再举古方为例，如治小儿暴嗽，用五味子、桂、干姜（炮）各等份。为粗末，每服1钱匕，水煎服。方见《圣济总录》卷175五味子汤。本品也可用于火嗽，《丹溪心法》说："黄昏嗽者，是火气浮于肺，不宜用凉药，宜五味子、五倍子敛而降之。"或用北五味子1斤（水浸一宿），白蜜3斤。先煎五味子取汁，又将滓再煎，以无味为度，入蜜微火熬成膏。每服二三匙，空心开水调下。方见《摄生秘剖》卷4玄及膏。《全生指迷方》卷4五味子煎治疗肝咳，咳则两胁痛，不可转侧，恶寒，脉弦紧。药用五味子5两，肉桂、川乌（炮）各1两。为末，水5升，煎至1升，绞取汁，用好蜜2两，再熬成膏。每服弹子大，食前温酒化下。《圣济总录》卷54的顺气五味子丸则用于三焦咳，其症为咳则腹满，不欲食。药用五味子（炒）、覆盆子、仙灵脾各1两。为末，炼蜜为丸，如梧桐子大。每服20丸，加至30丸，空心、食前以生姜腊茶送下。

2. 治疗疰夏 疰夏是发生在春夏之交的一种病症，主要见症为困倦脚软，体热食少等，多因气阴素亏，外受暑热所致。五味子有益气生津的作用，凡暑热伤气，肢体倦怠，气短口渴，汗出不止，可用人参5钱，麦冬、五味子各3钱，水煎服。方见《内外伤辨惑论》卷中生脉散。治疗疰夏虚病，也可用五味子、枸杞子为细末，滚水泡封，代茶饮之。方见《治疹全书》卷下引《摄生方》。

《本草纲目》卷18引《千金月令》说，五月常服五味，以补五脏之气，配黄芪、人参、麦冬，少加黄柏煎汤服之，可治夏季困乏无力，使人精神顿加，两脚筋力涌出。

3. 治疗男子阳痿，女子阴冷 五味子有壮阳起痿的功效，治阳痿不起，用新五味子1斤，为末，酒服方寸匕，日3服。忌猪、鱼、蒜、醋。方见《本草纲目》卷18引《千金方》。在敦煌古医籍有关房中补益方中，也常配用五味子。据《敦煌古医籍考释》所引《不知名医方第十七种》记载，五味子、远志、蛇床子3物等份，为末，着阴头，纳子道中，令深，良久乃摇动，能使女子快乐，男子强好。又方：五味子、桂心、白蔹3分，筛末，唾和丸如米，着阴深入。须臾出，大热快。治疗女子阴冷，也可用五味子4两为末，以口中唾液和丸，如兔屎大，频纳阴中取效。方见《本草纲目》

卷18引《近效方》。

五味子“强阴，益男子精”，《神农本草经》早有记载。治阳痿遗精的名方“五子衍宗丸”中亦配用本品。

［**现代报道**］

1. 治疗无黄疸型肝炎 取五味子、茵陈、大枣等量，按常法制蜜丸，每丸重9.6克。成人每次2丸，14岁以下儿童服半丸至1丸，每日3次。30日为1疗程。治疗380例，以主要症状消失，肝大回缩，肝功能恢复正常为临床治愈。结果：临床治愈345例，好转19例，总有效率95.8%。（中药药理与临床，1988，3：48）

2. 治疗非肝炎疾患的谷丙转氨酶增高 北五味子研粉，炼蜜为丸，每丸重9克（约含生药4.5～6克）。每次服1丸，每日3次。疗程1～5周，平均3周。共治86例，药物所致47例，某些疾患引起28例，不明原因11例。结果：谷丙转氨酶降至正常83例，占96.5%。研究显示，五味子蜜丸对非肝炎性疾患的降酶效果较慢性肝炎为好。（新医药学杂志，1973，9：18）

3. 治疗重度哮喘 五味子30～50克，地龙9～12克，鱼腥草30～80克，水煎2次，取液250毫升，于下午4时、8时各服一半。共治50例，经7个月至2年观察，痊愈1例，临床控制47例，有效2例。（中医杂志，1988，9：47）

4. 预防支气管哮喘发作 生五味子研细末，过筛，加入70%医用酒精适量，调成厚糊状，取药糊如鸟蛋大置神阙穴上，盖以塑料薄膜，再以胶布固定。睡前敷，次晨去除。20日为1疗程，治疗3个疗程后评定疗效。共治20例，以不需服用任何其他药物，1年以内未复发者为临床控制。结果：临床控制7例，总有效率85%。（中医杂志，1998，6：326）

5. 治疗盗汗、自汗 五味子、五倍子各100克，共研细末，过筛，加入70%酒精适量，调成厚糊状，装瓶密封备用，也可现用现调。每次取药糊如鸽蛋大小摊于5～6厘米见方的塑料薄膜上，贴在肚脐正中，用纱布覆盖，胶布固定，24小时换药1次。共治50例，一般2～8次见效，总有效率91%。（中药通报，1986，5：58）

6. 治疗服用氯氮平引起的便秘 五味子10～15克，开水浸泡20分钟，代茶饮用，每次约200毫升，每日4～6次，10日为1疗程，3疗程后评定疗效。共治42例，为每日口服氯氮平150～600毫克，时间达1周以上的患者。以便秘消失为痊愈。结果：痊愈31例，进步4例，总有效率83.3%。停药后病情反复者，用本法便秘仍能改善。（天津中医，1998，3：116）

7. 治疗肝胆管泥沙样结石 每次服五味子粉6克，每日3次，2周为1疗程。共治36例，排石率64%。（中医杂志，1998，6：326）

临证参考

［**古法借鉴**］

1. 腰背痛 治肾虚两腰及脊背穿痛，五味子1两，炒赤为末，醋糊为丸。每服30

丸，醋汤送下。又五味子研末，与鳗鲡鱼同煮，空腹食之，能治肾腰间湿痹重痛。上述经验见载于《普济方》卷33引《经验良方》五味子丸及《普济方》卷32五味汤。

2. 疮疡 治疮疡溃烂，皮肉欲脱，五味子炒焦研末，敷之，可保全如故。此经验见载于《本草新编》卷2。

3. 谷道疮 治风毒引起谷道（肛门）生泡，痒而复痛，五味子研末，唾液调敷。此经验见载于《类编朱氏集验医方》卷15唾调散。

4. 赤游丹 治小儿赤游风丹，渐渐肿大，用北五味子焙研，每服1钱，热酒调下。此经验见载于《本草汇言》卷6引《保幼大全》。

赤游风丹是小儿丹毒的一种，多系胎中受热所致。欲发之时，先身热啼哭，惊搐不宁，次生红晕，皮肤赤肿，由小渐大，其色如丹，游走无定。

5. 烂弦风眼 治烂弦风眼，北五味子、蔓荆子煎汤频洗。此经验见载于《本草汇言》卷6引《谈氏家艺》。

烂弦风眼，又名眼弦赤烂，症状为胞睑边缘红赤溃烂，痒痛并作，相当于西医的睑缘炎。

6. 口疮 治口舌生疮，五味子、滑石、黄柏（蜜炙）各等份，为末，搽疮上。此经验见载于《古今医统大全》卷63五味散。

［**论治备参**］

1. 五味子，敛气生津之药。凡气虚喘急，咳逆劳损，精神不足，脉势空虚，或劳伤阳气，肢体羸瘦，或虚气上乘，自汗频来，或元气耗竭，阴虚火炎，或亡阴亡阳，神散脉脱，以五味子治之，都是取其酸敛生津、保固元气之功。在上入肺，在下入肾。入肺有生津济源之益，入肾有固精养髓之功。

2. 夏热之时，真气易散。生脉散用人参益气，气足则暑不能犯；麦冬清肺，肺清则暑不能侵；加入五味子，能收敛易耗之气。三药合用之，能防外暑之热。

3. 凡嗽在黄昏，是虚火浮入肺中，忌用寒凉，止宜重用五味子以敛降，此时不宜合干姜，而宜合炒麦冬同用。一说本品配五倍子，敛而降之，止黄昏咳嗽。

4. 表散药得五味子，不致于过散；降气降逆药得五味子，更助其降令；寒热药得五味子，寒不伤正，热不劫津；安中药得五味子，相得益彰。

5.《伤寒论》中，凡遇咳，总加五味子、干姜。干姜温脾肺，是治咳之来路，来路清则咳之源绝；五味使肺气下归于肾，是开咳之去路，去路清则气肃降。合两物而言，则为一开一阖。当开而阖，是为关门逐贼；当阖而开，则恐津液消亡。

6. 咳逆上气伴有外感者，五味子须与辛散之药如干姜、生姜、麻黄、细辛诸药同用，方能服后不致留邪。

7. 五味子对内伤外感咳嗽都可用，而小青龙汤五味子配干姜，一收一开则无碍，其实不配干姜亦可以。五味子有良好的抗应激作用，能增强肾上腺皮质功能，增强机体对非特异性刺激的防御能力，所以是一味强壮药。五味子又有较好的祛痰止咳作用，对于老年久咳者，扶正止咳，一举两得。

8. 仲景方中五味子、泽泻皆主治冒，但有区别：五味子治咳而冒，泽泻治眩而冒。

9. 五味子同淫羊藿，治阴虚阳痿，临房不举，易泄易软。

10. 五味子不宜多用，多用反无功，少用最有效；尤不宜独用，独用不特无功，且有大害。必须同补药用入汤丸之内，则调和无碍，相得益彰。

11. 五味子 10 克，配柴胡 30 克，治感染性疾病，如泌尿系感染、胆道感染等。

12. 五味子入肺肾二经，敛肺补肾，止渴涩精，以重剂入煎剂或以其为主药制丸制散内服，善降血糖、尿糖，治疗糖尿病，效果可嘉。

13. 糖尿病辨证属于肾虚消渴证者，可于六味地黄丸方中加入五味子 9～12 克及肉桂 0.5～1.5 克，水煎服，有较好疗效。

14. 五味子与黄芪相配，治疗消渴多尿之症，最为合拍。

15. 五味子重用 20～30 克时，有补养五脏的功效。对久治不愈、反复发作的湿热下注型泌尿系感染，以八正散加柴胡、五味子，能减少复发，加快愈程；对肾阴亏的慢性肾炎和肾衰竭，重用五味子合六味地黄汤加减，疗效良好。

16. 重用五味子治疗失眠健忘症，疗效显著。基本方：五味子、茯神各 50 克，合欢花、法半夏各 15 克。以此方为基础，随证加减，治疗 50 余例，不但近期疗效卓著，远期疗效亦佳。

17. 五味子与麦冬、甘草配伍，可治疗一些不明原因的低血压。

18. 五味子能补元气不足，收耗散之气。曾用大剂量五味子 150 克，配人参须 10 克，水煎代茶饮，治疗过量运动后引起的疲劳综合征，1 剂困乏大减，3 剂后体力恢复。又曾用五味子 100 克，煎汤代茶饮，每日 1 剂，连服半月，治更年期综合征，脾气急躁，夜睡不宁，健忘严重者，有效。

19. 妇女怀孕未产而乳汁自出者，谓之乳泣。治此，每次用五味子 30 粒为末，食后开水送服，每日 3 次，有效。

20. 肝开窍于目，泪为肝液，五味子酸能入肝，故可收敛固涩止泪，适用于肝肾亏虚，肝气耗散引起的流泪不止。常用量为 10～20 克，捣碎入复方煎剂，并宜少佐甘草。凡泪出属肝家有动气、肺家有实热，以及脾虚寒湿者，则不宜用本品。

21. 五味子是治疗内耳性眩晕的要药。本品与酸枣仁、当归、桂圆等配伍，用治内耳性眩晕症，多数服药 4～5 剂即愈。

22. 五味子入煎剂宜捣碎，以其仁之味辛与皮之酸味相济，自不致酸敛过甚，服之作胀满。

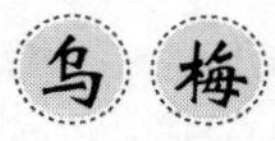

乌梅

乌梅，始载于《神农本草经》，原名“梅实”，是蔷薇科落叶乔木植物梅树的近成熟果实（青梅）的加工品。因青梅的加工品经过低温烘干和闷制，外皮呈黑褐色，故习称乌梅。本品味酸、涩，性平，归肝、脾、肺、大肠经。

临证应用

［配用简说］

1. 乌梅入大肠经，性酸涩，有涩肠止泻的功效。治脾虚久泻，大肠滑泄不止，甚至脱肛不收，可用乌梅炭配合人参、诃子、罂粟壳、肉豆蔻等同用；若泻痢日久，便脓血，寒热夹杂，可配合黄连、金银花、干姜等温清同用，寒热并调。

2. 乌梅炒炭又能止血，多用于崩漏、尿血、便血等下部出血证。症轻者可单用乌梅炭为末或醋糊为丸服，出血较甚者可与相应药物配用，如崩漏配血余炭、陈棕炭，尿血配小蓟、白茅根，便血配地榆、槐花等。

3. 乌梅味酸，入肺经，又有敛肺止咳的功效。治久咳耗伤肺气，肺气浮散，干咳难愈之症，可选配贝母、五味子、紫菀、诃子、罂粟壳等同用。

4. 乌梅又有良好的生津解渴作用，治津少口渴、内热消渴，常配合麦冬、天花粉、生地、沙参、石斛等同用。内热较甚者，可再酌加石膏、黄连。近年来治疗糖尿病、尿崩症、甲亢等出现口渴甚者，以本品合五味子及少量肉桂，配入六味地黄汤中随证加减应用，常有良好效果。

5. 乌梅有安蛔以止腹痛之效，对蛔虫引起的腹痛，乌梅为主用之药，常与细辛、蜀椒、附子、黄连等为丸服，现代临床以之治疗胆道蛔虫症亦取得良好效果。

［一般用法］

入煎剂 6～12 克，或入丸、散。有实邪者忌服，胃酸过多者慎服。

临证推广

［古用发微］

1. 治疗脘腹胀痛 治心腹胀痛，短气欲绝者，乌梅 14 枚，水 5 升，煮一沸，纳大钱 4 枚，煮 2 升半，顿服之。方见《本草纲目》卷 29 引《肘后》。若肝气有余，肝血不足，以致胃气痛者，用乌梅肉 5 个，甘草 5 钱，水煎服。方见《医门八阵》卷 3 乌梅甘草汤。清《秘方集验》治胃脘痛方也主用乌梅，药取雄黄（末）1 钱，乌梅 3 钱。为细末，丸如青豆大。在胃脘痛时，以酒送服，轻者 2 丸，重者 3 丸。

乌梅功能“收敛肝气”（《本草新编》）、“和脾”（《医林纂要探源·药性》），主要适用于肝气侮脾犯胃所致的脘腹胀痛。

2. 治疗咯血、衄血 乌梅有止血功效，一般用治尿血、便血、崩漏下血，但也可用于咯血、衄血。如《类编朱氏集验医方》卷 7 记载了一首治咯血方，单用乌梅不拘多少，煎汤调百草霜，一服愈。乌梅治衄血，有明代医家程仑（字星海）的一则医案为据：“进士董公，壬戌释褐时，牙龈流血不止，百方罔效。予教用煮乌梅去核取肉，捣成大丸，含患处，数丸而愈。”（《杂病广要·齿间出血》）

《本草求原》在记载乌梅“治溲血、下血”功效后，补充了“诸血证”三字。

3. 治疗病后喜唾 治伤寒热病后，口干喜唾，咽痛，大枣 20 枚，乌梅 10 枚。上药合捣，炼蜜为丸，如杏核大。含咽其汁，有养胃、清热、摄涎的功效。方见《备急千金要方》卷10。

乌梅的本效用在《名医别录》中就有记载。病后喜唾，因于胃虚有热。大枣养胃和中，乌梅敛阴生津，合而用之，养敛并施，气阴双补，故治之有效。又本方在《疫疹一得》卷下名“梅枣噙化丸”，在《重订通俗伤寒论》中名“乌梅北枣丸”，均改用乌梅肉10枚，大黑枣5枚，主治用法同。

4. 治疗痔疾 痔头肿痛，忽生忽消，发歇不定，古称风痔。治风痔，用白僵蚕2两（洗，剉，炒微黄），为末，用乌梅肉为丸，如梧桐子大。每服5丸，空心姜蜜汤送下。方见《经史证类备急本草》卷21引《胜金方》。治痔漏，用乌梅肉1斤，白术（土炒）4两，捣膏为丸，桐子大。每服3钱，白汤送下。方见《奇方类编》卷下。《圣济总录》卷142有栝楼散，治肠痔下血，药用栝楼实1个，乌梅肉10个。先将栝楼切下盖，少取瓤，以乌梅肉实其中，盖定，用黄泥固济，候泥干，以火煅成性，取出，去泥细研为散。每服2钱匕，空心温酒调下。栝楼实润肠通便，乌梅肉收敛止血，两药配合，对因便秘而致痔血者尤宜。

乌梅治痔，现代仍在应用。《全国中药成药处方集》（上海方）中有“肠红丸”一方，治疗痔疮便血，药用黄连、百草霜、乌梅各1两。先将乌梅蒸烂去核，加余药打和焙干，为细末，炼蜜为丸，如梧桐子大。每服3钱，以温开水送下。又现代临床用乌梅枯痔注射液直接注射于内痔核内，治疗各种类型的内痔及曲张型混合痔（外痔部分加用切扎术），效果良好，具有枯痔完全、痛苦少、出血量不多等优点。

［**现代报道**］

1. 治疗病毒性肝炎 乌梅组74例，其中急性肝炎55例，慢性肝炎19例，予乌梅40～50克（小儿酌减），加水500毫升，浓煎至250毫升，顿服或2次分服，每日1剂；同时口服维生素B、C，必要时静脉滴注葡萄糖液，并维持电解质平衡。对照组56例，其中急性肝炎35例，慢性肝炎21例，用退黄疸、降酶、保肝及免疫调整剂等综合治疗。两组均于7～14日后复查肝功能1次，最多治疗60日。根据1984年全国肝炎会议制定的疗效标准，乌梅组显效66例（89.2%），有效7例，无效1例；对照组分别为28例（50%）、27例和1例。在显效者中，乌梅组平均19.5日达显效标准，对照组则需32.4日。（中西医结合杂志，1986，1：694）

2. 治疗慢性结肠炎 乌梅15克，加水1500毫升，煎至1000毫升，加糖适量，每日1剂当茶饮，25日为1疗程。共治18例，均经结肠纤维镜检查确诊。以服药1～2疗程内，腹泻、腹痛、脓血便发作停止，并稳定1年未复发为近期治愈。结果：近期治愈15例，好转3例。治愈病例中用药最长3个疗程，最短1个疗程，平均50日。（黑龙江中医药，1991，4：42）

3. 治疗蛔虫性肠梗阻 干姜20克，乌梅30克，用清水300毫升先煎10分钟，再将大黄30克，蜂蜜100克入煎2～3分钟。取药汁少量频频饮服。呕吐剧烈者可经胃管灌入，每次50毫升，每隔2小时1次。如6小时后未见好转，可将药液由肛门灌肠。对腹痛剧烈者可予阿托品皮下注射；中度以上失水者，可给输液。共治80例，均排除其他原因引起的机械性肠梗阻。结果：除1例中途转手术治疗外，其余79例均在6～48小时内排便排虫，其中6～24小时解除肠梗阻者56例。（浙江中医杂志，1988，3：102）

4. 治疗内痔 肛门用1%盐酸普鲁卡因（奴佛卡因）局部麻醉，使痔核充分脱出于肛门外，用乌梅枯痔注射液注射于痔核内，一次总剂量5～20毫升（每毫升相当于生药0.4克），最高剂量30毫升，以使痔核充分肿大变色为度。若痔核经注射治疗后未得枯痔完全，可予再次注射。共治初期内痔20例，叶状内痔20例，花圈状内痔45例，曲张型混合痔25例（外痔部分加用切扎术），平均于2周内治愈，具有枯痔完全，痛苦少，无多量出血等优点。（江苏中医杂志，1980，5：29）

5. 治疗婴幼儿腹泻 治疗组67例，用乌梅粉1.5克（1岁以下1.0克），苏打片0.25克，口服，每日3次。对照组60例，用吡哌酸按每日每千克体重30毫克的剂量，分3次口服；或庆大霉素每次2～4万单位，每日3次口服。两组均以3日为1疗程，重症病例暂禁食8～12小时，有脱水酸中毒者静脉补液纠正，并配合对症治疗。以发热、呕吐、脱水、腹泻等症状消失，大便每日1～2次，成形，培养阴性，镜检正常为痊愈。结果：治疗组痊愈65例，显效1例，治愈率97%；对照组则为50例、4例和83%。平均治愈日数，治疗组为4日，对照组6.8日。（中西医结合杂志，1988，9：566）

6. 治疗鼻息肉 用乌梅，硇砂等制成鼻通灵注射液。单发性鼻息肉采用两点注射法，在鼻息肉根部注射2毫升，然后对体部注射足够的药量直至鼻息肉苍白为止。多发性鼻息肉采用多点注射法，首先在根部注射2毫升，然后对葡萄状息肉逐个注射足够药量直至每个息肉苍白为止。少数大而又多的息肉注射3次后，将萎缩、坏死的息肉圈套取出，残余的还可再注射药物，直至消失。一般间隔7～10日注射1次，根据病情确定第2次、第3次的治疗时间和药物剂量。共治840例，鼻息肉732例，鼻甲息肉样变108例；曾经手术治疗686例，有8例手术次数高达16次；患病时间长者58年，短者2个月。以治疗1个月自觉症状消失，鼻呼吸功能恢复正常，检查鼻息肉消失，鼻甲黏膜水肿消失，鼻腔呼气压测定大于3.99kPa以上为治愈。结果：鼻息肉治愈480例，显效178例；鼻甲息肉样变治愈98例，显效6例。总有效率97%。（山东中医学院学报，1989，6：20）

临证参考

［古法借鉴］

1. 暴卒证 治卒死、客忤死，韭根1把，乌梅14个，吴茱萸（炒）半升。上3味，以水1斗煮之，煮取3升，去滓，分饮之。此经验见载于《金匮要略·杂疗方》。

《医宗金鉴》卷23曰："韭根、吴茱萸、乌梅之治，亦收阳气法也。"又《本草纲目》卷29记载，用乌梅或白梅肉揩擦牙龈，可治中风惊痫、喉痹痰厥僵仆，牙关紧闭者，涎出即开。《卫生鸿宝》卷5记载，孕妇临月胎上逼下，呕哕欲死，可用乌梅肉10枚，生姜3片，煎汤灌下救治。

2. 瘟疫 治瘟疫，乌梅7个，蜜7钱，水2碗，煎汤服之。治羊毛瘟邪，毒火冲逆，呕吐有虫，水浆不入，烦躁胸闷，并治暑火呕痰，胸胁刺痛，乍热心烦。药用乌梅40枚，龙脑、薄荷、金银花各3钱。共熬汁，去滓，下冰糖3两化，冷服。上述经验见载于《仙拈集》卷1乌蜜煎及《羊毛瘟证论》乌梅汤。

羊毛瘟，古病名，伏气温病的一种。

3. 伤寒头痛 治伤寒头痛壮热，胸中烦痛，四五日不解，乌梅14枚，盐5合。水1升，煎半升。温服取吐，吐后避风，良。此经验见载于《本草纲目》卷29引《梅师方》。

4. 痰厥头痛 治痰厥头痛如破者，乌梅肉30个，盐3撮，酒3升，煮1升，顿服取吐即愈。此经验见载于《本草纲目》卷29引《肘后方》。

乌梅功能“涌痰”（《本草纲目》），与盐、酒煮服，能迅速引导痰饮从口吐出，病邪一去，头痛若失。

5. 肺痈 治久嗽咯吐脓血，胸膈不利，咳嗽痰盛，坐卧不安，言语不出，甚则声音哑嗌，乌梅（蜜拌蒸，取肉捣膏）8钱，罂粟壳（去膜，蜜拌炒，为末）1两。用乌梅膏加生蜜少许调为丸，每服2钱，乌梅汤送下，不拘时候。此经验见载于《外科正宗》卷2宁肺丸。

上方取效后，尚须用标本同治的方药善后。

6. 霍乱 治霍乱转筋，蜀椒（去目并闭口者，炒出汗）1分，乌梅7枚（去核，熬）。为粗末，以水2盏，煎取1盏，再入蜜1匙头，煎两沸，空腹顿服之。老人亦可服。治霍乱吐利不止，津液虚少，不至上焦而烦渴，人参3分，乌梅（去核）2枚。上为粗末，每服5钱匕，水1盏半，加竹茹弹子大，煎至1盏。去滓热服，每日4次。也可单用乌梅适量，煎水加蜜少许饮之。上述经验见载于《圣济总录》卷40蜀椒汤、卷39人参汤及《验方新编》卷15。

乌梅功能“利筋脉”（《新修本草》），主“霍乱躁渴”（《本草图经》），故能治之。

7. 醉酒 陈永阳王，宿醒未解，则为蜜浸乌梅，每啖不下20枚，清醒乃已。此经验见载于唐·冯贽《云仙杂记》卷7引《樵人直说》。

《日华子本草》：“（乌梅）消酒毒。”《赤水玄珠》：“（乌梅）得干葛则消酒。”

8. 肝气胀 治肝气胀，乌梅3个，鲜橘叶3钱，青盐3分，川椒2钱，水煎，空心服。此经验见载于《医学从众录》卷6橘叶青盐汤。

《本草新编》谓乌梅功能“收敛肝气”。

9. 肝虚自汗 治肝虚自汗，白芍、枣仁、乌梅煎汤服。此经验见载于《杂病源流犀烛》卷7白芍汤。

乌梅味酸，功能收涩，入肺经，敛肺止咳；入脾经、大肠经，涩肠止泻；入肝经，敛肝止汗。

10. 癫狂 治癫狂热结，乱叫不止，乌梅5个，巴豆5粒（去油成粉）。同研为末，粥丸如黍米大，朱砂为衣。大人三五丸，临卧白汤送下，谅下三四行，白粥止之。此经验见载于《古今医统大全》卷49乌巴丸。

乌梅“主下气，除热烦满，安心”（《神农本草经》），巴豆能泻下“留饮痰癖”、

“开通闭塞”（《神农本草经》），故两药合用，能除热散结，平抑癫狂。

11. 急劳 治急劳，寒热进退，渐将羸弱，黄柏（去粗皮）3两，乌梅21枚（焙干）。上为粗末，每服5钱匕，水1盏半，煎至1盏，去滓，露一宿，平旦空心服。此经验见载于《圣济总录》卷87黄柏饮。

12. 疟疾 治疟疾屡发，发作已微，作则多痰，乌梅（蒸，去核）、常山（炒，为末）各等份，捣作丸，每服2钱。此经验见载于《医级》山梅丸。

《食疗本草》：“（乌梅）治疟方多用之。”

13. 伤寒䘌疮 治疗伤寒下部生䘌疮，乌梅肉2两，炒令燥，捣细罗为末，炼蜜和丸，如梧桐子大。每服食前，以石榴根皮煎汤下10丸。此经验见载于《太平圣惠方》卷13。

伤寒䘌疮，是指感受湿毒所致的以前后阴部腐蚀溃疡为特征的一种病症。

14. 代指 治手指忽肿痛，名为代指，用乌梅仁捣烂，苦酒调和，以患指浸之。此经验见载于《经史证类备急本草》卷23引《肘后方》。

15. 鸡眼 治鸡眼，乌梅肉、荔枝肉各等份，捣膏贴之，自消。此经验见载于《疡医大全》卷27。

《神农本草经》记载乌梅能蚀“胬肉”。

16. 阴囊湿痒 治阴囊下湿痒皮剥，乌梅14枚，钱40文，盐3撮，苦酒1升。于铜器内总渍9日，洗之。此经验见载于《普济方》卷301盐梅汤。

17. 坠伤、压伤瘀肿 治从高坠下，或为重物所顿压，得瘀血方：乌梅5升（去核），以饴糖5升煮，稍稍食之，自消。此经验见载于《外台秘要》卷29引《肘后方》。

18. 阴脱 治阴脱，蛇床子5两，乌梅14枚，煎汤，每日洗五六次。此经验见载于《四科简效方》。

阴脱，指子宫脱垂。

19. 小儿骨蒸 治小儿骨蒸劳热，骨肉、五心烦躁，或大病大下后多睡，或全睡，乌梅肉（焙）1两，蛇黄（醋淬20遍）2两。上为末，每服2钱，齑汁调下。儿睡起不了了，为神不聚，此能收。此经验见载于《幼幼新书》卷8引《保生信效方》兰台散。

蛇黄即蛇含石之别名，为褐铁矿的结核，有安神镇惊等作用。

20. 咽喉肿痛 治咽喉肿痛，霜梅肉1个，硼砂少许。将硼砂纳梅肉中，含口中。酸水下，毒自解。或为丸如龙眼大，口中噙化更妙。此经验见载于《仙拈集》卷2梅砂丸。

21. 诸骨梗喉 治诸骨梗喉垂危者，用乌梅肉、五倍子（取净），或加硼砂。共打成膏为丸，如龙眼大，含之。此经验见载于《疡科选粹》卷7乌龙丹。

22. 中水毒 治中水毒，手足指俱冷，乌梅3两（去核，熬），为末，每服3钱匕，水1盏，煎至7分，去滓，不拘时候频服。治诸疮水毒肿痛，乌梅、皂荚子各等份。上药各烧存性，研匀，贴疮上，毒汁即出。上述经验见载于《圣济总录》卷149乌梅汤及卷133乌梅散。

《本草纲目》卷29引《肘后》经验："中水毒病，初起头痛恶寒，心烦拘急，旦醒暮剧，梅叶捣汁3升，饮之良。"可参看。

23. 硫黄毒发 治硫黄毒发，令人背膊疼闷，眼暗漠漠，乌梅肉1两（微炒），砂糖半两。以浆水1大盏，煎至7分，时时温呷。此经验见载于《太平圣惠方》卷38乌梅汤。

乌梅的上述效用，后被李时珍《本草纲目》收载。

［**论治备参**］

1. 诸病多生于肝，肝为五脏之贼，故五脏之中惟肝最难调理。乌梅最能补肝，且能敛肝，用于阴分药中，功效甚大。凡虚不受补之证，用之尤宜；凡肝经病证，用之皆效。乌梅毫无邪性，可以多用，可以独用，可以与一切补剂并用。治久痢体虚，尝用独梅汤（大乌梅5个煎汤，白糖5钱为引冲服）愈病无数。治虚泻，独梅汤合六君子汤。治疗消渴，用乌梅四物汤（乌梅、生地、熟地、白芍），上消加天花粉，中消去花粉加甘草，下消去甘草加麦冬。用上方治疗怔忡、汗证、吐血等，随症加减，也常获捷效。治咳嗽久不得止，凡属虚证者，尝用金水六君煎加乌梅，或四物汤去川芎，重加乌梅，亦常奏效。治疗虚喘，气虚甚者宜独参汤合独梅汤，血虚甚者宜贞元饮合独梅汤（熟地、炙甘草、当归身、乌梅）。治虚热不寐，可在三才膏（熟地、党参、麦冬）中重加乌梅40个，临睡之先，每服一匙，白糖为引，合目即成寐矣。治疗瘫痪系气血两虚者，宜三分补气，七分补血，尤宜注意于肝，宜加味两仪膏（当归、熟地、党参、黄芪、乌梅、川木瓜）。如有虚热加麦冬，有微寒则煨姜煎汤为引，有痰涎则陈皮煎汤为引，朝夕常服，日久自愈。此外，用乌梅甘草汤（大乌梅5个，甘草5钱）治疗胃气痛，也往往一服即愈。总之，凡各种慢性病见虚损之象、衰脱之征，或由肝经之患引发变证的，皆可用乌梅收敛、滋养。即使急性病期，只要没有积滞夹瘀，亦可酌情投入。

2. 虚损脉按之至骨，其热烙手，骨困不任肾热也，惟乌梅能引药入骨而收其热。

3. 乌梅不仅有收敛的一面，还有开泄的一面，说乌梅乃酸敛之泄药，涩中寓通，也许比较贴切。叶天士称其"得少阳生气"，用它治疗肝木犯胃之症，是赖其"酸泄肝阳"。

4. 乌梅得香附则顺气，得干葛则消酒。

5. 乌梅效用除药学典籍所述外，还有多种用途。其一，乌梅能润肤止痒，而且又具有抗过敏之妙用，凡血虚风燥所致皮肤瘙痒症、瘾疹、顽癣，均可用之。其二，乌梅味酸而涩，入脾，具有收敛脾精、止漏浊之功，故可用治糖尿病尿糖不降之症。其三，乌梅能和胃生津以增酸，可治疗慢性萎缩性胃炎所致的胃酸缺乏、食欲不振等症。

6. 乌梅对现代医学诊断为变态反应性疾病、免疫功能紊乱引起的疾病、自主神经功能紊乱引起的消化系统疾病等有确切疗效，为必用之品。

7. 用乌梅40～50克，浓煎250毫升，顿服或分2次服，对病毒性肝炎有良好的降谷丙转氨酶作用，并能退黄疸，改善症状及体征。除味涩及个别患者服后大便干结外，无明显毒副作用。

8. 治疗萎缩性胃炎表现胃阴虚、胃酸不足者，常以乌梅配木瓜同用，多有效验。

9. 常以乌梅配硼砂，各用4克，入煎剂，治疗各种原因引起的呕吐。两药降逆止呕之功为他药所不及。如胃热加生大黄2克，胃寒加吴萸2克，久呕伤阴乌梅倍用。对急慢性胃炎、胆囊炎、内耳性眩晕症、尿毒症等多种原因所致的呕吐，均有效验。

10. 乌梅配血余炭可治疗放疗引起的放射性肠炎腹泻，对于稀便伴有黏液或浮有白色伪膜者，用之效果较好，临证可随证加减使用。

11. 治疗过敏性紫癜性肾炎，用乌梅炭15克，加入辨证方药中，能起脱敏作用，故对本病治疗有一定的意义。

12. 乌梅味酸性温，能利筋脉，缓痉挛，用治肾炎，能缓解肾小动脉痉挛，从而改善肾血液循环，达到修复损坏之目的。

13. 用乌梅泡茶服，治疗无明显器质性病变的不寐症，多则1～2周，少则3～5日，效果较好。

14. 用乌梅250克（去核），僵蚕、桔梗、丹参各200克，甘草30克，共研细末，蜜丸。每次服9克，每日3次，用治直肠息肉、声带息肉等，收到较好效果。

15. 治疗狐惑病，乌梅为必用之药，可促进溃疡愈合，提高疗效。

16. 疟疾、痢疾初起禁用乌梅。乌梅止痢断疟，每有速效，然欲速者，取快于一时，往往有变成久病而不能愈，不可不慎也。又世有夏日将乌梅作汤以止渴者，腹中无暑邪者，可以敛肺而止渴，倘有暑邪未散，而结闭于肠胃之中，及至秋天，则有酿变成疟、痢之虞。

17. 乌梅饮片中的核约占50%，因此带核乌梅的用量就应增加1倍，即用12～24克。

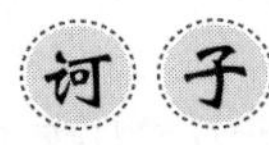

诃子

诃子，始载于《金匮要略》，原名“诃黎勒”，是使君子科落叶乔木诃子或绒毛诃子的成熟果实。它的未成熟果实习称藏青果，亦供药用。本品味苦、酸、涩，性平，归肺、大肠经。

临证应用

［配用简说］

1. 诃子酸涩，入大肠经，能涩肠止泻，是治疗久泻、久痢、脱肛的常用药物。古代有用本品煨熟，制散服，治疗肠虚下利的经验，但现代临床较少单用，而是根据寒热虚实辨证，作相应配伍。如脾虚久泻，常配白术、芡实；泻痢日久，腹痛而有热，常配黄连、木香、甘草；虚寒久泻，肠滑脱肛，常配干姜、罂粟壳、陈皮等。

2. 诃子有敛肺止咳、降火利咽的功效，适用于肺虚久咳、久嗽失音之症。治肺虚久咳，语声低微，可配人参、五味子同用，以敛肺补气止咳；或以诃子、五味子与猪肺同煮至烂，去药渣不用，食猪肺与汤。若久咳失音，可配桔梗、甘草煎服，也可单用未成熟的诃子（藏青果）含服，有开音效果。

［一般用法］

入煎剂3～10克，或入丸、散，或取藏青果1～2个，用冷开水洗净，含在口中咽汁。敛肺开音宜生用，涩肠止泻宜煨用。咳嗽初起，外邪未解者不宜服用。

临证推广

［古用发微］

1. 治疗胸膈结气，宿食不化　诃子有破壅开结、消食下气之力，古人常用其治疗胸膈结气，宿食不化，心腹痞满闷痛之症。如《食医心镜》和《备急千金要方》，均用单味诃子下气消食，或用治一切气疾，宿食不消。这些经验《本草纲目》卷35有转引。又如治气结筑心，胸胁闷痛，不能吃食，《外台秘要》卷7引《广济方》诃黎勒散，用诃黎勒4颗（炮，去核），人参2分。上为散，以牛乳2升，煮三四沸，顿服之；或分为2服，如人行三二里进1服。治五膈气，心胸噎塞，背闷不食，《太平圣惠方》卷50有两方：一方用诃黎勒皮10枚（5枚煨用，5枚生用），大腹子10枚（5枚煨用，5枚生用）。为散，每服3钱，以茶煎服。另一方名大黄丸，用川大黄（剉碎，微炒）、诃黎勒（煨，用皮）各半两。上为末，炼蜜为丸，如梧桐子大。每服20丸，以温水送下，以微利为度。治上症，也可用诃子配枳壳，如《普济方》卷205枳壳散，用枳壳1两（麸炒微黄，去瓤），诃黎勒皮1两半。为散，每服1钱，煎生橘皮汤调下，不拘时候。

诃子“主破胸膈结气”（《药性论》），“苦能泻气消痰”“温能开胃调中，下逆气，泻结气，通积聚”（《本草求原》），故善治上中二焦痰气宿食交阻所致的隔塞之症。临证治此，一般止用诃子皮，且多煨用。

2. 治疗呕逆不食　《本草纲目》卷35引《广济方》治呕逆不食，单用诃黎勒皮2两，炒研，糊丸如梧子大。空心汤服20丸，日3服。如哕逆不止属寒者，用附子重1两者1枚，诃黎勒21枚。同用蛤粉炒，令附子裂，去皮脐尖，诃黎勒去核，为细散。每服2钱匕，水1盏，煎至8分，和滓温服。方见《圣济总录》卷47附子煮散。治妇人产后胃虚呕吐，胸满不食，可用《赤水玄珠》开胃散：诃子肉1两半，人参1两，炙甘草半两。每剂5钱，姜水煎服。

诃子有“下气”“消食开胃”（《日华子本草》）的功效，故善治呕逆不食之症。此条与上条有关联，宜参看。

3. 治疗便血　《魏氏家藏方》卷7木香诃子散，专治大便下血，药用木香半两（不见火），诃子皮、当归（去芦）各1两。为细末，每服三四钱，用第2次淘米泔水1盏，煎至7分，温服之，不拘时候。治肠风泻血，也可用诃黎勒10个（酒润，草纸裹，煨熟，肉与核共捣细），白芷、防风、秦艽各1两。俱微炒，研为末，米糊丸如梧桐子大。每早晚各服3钱，白汤下。方见《本草汇言》卷9。

黄元御《长沙药解》说：诃子“酸以益其收敛，使逆者自降而陷者自升”“其治崩中、带下、便血、堕胎者，皆疏郁升陷之功”。《现代实用中药》则称诃子为收敛药，适用于“肠出血、痔疮出血及妇人子宫出血等”。

［**现代报道**］

1. 治疗消化道出血 取诃子、大黄、枯矾各30克，加水600毫升，煎至300毫升，过滤浓缩至200毫升，加入防腐剂少许装瓶备用。局部喷洒组53例，在进行纤维胃镜检查时发现出血病灶立即定位，经活检孔道插入塑料管喷洒药液于病灶上，每次喷10～15毫升，止血后观察5分钟，未见继续出血后退镜。口服组45例未做胃镜或钡餐检查前立即服本药液，每次50毫升，每日2次，共服2日。喷洒组以喷洒后1～2分钟内完全止血为立即止血，2组止血超过48小时无继续出血征象及大便转黄为有效。结果：局部喷洒组100%立即止血，止血有效49例，无效4例；口服组止血有效39例，无效6例。（北京中医，1991，5：23）

2. 治疗白喉带菌者 口服10%诃子煎液，每次100～150毫升，每日3～4次；又以10%诃子煎液含漱或将诃子蒸过放入口中内含（每次1～2粒），每日4～5次；同时将50%诃子煎液20毫升喷洒鼻腔及咽喉部，每日1次，或用棉球浸湿煎液后塞入鼻腔再加滴药液在棉球上，每日4～5次。共治20例，以连续3次以上喉拭培养试验阴性为治愈。结果：用药4日治愈4例，5日3例，6日4例，7日5例，8日2例，17日1例，平均6.9日。广州市卫生防疫站曾以诃子煎液作抑制白喉杆菌的试验，其20%的煎液即有抑制细菌生长作用，认为诃子能治疗白喉带菌者，可能与其所含鞣酸有关。（广东中医，1960，3：141）

3. 治疗急慢性湿疹 取诃子100克打烂，加水1500毫升，文火煎至500毫升，加入米醋500毫升，制成诃子液，每日用1剂。用药液浸渍患处，温度要适宜，避免过高。每次约30分钟，每日3次，重复使用时需将药液重新煮沸。不能浸渍处用纱布垫蘸药液湿敷，略加压，使之与皮损面紧贴；干后需加药液。治疗期间饮食宜清淡，忌辛辣，避免粗糙衣服及职业性接触物。共治81例，急性47例，痊愈45例，显效2例；慢性34例，痊愈30例，显效3例，无效1例。（中西医结合杂志，1988，7：442）

临证参考

［**古法借鉴**］

1. 风热冲顶 治风热冲顶，热闷，用诃黎勒2枚为末，芒硝1钱。同入醋中，搅令消，摩涂热处。此经验见载于《本草纲目》卷35引《外台秘要》。

2. 肺损吐血 治肺损，吐血不止，用诃黎勒（生，为末）、白面（炒）。上两味等份，每服2钱匕，糯米粥调下。此经验见载于《圣济总录》卷68。

诃子，敛肺降火而止血。

3. 霍乱 治风痰霍乱，食不消，大便涩，用诃黎勒3枚，取皮为末，和酒顿服，三五次妙。治小儿霍乱，诃黎勒1枚，为末，沸汤送服一半，未止再服。若系干霍乱，不吐不利，令人昏冒，烦乱气短，上下隔塞，冷汗自出，用诃黎勒皮、干姜各2两。上药不捣碎，用水2升，于铫子内煎，水尽为度，取出重切片，焙干，捣罗为散。每服2钱匕，陈米饮调下。上述经验见载于《本草纲目》卷35引《外台秘要》、《子母秘录》及《圣济总录》卷39二胜散。

本条可与诃子治胸膈结气及呕逆不食条（在本药“古用发微”栏中）参看。

4. 大便虚秘　治体弱或产后大便不通，生诃子皮、人参（去芦）各等份。上为细末，粳米泔水调下，不拘时候。此经验见载于《魏氏家藏方》卷7参诃散。

诃子皮生用，有行气通泄之功，配伍人参益气补虚，为治虚秘良方。

5. 尿频、涕涎不收　治老人气虚不能收摄，小水频行，缓放即自遗下，或涕泪频来，或口涎不收，诃黎勒不用煨制，取肉，时时干嚼化，徐徐含咽，诸证即止。此经验见载于《本草汇言》卷9。

《药性论》称诃子能“止水道”。《本草经疏》说：“（诃子）得益智止气虚寒，小水不禁。”

6. 肾虚脱精　治肾虚脱精，诃子、龙骨各1两。上为末，滴水为丸，如小指头顶大，朱砂为衣。每服1丸，早晨空心葱汤送下。此经验见载于《普济方》卷33引《海岱居士秘方》诃子丸。

7. 奔豚气　治奔豚气，诃黎勒、槟榔（鸡心者）各5个。各将2个半炮过带性，余2个半只生用，并为粗末，分4服，用水2大盏，入新紫苏30叶，若陈者添10叶，煎至8分，通口服。遇发时，半饥半饱服，急时不拘时。此经验见载于《是斋百一选方》卷15引谢景愚家方。

《日华子本草》记载本品能治“奔豚肾气”。

8. 中风　治中风涎盛，不省人事，人参、诃子（青白者，炮，去核）、甘草各等份。上为细末，每服2钱，白沸汤点服。此经验见载于《传信适用方》卷上人参诃子散。

9. 下疳疮　治妒精下疳，大诃子烧灰，入麝香少许，先以米泔水洗，后搽之。或以荆芥、黄柏、甘草、马鞭草、葱白煎汤洗亦可。此经验见载于《本草纲目》卷35引洪迈《夷坚志》。

下疳疮，又称妒精疮，即发生在男女阴部的早期梅疮，多由不洁性交而得。原方后记载：昔方士周守真医唐靖烂茎一二寸，用此取效。

10. 臁疮　治臁疮，诃子不以多少，烧灰为末，香油调搽。此经验见载于《普济方》卷276。

11. 甲疽　治嵌甲流脓，经久不瘥，诃子2枚，降真香、青黛（别研）各1钱，五倍子半两。上为末，次入青黛，一处研匀。先用葱盐汤洗净，剪去指甲，用药干贴缝内，或用麻油调敷。此经验见载于《证治准绳·疡医》卷4诃子散。

12. 脱发　疗发落，诃黎勒（去子）、毗黎勒（去子）、阿摩罗各2两。3物以醋、浆各2升，煎去滓，洗头，每日5度。此经验见载于《敦煌古医籍考释》引《杂疗病药方》。

毗黎勒又名三果，见《本草纲目》卷31。阿摩罗疑为菴摩勒，即余甘子。

13. 妊娠阴肿 治妊娠阴肿，胎气不能游动所致，诃子（制）水煎温服。此经验见载于《叶氏女科证治》卷2安胎顺血汤。

14. 小儿腹痛 治小儿腹痛方：肉豆蔻（火煨去皮）、诃子（火煨）各1个。共为末，砂糖拌服。此经验见载于《亟斋急应奇方》卷1。

《海药本草》谓诃子主"心腹虚痛"。

15. 目飞血赤脉 治目飞血赤脉疼痛，漠漠昏暗，兼热泪碜涩，诃黎勒（去核）2枚，细剉，以绢裹，用水半盏，渍一宿，次日频点。此经验见载于《圣济总录》卷105点眼单方。

《圣济总录》卷105曰："飞血者，谓赤脉散于白睛之上是也。由肝脏气虚，为风热所乘，致血飘溢，散络白睛，势若飞驰，故谓之飞血。治法宜镇肝气，平心火，则飞血自除。"又《海药本草》记载本品能"治眼涩痛"。

16. 眼疮 疗眼开不得，有疮，取诃黎勒心，冷水沛（点滴之意）目中着，立差。此经验见载于《敦煌古医籍考释》引《杂疗病药方》。

17. 唇疮 治唇紧疼及疮，诃子肉、五倍子各等份。上为末，用少许干粘唇上，立效。此经验见载于《卫生宝鉴》卷11多效散。

18. 口疮 治口疮久不愈，诃黎勒5个（酒润，草纸裹，煨熟，肉与核共捣细），好冰片1分。共研匀细，不时掺入少许，口含徐徐咽下。此经验见载于《本草汇言》卷9。

［**论治备参**］

1. 诃子苦温能开，酸涩能收。开则化痰涎，消胀满，下宿食，发音声；收则止喘息，愈泻痢。古方用本品都经过一番斟酌。如诃子清音汤治中风不语，是但用诃子之泄，协以甘、桔，则不至过泄而音可开；真人养脏汤治脱肛，是但用诃子之涩，协以参、术、归、芍诸药，则不至徒涩而痢止肛收。凡此皆用药之权衡，不可不知。

2. 诃子其味始于涩、苦，终以酸、甘，其性能降泻又能收敛，与他药只有一个专长性能不同。大凡同于降泻则奏降泻之功，同于收敛则致收敛之效。总之，用以降泻则宜于气实，实者，邪气实；用以收涩则宜于气虚，虚者，正气虚。此中先后之序，主辅之间，惟当合宜，如误投之，则正气因苦降而益虚，邪气为敛涩而莫解，后患无穷。

3. 方书于诃子有只用皮者，有只用肉者。诃子肉先涩次苦，而涩不敌苦，又次酸及甘，乃甚微，所以肉之为用，降泻居多，而泻中犹有收义；诃子皮涩能敌苦，泻犹未极，又只带甘，则泻中犹有缓也。二者须索其味之有异以施治，乃为得之。

4. 诃子同乌梅、五倍子用，则收敛；同橘皮、厚朴用，则下气；同人参用，则能补肺治咳嗽。又本品得肉果则止泻；得橘皮、砂仁主冷气入内，心腹胀满，及因寒食不下；得益智仁止气虚寒，小水不禁。

5. 诃子配人参、款冬花，可治慢性支气管炎缓解期而气急明显者；配枳壳、厚朴、白术，治气痢下重（泻痢后肠功能紊乱）；配桔梗、甘草、玄参，治慢性咽喉炎，咽白喉加土牛膝；配人参、黄芪、白术、甘草，治老人气淋尿频。

6. 凡浅表性胃炎，嗳气或心窝区胀满发生于空腹，或空腹时嗳气、胀满反较食后为甚，而得嗳气并不觉舒，此时必用生诃子，恒用10克，以去核用皮为最好。生诃子皮10克，配炙甘草、炒白芍、旋覆花各10克，代赭石15克，治空腹嗳气；配炙甘草、薤白、炒党参各10克，苏木、炒枳壳各6克，治空腹时胀满。

7. 治疗小儿泄泻，诃子运用得当，有益无害，且有抗菌作用。常以诃子配黄连以解毒涩肠止泄痢。本品对急慢性泻痢，均有较好疗效，不会留邪滞毒。

8. 诃子治肺、咽喉病，宜取肉去核，用3～5枚，含之咽汁；治久泻脱肛，内服宜煨熟（去核）研末，装胶囊用，药效乃佳。本品入煎剂药效不佳。

五倍子

五倍子，始载于《本草拾遗》，是漆树科落叶灌木或小乔木植物盐肤木、青麸杨或红麸杨叶上寄生的虫瘿，主要由五倍子蚜寄生而形成。本品味酸、涩，性寒，归肺、大肠、肾经。

临证应用

［配用简说］

1. 五倍子入肺经，功能敛肺、降火、止咳。治肺虚久咳，痰中带血，常配合五味子、诃子、黛蛤散等同用；若肺有虚热，痰嗽日久，常配合黄芩、瓜蒌、贝母等同用。

2. 五倍子酸涩，入大肠经，可涩肠止泻。凡积滞已清而泻痢日久不止者，可单用本品醋炒为末，米汤送下；脾虚明显者，可配党参、白术、陈仓米等煎服。治久泻脱肛及妇女产后子宫脱垂，可单以本品（或配白矾）煎汤熏洗或研末水调敷脐；若同时选用党参、黄芪、白术、升麻等药煎服，以补中益气、升阳举陷，则效果更好。

3. 五倍子入肾经，能固精止遗。治肾虚不固，遗精滑精，或小便白浊如膏者，可以本品配茯苓、龙骨制丸服，空腹用盐汤送下；若以本品研末，温水调成厚糊状敷脐，也有一定效果。

4. 五倍子性收涩，用治自汗、盗汗有良效。外用、内服均可。外用法：以本品研末，用醋或水调成厚糊状，睡前敷脐。内服法：以本品研末，与荞麦粉等份作饼，煨熟食之，或以本品配龙骨、牡蛎等煎服。

5. 五倍子入血分，又有收敛止血之功，适应范围广，用法灵活多样。本品对崩漏下血效果较好，可单用研末冲服，亦可配合乌贼骨、血余炭同用；若反复崩漏，量不甚多，可配当归、白芍、阿胶等补血止血。治大便下血，本品可单味或与槐花、地榆等焙研为末，米饮送服。治小便出血，可以本品为末，盐梅捣和制丸服。若痔疮出血，可用本品研末掺用，或配荆芥、朴硝、白及等煎水熏洗。治鼻出血、牙缝出血，可单用研末，吹用或掺用。

6. 五倍子外用，有解毒消肿、收湿敛疮的作用，适用于疮痈肿毒、湿疮流水、溃疡难收、烧伤烫伤、创面不敛等。可单味外敷或熏洗，也可配合他药同用。解毒消肿，常配大黄、黄柏、白芷；收湿敛疮，常配乳香、儿茶、炉甘石等。

［**一般用法**］

入煎剂3～6克；研末吞服，每次0.5～1.5克；或入丸、散。外用适量，煎水熏洗、研末调敷或掺用。本品内服过量，对胃肠道有刺激作用。初起或实邪未清的咳嗽、泻痢忌服。

临证推广

［**古用发微**］

1. 治疗消渴 治疗消渴饮水，五倍子为末，水服方寸匕，每日3服。方见《本草纲目》卷39引《危氏得效》。《本草汇言》卷17引《方脉正宗》也有一方，治行路作劳之人口渴少津，用五倍子、五味子、人参各3钱，为极细末，炼蜜和丸如弹子大。随时噙口内，即生聚津液。

《本草纲目》称五倍子能止“消渴”。现代临床研制的降糖片Ⅱ号（五倍子800克，茯苓200克，龙骨100克，乙醇适量，15%淀粉适量），用于稳定型、老年型糖尿病，有效。（北京市卫生局《制剂手册》1978）

2. 治疗老痰 喉中有物，咯不出，咽不下，此是老痰，或称胶痰，五倍子善治之。古法选五倍子粗大者，放大钵头内，用煮糯米粥汤浸，盖好。7日后常看，待发芽金黄色，又出黑毛，然后将筷试之，若透，内无硬，即收入粗瓦钵中捣如酱，连钵日中晒，至上皮干了，又捣匀，又晒，晒至可丸，方丸如弹子大。晒干收用，噙含服。方见《先醒斋医学广笔记》卷2化痰生津噙化丸。因五倍子善化老痰，古人亦用其外治痰核。《串雅内编》卷4称，治痰核，整五倍子入砂锅炒黄，为末，好醋调膏，摊贴患处。换药六七次即愈，不论新旧俱验。

朱丹溪说：“（五倍子）噙口中，善收顽痰有功。”《本草衍义补遗》又说：“五倍子能治老痰，佐他药大治顽痰。”“老痰用海（浮）石、半夏、瓜蒌、香附、五倍子，作丸服。”（《丹溪心法》卷2）

3. 治疗痔疮 用五倍子煎汤熏洗和研末调敷，是古代治疗痔疮的常法。如《杨氏家藏方》卷13有一方名独虎散，治一切痔疾，药用五倍子不拘多少，炒，为粗末。每用2两，水5碗，煎汤乘热熏，并淋洗。熏洗痔疮，或用五倍子、朴硝各等份。为细末，每用3两，水3碗，同煎三四沸，乘热熏之，候温以手淋洗。方见《鸡峰普济方》卷17朴消散。《外科传薪集》收痔散，单用五倍子为细末，用麻油调敷，功能收痔。治痔疾，也可用五倍子烧存性，配乳香、降香各少许研末，用唾液调，搽痔上，其疼立止。方见《类编朱氏集验医方》卷6倍香膏。若痔疮热肿，则可选用《疡科选粹》卷5二子散：木鳖子、五倍子各等份，研细末，调敷患处。

《开宝本草》记载五倍子主“五痔下血不止”。现代临床以本品制成五倍子乙醇液注入痔内，治疗内痔5例，环痔3例，混合痔72例，结果：治愈率100%。（湖北中医杂志，1984，2：25）

4. 治疗口疮 五倍子治疗口疮，一般都是研末敷患处或水煎含漱用。如《伤寒总病论》卷3五倍子散，治天行口疮，即单用五倍子炒，为末敷之，涎出吐去，以愈为度。五倍子治疗口疮疼痛，也常配合一二味药同用。如《济生方》卷5青金散，用五倍子4两，青黛4钱；《三因极一病证方论》卷16赴筵散，用五倍子1两，黄柏（蜜炙）、滑石各半两；《类编朱氏集验医方》卷4远志散，用五倍子、远志（去心）各半两；《圣济总录》卷118五倍子散，用五倍子、槐花各等份；《儒门事亲》卷12赴筵散，用五倍子、密陀僧各等份，等等均是，说明本品确实是治疗口疮的要药。

《本草衍义》：“口疮，以（五倍子）末掺之，便可饮食”。现代临床用本品治疗复发性口腔溃疡、真菌性口腔炎，均取得良好效果。

［**现代报道**］

1. 治疗消化道出血 取五倍子16克，加水适量，煎煮1小时，过滤，药渣再加水煎煮1小时过滤，合并2次滤液，再加热浓缩至30毫升，加入甘油3毫升，即成五倍子液。放冰箱内备用。用时在内镜窥视下直接局部喷洒。一般每个出血灶喷洒2毫升，个别达5毫升，对于浅表出血灶只用0.5～1毫升。共治92例，急性上消化道出血22例，一次止血成功率为95.5%；其余消化道出血患者，一次止血成功率为100%。（福建中医药，1988，3：33）

2. 治疗急性细菌性痢疾 五倍子、诃子皮共研粉口服，每次3克，每日3次。共治63例，除3例因大便次数5日未恢复而加用庆大霉素外，余60例全部治愈。（江苏医药，1979，3：20）

3. 治疗盗汗 用五倍子2～3克，研末敷脐中，外贴伤湿止痛膏固定。24小时换药1次，一般连用2次。共治212例，均为接受化疗伴盗汗的肿瘤患者。结果：止汗有效率为96.81%。（辽宁中医杂志，1988，4：33）

4. 治疗糖尿病 五倍子500克，龙骨62克，茯苓124克。研细，水和蜜丸。每次服3～6克，每日3次，治疗时间为3个月。共治31例，有效率87%。（新医学，1979，2：63）

5. 治疗遗精 生五倍子粉3克，蜂蜜调匀，敷于神阙穴上，用纱布覆盖，胶布固定，早晚各用药1次。伴湿热内蕴加生茯苓粉、生萆薢粉各2克，调敷法同上。用药期间少食辛辣厚味，并嘱患者内裤不宜过紧，被盖不宜过厚。共治41例，用药1月内无好转者为无效。结果：治愈34例，无效7例。（中药药理与临床，1989，2：51）

6. 治疗蜂窝组织炎 用醋调五倍子末外敷，3日换药1次。共治156例，以体温恢复正常，肿块消失，经1次换药治愈者为痊愈。结果：痊愈79例，显效57例，有效14例，总有效率96%。疗程最短3日，最长9日，平均6.5日。（中医杂志，1990，9：40）

7. 治疗鞘膜积液 五倍子、枯矾各10克，每日1剂。用时加水300毫升，煎半小时，晾至微温，将阴囊放入药液内浸洗，并用纱布浸药液湿敷患处。每次20～30分钟，每日2～3次。共治50例，睾丸鞘膜积液36例，精索鞘膜积液12例，交通性鞘膜积液2例。结果：46例积液消失；睾丸鞘膜积液及精索鞘膜积液各1例，经10日治疗积液减少2/3；交通性鞘膜积液2例治疗12日无明显效果。治愈46例中，经5日治愈17例，6日9例，7日10例，8日8例，9日2例。随访2个月至5年，仅1例精索鞘膜积液患者1年3个月后又发生睾丸鞘膜积液，再次用本法治疗6日而愈。（中医杂志，1981，10：34）

8. 治疗烧灼伤 五倍子、生炉甘石各9克，分别研碎，细罗过筛，装瓶。先将蜂蜜18～24克放入烧杯内，火上加热至沸，取下烧杯，立即加入以上药末，搅拌成膏。按外科常规清洗伤口后，将不烫手的软膏直接涂于伤口（勿抹太厚），或摊于纱布敷上。每1～2日换药1次。治疗氢氟酸灼伤6例，硫酸灼伤12例，盐酸灼伤3例，敌敌畏灼伤4例，氟硅酸钠灼伤、双手Ⅱ度电烧伤各2例，油烫伤1例，均获良好效果。除1例硫酸灼伤者用过抗生素，其余均未用抗生素，也未发生感染，止痛效果一般在用药10～30分钟后。（新医药学杂志，1974，7：37）

9. 治疗传染性软疣 用五倍子5份，乌梅1份，雄黄2份，大黄1份，取香醋调成软膏名倍雄散，敷贴患部。共治93例，均痊愈。其中3日痊愈32例，6日47例，9日8例，12日6例，平均7.5日。（广西中医药，1988，6：21）

10. 治疗踝关节扭伤 取五倍子、生大黄、生栀子，按5：1：1的比例烘干，研细末，陈醋调成软膏敷于患处，厚约1～2毫米，外用塑料薄膜覆盖，绷带固定，2～3日换药1次。共治37例，扭伤时间最短2小时，最长3日。结果：27例敷药1次，7例2次，3例3次而治愈。（河北中医药学报，1999，1：26）

11. 治疗早期宫颈癌 五倍子500克，拣净捣碎，浸泡于1000毫升52.5%的乙醇中，密封1～2月，过滤后煮沸消毒制成五倍子注射液。常规消毒，用1%地卡因棉片局部表面麻醉，5分钟后，采用6号针头刺入肿物约5毫米深，根据瘤体大小注射药液1～3毫升，棉片止血，每周注射2次，4周为1疗程。共治24例，均经脱落细胞学、病理学检查确诊为宫颈癌。以瘤变完全消失，超过1个月为完全缓解。结果：完全缓解10例，部分缓解8例，好转4例，总有效率92%。（黑龙江中医药，1996，1：10）

12. 治疗小儿脱肛 五倍子30～60克，打碎，加水适量，煎沸30分钟，熏洗。一般熏洗1～3次，最多7次。共治23例，均治愈，无1例复发。（中医杂志，1998，1：7）

13. 治疗小儿汗证 五倍子末，每次用5克，以普通食醋调成软膏状，于睡前敷贴脐中，布带固定，次晨取下，连用4夜为1疗程。共治500例，辨证多属虚证。结果：自汗161例，治愈29例，好转124例；盗汗93例，治愈28例，好转63例；自汗与盗汗兼见者246例，治愈71例，好转153例。总有效率93.6%，治愈率25.6%。（中医杂志，1991，12：48）

14. 治疗鼻出血 治疗组44例，用五倍子、海螵蛸、白鲜皮等量研末，局部涂抹，每次3～5克；对照组40例，用1%肾上腺素局部喷撒1～3次。以用药后立即止血为有效，5分钟后仍有渗血为无效。结果：治疗组有效32例（72%），对照组有效27例

(67.5%)，两组疗效无显著差异（$P>0.05$）。(中医药信息，1990，3：48)

15. 治疗牙周炎 取明矾、五倍子分别研碎成粉末，按4：6的比例混合，添加3倍于药量的蒸馏水和1倍于药量的无水酒精，浸泡15日后过滤，取其上清液备用。所有患者先用生理盐水冲洗患部，然后蘸干。治疗组38例，用牙科镊子将制成的药液滴入牙周袋内，对照组23例则用2%碘甘油代替药液。每牙周袋内均上药2次，观察2周。以自觉疼痛完全或基本消失，牙龈指数减小1.0以上，牙周袋深度减小1毫米以上为显效。结果：治疗组显效20例，有效17例，总有效率97.4%；对照组分别为6例、15例和91.3%。两组显效率有显著性差异（$P<0.05$）。(中国中西医结合杂志，1998，1：40)

16. 防治牙根面龋 以患牙骨质龋或根部牙本质浅龋的牙齿为实验样本。实验随机分为3组，每组至少45颗患牙。3组分别用50%五倍子浸液、2%氟化钠、0.9%生理盐水涂擦龋坏根面。涂药前均用挖匙去除龋坏部位的食物残渣及软化腐质，隔离唾液，用蒸馏水棉球擦根面，吹干牙面。每次涂擦2分钟，每3日涂1次，共涂5次。每次涂后嘱病人30分钟后漱口。观察期间不用任何含氟牙膏，不饮茶水，不改变饮食习惯。6个月后进行复查。有效牙标准：①用龋蚀检知液涂布后，肉眼观察不着色。②探针探查牙坚硬，无酸痛。③牙形态光滑或发亮。④牙髓活力检测正常。结果：五倍子组防治50颗龋牙，有效率66.0%（33/50）；氟化钠组52颗，有效率71.2%（37/52）；生理盐水组45颗，有效率33.3%（15/45）。五倍子组有效率显著优于生理盐水组（$P<0.01$），与氟化钠组比较，差异无显著性（$P>0.05$）。五倍子毒副作用较氟化物小。实验研究提示，五倍子有抑制根面龋内变链菌和放线菌生长作用，从而阻止了龋病进展。(中国中药杂志，2003，3：274)

临证参考

［古法借鉴］

1. 瘰疬 治瘰疬及诸结核，五倍子数个，每个开1小孔，入蜈蚣末适量，用纸封固，取荞壳拌炒，烟尽为度，候冷去荞壳，研五倍子为极细末。临用将真麻油抹瘰疬，旋以药末敷上；如干，仍如此敷之，以消为度。此经验见载于《医钞类编》卷21五倍散。

2. 乳痈 治乳痈及肿毒初起，五倍子不拘多少，打碎，炒黑为末，醋或井水调敷。此经验见载于《疡医大全》卷8倍子散。

五倍子外用，能"消肿毒"(《本草纲目》)。

3. 冻疮、冻折 治冻疮，五倍子焙干为末，猪油调成膏，填入裂缝中。治冻折，油胭脂烘热敷之。此经验见载于《仙拈集》卷4文蛤膏。

冻折，指手足皮肤皲裂。《医方大成》治手足皲裂，用五倍子末同牛骨髓填纳缝中。

4. 顽癣 治年久顽恶癣，五倍子不拘多少为末，以陈米醋熬成膏。先在癣处抓破，以膏敷上，干则加敷，以不痒为度。此经验见载于《外科证治全书》卷4五倍膏。

《本草求真》曰："五倍子……凡风癣痒瘙……用之亦能有效。"清《灵验良方汇编》又有治牛皮癣方：五倍子1两，醋1斤，慢火煮干，为末，临用醋调敷。可以参看。

5. 粉刺 治面上风刺，漏芦（去芦头，生用）2两，五倍子（微炒）半两，黄柏（去粗皮，蜜涂炙五七次）1两。为细末，临卧蜜调涂；如微赤疮，即以面油调敷。此经验见载于《杨氏家藏方》卷20五倍子膏。

6. 紫癜风 治紫癜风，点点相连，五倍子（捣为细末）1分，腻粉2钱，砒霜（研细）半钱。为细末，以醋调为膏，盛以瓷盆。每浴罢匀揩患处，速穿衣，慎风，随即洗手。此经验见载于《圣济总录》卷18五倍子膏。

7. 妇人阴下脱 治妇人阴下脱，五倍子、白矾为末。先以淡竹根煎汤洗，再以末干掺。此经验见载于《普济方》卷326掺药。

此与五倍子主治脱肛同一机制。若同时配服人参、黄芪、升麻等补中升阳之剂，效果更好。《济阴纲目》卷14用上方，温酒泡洗或干掺，治妇人产后子肠不收。

8. 胎漏 治胎漏，五倍子为末，酒调下。此经验见载于《类编朱氏集验医方》卷10克效散。

《本草纲目》卷39引上方称，酒服2钱，神效。

9. 产后阴肿 治产后阴肿妨闷，桃仁（去皮尖）、五倍子、枯矾各等份。后2味为末，研桃仁膏拌匀敷。此经验见载于《济阴纲目》卷14桃仁膏。

原书方上汪淇有眉批："此谓阴肿有瘀血。"

10. 小儿呕吐 治小儿胃气虚损，因成吐奶，五倍子1个（生用，湿纸裹煨），为细末，每服1钱，米泔水调下，不拘时候。若禀受怯弱，用汤略烫过。治小儿吐逆不定，也可用五倍子2个（1生1熟），甘草1寸（用湿纸裹煨），为细末，每服半钱，米泔调下。上述经验见载于《普济方》卷394保安散及《小儿卫生总微论方》卷10五倍子散。

五倍子以收敛固涩见长，兼有降火之效，故能平抑呕吐。

11. 小儿夜啼 治小儿夜啼，五倍子为末，津调，填于脐内。此经验见载于《本草纲目》卷39引《杨起简便方》。

12. 风毒眼肿痛 治风毒上攻，眼肿痒涩痛不可忍，或上下睑眦赤烂，浮翳、瘀肉侵睛，五倍子1两，蔓荆子1两半。同杵末，每服2钱，水2盏，铜、石器内煎至1盏，澄滓，乘热淋洗，留滓再煎用。此经验见载于《博济方》神效驱风散。

《本草蒙筌》记载：五倍子"煎汤洗眼目，消赤目止痛，专为收敛之剂"。《本草纲目》亦称其能治"眼赤湿烂"。《灵验良方汇编》则用五倍子研末调敷患处，治眼目赤肿。

13. 诸骨梗喉 治鸡骨梗咽，用五倍子末掺入喉中，即化下。治小儿诸般骨梗，致咽喉肿痛者，可用五倍子末1两，先春茶末半两，为末，每抄1钱，温汤半盏调化，少与咽下，不拘时候。依此法服饵，不过三五次即效。如骨出或破处血来多者，用硼砂末6钱，水煎消毒饮调服，即血止痛住，肿退食进。治诸骨梗喉垂危者，用乌梅肉、五倍子（取净），或加硼砂，共打成膏为丸，如龙眼大，含之。上述经验见载于《本草纲目》卷39引《海上名方》、《活幼心书》卷下备急散及《疡科选粹》卷7乌龙丹。

14. 牙齿摇动 治牙齿动摇欲落，五倍子、干地龙（去土，微炒）各半两。为细末，先用生姜揩牙根，后以药末敷之。5日内不得咬硬物。此经验见载于《御药院方》卷9五倍子散。

五倍子酸涩收敛，可消肿固齿；地龙咸寒走窜，能活血通络固齿。

15. 药物中毒 治众药毒方：五倍子2两重，研细，用无灰酒调服。毒在上即吐，在下即泻。此经验见载于《丹溪心法》卷5。

无灰酒，指不放石灰的酒。古代在酒内加石灰以防酒酸，但能聚痰，所以入药须用无灰酒。

16. 中河豚毒 治河豚毒方：五倍子、白矾末等份，以水调下。此经验见载于《本草纲目》卷39引《事林广记》。

［**论治备参**］

1. 用五倍子内以治脏，则能敛肺止嗽、固脱住汗；外以治肤熏洗，则能祛风除湿杀虫。药虽一味，而分治内外，用各不同，不是说它既能入肺收敛，又能浮溢于表，而为驱逐外邪之药耳。

2. 滑精梦泄诸病，固宜收敛，然必能通而后能涩。《医学纲目》载一方，以治虚而滑精者，用五倍子1两，茯苓2两。其用茯苓倍于五倍子，泻多涩少，诚尽制方之妙。

3. 《本草图经》谓五倍子“生津液最佳”。现代临床证实本品能生津止渴，对消除多饮症状有良效。在辨证方中加本品6～9克，除了还未对尿崩症患者试用过外，对糖尿病及其他多饮患者均有较好疗效。

4. 用五倍子末0.3克，每日3次，入胶囊服，治疗糖尿病、肾病综合征之蛋白尿有效。

5. 以五倍子20克煎汤熏洗龟头，能使其黏膜变粗变厚，降低其敏感性，从而达到治疗早泄的目的。若结合辨证方药内服，则相得益彰。

6. 五倍子尚有散结破瘀止痛的功效，外敷能消肿块，可治疗乳核、体表无名肿块及骨关节滑囊炎等，效果颇著。制用法：取五倍子研成细面备用。用时根据患部大小，先取适量高粱米面或玉米细面，兑水搅匀，再加热，不断搅动，呈稀粥糊状，待温后调入五倍子面成稠粥状（两者比例为1.5∶1），趁温外敷患部，待药干后取下，再依前法用之。一般每日2～4次，直至肿块消尽。需注意的是，敷药前先在患部涂一层食用油，以防干燥后药不易取下。

7. 五倍子最能治牙痛，特别是龋齿牙痛（风热、胃火诸牙痛亦效）。用本品10～30克不等，水煎噙漱，或研粉频频擦牙痛处，或研粉贴敷腮颊红肿处，皆有即刻止痛作用。

8. 五倍子煎液口噙疗法，对实火、虚火所致的口腔溃疡和牙龈炎，有显著效果。

用法：取五倍子 12 克，加水 200 毫升，煎取汁 100 毫升，每日分 3 次口噙，每次 10～15 分钟，7 日为 1 疗程。用药期间禁食辛辣刺激性及多油食物。

9. 五倍子可救治中毒。误食毒物及河豚鱼、禽兽肉中毒，毒物尚在胃部时，可急服五倍子浓汤，取吐急救。

25 附　药

本类收入的是古代应用较少而现代研究较为深入、应用前景看好的药物，共计6种。由于这些药物的古今临床应用资料较少，故在体例上，难以做到与上述各类药物的表述方式整齐划一，而只能概而述之，让读者对这些"热点"中药有一个基本了解。

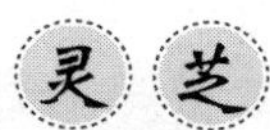

灵芝

灵芝，又称灵芝草，民间视它为仙草。芝类药物最早见载于《神农本草经》，有"赤芝、紫芝、黑芝、青芝、白芝、黄芝"6种。灵芝草之名始载于《滇南本草》。现实际应用者为多孔菌科植物赤芝、紫芝等的子实体或孢子。

灵芝含多种氨基酸及多糖类有效成分。这些成分具有抗肿瘤活性、降血糖活性、降胆固醇活性，或具有促进核酸蛋白合成代谢作用，能改善造血功能。本品还含有肽类、类脂、三类萜成分、有机锗、麦角甾醇、甘露醇、水溶性蛋白质等。药理研究表明，灵芝提取物有强心、镇静、镇痛、抗惊厥等作用。能增加冠状动脉和脑的血流量，降低心肌耗氧，减轻心肌缺血性损害。灵芝酊能减轻小鼠化学性肝炎的病理损害，促进肝细胞再生。灵芝多糖有助于蛋白质合成，能促进肝脏解毒，调节细胞代谢和机体免疫功能，并有抗肿瘤、抗氧化和延缓衰老的作用。

本品味甘，性平，归心、肺、肝、肾经。功能养心安神，益气补血，止咳平喘。主治虚劳羸弱、疲劳乏力、心悸怔忡、不寐健忘、胸痹心痛、食欲不振、肺虚咳喘等。现代用治冠心病、慢性气管炎、高脂血症、慢性肝炎、风湿性关节炎、白细胞减少症等疾病，还作为辅助药物试用于肿瘤。灵芝药性平和，补益作用和缓，长时间服用，疗效明显。一般用法：水煎内服，6～12克；研末吞服，2～3克；或浸酒服。现多制成片剂、胶囊剂或糖浆服用。

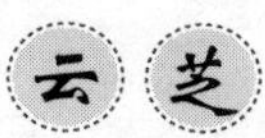

云芝

云芝为多孔菌科植物彩绒革盖菌的子实体。它由无数像覆瓦状的单片组成，形似浮云，又属芝类，所以叫云芝或瓦菌。云芝也可通过深层培养发酵工艺获得。日本从云芝菌丝体中提取的云芝糖肽（PSK）已作为抗癌药在其国内市场公开销售。上海有学者采用我国分离的云芝菌种和专利发酵工艺，从深层培养菌丝体中分离到一种和日本 PSK 基本相同的多糖肽，简称 PSP。两者具有相近的理化性质和活性。

云芝含有多糖类、酚类、氨基酸及有机酸等多种成分。药理研究表明，云芝多糖能调节人体的免疫功能，增强巨噬细胞的吞噬作用。能保护肝脏，修复人体的肝脏损伤。还有抗病毒、抗溃疡、降血脂等作用。云芝深层培养菌丝体中还含有云芝糖肽，即结合蛋白多糖，它具有广谱抗癌效应，可用于肿瘤的临床辅助治疗。云芝糖肽还能清除自由基，人体内自由基的积累会造成蛋白质变性和 DNA 断裂，所以它又有抗衰老的作用。

本品味甘，性平，归心、脾、肝、肾经。功能健脾利湿，清热解毒，止咳平喘，抗肿瘤。现代用治慢性气管炎、支气管哮喘、慢性肝炎，及肝癌、肺癌、胃癌、肠癌、宫颈癌等多种肿瘤。一般服法：水煎内服，9～27 克，宜久煎。或制成片剂、胶囊剂或糖浆服用。

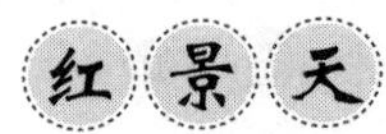

红景天

红景天为景天科多年生草本或亚灌木植物，药用其根及根茎。景天科红景天属植物全世界有近百种，我国有其中的 70 多种。目前研究比较深入，有效成分含量较多的有 6 种，即蔷薇红景天（主要分布在新疆、山西、河北、内蒙古等地）、库页红景天（主要分布在东北地区，目前已开始大量人工栽培）、狭叶红景天（主要分布在西藏、云南、四川、新疆等地）、小丛红景天（主要分布在西北、华北地区）、圣地红景天（主要分布在云南、西藏）、大花红景天（主要分布在云南、四川、西藏）。红景天的主要成分为酪醇、红景天苷、肉桂醇、黄酮类化合物，以及多种氨基酸、蛋白质、挥发油等。药理研究表明，红景天制剂有显著的强心功能，能防治心肺组织因高原缺氧而致的脏器损伤。它通过对中枢神经系统、内分泌系统及免疫系统的双向调节作用，使血压、血糖水平稳定和发挥抗炎、抗病毒的作用，其有效活性成分能明显增强人体的抗疲劳、耐缺氧和应激能力，能抑制实验动物脑、肝、心肌和血清中的过氧化脂质水平，提示其有抗衰老的作用。

本品味甘、苦，性平，归肺、心经。功能益气活血，通脉平喘，用于气虚血瘀证。主治胸痹心痛、中风偏瘫、倦怠气喘、劳嗽痰血、心气虚弱、气虚体弱、眩晕健忘等证。现代用治冠心病、高原反应、高原红细胞增多症、健忘症、神经官能症、低血压、疲劳乏力、产后病后虚弱等。一般用法：水煎内服，3～6 克。或制成片剂、胶囊剂及糖浆服用。

银杏叶

银杏叶为银杏科植物银杏（又称白果）的树叶，又称白果叶。银杏树寿命极长，故又称公孙树。中国有树龄长达二三千年的银杏树，生长仍相当旺盛。该科仅一属一种，为中国特有植物。南宋的《绍兴本草》已记载银杏的药用价值，而银杏叶作为药用则最早见于明初的《滇南本草》。自20世纪60年代以来，中外学者基于对银杏叶药理研究的日益深入，在其制品的开发方面取得了令人瞩目的成就。

银杏叶提取物含有丰富的抗氧化剂，能清除自由基，降低血脂，防治动脉硬化，延缓衰老，还能增加冠状动脉和脑的血流量，改善脑细胞代谢，提高记忆力。此外，银杏叶还有提高机体免疫功能、保护肝损伤、抗病毒、抗炎、镇痛、缓解支气管及肠道痉挛的作用。

本品味甘、苦、涩，性平，归心、肺经。功能敛肺平喘，活血化瘀，通络止痛，涩肠止泻，化浊降脂，用于瘀血阻络证。主治肺虚咳喘、胸痹心痛、中风偏瘫、眩晕、健忘、泄泻痢疾、妇女白带等证。现代用治慢性气管炎、冠心病心绞痛、缺血性脑血管病、高胆固醇血症、脑动脉硬化及记忆力减退等。一般用法：水煎内服，入煎剂9~12克。或将其提取物制成片剂或胶囊剂服用。

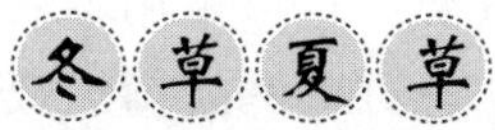

冬草夏草

冬草夏草简称冬虫草或虫草，为麦角菌科真菌冬虫草菌的子座及其寄主蝙蝠蛾科昆虫草蝙蝠蛾等幼虫体（菌核）的复合体。其入药始载于《本草从新》。主要分布在四川、青海、西藏、云南等地海拔在4000米以上的高山草甸之中。冬虫夏草为中国传统的名贵中药材之一，在国际市场上享有很高的声誉。本品以虫体完整，丰满肥大，色泽黄亮，断面呈黄白色，子座短小者为佳。近些年来，国内外重视对人工培养虫草真菌的研究，并通过发酵方法，培养出了虫草菌丝。不少研究表明，虫草菌丝和天然虫草具有类似的化学成分和药理作用。

冬虫夏草富含多种蛋白质、氨基酸、纤维素、维生素、微量元素、核苷、碱基及虫草多糖、麦角甾醇、D－甘露醇等。药理研究表明，本品具有祛痰、平喘、镇静、消炎、抗惊厥、抗菌、抗病毒等作用；可明显改善肾衰患者的肾功能状态，提高免疫功能；有增强心脏输出量，降血压，抗实验性心律失常及心肌缺血，抑制血栓形成，降低胆固醇、甘油三酯的作用；有一定的类雄激素和抗雌激素样效用，可以调节性功能紊乱；还有抗衰老、抗癌等药理作用。

本品味甘，性温，归肺、肾经。功能补益肺肾，固精止汗，止咳平喘。主治肺虚或肺肾两虚咳喘、劳嗽痰血、阳痿、遗精、腰膝酸软、病后虚弱、体虚汗出等。现代用治慢性阻塞性肺病、肺心病、心律失常、高脂血症、慢性肝炎、慢性肾衰竭、性功能低下、血小板减少性紫癜、过敏性鼻炎等。一般用法：病后体虚，常与鸡、鸭蒸食，作为调补之品；水煎内服，3~6克；研末服，1~2克。阴虚火旺及肺热咯血患者，不宜单独服用。

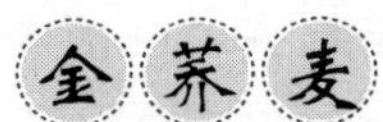

金荞麦，始见于《新修本草》，为蓼科植物野荞麦（天荞麦）的根茎和块根，又名金锁银开、开金锁，分布于中国东部、中部和西南部，其中以云南所产质量较好。

金荞麦的主要成分为双聚原矢车菊苷元，另外含有海柯皂苷元、β－谷甾醇、赤地利苷，后者经碱水解生成对香豆酸、阿魏酸及葡萄糖等。药理研究表明，本品有解热、抗感染、祛痰、镇咳、抑制血小板聚集和抗肿瘤等作用。

本品味微辛、涩，性凉，归肺经。功能清热解毒，排脓散瘀，祛风除湿。主治肺痈吐脓、肺热咳喘、咽喉肿痛、胃痛、风湿痹痛、痢疾、痈疽肿毒、瘰疬、妇女痛经及白带等。现代用治肺脓疡、肺炎、慢性气管炎、胸膜炎、风湿性腰痛或关节痛、皮肤化脓性感染、原发性痛经等。近年用其提取物制剂，辅助治疗肺癌、鼻咽癌等，取得一定效果。

一般用法：水煎内服，15～45 克。也可单用本品加黄酒置容器内隔水蒸服。治痈疽肿毒每多外用，以醋磨涂患处，也可以鲜品捣烂敷或研粉水调外敷。治疗癌症多将其抗癌活性成分制成片剂或胶囊剂服用。

附录一　药名索引

（按笔画排序）

二至三画

四画

五画

六画

七画

八画

九画

十画

十一画

十二画以上

附录二　中药治疗中医病证分类索引

急　证

高热

厥脱危证

喘促

中毒

血　证

痛　证

痛证、气痛

头面痛

胸痛、心痛

胃脘、脘腹痛

胸胁痛

胸腹痛

腹痛

腰腿痛

肢体痹痛

内　科

外感病证

肺系病证

【咳嗽】

【哮喘（咳喘）】

脾胃病证

心系病证

肝胆病证

气血津液病证

【内伤发热（烦热）】

【麻木】

【其他】

经络肢体病证

【痹证】

虫病

其他

妇产科

月经病

【月经失调】

【经行前后诸证】

带下病

妊娠病

产育病

产后病

杂病（证）

男　科

儿　科

常见病证

时行疾病

新生儿病证

其他病证

外　科

疮疡病证

乳房病证

瘿、瘤、岩

皮肤科

骨伤科

眼　科

耳鼻咽喉科

耳科

鼻科

咽喉科

口腔科

附录三　中药治疗现代医学病症分类索引

内　科

呼吸系统疾病

循环系统疾病

消化系统疾病

泌尿系统疾病

（参见附录二血证·尿血）

血液系统疾病

免疫性与结缔组织疾病

营养、代谢与内分泌系统疾病

神经系统疾病

精神疾病

其他疾病

外　科

体表及手部疾病

颈部疾病

乳房疾病

腹部疾病

肝胆疾病

泌尿与生殖系统疾病

周围血管与淋巴系统疾病

肿瘤

其他疾病

皮肤科

荨麻疹

红斑鳞屑性皮肤病

神经障碍性皮肤病

汗腺及皮脂腺疾病

色素障碍性皮肤病

毛发疾病

物理性皮肤病

性传播疾病

其他疾病

骨伤科

肛肠科

妇产科

妊娠疾病

产后疾病

（参见附录二妇产科·产后病）

生殖系统炎症

生殖器肿瘤

子宫内膜病

循环系统疾病

消化系统疾病

泌尿系统疾病

新生儿疾病

其他疾病

眼　科

眼睑病

结膜病

角膜病

玻璃体病

青光眼

视网膜病

眼血管病

其他疾病

耳　科

鼻　科

咽喉科

口腔科

其　他

附录四　有关古代中药剂量的一些知识

古秤以黍、铢、两、斤计量，而无分名。《孙子算经》：“称之所起起于黍，十黍为一絫，十絫为一铢，二十四铢为一两，十六两为一斤。”汉代的一铢为一百粒黍米的重量，二十四铢为一两，即据此。到了晋代，则以十黍为一铢，六铢为一分，四分为一两，十六两为一斤，按铢、分、两、斤计量。

唐代权量大小制并用。《唐六典》六十六卷：“度量衡分大小两制。……三小斗为一大斗，三小两为一大两。官民日常用大制，调钟律、测晷景、合汤药及冠冕之制用小制。”可见唐代重量量值虽为汉代的三倍，但“合汤药”时仍保持汉代量值不变。为加区别，前者称为大制，后者称为小制。该时期医籍中见有“一大两”、“一大钱”、“一小升”者，可能与此有关。及至宋代，遂立两、分、厘、毫之目，即十毫为一厘，十厘为一分，十分为一钱，以十累计，积十六两为一斤。“钱”的名称是后起的。顾炎武《日知录·以钱代铢》：“古算法二十四铢为两……近代算家不便，乃十分其两，而有钱之名。”又，“唐武德四年铸开元通宝，径八分，重二铢四絫，积十钱重一两，得轻重大小之中。所谓二铢四絫，今一钱之重也。后人以其繁而难晓，故代以钱字。”元、明、清代，沿用宋制，没有大的变化。故宋、元、明、清之方，凡方中称“分”者，是分厘之分，而不是晋代四分为一两之“分”。

古代量取药末，还有一些特殊的计量名称，现简介如下：①方寸匕：古代量药工具，形如刀匕，一寸见方大小。一方寸匕约2.7毫升，盛金石药末约重2克，盛草木药末约重1克。②刀圭：古代量药工具。一刀圭为一方寸匕的十分之一。③钱匕、钱五匕：古代量药工具。用汉代五铢钱币量取药末至不散落为一钱匕，量取至半边为半钱匕；钱五匕，指药末盖满五铢钱边的“五”字至不落为度。一钱匕约合2克强，半钱匕约1克强，钱五匕约0．6克。④撮：古代量取药末的方法，用手指撮取。一撮约为四刀圭。⑤字：中药计量单位。《本草纲目·序例》：“四累曰字，二分半也……四字曰钱，十分也。”古代以铜钱抄取药末，后相沿称一铜钱所抄药末之量为一钱。钱上有四个字，故又称一钱之四分之一为一字。

另外，古代也有以件数、体积或类比法来计算药物的重量。现将上海中医药大学中药标本室所藏《伤寒论》中药物实测数据抄录于下，仅供参考：附子中等者1枚10~15克，附子大者1枚20~30克，杏仁50枚15克，桃仁50枚15克，栝楼实（今称瓜蒌）中等1枚60~80克，栀子14个7克，乌梅300枚680克，石膏鸡子大56克，芒硝半升62克，半夏半升42克，五味子半升38克，香豉半升48克，麻仁半升53克，吴茱萸1升70克，葶苈子半升62克，麦门冬半升45克，赤小豆1升156克，虻虫30个10克，水蛭（大小相差很大）30个约为40克。

附录五　主要引用及参考书目

书名	朝代与作者	成书或刊行年代
五十二病方	不著撰者	（春秋战国）汉以前
黄帝内经素问		（战国）汉以前
灵枢经		（战国）汉以前
难经	原题秦越人（扁鹊）	（战国）汉以前
神农本草经	清·孙星衍（渊如）等辑	（战国）汉以前
伤寒论	东汉·张机（仲景）	219
金匮要略方论	东汉·张机（仲景）	219
中藏经	原题汉·华佗（元化）	（234）
肘后备急方	晋·葛洪（稚川）撰 梁·陶弘景（通明）增补	（315）
补辑肘后方	晋·葛洪（稚川）撰 梁·陶弘景（通明）增补 尚志钧辑校	（315）
名医别录	原题梁·陶弘景（通明）集 尚志钧辑校	（456～536）
刘涓子鬼遗方	刘宋·刘涓子传 南齐·龚庆宣编	499
小品方辑校	南北朝·陈延之撰 高文铸辑校	（499）
诸病源候论	隋·巢元方等	610
备急千金要方	唐·孙思邈	651
千金翼方	唐·孙思邈	（682）
食疗本草	唐·孟诜撰 张鼎增补	（713～741）
外台秘要	唐·王焘	752
医心方	［日］丹波康赖	984
太平圣惠方	宋·王怀隐等	992
博济方	宋·王衮	1047
养老奉亲书	宋·陈直	1078
经史证类备急本草	宋·唐慎微（审元）	1086
梦溪笔谈	宋·沈括（存中）	（1095）
本草衍义	宋·寇宗奭	1116
圣济总录	宋·徽宗赵佶敕撰	（1117）

续表

书名	朝代与作者	成书或刊行年代
小儿药证直诀	宋·钱乙（仲阳）	1119
阎氏小儿方论	宋·阎孝忠（资钦）	（1119）
全生指迷方	宋·王贶（子亨）	（1125）
普济本事方	宋·许叔微（知可）	1132
鸡峰普济方	宋·张锐（子刚）	1133
扁鹊心书	宋·窦材	1146
幼幼新书	宋·刘昉（方明）撰 明·陈履端（于始）校	1150
太平惠民和剂局方	宋代太医局编	1151
小儿卫生总微论方	不著撰者	1156
洪氏集验方	宋·洪遵（景严）	1170
三因极一病证方论	宋·陈言（无择）	1174
杨氏家藏方	宋·杨倓（子靖）	1177
传信适用方	宋·吴彦夔（拙庵）	1180
卫生家宝方	宋·朱端章	1184
黄帝素问宣明论方	金·刘完素（守真、河间居士）	1186
素问病机气宜保命集	金·刘完素（守真、河间居士）	1186
医学启源	金·张元素（洁古）	1186
叶氏录验方	宋·叶大廉	1186
易简方	宋·王硕（德肤）	1191
是斋百一选方	宋·王璆（孟玉、是斋）	1196
夷坚志	宋·洪迈（景庐）	（1202）
医说	宋·张杲（季明）	1224
魏氏家藏方	宋·魏岘	1227
儒门事亲	金·张从正（子和）	1228
内外伤辨惑论	金·李杲（明之、东垣）	1231
妇人大全良方	宋·陈自明（良甫）	1237
医垒元戎	元·王好古（进之、海藏）	1237
续易简方论	宋·施发（政卿、桂堂）	1243
脾胃论	金·李杲（明之、东垣）	1249
兰室秘藏	金·李杲（明之、东垣）	1251
仁斋直指方论	宋·杨士瀛（登父、仁斋）	1264
仁斋直指小儿方论	宋·杨士瀛（登父、仁斋）	1264
类编朱氏集验医方	宋·朱佐（君辅）	1265
东垣试效方	金·李杲（明之、东垣）	1266
济生方	宋·严用和（子礼）撰	1267

续表

书名	朝代与作者	成书或刊行年代
重订严氏济生方	宋·严用和（子礼）撰 浙江省中医研究所文献组等整理	1267
御药院方	原撰者佚名，元·许国桢增订	1267
卫生宝鉴	元·罗天益（谦甫）	1281
活幼口议	元·曾世荣（德显）	1294
活幼心书	元·曾世荣（德显）	1294
寿亲养老新书	宋·陈直撰 元·邹铉（敬直老人）增补	1307
医方大成	元·孙允贤原著 熊彦明增补	（1321）
瑞竹堂经验方	元·萨理弥实（沙图穆苏）	1323
重订瑞竹堂经验方	元·萨理弥实（沙图穆苏）撰，浙江省中医研究所等整理	1323
饮膳正要	元·忽思慧	1331
永类钤方	元·李迺季（天池）、李仲南（碧山）	1331
外科精义	元·齐德之	1335
世医得效方	元·危亦林（达斋）	1337
丹溪心法	元·朱震亨（彦修、丹溪）	1347
脉因症治	元·朱震亨（彦修、丹溪）	1358
普济方	明·朱橚等	1390
袖珍方	明·李恒（伯常）	1391
玉机微义	明·徐彦纯（用诚） 刘纯（宗厚）续增	1396
婴童百问	明·鲁伯嗣	（1403）
证治要诀类方	明·戴思恭（原礼）	1405
卫生易简方	明·胡濙（源洁）	1423
滇南本草	明·兰茂（廷秀、止庵）	1436～1439
医方类聚	［朝］·金礼蒙等	1443
伤寒全生集	原题明·陶华（尚文、节庵）	1445
太医院经验奇效良方	明·董宿辑，方贤续补	1470
明医杂著	明·王纶（汝言、节斋）撰 薛己（新甫、立斋）注	1502
医学正传	明·虞抟（天民）	1515
陈素庵妇科补解	明·陈素庵	1522
韩氏医通	明·韩懋（天爵）	1522
外科理例	明·汪机（省之、石三居士）	1531
扶寿精方	明·吴旻（近山）	1534
校注妇人良方	宋·陈自明（良甫） 明·薛己（新甫、立斋）校注	1547
名医类案	明·江瓘（民莹）	1549

续表

书名	朝代与作者	成书或刊行年代
摄生众妙方	明·张时彻（惟静）	1550
保婴撮要	明·薛铠（良武）撰 薛己（新甫、立斋）增补	1555
古今医统大全	明·徐春甫（汝元）	1556
本草蒙筌	明·陈嘉谟（廷采、月朋）	1565
医学纲目	明·楼英（全善）	1565
疮疡经验全书	宋·窦默（汉卿）撰 窦梦麟续增	（1569）
医旨绪余	明·孙一奎（文垣、生生子）	1573
慎斋遗书	明·周之干（慎斋）	1573
医学入门	明·李梴（健斋）	1575
赤水玄珠	明·孙一奎（文垣、生生子）	1575
古今医鉴	明·龚信（瑞芝）撰 龚廷贤（子才）编	1576
本草纲目	明·李时珍（东璧、濒湖）	1578
医林绳墨大全	明·方隅集撰　方谷校正	1584
医方考	明·吴崑（山甫、鹤皋）	1584
仁术便览	明·张浩（清泉）	1585
万病回春	明·龚廷贤（子才）	1587
鲁府禁方	明·龚廷贤（子才）	1594
药鉴	明·杜文燮（汝和）	1598
证治准绳	明·王肯堂（宇泰）	1602
墨宝斋集验方	明·郑泽（于宁）	1609
杏苑生春	明·芮经、纪梦德	1610
东医宝鉴	［朝］许浚等	1611
先醒斋医学广笔记	明·缪希雍（仲淳）	1613
寿世保元	明·龚廷贤（子才）	1615
活幼心法大全	明·聂尚恒（久吾）	1616
明刊穷乡便方	著者不详	1617
外科正宗	明·陈实功（毓仁、若虚）	1617
医贯	明·赵献可（养葵）	1617
疡科选粹	明·陈文治（国章）	1618
外科百效全书	明·龚居中（应园）	1618
菉竹堂集验方	明·姚思仁（善长、罗浮山人）	1619
济阴纲目	明·武之望（叔卿）	1620
明医指掌	明·皇甫中（云洲）	1622
本草汇言	明·倪朱谟（纯宇）	1624
景岳全书	明·张介宾（景岳）	1624

续表

书名	朝代与作者	成书或刊行年代
简明医彀	明·孙志宏（克容）	1629
济阳纲目	明·武之望（叔卿）	1629
折肱漫录	明·黄承昊（履素）	1635
慎柔五书	明·胡慎柔（住想）	1636
医宗必读	明·李中梓（士材）	1637
丹台玉案	明·孙文胤（对薇）	1637
症因脉治	明·秦昌遇（景明）	1641
瘟疫论	明·吴有性（又可）	1642
审视瑶函	明·傅仁宇	1644
理虚元鉴	明·汪绮石	（1644）
医灯续焰	明·王绍隆传 清·潘楫（硕甫）增注	1652
秘方集验	清·王梦兰（蕙子、醒庵主人）	1657
医门法律	清·喻昌（嘉言）	1658
外科大成	清·祁坤（愧庵）	1665
医方集解	清·汪昂（讱庵）	1682
证治汇补	明·李用粹（修之）	1687
辨证录	清·陈士铎（敬之）	1687
石室秘录	清·陈士铎（敬之）	1687
本草秘录（又名本草新编）	清·陈士铎（敬之）	1687
傅青主男科	清·傅山（青主）	1690
傅青主女科	清·傅山（青主）	（1690）
易简方论	清·程履新（德基）	1693
程氏洞天奥旨	清·陈士铎（敬之）	1694
冯氏锦囊秘录	清·冯兆张（楚瞻）	1694
惠直堂经验方	清·陶承熹（东亭）	1695
张氏医通	清·张璐（路玉、石顽老人）	1695
本经逢原	清·张璐（路玉、石顽老人）	1695
嵩崖尊生全书	清·景日昣（东阳）	1696
女科指掌	清·叶其蓁（杏林）	1705
集验良方	清·梁文科（瀛侯）编 年希尧辑	1710
良朋汇集	清·孙伟（望林）	1711
奇方类编	清·吴世昌（半千）	1719
医宗己任编	清·杨乘六（以行）辑评 王汝谦补注	1725
医学心悟	清·程国彭（钟龄）	1732
不居集	清·吴澄（师朗）	1739
外科证治全生集	清·王维德（洪绪）	1740

续表

书名	朝代与作者	成书或刊行年代
医略六书	清·徐大椿（灵胎、洄溪老人）	1741
医宗金鉴	清·吴谦（六吉）等	1742
临证指南医案	清·叶桂（天士、香岩）	1746
叶氏女科证治	原题清·叶桂（天士、香岩）	（1746）
医碥	清·何梦瑶（报之）	1751
仙拈集	清·李文炳（焕章）	1754
杂症会心录	清·汪蕴谷（文绮）	1754
医学源流论	清·徐大椿（灵胎、洄溪老人）	1757
医林纂要探源	清·汪绂（灿人）	1758
串雅内编	清·赵学敏（恕轩）	1759
串雅外编	清·赵学敏（恕轩）	1759
疡医大全	清·顾世澄（练江）	1760
得配本草	清·严洁（西亭）、施雯（谵宁）、洪炜（辑庵）	1761
沈氏女科辑要	清·沈又彭（尧封）	1764
兰台轨范	清·徐大椿（灵胎、洄溪老人）	1764
本草纲目拾遗	清·赵学敏（恕轩）	1765
金匮翼	清·尤怡（在泾）	1768
本草求真	清·黄宫琇（锦芳）	1769
续名医类案	清·魏之琇（玉璜、柳洲）	1770
柳洲医话	清·魏之琇（玉璜、柳洲）	1770
杂病源流犀烛	清·沈金鳌（芊绿）	1773
妇科玉尺	清·沈金鳌（芊绿）	1773
幼科释迷	清·沈金鳌（芊绿）	1773
医级	清·董西园（魏如）	1775
种福堂公选良方	清·叶桂（天士、香岩）	1775
古今医案按	清·俞震（东扶）	1778
杏林碎锦	清·张启倬（天章）	1784
竹林女科证治	清·竹林寺僧	1786
宁坤秘籍	清·竹林寺僧	1786
攒花易简良方	清·陈杰、徐文弼	1789
罗氏会约医镜	清·罗国纲（振召）	1789
吴医汇讲	清·唐大烈（笠山）	1792
疫疹一得	清·余霖（师愚）	1794
重楼玉钥	清·郑宏纲（梅涧）	1795
温病条辨	清·吴瑭（鞠通）	1798
济众新编	［朝］康命吉	1799

续表

书名	朝代与作者	成书或刊行年代
时方歌括	清·陈念祖（修园）	1801
疡科心得集	清·高秉钧（锦庭）	1805
古今医彻	清·怀远（抱奇）	1808
重庆堂随笔	清·王学权（秉衡）	1808
医学从众录	清·陈念祖（修园）	1820
吴门治验录	清·顾金寿（晓澜）	1823
笔花医镜	清·江涵暾（笔花）	1824
医林改错	清·王清任（勋臣）	1830
医钞类编	清·翁藻（稼江）	1830
四科简效方	清·王士雄（孟英）	1838
外科真诠	清·邹岳（五峰）	1838
类证治裁	清·林珮琴（羲桐）	1839
医略十三篇	清·蒋宝素（问斋）	1840
良方集腋	清·谢元庆（蕙庭）	1841
验方新编	清·鲍相璈（云韶）	1846
杂病广要	［日］丹波元坚	1853
潜斋简效方	清·王士雄（孟英）	1853
冷庐医话	清·陆以湉（定圃）	1857
医醇賸义	清·费伯雄（晋卿）	1863
理瀹骈文	清·吴师机（尚先）	1864
百试百验神效奇方	清·徐荣	1864
王氏医存	清·王燕昌（汉皋）	1874
梅氏验方新编	清·梅启照（小岩）	1878
不知医必要	清·梁廉夫（子材）	1880
时病论	清·雷丰（少逸）	1882
蠢子医	清·龙之章（绘堂）	1882
血证论	清·唐宗海（容川）	1884
外科传薪集	清·马文植（培之）	1892
青囊秘传	清·马文植（培之）	1892
寿世新编	清·万潜斋（方内散人）	1892
汇编验方类编	清·凝一堂	1908
医学衷中参西录	清·张锡纯（寿甫）	1909
灵验良方汇编	不著撰者	1910
亟斋急应奇方	清·亟斋居士	（1911）
集验平易方	清·佚名	（1911）
本草正义	张山雷（寿颐）	1920

续表

书名	朝代与作者	成书或刊行年代
医学见能	清·唐宗海（容川）原撰 秦之济（伯未）批校	1924
陆氏论医集	陆渊雷（彭年）	1933
中国药学大辞典	陈存仁	1934
止园医话	罗止园（文杰）	1938
药物学（正编、续编、补编）	章成之（次公）	1949～1951
现代实用中药	叶橘泉	1952
伤寒论方解	江苏省中医研究所樊天徒执笔	1959
伤寒论教学参考资料	南京中医学院编著	1959
本草推陈	中国医学科学院江苏分院中药专题研究小组编	1960
全国中药成药处方集	中国中医研究院中药研究所等编	1962
常见病验方研究参考资料	中医研究院编	1970
赵炳南临床经验集	北京市中医院编	1976
蒲辅周医疗经验	中医研究院编	1976
用药心得十讲	焦树德	1977
朱仁康临床经验集	中医研究院 广安门医院编	1978
中药志（修订版）	中国医学科学院药物研究所等编	1979～1998
慈禧光绪医方选议	陈可冀主编	1981
中国药学大典	陈存仁	1982
常用中药知识（第三版）	徐辉光	1983
医药浅说	张宗祥	1984
百药效用奇观	张树生	1987
历代笔记医事别录	陶御风、朱邦贤、洪丕谟	1988
北方医话	夏洪生主编	1988
本草钩沉	叶橘泉	1988
长江医话	詹文涛主编	1989
本草经义疏	王大观主编	1990
中药配伍文献集要	叶显纯、陶御风	1990
南方医话	刘尚义主编	1991
中药学（高等中医院校教学参考丛书）	颜正华主编	1991
燕山医话	陈彤云主编	1992
中医病证小方辞典	朱邦贤、陶御风等	1992
方药千家言纂要（第一辑）	李锡安	1993
中医方剂大辞典	南京中医学院 彭怀仁主编	1993～1997
上海历代名医方技集成	施杞主编	1994
黄河医话	孙继芬主编	1994

续表

书名	朝代与作者	成书或刊行年代
中国民间单验方	中国药材公司编	1994
中医大辞典	《中医大辞典》编委会编	1995
中国简效秘方大全	朱建平主编	1995
福建中医临证特色	林颖主编	1996
伤寒论选读（规划教材）	柯雪帆主编	1996
中药现代研究与应用	郑虎占、董泽宏、佘靖主编	1997～1999
金匮要略学习参考资料（修订本）	丁光迪等	1998
中华临床中药学	雷载权、张廷模主编	1998
敦煌古医籍考释	马继兴主编	1998
中医古今医案精粹选评	彭建中主编	1998
张仲景50味药证	黄煌	1998
中华本草	国家中医管理局《中华本草》编委会	1999
方药心悟——名中医处方用药技巧	黄煌主编	1999
实用中医对药方	田代华主编	2000
常见病证中医历代诊治经验荟萃	上海中医药大学中医文献研究所编	2000
方药传真——全国老中医专家学术经验精选	国家中医药管理局老中医药专家学术经验继承工作办公室与南京中医药大学合编	2003
中华人民共和国药典（2015年版，一部）	国家药典委员会编	2015

本表成书或刊行年代一栏中，凡带圆括弧的年代，系参考年代。